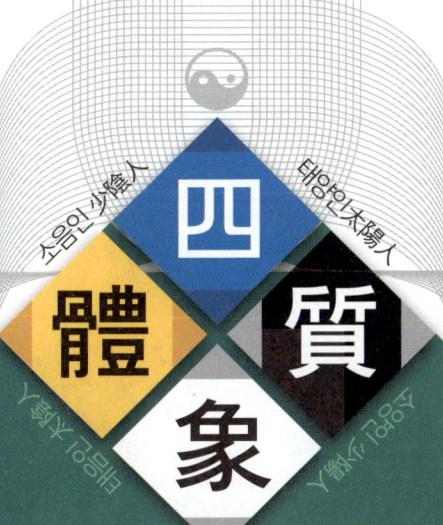

사상체질

사람과 세계가 보인다

이제마의 인간과학과 문화이론

황태연

사상체질, 사람과 세계가 보인다

이제마의 인간과학과 문화이론

초판	1쇄 2021년 1월 20일 (넥센미디어)
재판	1쇄 인쇄 2023년 11월 15일
	1쇄 발행 2023년 11월 20일

지은이 황태연
펴낸이 김영훈
펴낸곳 생각굽기
출판등록 2018년 11월 30일 제 2018-000070호
주 소 (07993) 서울 양천구 목동로 230 103동 201호
전 화 02-2653-5387
팩 스 02-6455-5787
이메일 kbyh33@naver.com

ⓒ 2023, 황태연

* 책값은 뒤표지에 있습니다.
* 잘못된 책은 바꾸어 드립니다.
* 이 책의 내용은 저작권법의 보호를 받는 저작물이므로 무단 전제 및 복제를 금합니다.
* 이 책의 본문은 ㈜한글과컴퓨터의 '함초롬' 서체를 사용하였습니다.

ISBN 979-11-968168-7-2

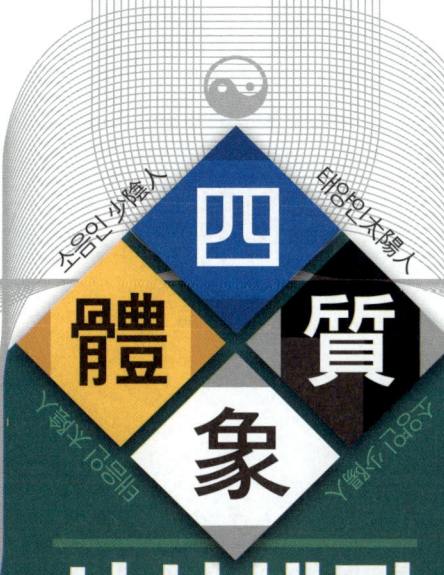

四體質象 사상체질

사람과 세계가 보인다

이제마의 인간과학과 문화이론

"자기 체질을 알고
수신修身하면
반드시 성공한다"

머리말

　우리의 전통적 과학·기술 중에서 오늘날도 활용할 정도로 생명력을 지닌 것이 있을까? 한국이 세계의 일류국가로 치솟아 오르고 있는 오늘날도 서양을 종교처럼 마냥 '숭배'하기만 하는 사람들과 '양물만 키는' 학자들은 이 물음을 답할 가치조차 없는 것으로 여기며 "우리에게 남은 우리 것이 뭐가 있느냐?"고 바로 비웃을 것이다.

　조선말 동도서기론자들도 그렇게 생각했다. 중국의 '중체서용론中體西用論'을 본뜬 '동도서기론東道西器論'은 '동도東道'를 '서도西道'와 구분하고 우리의 도덕을 '동도'로서 지키되, 서양의 과학기술만 수입하자고 주장했다. '서기西器'의 '직수입'이란 우리의 과학기술을 폐하고 서양의 과학기술을 그대로 수입해 쓰는 것이다. 이 주장은 '동도'만을 옳은 것으로 보고 '서도'를 배격하는 '교만'과 동시에 우리나라의 전통적 과학기술을 모조리 무용지물無用之物로 여기는 '자학自虐'과 을 깔고 있다. '동도서기론'이 이런 지경이었으니 우리의 도덕과 과학기술을 모조리 '서도'와 '서기'로 대체하자고 주장한 친미파의 '서도서기론西道西器論'은 당연히 매우 자학적自虐的이고 숭미적崇美

的이었다. 또 이 '서도서기론'을 모조한 친일파들의 '일도일기론日道日器論'은 이 서양숭배를 모방해 일제의 '짝퉁 서양문화'를 깍듯이 숭배하고 우리의 민족문화를 철두철미 경멸하는 친일매국사관을 퍼트렸다.

그러나 그 시대에도 한국인은 대다수가 이와 상반된 입장을 취했으니, 그들은 바로 최제우와 고종을 따르는 국민이었다. 최제우는 최초로 도덕이란 '천도天道'로서 동도와 서도가 따로 있지 않다고 천명하고 다만 동서의 방향이 따로 있음에 따라 동서의 풍토와 풍습이 다른 것처럼 '배움(學)'만이 동서 간에 다를 뿐이라고 논했다. 그리고 우리의 배움과 가르침을 '동학東學'이라고 칭했다. 이것은 "천성天性은 서로를 가까워지게 하고 학습(풍습)은 서로를 멀어지게 한다(性相近 習相遠)"는 공자의 유명한 명제를 응용한 '일반유생' 최제우의 지론이었다. '천도'는 곧 '천명'이고, '천명'은 '천성'이라고 한다(天命之謂性). 그러므로 동서의 학습과 풍습은 서로 멀지만, 천도로 보면 동서는 서로 가까운 것이다. 서양인과 한국인은 인간본성 면에서 대동소이하다. 위정척사파적·동도서기론적 성리학자들과 친미·친일파들이 동도·서도의 차별을 당연시할 때, 최제우와 동학도들은 과감하게 '천도'란 동서가 따로 없는 '인류보편적인' 것이므로 서도와 국도國道는 본질적으로 유사하고 다만 선진과 후진의 격차만이 있을 뿐이라고 광포廣布한 것이다.

고종은 최제우처럼 생각하면서도 사리를 명변明辨하고 더 구체화시켰다. 고종은 공자의 "성상근습상원性相近習相遠" 명제가 천명하듯이 인류의 도덕은 본질적으로 동서가 따로 없지만 도덕의 구체적·전통적 학습·실행방법(풍속·예절·법도·격식·제식·종교 등)에서는 차이와 우열이 있고, 특히 과학기술은 더욱 그렇다고 생각했다. 그리하여 그는 우리의 전통도덕을 가급적 지켜야 하되 그래도 백성에 이롭지 않은 열등한 전통적 법도(재혼금지·남존여비·삼년상이나 상喪을 당하면 공직을 3년 휴직하는 것 등)가 있다면 '신식新式'으로 바꿔야 하고, 서양 법도라도 우열이 있으니 직수입하지 말고 취사선택하고 우수한 것도 단지 참작해 '한국화'해서 수용해야 한다고 주장했다. 그리고 '과학기술'도 가급적 우리의 전통적 과학기술 중 우수한 것을 지키고 열등한 것을 서양의 우수한 '신식 과학기술'로 교체하되 서양의 과학기술이라도 다 우수하기만 한 것이 아니므로 직수입하지 말고 취사·참작해 '한국화'하는 식으로 수용해야 한다고 말했다. 이것이 고종의 '구본신참론舊本新參論'이다. 고종은 이 민족자주적·중도개혁적 근대화론의 골자를 "옛 규범과 방식을 근본으로 삼고 신식을 수용하되 참작하는 방식으로 받아들여야 한다(以舊規爲本 參以新式)"는 명제로 요약한다.

고종은 열등한 것으로 보이는 전통적 '도덕'과 '과학기술'에도 우리가 지켜야 할 우수한 것이 있다고 생각하고, 우수한 것처럼 보이는 서양의 신식도덕과 과학기술에도 버려야 할 열등한 요소들이 들어있다고 생각했고, 이런 생각을 윤음으로 여러 차례 널리 천명했다. 고종은 이 민족자주적 '구본신참론'으로 7-8년 만에 일본의 '짝퉁 근대'를 질적으로 능가하는 고차원적 패치워크 유형의 근대화를 달성했다. 이로써 한국은 대한제국기 고속성장의 여세 속에서 1914년 1인당 국민소득 1,048달러(OECD통계)를 달성해 일본 수준(1,430달러)에 근접했다. 그리고 1914년경 한국은 포르투갈(1,228달러)과 거의 대등해지고 그리스(1914년 1,143달러; 1916년 972달러)를 앞질렀다.

그렇다면 고종이 우리가 지켜나가야 한다고 말한 '우수한 전통적

과학기술'은 구체적으로 무엇이었던가? 필자는 『백성의 나라 대한제국』(2017)에서 한의학韓醫學, 한국의 인삼재배법, 미작법米作法, 면화재배법, 잠업기술, 한지韓紙제지술, 태껸(태권도), 궁술 등을 들었다. 한국의 인삼·쌀·무명·명주는 당시 캘리포니아·동경 등지에서 대성공을 거두어 세계를 제패했었다. 대한민국 임시정부는 1920년대 캘리포니아에서 한국 미작법으로 쌀농사를 지어 백만장자가 된 김종림金鍾林(1886-1973)이 기부한 군자금으로 공군부대를 창설했었다. 한지는 18-19세기에 이미 중국 자금성 황궁의 창호지와 서책용지로 쓰여 북경시장에서 늘 품귀상태였고, 21세기에는 이탈리아와 프랑스에서 공인된 고문서·실내비품 복원용지로 쓰임과 동시에 세계적으로 각종 첨단소재로 재활용되고 있다. 태권도는 1988년 서울 올림픽대회 이래 올림픽 격투기종목이 되었고, 동국대학교 캠퍼스 옆의 활터에서 국궁사國弓士로 처음 조직된 양궁 국가대표들은 오늘날 올림픽 양궁게임의 메달을 휩쓰는 '신궁神弓'으로 등극했다.

또 여기서 필자가 특별히 관심을 두는 우수한 전통적 과학기술은 위에서 지목된 '한의학'이다. 여기서 '한의학韓醫學'은 오늘날 한국과 북한, 그리고 중국과 대만·월남에서 전통의학 교과서로 쓰이는 허준의 '정통 한의학韓醫學'과 이제마의 '사상의학四象醫學'을 둘 다 포괄한다. 동무東武 이제마의 사상의학은 허준의 정통의학에 대한 중요한 보충과 수정이다. 또한, 그의 '사상유학四象儒學'은 공맹철학에 대한 중요한 보충과 수정이기도 하다. 이제마의 사상의학과 사상유학은 허준의 한의학처럼 오늘날도 '살아있는' 우리의 의학이자 철학이다.

필자는 그래서 늘 "우리에게 남은 우리 것이 뭐가 있느냐?"고, 아니 "서양 과학에 맞설 한국 고유의 과학이 과연 있기나 하냐?"고 자조自嘲하는 한국의 서양숭배주의자들에게 대갈大喝하며 "여기 동무의 사상의학이 있다"고 소리치고 싶었다. 이제 필자는 마침내 동무의 사상체질론을 비교적 완벽하게 해석하고 고도로 업그레이드시킨 이 책을 세상에 내놓게 되었으므로 서양숭배주의자들을 공개적으로 성토해도 될 것이다. 필자가 『공자철학과 서구 계몽주의의 기원』(2019)에서 밝혔듯이 베이컨의 경험론적 과학기술론과 과학기술적 유토피아(sciento-technopia)론도, 오늘날 천문학에도 필수적인 천공좌표와 관측법, 데카르트 '회오리설'을 분쇄하고 뉴턴의 만유인력론으로 가는 길을 터준 길버트와 케플러의 '우주자기론', 그리고 '종두법'까지도 모두 극동으로부터 유래한 것들임을 알게 된다면, 저 서양과학을 '종교'처럼 숭배하는 한국인·중국인·일본인들의 '정신질환'은 어느 정도 진정될 것이다.

동무 이제마의 사상의학은 성정·성기론性情性氣論과 사상유학을 포함하고 있는 점에서 허준의 순수의학과 다르고 또 허준의 단순한 의학적 지평을 초월한다. 그렇기 때문에 필자는 이제마의 성정성기론과 사상유학을 공자·맹자와 데이비드 흄의 '인간과학(Science of Man)'을 보충·수정하는 '새로운' 인간과학으로 평가한다. 필자는 동무의 이 '새로운' 인간과학으로부터 각국의 정치문화론과 국민성이론을 도출하고 업그레이드시킬 수 있었다.

이제마의 사상의학에 따르면, 사람은 태양인太陽人, 소양인少陽人, 태음인太陰人, 소음인少陰人의 네 가지 '상象(체질)'으로 구분된다. 태양인은 용이나 호랑이같이 과단성 있고 사변적이고 인자한 태생적 '인자仁者'다. 소양인은 말같이 날렵하고 과시적으로 높고 크고 웅장한 것을 좋아하고 늘 현재의 일에 싫증을 잘 내며 미래로만 치닫고 열정적이고 용감하고 혁명적이고 의로운 태생적 '의자義者'다. 태음인은 소같이 참을성이 강하고 점잖고 은근하고 거처에 안주해 현재를 즐기고 이재에 능하고 경제적으로 지혜로운 태생적 '지자智者'다. 소음인은 토끼같이 예민하고 눈치 빠르고 조심·세심·세밀·정교하고 끈기있고 끈질기고 늘 노스탤지어 속에서 과거를 동경·미화하며 아늑한 곳에 있는 것을 즐기고 생각과 언행에서 초지일관하고 작은 기교를 발휘하고 축소를 지향하고 상하관계에서 예절을 차리는 단아·단정한 태생적 '예자禮者'다.

한국인은 태음인 40%, 소음인 35%, 소양인 25%, 태양인 0.005%로 구성된 태·소음인 우위의 다多체질 국가다. 태음인과 소음인이 압도적(75%)이기 때문에 우리는 소양인의 존재를 무시하고 국민의 75%를 차지하는 태·소음인의 특징만 따서 우리 민족을 '은근과 끈기의 민족'이라고 부르기도 하고, 최근에는 그 활동성과 존재감이 25%의 머릿수보다 더 큰 소양인의 성정을 따서 우리의 사회문화를 '빨리빨리 문화'라고 부르기도 한다.

그리고 한국이 태·소음인 우세의 다체질 국가이기 때문에 우리나라 지도자들 중에도 사상인四象人이 다 나타난다. 이승만 대통령은 독불장군의 독재적 성정을 가진 독선적 태양인이고, 윤보선 대통령과 장면 총리는 이념도 노선도 없이 지위를 탐해 뿔뚝 성질을 부리며 권력투쟁에 몰두하다가 몰락한 태음인들이었다. 박정희는 평생 일본군·광복군·남로당·국군으로 변신에 변신을 거듭하며 이념적으로 기회주의적인 삶을 살면서 쿠데타를 일으킨 뒤에 민주공화당 당기黨旗의 깃발에다 '황소'를 그려 넣고 이념적 중구난방의 군사독재를 무기한 장기화하다가 암살당한 '성난 황소' 같은 태음인이다. 반면, 최규하는 신新군부에 쉽사리 굴복한, 유복하게 자란 '암소' 같은 태음인이다. 전두환은 무솔리니같이 거짓말과 파쇼적 언동을 밥 먹듯이 하며 천문학적 부패 속에 몰락한 성급하고 가벼운 소양인이고, 노태우는 이념도 노선도 없이 기회주의적이고 무사안일하게 살며 큰 부패를 정치적 대업으로 추구한 암소 같은 태음인이다. YS는 '호랑이를 잡으러 호랑이굴로 들어가는' 식의 유연한 이념적 리더십과 언변의 유희적 리더십으로 신군부를 쳐부수고 전두환과 노태우를 한꺼번에 둘 다 내란수괴로 때려잡아 세계역사상 초유로 '성공한 쿠데타'를 처벌하여 향후 한국 군인들에게 군사쿠데타를 엄두도 내지 못하게 만든 용감하고 의연한 소양인 대통령이었고, DJ는 사육신같이 일관된 이념적 리더십과 끈기의 공리적 리더십으로 망가진 국가경제를 되살리고 IT강국과 문화·보건강국을 건설한 끈질긴 소음인 대통령이었다. 노무현은 정치의 격을 떨어뜨리는 것을 '서민정치'로 여길 정도로 매사를 천단했지만 일관된 진보적 리더십을 견지한 소음인 대통령이었고, MB(이명박)는 청계천 개발과 경제위기 극복에서 놀라운 '끈기의 공리적 리더십'을 발휘했으나 끝내 자신의 재물 탐심에 희생된 소음인이었고, 박근혜는 국가운영에 무능하면서도 자신의 체질적 탈심奪心을 다스리지 못하고 부패와 무격巫覡에 홀려 몰락한 소음인이었다. 문재인 대통령은 남북평화 수호, 경제왜란 승리, 군사강국 건설 등에서 실로 '뚝심의 리더십'을 발휘했음에도 하나의 이념에 집착하지 않고 이념적 유연성을 발휘해 원래 내세웠던 '소득주도성장'이라는 구舊좌파적 수요측면 중시노선을 버리고 '수요·공급 양측면의 동시중시' 노선으로 선회한 태음인이다. 이낙연 전 민주당 대표는 안이하고 의존적이라서 정치적 순발력, 용기, 과감한 실행력이 부족하고 사소한 것에 쓸데없이 치밀·정교하지만 부드럽고 아름다운 동선의 신사다운 행위미학적 리더십을 갖추고 극단을 버리고 좌우의 강점들을 무원칙으로 절충하는 노선을 추구하려는 태음인이다.

소양인이 인구의 70-80%를 웃돌아 뛰어난 요리재간으로 풍미 있는 음식과 음료로 세계를 정복하고 독립·진보·통일을 위해 혁명적 유혈내전도 불사해온 미국·프랑스·이탈리아·스페인은 돼지고기를 무척 즐기는 통에 늘 돼지고기 가격이 쇠고기보다 비싼 '소양인의 나라'다. 미국·프랑스에 못지않게 혁명적이고 맛있는 음식문화로 세계를 제패했고 돼지고기 삼겹살이 없으면 못 사는 중국은 소양인이 50%를 웃돌고 태·소음인이 45%를 밑도는 '소양인 우세의 다체질 국가'다. '정밀·낭만·엽기·복고반동·잔학·침략·자살특공대(가미카제)의 아이콘'인 독일과 일본은 음주로 인한 위장병 때문에 각종 위장약이 발달했고 돼지고기를 양고기·쇠고기보다 저급한 육류로 여기는 '소음인의 나라'다. 열대와 아열대 지역에 위치한 이슬람제국諸國도 모두 음주와 돼지고기 섭취를 아예 종교적 계율로 금하고 침략전쟁과 엽기적 자살폭탄테러를 성전聖戰으로 정당화하는 '소음인의 나라들'이다.

　한편, '보혁화합의 나라' 영국은 태음인과 소양인의 두 체질이 비등하게 압도하는 국가다. '허무개그' 같은 역사를 거듭해온 러시아는 소음인과 소양인의 두 체질이 백중세로 우세한 국가다. 태음인과 소양인은 체질적으로 상생하는 반면, 소음인과 소양인은 체질적으로 상극이다. 따라서 영국은 태음인들의 보수당과 소양인들의 자유당·노동당이 정치적으로 상생하여 처음으로 근대적 여야 정당제도를 발전시킨 나라다. 반면, 러시아는 소음인이 소양인의 개혁과 혁명의 성과를 변질시켜 무효로 만드는 '허무한 역사'를 되풀이해온 나라다.

　독자들은 이 책에서 이와 관련된 자세한 인간과학적 체질문화를 글로벌 차원에서 알 수 있을 것이다. 필자로서는 한국적 정서와 문화적 자존심을 지켜온 독자들이 한국의 '전통적 인간과학'을 재해석하고 발전시킨 이 책을 읽고 사람마다 다른 태생적 덕목·직관능력·재간·성정·기세를 쉽사리 판별해 부부가 가정의 행복을 증진하고, 사회단체와 기업의 상생적 인사정책을 발전시키고 조화로운 조직생활을 영위하도록 만들 수 있기를 바란다. 그리고 세계 각국의 국민성과 문화를 정확하게 이해해 이 '세계화된 세계'에서 각종 한류韓流와 K-컬쳐, K-테크놀로지와 K-제품, 한글과 K-사이언스를 더욱 널리 확산시키고 한국의 국가브랜드 가치를 더욱 높이는 예술·문화교류와 국제적 친교, 민간외교와 국제무역을 더 잘해나갈 수 있기를 기원한다.

  필자는 오래전 『사상체질과 리더십』(2003)을 내어 이제마 사상의학의 새로운 해석과 응용을 시도해 보았었다. 지금의 이 책은 저 2003년 책의 기본논지를 계승하면서도 해석과 응용의 정교성과 정확성 측면에서 비교가 되지 않을 정도로 업그레이드되고 동서양을 망라하는 논의의 포괄성과 광범성 측면에서 글로벌화되고 분량 측면에서 대폭 보강된 '완전히 새로운 책'이다. 독자들은 이 책에서 진짜 완벽한 이제마를 만나볼 수 있을 것이다.

서울 바람들이 토성土城에서
2021년 1월 쓰고, 2023년 10월 다시 읽고 다듬다.
죽림竹林 황태연 지識.

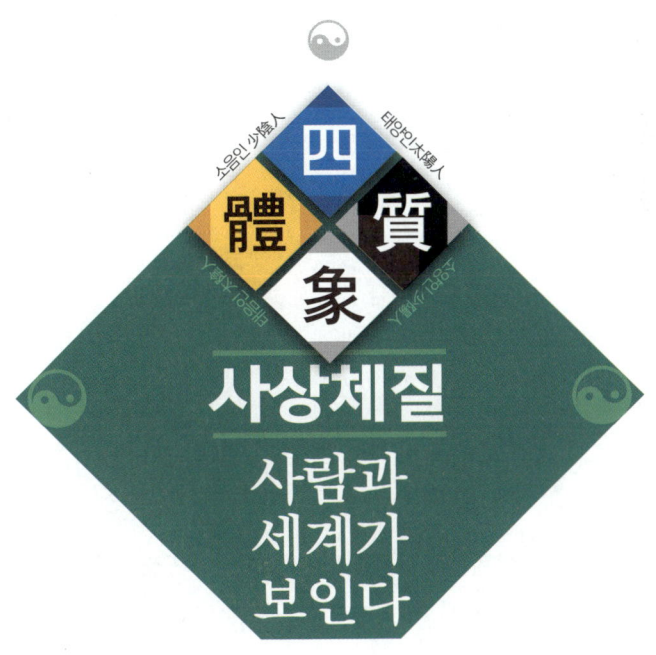

사상체질
사람과 세계가 보인다

이제마의 인간과학과 문화이론

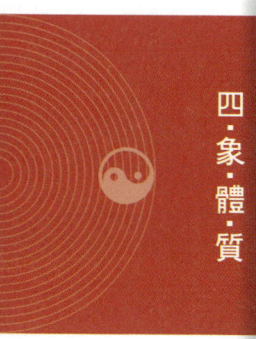

사상체질, 사람과 세계가 보인다
이제마의 인간과학과 문화이론

머리말 • 4

서론 |

제1장_ 이제마의 사상체질적 인간과학과 문화이론적 단초 · 21

제2장_ 이제마의 생애와 사상 · 47

제3장_ 사상체질론의 유학적 기초 · 64

제1부 | 이제마 사상체질론의 철학적 이해

제1장_ 성명론과 인식·행위능력 및 직관과 재능 · 77
  1. 천기와 인사 · 80
  2. 직관적 분별감각과 천부적 재능 · 88

제2장_ 사단론과 사상체계의 기본논리 · 96

제3장_ 확충론과 사상인의 체질적 특징 · 108
  1. 인식·행위능력과 직관·재능의 사상인적 차별성 · 108
  2. 사상인의 성정과 희로애락 · 123
  3. 사상인의 성기와 정기 · 138

제4장_ 장부론 · 160

차 례
C·O·N·T·E·N·T·S

　　제5장_ 변증론과 사상인의 판별 · 170
　　　　1. 한국의 사상인 인구비 · 170
　　　　2. 사상인의 판별 · 173
　　　　3. 체질판별의 장애물들 · 192

제2부 | 사상체질론의 섭생론적 확장
　　제1장_ 사상인의 건강상태와 일반적 섭생론 · 201
　　제2장_ 사상인의 유익한 식품과 해로운 식품 · 214
　　제3장_ 체질섭생과 사회계층 간의 관계 · 229

제3부 | 이제마의 사상유학과 정치철학적 확장
　　제1장_ 사상인 간의 상생과 상극 · 239
　　　　1. 체질적 화합·배척(상생·상극)관계 · 240
　　　　2. 화합·배척의 정도 · 248
　　제2장_ 사상유학 · 253
　　　　1. 사상유학의 개요 · 253
　　　　2. 사상유학의 체질도덕론 · 262

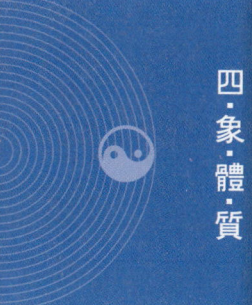

四象體質

사상체질, 사람과 세계가 보인다

이제마의 인간과학과 문화이론

    3. 사상인의 도덕적 차별태 · 278

  제3장_ 사상인과 정치적 리더십 · 282

    1. 체질과 정치의 관계 · 282

    2. 사상체질과 리더십의 유형 · 292

제4부 | 세계 각국의 사상체질적 국민성과 민족문화

  제1장_ 국민성 또는 민족문화 · 308

    1. 몽테스키외의 풍토결정론적 문화론 · 308

    2. 데이비드 흄의 공감론적·정신결정론적 민족문화론 · 316

    3. 칸트의 혈통기질결정론 · 320

    4. 마르크스의 경제(물질)결정론 · 326

    5. 패치워크문명론 · 327

    6. 사상체질론적 국민성 이론(민족문화론) · 334

  제2장_ 다체질의 나라 · 340

    1. 대한민국: 태·소음인 우세의 다체질 국가 · 341

    2. 중국: 소양인 우세의 다多체질 국가 · 470

    3. 인도: 사상인을 네 카스트로 둔갑시킨 태·소음인 우세 국가 · 486

차 례
C·O·N·T·E·N·T·S

4. 영국: 태음·소양 양兩체질의 보혁상생 국가 · 514

5. 러시아: 소음·소양 양兩체질의 보혁상극 국가 · 551

제3장_ 소양인의 나라 • 562

　　1. 미국: 미래비전과 실용성을 중시하는 '소양인의 나라' · 566

　　2. 프랑스: 소양인적 멋과 맛, 창의와 광명의 나라 · 583

　　3. 이탈리아: 멋진 소양인 배우들의 나라 · 617

　　4. 스페인: 용출하는 소양인적 '정열과 장엄미의 나라' · 638

제4장_ 소음인의 나라 • 649

　　1. 일본: 소음인적 모방·축소·표절·엽기·과거조작의 나라 · 650

　　2. 독일: 소음인적 낭만과 엽기적 잔학행위의 나라 · 685

　　3. 이슬람제국: 돼지고기를 율법으로 금하는 '소음인의 나라' · 722

책을 마치며 | 세계적 리더십의 체질적 향방 • 733

부록 | 『東醫壽世保元』(원문) • 743

참고문헌 • 790

사상체질
四象體質

0

서 론

제1장
이제마의 사상체질적 인간과학과
문화이론적 단초

제2장
이제마의 생애와 사상

제3장
사상체질론의 유학적 기초

사람과
세계가
보인다

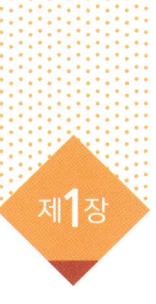

제1장

이제마의 사상체질적 인간과학과 문화이론적 단초

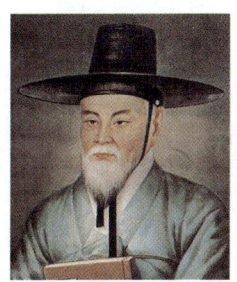

'사상체질四象體質'을 말하려고 하면 말도 꺼내기 전에 대뜸 잘난 체하는 사람들이 나서서 '어떻게 전 세계 80억 인구를 네 범주로 나누느냐'고 비웃고 핀잔한다. 이런 까닭에 필자도 사상체질에 관해 말을 꺼내기 전에 이 핀잔과 비웃음을 먼저 처리하고 본 논의로 들어가고자 한다. 필자는 이 잘난 체하는 사람들에게 이렇게 반문하고 싶다. '80억 세계인구를 어떻게 유년·청년·장년·노년의 네 범주로 나누느냐?' 나아가 '80억 인구를 어떻게 심지어 남녀의 두 범주로 나누느냐?' 우리는 80억이 아니라 160억도 얼마든지 두 범주, 네 범주로 분류할 수 있고 또 분류할 것이다. 80억 인구가 실제로 그렇게 남녀노

소의 범주로 구성되어 있기 때문이다. 동일한 이치로 전 세계 인류를 체질에 입각해 네 부류로 나눌 수 있는 것이다. 체질을 네 범주로만 나누는 근거는 만인의 주요장부가 폐장·비장·간장·신장으로서 네 개뿐이기 때문이다.

　이런 간단한 입씨름을 뒤로하고 우리의 본래 논의로 들어가자. 동서양에서 고대와 중세의 사회·인간론은 주지하다시피 사람의 개인적 의지나 의도와 무관하게 변화하는 '사회구조'의 인식에 이르지 못하고 이 '구조적' 변화와 발전을 하늘의 일로 간주, 인간들의 학문적 논의 바깥에 위치시켰다. 이로 인해 사회의 역사적·정치사회적 구조변동, 즉 '천시天時'의 변화는 점술의 대상으로 남아 있었다. 이에 반해 자연과학적 연구방법과 성과에 고무된 서양 근대의 사회·인간론은 사회를 과학적 연구의 대상으로 설정하고 경제법칙을 출발점으로 사회적 구조변동의 일반적 경향과 추세를 알아내 미래의 발전방향을 미래학적으로 예측하고 기획했다. 이 점에서 동서양의 고대와 중세의 사회·인간론과 서양 근대의 사회·인간론은 근본적인 차이를 보인다.

　고대와 중세의 사회·인간론에서 학문적 논의는 사회의 주체적 요소인 인간의 본성과 사회규범에 관한 윤리학과 통치술에 집중되었다. 하지만 근대의 사회·인간론은 사회를 이루는 객관적 구조요소와 주체적 요소의 양방향으로 확장되었다. 말하자면 근대과학은 사회의 주체인 인간에 관한 인간과학의 인식론적·윤리학적 논의를 계승하면서[1] 사회의 객관적 구조와 그 운동법칙을 탐구하는 학문영역을 새로

---

1) 미셸 푸코는 '인간과학'을 서양근대에만 특유한 '인간학적 수면(睡眠)'으로 주장한다. Michel Foucault, *Wahnsinn und Gesellschaft* (Frankfurt am Main: Suhrkamp, 1969). 그리고 그는 도덕적 인간형성을 위한 근대적 교육·훈련을 서양근대에만 특유한 '주체제조론'으로 본다. Foucault, *Überwachen und Strafen* (Frankfurt am Main: Suhrkamp, 1977). 그러나 서양의 고대 인간학과 근대 인간과학은 둘 다 유교의 도덕철학적 인간과학에서 기원했고 인간 자신의 도덕적·미학적·지식적 자아형성

개창한 것이다. 과학적 엄정성이라는 강점强點 이외도 서양의 근대적 사회론이 지닌 이런 양방향적 포괄성의 강점은 동서양의 전근대 학문을 충분히 능가하고도 남는 것이었다.

하지만 이 근대적 사회론도 동서양의 전근대적 사회이론과 공통된 특유한 약점을 지니고 있다. 근대철학은 이성적 존재로서의 인간의 추상적 보편성을 모든 인간의 공통된 본질로 설정했다. 가령 "성상근性相近(인간의 본성은 서로 근사하다)"명제로[2] 대표되는 공자의 보편적 인간본성론은 자연사물과 하늘을 탐구하는 고대 아테네의 자연철학 조류를 비판하고 "너 자신을 알라"는 구호와 함께 철학적 탐구의 방향을 인간의 영혼으로 돌린 소크라테스의 영혼론적 인간철학의 시원이고,[3] 데이비드 흄(David Hume, 1711-1776)이 처음 입론하고 칸트가 '철학적 인간학(phlosophische Anthroplogie)'으로 계승한 근대적·경험론적 '인간과학(science of man)', 즉 인성학人性學(science of human nature)의 시원이다.[4] 공자의 유학은 근대 서양과학 이전에 존재한 유일한 '과학'이었고, 또 현세적 세속주의의 정치·도덕·자연철학과 시

(the moral, aesthetic and intellectual self-making of the self)으로서의 '수신(修身)'은 유교의 오랜 태고대적 명제이기 때문에 미셸 푸코의 저 주장들은 완전한 헛소리다.

2) 『論語』「陽貨」(17-2): "공자는 '본성은 서로 근사하나 습관이나 학습이 서로 멀어지게 만든다'고 말했다. 또 공자는 '상지(천재)와 하우(천치)만은 바뀌지 않는다'고 덧붙였다."(子曰 性相近也 習相遠也. 子曰 唯上知與下愚不移.)

3) 소크라테스의 인간철학(영혼론)에 대한 공자의 영향에 대해서는 참조: Sir William Temple, "An Essay upon the Ancient and Modern Learning"(London: First printed by J. R. for Ri. and Ra. Simpson under the title Miscellanea. The second part in four essays, 1699), 456-457쪽; *The Works of William Temple* (London: Printed by S. Hamilton, Weybridge, 1814); 황태연,『공자철학과 서구계몽주의의 기원: 유교문명의 서천과 계몽사상의 태동』(파주:청계, 2019), 31-41쪽; 황태연,『유교적 근대의 일반이론: 서구문명의 유교적 근대화와 극동국가들의 유교적 원형근대의 서구적 고도화(상·하)』(서울: 넥센미디어, 2020), 935-937쪽.

4) 흄의 인간과학에 대한 공자와 극동문화의 영향에 대해서는 참조: 황태연,『17-18세기 영국의 공자숭배와 모럴리스트들(하)』(서울: 넥센미디어, 2020), 1015-1064쪽.

무론時務論(통치술과 정치경제론)으로 구성된 종합적 '인간과학'이었기 때문이다.

공자철학을 중시하고 추종했던 흄은 서양의 고대에 탈레스·아낙시만드로스·파르메니데스·엠페도클레스·아낙사고라스·데모크리토스·피타고라스 등이 주도한 자연철학 시대에서 소크라테스·플라톤·아리스토텔레스의 인간과학 시대로 전환되었는데, 근대에도 이와 유사한 '전환'이 반복되었다고 보았다. 그는 프랜시스 베이컨(Francis Bacon, 1561-1626)으로부터 아이작 뉴턴(Isaac Newton, 1642-1727)까지의 시대를 경험론적 근대과학이 탄생한 자연과학 시대로 보고 존 로크(John Locke, 1632-1704)로부터 섀프츠베리(Anthony Ashley Cooper, 3rd Earl of Shaftesbury, 1671-1713), 프랜시스 허치슨(Francis Hutcheson, 1695-1746), 버나드 맨드빌(Bernatd Mandevile, 1670-1733), 버틀러(Joseph Butler, 1692-1752)를 거쳐 볼테르, 흄 자신과 그 이후에 이르는 시대를 인간과학 시대로 구분했다.[5] 이후 시대의 대표적 인간과학자들로는 아담 스미스, 루소, 칸트, 헤겔, 쇼펜하우어, 니체 등을 들 수 있다. 그런데 이 근대 인간과학은 오늘날 인간과 인간본성의 철학적 탐구와 인간들의 사회정치적 공동체의 탐구(오늘날 '인문·사회과학')를 망라하는 서양의 이 근대적 인간과학도 재능의 천양지차도, 성급함과 느긋함, 동정심과 인색함의 엄청난 개인차도, 심지어 남녀노소 구분도 없는 '보편적·추상적 인간본성'과 인류보편적 '사회 일반'만을 대상으로 삼았다. 말하자면 '전 인류를 관통하는', 또는 '전 인류에게 공통된' 추상적 보편성의 차원에서 한두 단계 아래로 내려온, 즉 '좀 더 구

---

[5] David Hume, *A Treatise of Human Nature*, Book 1. *Of the Understanding*, edited by David Fate Norton and Mary J. Norton, with Editor's Introduction by David Fate Norton (Oxford·New York·Melbourne: Oxford University Press, 2001·2007), 4쪽.

체화된' 인간유형과 이에 근거한 정치사회적 문화유형(즉, 어떤 나라의 국민성 또는 민족성)의 과학적 탐구에는 관심이 없었던 것이다. 간혹 어떤 나라의 국민성 또는 민족성을 다루는 경우에도 앞서 탐구된 인간본성과 무관한 별개의 각론으로 연구하기 일쑤였다. 따라서 이에 관한 드문 연구들은 국민성 또는 각국의 특수하고 상이한 정치사회적 민족문화 유형을 인간본성의 인간과학으로부터 일관되게 도출·설명해내지 못했다.

이런 까닭에 공자의 원형적 인간과학과 흄·루소·칸트 등의 근대적 인간과학, 즉 인성학人性學 또는 인간학(philosophical anthropology)은 인간 개개인의 타고난 개성 또는 특성의 '차이'는 인간들이 겪는 상이한 우연적 개인사個人史에 의해 결정된 것으로 간주, 학문적 논의의 바깥에 방치했다. 따라서 개인들의 타고난 본성이 인간적 공통성이 있음에도 동시에 본성 차원에서부터 개인의 체질과 성정性情이 다르기 때문에 개개인의 성격, 기질, 사고방식, 재능 자체가 서로 판이하고 이로 인해 개인사를 제각기 달리 엮어내는 측면은 학문적 연구에서 배제되었다. 심지어 개인들의 천성적 유형이 몇 가지로 분류될 수 있다는 개연성에 대한 탐구마저도 철학에서는 소홀히 된 것이다. 자연히 정치지도자의 천성에 기인하는 리더십의 본질적 개인차나, 특정 기질을 지닌 사람들의 통계적 우세로 인해 생겨나는 국민성(민족성), 즉 민족문화의 차이는 "프랑스사람은 뛰고 나서 생각하고 영국사람은 뛰면서 생각하고 독일사람은 뛰기 전에 생각한다"는 속된 우스갯소리 차원으로 내던져 버렸다. 이로 인해 근대 인간과학은 민족적 편견을 '과학적 이론'으로 변조하여 인종적 우열성을 강변하는 사이비과학적 이데올로기인 '인종주의'와 인종주의 정치이데올로기로서의 '나치즘'이 한때 판을 치며 인간의 존엄성을 유린하도록 방치하고 말았던 것이다. 나아가 전후에는 '사르트르의 여인'이었던 시몬 드 보부아르(Simone de Beauvoir, 1908-1986)라는 여성철학자가 여자는 본성상 남자와 동일한데 다만 여자로 '키워질' 뿐이라는 '구언狗言'을 '철학적 명제'랍시고 큰소리로 늘어놓기까지 했다. 그녀는 남녀 간에 육체적 성징의 차이와 직결되어 결정된 성정性情의 차이가 있다는 것까지 무시하면서도 사르트르라는 남자를 사랑하는 이성애자異性愛者로서 자신의 철학과 모순된 삶을 잘도 살아냈던 것이다.

구한말 동무東武 이제마李濟馬(1837-1900)의 사상체질론적 인간과학의 등장 이전에는 공자유학儒學도 인간의 추상적 동일성과 보편성에만 집착하는 서양근대의 사회과학이 보이는 취약점을 공유하고 있었다. 공자는 사람을 지능(intellect)의 높낮이에 따라 "나면서 스스로 아는 자는 상上이고, 배워서 아는 자는 그다음이고, 곤하여 배우는 자는 그 다음의 다음이고, 곤해도 배우지 않는 백성이 곧 하下이니라(孔子曰 生而知之者上也, 學而知之者次也, 困而學之 又其次也, 困而不學 民斯爲下矣)"라고 하여[6] 지능관점에서 사람을 네 부류로 나눴다. 하지만 공자는 "중등 이상인 자에게는 상등의 지혜를 말해줄 수 있으나 중등 이하인 자에게는 상등의 지혜를 말해줄 수 없다(子曰 中人以上 可以語上也 中人以下 不可以語上也)",[7] 또는 "본성은 서로 가깝게 하고 익힘(후천적 습득習得, 습관·관습·풍습, 학습·교습)은 서로 멀어지게 하나, 다만 상지上知(천재)와 하우下愚(백치)만은 (익힘에 의해서도) 바뀌지 않는다(子曰 性相近也, 習相遠也, 子曰 唯上知與下愚不移)"라고 하여[8] 상·중·하의 세 부류로 나누기도 했다. 공자는 이렇게 '지능' 측면에서는 극소수의 상지·하우와 중간의 다수대중 간의 본성적 상하격차를 인정한 것이다. 그럼

---

6) 『論語』「季氏」(16-9).
7) 『論語』「雍也」(6-21).
8) 『論語』「陽貨」(17-2).

에도 불구하고 공자는 '지능'을 제외한 인간의 감성적·미학적·도덕적 본성이 모든 사람에게서 유사하다(性相近)고 보았다. 맹자도 모든 사람이 성인聖人의 선한 천성을 타고 난 점에서 동일하다고 보고 모든 사람에게 공통적인 수신修身과 교화를 통한 천성의 구현을 주장했다.

요는 근대철학이나 공맹유학孔孟儒學은 인간본성, 즉 인성人性이라는 추상적 보편성의 입장에서 인간을 동일한 것으로만 본 점에서 서양 인간과학과 공통된 약점을 지니고 있다는 것이다. 하지만 학문 바깥에서 우리는 보통 외향적인 사람과 내성적인 사람을 나누거나 다혈, 냉혈 등으로 구분해 인지하며 사람들을 다르게 대하며 사회생활을 하고 있다. 우리는 '경험적 생활인들'로서 추상적 차원에서는 인간 모두가 인성 면에서 동일할지라도 이보다 한 차원 낮은 구체적 차원에서는 인간들이 유형별로 구분된다는 것을 상식으로 알고 있는 것이다. 주체적 천성과 능력을 본질적으로 규정하는 인간들의 이 타고난 유형적 차이는 인간본성을 구현하는 도덕론적 인성교육도 유형별로 달라야 한다는 것을 함의한다.

서양의 근대 사회·인문과학과 극동의 공맹철학은 인간본성(human nature)의 유형적 차이와 유형에 따른 도덕적 수신론修身論의 유형차이를 보지 못하는 것이다. 인문·사회과학과 공맹의 인간론이 간과한 이 분야에 대한 학문적 탐구와 논의는 역설적이게도 고래로 사람의 생명을 취급하는 의학 분야에서 전개되어 왔다. 동서고금의 인간과학은 바로 이 사실에 부끄러움을 느껴야 할 것이다.

고대희랍 시대에 히포크라테스는 우주의 기본적 구성요소를 물·불·바람·흙으로 보는 원리를 바탕으로 인체의 체액이 혈액血液, 점액粘液, 황담즙黃膽汁, 흑담즙黑膽汁의 네 요소로 구성되었다고 설명한 바 있다. 갈레누스는 이를 기질 탐구에 적용하여 인간을 다혈질(혈액

체액), 담즙질(황담즙 체액), 우울질(흑담즙 체액), 점액질(점액 체액)로 구분하는 4기질론四氣質論을 폈다고 한다.[9] 다혈질은 온정적, 정서적, 사교적이고 명랑하며 흥분을 잘한다. 담즙질은 용감하고 정서적, 객관적이나 인내심이 적고 흥분을 잘한다. 우울질은 인내심이 강하고 지속적이나 주관적이고 보수적이다. 점액질은 정서와 흥분이 느리고 인내심이 강하며 부드러우나 냉담하고 고집이 세다.

고대 중국에서 사람들의 체형, 성격, 기질을 상호 연관시켜 분류한 최초의 시도는 『황제내경黃帝內經』의 「영추통천편靈樞通天篇」에서 찾아볼 수 있다. 『황제내경』은 음양오행에 따라 목형木型, 화형火型, 토형土型, 금형金型, 수형水型 등 5형태에다 음양화평인陰陽和平人, 태양인太陽人, 태음인太陰人, 소양인少陽人, 소음인少陰人의 다섯 범주를 더하여 이것을 오행에 따라(5×5=25) 세분하여 25인론을 펴고 있다 한다.[10] 그러나 이런 분류법은 경험적 임상의 결여로 인해 매우 추상적·사변적인 것으로서 그 적부適否를 확증하기 어렵다.

구한말 이제마는 1894 갑오년 4월 13일 탈고한 뒤 그의 사후에 (1901년 6월) 그의 문도들에 의해 출판된 『동의수세보원東醫壽世保元』에서[11] 자신의 사상인론四象人論을 전개할 때 『내경』의 "영추"를 언급하면서 "영추"가 태소음양인太少陰陽人과 장부臟腑간의 연관성을 인식하지 못한 채 피상으로 흐르고 있음을 지적하면서 이로 인해 여태껏 정밀한 연구에 이르지 못했다고 비판하고 있다. "영추의 글 안

---

9) 참조: 홍순용, 「체질론」, 384-385쪽. 홍순원·이을호, 『四象醫學原論』(서울: 행림출판사, 1994), 부록; 이명복, 『체질을 알면 건강이 보인다』(서울:대광출판사, 1993), 65-66쪽.
10) 참조: 홍순용, 「체질론」, 385-388쪽.
11) 『동의수세보원』은 1973년 홍순영·이을호 교수가 역술(譯述)하고 주석을 가해 행림출판사에서 출판한 역본도 있고, 1975년 이민수가 번역, 을유문화사에서 출판한 역본도 있고, 전국 한의과대학 사상의학교실에서 독자적 연구와 원전번역을 합해 1997년 집문당에서 낸 『四象醫學』도 있다.

에는 태소음양오행인론이 들어 있으나 간략히 외형外形을 밝혔을 뿐, 장부의 이치에는 이르지 못했다. 대체로 태소음양인은 일찍이 있었고 이에 관한 견해는 오래되었으나 정밀한 연구를 다하지 못했다."[12]

현대에 들어 동서양의 의학적 논의 속에서 다시 구체화되고 과학화가 시도된 기질분류설은 많다. 서양의학에서는 기질을 체형에 연동시켜 설명한 미국심리학자 윌리엄 셸던(William Seldon, 1898-1977)의 배엽기원설적胚葉起源說的 체형-기질 심리학(*somatotype and constitutional psychology*), 체형과 정신병·기질의 상관관계를 연구한 독일 정신병리학 에른스트 크레취머(Ernst Kretschmer, 1888-1964)의 '체질유형학', 그리고 일본인들의 비과학적 혈액형 응용설이 알려져 있다. 셸던의 배엽기원설은 태아 때의 배엽 발달유형(내배엽형, 중배엽형, 외배엽형)에 입각하여 동작이 느리고 도락을 즐기는 '내장긴장형'(내배엽형), 확실한 동작을 보이며 일을 즐기는 '신체긴장형'(중배엽형), 주저하고 은둔을 좋아하는 '두뇌긴장형'(외배엽형) 등 세 범주로 분류한다. 이를 바탕으로 7점 채점법에 의거하여 다시 76종의 유형, 심지어 343종의 유형까지 도출한다.[13] 그러나 이 설은 기본유형이 세 가지에 머물러 애당초 한두 범주의 인간유형이 분류에서 빠져버린 결함이 있으며, 보다 구체적으로 세분되면 너무 유형이 많아 인지적 가치(*cognitive value*)가 현격히 떨어지는 단점이 있다. 게다가 임상적 검증 내용이 거의 불명확하다. 『체형과 성격(Physic and Character)』(1925)에서 체형과 기질을 투사형, 세장형細長型, 비만형으로 삼분三分하고 체형과 성격의 상관성을 탐구한 크레취머의 체질유

---

12) 이제마, 『東醫壽世保元』(이 책의 부록), 18-24.
13) 참조: 홍순용, 「체질론」, 388-390쪽.

형학도[14] 유사한 문제점을 안고 있다.[15]

  인간의 체질과 성격의 상관성 및 인간들의 본성적 성격의 개인차를 규명하려는 서양학자들의 노력은 이것 외에도 꽤나 많이 있다. 이 주제를 진화론적으로 고찰하는 미국 심리학자 조지프 야스트로프(Joseph Jastrow)는 『성격과 체질(Character and Temperament)』(1915)에서 "인간본성이 늘 동일하다는 흔한 주장은 부분적 진리를, 그것도 불완전하게 표현하는 것이다"고 말하고, "이 주장은 상당한 정도의 조명을 갖고 인간적 특질들의 고정성 영역들과 가변적 특질들의 보다 넓은 영역을 투영하는, 즉, 이 특질들의 유전적 조건화, 상호관계, 인간의 원래적 본성과 획득적 본성에 대한 이 특질들의 충실한 상응성을 투영하는 보다 더 분별 있는 견해로 대체되어야 한다"고 논변한다. 그리고 "문명화 과정의 느림과 불확실성이 인간특질들의 고정성을 증명하는 만큼이나 개인과 인종을 위한 진화의 사실도 탄력성을 증명한다"고 덧붙인다.[16] 그리고 폴란드 심리학자 얀 스트렐라우(Jan Strelau)는 『행동의 조절자로서의 체질(Temperament as a Regulator of Behavior)』(2008)에서 '강한 신경체계'(흑담즙질; 멜랑콜리, 침울증)와 '약한 신경체계'로 분류하고 다시 약한 신경체계를 '불균형'(담즙질; 성마름)과 '균형'으로 나누고 다시 약한 균형 신경체계를 '기민'(다혈질; 쾌활함)과 '느림'(점액질; 냉담, 무관심, 둔감)으로 나눈 파블로프의 신경체계 유형분류를 수용해 인간의 체질을 분석했다. 최종적으로 그

---

14) E. Kretschmer, *Physique and Character: A Investigation of the Nature of Constitution and of the Theory of Temperament* (London: Keagn Paul, Trench, Trubner & Co., LTD; London: Harcourt, Brace & Company, Inc, 1925).
15) 참조: 홍순용, 「체질론」, 390-391쪽.
16) Joseph Jastrow, *Character and Temperament* (New York and London: D. Appleton and Company, 1915) xi쪽.

는 체질을 "행동의 조절자"로 규정했다.[17] 그 밖에도 이자코프(Isaac Isacoff),[18] 구에린(Diana Wright Guerin)·고트프리드(Allen W. Gottfried)·올리버(Pamella H. Oliver)·토마스(Craig W. Thomas),[19] 케이건(Jerome Kagan)·스니드먼(Nancy Snidman)[20] 등 많은 서양학자들이 체질과 성격의 상관성에 대한 연구를 수행하고 있다. 초이니에르(Ray Choiniere)와 케어시(David Keirsey)는 심지어 41명의 미국 역대 대통령의 체질을 분석한 책『대통령의 체질(*Presidential Temperament*)』(1992)도 공간했다.[21]

  인간본성의 공통성을 부분적으로만 인정하고 체질과 성격의 본성적 개인차를 강조하는 서구의 이런 체질이론의 공통된 문제점과 결함은 체질을 다시 폐비간신肺脾肝腎의 장부, 이목구비의 감지기관의 강약·대소와 연결시키지 못하고 또 함억제복頷臆臍腹(턱·가슴·배꼽·배), 두견요둔頭肩腰臀(머리·어깨·허리·엉덩이) 등 구체적 신체부위와도 연결시키지 못하고 있다는 것이다. 크레취머는 예외적으로 체질을 체형과의 상관성 속에서 논했으나, 체형이 장부의 대소와 상관적이라는 사실을 보지 못했다. 이런 까닭에 일본인들이 민간의 생활경험 속에서 체질과 성격을 체형 및 장부와 연결시키는 것이 아니라 A·B·AB·O

---

17) Jan Strelau, *Temperament as a Regulator of Behavior* (New York: Eliot Werner Publications, Inc, 2008), 9-12쪽.
18) Isaac Isacoff, *Temperament* (New York: Vintage Books, 2001, 2003).
19) Diana Wright Guerin, Allen W. Gottfried, Pamella H. Oliver and Craig W. Thomas, *Temperament: Infancy through Adolescence* (New York: Kluwer Academic/Plenum Publishers, 2003).
20) Jerome Kagan and Nancy Snidman, *The Long Shadow of Temperament* (Cambridge, Massachusetts/London: The Belknap Press of Harvard University Press, 2004).
21) Ray Choiniere and David Keirsey, *Presidential Temperament* (Del Mar, CA: Prometheus Nemesis Book Company, 1992); Raymond F. Choiniere, "William Jefferson Clinton, Temperament and Character in the 41st President of the United States" (1999).

형의 혈액형과 연결시키는 인간분류법은 상식적으로 농담 차원에서 많이 회자될지라도 학술적으로 논할 가치가 없다. 혈액형과 기질 간의 상관관계는 없다는 것이 현대 의학과 심리학의 과학적 견해다. 따라서 들어맞지 않는 경우가 허다하고 내용이 빈약한 혈액형 판별법에 집착하다가는 사람과 세계를 둘 다 보지 못하게 된다.

인간의 천성과 체질의 체계적 분류와 이것의 의학적 적용에서 탁월한 과학적 성과를 보인 것은 역시 대한제국기에 탄생한 이제마의 사상의학四象醫學과 현대에 등장한 권도원의 8체질의학體質醫學이다. 이제마의 사상의학은 이러한 탁월한 체질분류 측면에서만 중요한 의미를 갖는 것이 아니다. 동양의 학문이 거의 다 서양의 과학 앞에 빛이 바래 죽은 마당에 중국과 한국의 전통의학만이 유일하게 살아남아 인류의 과학발전에 기여하는 분야라는 점에서도[22] 이제마의 『동의수세보원』등의 한의서韓醫書는 허준의 『동의보감』과 쌍벽을 이루는 아주 중요한 과학적 위치가位置價를 갖고 있다 할 것이다.

이제마는 인간의 체질을 태양·태음·소양·소음인 등 사상四象으로 나누고 이에 따라 체형, 인지적 판단능력, 실행능력(재능), 성정(정서적 심리상태) 및 타고난 도덕성의 차이를 이목구비耳目口鼻의 네 감지기관器官의 장단長短, 폐비간신肺脾肝腎의 네 장부臟腑의 대소大小, 함억제복頷臆臍腹, 두견요둔頭肩腰臀 등 신체 부위와 지절肢節의 장단과의 상관성을 밝혀 이를 정연하게 체계화하고 사상인四象人 판별법과 각 사상인의 특징적 병증病症 및 약제처방을 일관되게 서술했다.[23]

한편, 권도원은 독자적 탐구와 임상적 관찰을 통해 금양金陽, 금음

---

[22] 독일 보험기관은 2002년 8월의 결정을 통해 동양적 침술치료에 보험적용을 허가했다.
[23] 이제마의 사상인론(四象人論)은 굳이 서양의 체질·기질론과 비교하자면 갈레누스의 기질론에 가장 근접한다. 태양인, 소양인, 태음인, 소음인은 순서대로 제각기 다혈질, 담즙질, 우울질, 점액질과 연관될 수 있다.

금음金陰, 토양土陽, 토음土陰, 목양木陽, 목음木陰, 수양水陽, 수음水陰의 8개 범주로 분류하고 이 8유형의 사람들에게 해로운 음식과 이로운 음식을 임상적으로 분류하고 맥진법脈診法에 의한 체질판별법 및 병증과 침술처방을 정연하게 밝혔다. 이 두 한의학의 공통된 강점은 장부의 대소大小에 기초해 인지능력, 직관감각, 성정, 생리, 병증, 처방 등을 밝힌 정연한 이론체계에도 있지만, 상당부분 실천적 임상과 병증치료의 성과와 경험을 통해 검증되었다는 데 있다. 이제마는 사변적 동양철학, 특히 유학철학, 그리고 각종 동양 의서醫書의 독창적 재해석을 바탕으로 논의를 전개하면서도 동시에 자신의 직접 관찰과 환자치료의 실천적 임상경험을 통해 사상의학을 확립했다. 특히 8체질론은 창안자인 권도원이 오랜 개업의開業醫이기 때문에 임상검증의 정도가 더욱 높다는 점에서 신뢰할 만하다 하겠다.

　다른 한편, 사상체질론과 8체질론은 그 착안점과 이치가 어느 정도 부합되지만 권도원 자신이 강조하고 있듯이[24] 다른 점이 있는 것도 사실이다. 권도원의 8체질론이 근거하고 있는 장부臟腑의 수(6장6부)가 사상론이 근거하는 장부의 수(폐비간신肺脾肝腎의 4대 장부)보다 더 많으면서도 이제마가 소양인의 본질적 특징규정에서 중시하는 비장脾臟을 빼놓고 있는 점에서, 그리고 권도원은 이제마에게 결여된 체질에 따른 유익·유해식품의 분류와 섭생법, 맥진법, 침술처방 등을 전개하고 있는 점에서, 나아가 이제마가 사상(四象)구분의 중요한 근거로 삼은 이목구비의 인지능력과 함억제복頷臆臍腹의 직관능력 및 두견요둔頭肩腰臀의 기능적 수완(재주)을 권도원이 완전히 무시하고 있는 점에서 양자는 다르다면 조금 다른 것이다.

---

24)　참조: 8체질의학회, 『8체질건강법』(서울: 고려원미디어, 1996), 1쪽(권도원의 추천사) 및 33쪽.

그럼에도 불구하고 8체질론은 사상인의 좀 더 상세한 구별, 체질식품의 분류 등 사상인론에 대한 중대한 보충이론으로 활용될 수 있다. 본문에서 상세히 다루겠지만, 장부론臟腑論 측면에서도 이럴만한 충분한 근거가 있다. 이런 이유에서 이명복은 사상의학과 8체질의학의 차이에도 불구하고 권도원의 8체질을 이제마의 4상에 맞춰 통합, 정리하고 있다.[25]

사상인론은 체형, 감지능력, 직관적 분별력, 재능 등의 천성적 차이, 기질, 성격 등의 차이, 정서차이 등을 정연하게 논한다. 나아가 사상인四象人간 인의예지仁義禮智의 덕성차이, 이 차이에 따른 도덕적 수신修身의 방향 및 천명을 체계적으로 논하고 있다. 이제마의 사상론이 타고난 본성적 체질만을 논하는 것이 아니라 도덕적 수신론까지 논하고 있는 것은 이제마의 사상론이 결코 체질숙명론이 아니라는 것을 함의한다. 이에 반해 동서양 고대와 현대의 기질유형론 및 권도원의 8체질론은 암암리에 체질숙명론을 담고 있다. 이제마의 사상론은 체질마다 체질적 본성상 뛰어나게 타고난 덕성과 모자라는 덕성을 적시하고 이 모자라는 덕성을 보완하기 위해 몸과 마음을 갈고 닦아야 함을 역설하고 있다. 체질적 천성은 바꿀 수 없지만, 마음을 맑고 곧게 닦아 덕성상의 체질적 결함을 보완하여 천인賤人으로 전락하는 것을 막을 수도 있고, 나아가 그 발현형태를 바꿔 긍정적인 에너지로 역이용할 수 있다는 것이다. 이제마에 의하면, 원칙적으로 '태극太極으로서의 마음'이 사상四象을 통제할 수 있는 주재자主宰者이기 때문이다.

이제마는 이 마음의 주재라는 관점에서 사상四象도덕론에서 암암리에 중도·중용개념을 적용하여 공자유학을 '사상유학四象儒學'으로

---

25) 참조: 홍순용, 「체질론」, 35-36쪽.

변화·발전시키고 있다. 가령

태양인 태양인은 애당초 중도적 인심仁心(측은지심) 또는 인仁의 덕성을 타고난 인자仁者이고 경제적 지智(자기의 손익에 대한 이기적 감각)는 중도에 미달하나 상당한(아주 부족하지 않은) 반면(이제마는 '지덕智德'을 '금전과 관련된 경제적 지혜'의 뜻으로만 쓴다), 의義는 지나치게 넘쳐서(중도를 넘어) 때때로 궁예처럼 부모형제도, 처자식도 해칠 정도로 정의감과 공분을 폭발시키고, 또 예禮의 덕성은 완전히 결하여 상하관계와 수평적 우인관계에서 야인처럼 함부로 구는 무례방종자다. 따라서 태양인은 정의감을 누그러뜨려 중도화하기 위해 각고의 노력을 다해야 하고, 남을 우습게 알고 제압하려는 뻐기는 벌심伐心을 죽이고 수신·수덕修德하여 예禮를 체득하는 데 혼신으로 수신을 다해야만 군자가 될 수 있다.

소양인 소양인은 중도적 정의감의 의덕義德을 타고난 의인義人이고 예禮가 중도에 미달하나 상당한(아주 부족하지는 않은) 반면, 인심仁心은 넘쳐 혜비惠費하기(아무데나 은혜를 허비하기) 쉽고 지智의 덕성(자기 돈에 대한 손익감각)을 완전히 결하여 돈을 기분 내키는 대로 낭비하여 빈털터리가 되기 쉽다. 따라서 소양인은 자신의 넘치는 인심을 절제하여 남을 적절하게 도우려고 의식적 노력을 다해야 하고 돈 씀씀이를 적절히 통제할 수 있는 이재 능력을 길러 수지受支를 맞춰 살아가는 데 큰 노력을 경주해 지덕을 갖춰야만 군자가 될 수 있다.

태음인 태음인은 금전관리의 이재능력 면에서 중도적 지덕과 이해利害·손익감각과 이재감각을 타고난 경제적 지자智者이고 인심仁心(측은지심)은 중도에 미달하지만 아주 부족하지 않은(상당한)

반면, 겸양지심謙讓之心은 넘치도록 지나쳐서 아랫사람에게는 쩨쩨하게 '갑질'하는 권위주의자로 행세하면서도 윗사람에게는 주공足恭(=過恭)하여[26] 민망스럽게 만드는 비례非禮를 저지르고, 정의감과 공분의 의덕義德을 완전히 결해 공적公敵도 응징하기는커녕 공적에게도 영합하려고 들며 자기의 안일만을 추구하는 타고난 비겁자다. 태음인은 군자가 되려면 윗사람이 민망하지 않도록 지나치게 굽실대지 않는 떳떳한 마음을 기르고 아랫사람을 관대하게 대하는 인애심을 함양해야 한다. 그리고 태음인은 인심을 좀 더 베풀려고 노력하는 한편, 정의감과 의분을 기르고 수오지심羞惡之心과 의기義氣를 길러 마침내 정의로워져서 "화합적이나 넘치지 않고 중립中立해 기울지 않는 꿋꿋한 강직함(和而不流 强哉矯 中立而不倚 强哉矯)"을 갖추는 데 각고의 노력을 기울여야만 군자가 될 수 있다.

소음인 소음인은 중도적 공경지심을 타고난 예의바른 예자禮者이고 또 정의감은 중도에 미달하나 아주 부족하지 않을 만큼 상당한 반면, 자기와 관련된 경제적 시비지심과 이기적 손익감각이 지나치게 예민하고 인심仁心이 완전 결여되어 남에게 베풀 줄 모르고 남에게 해를 끼치더라도 침략적으로 자기 이익만을 추구하는 탐인貪人, 즉 수전노다. 따라서 소음인은 군자가 되려면 정의감을 조금 더 보완하는 한편, 인심을 대폭 함양하고 지나치게 예민한 손익감각을 누르고 금전문제에 초연하려고 애써야 한다.

이렇듯 이제마의 사상체질론에 의하면 사상인四象人마다 타고난 중도적 덕성과 상당한 덕성, 누그러뜨려야 하는 과도한 덕성과 후천적

---

[26] 공자는 "교언영색과 지나친 공손을 좌구명은 수치스럽게 여겼는데 나도 역시 이를 수치스럽게 여긴다"(子曰 巧言令色足恭 左丘明恥之 丘亦恥之)고 말했다. 『論語』「公冶長」(5-25). [足: 지나칠 주]

으로 체득해 보충해야 하는 결여된 덕성이 아주 다르고, 그러므로 각자가 스스로를 수신·수덕해야 하는 방향도 제각기 다른 것이다. 이 때문에 서양윤리학과 공맹도덕철학을 무차별적으로 동일하게 적용하여 모든 사람에게 천편일률적 도덕교육을 시키는 것은 천부당만부당한 것이다. 이렇게 하여 인간본성의 일반적 '근사성近似性'을 논한 공자의 '보편유학'은 어느덧 인간본성의 네 범주의 신체적·장부적·감지기관적 개인차와 체질적·성정적 개인차의 상관성을 체계화한 이제마의 '사상유학'으로 변화·발전했다. 필자는 19세기 말의 최후 연간에 탄생한 이제마의 '사상유학적 인간과학'이 20세기에 등장해서 오늘날 전개되고 있는 서양의 모든 체질론적 인간과학을 능가한다고 단언한다.

이제마의 사상론은 근대 인간학이나 공맹철학의 보편적 인간본성론을 넘어 4유형의 차별적 본성론을 전개할 뿐만 아니라 체질숙명론을 넘어서는 유학적 수신론을 펴고 있다는 데 탁월한 특징이 있다. 그러나 이제마는 사상인이 보신保身을 위해 제각기 달리 먹어야 하는 음식을 다루는 섭생론攝生論에 대해서는 전혀 논하지 않고 있다. 반면, 능력·기질·덕성 등에 대한 논의가 없는 권도원의 8체질론은 각 체질별 음식섭생에 대해서는 풍부한 탐구결과를 제공하고 있다. 이점을 중시하고 앞서 논한 두 이론 간의 대략적인 수렴·부합관계를 감안하면, 권도원의 8체질론은 이제마의 사상체질론에 대한 중요한 보완으로 활용될 수 있다. 따라서 필자는 이제마의 사상론을 중심으로 논하고 여기에다 8체질론적 섭생론을 보완하여 이 양자를 통합한 사상체질론을 제시하고자 한다.

이제마의 사상체질론은 위에서 논한 학문구도에서 보자면 동서양의 추상적 인간학과 도덕론을 보충하고 좀 더 구체화시키는 차원의 학문이다. 사상체질론은 추상적 인간학을 기질·성격·정서가 제각기 다르기도 하고 또 유사하기도 한 '경험적 인간'에 좀 더 가까이 다가가는 '좀 더 구체적인' 인간·도덕론인 셈이다.[27] 동시에 사상체질론은 사회의 객관적 구조에 대한 논의가 아니라 사회를 운용하는 주체적 개인들의 본성적 성정·재능·기질의 범주적 차이와 수신을 위해 자제하고 보충하려고 노력해야 하는 사상인마다의 덕성차이 등에 관한 논의다. 정확성과 엄밀성, 체계성, 체질숙명론을 극복하는 수신론, 그리고 정치적 함의의 측면에서 이제마의 사상체질론은 갈레누스·셸던·크레취머·스트렐라우·이자코프 등의 체질성격론과 체질심리학과 권도원의 8체질론을 현격히 압도하고도 남는다고 평가할 수 있다.

이 책에서는 이제마의 저작 『동의수세보원』에 입각하여 먼저 사상인의 유형을 좀 더 현대적 감각과 엄밀한 한문해득력으로 정확하게 해석하고 논변의 행간에 숨겨진 개념과 사고범주를 발견해 체계적으로 재구성해 내고자 한다. 나아가 필자는 정확하게 해독되고 체계적으로 재구성된 이 '사상인 인간과학'을 권도원의 섭생원리 및 음식미감(taste: Geschmack)과 결합시킬 것이다.

이를 바탕으로 필자는 정치인의 유형과 사상인의 관계를 논하고, 국민의 생활과 운명에 크나큰 영향을 미치는 정치지도자의 리더십을 분류하고 주요국가와 그 지도자들을 중심으로 구체적인 설명과 예측을 시도해 보고자 한다. 이어서 '국민성' 또는 '민족문화'를 사상체질의 확대표출로 정의하고 세계 각국의 민족문화(국민성)을 단일체질 민족문화, 다多체질 민족문화, 양兩체질 민족문화로 대별한다. 그리고 이 도식을 근거로 각국의 국민성 또는 민족문화를 '소양인적 국민성'(미국·프랑스·이탈리아·스페인), '소음인적 국민성'(독일·일본·이슬람제국), '다체

---

27) 참조: 이을호, 「사상의학 해설」. 홍순용·이을호, 『사상의학원론』(서울: 행림출판사, 1973), 부록.

질적 국민성'(태·소음인 우세의 3체질 국가 한국, 소양인 우세의 3체질 국가 중국, 소·태음인 우세의 3체질 국가 인도), '양체질적 국민성'(태음인+소양인 체질상생의 나라 영국, 소음인+소양인 체질상극의 나라 러시아)을 나눠 논한다. 이를 통해 각 국민의 상이한 역사적 행동, 특이한 사회적 정서와 분위기 및 판이한 문화사적 특징들, 특이한 예술능력 등으로 포착되는 세계 각국의 민족문화 또는 국민성을 각국의 국민적 체질구성의 비율을 바탕으로 설명하고 향후 역사적 명운命運을 취급하고자 한다. 이를 통해 근대 정치학과 동양의 전통적 정치이론이 경시해 온 체질론적 국민성을 정치학 속으로 끌어올릴 것이다. 이 부분은 이제마 인간과학의 단순한 해석이 아니라, 이제마의 이 인간과학을 독창적으로 발전시키고 확장한 필자의 사상체질론적 문화(국민성)이론이다.

따라서 이 책은 한의학韓醫學 저서가 아니라, 사람과 세계 각국의 국민성을 밝히는 사상체질론적 인간과학과 국민성이론 또는 정치문화이론에 관한 저작이다. 이런 이유에서 이 책에서는 사상인의 병증과 약제처방을 담은 『동의수세보원』의 '의원론醫源論'은 논의에서 제외한다.

이 이제마 인간과학과 국민성이론은 낡은 반외세 민족주의와 동양 신비주의의 관점에서 동서 학문을 대립시키거나 흔히 표방하듯이 어쭙잖게 소위 '동서학문의 만남'을 통한 천박한 절충을 시도하지 않는다. 이제마는 실학자가 아니었으나 성리학적 공리공담空理空談을 맹공하고 실사구시實事求是를 주창한 정조 때 반反성리학자 운암芸菴 한석지韓錫地(1709-1791)의 경험론 서적 『명선록明善錄(원명: 溫故錄)』을 탐독했고 한석지를 평생 숭배한 반反주자학 정신의 유학자였지만,[28]

---

28) 참조: 전국 한의과대학 사상의학교실(이하; 사상의학교실), 『四象醫學』(서울: 집문당, 2001, 4쇄), 39-40쪽.

성리학적 이기론理氣論의 틀을 탈피하지 못한 채 도덕적 명분을 경시하고 공맹경전도 왜곡시키고 섣불리 비판하며 실리失利만을 쫓은 유형원·이익·정약용 계열의 '천박한' 실학實學을[29] 추종한 '눈먼' 성리학적 실학자도 아니었고, 외국 문물(청나라 문물)을 무조건 좋다고 숭모하고 우리 문물을 무조건 경멸하며 심지어 우리말을 버리고 중국어를 쓰고 우리 의상과 두발형태도 청국 식으로 바꾸자고 주장했던 박지원·박제가·이덕무·유득공 계열의 부외자멸주의적附外自蔑主義의 북학北學을[30] 추종한 '쓸개 없는' 유학자도 아니었다. 이제마는 소위 실학자와 북학파를 공자가 경계한 "학이불사즉망學而不思則罔"한(경험에서 배우기만 하고 생각하지 않아 [知다운 지 없이] 공허한)[31] 자들로 여겨 멀리했을 것이다. 그러나 그는 공자가 경계해 마지않은, 말하자면 "경험에서 배우기만 하고 생각하지 않아 (지知다운 지 없이) 공허한" 것보다 못한 "사이불학즉태思而不學則殆"한(생각만 하고 경험에서 배우지 않아 [그 논단이] 위태로운)[32] 추상적·공리공담적 성리학도 격렬히 비판하고 멀리했다.

한석지는 원명이 '온고록'이었던 『명선록』을 평생동안 집필하고 개고改稿했다.[33] 『명선록』은 율동계의 그 문도들이 붙인 제명이다. 유

---

29) 소위 '실학'에 대한 필자의 정밀한 본격 비판은 참조: 황태연, 『한국 근대화의 정치사상』(파주: 청계, 2018), 47-166쪽.
30) '북학'에 대한 필자의 본격적 비판은 참조: 황태연, 『한국 근대화의 정치사상』, 79-85쪽.
31) 『論語』「爲政」(2-15): "공자는 '경험에서 배우기만 하고 생각하지 않으면 공허하고, 생각하기만 하고 경험에서 배우지 않으면 위태롭다'고 말했다(子曰 學而不思則罔 思而不學則殆)."
32) 공자는 "學而不思則罔"과 "思而不學則殆"를 둘 다 경계했으나 실은 "학이불사즉태"를 더 경계했고 '사색 없는 경험(學而不思)'과 '경험 없는 사색(思而不學)' 중 양자택일하라면 '사색 없는 경험'을 택했다. 『論語』「衛靈公」(15-31): "공자는 말하기를, '나는 일찍이 종일 먹지 않고 밤새 자지 않고 사색해 보았으나 경험에서 배우는 것만 못했다'고 했다(子曰 吾嘗終日不食 終夜不寢 以思無益 不如學也)."
33) 최초의 인쇄출판: 1940년. 민족문화사에서 1976년 영인본 발간.

학의 근본을 '선善'으로 보고 성리학적 유학파괴를 비판하고 유학의 원리를 밝힌다('明')는 의미의 『명선록』은 「치지편致知篇」 482조, 「천오편闡奧篇」 312조, 「변무편辨繆篇」 322조의 3편으로 구성되어 있고, 각 편마다 각각 5절씩 모두 합해 15절, 1,116조문으로 나누어져 있다. 이 책에서 한석지는 정약용처럼 관중管仲 같은 반反공맹적 이론을 끌어들이지 않고 왕양명처럼 맹자와 증자의 유학으로 주자학(성리학)을 강하게 비판하고 있다. 각 편의 조목들은 한석지 자신의 독자적 유학해석이 주를 이룬다. 일관된 주제는 성인군자가 되는 학문으로서의 유학의 본지本旨를 재천명하고 실천하는 것이다. 동시에 이 책에서 한석지는 성리학을 불교의 주리적主理的·적멸주의적 세계관에 함몰되어 참다운 공맹정신을 훼손하고 있다고 맹렬하게 비판한다. 격물론格物論에서 성리학의 주리주의적主理主義的(합리주의적) 해석을 논파하고, 윤리도덕의 실천을 강조하며 맹자의 '양지良知'를 직접적으로 실현하는 실천적 삶을 논변한다. 귀결점은 지행합일知行合一이다. 이 대목에서 왕양명의 양명학적 영향이 느껴진다.

나아가 한석지는 언문諺文을 중시하여 즐겨 언문으로 가사歌辭를 지어 자기의 사상을 표현하기도 했다. 『명선록』 끄트머리에 부록처럼 실려 전해지는 (국문이 많은) 국한문혼용의 가사집 「길몽가吉夢歌」(1759)는 평소 맹자의 도를 흠모하고 학문을 숭상하여 꿈을 빌려 이를 표현하고 있는데 그의 사상과 이상을 체계적으로 읊고 있다. 간간이 대화체를 구사하며 총 8단으로 이루어진 이 가사집에서 그는 꿈속에서 맹자를 만나 맹자의 "중정인의中正仁義"에 대한 그의 숭앙과 "제세구민濟世救民"의 염원을 밝히고 맹자의 '중정인의' 가르침과 안연의 '사물四勿,'34) 증자의 '삼성三省'을35) 만고불변의 진리로 수용해 선비의 고고한 기개로 안민安民하려는 결심을 노래하고 있다.

이제마는 『명선록』과 「길몽가」의 저자 한석지로부터 큰 영향을 받은 유학자다. 맹자의 사단지심四端之心에 대한 한석지의 강조, 그의 주기론적主氣論的 '심心 해석' 등은 이제마의 사상체질적 인간과학의 철학적 토대로 기여하고 있다. 가령 맹자의 사단지심 개념은 사람의 체질을 하필 '네' 가지로 규정하는 이제마의 '사상체질' 개념으로 녹아든다. 이제마는 평생 공맹유학의 기반 위에서 철저히 실사구시 방법으로 체질을 연구했다. 사상의학도 다른 의학처럼 환자를 실제로 치료해야만 그 진리를 입증할 수 있었기에 사상체질의 연구방법은 성리학적·합리주의적 철학연구방법처럼 관념적이고 공담적일 수 없었기 때문이다. 왕양명의 '지행합일'! 이 테제는 유학에서 가설을 얻은 다음 이 가설을 뒷받침하는 지식을 경험적으로 만인의 기旣행동에서 구하고 이렇게 얻어진 지식을 다시 행동으로 옮겨 검증하는 이제마의 인간과학 방법으로 녹아들었다. 이제마의 『동의수세보원』은 이런 지행합일 정신풍토 속에서 경험관측과 실증임상을 통해 얻어진 검증된 내용을 - 당시로선 다른 논리적 범주가 없었기 때문에 - 동양의 음양범주로 종합·정리한 것이다.

말하자면, 『동의수세보원』은 지행합일의 방법으로 전대미문의 새로운 사실들을 발견하여 음양범주로 집대성한 저작인 것이다. 이 때

---

34) 『論語』「顔淵」(12-1): "공자는 '예(禮)가 아니면 보지 말며, 듣지 말며, 말하지 말며, 움직이지 말라'고 말했다. 이에 안연은 '제가 비록 불민할지라도 이 말씀을 섬기기를 청합니다'고 답했다.(子曰 非禮勿視 非禮勿聽 非禮勿言 非禮勿動. 顔淵曰 回雖不敏 請事斯語矣)."

35) 『論語』「學而」(1-4): "증자는 말하기를 '나는 하루에 세 번 내 자신을 반성한다. 남을 위해 도모함에 불충하지 않는가? 붕우와 사귀는 데 믿지 않는가? 전수(傳授)함에 학습하지 않았는가?'라고 말했다(曾子曰 吾日三省吾身 爲人謀而不忠乎 與朋友交而不信乎 傳不習乎)."

문에 이 저작은 오늘날도 서양학문에 밀리지 않고 살아남을 수 있었던 것이다. 이 점에서 『동의수세보원』은 『동의보감』과 함께 조선유학의 최대업적이요 동시에 서양의 모든 체질론적 인간과학을 이기는 동양의 유일한 인간과학인 것이다.

　『동의수세보원』의 바탕에 깔린 이 지행합일 정신에 초점을 맞추면, 『동의수세보원』에서 때로 등장하는 음양논리는 비본질적인 요소로서 경시해도 된다. 이제마 스스로 밝히고 있듯이 『동의수세보원』은 음양오행, 주역8괘 등 고대적 음양논리를 형식적으로 활용하고 있을지라도 이와는 내용적으로 완전히 다른 – 장부臟腑와 기관器官의 이치에 입각한 – 독자적 논의를 전개하고 있기 때문이다. 이 책의 사상체질적 인간과학과 문화이론은 이런 의미에서 『동의수세보원』이 안고 있는 신비적 잔재를 털어내는 "현대화" 작업을 거치되, 어디까지나 이 현대화된 『동의수세보원』을 바탕으로 (원전의 단순한 번역, 해설, 재정리에 그치는 것이 아니라) 사상체질론을 더욱 발전시켜 정치문화론적 탐구를 시도한다. 물론 정교한 개념이나 인식이 부족한 특정대목에서 불가피하게 현대 사회과학의 연구성과를 원용할지라도 어디까지나 기본이 되는 것은 조선유학의 최대업적으로 우뚝 선 이제마의 인간과학 이론이다. 이런 의미에서 이 이제마 인간과학과 문화이론은 동서를 대립시키지도 않고 동서를 어쭙잖게 절충하지도 않는, 말하자면 동서 학문의 대립과 화해를 넘어서는 공맹DNA의 이론이다. 달리 표현하면, 이것은 근대화와 현대화의 정신적 정화淨化과정을 통해 걸러진 여러 동서양 학문조류의 편린들을 배척도 열광도 없이, 하지만 관대한 눈으로 자연스럽게 받아들인 현대적 인간과학이라는 말이다.

　이제마 원전의 해석에서는 한의학과 철학분야의 선학先學들에 의

지하되, 사상체질의 기본논리를 바탕으로 사상인론四象人論을 더욱 발전시키고 『동의수세보원』을 접한 1984년부터 오랜 세월 동안 필자 자신이 직접 수행한 경험적 인간관찰 및 현대 사회과학의 이론적 성과를 추가하여 논의를 더욱 정확하게 다듬고 풍요롭게 만들고 '과학적' 방식으로 현대화하고자 한다. 여기서 '과학'이란 실험과학의 의미나 '엽기적인' 분석철학적 과학이론의 의미에서가 아니라 최소한의 요건에서 과학을 가능케 하는 논증 또는 논의(discourse)[36]의 의미에서 사용된 것이다. 논증은 반드시 자기와 같거나 다른 의견들과의 대화와 논쟁을 요구하는 것이다. 따라서 다른 의견의 명시적 수용과 참조, 반론, 근거 있는 비판 등의 논증적 서술과정은 필히 독자적 논의와 수많은 각주를 동반하기 마련이다.

그러나 안타깝게도 기존의 사상의학 저작들은 대부분 독단적 독백獨白 자세로 일관, '논증'과 '논의'의 의미에서의 과학적 성격을 완전히 결여하고 있다. 명백히 다른 저서와 의미가 같거나 다른 대목에서도 마치 통달한 '도사'인 양 다른 사람들의 견해와 저서들을 완전히 무시하고 (종종 그릇되기도 하고 미흡하기도 한) 자기 또는 자기 집단의 견해를 독백 투로 개진해 나가는 독단적 논변 자세와 독선적 논의 태도는 사상의학계의 심각한 병폐 가운데 하나다. 이런 풍토 속에서는 사상의학의 가일층적·과학적 발전을 기대하기 어려울 것이다.

이런 이유에서 이 저서에서는 필자의 과문寡聞으로 입수하지 못한 책과 무가치한 '엉터리 책'을 빼고는 가급적 많은 사상의학 저작을 진지하게 대해 이로부터 수용할 것은 수용하고 버릴 것은 버리며 시종 근거제시를 통해 구체적으로 논증해 나갈 것이다. 이로써 사상체

---

36) 여기서는 특히 하버마스의 의미에서 썼다. 참조: 위르겐 하버마스(황태연 역), 『도덕의식과 소통적 행위』(서울: 나남, 1997), 33쪽, 역주.

질론을 독단으로부터 해방시키고자 무진 애쓸 것이다. 나아가 이런 논증적 논의방법을 이제마의 텍스트 자체에 대해서도 동일하게 적용하여 텍스트를 정확하게 읽고 명백히 그릇된 것을 밝혀내 정정하고 신비주의적 요소는 털어 낼 것이다. 말하자면 필자는 이제마의 논의도 결코 교조화教條化하여 암송하거나 맹신하지 않는다.

100여 년 전에, 그것도 '이제마'라는 특이한 반反성리학적·반反실학적 유학자에 의해 쓰인 원전을 해석하는 데에는 아직도 쉽게 극복할 수 없는 난관이 가로놓여 있는 것이 사실이다. 이것은 여러 가지 사실에 기인한다. 먼저, 논의방식의 시대적 차이로 인해 해석이 오도될 위험이 있다. 또한 구한말 단어가 오늘날 의미가 변하거나, 구한말의 한자단어가 현대 한국어의 순수한 우리말과 뒤섞여 혼동되는 경우도 바른 해석을 방해한다. 가령 '도량度量'은 오늘날 포용력이라는 의미로 많이 쓰이나 이제마의 경우에는 '도度와 양량'의 의미대로 정도와 분량을 가늠하는 판단력, 즉 정도와 양의 균형감각을 뜻한다. 또 이제마의 '민족民族'은 오늘날의 '민족'이 아니라, '사족士族', 즉 '귀족'의 반대말이다. 그리고 오늘날 사상의학해설자들은 거의 다 이해利害판단(이재 감각)을 뜻하는 이제마의 '주책籌策'을 '주견主見' 또는 '주견의 결여'를 뜻하는 한국어의 순수한 우리말 '주책'과[37] 혼동해서 이제마의 정확한 논변을 완전히 망가뜨리고 있다. 나아가 고한문古漢文 표현이 지닌 모호성과 불명확성이 가로놓여 있을 뿐 아니라, 한자漢字의 엄청난 다의성이 뜻을 흐리게 한다. 여기에다 기술적인 이유이지만 옥편玉篇의 불완전성이 중첩된다. 그 밖에도 '장부론臟腑論'에서 보는 것과 같이 사변적·비유적·신비적 표현과 문장들이 종종 나타나 진의파악을 어렵게 한다. 이런 이유에서 많은 해석서들이 같은 구절을 다르게, 심

---

37) 우리말 '주책'은 한자어 '주견(主見)'을 뜻하는 '주착(主着)'에서 나온 말이다.

지어 정반대로 해석하는 경우가 있는가 하면 빈번히 오역하는 경우도 나타나는 것이다.

  논의를 쉽게 열기 위해 필자는 먼저 공맹의 공덕세계를 이상으로 삼고 변방에서나마 조선말 일반유생층('동네유생들')의 반反성리학적 인간과학 정신을 같이 호흡한 이제마의 생애와 사상을 간략히 살펴보는 것으로 사상인 논의를 시작하고자 한다. '이제마'라는 인물은 한의학도들에게는 잘 알려져 있지만 일반인들과 인문사회과학도들에게는 거의 알려지지 않은 인물이기 때문이다. 그러나 이제마는 그가 학문에 전념한 기간과 남긴 저술의 양을 비교하더라도 한의학자이기에 앞서 풍운의 구한말에 무관武官의 벼슬로 중앙관계官界에 진출하기도 하고 함경도에서 지방수령을 지내기도 한 정치인이었고, 평생 독자적인 유학사상과 윤리론을 세우고 가르친 사상가이기도 했다. 이것이 이제마의 사상인론에 대한 연구가 한의학 분야에만 갇혀 있을 수 없는 이유인 것이다.

이제마의 생애와 사상

　이제마李濟馬는 1836년(헌종 3년) 음력 3월 19일 함경도 함흥군(현재, 함흥시를 둘러싸고 있는 함경남도 함주군) 천서면(지금은 사라진 행정구역) 율동栗洞에서 진사 이반오李攀五의 장남으로 태어나서 경인선이 개통되던 해인 1900년 9월 21일 서거했다. 자字는 '무평懋平'(때로 '務平'),[38] 또는 '자명子明'이다. 호는 동무東武다. 호 '동무東武'는 이제마 자신이 지었는바, 그는 『격치고』의[39] 「반성잠」에서 말하기를 "동무는 성이 이李씨이고 출신은 동국東國(한국)이고 무관의 벼슬했기 때문에 호를 동무라 했다"고 하고 있다.[40] 따라서 '동무東武'는 동국(한국)의 무인武人이라는 뜻이다. 이제마가 태어나고 자란 헌종과 철종 연간은 풍양 조씨와 안동 김씨의 세도정치가 정점에 달해 나라의 기강이 무너진 시기인 반면, 그가 유학자·무관·지방관·한의사로 역동적으로 활동

---

38) 홍순용·이을호, 「李東武公의 생애와 사상」, 393쪽. 홍순용·이을호, 『사상의학원론』(서울: 행림출판사, 1973), 부록.
39) 『격치고』는 2000년 박대식이라는 젊은 한의사이자 한의학도가 처음 번역하여 청계출판사에서 출판했다.
40) 이제마(박대식 역주), 『格致藁』(파주: 청계, 2000), 190-191쪽.

한 시기는 서세西勢가 동점東漸하던 조설말기(무위소 무위장으로 출사한 1876년부터 1896년까지 10년간)와, 일제가 1894년 갑오왜란에[41] 이어 조선을 호시탐탐 노리다가 마침내 1904년 2월 6일 재침하는 이른바 갑진왜란을 자행해 이후 6년 반 동안 우리 국민군國·民軍(국군+민군[의병])이[42] 왜적과 혈투를 벌이며 삼천리 방방곡곡 산하를 유혈流血로 물들이던 격변의 대한제국기(1897.10.-1910.8.)였다.

전주 이씨李氏인 이제마 집안은 20대 선조[43]가 태조 이성계의 고조부 되는 목조穆祖의 차남 안원대군安原大君이었다. 하지만 함경도 사람에 대한 조선조의 전통적 차별정책으로 인해 안원대군 가문은 대대로 벼슬을 하지 못했다. 이제마의 할아버지 이충원李忠源도 관직에 오른 적이 없었다. 다만 효행으로 정문旌門을 하사받고 교관敎官에 증직贈職되었을 뿐이다. 이제마의 아버지 이반오의 두 형이 직장直長과 현감縣監을 지냈으나 이반오 자신은 문무文武 양과에 급제하여 20대 약관에 진사가 되면서도 관직에 나가지 못했다. 물론 이 정도로도 이제마 가문은 이미 이제마 탄생 전에 북도의 지방 명문이 되어 있었다.

아버지 이반오는 이충원의 둘째 부인 선녕 남씨南氏 사이의 3남 2녀 가운데 셋째 아들이다. 이반오의 네 부인 중 첫째 부인은 자식이 없었고, 둘째 부인은 두 아들을 낳았고, 셋째 부인은 두 딸을 두었다. 이제마는 넷째 부인의 자식으로 태어났다. 그는 넷째 부인의 자식이었지만 제일 먼저 태어나 3남 2녀의 장남이었다.

'제마濟馬'라는 이름은 그의 탄생 일화에서 유래한다. 진사 이반오

---

41) 갑오왜란에 대해서는 참조: 황태연,『갑오왜란과 아관망명』(파주: 청계, 2017).
42) 1904년 2월 6일 왜군의 재침으로 발발한 갑진왜란에 대항해 투쟁하기 위해 해산당한 대한국군이 의병민군과 결합해 국민적 전투역량을 하나의 대오로 결집한 '국민군'에 대해서는 참조: 황태연,『갑진왜란과 국민전쟁』(파주: 청계, 2017), 149-159쪽.
43) 19대 선조라는 설도 있다. 박대식,「동무연보」, 421쪽. 이제마(박대식 역주),『格致藁』(파주: 청계, 2000), 부록.

가 어느 날 향교에 갔다 귀가하는 길에 우연히 친구들을 만나 술자리를 같이하게 되었다. 이진사는 원래 술이 약했는데 이날은 친구들의 강권으로 만취하여 그 자리에서 쓰러지고 말았다. 친구들은 술 깨기를 기다리다 날이 저물자 이진사를 주모에게 부탁하고 제각기 귀가했다. 이 주막의 늙은 주모는 얼굴이 박색인 데다 됨됨이가 변변치 못해 시집을 못 간 딸이 있었다. 주모는 딸을 불쌍히 여겨 오던 차, 이진사 같은 지체 높은 사람한테서 처녀라도 면하게 해주려는 생각에서 만취해 쓰러진 이진사를 안방으로 옮긴 후 딸을 들여보내 합방케 했다.

이런 일이 있은 지 열 달이 지난 어느 날 새벽이었다. 이제마의 할아버지 이충원은 어떤 사람이 찾아와 탐스런 망아지 한 필을 끌고 와 잘 길러달라고 부탁하는 꿈을 꾸었다. 이 사람은 이 망아지가 제주도에서 가져온 용마인데 알아주는 사람이 없어 귀댁으로 끌고 왔다고 말하면서 망아지를 기둥에 매어 놓고 가버렸다. 할아버지 이충원은 망아지가 아주 탐스럽고 사랑스러워 등을 어루만지며 기뻐하다 꿈에서 깼다.

이충원은 꿈이 하도 신기하여 생각에 잠겨 있던 차에 문밖에서 누가 찾는 소리를 들었다. 조금 뒤 하인을 따라 강보에 갓난아기를 싸안은 한 여인이 나타났다. 이 여인은 이 갓난이가 이진사의 아기라며 받아 달라고 간청했다. 이충원은 급히 아들 이반오를 불러 물었으나, 아들은 묵묵부답으로 서 있기만 했다. 이충원은 조금 전의 꿈이 떠올라 더이상 묻지 않고 모자母子를 받아들이도록 허락했다. 할아버지 이충원은 이 일을 가문의 길조라고 생각하고 아기에게 '꿈속의 제주마濟州馬'라는 뜻으로 '제마濟馬'라는 이름을 지어 주었다.

이후 할아버지 이충원은 이제마가 크면 나라의 큰 일꾼이 될 거라는 기대에서 그를 각별히 사랑했고 비록 서자라 하더라도 그를 아직

아들이 없던 이반오의 적자嫡子로 입적시켰다. (이반오는 얼마 지나지 않아 연년생으로 두 아들을 더 얻었다) 또한 할아버지는 아비 이반오에게 이제마를 서얼로 차대差待하지 말도록 엄히 일렀다.

그럼에도 불구하고 그 시대의 관행은 천하고 변변치 못한 여인의 몸에서 태어난 이제마를 늘 짓눌렀다. 어린 시절 할아버지의 극진한 사랑은 정신적으로 이제마를 지탱해 준 유일한 힘이었다. 이제마는 말년에 자손들에게 이 할아버지를 중시조(中始祖)로 삼도록 유언했는데, 이는 아마 이런 이유에서일 것이다. 하지만 할아버지의 보호막은 이런 사회적 억압을 막기에 역부족이었을 것이다. 게다가 아버지와 할아버지가 연이어 사망하면서 소년시절의 이 보호막도 끝이 났다.

차별과 억압 속에서도 나중의 사상인적 구분에 의하면 태양인이었던 이제마는 태양인답게 성격이 대범하고 과단성이 있어 이러한 시대적 억압과 개인적 불운 속에 굴하지 않고 제 갈 길을 갔다. 게다가 이제마는 할아버지의 기대대로 어린 시절부터 아주 총명했다. 이제마는 7살 때 북도 문장가인 백부 이반린李攀鱗 직장直長한테 글을 배울 때 전날 학습한 내용을 다음 날 줄줄 외어 내려갈 정도 비상한 머리를 가졌었다. 그는 이미 10살 때부터 한문의 문리文理를 터득, 스스로 독서를 했다. 하지만 이제마는 글보다 무예를 좋아했고 칼 쓰고 활 쏘는 놀이에 여념이 없었다. 무예에 대한 그의 남다른 열성은 나중에 자신의 호를 '東武'로 지은 것에서도 알 수 있다.

이제마의 태양인적 성정은 어린 시절의 일화에서도 잘 드러난다. 이제마는 어느 날 통사通史 강독에서 항우項羽가 조강烏江에서 스스로 목을 베어 죽었다는 대목에 이르자 책을 탁 덮어버리고 나서는 "힘이 산을 뽑고 기개는 세상을 덮는(力拔山氣蓋世) 항우 같은 장사도 시운을 만나지 못하면 비운에 빠지고 마는구나, 아 슬프다"며 탄식하고 눈물을 흘렸다. 이를 본 어른들은 "어린이가 어떻게 저런 의분을 가질 수 있단 말인가"라고 말하면서 모두 놀라워했다 한다.

이제마가 13세가 되는 해 어느 여름날 백부 이반린이 선비들을 모아 향시鄕試(향교입학시험)를 보이면서 시제試題를 "가빈호독서家貧好讀書(집은 가난해도 독서를 좋아한다)"로 내걸었다. 선비들이 모두 시상詩想에 잠겨 있을 때, 밖에서 뛰놀던 이제마가 들어오더니 종이 한 장을 얻어 쓱쓱 한 편의 시詩를 써놓고 나갔다. 조금 후 이 글이 장원을 하자 선비들이 모두 놀랐다. 이 시의 전모를 알 수는 없으나, "산하일모시황국山河日暮始皇局 우주정삼양무로宇宙灯心陽武廬"("산하에 날이 저물매 오색 춤판을 시작하는데, 우주는 마음을 불태워 무인武人의 오막살이를 비추고 있네")라는 한 구절이 전해지고 있다.[44]

이제마는 13세로 향시에 장원으로 급제한 1849년 4월 아버지 이반오가 38세로 요절하는 불운을 맞는다. 그리고 이어서 또 12월에는 할아버지마저 61세의 나이에 아버지를 따라 타계하는 불운을 겪는다. 이후 이제마는 출가해 세상을 떠돌았다. 이때부터 20대 청년기까지 7년 동안은 이제마에 대해 거의 알려진 바가 없다. 다만 20세 전후로 각지를 유람했고 의주의 부호 홍씨洪氏 집에 기거하면서 책들을 탐독했다는 것, 1858년경 결혼하여 23세에 장남 용해龍海를 낳았다는 것 등이 알려졌을 뿐이다. 전해 오는 당시 글 조각을 보면 우국충정에 불타 상당히 과격한 방향의 국가개혁을 부르짖고 있었던 것만은 분명하다.

북도의 명문양반인 이제마가 말년에 조선에서 한낱 중인中人의 학문과 기술에 불과한 한의학과 의술에 전념하게 되는 계기는 무엇이었을까? 그것은 아마 맹렬한 반反성리학적 공맹주의자였던 운암芸菴 한

---

44) 참조: 홍순용·이을호, 「李東武公의 생애와 사상」, 395쪽.

석지의 저작을 접하게 된 일이었을 것이다. 이제마는 한석지의 『명선록』을 우연한 기회에 발견하여 세상에 알렸다. 그는 30세 무렵 함흥에서 정평定平(함경남도에 위치한 군)으로 가던 길에 어느 객사에 숙박하게 되었다. 그는 방에 들어 우연히 아랫목 방벽房壁에서 글이 쓰인 벽지를 보고 그 글을 읽어보게 되었다. 이 글의 글자는 비록 벽에 붙여진 것이었지만 그 글자체가 매우 잘 쓴 것이었다. 그가 유심히 들여다보니 그 글에는 아주 깊은 뜻이 담겨 있었다. 그는 곧 주인을 불러 이 글의 출처를 물었다. 곧 그는 "이것은 학문이 높으신 우리 조부께서 책을 쓰시면서 초抄를 잡은 종인데, 버리기가 아까워 벽지로 썼다"는 주인의 대답을 들었다. 이제마는 이 말을 듣고 원본을 보여 줄 것을 청했다. 이에 주인은 "함부로 보여 줄 수 없는 책이지만, 선생께서는 학자로 보이니 보여 드리겠다"고 말하고 원본을 꺼내 왔다. 이제마가 원본을 읽어 내려가자 거기에는 굉장한 내용이 담겨 있었다. 그는 한 달 기한으로 이 책을 빌려 그의 문도 한창연韓昌淵에게 베끼도록 한 후 탐독했다. 『명선록』은 이런 경로로 이 세상에 알려졌다. 이 책은 일제시대(1940)에 주로 함경도 사람들이 조직한 율동계栗洞契가 주관해서 출판한 바 있다. 이제마는 『명선록』을 탐독하고 나서 30년 선배인 한석지를 숭배하게 되었다. 그는 한석지의 출생지로 알려진 속칭 '무폭레담'이라는 곳을 찾아가서 산수지리를 둘러 볼 정도였다.[45]

이제마는 『명선록』을 읽고 "문체가 너무 아름다워 뜻을 소홀히 하기 쉽지만, 운암은 조선조의 제1인자이다"라고 평했다. 성리학적 공리공담을 배척하고 지행합일을 주장한 운암의 실사구시적 비판정신은 양반 이제마에게 백성을 실질적으로 구제하기 위해 중인들의 천한 학문과 기술에 불과한 한의학과 의술에도 진력하게 만든 정신적

---

45) 참조: 홍순용·이을호, 「李東武公의 생애와 사상」, 396쪽.

동력이 되었을 것이다.

35세 때인 1871년에 이제마는 두만강변의 동東만주와 연해주를 여행한 후 「유적遊蹟」이라는 여행기를 남겼다. 이 여행에서 그는 강화도수호조약(1874) 전에 중국과 러시아·미국·일본 등 서양 각국의 기항寄港지역과 이들의 증기군함인 '화룡선', 기관총으로 보이는 '대화포' 등 신무기, 무선통신기인 '철현鐵絃'을 통한 공문수발 등을 관찰했다.[46] 이제마는 태양인으로서 본능적으로 역사의 흐름을 읽을 줄 알았기 때문에 이런 위험한 여행을 감행, 주변정세의 변화에 대한 견문을 넓히려고 애썼던 것 같다. 당시가 신미양요辛未洋擾(1871)로 대원군의 쇄국정책이 절정에 달한 서슬 퍼런 시점이었음을 고려할 때 이제마는 당시 조선에서 제일 깨였던 선각유자先覺儒者 중 한 사람이었던 것으로 보인다.

이미 1881년경 이제마는 일본이 15년 만에 서양 선박·총포제작법을 배워 타국의 침략을 막을 수 있게 되었음을 거론하며 조선이 일본의 성공사례를 잘 살펴 응용하면 3-5년 만에 성공을 이루어 외세를 이길 수 있다는 의견을 개진한다. 그리고 병력이 부족할 시에는 청나라의 현인들과, 그리고 일본의 현인들과 연결하여 원조를 얻으면, 3-4년 만에 외세를 막을 군사력을 기를 수 있다고 주장하고 있다.[47]

이제마는 1874년(36세)에 차남 용수龍水를 얻었고 1875년(39세)에는 무과에 급제하는 영광을 얻었다. 이로써 이제마는 유년 시절의 꿈인 장수의 길을 갈 수 있는 공인된 자격을 얻은 것이다. 이 해에 이제마는 소양인에게 육미탕六味湯과 백호탕白虎湯을 처방해서 치료한 임상 결과를 최초로 확인하는 성과를 올렸다. 『동의수세보원』의 의원론醫源

---

46) 참조: 이제마, 「遊蹟」(1871), 215-229쪽. 이제마(이창일 역주), 『東武遺稿』(파주: 청계출판, 1999).
47) 참조: 이제마, 「辛巳五月元山港問答」, 156-157쪽. 이제마(이창일 역주), 『東武遺稿』.

論 중 소양인병 치료절節에 나오는 이 기록으로 보아 이제마의 한의학 연구와 임상 활동은 이미 30대 중반부터 시작한 것으로 추정된다.

이제마는 서울에 올라오면 절친한 친구 김기석金箕錫의 집에서 기거했다. 김기석은 '무위도통사武衛都統使'라는 고위 무관 벼슬을 하고 있었다. '무위도통사'는 궁궐수비대 '무위소武衛所'의 수장으로 오늘날 청와대 경호실장에 해당한다. 그는 이제마의 인품과 도량을 잘 알고 있었으므로 이제마가 벼슬길에 오르도록 힘썼다. 마침내 1876년 이제마는 김기석의 천거로 대전大殿을 호위하는 군관인 무위별선군관武衛別選軍官으로 등용되어 무위소 무위장武衛將으로 근무를 시작함으로써 16년 동안의 관직생활의 첫발을 내디뎠다.

4년 뒤 1880년 이제마는 관직에 있으면서 경학서인『격치고』의 저술을 시작했다. 1886년(고종 23년) 그는 진해 현감 겸 병마절도사로 임명되어 진해로 내려갔다가 4년 뒤인 1890년 54세가 되어 관직에서 물러나 서울로 올라왔다. 이때부터 이제마는『격치고』의 집필에 전력했다.『격치고』는 「유략儒略」, 「독행편獨行篇」, 「반성잠反誠箴」이 끝난 상황이었다. 바야흐로 1893년 7월 13일 이제마는『동의수세보원』의 집필을 시작했다. 약 9개월 뒤인 1894년 4월 13일 마침내 그는 유명한 사학자 이능화李能和의[48] 서울 남산골 살림집에서『동의수세보원』을 탈고하게 된다. 전언에 의하면 사상의학이 완성될 즈음 이

---

48) 이능화(1869-1943)는 1889년부터 2년간 정동 영어학당을 마치고 1894년 중국어학교를 졸업하고, 1895년 관립 한성불어학교를 4년 뒤 마쳤으며 1897년 한성외국어학교에서 교관 학감으로 불어를 가르쳤고, 1905년에서는 일어야학사를 졸업하여 영·불·중·일어에 능통했다. 그는 1906년 관립 한성법어(불어)학교 교장이 되었고, 의정부의 특명을 받아 일본을 시찰하고 돌아와 1907년 7월 학무부 산하 '국문연구소'의 위원이 되어 주시경과 함께 일했다. 그는 1910년 국권피탈 후 조선사 편찬 및 민족문화 각 분야에 걸쳐 많은 연구업적을 남겼다. 저서에『백교회통』(1912),『조선불교통사』,『조선해어화사』,『조선여속고』,『朝鮮巫俗考』,『朝鮮基督敎及外交史』,『朝鮮神事誌』,『春夢錄』,『朝鮮道敎史』,『질병사연구』등이 있다.

제마는 마치 실성한 사람 같았다고 전해진다. 그는 1900년 9월 21일 세상을 뜰 때까지 『동의수세보원』의 개작과 퇴고推敲를 거듭했다.

이제마는 1895년 적모嫡母의 노환으로 인해 고향 함흥으로 내려갔다. 곧 적모가 사망하자 이제마는 거상居喪했다. 공교롭게도 이때 그는 함흥에서 평강 사람 최문환崔文煥이 일으킨 의병폭동(1896)을 만났다. 최문환은 관동關東 의병장 민용호閔龍鎬(1869-1922)가 이른바 '진북장鎭北將'으로 파견한 사람이었다. 민용호는 위정척사衛正斥邪의 사상적 분위기 속에서 성장한 유자였다. 그는 왕후시해 사실이 전해오고 단발령이 떨어지자 이와 관련하여 "(친일파들이 임금으로 하여금) 청국을 등지고 자주自主하게 하고 '대군주'라 칭하고 연호를 '건양'으로 세우게 하니 이것이 어찌 국가의 실력이 미치는 것이겠는가!(使排清自主而稱大君主建元建陽國家實力所及哉)"라고 개탄했다.[49] 그러던 중 그는 1895년 12월경 을미왜변·단발령·청국배반 등에 항의해 '거의擧義하라'(의병을 일으키라)는 고종의 거의밀지를 받고 원주에서 거의해서 평창·진부를 거쳐 1월 강릉에 진출해 많은 의병을 모아 관동구군도창의소를 설치해 일본군 및 토왜土倭 관군들과 싸웠다. 그러나 그해 2월 11일 아관망명이[50] 있었고 3일 뒤 "왜적과 친일괴뢰정부(4차 김홍집내각)은 제압되었으므로 모든 의병들은 병장기를 거두고 귀가하라"는 취지의 윤음이 내렸다. 하지만 민용호는 유인석처럼[51] 고종

---

49) 민용호, 「관동창의록」, 174-175쪽(원문: 168쪽). 閔龍鎬(李泰吉·閔顯植 譯), 『復齋集』 (1988).
50) 아관망명에 대해서는 참조: 황태연, 『갑오왜란과 아관망명』.
51) 유인석은 임금의 의병해산령에 대한 항명을 이렇게 변명한다. "얼마 지나지 않아 여러 차례 선유(宣諭)가 있어 '처음에는 의로웠으나 끝내 난(亂)이 되었으니 즉시 의병을 해산하도록 하라'고 하셨지만, 대저 의병을 해산하지 않고 의로써 마무리 지은 것은 바로 우리들을 '난'이라고 지목하여 반드시 해산토록 한 것이 황상(皇上)의 마음에서 나온 것이 아니라 황상을 끼고 한 명령에서 나온 것임을 분명히 알았기 때문이다." 유인석, 「동지 여러분에게 올림(書·呂同志諸公)」 (권24, 丁酉 1897 九月九日), 423쪽. 『의암집(3)』 (춘천: 의암학회, 2007).

의 명을 무시하고 계속 관청을 공격했고 3월에는 양양과 고성을 점령했고, 8월 초에는 강원도 회양·금성 방면을 공격했다. 안타깝게도 그는 모든 죄를 사해 줄 테니 속히 귀국해 벼슬을 받고 나라에 충성하라는, 1986년 8월 초에 그에게 내려진 고종의 사면·복귀명령을[52] 알지 못했다. 민용호와 유인석의 사면·복귀를 명하는 고종의 유시諭示는 이러했다.

> 창의사 유인석·민용호에게 유시하노라. 왕은 이렇게 말하노라. (…) 나라에 변란이 그치지 않고 나라의 치욕을 씻지 못하고 있음은 짐이 주야로 이를 갈아 한탄해 마지않는 바이다. 하물며 도리를 닦는 신하로서 원래 충성과 의분을 가진 너희들이야 어떻겠는가! 호남·관동지방 의병들은 적개심을 불러일으키기에 족하고 전사한 여러 사람들은 지극히 슬프고 가련한 일이다. 너희들이 관리들을 죽이고 백성의 재물을 뺏은 것은 의리로 보아 혹 그럴 수 있겠다. 그러나 남들이 탓하는 일이 많고 유언비어가 날로 일어나므로 먼저 고명誥命을 내리고 후에 군대를 동원한 것은 대개 부득한 것이었다. (…) 특별히 전일의 허물을 용서하고 너희의 충성을 가상히 여겨 이에 신하 서상무·김연식을 보내 너희들에게 벼슬을 내려서 짐의 뜻을 유시하노니 즉일로 빨리 돌아와서 조정의 명령을 엄숙하게 하라. 부모의 나라는 버릴 수 없는 것이다. 삼공의 자리가 결원이 되어 깊이 기대하는 바 있으므로 이에 조칙을 내리노니 알아차리도록 하라."

민용호는 1896년 8월 중순 이미 함흥과 북청 근처에서 관군에 패해 관군의 추적을 피해 압록강을 건너 청나라로 도주했기 때문에 이

---

52) 민용호, 「고종의 유시」, 422쪽. 『關東倡義錄』(서울: 국사편찬위원회, 1991), .

유시를 받지 못했다.53) 그는 잔여 의병들과 헤어진 뒤 1896년 11월 중순경 청국에 원병을 호소하러 심양으로 갔지만 성과가 없었다. 그는 그 뒤 하릴없이 압록강을 다시 건너 잠시 조선으로 되돌아갔다가 1897년 2월 하순 청나라 사람의 배를 타고 위해威海에 도착하여 54) 연태煙台를 거쳐 당시 청국의 육군독판으로 재직하던 원세개袁世凱(1859-1916)를 만나러 천진으로 갔다. 청국에서 가장 큰 군영인 천진 육군독판영營에는 이미 원 독판에게 호소하러 수백 명의 각종 조선 의병들이 몰려와 있었다. 민용호는 '삼도창의사' 자격으로 원 독판의 군영 내 잔치에 초청되어 대접을 받았으나 여러 사람 사이에 끼어 있어 원 독판에게 원병 문제를 꺼낼 수 없었다.55) 그는 연태·천진·당구·여순·북경을 선박·기차·전차로 떠돌며 구경하던 중 1897년 8월 고종황제의 소환칙서를 다시 받고 행장을 차리고 원세개 독판을 찾아가 근간의 대접에 사례하고, 대한제국이 선포된 지 한 달 뒤인 1897년 11월 귀국했다.56) 이때 육군독판 원세개에게 쓴 서한에서 민용호는 말한다. "우리의 군마가 병들어 어디로 가야 할까하고 신주新州(중국)를 바라보니 거기가 우리의 상국上國이었습니다. (…) 200년 동안 상국으로 섬긴 정성은 지금도 아직 간절한데 자주독립이 어찌 본심이

---

53) 민용호, 「서정일기」, 369쪽. 閔龍鎬,『復齋集』; 민용호,『관동창의록』, 350-351쪽.
54) 민용호, 「서정일기」, 390쪽.
55) 민용호, 「서정일기」, 400-405쪽.
56) 민용호, 「서정일기」, 421, 424쪽. 조선정부 외부에서 천진의 조선공사관에 온 전문은 "광동창의대장 민용호가 북경에 있다 하니 특별히 선유하여 인도해 보내라"라고 되었고, 청국 황제의 칙명은 "조선창의대장 민용호를 보호하여 압록강을 건너도록 해 방성에 조회공문을 보내라"고 되어 있었다. 유인석은 이 소환명령을 거부한 반면, 민영호는 이에 응해 1897년 겨울 귀국했다. 그 자신의 서술에 의하면, 그 후 그는 황국협회를 이끌고 독립협회의 변란을 분쇄하는 데 일조했다. 민용호, 「강북일기」, 430-431쪽. 閔龍鎬,『復齋集』. 민용호는 1903(광무7)년 비서원승(정3품 통정대부)에 임명된다.

겠습니까?"[57] 민용호는 어느덧 유인석처럼 청국을 '상국'으로 섬기는 대청對淸사대주의를 간직하고 조선국왕의 대한제국 선언과 칭제를 본심이 아니라 전술적인 것이라고 변명하며 원세개를 달래고 있다. 민용호는 박영효·김홍집 등의 '친일개화' 노선에 대한 거부를 넘어 근대화 개혁 '일반'을 거부했었다. 그러나 그는 소위 '상국'의 주요 대도시(북경·천진·연태·여순)의 근대적 발전상을 직접 목격했고, 이후 그의 사상은 근대화 쪽으로 많이 바뀌어 있었다. '상국'의 근대화 성과를 직접 본 민용호는 고종의 구본신참론적舊本新參論的 근대화 노선을 정도正道로 긍정하기에 이르렀고 칭제건원에 찬동하고 대한제국의 근황勤皇세력으로 자임하기에 이르렀다. 그는 일제밀정들의 조종을 받는 윤치호의 친일 '독립협회'와[58] 싸우기 위해 황국협회에 가입해 독립협회와 만국공동회의 난동을 진압하는 데 공을 세웠다. 그는 이 공으로 이후 여러 관직을 받았고 1903년에는 잠시 군수가 되었다가 비서원승秘書院丞의 고위관직으로까지 승진했다.[59]

반면, 민용호의 진북장 최용호는 민용호보다 더 오래 함경도에서 의병을 선동하고 돌아다녔다. 최문환의 행적을 통해 보면, 그의 '의병'은 일관된 이념성을 가진 사람들로 구성된 부대가 아니었다. 최문환의 난을 진압한 후 임금에게 보내는 이제마의 「진무시상소鎭撫時上疏(난을 진압하고 백성을 위무하고 올리는 상소)」를 보면, 최문환은 '잡류雜流'를 끌어들여 위조한 관인官印으로 이들을 '소모관'으로 임명, 함흥의 각 읍에 배치한 것으로 보아 왕명도 조작할 정도로 '번요煩擾한'

---

57) 민용호, 「원세개 독판에게 올림(上袁督辦世凱)」, 閔龍鎬, 『復齋集』(1988).
58) 독립협회의 친일변절과 친일변란에 대해서는 참조: 황태연, 『백성의 나라 대한제국』(파주: 청계, 2017), 849-924쪽.
59) 참조: 윤병석, 『한말 의병장 열전』(독립기념관 한국독립운동연구소, 1991), 70-89쪽. 이제마(이창일 역주), 『東武遺藁』에 실린 「鎭撫時上疏」에 붙인 이창일의 역주(180쪽)에서 재인용.

자였다.⁶⁰⁾ 게다가 최문환의 행적을 기록하고 있는 민용호의 『관동창의록關東倡義錄』을 보면 최문환이 의병실패 후 압록강을 건너 도주했다가 다시 "요동탕류遼東蕩流"와 결탁, 이들을 이끌고 와서 삼수부三水府의 유완수柳完秀 부사를 살해한 것으로 되어 있다.⁶¹⁾ 민용호는 왕명에 순응해 충신으로 돌아온 반면, 최문환은 끝내 '가의假義'로 전락하고 만 것이다. '가의'는 의병 신분으로 위장하고 관청과 부자들의 곳간을 터는 '가짜 의병'을 말한다.

당연히 이제마는 최문환의 '가의'를 국법과 대군주의 명을 어긴 난적으로 판단했다. 그리하여 그는 상중임에도 불구하고 사당에 아뢴 다음 60세의 노구를 이끌고 난의 진압에 나섰다. 그는 일단 최문환의 뜻에 동조하는 척하여 그의 참모로 임명받은 후 김택수 등 내부의 동조세력과 협력, 최문환을 체포하여 모반을 진압하는 데 성공했다.⁶²⁾ 이 공으로 이제마에게 민란해산 임무를 수행하는 정3품 통정대부 선유위원宣諭委員이 제수되었다.

함경도 고원군의 군민들은 이제마가 서거한 뒤 최문환의 난을 평정한 공을 기리기 위해 1902년(광무 6년) 추모대追慕臺를 건립했다. "전고원군수이공제마추사대前高原郡守李公濟馬追思臺"로 불리는 추모대 비석의 비문은 최문환 가의假義의 폭동으로 인해 원산과 서울로부터 진압군이 진주할 상황이었던 바, 이 위기 상황에서 이제마가

---

60) 이제마, 「鎭撫時上疏」, 190-191쪽.
61) 민용호, 『關東倡義錄』(국사편찬위원회刊, 1991), 224쪽.
62) 체포된 최문환이 압송중 백성들에게 타살당했다는 홍순용·이을호의 기술(홍순용·이을호, 「이동무의 생애와 사상」, 398쪽)은 민용호의 『관동창의록』에 실린 최문환 논고로 보아 그릇된 것이다. 이 보고에 의하면 최문환은 함흥에서 체포되어 수감되었는데 도내 유생들이 옥을 부수고 구출해 주어 민용호에게 돌아 온 것으로 되어 있기 때문이다.(참조: 민용호, 『관동창의록』, 224쪽) 게다가 최문환이 함흥봉기 이후에도 활동을 보이고 있는 것으로 보아 함흥에서 압송 중 타살되었다는 홍순용·이을호의 기술은 전혀 근거가 없다고 할 것이다.

변고를 듣고 상중에도 분연히 나서 미연에 최문환 세력을 평정한 후 신속히 서울과 원산에 보고하여 군軍 출동을 막아 군대 진주시 토벌과정에서의 무고한 주민들의 살상을 방지해 주고 최문환 동조자로 의심받는 주민들도 다 사하여 주민을 보호해준 공을 세웠다고 전한다.[63] 이 기록에 따르면 이제마는 최문환에 반대하되 잔압군대를 불러들인 것이 아니라 오히려 이를 막고 또 최문환의 내란죄를 법대로 다스리되 부화뇌동한 주민들은 용서해주어 인명 살상을 최소화하는 중도주의자로서의 면모를 보이고 있다.

이제마는 선유위원의 임무를 마친 뒤 1897년 대한제국 황제로부터 함경도 고원 군수를 제수받았다. 그는 단신으로 고원군 동헌에 당도하여 이곳에서 1년여간 군수직을 수행했다. 여기서도 이제마는 집필활동을 계속하여 『제중신편濟衆新編』을 저술했다. 그러다가 1898년 62세의 나이에 이제마는 모든 관직에서 물러났다. 이후 그는 고향인 함흥의 만세교 부근에서 한약방 '보원국保元局'을 개업하여 환자들을 치료하는 개업 한의사韓醫師로서 진료활동을 시작했다. 이 개업활동 중에 이제마는 마침내 1900년 9월 21일 64세의 일기로 세상을 떴다.

『동의수세보원』은 1901년 문도들의 율동계에 의해 목활자본으로 간행되었다. 이 책은 1998년까지 총 8판이 인쇄되었다. 보원국은 그의 둘째 아들 용수가 이어받아 계속 운영했다. 이제마는 율동계의 계원들인 최겸용, 한두정, 한창연, 한직연, 김영관, 이섭항, 위준혁, 송현수 등 많은 제자를 길러내었다. 이들은 이제마선생을 율동栗洞묘소에 안장하고 율동계를 조직하여 해마다 선생의 묘에 제향祭香하고 선생의 유고들을 간행했다.

이제마가 사상의학을 창안한 개인적 계기는 자신의 해역증解㑊症

---

63) 이제마, 『東武遺稿』, "前高原郡守李公濟馬追思臺", 289-290쪽.

과 일격반위증噎膈反胃症의 지병이었다. 해역증은 상체는 완전하나 하체는 자유롭게 행보하지 못하는 병이다. 이 병은 붓거나 마비되는 증세도 없고 아픈 느낌도 없다. 『내경』에서는 약한 것 같아도 약하지 않고 튼튼한 것 같아도 튼튼하지 않으며 한증寒證 같아도 한증이 아니고 열증 같아도 열증이 아니라서 뭐라 꼭 집어 말할 수 없는 증세라고 말한다. 일격증噎膈症은 음식을 목으로 넘기지 못하고 넘겨도 얼마 후 도로 토하는 증세이고 반위증은 아침에 먹은 것을 저녁에 토하고 저녁에 먹은 것을 아침에 토하는 증세다. 현대의학에서는 식도협착증, 식도경련증, 위하수증에 해당한다. 이제마는 이 해역증과 일격반위증을 치료하기 위해 중국 고전, 허준의 『동의보감』에 의거하여 수다한 약을 다 써보았으나 낫지 않았다. 이를 이상히 여겨 그는 탐구에 탐구를 거듭한 결과 태양인이 '심한 슬픔(深哀)'을 가지면 생기는 태양인 특유의 병임을 밝혀내고 처방을 창안하기에 이른 것이다.

이제마는 그가 앓은 병증病症만이 아니라 그가 남긴 일화들을 보더라도 뚜렷한 태양인적 행태가 엿보인다. 그는 무례하고 기인奇人 같은 파격적 행동을 일삼았다 한다. 점잖은 사람들 앞에서 두 다리를 쭉 뻗고 앉기 일쑤였고 아무 데서나 드러눕는 버릇이 있었다. 또 실세 대감 앞에서도 간담을 서늘케 하는 지론을 주저 없이 폈다. 올 때나 갈 때나 인사가 없었다. 이것은 태양인이 천성적으로 예덕이 부족하다는 명제를 잘 입증해 준다.

이제마는 태양인의 일반적 특징대로 광채를 내는 눈빛에 희고 맑은 안색을 한 호상虎像의 용모를 가졌다. 또 그는 태양인답게 비범하고 과단성 있는 행동, 천재적 두뇌, 뛰어난 관찰력과 판단력으로 사람들을 감탄시켰다. 또 그는 관직생활 이전과 이후에도 태양인의 독보적 인식능력과 천성대로 천시天時를 듣는 강한 역사의식 속에서 평생 사리사욕에 초연하게 남에게 늘 베풀면서도 스스로는 안빈낙도하는 청빈한 삶을 살았다. 그는 관직생활을 할 때도 일절 민폐를 끼치기는커녕 민폐를 끼치는 자들을 발견하는 족족 엄벌했다. 61세의 노구를 이끌고 고원군수로 부임할 때도 함흥에서 250리 길을 짚신을 싣고 단신으로 걸어서 갔다. 말년에 보원국을 경영할 때는 가난한 백성들을 무료로 치료해 주었고 어쩔 수 없이 대가를 받을 때는 좁쌀 한 되를 받는 것으로 그쳤다. 이 때문에 문도와 우인들은 모두 다 이제마를 고매한 기품과 수려한 미목眉目을 지닌 '명현'으로 숭배했던 것이다. 이제마를 숭배한 이 문도들이 이제마의 유고 저작을 후세에 전한 장본인들이다. 유고는 모두 세 권으로 『동의수세보원』, 『격치고』, 『동무유고』가 그것이다.

이제마가 개업 한의사로서 인술을 베풀 때의 일화들도 이제마의 사상의학을 이해하는 데 도움이 되는 것이 있다. 처녀들은 보통 부끄러움이 많고 내숭이 심해서 일면식一面識에 체질을 가려내는 것은 쉽지 않다. 하루는 한 처녀가 중한 병으로 찾아 왔는데 아무리 뜯어 봐도 체질을 판별할 수 없었다. 이제마는 궁리 끝에 다른 사람들을 다 내보내고 처녀한테 옷가지를 하나씩 벗으라고 명했다. 명에 따라 하나씩 옷을 벗던 이 처녀가 속옷만 남자 더이상 벗지 않고 멈췄다. 이제마는 마저 벗고 일어서라 하니 처녀는 어쩔 줄 몰라 쩔쩔매면서도 안 벗으려고 버티었다. 이때 이제마는 처녀의 속옷 끈을 재빨리 낚아챘다. 그러자마자 처녀는 악쓰며 반항을 했다. 이를 본 이제마는 무릎을 탁 치고 '알았다'며 이제 옷을 입으라고 한 다음, 소양인 처방을 하여 병을 치유했다고 한다.

만약 이 처녀가 천성상 예禮가 없고 과단성 있는 태양인이었다면 이제마의 지시를 비웃으며 과감히 문을 박차고 뛰쳐나가거나 도리어 큰소리로 한의사를 꾸짖었을 것이다. 만약 태음인이었다면 나가지도 벗지도 않은 채 주저앉아 묵언으로 깔고 뭉갰을 것이다. 소음인이었다면 몇 가지 옷을 벗되 구석에 한껏 웅크리고 나신을 감췄을 것이다. 이때 누군가 속옷 끈을 낚아채더라도 반항하기보다 속옷을 사력을 다해 움켜쥐고 놓지 않으려 했을 것이다. 그러나 그 처녀가 천성상 약간의 예의는 있되 불의를 참지 못하는 용감한 소양인이었기 때문에 벗으라니까 적당히 벗되 자존심상 마지막 속옷은 벗지 않았고 속옷 끈을 낚아채자 악쓰며 반항한 것이다.

또 이런 일도 있다. 이제마는 환자들의 체질판별에 드는 시간을 줄이기 위해 환자들에게 마당 한쪽에 쌓인 장작더미를 저만치 떨어진 곳으로 옮기도록 시켰다. 이제마는 장작을 옮길 때 사람마다 다른 행동을 보고 사상인을 판별했다. 장작더미 옮기는 일에서 사람들의 행동은 네 가지로 다르게 나타나는 것으로 알려져 있다. 태양인은 다리 힘이 약해 걷기 싫어할 뿐만 아니라 대범하여 장작 옮기는 일을 너무 하찮은 것으로 여기고 또 예의가 없어 한의사가 내리는 지시를 무시하고 어떤 핑계를 대서라도 이 일을 하지 않는다. 소양인은 태양인과 마찬가지로 다리 힘이 약하여 처음에 몇 번 장작을 옮기다 곧 성의 없이 하는 둥 마는 둥 하거나 왔다 갔다 하기가 싫어 그쪽으로 장작개비를 내던져 옮겨놓는다. 태음인은 하체가 강하되 동작이 느리므로 천천히 옮기되 가능한 한 한 아름 씩 장작을 안고 단 몇 번의 왕래로 일을 다 끝낸다. 반대로 하체가 강하고 민첩한 소음인은 장작을 조금씩 안고 바지런히 왕래하여 장작을 다 옮겨놓는다. 이제마가 택한 것으로 알려진 이 사상인 판별방법들은 어디까지나 전언으로 내려온 것으로서 사실인지 확인할 수 없으나 쉽고 재미있는 면이 없지 않다.

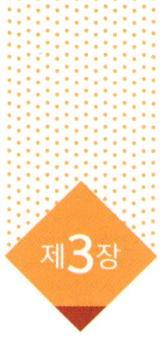

사상체질론의 유학적 기초

'사상四象'은 원래『주역周易』에서 유래한 부호符號다.『역경易經』「계사상전繫辭上傳」은 말한다.

> 문호를 닫는 것은 곤坤이라고 문호를 여는 것을 일러 건乾이라 하고 한 번 닫고 한 번 여는 것을 '변變'이라고 하고, 오가도 바닥나지 않는 것을 일러 '통通'이라고 하고, 드러나면 '상象'이라고 하고, 형태화되면 '기器'라고 하고, 마름해서 쓰는 것을 '법法'이라고 하고, 출입을 이용하고 백성이 그것을 다함께 쓰는 것을 일러 '신神'(신묘)이라고 한다. 그러므로 역易에는 태극이 있고, 이것이 양의兩儀를 낳고, 양의는 사상四象을 낳고, 사상은 8괘를 낳고, 8괘는 길흉을 정하고, 길흉은 대업을 낳는다.(闔戶謂之坤 闢戶謂之乾 一闔一闢謂之變 往來不窮謂之通 見乃謂之象 形乃謂之器 制而用之謂之法 利用出入 民咸用之謂之神. 是故易有太極, 是生兩儀, 兩儀生四象, 四象生八卦, 八卦定吉凶 吉凶生大業)[64]

---

64) 『易經』「繫辭上傳」(11).

여기서 양의兩儀(음양)은 '사상'으로 분화하고, '사상'은 8괘가 분화되어 나오는 중간항목이다. 반면, 이제마의 '사상'은 더이상 형상으로 분화하지 않는 최종범주다. 이제마는 『유략』「반성잠」에서 자신의 '사상' 개념이 『역경』「계사상전」의 '사상'으로 유래했음을 밝히고 있다.

> 주역에서 말하기를, "역에는 태극이 있고, 이것이 양의를 낳고, 양의는 사상을 낳고, 사상은 8괘를 낳고, 8괘는 길흉을 정하고 길흉은 대업을 낳는다"고 하고 있다. 여기서 태극은 심心이다. 양의는 심신心身이다. 사상은 사사·심心·신身·물物이다. 8괘는 사사에 사의 시종始終이 있고 물물에 물의 본말本末이 있고 심에는 심의 완급緩急이 있고 신신에는 신의 선후先後가 있음이다.[65]

여기서 동무는 주역의 4상8괘를 장부와 그 기능에 연결시켜 아주 독창적으로 해석하고 있다. '사상'은 사사·물物·심心·신身으로, 8괘(건乾·태兌·리離·진震·손巽·감坎·간艮·곤坤)는 '사상'의 분화가 아니라 사·심·신·물의 두 측면(사의 시종, 심의 완급, 신의 선후, 물의 본말)으로 규정하고 있다. 여기서 주목해야 하는 점은 동무가 태극을 '심心'으로 보고, 이 '심'으로부터 '심'과 '신身'을 분화시키고 있는 점, 이 심신으로부터 다시 사·심·신·물의 사상을 분화시키는 점이다. 이와같이 동무의 사상과 팔괘는 우주의 이치가 아니라 사람의 의학적·기능적·사행적事行的·구성적 이치다. 동무는 '심心'을 세 개로 구분한다. 태극太極의 '심'을 '태기太氣'로, 심신의 '심'을 '양기陽氣'로 (그리고 '신身'을 '음기'로) 보고, 이 '양기'를 주재하는 주체로서의 '심'을 '양기의 심'을 조절하는 '자아'로 본다. '태기'로서의 '태극'이 둘로 분화된 '심신'의 '심'도 '리

---

65) 이제마, 『격치고』「반성잠」, 323쪽.

理'(이성)가 아니라 '양기陽氣'로서의 '성정(감정)'인 것이다. 동무는 "심에는 완급이 있고 신에는 선후가 있다"고 말하고 있기 때문이다. '완급'이 있다는 말은 감정을 두고 하는 말이지, 이성을 두고 하는 말일 수 없다. 따라서 '심' 안에서 '리理'를 논한다면 그것은 '기氣'로서의 감정(성정)이 일정하게 반복함으로써 나타나는 항구적 발동양상, 즉 감정이 동動해 흐르는 도道(길)일 뿐이다. 그리고 심신의 '신身'은 '음기陰氣'(몸을 구성하는 물질과 체력)다. 또 '신' 안에서의 '리理'도 신체를 이루는 물질과 체력(기운)에 붙어 작동하는 '원리'(=반복성=항구성)에 불과하다.

반면, 주재자로서의 '심'은 '본성에 따른 감정의 항구적 발동양상'이 아니라, 감정을 조절하는 '자아'다. 주재자로서의 '심', 또는 '자아'는 수신修身으로 '본성에 따른 '항구적 발동양상의 감정', 성정을 심득心得하여 이 심득된 양상에 입각해 감정의 동요를 조절하는 주체적 통제자를 뜻한다.

전체적으로, 동무의 심신존재론은 이와 같이 '기氣일원론一元論'의 면모를 보여준다. 극동의 우주본체론은 애당초 기일원론이었고 그리고 이것은 공맹의 기본관점이기도 했다. 동무는 극동과 공맹의 전통적 기일원론을 복원하고 성리학적 이기이원론理氣二元論(퇴계), 이것의 변형태로서의 주리론主理論과 주기론主氣論(율곡)을 모두 다 걷어차버린 것이다. 동무는 심·신의 '리理'의 독립적 존립을 인정치 않고 '기氣'의 발동에 붙어 나타나는 '항구적 운동양상'으로 치부해 '리'의 독립적 존재성을 지워버리기 때문이다.

한편, 이제마는 사·심·신·물의 두 측면인 8괘 가운데 건乾과 태兌는 일의 시작과 종말, 곤坤과 간艮은 사물의 근본과 말단, 리離와 진震은 마음의 급한 형국과 느린 형국, 감坎과 손巽은 몸의 선착先着과 후

착후着으로 해석한다. 이것은 『大學』의 "물체에는 본말이 있고 일에는 시종이 있으니 선후를 알면 도에 다가간다(物有本末 事有終始 知所先後 則近道矣)"는 구절을 동무의 논리로 변형, 발전시킨 것으로 보인다. 그런데 『격치고』 「반성잠」보다 이전에 쓰인 「유략」의 첫 구절에서는 사·심·신·물의 측면을 8괘가 아니라 각각 사단四端으로 규정, 16개항을 나열하고 있다. '사事'의 사단은 '용모·말씀·보기·듣기(貌言視聽)', '물物'의 사단은 '곧은 뜻, 은근한 뜻, 앞으로 뻗는 뜻, 치솟는 뜻(志膽慮意)', '심心'의 사단은 '명변明辨·신사愼思·심문審問·박학博學(辨思問學)',66) '신身'의 사단은 '굽힘·뻗음·웅크림·폄(屈放收伸)'이다.67)

이제마는 이 독창적인 사상·사단四象·四端의 개념을 다시 '근능혜성勤能慧誠', '인의예지'의 덕성에 연결시키기도 하고, 『대학』의 "격물치지格物致知 성의정심誠意正心 수신제가修身齊家 치국평천하治國平天下"와 연결시키기도 한다. 또는 '천인심신天人心身'이나 '천세인지天世人地'와 연결시키기도 한다.

앞서 살펴보았듯이 『황제내경』은 『주역』의 사상 범주와 노자의 자연주의 철학을 결합해 25인론을 펴면서 목형木型·화형火型·토형土型·금형金型·수형水型의 오행론에다 5인론(태양인·소양인·태음인·소음인+음양화평지인)을 결합하면서 태양인·소양인·태음인·소음인의 사상인을 제시하고 있다. 이에 따라 주역연구가들은 전통적으로 '사상'을 태양·소양·소음·태음으로 불러왔다. 여기서 유의할 것은 '소양少陽'과 '소음少陰'의 '소少'자가 '젊을 소'자라는 것이다. 이렇게 보면 태양과 태음은 '늙음'의 형상이다. 이런 까닭에 주희는 『주자어록』에서 '태양'을 '노양老陽'으로, '태음'을 '노음老陰'으로 바꿔 부르기도 한다.68)

---

66) 이것은 『中庸』(二十章)의 "博學之 審問之 愼思之 明辨之 篤行之"에서 따온 말이다.
67) 이제마, 『格致藁』, 55쪽.
68) 이민수 역, 『東醫壽世保元』(서울: 을유문화사, 1975), "해제", 5쪽.

태양은 양陽이 두 배로 극성하여 쇠퇴가 눈앞에 닥쳐 늙게 되므로 '노양'이라 부르고, 태음은 음이 두 배로 극성하여 쇠퇴를 앞두었다 하여 '노음'으로 부른 것이다.

종합하면, 이제마는 『역경』「계사상전」에서 '사상四象' 개념을 수용하고, 『황제내경』에서는 태양·소양·태음·소음의 부호명칭을 차용했다. 그러나 이제마의 '사상'은 『주역』과 『내경』으로부터 그 개념과 명칭만을 차용했을 뿐이고, 그 논리와 내용은 역학易學이나 내경의학과 완전히 다를 정도로 독창적인 것이다. 동무는 자신의 '사상'을 순수하게 공맹의 도덕철학, 특히 4대덕大德(인·의·예·지)과 이것들의 기반이 되는 네 가지 도덕감정을 가리키는 맹자의 사단四端(측은지심惻隱之心, 수오지심羞惡之心, 공경지심恭敬之心, 시비지심是非之心)으로부터 독자적으로 발전시켰다. 따라서 동무 사상인론四象人論의 논리와 내용은 노자의 자연주의적 천지인天地人 감응구조에 바탕을 둔 『내경』의 사상론四象論 또는 음양오행론의 재탕이 아니라, 동무 자신이 공맹철학으로부터 독창적으로 발전시킨 '사상유학四象儒學'인 것이다. 따라서 공맹철학에 근거한 동무의 사상체질론은 여기서 '사상'을 더이상 분화되지 않는 최종적 범주이고, 팔괘는 이 '사상' 중 각상各象의 두 측면이다. 그리고 동무는 놀랍게도 태극으로서의 '심'(太氣), 심신의 '심'(양기), 주재자로서의 '심'(자아)을 구분했다. 동무는 주재자로서의 '심'(자아)을 인정함으로써 자연주의적 체질숙명론을 거부하고 유학적 수신의 관점에서 체질을 갈고닦는 인간의 자율의지도 중시한 것이다. 따라서 사상체질론의 중심논의는 자연물질과 장기臟器의 관계를 장기와 정신(도덕적 성정과 도덕의식)의 관계로 변환시키는 구조를 보여주고 있다.[69]

---

69) 참조: 전국사상의학교실, 『四象醫學』, 37-38면 및 44쪽.

사상의학에서는 '천인심신天人心身', '천세인지天世人地'와의 연결이 더 중요하다. 동무의 유학은 『황제내경』의 천天·지地·인人의 삼재三才구조를 부정하고 '천인심신'이나 '천세인지'의 사상四象 구조를 전개한다. '천인심신'의 '천天'은 '천기天機'(정치·사회공동체의 기본 틀)를 가리키고, '인人'은 '인사人事'(사람의 일)를 뜻한다. "천기의 합당함은 순응하지 않는 곳이 없음을 일컫는다. '인사'는 행위가 불용不用하는 때가 없음을 일컫는다. '심心'의 믿음은 그 지知를 발휘하는 것이다. '신身'의 처신은 그 행위를 숙달하는 것을 일컫는다."[70] "심心의 믿음이 그 지知를 발휘한다"는 구절은 이해하기 쉽지 않으나, 여기에는 공자와 데이비드 흄의 경험론적 인식론에 공통된 심오한 깨달음이 들어 있다. 공자는 "지난 경험을 다시 데우고 데우면 새것을 안다(溫故而知新)"고 말했고, 흄은 "경험은 과거를 두고 대상들의 개별적 연관(conjunction)에 대해 내게 가르쳐 주는 원리이고, 습관(habit)은 미래를 두고 동일한 것을 기대하도록 나를 결정하는 또 다른 원리다"라고 말했다.[71] 공자와 흄의 두 명제는 그 의미가 동일하다. 가령 추풍으로 낙엽이 지는 것을 한 번 경험했다면 추풍과 낙엽의 인과관계를 모르겠으나 두 번, 세 번, 20번, 30번, 3천 번 경험한다면 일정한 세기의 추풍과 낙엽의 인과관계에 대한 새 지식을 얻을 것('知新')이다. 이때 우리가 이 관계를 두 번, 세 번만 경험해도 우리는 네 번째, 다섯 번째의 추풍이 부는 것을 경험하면 또 낙엽이 질 것이라고 '습관적'으로 믿을 것이고(인지적 조건반사), 이것을 여섯 번째 경험하면 '확신'에 이르고, 나아가 3천 번 경험하면 '과학적 확신(scientific conviction)', 즉, '과학지식'에 도달할 것이다. 3천 번의 경험으로 검증되었으므로 이

---

70) 이제마, 『동무유고』 「성명론」, 362-364쪽.
71) Hume, *A Treatise of Human Nature*, Book 1. Of the Understanding, 172쪽.

'과학적 지식'은 아직까지 '믿을 이유는 100%이지만 안 믿을 이유는 0%'인 지식을 말한다. 경험과학의 모든 지식은 뜻밖에도 반복적 경험에서 생겨난 이런 습관적 '믿음'에 기초해 있는 것이다. 그래서 동무는 "심心의 믿음이 그 지知를 발휘한다"고 말한 것이다.

동무는 『동의수세보원』에서 이 '천인심신'을 다시 신체부위와 연결시킨다. "이목구비는 천天을 올려다보고, 폐비간신은 사람들에게 바로 서게 하고, 함억제복頷臆臍腹(턱·가슴·배꼽·배)은 그 지를 행하고, 두견요둔頭肩腰臀(머리·어깨·허리·엉덩이)은 이 지행知行을 실행한다."[72] 여기서 유의할 것은 동무가 "지를 행하는 것(行其知)"과, "지를 행하는 것을 실행하는 것(行其行)"을 구분한 점이다. 지행의 실행은 지행의 숙달을 말한다. 종합하면, 사람은 이목구비로 천기를 경험해서 지식과 지혜를 얻고, 폐비간신으로 인사를 현명히 행하여 바른 사회적 행위능력을 얻고, 함억제복의 심리(무의식적 직관)를 통해 이목구비가 얻은 지知를 실행하여 '직관적 분별감각'을 갖추고, 두견요둔의 몸(身)으로 폐비간신의 현명한 인사를 숙달, 재능을 갖추는 것이다. 천기와 인사는 각각 '하늘'과 '다른 사람들'에게 달려있는 반면, 지知의 실용감각과 재능은 '나의 심신'(주체)에 달려있는 것이다. "사람의 이목구비는 천기(天)다. 천기는 지혜를 준다. 사람의 폐비간신은 인사(人)다. 인사는 현명을 받는다. 나의 함억제복은 내가 스스로 심心을 위하는 것이고 (...) 나에게 달려 있다. 나의 두견요둔은 내가 스스로 신身을 위하는 것이고 (...) 나에게 달려 있다."[73]

한편, 천세인지天世人地의 '천天'은 만심萬心의 '불변'을, '세世'는 만사萬事의 '정돈'을, '인人'은 모든 인신人身(萬身)의 '부지런함(無休息)'

---

72) 이제마, 『동의수세보원』, 1-11.
73) 이제마, 『동의수세보원』, 1-29.

을, '지地'는 만물萬物의 '흥성'을 뜻한다. 여기서 '인人'은 천인심신의 '인人(人事)과 달리 '모든 인신(萬身)'을 뜻한다. 하늘의 인의예지는 불변이어야 하고, 세상의 충효우제忠孝友悌는 구분되고 정돈되어야 하고, '인신'(人)의 사농공상은 근면해야 하고, 땅의 전택방국田宅邦國은 흥성해야 한다.

> 인의예지는 하늘과 동일하다. 이것은 불변을 일컫는다. 때맞춰 마땅함을 정하는 것이 새가 창공을 가로지르는 것과 같다. 충효우제는 세상과 동일하다. 이것은 정돈이 있음을 일컫는다. 허상을 좇아 조화를 이루는 것은 화염이 위로 오르는 것과 같다. 사농공상은 인신들과 동일하다. 이것은 휴식이 없는 근면을 일컫는다. 흐름을 지어 편익을 붙잡는 것은 어류가 개천을 따라가는 것과 같다. 전택방국은 땅과 동일하다. 이것은 흥성이 있음을 일컫는다. 녹祿을 따라 변화에 응하는 것은 물이 아래로 내려가는 것과 같다.(仁義禮智如天同 是無變易之謂也 因時制宜 如羽橫空也 忠孝友悌如世同 是有齊立謂也 從僞成化 如火炎上也 農工商虞如人同 是無休息之謂也 作流秉便 如鱗蹤壑也 田宅邦國如地也 是有興盛之謂也 隨祿應變 如水趨下也.)[74]

이것은 『격치고』의 「유략」에서 전개된 심사신물心事身物의 논리와도 상통하는 바가 있다. 여기서 동무는 "만심萬心은 모이고(聚)", "만사萬事는 흩어지고(散)", "만신萬身은 무리짓고(群)", "만물萬物은 자리잡는다(居)"고 말한다.[75] 인의예지로 모인 '만심'은 하늘(天)이고, 충효우

---

74) 이제마, 『동무유고』「성명론」, 364-365쪽.
75) 이제마, 『격치고』「유략」, 54쪽.

제로 구분되고 정돈된 '만사'는 세상(世)이고, 사농공상으로 무리 지은 '만신'은 '인신들(人)'이고, 전택방국이 자리하는 '만물'은 땅(地)이다.

　이와 같이 동무의 유학은 공맹유학의 복사본이 아니라, 공맹유학에 바탕을 두었으나 이 유학을 독창적으로 분화·발전시키고 이것을 다시 사람의 4대 장부, 4대 기관, 4대 부위, 4대 지절과 연결시킨 사상유학四象儒學인 것이다. 그러나 『격치고』에서 전개된 '사상유학'과 『동의수세보원』의 '사상유학'은 내용상 일치하지 않을 때도 있고, 서로 연결되지 않는 때도 있다. 따라서 『격치고』의 '사상유학'을 무리하게 『동의수세보원』에 대입하거나 이것과 연속선상에서 설명하려 드는 것은 적절치 않다.[76] 양자가 불일치할 경우에 굳이 판정기준을 세우자면 나중에 저술되어 『격치고』에 쓰인 내용과 범주들을 소리 없이 수정하고 있는 『동의수세보원』의 입장이 이전의 저작들을 비판적으로 바로잡는 최종적 기준이 될 것이다. ('사상유학'에 관해서는 본론에서, 특히 "사상인의 품격과 도덕론" 절에서 자세히 다루고자 한다.) 따라서 사상의학의 철학적 바탕은 어디까지나 동무의 이 독창적인 사상유학일 뿐이고 『내경』의 자연철학적 오행론五行論이나 『주역』의 역학적 세계관과는 내용적으로나 논리적으로 거리가 아주 멀고 본질적으로 다른 것이다.

　이런 까닭에 앞서 강조했듯이 동무가 『주역』의 음양·사상·팔괘 범주나 『내경』의 태양음인과 소양음인 범주를 활용하고 있다고 해서 동무의 사상의학을 이 범주논리로 환원해서는 결코 아니 될 것이다. 태소음양 범주의 사용은 어디까지나 형식적 정리와 표현을 위한 명칭에 지나지 않기 때문이다. 그것은 '태소음양'이라고 해도 좋고 '가나다라'라고 해도 좋고 ABCD라고 해도 좋기 때문이다. 『격치고』「

---

76)　따라서 『四象醫學』(1997)에서 시도하고 있는 두 저서의 직선적 결합시도는 위태롭다 아니할 수 없다. 양자의 불일치와 모순, 그리고 『동의수세보원』 자체의 모순된 내용에 관해서는 본론에서 기회 닿는 대로 지적할 것이다.

「반성잠」에서 동무는 스스로 이 점을 분명히 하고 있다.

- 이 반성잠의 이름과 뜻은 주역의 상象을 모방했다.(此箴名義依倣易象)[77]

- 형리形理에서 괘상卦象을 취한 것은 단지 억견臆見일 뿐인 바, 그 상象이 8이라고 해서 진짜 복희伏羲의 역상易象과 같다고 말하는 것이 아니다. (...) 고로 모방한 거라고 말한 것이다.(形理之取象, 只是臆見, 而其象有八, 非眞謂伏羲易象如此也 [...] 故曰依倣)[78]

따라서 독창적 사상유학에 바탕을 둔 동무의 사상의학을 주역이나 음양오행설로 풀려고 하는 시도나 이것과 절충하고자 하는 시도는 다 그릇되고 헛된 것으로 보인다.[79] 이제마는 분명히 잘라 말한다.

- 괘의 이름과 뜻에 부합되고 차이진 것은 실로 억견과 탐구가 미칠 바가 아니요, 굳이 거론할 것이 없는 것이다.[80]

사상의학은 엄격히 말하면 술어 및 기본개념 이외에 사실상 선학先學의 철학적 논리구조를 계승하지 않은 대한제국기의 고유한 독창적 학설인 것이다. 이 점에 유의하는 사람들은 동무의 사상체질론의 이해에서 큰 오류를 피할 수 있을 것이다.

---

77) 이제마, 『격치고』, 「반성잠」, 189쪽.
78) 이제마, 『격치고』, 「반성잠」, 192-193쪽.
79) 그러나 『東武遺稿』의 「性命論」에서는 주역논리와 유사한 8괘적 사고를 전개하고 있는데, 이것조차도 주역의 사상(四象)과 "전혀 일치하지 않는다". 『東武遺稿』「性命論」, 338쪽에 붙인 이창일 박사의 주석.
80) 이제마, 『격치고』 「반성잠」, 192-193쪽.

사상체질
四象體質
······
1

제1부
이제마 사상체질론의 철학적 이해

······

제1장
성명론과 인식·행위능력 및 직관과 재능

❖

제2장
사단론과 사상체계의 기본논리

❖

제3장
확충론과 사상인의 체질적 특징

❖

제4장
장부론

❖

제5장
변증론과 사상인의 판별

······
사람과
세계가
보인다

필자가 재해석하는 동무의 사상체질론은
'의원론'을 제외한 이제마의 사상인론, 권도원의 섭생론,
필자의 보완적·확장적 해석을 통합한다.

따라서 제1부는
사상론의 기초이론으로서의 성명론性命論과
사단론四端論 및 기초이론을 확장하는 확충론,
장부론臟腑論에 대한 필자의 보완과 재해석,
사상인四象人의 판별기준을 논증하는 변증론辨證論,
사상유학적 도덕철학, 섭생론,
필자가 새롭게 논증하는 사상인四象人간 화합배척론,
사상론의 교조화를 경고하는 주재자로서의
심心(자아)의 이론 등으로 구성된다.

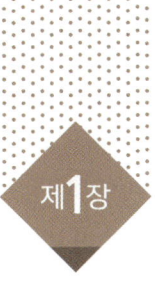

성명론과
인식·행위능력 및 직관과 재능

　성명론은 사상유학의 핵심개념인 성性·명命을 장부, 기관, 부위, 지절과 연결하여 논한다. 그런데 이제마의 이 '성'과 '명'은 공자의 '성'·'명'의 개념과 사뭇 다르다. 이에 관해서는 제3장 2절 '사상유학'에서 상론한다. 공자의 개념과 달리 동무의 '성'은 인의예지·충효우제仁義禮智·忠孝友悌 등 백선百善으로 나타나는 덕德의 원천인 '혜각慧覺'을 마련해 주고, '명'은 사농공상·전택방국士農工商·田宅邦國 등 백용百用으로 나타나는 도道의 원천인 '자업資業'을 마련해 준다.[1] 여기서 '혜각'은 인간적, 사회적 도리와 사리를 깨우치는 능력으로, '자업'은 직업활동과 자산으로 이해될 수 있다. 따라서 성性(→ 혜각)과 덕德은 도덕감각과 윤리도덕 차원에서 사람의 지능知能과 현능賢能을 결정하고, 명命(→ 자업)과 도道는 실용과 행실의 차원에서 직관적·기능적 자질, 어리석음(愚)과 못남(不肖), 직업활동의 성패 등을 결정한다.
　이제마는 성명론에서 사람의 이 '현능'과 '품격', '직관과 기능적 자

---

[1] 이제마, 『동의수세보원』, 1-30, 31. 32,

질', 그리고 어리석음과 못남이 사람의 16개 장부와 부위(이목구비, 폐비간신, 턱·가슴·배꼽·배, 머리·어깨·허리·엉덩이)에 의해 결정되는 것으로 보는 이론을 전개한다. 동무에 의하면, 사람의 이목구비는 선善(좋은 것)을 좋아한다(好善). 즉, 만인의 이목구비는 좋은 소리(善聲), 좋은 색(善色), 좋은 냄새(善臭), 좋은 맛(善味)을 좋아한다. 폐비간신은 악惡(나쁜 것)을 싫어한다(惡惡). 즉, 폐비간신은 나쁜 소리(惡聲), 나쁜 색(惡色), 나쁜 냄새(惡臭), 나쁜 맛(惡味)을 싫어한다.[2] 따라서 만인은 선을 좋아하고 악을 싫어하기 때문에 누구든 능히 성인聖人이 될 수 있다. 그러나 동시에 함억제복頷臆臍腹과 두견요둔頭肩腰臀은 세상을 미혹시키려는 '사심邪心'과 사람들을 속여먹고 질려서 권태감에 뒤로 나자빠지려는 '태심怠心'(싫증)을 유발한다.[3] 따라서 만인은 이 미혹시키고 속이려는 마음 때문에 누구든 어리석고 못날 수 있다. 어리석음과 못남은 '지혜의 부족'과 '현명(경험)의 부족'을 뜻하지, 도덕적 악을 뜻하는 것은 아니다. 따라서 이제마가 맹자의 성선설에서 벗어나, 사람을 성선性善과 성악性惡의 측면이 중첩된 존재로 보는 선악양성설(善惡兩性說)을 전개하는 것으로 해석하는 것은[4] 실로 매우 그릇된 것이다. 동무는 공맹의 성선설을 끝까지 견지하고 있다.

물론 성선설에 도전하는 '건방진' 주장들이 없지 않다. 그런데 성악설을 주장하는 자들은 그들 자신이 본성적으로 악한 자들이고, 선악양선설을 주장하는 자들은 그들 자신이 본성적으로 악한 면과 선한 면을 섞어서 가지고 있는 자들이고, 성선설을 주장하는 자들은 그들 자신이 본성적으로 선한 사람들이다. 오늘날 학자들은 본성적으로 악한 자들을 '사이코패스'로 분류한다. 사이코패스는 각국 인구의

---

2) 이제마,『동의수세보원』, 1-15, 1-17.
3) 이제마,『동의수세보원』, 1-19, 1-20.
4) 참조: 전국사상의학교실,『四象醫學』, 63쪽.

3-4%에 달한다. 본성적으로 악한 면과 선한 면을 섞어서 가지고 있는 자들은 사이코패스와 성선性善한 사람의 중간적 인물들이다. 이들도 3-4%에 달한다. 인구의 나머지 92-94%는 본성적으로 선한 사람들이다. 본성상 도덕적으로 문제가 있는 자들은 도합 6-8%(우리나라의 경우 300-400만 명)에 달한다. 즉, 100명 중 6-8명은 구제할 수 없이 도덕적으로 악하거나, 기회 닿는 대로 악하게 굴기도 하고 사람을 속이기 위해 선심을 쓰기도 한다. 이 6-8%에는 연쇄살인범, 폭력배들, 사기꾼만이 아니라, 거짓말을 밥 먹듯이 하는 거짓말쟁이, 노인과 어린이에게 상습적으로 불량식품을 파는 자들, 무단적 장군, 경쟁을 뚫고 끝까지 승진한 고위공무원, CEO, 동정심(측은지심)과 중도中道이념을 비난하는 홉스·칸트·니체 같은 철학자들도 많이 끼어 있다. 우리나라 경찰력은 이 300-400만 명의 도덕적 문제아들을 겨냥하고 있고, 그럼에도 이들의 단속은 결코 쉽지 않다. 사이코패스적 비인간非人間 또는 인면수심人面獸心의 인간들은 지능이 평균보다 높아서 지능범이 많기 때문이다. 나머지 4,960-4,970만 명의 한국인은 경찰 없이, 법 없이도 산다. 따라서 우리는 92-94%의 압도적 의미에서 "인간은 본성이 선하다"고 결론지을 수 있다. 공맹의 성선설은 이런 의미였다. 맹자도 사이코패스 또는 비인非人(인면수심)의 존재를 알고 있었다. "측은지심이 없으면 비인非人이고, 수오지심이 없으면 비인이고, 사양지심이 없으면 비인이고, 시비지심이 없으면 비인이다(無惻隱之心 非人也 無羞惡之心 非人也 無辭讓之心 非人也 無是非之心 非人也)"는 맹자의 말은[5] 그것을 증명한다. 이 논변에 마저 대드는 자들은 틀림없이 사이코패스(性惡者)거나 준準사이코패스(性惡兩性者)일 것이다.

따라서 인류의 92-94%의 압도적 의미에서 성인과 범인은 성선性善

---

5) 『孟子』「公孫丑上」(3-6).

의 측면에서 동일하다. 다만 실제의 인간은 마음을 꾸짖어 보존하고 선한 본성을 기르기(存心養性) 위해 자신을 갈고닦아 천명(자업)을 세우는(修身立命) 정도와 수준에 따라 성인과 범인의 차이처럼 천양지차로 달리 나타날 뿐이다. 그래서 공자는 "본성은 서로 가깝게 하고 관습·습관·학습은 서로 멀어지게 한다(性相近習相遠)"라고 말한 것이다.

성명론에서는 이 '성性'과 '명命'의 선악 양면의 기본 틀을 논한다. 성명의 기본 틀은 천기天機, 인사人事, 행기지行其知, 행기행行其行 등 네 가지로 구성된다. '천기'는 객체세계의 구성요소를, '인사'는 사람의 주체적 행위를 뜻한다. '행기지'는 직관적 분별감각을, '행기행'은 기능적 재능(재주)을 가리킨다.[6] 인간주체의 감지기관器官인 이목구비는 천기를 인지하는 기관이고 폐비간신肺脾肝腎은 인사를 주관하는 장부臟腑이다. 또한 함억제복頷臆臍腹은 직관적 분별감각을 제어하고 두견요둔頭肩腰臀은 타고난 재능·재주를 통제한다.

성명론의 기본틀

담당 장기	이목구비 耳目口鼻	폐비간신 肺脾肝腎	함억제복 頷臆臍腹	두견요둔 頭肩腰臀
세계와 능력	천기天機	인사人事	행기지行其知	행기행行其行
의미	객관적 세계의 구성요소	주체의 사회적 행위	직관적 분별감각	기능적 재능

1. 천기天機와 인사人事

세계의 객체적 구성요소를 말하는 천기天機는 천시天時·세회世會·

---

6)   이제마, 『동의수세보원』, 1-11쪽.

인륜人倫·지방地方의 네 가지 요소로 되어 있다.[7]

(1) '천시天時'는 천하(국가·국제사회의 공적기구로서의 공동체)의 시간적 변화와 역사적 변동을 가리킨다. 자연적·우주적 시간의 흐름은 여기서 배제된다. 『격치고』 「독행편」에서는 이 '천시' 개념의 초보적 형태가 시간적 변동이 빠진 '공기公器' 개념으로 선보인다.[8] 천시는 이 '공기'의 개념에 시간적 변동과 역사적 변화의 측면을 추가한 것으로서, 핵심 메시지는 세계와 국가 차원에 위치하는 공기公器로서의 공동체의 시간적 변화와 역사적 흥망성쇠로 이해된다.

(2) '세회世會'는 말 그대로 '세상의 모이고 흩어짐'으로서 세상의 지배적 세태, 지배적 민심과 여론, 시국과 정국을 산출하는 세태·세력판도·여론·민심의 주요추이를 가리킨다. 이제마는 『격치고』 「독행편」에서 이 '세회'의 초보적 개념을 '특정한 때의 세상'이라는 뜻의 '시세時世'로 포착하려고 시도하고 있다.[9] 여기서 핵심 메시지는 사람들이 만나고 모여 만드는 크고 작은 범위의 세상의 사회상·세태·세력판도의 변화다.

(3) '인륜人倫'은 말 그대로 '인간의 서열과 도리'로서 부자·부부·친족·선후배·붕우·군신·상하 등 인대인人對人관계에서 처신處身할

---

7) "天璣有四 一曰地方 二曰人倫 三曰世會 四曰天時", 이제마, 『동의수세보원』, 1-1.
8) 이제마, 『격치고』 「독행편」, 335쪽: "공기(公器)란, 많은 관리들이 집단으로 모여 있어 새까맣게 많은 창생들이 우러러 받들고 안위(安危)를 논의하며 화합, 양보하고 행위하고 능력을 보이고 군자는 군자를 불러같이 나아가고 소인은 소인을 불러같이 나아가며 정령(政令)이 유래하고 부귀가 유래하는 장소이다. 크게는 조정의 윗 자리에도, 작게는 시골 골짜기의 한복판에도 다 공기(公器)가 있는 것이다."
9) 이제마, 『격치고』 「독행편」, 336쪽: "시세(時世)란 일세(一世)의 백성이 한세상을 살아가며 각자 스스로 몸을 닦고 경계하며, 스스로 만나고 흩어지며, 곧은 자는 곧은 자와 더불어 서로를 얻고 굽은 자는 굽은 자와 더불어 서로를 얻어 이름과 알맹이가 차츰차츰 드러나 패거리가 점차 형성되는 권세(權)다. 크게는 경계가 한세상을 아우르고 작게는 시정(市井)을 출입하는 데에 다 시세 있는 것이다."

때 보이는 상하 간 서열과 도리의 위세를 뜻한다. 이제마는 『격치고』「독행편」에서 이 '인륜'의 초보적 의미를 '처세處勢'로 포착하려고 시도하고 있다.[10] 여기서 핵심 메시지는 지위·서열에 합당한 도리의 위세다.

(4) '지방地方'은 말 그대로 '땅의 네모진 구획'으로서 일신一身이 생활·생산·향락하는 터전의 구역, 나아가 경제권·생활권·이익권·영향권을 뜻한다. 『격치고』「독행편」에서는 이 지방을 '지국地局'으로 포착하려고 시도하고 있다[11]. 여기서 핵심 메시지는 '지리적 활동구역'이다.

이목구비는 제각기 하늘을 올려다보고(觀於天)[12] 하늘을 알게 하는 [13] 네 가지 천성적 인지능력이 있다. 귀는 천시를 듣고(耳聽天時), 눈은 세회를 보고(目視世會), 코는 인륜을 냄새 맡고(鼻嗅人倫), 입은 지방을 맛본다(口味地方).[14]

여기서 '귀로써 천시를 듣는다'라고 함은 필자의 관측에 의하면 감각적 의미와 정신적 의미를 둘 다 담고 있다. 귀는 자연의 소리와 사

---

10) 이제마, 『격치고』「독행편」, 337쪽: "처세(處勢)란 상하의 사람 무리들이 같이 모이는 곳에 재력(材力)이 불균등하고 현명함과 어리석음이 다르므로 사람이 만든 벼슬의 처세는 귀한 자가 위에 자리잡고 천한 자가 아래 자리잡으며, 하늘이 준 벼슬의 처세는 지자(智者)가 호령을 발하고 우자(愚者)가 명령을 듣고, 지위가 저절로 확립되고 서열이 저절로 정해지는 위세(勢)다. 크게는 억조창생을 고취하여 움직이게 하고 작게는 종복을 깨우쳐 거느리는 데 다 처세(處勢)가 있는 것이다."
11) 이제마, 『격치고』「독행편」, 336쪽: "지국(地局)이란 대대로 이어온 집안의 한 몸뚱이가 한 지역에 처하여 수많은 집안이 항상 생산하고 수많은 업무가같이 출현하며, 청렴한 자는 널리 사람들을 구제하고 탐욕스런 자는 이익을 멋대로 전횡하며, 백성을 성취시키고 재력을 불리고 늘리는 구역(局)이다. 크게는 천하를 고루 평정하고 작게는 촌락을 위무하는 데에도 다 지국(地局)이 있는 것이다."
12) 이제마, 『동의수세보원』, 1-11.
13) 이제마, 『동의수세보원』, 1-29; "이목구비는 하늘과 같고 하늘을 알게 한다(耳目鼻口天也, 天知也.)". 여기서 '지(知)'는 "알게 한다"는 뜻이다.
14) 이제마, 『동의수세보원』, 1-3.

람의 음성을 청각으로 듣고 감별함과 동시에 민중의 신음소리, 고락苦樂의 사회적 아우성소리, 정치적 함성, 서세동점西勢東漸, 청일전쟁, 세계대전, 3·1운동, 4·19혁명, 부마민주항쟁, 5·18민주항쟁, 6월 민주항쟁 등 정치공동체의 역사가 격동하는 무형無形의 요란한 사회적·역사적 소리도 '정신적 청각'으로 듣고 그 선악善惡을 판단한다. 동무는 『동무유고』 「성명론」에서는 "귀는 신神이라는 무형의 물物을 모으기 때문에 천시의 가볍고 맑은 무형의 소리를 들을 수 있다"[15]고 적고 있다. 이 감각적 청각은 음악을 들을 수 있는 청각이 아니라 작고 가는 소리와 미세한 소리를 들을 정도로 청력이 좋거나 큰 소리를 듣고도 귀먹지 않을 만큼 청각이 강하다는 것을 뜻한다. (음악적 청각은 음의 강약·장단(박자)과 음의 고저·조화·리듬 등 음의 엄밀한 수리적 구성을 듣고 맛볼 수 있는 수리·수학적 적성을 요한다. 따라서 음악능력은 엄밀한 논리·수리·조직 능력을 내포하는 '경륜[經綸]'과 관련되어 있다.)

귀는 좋은 소리(善聲)를 좋아하고, 나쁜 소리(惡聲)를 싫어한다. 나쁜 소리는 폐를 상하게 하기 때문이다. 여기서 좋은 소리는 "청아한 소리"[16]만이 아니라, 천시에 대한 "충성이 두터운 소리(忠厚之聲)"[17]이기도 하다.[18] 나쁜 소리는 "살벌한 소리"만[19]이 아니라", 천시에 충직한 자를 "상처내고 헐뜯는 소리(毁謗之聲)"이기도 하다.[20]

마찬가지로 눈도 빨강, 파랑, 노랑 등 색상과 그 배합을 시각으로 보고 미추美醜를 판단하는 한편, 사회·정치세계의 형세, 세태, 추이,

---

15) 이제마, 『동무유고』 「성명론」, 345쪽.
16) 이제마, 『동무유고』 「성명론」, 366쪽.
17) 이제마, 『동무유고』 「성명론」, 368쪽.
18) 여기서 이제마는 "~이 아니라 호랑~이다"는 형식을 쓰고 있으나 의미론적으로 보나 경험으로 보나 이것은 "~만이 아니라 ~이기도 하다"는 의미로 옮겨야 할 것이다. 이하도 마찬가지다.
19) 이제마, 『동무유고』 「성명론」, 370쪽.
20) 이제마, 『동무유고』 「성명론」, 371쪽.

판도 등을 보고 그 정사正邪, 정오正誤, 유불리有不利를 판단한다. 『동무유고』「성명론」에서는 이것을 "눈은 영靈이라는 유상有像의 물물을 모으기 때문에 세회의 부동浮動하는 유상의 색을 볼 수 있다"고 설명한다.[21]

눈은 좋은 색(善色)을 좋아하고, 나쁜 색(惡色)을 싫어한다. 나쁜 색은 비장脾臟을 상하게 하기 때문이다. 여기서 좋은 색은 "화려한 색"[22]을 뜻할 뿐만 아니라, 세회世會의 "근검한 행색(勤儉之色)"을 뜻하기도 한다.[23] 또 나쁜 색은 "저급하고 추한 색(醜陋之色)"[24]만이 아니라 "어지럽고 패륜적인 세태의 색상(亂悖之色)"이다.[25]

코도 음식냄새, 향내, 악취 등 물리적 냄새를 후각嗅覺으로 맡고 그 호오好惡를 분간하고 동시에 인륜적 훈기와 반인도적, 반인륜적, 패륜적 악취도 냄새 맡고 그 선악을 판단한다. 『동무유고』의「성명론」은 "코는 혼魂이라는 흔적 없는 물物을 모으기 때문에 인륜의 고요하게 가라앉은 흔적 없는 상像을 맡을 수 있다"[26]고 설명한다.

코는 좋은 냄새(善臭)를 좋아하고 악취惡臭를 싫어한다. 나쁜 냄새는 간을 상하게 하기 때문이다. 여기서 좋은 냄새는 "향기로운 냄새"만이[27] 아니라, 인륜의 사람다운 훈기에 대한 "신실한 냄새"(信實之臭),[28] 즉 이른바 사람 냄새와 인륜적 훈기이다. 또 나쁜 냄새는 "썩은 냄새"[29]만이 아니라, "음해하는 풍토의 냄새(陰害之臭)"[30]도 뜻한다.

21) 이제마, 『동무유고』「성명론」, 347쪽.
22) 이제마, 『동무유고』「성명론」, 366쪽.
23) 이제마, 『동무유고』「성명론」, 368쪽.
24) 이제마, 『동무유고』「성명론」, 370쪽.
25) 이제마, 『동무유고』「성명론」, 371쪽.
26) 이제마, 『동무유고』「성명론」, 348쪽.
27) 이제마, 『동무유고』「성명론」, 366쪽.
28) 이제마, 『동무유고』「성명론」, 368쪽.
29) 이제마, 『동무유고』「성명론」, 370쪽.
30) 이제마, 『동무유고』「성명론」, 371쪽.

입은 짜고 단 것 또는 맛있고 맛없는 음식을 맛보고 평하는 한편, 지리적 활동구역의 위치와 이해관계, 지리적 원근과 방향 등을 맛보고 판단한다.『동무유고』「성명론」은 "입은 백魄이라는 유질有質의 물체를 모으기 때문에 지방의 무겁고 탁한 유질의 맛을 맛볼 수 있다"[31]고 쓰고 있다.

입은 좋은 맛(善味)을 좋아하고 나쁜 맛(惡味)을 싫어한다. 나쁜 맛은 신장을 상하게 하기 때문이다. 여기서 좋은 맛은 "맛있는 맛"[32]만이 아니라, "베풀고 사랑하는 맛(仁愛之味)"이기도 하다.[33] 또 나쁜 맛은 "맵고 쓴 맛"만이[34] 아니라, "훔치고 도둑질하는 맛(偸盜之味)"[35]이기도 하다.

이제마는 이목구비의 정신적 인지력과 관련하여 제기될 수 있는 반론을 염두에 두고 미리 이에 답해 놓고 있다. 귀로 천시를 듣고 눈으로 세회를 본다는 것은 그럴싸하지만, 어떻게 코로 인륜을 맡고 입으로 지방을 맛본단 말인가? 이런 의문에 대해 이제마는 "인륜 사이에 있으면서 남의 외모를 살피기도 하고 모든 사람들의 재주와 행동이 현명한지를 잠자코 살펴보기도 하니 이것이 곧 냄새맡는 것 아닌가? 또 한 지방地方(지리적 구역)에 들어 살면서 모든 사람들의 생활에 끼치는 이해利害를 고루 맛보니 이것이 곧 맛보는 것 아닌가?"라고 자문자답하고 있다.[36] 물론 이 설명도 선뜻 납득되지는 않는다. 차라리 이목구비에 네 가지 천기에 대한 인식능력을 제각기 배정한 것은 소리를 잘 듣는 자가 역사적 인지능력이 뛰어나고, 색상을 잘 보는

---

31) 이제마,『동무유고』「성명론」, 349쪽.
32) 이제마,『동무유고』「성명론」, 366쪽.
33) 이제마,『동무유고』「성명론」, 368쪽.
34) 이제마,『동무유고』「성명론」, 370쪽.
35) 이제마,『동무유고』「성명론」, 371쪽.
36) 이제마,『동의수세보원』, 1-36.

자가 세회를 정확히 평하고, 냄새를 잘 맡는 자가 인륜에 합당하게 처신하고, 음식 맛을 잘 아는 자가 지리감각과 구역의식이 뛰어나다는 사실을 경험적으로 관찰하여 얻은 귀납적 결론으로 보인다. 논리적 연역의 결과라기보다는 관찰의 결과를 이 이목구비 감각을 추상적으로 전용轉用하여 정리한 것이라는 말이다.

천기天機와 인지기관

천기天機	천시天時	세회世會	인륜人倫	지방地方
인지기관	이耳	목目	비鼻	구口

인간의 주체적 행위범주인 인사人事에는 교우交遇, 사무事務, 거처居處, 당여黨與 등 네 가지 요소가 있다.[37]

(1) '교우'는 세계·국가·사회 등 공적 공동체를 위한 공적 연대와 교제를 맺고 유지하는 행위다.
(2) '사무'는 정치와 사회의 업무·임무·사업을 기획하고 실행하는 행위다.
(3) '거처'는 한곳에서 자기의 의식주를 해결하며 터 잡고 사는 행위다.[38]
(4) '당여'는 사랑과 우정(孝悌友愛) 및 혈연·지연·학연에 바탕을 둔 1차집단의 사적 유대를 맺고 유지하는 행위다.

이 네 가지 인사를 주관하는 장부는 폐비간신肺脾肝腎이고 이 장부

---
37) 이제마, 『동의수세보원』, 1-2: "人事有四 一曰居處 二曰黨與 三曰交遇 四曰事務".
38) 사상의학교실은 '거처'를 "의식주를 해결하는 생활의 근거지"라는 장소의 의미로 해석하고 있는데(『사상의학』, 70쪽), 이것은 그릇된 것이다. '거처'는 '사람의 행위(人事)'의 하나로서 '장소'가 아니라 '거처하다'는 동사적 의미의 '행위'를 가리키기 때문이다.

는 다른 사람과의 관계에서 바로 세워(立於人)[39] 사람을 유능하게 만든다.[40] 폐장(허파)은 사무를 민달하게 하고(肺達事務), 비장은 교우를 부합되게 하고(脾合交遇), 간장肝臟은 당여를 세우고(肝立黨與), 신장은 거처를 정한다(腎定居處).[41] 이제마의 이 명제도 논증적 도출의 결과가 아니라, 교우·사무·거처·당여를 잘하는 실천능력과 장부腸腑 간에 일정한 연관관계가 있음을 관찰하고 이 관찰내용을 논리적으로 정리한 것으로 보인다.[42]

이목구비의 지각(인지)능력은 다다익선多多益善이다. 그러므로 '지나침'이 있을 수 없다. 그러나 지각과 달리 교우·사무·거처·당여 등 '실천'에서는 탁월하되, 지나치지 않은 중도가 가장 좋은 것이다. 여기서 이제마는 이 중도 개념을 아무런 논증도 없이 말없이 적용하고 있다. 따라서 좀 더 상세한 추가논증이 필요하다. 이 장부의 크기를 과대過大, 적당適當, 미달未達, 과소過小[43]의 순서로 나눌 때, 가령 폐肺가 과대하면 에너지가 넘쳐 폐가 주관하는 '사무事務'를 그르치거나 현세의 '사무'에 초연하게 되므로 '사무'에 민달敏達한 사람일 수 없는 법이다. 따라서 과대한 폐에서는 민달한 '사무' 능력은 나올 수 없다. 탁월하고 민완한 사무능력은 미달하거나 과소한 폐에서도 나

---

39) 이제마, 『동의수세보원』, 1-11.
40) 이제마, 『동의수세보원』, 1-29; "사람의 폐비간신은 사람과 같고 사람을 유능하게 만든다." 人之肺脾肝腎 人也 人賢也. 여기서 '賢'은 "유능하게 만들다"는 뜻이다. 참조: "賢, 能也". 『漢字辭典』(서울: 民衆書林, 2000), 1395쪽.
41) 이제마, 『동의수세보원』, 1-5.
42) 교우와 사무는 공적인 바깥일이므로 양(陽), 거처와 당여는 사적인 일이므로 음(陰), 폐와 비장은 배꼽 위에 위치하므로 양, 간과 신장은 배꼽 아래 위치하므로 음으로 간주된다. 다시 비장 위에 있는 폐와 폐 밑에 있는 비장은 태양과 소양, 신장보다 위에 있는 간과 간 밑에 있는 신장은 태음과 소음에 대응한다. 따라서 교우와 사무는 폐와 비장에 대응하는 한편, 거처와 당여는 간과 신장에 대응한다.
43) 사상의학계에서는 '편소(偏小)'라는 말을 즐겨 쓰나, 국어가 아니라 한자어라서 '과소'로 대체한다.

올 수 없다. 탁월한 사무능력을 낳는 정중지기(正中之氣), 즉 순리적 기운(順動之氣)은 과대보다 작고 미달보다는 큰, 즉 적당히 큰 폐에서 나온다. 같은 이치로 미달한 폐를 가진 사람은 '사무' 능력이 약소할 것이고 과소한 폐를 가진 자는 사무능력이 박약할 것이다.

인사人事와 주관장부

인사人事	교우交遇	사무事務	거처居處	당여黨與
주관장부	비장脾	폐肺	신장腎	간肝

정리하자면, 뛰어난 사무능력은 '미달'보다 크되 과대하지 않은 '적당한 크기'의 허파에서 나오고, 뛰어난 교우능력은 과대한 비장이 아니라 '적당히 큰' 비장에서 나오고, 뛰어난 당여능력도 '적당히 큰' 간에서 나오고, 뛰어난 거처능력은 '적당히 큰' 신장에서 나오게 된다.[44] 이것은 사상인의 능력을 구별하는 사단론四端論에서 중요한 기초논리가 된다.

2. 직관적 분별감각과 천부적 재능

바른 사회적 행위의 완성을 위해서는 바른 인식과 바른 실행적 재능이 결합되어야 하는 것은 당연하지만, 이것만으로는 부족하다. 그래서 정치에 대한 바른 인식과 지식을 가진 뛰어난 정치학자가 반드시 뛰어난 정치인일 수 없는 것이다. 뛰어난 정치학자가 동시에 뛰어난 정치인이기 위해서는 직관적 분별감각('정치감각')과 타고난 정

---

[44] 참조: 홍순용·이을호 역술, 『사상의학원론』, 63-65쪽.

치적 재능(비위 좋은 행동, 타고난 웅변역량과 연설재능, 말재간, 글재간 등 타고난 기능적 재주와 수완)을 더 갖추어야 한다. 이와같이 바른 사회적 행위의 완성에는 지식과 정보를 산출하는 이목구비의 인식 및 폐비간신의 현명한 행위 능력 외에도 이 지식과 행위능력을 제때, 그리고 제대로 투입하는 데는 '직관적 분별감각' 또는 '직관적 간파감각'(intuitive discerning sense)'과, 이 분별감각을 현실 속에 구체적으로 구현하는 기능적 수완으로서의 '타고난 재주나 재능(inborn skill or natural talent)'이 더 요청된다. 이제마는 이 직관적 분별감각을 '행기지行其知'(이목구비가 하늘을 올려다보아 하늘로부터 얻는 그 지知를 행하는 것)라 불렀고, 타고난 재능과 기능적 수완을 '行其行'('그 지를 행하는 것을 솜씨 있게 실행하는 것')이라 불렀다. 여기서 '그 지를 행하는 것(행기지)'은 폐비간신이 다른 사람들과의 관계에서 세워주는 현명한 인사人事행위다. 따라서 '행기지行其知'는 이목구비의 지를 발휘, 실용하는 직관적 분별감각을 가리키고, '행기행行其行'은 폐비간신의 현명한 행위(인사) 능력을 솜씨 있게 실행하는 기능적 재능과 수완을 가리킨다.

종합하면 이목구비는 하늘을 관찰하여("觀於天") 하늘을 알게 하고, 폐비간신은 사람들에 대해 바로 세워("立於人") 사람을 유능하게 한다. 사람의 이목구비는 하늘답고 하늘은 지혜로우며, 사람의 폐비간신은 사람답고 사람은 현명하다("人之耳目鼻口 天也, 天知也, 人之肺脾肝腎 人也, 人賢也"). 턱·가슴·배꼽·배는 그 직관적 분별감각으로 하늘의 지知를 잘 행하고("頷臆臍腹行其知也"), 머리·어깨·허리·엉덩이는 그 기능적 수완과 재능으로 사람에 대해 바로 서는 능력(人事)을 실행한다(頭肩腰臀行其行也).[45] 이것을 정리하면 아래 표와 같다.

---

45) 이 "행기행(行其行)"은 일단 폐비간신의 인사(人事)능력을 실행하는 것으로 이해되

육체와 감지·직관·행위능력의 관계

이목구비 耳目口鼻	함억제복 頷臆臍腹	폐비간신 肺脾肝腎	두견요둔 頭肩腰臀
관어천觀於天 → 하늘다운 지혜(天知) →(천기감지)	→ 행기지行其知 (직관적 분별력 =직관감각)	입어신立於人 → 사람다운 현명(人賢) → (인사행위)	→ 행기행行其行 (기능적 재능 =솜씨)

    이목구비의 지식과 정보를 바르게 현실 속에 구현하는 직관적 분별력에는 행검行檢, 도량度量, 주책籌策, 경륜經綸의 4대 직관이 있다.[46] 이 네 가지 감각과 관련된 기존의 해석들은 유익한 경우도 있지만 이제마의 뜻을 왜곡시키는 경우도 많다. 여기서 소양인의 장기長技인 '도량'은 글자 그대로 도度와 양量에 대한 직관적 측정능력, 즉 '가늠'이다. 이것은 흔히 포용력으로 잘못 해석되는데 포용력과 거리가 멀다. 직관적 가늠의 감感, 즉 눈·손대중 등 가늠하는 직관적 적량·적소·적시 판단감각이다. 이 도량감각은 『유고』의 「성명론」에서는 세회를 "보고 묻는 재주"(視問之才)로도 규정한다.[47] 이 직관적 도량능력은 경험적으로 관찰되는 소양인의 가늠감각과 부합된다. 그런데 이 '도량'을 '넓은 도량'이라는 현대어와 관련된 것으로 잘못 연상하여 '포용력'으로 잘못 해석하는 학자들이 있다.[48] 또 '도량'을 "선천적으로 타고난 지적 능력"으로 해석하는 것도[49] 그릇된 것이다. 이

    나, 바로 앞의 '행기지(行其知)'를 실행하는 기능적 재능으로 이해할 수도 있다. 그러나 성명론의 전체맥락상 전자로 해석하는 것이 옳을 듯싶다.
46) 이제마, 『동의수세보원』, 1-7. 사상의학교실은 이 4대 직관을 지(知)를 실천하는 직관적 행위능력이 아니라 지(知)의 네 가지 종류로 잘못 이해하고 있다. 전국 사상의학교실, 『四象醫學』, 72쪽. 이것은 함억제복이 '지(知)'가 아니라 '행기지(行其知)'를 담당한다는 이제마의 기본논리를 이해하지 못한 것이다.
47) 이제마, 『동무유고』 「성명론」, 358쪽.
48) 송일병은 소양인을 "포용력 있다"고 헛말을 하고 있다. 송일병, 『알기 쉬운 사상의학』(서울: 사상사, 1996), 112쪽.
49) 사상의학교실, 『四象醫學』, 72쪽.

제마의 '도량'은 이목구비의 '천지天知', 즉 타고난 인지·지각 능력(*cognitive or perceptive capacity*)이 아니라, 함억제복의 타고난 직관적 분별감각(*intuitive discerning sense*; '行其知')이기 때문이다.

'행검'은 금도襟度를 지켜 바르게 행실하는 품행을 지각하는 직관적 분별감각이다. 이제마는 『동무유고』「성명론」에서 행검을 천시를 "듣고 배우는 재주(聽學之才)"로 규정하고 있다.[50]

'주책'은 재물증식에 예민한 이재理財감각 및 손익타산(재물증감과 가감)과 관련된 수치數値감각이다. 대소大小, 다과多寡, 증감을 직관적으로 느끼는 산술적 수치감각(*arithmetic sense*)은 산수 차원의 감각이고 고등수학의 수리數理능력과 무관하다. 이 때문에 가령 주책이 강한 태음인은 '수치' 감각은 뛰어나지만 '수리' 능력은 결코 뛰어나지 않은 경우가 허다하다. 수리감각은 '주책'이 아니라 '경륜'에 속한다. 『유고』「성명론」에서는 '주책'이 인륜을 "냄새 맡고 생각하는 재주(嗅思之才)"로 제시된다.[51]

'경륜經綸'은 짜임새(조직성) 있게 일을 수행하는 타고난 정밀분별감각을 말한다. 이제마는 『동무유고』「성명론」에서는 경륜이 (지방의 구조를) 세심하게 "맛보고 가르는 재주(味辨之才)"로 제시되고 있다.[52] 따라서 '경륜'은 조직적 업무수행능력과 함께 정밀하고 정교한 논리적 분별능력을 동시에 뜻한다. '경륜'은 정밀한 수리감각(*mathematical sense*)도 내포한다. 이 논리적·수리적 분별감각은 증감·가감에 예민한 산술적 수치감각을 뜻하는 '주책'과 다르다. 전국사상의학교실에서는 '행검'을 "사회생활에 적합한 형태로 다듬어진 지적 능력"으로 해석하고, '경륜'을 국어사전의 의미("일을 조직적으로 계획

---

50) 이제마, 『동무유고』「성명론」, 358쪽.
51) 이제마, 『동무유고』「성명론」, 356쪽.
52) 이제마, 『동무유고』「성명론」, 357쪽.

함")와 배치되는 "경험과 지식의 축적"으로, '주책'을 "도량, 행검, 경륜이 자기에게 이롭게 쓰이는 지의 이상적 모습"으로 해석하여,[53] 이 제마의 기본철학을 완전히 망가뜨려 놓고 있다.

'행검'은 글자 그대로 '행위의 법식'(전용하여 "대의와 금도 있는 바른 행실"을 분별하는 감각)을, '경륜'은 '날줄과 가지런한 거문고 줄'(전용하여 "전후좌우로 짜임새 있는 엄밀한 조직적 일처리" 감각)을, '주책'은 '산가지', 즉 '주판'(전용하여 '주판籌板'으로 계산하듯 이해타산을 잘 하는 수치·이재 감각)을 뜻한다. 또 도량이 행검으로, 행검이 경륜으로, 경륜이 주책으로 단계적으로 발전하는 식으로 파악하는 설명도[54] 엉터리해석이다. 도량·행검·경륜·주책은 상호 대등하게 구별되는 직관감각들이기 때문이다.

배꼽·배·턱·가슴의 제복함억은 제각기 이 4대 직관력을 담당한다. 배꼽(臍)은 '행검'을, 배(腹)는 '도량'을, 턱(頷)은 '주책'을, 가슴(臆)은 '경륜'의 분별감각을 담고 있다.[55]

그런데 이 직관적 분별감각은 사심邪心을 품으면 타고난 예리함을 잃고 무력화된다. '행검'은 상대방을 제압하려고 뻐기는 심보인 '벌심伐心' 때문에 망가지고, '도량'은 과시·과장하고 허풍 치는 심보인 '과심夸心' 때문에 망가지고, '주책'은 교만한 심보인 '교심驕心' 때문에 망가지고 '경륜'은 콧대를 세우는 심보인 '긍심矜心' 때문에 망가진다. 배꼽·배·턱·가슴에는 동시에 사람들을 미혹하려는 이런 혹세지심惑世之心이 잠복해 있는 것이다. 배꼽에는 뻐기는 제압 심보가, 배에는 허풍이, 가슴에는 콧대(프라이드)를 세우고 남을 얕잡아 보는 심

---

53) 전국사상의학교실, 『四象醫學』, 72-73쪽.
54) 전국사상의학교실, 『四象醫學』, 72-73쪽.
55) 이제마, 『동의수세보원』, 1-17.

보가, 턱에는 교만이 담겨 있다.[56] 따라서 배꼽, 배, 가슴, 턱에는 만인에게 요순堯舜의 행실을 보장하는 '행검', '도량', '주책', '경륜'이 담겨 있지만, 동시에 만인을 '어리석은 자(愚者)'로 만드는 나쁜 심보가 숨겨져 있다.

4대 직관감각과 4대 사심邪心

부위	제제臍(배꼽)	복복腹(배)	함함頷(턱)	억억臆(가슴)
직관감각	행검	도량	주책	경륜
사심	벌심	과심	교심	긍심

한편, 직관적 분별감각을 구현하는 타고난 수완(솜씨)에는 방략方略·재간才幹·위의威儀·식견識見 등 네 가지 실무적 재주가 있다. '방략'은 즉각적(직감적)으로 방도를 짜내는 전략적 재능이고, '재간'은 일을 잘 해내는 타고난 솜씨(말재간, 글재간, 손재간, 일재간)이고, '위의'는 점잖고 무게 있게 처신하는, 즉 위엄·품위·예의를 지켜 신사답게 행동하는 타고난 의전적儀典的 재능이고, 식견은 영리하고 빠삭하게 알고 처리하는 재능이다.[57] 여기서 '식견'은 머리가 좋아 공부를 잘한다거나 학식이 있다는 뜻이 아니라 '총기聰氣와 기억력이 좋아 자기가 하는 일에 빠삭하고 영리하다(센스가 빠르다)'는 뜻이다. 주지하다시피 영리한 사람이 반드시 머리가 좋은(아이큐가 높은) 것도 아니고 공부를 잘하는 것도 아니다. 이 4대 재능은 머리·어깨·허리·엉덩이의 두견요둔이 담당한다. 머리는 식견을 담고 있고, 어깨는 위의를, 허리는 재간을, 엉덩이는 방략을 담고 있다.

---

56) 이제마, 『동의수세보원』, 1-19.
57) 방략·재간·위의·식견에 대한 사상의학교실의 해석은 엉터리해석으로 일관하고 있다. 참조: 사상의학교실, 『四象醫學』, 73쪽.

그런데 이제마에 의하면, 방략은 남의 것을 도둑질하는 '욕심慾心' 또는 '절심竊心'(절도 심보)으로 망가진다. 그런데 이제마는 여기서 사상체질론적 개념들을 스스로 혼란스럽게 만들고 있다. '방략'을 망치는 엉덩이의 못난 심보를 '절심'으로 개념화하는 것은 이해가 가나, 이것을 다시 '욕심'으로 바꿔 부르는 것은 뒤에서 알게 되겠지만 소음인의 탁한 심욕心慾인 '극욕極慾', '탐심貪心', '물욕物慾' 등의 개념과 혼동을 일으킨다. 따라서 이 책에서는 '욕심慾心'이라는 술어를 폐기하고 '절심竊心'으로 통일한다. '재간'은 쉬 싫증나거나(식상하거나) 질려서 게으름을 피우는 '나심懶心'으로[58] 망가지고, '위의'는 위엄 있게 무게 잡는 신사다운 자의 사치인 '고등사치 심리'인 '치심侈心' 때문에 망가지고,[59] '식견識見'은 제고집대로 하는 천심擅心 또는 제멋대로 남의 것을 빼앗으려는 탈심奪心[60] 때문에 망가진다.

엉덩이, 허리, 어깨, 머리에는 남을 기만하고 자기의 편익便益을 쫓는 심보인 못난 마음(怠心),[61] 즉 사람들을 속이려는 마음(罔民之心)이 숨겨져 있다. 엉덩이는 도둑질하려는 절심竊心을, 허리는 금방 싫증이나 게을러지는 '나심懶心'을, 어깨는 사치를 부려 자기를 높이려는 '치심侈心'을, 머리는 제 맘대로 전횡하려는, 즉 천단擅斷하려는 아집

---

58) '나(懶)'는 육체적으로 편하려고 남의 눈을 피해 일을 하지 않는 게으름(怠)이 아니라 '싫증이 나서 뒤로 나자빠지는 게으름'을 가리킨다.
59) 어깨에는 무게 있게 처신하는 위의와 함께 사치심도 들어있다. 따라서 이 경우의 사치심은 신사의 위엄으로 무게 잡으면서 부리는 사치심이므로 '고등사치'로 나타난다.
60) 여기서 탈심(奪心)과 천심(擅心)은 서로 통하는 면이 있다. "멋대로 남의 것을 빼앗을" 탈(奪)자와 "제고집대로 할 천(擅)"자로 조합되어 있다. 그러나 탈심은 남의 이익과 물건을 제멋대로 처분하려는, 즉 남의 물건이나 명성을 빼앗거나 망가뜨리려는 시샘, 즉 질시도 담고 있다. 따라서 탈심은 때에 따라 달리(반항할 때는 '고집불통 심보'로, 위축감을 느낄 때는 '시샘'으로) 나타난다.
61) '나(懶)'가 싫증나서 나자빠져 게으름을 피우는 것이라면, '태(怠)'는 눈속임으로 게으름을 피우는 것을 가리킨다.

또는 오기인 '천심擅心'과 샘내고 빼앗으려는 심보인 탈심'奪心'을 담고 있다.

　엉덩이의 욕심은 '절심'이요, 무슨 일에든 빨리 질려 싫증내고 나자빠져 게으름을 피우는 '나심'은 스스로 못난 척 자기를 비하하는 것('自卑')이요, '치심'은 스스로 높은 척 자기 지위를 높이는 것('自尊')이요, 제 맘대로 하려는 '천심擅心'은 샘이 나서 제멋대로 남의 것을 빼앗으려는('奪利') 심보이다. 따라서 볼기·허리·어깨·머리는 만인에게 성인聖人의 수완을 주는 방략·재간·위의·식견을 담고 있지만 동시에 만인을 '못난이(不肖)'로 만드는 심보를 숨기고 있는 것이다.

인간의 4대 재능과 태심怠心 (못난 기만심리)

부위	두頭 (머리)	견肩 (어깨)	요腰 (허리)	둔臀 (엉덩이)
재능	식견	위의	재간	방략
태심	천심(탈심)	치심	나심	절심

　이렇듯 '제복함억'은 행검, 도량, 주책, 경륜의 성인적聖人的 분별감각을 지니고 있으면서도 동시에 이 분별력을 망가뜨려 만인을 어리석은 자로 만드는 사심邪心을 품고 있다. 따라서 성인의 분별력을 유지하기 위해서는 뻐김·허풍(과시)·콧대·교만 등의 사심을 억제하는 수신修身이 필수적이다. 마찬가지로 두견요둔이 간직하는 방략·재간·위의·식견 등 요순堯舜의 재능은 끊임없이 자신의 천명인 천직天職에 대한 관점을 바로 세우고 몸과 마음을 갈고 닦는 정명수신正命修身을 통해 만인을 불초로 만드는 도심盜心(절심), 싫증(나심), 치심侈心, 천심擅心(또는 탈취욕) 등 못난 마음을 다스려야 한다.

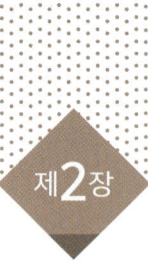

제2장

사단론과 사상체계의 기본논리

사단론四端論은 사상인四象人 구분의 단서를 제공하는 기초이론이다. 이는 이목구비와 폐비간신에 따라 결정된다.

이제마는 먼저 장부의 대소장단大小長短으로 사상인을 나눈다. 장부에는 양부陽腑와 음부陰腑가 있다. 양부는 상체에 위치한 폐장과 비장이고, 음부는 하체에 위치한 간장과 신장이다.

이 중 폐장이 크고 간장이 작은 '폐대간소肺大肝小'는 태양인이다.[62] 태양인은 양부陽腑인 폐가 과대하고 음부陰腑인 간은 과소한 것이다. 여기서 이제마의 논리를 더 발전시켜 나머지 양부, 음부에 음양논리를 적용하여 연역하면, 태양인의 또 다른 양부인 비장은 적당히 큰 반면, 태양인의 다른 음부인 신장은 과소하지는 않지만 미달하다.

간이 크고 폐가 작은 '간대폐소肝大肺小'는 태음인이다.[63] 음부인 간은 과대한 반면, 양부인 폐는 과소하다. 음양논리로 연역하면 태음인

---

62) 이제마, 『동의수세보원』, 2-1.
63) 이제마, 『동의수세보원』, 2-1.

의 다른 음부인 신장은 적당히 큰 반면, 다른 양부인 비장은 미달하다.

비장이 크고 신장이 작은 '비대신소脾大腎小'는 소양인이다.[64] 양부인 비장은 과대한 반면, 음부인 신장은 과소하다. 마찬가지로 음양논리로 연역하면 소양인의 다른 양부인 폐는 적당히 큰 반면, 다른 음부인 간은 미달하다.

신장이 크고 비장이 작은 '신대비소腎大脾小'는 소음인이다.[65] 음부인 신장은 과대한 반면, 양부인 비장은 과소하다. 다시 음양논리로 연역하면 다른 음부인 간은 적당히 큰 반면, 다른 양부인 폐는 미달하다.

여기서 논리적 연역은 모두 이제마가 직접 기술한 것이 아니라 필자가 이제마의 기술을 바탕으로 도출한 것이다. 필자는 이제마가 각 사상인의 큰 장부와 작은 장부만 밝히고 다른 장부의 크기에 대해 침묵한 것은 말을 절약하기 위한 축약 또는 생략이라고 생각한다. 고로 사단론의 완결을 위해서는 각 사상인의 나머지 장부의 대소도 다 밝혀야 한다고 생각한다. 이를 도식화하면 다음과 같다.

장부臟部의 크기에 따른 사상인의 구분

	태양인	소양인	태음인	소음인
폐장肺臟	과대	적당	과소	미달
비장脾臟	적당	과대	미달	과소
신장腎臟	미달	과소	적당	과대
간장肝臟	과소	미달	과대	적당

한편, 얼굴의 중앙을 기준으로 위쪽에 있는 귀와 눈(耳目)은 양陽의 기관이고, 아래쪽에 있는 코와 입(鼻口)은 음陰의 기관이다. 사람이 동

---

64) 이제마, 『동의수세보원』, 2-1.
65) 이제마, 『동의수세보원』, 2-1.

물처럼 엎드렸을 때 귀가 눈보다 위에 있으므로 얼굴 위쪽의 뒤에 위치한 귀가 발달한 사람은 태양인太陽人이다. 얼굴 위쪽의 아래에 있는 눈의 기능이 발달한 사람은 소양인少陽人이다. 얼굴 아래쪽에서 위에 있는 코의 기능이 발달한 사람은 태음인太陰人이다. 얼굴 아래쪽에서 코보다 아래 있는 입의 기능이 발달한 사람은 소음인少陰人이다.[66)]

이에 따라 사상인은 이목구비의 인식능력에 입각하여 구분된다. 태양인은 귀의 기능이 발달하여 미세한 소리든 큰 소리든 잘 듣고 나라와 세상의 소리를 들어 천시를 잘 인식한다. 반면, 태양인은 코가 미발달하여 냄새를 잘 맡지 못하고 인륜을 경시한다.[67)] 태양인은 명석하지만 지극히 무례방자하다. 최악의 태양인은 적당히 명석한 정도에 불과한 주재에서 자기보다 수백 배 명석한 사람들을 깔보고 이들까지도 제압하려 들며 무례하게 뻐기는 태양인이다.

소양인은 눈의 기능이 발달하여 색깔을 잘 보고 세회를 잘 인식한다. 반면, 소양인은 입이 미발달하여 맛을 잘 보지 못하고, 지방(지리)을 잘 감지하지 못한다.[68)] 즉, 지리감각이 전무한 길치다. 소양인은 지리감각으로 길을 찾는 것이 아니라 지형지물에 대한 기억으로 길을 찾는다. 따라서 소양인은 도시개발로 지형지물이 변하면 방향감각을 잃고 길을 찾지 못한다. 길치는 자동차를 운전할 때 특히 애를 먹는데 요즘은 네비게이션을 쓸 수 있어 특히 소양인에게 다행이다.

태음인은 코의 기능이 발달하여 냄새를 잘 맡고 인륜을 잘 감지한다. 반면, 태음인은 귀가 미발달하여 소리를 잘 듣지 못하고, 천시를

---

66) 이제마, 『동의수세보원』, 3-2.
67) 이제마, 『동의수세보원』, 3-2.
68) 이제마, 『동의수세보원』, 3-2.

인식하지 못한다.[69] 태음인은 초인종이나 전화벨 소리를 잘 듣지 못하고, 역사가 흐르고 변하는 소리를 거의 듣지 못한다. 따라서 태음인은 역사의식이 과소(미미)하거나 박약하다.

소음인은 입의 기능이 발달하여 맛을 잘 보고 지방(지리와 방향)을 잘 감지한다. 말하자면, 소음인은 미식가이고, 채소·포도주 맛을 품평하는 감별사(소믈리에)와 차 맛을 품평하는 품명가品茗家가 많고, 지리감각과 방향감각이 뛰어나다. 반면, 소음인은 눈이 미발달하여 색상과 그 배합을 잘 보지 못하고 세회를 거의 감지하지 못한다.[70] 그리하여 소음인은 사람을 넷으로 분류하는 사상체질론도 유독 무시하고 싫어하고, 여론에도 아랑곳하지 않고 여론을 거의 모르고 무시한다. 소음인 정치인들에게서는 이 여론무시가 정사를 제멋대로 하는 정치적 천단天壇으로 나타난다. 우리나라 사람들은 이 천단정치를 노무현·이명박·박근혜 등 소음인 대통령 시대에 가장 많이 겪었다. 이 중 두 명은 탄핵당했다. 다시 이 중 한 명은 죽었고, 두 명은 부정부패와 국정농단으로 옥살이를 했다. 이들은 처절한 민주화운동을 하며 자라나 단련된 사람들이 아니었기 때문에 자신을 수신할 기회도 없었다.[71]

---

69) 이제마, 『동의수세보원』, 3-2.
70) 이제마, 『동의수세보원』, 3-2.
71) 오늘날 노무현 전(前)대통령이 민주화운동을 한 것으로 잘못 알려졌지만, 그는 변호사로서 부산에서 국제신문사 사주(친일파)의 유족들의 상속세 소송을 맡아 거대한 상속세를 전액 면제시켜주고 엄청난 수임료를 챙겼고 1979년 10월 부마민주항쟁과 1980년 5월 광주민주항쟁에도 아랑곳없이 1980년대 말까지 요트를 타며 호의호식했다. 1981년 용공조작 부림사건 변호를 맡은 뒤에도 한동안 떵떵거리며 놀기만 했다. 그는 민주세력이 호헌철폐·직선제개헌을 외치는 1987년 6·10민주항쟁 때에야 갑자기 운동권인권변호사로 전향했을 뿐이다. 그의 민주화운동 경력이라면 1987년 부산에서 '대통령직선제쟁취운동 부산본부 상임집행위원장'으로 6월항쟁에 참여한 것이 전부였다. 그러나 1988년 이후 민주화세력의 전반적 승리로 아무도 잡혀가지 않을 정도로 정치적으로 안전해지고 군부세력이 탈권(脫權)되어 음지가 양지가 된 시대에 그는 거꾸로 더 격렬한 정치활동과 더 가혹한 비판활동을 벌여 소위 '청문회스

장기臟器의 대소·우열에 따라 사상인의 감지능력을 구분하면 다음과 같이 도식화된 된다.

장기의 대소·우열에 따른 사상인의 감지능력 구분

장기/ 감지능력	태양인		소양인		태음인		소음인	
과대/ 탁월	폐	이	비	목	간	비	신	구
적당/ 상당	비	목	폐	이	신	구	간	비
미달/ 약소	신	구	간	비	비	목	폐	이
과소/ 미미	간	비	신	구	폐	이	비	목

배꼽·배·턱·가슴의 직관적 분별감각에 따라서도 사상인은 구분된다. 이 분별력은 사상인의 신체부위 가운데 치우치게 작은 장부(偏小之臟)에 부속한 신체부위에 직관능력의 강점과 약점이 병존한다. 이 역설은, 태음인은 청력이 미미하고, 소음인은 시력이 미미하고, 태양인은 후력嗅力이 미미하고, 소양인은 미력味力이 미미하기 때문에 이 결점을 자기의 탁월한 기관의 능력(태양인은 청력, 태음인은 후력, 소양인은 시력, 소음인은 미력)으로 덮으려 하기 때문에 생겨난다.[72] 이 약점은 각 체질에게 상이한 버릇을 생기게 만들기도 한다. 가령 태음인은 청력도 약하고 색상과 모양을 보는 시력도 약하기 때문에 라디오와 텔레비전을 시청하는 것을 상대적으로 기피하고, 책이나 신문을 읽는 것을 좋아하고 뭐든 읽을 것이 있으면 읽어대려고만 하는 버릇이 있다.

간이 과소한 태양인의 조그만 배꼽은 교제관계에서 대의와 금도를 지키는 바른 행실능력인 행검과, 이를 망가뜨리는 '뻐김 심리', 즉 '벌

타'로 유명해졌다. 이렇게 양지에서만 살았기 때문에 민주화운동의 험난한 수신과정을 제대로 겪지 못했다. 이렇기 때문에 김근태 전의원은 "노무현이 무슨 운동권이냐? 운동권도 아닌 자가 운동권행세를 한다"고 짜증을 냈다고 한다. 노 대통령에 대해서는 나중에 상론한다.

72) 이제마,『동무유고』「성명론」, 356-358쪽.

심伐心'을 동시에 담고 있다.[73] 동무는 태양인의 장단점이 한 부위에 공존하는 이 역설을 다음과 같이 설명하고 있다. "(태양인의 지나치리만치 작은) 배꼽은 유해油海에 속하고 코의 근본인데 코는 간에 속하므로 태양인의 간은 작다. 고로 이 코는 후력이 없어 자연히 듣고 배우는 재주인 행검이 분명하다."[74] 그러나 동시에 후력이 없으므로 인륜을 냄새 맡고 마음 쓰는 재주가 미미하여 사람들에게 마음 쓰지 않고 방자히 굴고 뻐기며 남을 제압하려 든다.

신장이 과소한 소양인의 빈약한 아랫배는 도량과 이를 망가뜨리는 허풍 '끼'를 같이 담고 있다.[75] "(소양인의 아주 작은) 배는 액해液海에 속하고 액해는 입의 근본인데 입은 신장에 속하므로 소양인의 신장은 작다. 고로 (소양인의) 입은 미력이 없어서 자연히 보고 묻는 재간인 도량이 크다." 소양인은 눈의 보고 묻는 뛰어난 능력으로 결여된 미력을 커버하려 하므로 도량(가늠 능력)은 뛰어나나, 자기가 처한 지방의 구조를 맛보고 분간하는 재주가 없어 제 주제를 모르고 허풍치고 과장하며 자기를 과시하는 것이다.

폐가 과소한 태음인의 빈약한 턱은 주책과 이를 망가뜨리는 교만심을 함께 담고 있다.[76] "(태음인의 빈약한) 턱은 진해(津海; 장부론 참조)에 속하고 진해는 귀의 근본인데 귀는 폐에 속하므로 태음인의 폐는 작은 것이다. 그러므로 이 귀는 청력이 없어서 (역설적으로) 자연히 코로 냄새 맡고 마음 쓰는 재주인 주책이 뛰어난 것이다."[77] 그러나 청력이 없으므로 천시(세계의 변화·발전)를 듣고 배우려는 재주('聽學之才')가 없어 '우물안 개구리처럼' 자만하고 교만할 수밖에 없다.

---

73) 이제마, 『동의수세보원』, 3-16.
74) 이제마, 『동무유고』「성명론」, 348쪽.
75) 이제마, 『동의수세보원』, 3-16.
76) 이제마, 『동의수세보원』, 3-16.
77) 이제마, 『동무유고』「성명론」, 356쪽.

비장이 과소한 소음인의 빈약한 가슴(臆臟)은 경륜과 콧대를 세우고 얕보는 심보를 동시에 담고 있다.78) "(소음인의 빈약한) 가슴은 고해膏海(장부론 참조)에 속하고 고해는 눈의 근본인데 눈은 비장에 속하므로 소음인은 비장이 작은 것이다. 고로 소음인의 눈은 시력이 없어 자연히 맛보고 분간하는 재주인 경륜이 탄탄하다."79) 따라서 소음인은 시력결여로 '세회'(세상물정)를 파악할 인식능력이 없는 대신 경륜의 직관감각이 뛰어나다. 따라서 '경륜'이 뛰어난 소음인은 엄밀한 논리구성 능력과 논리적 시비是非판단 능력, 그리고 일의 선후와 상하관계를 알고 짜임새 있게 일하는 데 뛰어나고, 정밀한 수리·수학적, 조직적 사고思考와 음악에 능하다.

논리적 엄밀성과 정밀성에 의미론적 강세를 두는 '경륜'의 정밀한 수리·수학적 사고능력(mathematical sense)은 손익타산성에 강세를 주는 '주책'의 산술적 수치감각(arithmetic sense)과 차원이 다르다. '경륜', 즉 수학·수리능력이 뛰어난 사람은 (반드시 수학 공부를 잘 한다는 것을 뜻하는 것은 아니지만) 일반적으로 수학과 수리적 자연과학과 수리공학에 적성이 맞는가 하면 클래식 음악의 음미, 나아가 음악재능을 타고난 소음인들은 클래식 작곡에도 뛰어나다. 수리화數理化될 수 없는 음색音色, 가사歌詞 등을 제외하면 클래식 음악은 기본적으로 음音의 강약과 장단(박자), 음의 고저와 조화(화음)를 복잡하게 수리화하고 있기 때문이다. 클래식 음악의 이 수리적 구성은 교향악의 경우 박자와 리듬을 가진 단음單音에서 시작하여 크고 작은 음절이 계속 이어지는데다 악기마다 할당된 악보가 여러 개 상하로 중첩되어 짜이는 매우 복잡한 고등수학적 조직성을 가졌다.

---

78) 이제마, 『동의수세보원』, 3-16.
79) 이제마, 『동무유고』「성명론」, 357쪽.

따라서 맛보고 분간하는 '미변지재味辨之才'인 '경륜'이 뛰어난 소음인은 엄밀하고 순수한 논리로 짜인 철학과 수리에 기초한 수학, 자연과학, 공학분야에 재능이 있음을 뜻함과 동시에 추상적 클래식 음악의 음미吟味, 나아가 뛰어난 음감音感을 타고난 소음인들은 작곡에도 필수적인 직관적 감각이 있는 것이다.

사단론의 '사단四端'은 원래 맹자의 사단, 측은지심惻隱之心, 수오지심羞惡之心, 공경지심恭敬之心(사양지심), 시비지심是非之心에서 자연스럽게 우러나오는 네 가지 자유지정自由之情인 인의예지仁義禮智를 가리킨다. 이 사단을 더욱 구체화한 이제마의 '사상'은 맹자의 사단을 제각기 사상인과 부정적 관점에서 연관시켜 태소음양인의 네 가지 부정적 심욕 및 인간유형을 정의하고 있다. 홍순용·이을호는 "사단론의 어원은 맹자의 사단론에서 유래했으나 여기서는 사상의 사단이니 태소음양인을 가리킨다"고 올바로 밝히고 있다.[80] 그러나 여기서 중요한 것은 그 유래가 아니라, 동무가 맹자의 사단을 부정적으로 변형시켜(반대의 성정으로 뒤집어) 태소음양인의 '심욕'과 연결시키고 있다는 점이다. 그래서 이제마는 태양인은 예禮의 기본정서인 공경지심이 미약해 '비인鄙人'(무례방종자)이 될 위험이 있다고 말하는 것이다. 같은 이치로 소양인은 경제적 지智를 뒷받침하는 기본성정인 시비지심(손실·이해감각)이 미약해서 경박하게 굴며 자기를 과장하는 경솔·경박한 '박인薄人'이 될 위험이 있고, 태음인은 의義를 뒷받침하는 수오지심(정의감)이 미약해서 구차히 달아나고 숨는 '나인懦人'(비겁자)이 될 위험이 있고, 소음인은 인仁을 뒷받침하는 성정적 동력인 측은지심이 미약해서 탐욕을 부리는 '탐인貪人'(수전노)이 될 위험이 있다.[81]

---

80) 이을호·홍순용은, 『사상의학원론』, 36쪽.
81) 이제마, 『동의수세보원』, 2-2쪽. 홍순용·이을호는 동무가 비인·나인·박인·탐인과 사상인의 관련성은 "동무 스스로 제시한 바 없다"고 말하고 있는데(홍순용·이을호, 위

이런 위험은 모두 마음이 탁탁濁해서 생기는 '심욕心慾' 때문에 초래된다.

이에 반해 인의예지의 긍정적 덕성은 폐비간신肺脾肝腎의 네 장부에서 나오는 기운이다("仁義禮智 四臟之氣").[82] 이것을 근거로 심욕과 태소음양인의 부정적 연관을 긍정적으로 뒤집으면, 태소음양인의 타고난 덕성(인의예지)을 도출할 수 있다. 이 도출논리에 입각하면, 폐가 큰 태양인은 예의는 없으나 타고난 인자仁者이고, 비장이 큰 소양인은 경제적 지혜와 손익감각·이해타산능력을 잃을 정도로 기분파적 객기를 부리고 자기자랑과 과장이 심하나 하늘이 내린 의자義者이고, 간이 큰 태음인은 의리 없이 비겁하게 자기 안일만을 추구하나 천성적으로 손익·이해감각이 뛰어나 이재理財에 능한 경제적 지자智者이고, 신장이 큰 소음인은 인仁을 베풀 줄 모르는 수전노이지만 천부적인 예자禮者다.

사상인의 천성적 심욕과 천부적 덕성

	태양인	소양인	태음인	소음인
천성적 심욕	비인鄙人 (무례방종자)	박인薄人 (경박한 자)	나인懦人 (비겁자)	탐인貪人 (수전노)
천성적 덕성	인자仁者	의자義者	지자智者	예자禮者

엉덩이·허리·어깨·머리의 재능에 의해서도 사상인은 확연히 차별

책, 38면). 이것은 바른 해석이 아니다. 동무는 "확충론"에서 이것을 직접 태소음양인과 연관시키고 있다.(이제마, 『동의수세보원』, 3-10) 다만 "확충론"에서는 박인의 '식사(飾私)'를 유사한 개념인 '편사(偏私)'로, 탐인의 '극욕(極慾)'을 '물욕(物慾)'으로 바꾸고, 『격치고』에서 보여지는 개념혼란의 영향으로 소음인을 구차히 달아나 숨는 자로, 태음인을 물욕이 지나친 자로 잘못 규정하고 있을 뿐이다. 이 잘못을 바로잡는 논의를 뒤로 미룰 때, 일단 분명한 것은 동무 자신이 부정적인 심욕과 태소음양인을 직접 연관시키고 있다는 사실이다.

82) 이제마, 『동의수세보원』, 2-8.

된다. 재능도 사상인의 장부 가운데 각인의 지나치게 작은 장부(偏小之臟)에 종속한 부위에 심리적 장점과 단점이 병존한다. 이제마는 『동무유고』 「성명론」에서 이 파라독스를 외강내강外剛內剛한 태양인이 외유내강外柔內剛한 소음인을 낳고 외유내유外柔內柔한 태음인이 외강내유外剛內柔한 소양인을 낳는 태양·소음 및 태음·소양 간의 모자母子관계로 설명하고 있다.[83] 즉, 자식이 본래 어미에 속한 것을 탈취하거나 어미가 자신의 것을 가장假裝하기 때문에 자식이 어미의 탁월한 능력을 갖거나 어미가 자식의 탁월한 능력을 향유한다. 그러나 태소음양인의 이 모자관계는 '탈취', '가장', '빙자', '의탁'이라는 단점을 극복하지 못한다는 것이다.[84]

간이 과소한 태양인의 빈약한 엉덩이는 방략과 이를 망가뜨리는 도둑질 심보를 담고 있다.[85] "(소음인에게 튼튼한) 엉덩이의 정해精海는 백魄의 집이다.[86] 백이 기氣가 되면 성대하고 장한 경영經營이라서 자연히 방략이 있다. 소음인을 논하는 구절에서 특별히 태양인을 들어 말하는 것은 추측컨대 태양이 소음을 낳고 그 자식(소음)의 백에 슬쩍 의탁하기 때문이다."[87] 태양인은 소음의 방략을 슬쩍해서 방략을 갖췄기 때문에 남의 물건을 슬쩍하는 도둑질 심보도 그대로 가지고 있는 것이다.

신장이 과소한 소양인의 가는 허리는 재간과 (이를 가로막는) 싫증(怠心)을 동시에 담고 있다.[88] "(태음인에게 튼실한) 허리의 혈해血海는 혼

---

83) 이것은 예외적으로 주역논리를 빌리지 않으면 설명할 수 없는 바, 주역논리에 입각한 해명은 이 책의 제2장 6절 "사상인의 화합·배척관계"을 참조하라.
84) 이제마, 『동무유고』 「성명론」, 359-362쪽.
85) 이제마, 『동의수세보원』, 3-17.
86) '精海'와 '魄'에 관해서는 장부론 참조.
87) 이제마, 『동무유고』 「성명론」, 361쪽.
88) 이제마, 『동의수세보원』, 3-17.

(魂; 장부론 참조)의 집이다. 혼이 기氣가 되면 분명히 드러나 기발한 행장行裝이라서 자연히 재간이 있다. 태음인을 논하는 구절에서 특별히 소양인을 들어 말하는 것은 추측컨대 소양이 태음에서 나와 그 어미(태음)의 혼을 빙자하기 때문이다."[89] 소양인은 태음의 혼에 기대어 탁월한 재간을 갖췄기 때문에 남의 힘에 기대어 싫증을 내며 게으름을 피운다.

폐가 과소한 태음인의 작은 어깨는 위의(품위)와 이를 저해하는 사치심을 같이 가지고 있다.[90] "(소양인에게 강한) 어깨의 막해膜海는 영靈(장부론 참조)의 집이다. 영이 기氣가 되면 엄숙하고 독한 태도라서 자연히 위의가 있다. 소양인을 논하는 이 구절에서 특별히 태음인을 들어 말하는 것은 추측건대 태음이 소양을 낳아 그 자식(소양)의 영을 가명으로 빌리기 때문이다."[91] 따라서 태음인은 소양의 영을 가명으로 빌려 위의를 갖췄기 때문에 이 위의 자체가 자기 분수를 넘는 가차假借, 가장, 즉 사치인 것이다.

비장이 과소한 소음인의 작은 머리는 식견과 제멋대로 전횡하는 아집과 오기, 시샘을 동시에 담고 있다.[92] "(태양인에게 발달한) 머리의 이해膩海는 신神의 집이다.(장부론 참조) 신이 기氣가 되면 밝고 빛나는 조화造化라서 자연히 식견이 있다. 태양인을 논하는 이 구절에서 특별히 소음인을 들어 말하는 것은 추측컨대 소음이 태양에서 나와 그 어미(태양)의 신을 빼앗기 때문이다."[93] 소음인은 태양에서 신을 빼앗아 식견을 갖췄기 때문에 이 식견 자체가 탈취물이다. 따라서 소음인은 식견과 함께 짓궂은 애들 같은 전횡심리와 시샘도 함께 지니고 있

---

89) 이제마, 『동무유고』 「성명론」, 361쪽.
90) 이제마, 『동의수세보원』, 3-17.
91) 이제마, 『동무유고』 「성명론」, 360쪽.
92) 이제마, 『동의수세보원』, 3-17.
93) 이제마, 『동무유고』 「성명론」, 359쪽.

다는 것이다. 종합하여 정리하면 다음과 같다.

사상인간 체질적 재능의 생성관계

	재능	관계	못난 심보
태양인	방략	태양이 자식인 소음의 魄(방략)을 절취	→ 竊心
소양인	재간	소양이 어미인 태음의 魂(재간)을 빙자	→ 懶心
태음인	위의	태음이 자식인 소양의 靈(위의)을 假借	→ 侈心
소음인	식견	소음이 어미인 태양의 神(식견)을 탈취	→ 奪心

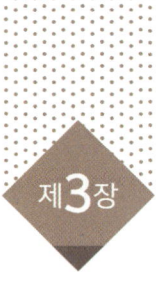

확충론과 사상인의 체질적 특성

1. 인식·행위능력과 직관·재능의 사상인적 차별성

확충론擴充論은 성명론과 사단론을 종합하고 확장하는 논의이다. 이제마는 이를 통해 사상인의 타고난 인식능력과 실천적 행위능력 및 직관능력과 재능(기능적 수완)을 더욱 분명하고 풍부하게 기술한다. 필자는 장기의 과대, 적당, 미달, 과소(미약)를 사분四分하는 중용논리와 음양논리에 따라 이제마의 논의를 더욱 확장하여 더욱 세분된 내용을 보충하고 필요한 곳에서는 이제의 미세하게 빗나간 논의를 수정해 바로잡고자 한다.

앞서 중도개념을 도입해 설명했듯이 타고난 중도적 실천능력은 적당한 크기의 장부에서 나온다. 적당한 크기의 장부에서 나오는 중도적 교우·사무·거처·당여 능력을 사상四象에 따라 도식화하면 다음과 같다. 이 도식은 다음에 이어지는 복잡한 논의를 정리하는 데 크게 도움을 줄 것이다.

중용적 인사능력에 따른 사상인의 구분

	태양인	소양인	태음인	소음인
탁월	교우	사무	거처	당여
상당	사무	교우	당여	거처
약소	거처	당여	교우	사무
불능	당여	거처	사무	교우

또 사상인이 천부적으로 타고난 탁월한 천기인지 능력, 중도적 인사능력, 탁월한 실천적 직관감각(직관적 분별력), 뛰어난 기능적 재주·수완(재능)을 미리 정리해 놓을 필요도 있다. 다음 도표도 이어질 논의를 쉽게 이해하도록 하는 데 도움을 줄 것이다.

四象人의 능력

	태양인	소양인	태음인	소음인
뛰어난 천기인지 능력	이耳(귀)	목目(눈)	비鼻(코)	구口(입)
	천시	세회	인륜	지방
중도적 인사人事능력	적당한 비장	적당한 폐장	적당한 신장	적당한 간장
	교우	사무	거처	당여
뛰어난 직관적 실천감각	제臍(배꼽)	복腹(배)	함頷(턱)	억臆(가슴)
	행검	도량	주책	경륜
뛰어난 기능적 재주	둔臀(엉덩이)	요腰(허리)	견肩(어깨)	두頭(머리)
	방략	재간	위의	식견

태양인 태양인은 천시의 인식과 교우행위에 뛰어난 반면, 인륜과 당여에 불능이다. 태양인은 귀가 발달하여 소리와 천시를 잘 듣는다. 청력과 크고 작은 소리에 대한 감지력이 아주 좋다. 또 '천

시를 잘 듣는다'고 함은 경험의 근거 없이도 사색을 잘 한다는 것을 뜻한다. 따라서 태양인은 기본적으로 매우 사변적, 명상적, 관조적이며 천시와 관련된 신비한 사색을[94] 잘하고 즐긴다. 따라서 태양인은 실용적·실무적·실증적 사고에 관심이 없는 반면, 역사의식과 더불어 종교의식과 신비적 사고경향이 강하다. 맑은 소리, 화음, 좋은 말, 미담 등 좋은 소리(善聲)를 좋아하고[95], 소음, 악담, 음해, 불평소리, 신음, 원성 등 나쁜 소리(惡聲)에 민감하고 소음·악담·음해·뒷담화를 혐오한다. 이제마의 논의를 바탕으로 논리적으로 도출되는 내용에 필자의 경험관찰을 더해 덧붙이자면 천시에 밝은 태양인은 과거·현재·미래의 삼시三時를 다 중시하고 이 삼시에 산다.

태양인은 눈으로 색상과 세회를 보는 데에 탁월하지는 않지만 상당한 직관적 감지능력을 가졌고, 입으로 음식과 '지방'을 맛보는 데에는 약소한 능력을 지녔다. 태양인은 공감능력이 상당하기 때문이다. 태양인의 공감능력은 소양인 다음으로 크다. 그러나 태양인은 코의 후각 능력이 미약하여 냄새를 잘 맡지 못하고 인륜에 박약薄弱하다. 따라서 동무의 말에 덧붙이자면 태양인은 역사적 사명감, 종교적 각성, 신비체험을 빙자하여 천륜과 인륜을 저버리는 행동, 주군主君과 국가원수를 무시하고 쉽게 버리는 배반행각과 하극상, 어른·상관·상사·선배 등 윗사람을 욕보이는 야인같이 방자한 언동을 자주 저지를 우려가 있다. 한편, 실천적 행위에서 태양인의 순동지기順動之氣는 다른 양부陽腑인 적당히 큰 비장에서 나온다. 고로 태양인은 교우에 뛰어나다("脾合交遇"). 태양인이 잘하지 못하는 것은 당여를 관장하는 간의 과소에 기인하고 따라서 태양인은 당여에 박약하다. '당여黨

---

94) 공자가 "하늘은 공경하여 멀리하라(敬天而遠之)"고 가르친 것은 천(天)에 집착하면 지식추구에서 신비주의에 빠지기 때문에 그런 것이다.
95) 음악 소리와 무관하다.

與'는 사적 우인들 또는 당파적 동지들을 말한다. 태양인은 패당짓는 것에 무관심하고 정치적으로는 정당에 가입하는 것을 싫어한다. 사분四分논리에 따라 덧붙이자면 태양인은 사무에는 상당한 능력이 있고, 거처에는 미달하나 박약하지는 않다.

태양인의 직관적 분별력으로는 교우에서 행검(금도에 합당하게 행실하는 바른 품행을 분별할 감각)이 사상인 중 가장 뛰어나다. 그러나 동시에 뻐기며 남을 제압하려는 벌심伐心이 있어 남을 제압하기에 앞서 수기修己·극기克己로 이 벌심을 먼저 제압하는 예덕禮德을 닦고 예의 범절을 익혀야 한다. 그 밖에 음양의 이치로 추정하면 태양인은 소양인보다는 못하지만 상당한 도량(직관적 가늠능력)이 있고, 미달하지만 미약하지 않은 경륜(조직감각·수리감각)이 있다. 동전의 이면으로서 허풍기도 상당하고 남을 얕보는 심리도 약간 있다. 태양인은 주책(수치감각)이 지극히 박약하다. 동전의 이면으로 태양인은 재물에 대해 교만해 하는 심보가 전무한 청빈한 사람이다.[96]

태양인의 재주로는 방략(전략적 수완)이 사상인 중 가장 빼어나다. 그러나 동시에 이를 망가뜨리는 도둑질 욕심이 있다. 재간은 상당하고, 식견은 미달하되 미약하지 않다. 그러나 신사답게 품위를 지켜 무게 있게 움직이는 '위의威儀'가 전혀 없다. 따라서 동전의 양면으로서 사치심이 전혀 없는 검소한 사람이다. 태양인은 주책도 물욕도 또 사치심도 없으므로 사상인 중 가장 청빈하고 재물에 초연한 삶을 산다.

 소양인은 세회에 아주 밝고 '사무'에 뛰어난 반면, 지방과 거처에 약해 길 찾기와 집안 건사(가사경영과 제가齊家)를 잘

---

96) 태양인의 직관적 분별감각을 구현하는 타고난 수완(방략) 외에 나머지 수완에 대한 논의는 필자의 논증이다. 따라서 이 논증내용은 개연성이 크나 아직 경험적 입증이 완결된 것은 아니다. 이하의 분별감각과 재능에 대한 논의도 마찬가지이다.

하지 못한다. 소양인은 눈이 발달하여 색깔과 세회(여론의 동향)를 아주 잘 본다. 따라서 색깔구분, 배색감각, 여론과 민심동향에 대한 통찰력, 현실감각, 정치감각, 정치적 상상력 등이 뛰어나다. 소양인은 공감능력이 사상인 중 가장 뛰어나기 때문이다. 뛰어난 현실감각과 미래예측 감각으로 사업기획, 정책·전략기획, 창의적 아이디어 안출과 집행, 공적·공개적 언어행위, 홍보 등 '사무', 즉 가정 밖의 정치사회적 '바깥일'을 수행하는 데 탁월하다. 여기서 '사무'는 '사무실의 행정 사무'가 아니라 '거처'(가사경영·제가)와 반대되는 이런 공적·전략적 국사나 사업을 잘하는 능력을 말한다. 그리고 세회의 인지와 사무에 탁월한 소양인은 시간적으로 삼시에 사는 태양인과 달리 미래를 향하고 미래에 산다. 좋은 색상, 미학적 배색 등 좋은 색깔(善色)과, 깨끗한 행위, 뚜렷하고 확실하고 쌈빡한 스타일의 언행과 수사修辭(레토릭), 멋진 행실, 의로운 행동 등 '좋은 행색行色'을 좋아하고, 어긋난 배색, 유치한 색상, 꾸미지 않은 또는 못생긴 얼굴 등 나쁜 색상(惡色)과, 더러운 행동, 빗나간 행동, 구질구질한 행실, 우유부단한 행동, 쩨쩨하고 칠칠치 못한 행동 등 나쁜 행색을 특히 혐오한다. 소양인은 색감이 뛰어나면서도 반복적 일에 바로 싫증을 내기 때문에 늘 남들이 다 따르는 패션과 유행을 기피하거나 이를 앞질러 나간다. (이것은 소음인과 정확히 반대다.)

　소양인은 천시에 대해서도 상당한 감지능력이 있다. 인륜적 실천 능력도 미달하나마 얼마간 있다. 상당한 천시감지 능력을 가진 소양인은 (과거가 아니라) 미래를 향한 비전의식과 내다볼 수 있는 공동체의 장래에 대한 역사적 사명감이 상당하다. 또 소양인은 종교적 심성과 신비주의적 성향도 상당하나 탁월한 세회 감지능력의 상쇄작용으로 태양인의 경우처럼 일관되고 강한 것은 아니다. 소양인은 태양인과 달리 웃어른과 상관에 대해서 얼마간의 충직성을 가지고 있으며 약소하게 예의를 차릴 줄 안다.

그러나 소양인은 입이 미발달하여 미세한 맛을 분간하지 못하는 미맹味盲에 가깝다. 따라서 소양인은 '지방'을 감지하지 못하여 지리·방향감각과 지리적 위치감각이 태부족한 '타고난 길치'이고, 자기의 사회적 위치·지위감각이 전무하다고 할 정도로 아주 부족하다. 소양인은 드넓은 세상의 세회世會에 대한 관심과 넓은 바깥세상에서 하는 사무의 일을 좋아해서 소지역小地域의 각종 지연활동(동네살림, 동네축구회, 동네음악회 등), '내 고장 지키기', '낙향살이', 귀농, 한적한 산간벽지의 은퇴생활 등에 대한 흥미가 거의 없을뿐더러 이를 혐오한다.

소양인이 사무에 민달敏達한 이유는 순동지기順動之氣가 다른 양부陽腑인 적당한 크기의 폐에서 나오기 때문이다.("肺達事務") 소양인의 민달한 사무능력은 강한 사회적 정의감 및 의협심과 깊이 관련되어 있다. 따라서 정의와 불의를 가르는 공적公的 연대의 정의파적 당파성과 (지역차별 시대에는) 정의파적 애향심이 강하다. 이것은 소음인이 지니는 강한 당여의식, 즉 사적私的 유대의식(사랑과 우정)과 구별된다.[97]

소양인이 아주 잘못하는 것은 '거처'를 관장하는 신장이 지나치게 작은 데서 유래하고 신장이 지나치게 작고 약한 소양인은 따라서 거처에 박약하다.("腎定居處") 즉, 소양인은 자기가 눌러 살 곳을 마련하

---

97) 인간의 유대에는 연대(solidarity), 사랑(love), 우정(friendship)이 있다. 이 중 직접적인 만남을 통하지 않는, 즉 지도자, 서적, 대중매체 등을 매개로 한 '간접적' 의사소통 속에서 상징적 가치를 공유함으로써 형성되는 '연대'는 공적 영역의 유대인 반면, '사랑'과 '우정'은 직접적 만남을 통해 맺어지는 사적 영역(프라이버시)의 유대에 속한다. '사랑'은 육체적 교류에 기초한, 즉 피와 살을같이 나눈 피붙이·살붙이간의 가족적 효제(孝悌)인 1차 프라이버시의 유대이고, '우정'은 피와 살의 교류를 통하지 않지만 반드시 육성(肉聲)과 육안(肉眼)의 '직접적' 만남에 바탕을 둔, 따라서 "시야에서 사라지면 마음에서도 사라지는(Out of sight, out of mind)" 2차 프라이버시의 유대에 속한다.

지 못하고(주거부정) 집안을 잘 건사거나 관리하지 못하고, 자기 집, 자기 방, 자기 물건, 자기 수첩, 자기 지갑 등 자기 물건이라는 넓은 의미에서의 '거처'를 잘 챙기지 못한다. 반면, 교우(공적 교제)에서는 상당한 실천능력이 있다. 사랑과 우정 중심의 사적 유대인 '당여' 능력은 전무하지 않지만 미달하다.

소양인의 직관적 분별력으로는 판단과 공적 사무(바깥일)의 실무에서 '도량'(적량·적소·적시를 가늠하는 직관적 균형감각)이 있다. 그러나 동시에 흥분하면 허풍치고 과시하는 과심夸心이 발동해 '도량'을 해칠 위험이 있다. 행검은 상당하지만, 주책은 약간 있으나 미달하다. 그러나 소양인은 경륜(짜임새와 조직성이 있는 행실 감각)이 박약하다. 동전의 이면으로서 콧대를 세우고 남을 얕보는 긍심矜心은 거의 없다.

'재간'(말재간, 글재주, 손재간, 일재간)은 소양인의 뛰어난 기능적 재주다. 소양인은 말재간이 있어 공개석상에서 의견 개진과 토론에 능하고 뛰어난 글재간으로 글도 잘 쓰며 뛰어난 손재간으로 물건을 잘 만들고 그림도 잘 그리며 뛰어난 일재간으로 일도 본새 있게 잘한다. 그러나 재간을 발휘하다가도 쉬 싫증을 내고 일을 중도에 그만두어 버리거나 직업을 자주 바꾸고 질려서 뒤로 나자빠지는 성정, 즉 '나심懶心'이 있다. 즉, 소양인은 아무리 좋은 일도 반복되고 처음부터 끝까지 변화 없이 수미일관하는 것을 참아내지 못하고, 소음인이 중시하는 '처음처럼' 같은 수미일관의 가치를 인정치 않고, 심지어 어떤 소양인은 '처음처럼' 상표의 소주도 안 마실 정도다. 소양인은 지구력持久力과 인내심이 사상인 중 가장 부족하여 쉽게 권태감에 빠지고 쉽게 싫증을 낸다. 따라서 소양인은 '신神도 바꿀 수 없다'는 고정불변의 과거사過去事나 과거의 역사에 애당초 흥미가 없다. 나아가 소양인은 자기의 과거를 생각할 때마다 과거의 실수를 너무 애통해하는 성정 때문에 자기의 과거사를 기억할 때 실수·실책·창피·치욕 등 나쁜 것들만을 기억하는 성정이라서 과거를 더욱 멀리하고 혐오한다. 게다가 소양인은 세회 감각이 뛰어나 현재의 세상사에 대한 정밀한 인식능력을 지녔으나 아주 미래지향적인 성정이라서 현재를 즐기는 체질도 아니다. 일시 흥분시키는 성공, 아니 대성공(현재 드러난 공적, 상훈, 좋은 평판, 권력 등)도 곧 과거사로 여겨 흥미를 잃고 곧장 무심해하고 지루해한다. 그리하여 소양인의 관심은 늘 미래로만 치달린다. 말하자면, 소양인은 과거를 혐오하고, 현실감각과 현실인식이 뛰어나기 때문에 현실도 지루해하며 미래로만 내닫는 사람, 미래지향적 인물형이다.

 소양인의 방략(전략) 능력은 태양인만 못하지만 상당하고, 위의는 미달하나마 얼마간 있다. 즉, 무게 잡는 능력은 약소하나, 자기의 인간적 품위와 위용까지 깡그리 내버리는 일은 없다. 따라서 그 이면에 도둑질 심리도 상당하나 사치심리는 약소하다. 그러나 뛰어난 기억력과 영리함으로 일을 빠삭하게 알고 처리하는 재능인 '식견'은 매우 박약하다. 대신 동전의 양면으로서 제 고집대로 하려는 아집과 오기, 전횡심리, 남의 이리와 재財를 탐내는 탐욕 등은 거의 없다시피 하다.

태음인 태음인은 인륜人倫을 감지하는 데 가장 뛰어나고 거처居處 마련에 가장 능하다. 지방의 감지와 당여에도 상당한 능력이 있다. 세회 감지와 교우의 능력은 미달하나마 없지 않다. 반면, 천시 감지와 사무에는 아주 박약하다.

 태음인은 코가 발달하여 냄새와 인륜의 훈기를 잘 맡는다.("鼻嗅人倫") 뛰어난 후각을 가진 태음인은 향수냄새에 대한 뛰어난 분간능력을 가졌고 미세한 악취에도 강한 거부감을 보인다. 1대 1의 개인적 인간관계에 대한 인륜적 도리감각이 뛰어나지만 공경지심이 지나쳐 '과공'으로 흐른다. 그러나 이해타산과 실리에는 적중하는 경제적·금전적 지자智者다.

태음인은 맛있고 향긋한 냄새, 나무와 꽃의 향기 같은 방향芳香과 향수, 화목, 화기애애한 분위기, 인륜적 훈기 등 선취善臭를 좋아하고, 나쁜 냄새, 인간적 갈등, 싸움과 균열, 인륜을 짓밟는 분위기 등 악취惡臭를 매우 혐오한다.

태음인은 거처에 아주 능하여 자기 살 터전을 잘 닦고 자기 물건을 잘 간직하며 아무리 힘든 조건에서도 거처를 마련하고 잘 관리한다. 따라서 태음인의 관심은 현재에 있고 현재의 거처가 온전하면 과거가 가시밭길이었고 미래가 암담해도 아주 잘 산다. 지난 일에 대해 별 무관심이고 또 미래에 흥미도 걱정도 없다.

한편, 태음인은 귀가 약하여 천시를 잘 들을 수 없다. 현재 벌어지는 사건들의 역사적 의미나 눈앞에서 벌어지는 사건들의 역사적 동향과 미래적 의미를 느끼는 감각이나 역사적 사명의식이 전무하고 종교적 심성과 신비적 의식이 아주 박약한 '무미건조 체질'이다. 태음인은 몸이 늙어 종교를 갖게 되는 경우에도 남을 구제하기 위한 것이 아니라 자기 자신과 거처의 안정을 위한 것이다.

태음인은 지방의 감지에 상당한 인지능력이 있다. 따라서 지리감각, 방향감각, 주제파악을 할 줄 아는 지위감각, 상관에 대한 복종심은 소음인에 비하면 부족하지만 소양인에 비하면 상당하다. 시력이 미달한 태음인은 공감적 민심, 소통적 여론과 공론의 동향, 시사의 동향 등 세회의 감지능력이 약간 있으나 미흡하고, 색감 능력이 전무한 것은 아니나 변변치 못하고, 행색에 대한 관심이 높지 않으므로 의상의 멋도 패션감각도 수준 이하다. 태음인은 공감능력도 저조하고 느리다.

태음인의 순동지기順動之氣는 다른 음부陰腑인 '적당한 크기의 신장'에서 나온다. 고로 태음인이 '거처'를 마련하는 데 능한 것("腎定居處")이다. 태음인의 불능은 사무를 관장하는 폐가 너무 작은 데서 연유하고, 따라서 태음인이 특별히 사무에 뒤떨어지는 것이다.(肺達事務)

태음인은 당여에 상당한 능력이 있는 반면, 교우(공적 교제) 능력은 약간 있으나 미달하다. 따라서 가장 능한 인륜적 행위 능력과 상당한 당여 능력을 겸비한 태음인은 친족, 인대인人對人 관계(상하·친구관계)를 아주 잘 배려한다. 하지만 인대인 관계에 있지 않은 공적인 동지에 대한 배려는 수준 미달이다.

태음인의 뛰어난 직관적 분별감각은 '주책'(주객관적 이해타산 감각, 계산·수치·이재감각)이다. 따라서 태음인은 수치와 계산, 이재理財에 밝고 가정과 단체의 살림살이 및 재무관리 업무에 아주 능하다.[98] 그러나 동시에 교만감정으로 인해 이 '주책' 감각을 스스로 해칠 위험이 있다. 재물과 관련된 태음인의 교만은 적당히 벌면 만족·안주하여 더이상 벌지 않고 즐기는 심리를 가리킨다.

태음인은 경륜도 상당하다. 이면으로 콧대를 세우는 자긍심自矜心이나 시샘도 상당하다. 도량(가늠감각)은 미흡하다. 대신 동전의 이면으로서 허풍기도 약간 있다. 행검은 전무하고, 남을 제압하려는 마음, 즉 벌심伐心도 전무하다.

태음인의 뛰어난 기능적 재주는 위의威儀(신사다운 품위가 느껴지게끔 무게 있고 점잖게 움직이는 거동능력)다. 태음인은 체질적 신사·숙녀로서 '점잖음'을 타고났다. 그러나 이 위의도 치심侈心(고등사치 심리)으로

---

98) 계산과 수치에 밝다는 말이 고등수학적 수리를 잘한다는 말이 아니다. 다시 말하지만 태음인은 산수와 계산은 잘하더라도 대체로 고등수리에 능하지 않기 때문이다.

인해 망가질 수 있다. '무게 있는' 언동은 '무게 잡는' 언동으로 일탈하기 쉽고, '무게 잡는' 언동은 자기의 무게를 더하려는 고등사치로 빠지게 만든다. 그리하여 위의에 대한 주변의 찬사는 고등사치가 발각되면 비난으로 돌변할 수 있다.

　태음인은 식견이 상당하다. 동전의 이면으로 못난 성정 중 하나인 고집도 상당하다. 재간은 미흡하다. 따라서 재간에 따라다니는 못난 마음인 권태나 싫증, 즉 나심懶心도 적다. 태음인의 인내심과 지구력은 상당히 세다. 방략은 전무하다. 따라서 도둑질 심리도 전무하다.

소음인　소음인은 지방감지에 뛰어난 인지능력을 보이고 당여에 능한 인사능력을 보이는 반면, 세회의 감지와 교우에 거의 무능하다. 소음인은 입이 발달하여 소믈리에처럼 세밀한 맛을 정밀하게 감별하고 잘 기억하며 '지방'을 잘 감지한다. 미세한 맛에 대한 감식력이 뛰어나 맛있는 음식, 삶의 풍미 등 좋은 맛('善味')를 좋아한다. 반면, 너무 짜거나 싱거운 음식, 맛없는 음식, 볼품없는 식사 등 나쁜 맛('惡味')를 아주 혐오한다. 탁월한 '동물적' 지리감각 및 거리·위치감각을 가졌고, 지위의 높고 낮음에 대한 예민한 감각(바른 상명하복 정신)을 지녔다. 따라서 강자強者에 아주 약하여 잘 순종하고 약자弱者에게는 아주 강경하여 '갑질'을 잘한다. 그러나 소음인은 자기보다 강하고 높은 사람이라도 친밀히 대하거나 귀여워하면 '당여'로 착각하여 순간 자기지위를 망각하거나, 약점을 이용해 기어오르는 성정을 지녔다. 그 밖에 지연적地緣的 유대를 즐거움으로 삼아 끼리끼리 벌이는 동네 차원의 운동이나 모임, 사적 인연으로 삼삼오오 모여 깊이 사귀는 좁은 우정관계를 좋아한다.

　그러나 소음인은 눈이 약하여 색상을 잘 보지 못한다. 따라서 소음인은 배색이 맞는 의상을 잘 고를 줄 모르고 주로 어둡고 우중충한 색상의 옷을 입고 다닌다. 소음인은 몸가짐에 아주 신경을 쓰나 정작 스스로는 옷의 색상과 패션을 코디네이팅하지 못한다. 따라서 소음인들은 잘 입어야 할 때 대체로 남의 패션을 모방하거나 전문 코디네이터에게 의존할 수밖에 없다. 따라서 소음인은 대체로 패션과 유행을 따른다.

소음인은 눈이 박약하여 세회를 읽는 데 약하다. 세회를 잘 읽지 못하므로 세태·민심·여론·정국 등의 정치·사회관계를 인식하지 못하고 사회적 정의와 불의에 관심도 적다. 소음인의 공감능력은 태음인보다 낫지만 태양인의 그것에 비하면 아주 작고 느리기 때문이다. 그리고 이와 연관하여 사업기획, 정치전략수립, 정책기획 등에 무능한데, 실현성, 현실성도 없는 자기의 공상을 '정치기획'이랍시고 밀어붙이고 우겨댄다. 사회운동에도 대체로 무관심하다. 그러나 만일 내내 무심하게 지내다가 우연히 사회운동에 관심을 갖게 되면 초지일관하거나 외곬으로 흐르다가 승리를 거두어 패자에게 동정을 베풀어야 할 때 오히려 뒤늦게 아주 지나치게 과격하고 각주구검刻舟求劍 식의 과거지향적 노선을 걸을 위험이 높다.

그러나 소음인은 인륜에 대한 상당한 인지능력을 가졌다. 따라서 상관과 부하, 위아래 친족 간의 1대 1 도리에 맞는 행실을 상당히 잘 한다. 천시의 감지능력도 약간 있고 따라서 역사의식, 역사적 사명감, 종교적 심성이 미흡하나마 약간 있다. 그러나 소음인이 종교를 가졌다면 종교생활이 독실할 수 있다. 하지만 어디까지나 신도信徒로서 독실할 뿐, 스스로 종교인이 되는 일은 거의 없다.

소음인의 '순동지기'는 다른 음부陰腑인 '적당히 큰 간'에서 나온다. 그러므로 소음인은 당여(개인적 사랑과 우정의 관리·유지)에 뛰어난 인사人事능력을 가졌다.("肝立黨與") 사사롭고 애틋한 감정을 주고받는 것을 즐기고 애틋한 붙임성이 있어 사랑과 우정 표현에 능하다. 자기와 친한 사람과 친하지 않은 사람을 분명히 구분하고, 공사를 가리지 않고 이른바 '패거리 의식' 또는 패당·파벌 성향이 강하다.

소음인의 무능은 '교우'를 관장하는 비장이 과소한 데서 생겨난다. 따라서 교우(공적·이데올로기적 연대행위와 공적 가교의 창설과 유지)를 잘하지 못한다.

그러나 소음인은 거처에 상당한 능력을 가졌다. 따라서 소음인은 자신의 거처를 상당히 잘 마련하고 자기 물건과 비품을 잘 간수한다. 그리고 소음인은 당여에 뛰어나기 때문에 애인과 친구를 애틋하게 오래 사귀고 바꾸거나 바람피우는 일이 거의 없다. 그러나 당여에 아주 강하므로 일단 다른 이성異性을 알아 외도를 하게 되면 사랑에 '목숨을 걸어' 자신의 거처인 가정을 파탄시키고 엽기적 사랑을 할 위험도 함께 안고 있다. 이런 의미에서 소음인은 체질적으로 엽기성이 있고, 또 엽기적 사랑만이 아니라 엽기적 영화, 엽기적 소설, 엽기적 행동도 좋아한다.

소음인의 사무 능력은 약간 있으나 미흡하다. 따라서 소음인은 민심을 파악하여 기획하려고 하나 공상으로 흐르는 경우가 허다하다. 그러나 '소교小巧'는 뛰어나다. 그리하여 '사무(공적 외무와 사업)'를 지원하는 관료적 행정업무와 서류관리, 지시사항의 세밀·성실한 이행에 뛰어난 능력을 발휘한다. 소음인은 타고난 관료, 타고난 비서다.

소음인의 실로 뛰어난 직관적 분별력은 '경륜'(짜임새와 일관성 있는 논리·수리·조직 감각)이다. 따라서 수리적 조직구성을 가진 추상적 음악(가사 없는 클래식 연주의 음미나 클래식 작곡)에도 적성이 있다. 소음인은 동시에 자의恣意와 천단擅斷과 고집이 세기 때문에 불리한 천시와 세회에도 불구하고 자기의 가치관을 초지일관 견지하는 지사志士 같은 면모가 있다. 그러나 동시에 콧대를 세우고 남을 얕보는 심리가 지나쳐 경륜을 잃을 위험이 있다. 소음인은 가령 애인이나 가까운 우인들을 조직적으로 잘 유지하다가 자신의 지위가 올라가면 이들을 깔보는 못난 마음이 있는 것이다.

소음인은 상당한 주책을 지녔다. 그러므로 손익타산, 이재, 계산, 수치감각이 상당하다. 따라서 고등사치 심리, 즉 치심侈心도 상당하다. 그러나 행검(금도를 지키는 바른 행실을 분별할 직관감각)은 미흡하다. 고로 그 이면의 사심인 벌심伐心도 적다. 도량(가늠감각)은 거의 없다. 따라서 도량에 따르는 사심인 허풍기, 즉 과심夸心도 거의 없다.

소음인의 뛰어난 재능은 식견(자기 일을 빠삭하게 아는 영리함과 기억력)이다. 소음인은 눈치가 빠르고 영리하고 기억력이 좋아 자기 업무에 빠삭하다. 소음인은 기억력이 뛰어나 과거를 잘 기억하고 과거의 좋은 추억을 즐기며 주로 과거에 산다. 소음인은 과거의 문서와 물건을 속속들이 파악하고 세밀하게 잘 간수하기 때문에 '타고난 관료' 또는 행정관리자, 비서, 사무원이라고 하는 것이다.

그러나 소음인은 지나치게 꼼꼼하여 어떤 일이든 빨리해내지 못한다. 소음인들은 일하는 것도, 밥 먹는 것도 너무 느리다. 시한이 있는 어떤 일이든 시한 내에 해내지 못하고, 독촉하면 아예 중도에 포기하고 안 하려고 '개기는' 천단擅斷 성향이 있다. 도급제 육체노동자라면 소음인은 생계를 벌어 먹고살기 어려운 사람이다. 소음인은 꼼꼼하고 치밀한 작업이 필요한 문서관리나 도서관리의 업무에서만 그 능력을 발휘한다.

소음인은 기본적으로 과거지향의 삶을 산다. 그러나 역사적 사명감에 불타는 실천적 풍운아가 아니라 과거에 의미를 부여하고 뛰어난 기억력으로 과거에 빠삭하고 과거를 잘 정리하는 꼼꼼한 역사학자 타입이다. 일상생활 속에서는 과거의 좋았던 일을 '말하고 또 말하는' 식으로 지난 일을 자꾸 말하고 나쁜 일도 자꾸 들춰내는 성향이 있다. 말하자면, 소음인은 과거에 의미를 부여하고 현재의 자기 공적도 시간이 흐른 뒤 역사적으로 평가받는 데 관심을 집중하고, 미래에 아무런 관심이 없다.

소음인은 식견이 뛰어난 만큼 이에 따르는 못난 태심怠心인 천심(擅心)과 탈심(奪心)은 대단하다. 따라서 소음인은 조급증 또는 강박감에 사로잡히거나 품격이 낮으면 천단擅斷하고(제 고집대로 전횡하고) 이 천단을 '소신'이라고 우길 위험이 있다. 또 소음인은 곧잘 샘이 나 남의 물건과 명예를 강탈한다. 시샘 때문에 어처구니없는 바보짓으로 품위와 체면을 망치는 엽기적 행동을 할 위험이 있는 것이다.

소음인은 상당한 위의도 지녔다. 그러나 방략은 미흡하다. 따라서 도둑질 심리인 절심竊心은 적다. 소소한 공예적·공학적 잔재주, 치밀한 잔머리, 애교(小巧)는 있으나, 큰 재간才幹(사무나 예술)은 전무하다. 고로 싫증과 공허감, 즉 나심懶心도 전무하다.

소음인은 '나심'이 전무한 만큼 끈질기게 초지일관하는 끈기의 인간이다. 소음인은 그만큼 아집과 오기가 강하다. 이 때문에 품격이 높은 소음인은 한 번 세운 뜻을 일관되게 고수, 견지하는 난세의 사육신 또는 생육신 같은 불사이군不事二君의 충신, 불요불굴의 지사가 되기도 한다. 생활인 또는 일반 사회인으로서는 매우 착하고 정직하고 진실하며 시계추처럼 착실한 원칙주의적 인물형이다. 그러나 섣부른 소양인 지식인과 권력자는 고집스럽게 자의적으로 굴고 제멋대로 천단擅斷한다.

사상인 확충론 종합 <유·무능>

	태양인				소양인				태음인				소음인			
	인지능력	인사능력	직관감각	재능	인지능력	인사능력	직관감각	재능	인지능력	인사능력	직관감각	재능	인지능력	인사능력	직관감각	재능
탁월	천시	교우	행검	방략	세회	사무	도량	재간	인륜	거처	주책	위의	지방	당여	경륜	식견
상당	세회	사무	도량	재간	천시	교우	행검	방략	지방	당여	경륜	식견	인륜	거처	주책	위의
약간·약소	지방	거처	경륜	식견	인륜	당여	주책	위의	세회	교우	도량	재간	천시	사무	행검	방략
무능·박약	인륜	당여	주책	위의	지방	거처	경륜	식견	천시	사무	행검	방략	세회	교우	도량	재간

사상인의 사심邪心/ 태심怠心 (못난 심보) 종합

	태양인	소양인	태음인	소음인
심각	벌심/절심	과심/나심	교심/치심	긍심/천심(탈심)
상당	과심/나심	벌심/절심	긍심/천심	교심/치심
약간	긍심/천심(탈심)	교심/치심	벌심/절심	과심/나심
없음	교심/치심	긍심/천심	과심/나심	벌심/절심

태음인의 '교심'과 소음인의 '긍심'은 비슷하게 여겨진다. 그러나 '교심'은 스스로 만족해서 더이상 노력하려고 하지 않고 자만自滿하는 자만自慢 성향을 말하는 것이고, '긍심'은 남에 대해 콧대를 한껏 높이고 자기를 뽐내고 높이려는 성정을 말한다.

2. 사상인의 성정과 희로애락

사상인은 수행·감각·직관능력만이 아니라 '성정性情'도 제각기 다르다. 성정은 타고난 희로애락 감정을 말한다. '성정'을 논하는 성정론도 성명론과 사단론을 연역적으로 확장하는 논의다. 공적인 슬픔과 노함(哀怒)은 남성적 양인 성정이고 사적 기쁨과 즐거움, 즉 희喜와 낙樂은 여성적 음인 성정이다.

태양인 먼저 태양인은 사람들이 서로 속이는("相欺") 세상의 세태, 역사적 원성, 신음소리 등 천시天時를 들으며 멀고 널리 퍼지는 잔잔한 슬픔(遠散의 哀)을 느끼는 한편, '교우'(공적 교제)에서 타인이 자기를 모멸하는 것에 대해서는 급격한 분노(促急의 怒)를 느끼고 급격히 풀어진다.[99]

태양인은 천시를 듣는 뛰어난 인지능력 덕택에 천성적으로 역사 차원의 도덕적 선악에 대한 윤리적·종교적·역사적 감지능력·판단감각을 가지고 있다. 그러나 태양인은 역사와 세상의 선행에 기뻐하기에 앞서 늘 악행(대중의 상호기만)으로 인한 세상의 원성과 민중의 신음소리를 잔잔하게 슬퍼한다. 이로 인해 현세의 일을 등한시하고 상호기만의 세태에 대해 조용히 탄식하며 평소 언젠가는 세상을 폭정과 가난으로부터 구제하겠다는 풍운아적·종교인적 심성을 배양하고 또 부지불식간에 풍운아적 풍모를 갖춰간다. 따라서 '인륜'을 잘 인지하지 못하는 태양인은 이 잔잔한 슬픔이 지나치면 갑자기 가족적 도리나 상하 간의 인륜적 도리를 저버리고 혁명아로 떨쳐나서거나 홀연 입도入道를 위해 탈속하거나 입산하는 경향을 보인다.

한편, 태양인은 교우에서 강한 자부심과 뛰어난 능력을 가졌다. 태양인은 재물에 대해 교만하지 않고 강자와 약자를 두루 포용하는 듯하나 교우관계에서 자기를 멸시하는 자를 만나면 급히 격노하고 급

---

99) 이제마, 『동의수세보원』, 3-1.

히 풀어진다.

'천시'에 가장 밝은 태양인은 시사했듯이 과거·현재·미래의 삼시三時에 동시에 산다. 즉, 이 삼시를 단선으로 연결시키는 직선적 역사의식 속에서 사는 것이다. 태양인은 난세에는 풍운아(혁명가), 치세에는 종교인, 이제마같이 인술仁術을 베푸는 큰 의사, 초현세적 기인奇人, 도인, 점술사, 무당이 제격이다. 이도 저도 아니면 태양인은 삼시를 제멋대로 오락가락하며 의식의 혼란을 겪는 히틀러 또는 궁예 같은 광기 어린 반인륜적 독재자, 괴도怪盜, 정신이상자가 될 위험이 있다.

태양인의 삶의 시제時制를 상론하자면, 태양인은 과거 속에서 과거만을 보는 것이 아니라 현재를 낳은 요소도 보고 미래로 뻗어나갈 의미도 본다. 즉 과거를 현재화, 미래화시키는 것이다. 마찬가지로 현재 속에서 과거도 보고 미래도 보는 것이다. 동시에 미래상未來像 속에 과거와 현재를 투영해 상상한다. 태양인의 이런 시제인식은 역사와 사회에 대한 드높은 성찰과 격조 있는 역사·사회관을 가능케 한다. 그러나 이 뛰어난 역사적 성찰능력을 구체화, 현실화할 학식을 습득하지 못하고 심신을 수련하지 못하면, 품격이 낮은 태양인, 즉 제멋대로 생각하고 예의도 버릇도 없이 행동하는 괴상한 비인鄙人으로 전락한다. 과거를 현재나 미래로 착각하고 현재를 과거나 미래로, 다시 미래를 과거나 현재로 착각하는 기인, 도인 같은 괴짜, 종교적 광신도, 광인狂人이 될 위험이 있는 것이다.

소양인 소양인은 대중이 "서로 모멸하는(衆人之相侮)" '세회', 즉 사회적으로 불평등한 신분제적·계급적 차별의 세태를 보며 늘 잔잔한 노기를 느끼는 한편, '사무'에서 타인이 자기를 속이는 것에

급히 슬퍼하고 급히 풀어진다.[100]

'대중이 서로 모멸하는' 현상은 계급·신분관계의 사회적 차별현상에서 발생하므로 소양인은 늘 사회적 인간차별에 대한 잔잔한 의분義憤을 느낀다. 따라서 소양인은 사상인 가운데 가장 변함없이 약자에 대한 잔잔한 정의감과 의협심을 표출하는 체질이다. 소양인은 불의를 보고 그냥 지나치지 못하는 '정의의 열사烈士'나 의로운 '협객'의 성정을 지닌 것이다.

한편, 소양인은 바깥의 '사무'(정치와 사회의 업무·임무·사업의 기획·실행)에 탁월하고 주도면밀하므로 '사무'에서 늘 남의 능력과 성실성을 미흡하게 느끼고 남들을 신뢰하지 않는다. 따라서 소양인은 남에게 일을 맡기기보다 힘닿는 데까지 자신이 직접 사무를 실행하려는 성정을 가지고 있다. 소양인이 부득이 남에게 일을 맡기는 경우에는 타인이 행한 일을 늘 점검하는 주도면밀성을 발휘하고, 이러다 타인의 불성실과 실수를 발견하면 이를 급격히 슬퍼하여 "이런 일도 못하나?", "이런 일을 어찌 이렇게 하나" 하며 (분노하기보다) 격하게 한탄하고 탄식한다. 또한 자기가 실수하는 경우에도 너무 후회스러워 하는 탓에 이 실수를 잊으려고 해도 잊지 못해 늘 과거를 좋지 않게 묘사한다.

소양인은 동시대의 불의에 늘 크게 분노하기 때문에 앞서 논한 대로 기본적으로 '탄식과 분노의 피안'인 미래의 비전을 마음속에 그려놓고 다가오는 미래를 꿈꾸며 미래에 살 수밖에 없다. 소양인은 자기가 방금 이룬 것도 축소해서 보고 자기가 이룬 과거와 현재의 공적에 대해서조차도 **빨리** 흥미를 잃어 곧바로 다시 미래의 일을 도모하는 데 관심을 집중하는 지칠 줄 모르는 미래주의자, 혁신주의자 타입이다. 소양인은 늘 과거의 일들 가운데서 **나빴던 것, 추한 것, 썰렁하고**

---

100) 이제마, 『동의수세보원』, 3-1.

싸늘한 것, 생각하기 싫은 실수 등만을 기억하는 까닭에 과거를 불행하게 느끼고 현재의 지속성과 반복성에 대해서도 늘 지루함을 느끼고 싫증을 낸다. 역으로 소양인은 과거가 불행하고 현재가 형극荊棘이라도 미래를 타개할 비전만 있으면 의미 있는 삶을 살아간다.

따라서 소양인은 과거 속에서 늘 현재에 의미 있는 것을, 현재 속에서는 미래에 의미 있는 것만을 본다. 말하자면 소양인은 미국, 프랑스, 이탈리아 국민처럼 과거란 현재를 위해 있는 것으로, 현재는 미래를 위해 있는 것으로 생각하기 때문에 늘 과거를 현재화하고 현재를 미래화하는 혁신주의자(innovator) 타입이다. 나쁘게 말하면 과거의 의미를 현재를 위해 희생시키고 현재의 삶을 어리석게도 아직 오지 않은 미래 또는 결코 오지 않을(올 것으로 착각한) 불확실한 이상理想을 위해 희생시키는 목적론적 삶(teleologisches Leben)을 산다. 따라서 가혹한 목적론적 역사관은 과거의 고유한 의미를 몰각하거나 후진성으로 비판하고 현재의 즐거움과 향유(enjoyment)를 경시하거나 심지어 죄악시하는 경직된 삶을 강요한다. 이런 생활관은 과거 공산주의자들의 세계관에서 정점을 이룬 바 있다. 필자가 1주일 동안의 북한 탐방과 2일 동안의 금강산 관광체험에서 관찰한 바에 의하면 북한에서는 2000년대 초에도 여전히 "미래를 위해 오늘을 희생하자", "오늘을 위한 오늘이 아니라 내일을 위한 오늘을 살자" 등의 노래 가사가 흔하고 그런 구호가 허다하게 붙어 있었다.

태음인 태음인은 가족과 친척들 또는 군신 등 사회적 상하관계에서 상조하는 '인륜'의 훈훈한 냄새와 훈기를 맡으며 늘 길게 기뻐하는 한편(喜性擴張), 다른 사람이 '거처' 문제에서 자기를 보장해

주는 것에는 급히 즐거워하고 급히 풀어진다(樂情促急).[101]

　태음인의 관심은 부부, 부자, 모자, 부모, 친척, 군신, 상하 등 인대인 人對人 관계의 개인적 도리에 집중되고 이들 간의 인륜적 행위에서 늘 긴 기쁨(희열)을 찾는다. 또 태음인은 인륜적 행위에 능하고 사려가 깊다. 따라서 태음인은 긴 기쁨으로 가려져 있지만 속으로 늘 낮은 수준에서 긴장해 있다. 한편, 태음인은 '거처'를 마련하는 데 높은 관심과 뛰어난 능력이 있으므로 다른 사람이 자신의 거처를 보장해 주는 것에 뛸 듯이 즐거워한다. 따라서 태음인은 시간적으로 늘 현재에 살고 역사적 사명감이나 종교적·신비적 성향이 거의 없는 천성적 현세주의자, 무미건조한 보수주의자 타입이다. 태음인은 과거가 불쾌하고 미래가 암담해 코앞이 보이지 않아도 현재가 만족스러우면 잘 살아 간다. 태음인은 과거를 이상화理想化하지도 않고 미래를 걱정하지도 않고, 과거를 '치기稚氣와 치욕의 세월'로 부끄러워하지도 않고 미래를 '천년왕국'으로 그리지도 않고, 늘 현재를 '극락'으로 여기고 어떤 험난한 세월 속의 현재도 견디며 코앞의 현재 속에서 즐거움을 구한다.

　태음인의 생활 시제는 구체적으로 과거를 망각, 경시하거나 현재화하고 미래를 생각지 않거나 현재화하는 '현재' 중심의 시간 개념으로 짜인다. 태음인은 티 나지는 않지만 마음속으로는 늘 "노세, 노세, 젊어서 노세 늙어지면 못 노나니" 식으로 현재의 만족과 향유를, 아니 경제적 여유가 있으면 고등사치를, 나아가 노장老莊사상적인 의미의 장보불태長保不殆만을 중시하기 때문이다. 나쁘게 말하면 태음인은 진보도 발전도 없는, 변화를 위해 현재를 기투企投하는 것을 절대 꺼리고 상상도 하지 않는, 따라서 어떤 변화도 혁신도 싫어하며 영국인들처럼 친숙한 관습(custom) 속에 안주하는 정태적 전통주의자, 보수

---

101)　이제마, 『동의수세보원』, 3-1.

주의자다. 잠자리가 없으면 "얼음 위에 댓잎 자리를 보아서"라도 잠자리를 만들망정 결코 현재의 위치를 박차고 나가지 않는 사람이다.

소음인　소음인은 지역적 연고자들이 "서로 보장(相保)"하는 '지방'과 '조직'의 지연적, 조직적 유대를 맛보며 늘 깊고 확실하게 즐거워하는 한편(樂性深確), 당여가 자기를 돕는 것(助)에 급히 기뻐하고 급히 풀어진다(喜情促急).[102] 따라서 이면에서 소음인은 급히 긴장(불쾌)하고 급히 이완된다.

　소음인은 지연적, 조직적 유대에서 깊고 확실한 즐거움을 느끼는 천성적 '동네의식' 또는 '조직의식'을 가지고 있다. 따라서 소음인은 전국적·대국적 대동大同 관점과는 인연이 없고 늘 '소지방적 특수성(local particularity)'을 중시한다. 애향심(localism)과 조직에 대한 애착이 강하여 각종 동네활동과 조직활동에 열의가 있고 자기 고장과 조직을 떠나는 것을 싫어한다. 어쩔 수 없이 출향出鄕하거나 조직을 떠난 경우에도 고향과 조직을 잊지 않고 향우회, 동창회, 옛 직장 모임 등 지역적, 조직적 연고활동에 열성적이다.

　소음인은 친숙한 사람들, 즉 '당여'를 잘 관리하여 친한 사람들이 '끼리끼리' 어울려 사는 것을 아주 기뻐한다. 소규모의 친구동아리, 친목계, 서클 활동 등에 심취하고 동창회보다 반창회班窓會, 전국적 단위의 재향군인회보다 작은 단위의 재향군인 활동을 더 좋아한다. 즉, 소음인은 '타고난 사생활주의자(privatist)'다.

　소음인은 개인사와 얽힌 어린 시절 또는 젊은 시절의 옛 당여를 잊지 못하고 끊임없이 이를 찾아 복원하거나 과거의 아름다운 사랑과 우정을 추억으로 삼아 살아가고 따라서 시간적으로

---
102) 이제마, 『동의수세보원』, 3-1.

과거에 산다. 소음인은 늘 과거를 미화하고 이상화·낭만화하기(idealisieren·romantisieren) 때문에 현재가 험난하고 미래가 암담해도 과거가 아름다우면 잘 살아갈 수 있는 복고적·낭만적 인물형이다.

소음인은 변화와 진보, 미래향未來饗과 미래의 비전을 경멸하고 현재를 과거화한다. 즉, 현재의 일도 현재적 가치와 현재적 의미의 평가보다 시간이 흘러 과거의 일이 된 시점에서 인정받을 것으로 추정되는 역사적 평가를 중시한다. 또 현재 속에서도 골동품, 유물, 유적과 고풍스럽게 꾸민 주택과 레스토랑, 역사적 과거를 배경으로 한 소설과 사극史劇을 즐기며 과거의 시제를 산다. 이런 이유에서 소음인의 비율이 압도적으로 높은 독일국민이나 일본국민은 중세의 과거를 지향하는 복고적 낭만주의 분위기가 가득하고 과거의 잔재와 유제에 각별한 애착과 집착을 보인다.

사상인은 제각기 성정상의 독특한 장점을 가졌을 뿐만 아니라 직관적으로 사람을 알아보는 독특한 능력을 가졌다. 또한 제각기 성정상의 단점으로 인해 지나치고 치우친 희로애락을 노정한다.

태양인 태양인은 말이 분명하여("便便然") 사람들을 끌어들여 맞아들이는(延納) 듯한 매력이 있고, 아무리 못났어도 타인들의 선악을 분간할 줄 안다(人之善惡亦知之也).[103] 따라서 태양인은 도덕적으로 훌륭한 사람을 잘 알아본다. 이런 능력으로 태양인은 국가 차원의 큰 선인善人을 존중하고 이런 인물들을 잘 이끈다.[104] 나아가 태양인은 공무公務에서 머리 좋은 사람, 부지런한 사람보다 도덕적 인물

---

103) 이제마, 『동의수세보원』, 3-11.
104) 한신이 말한, 큰 장수급 인사들을 잘 이끄는 유방의 "善將將" 능력에 해당한다.

을 가장 좋아하고 사악한 사람을 아주 싫어한다. 따라서 태양인 지도자는 선인善人을 중히 여겨 발탁하는 반면, 악인을 멀리하고 간신배를 처단한다.

또 태양인은 공적 교제('교우')에서 신중한 까닭에 생소한 사람과 교제할 때는 신경을 많이 쓴다("太陽人謹於交遇 故恒有交遇生疎人慮患之怒心").105) 그러나 '당여'(친구나 측근)를 경솔히 대하거나 신경을 쓰지 않는 까닭에 매번 친숙한 당여인의 함정에 빠진다("輕於黨與 故每爲親熟黨與人所陷"). 따라서 태양인은 당여에 제일 강하고 신중한 소음인에게 매혹을 느끼고 소음인과 가장 화합적인 타입이다. 하지만 당여인의 모함이나 사기를 알아 챈 후에 생기는 치우친 분노("偏怒")는 장臟을 상하게 한다. 이것은 사람을 가려 교제하는 '택교擇交'에 능하지 못하기 때문이다("偏怒傷臟 以其擇交之心不廣故也").106)

태양인은 사람을 골라 사귀는 사사로운 우정이나 사랑의 능력이 부족하기 때문에 친구나 애인의 모함과 배신, 함정에 빠졌다가, 이를 나중에 알아채고 과도히 반응하여 큰 실수를 저지를 수 있다. 그러나 태양인이 음모를 꾸미거나 뒤에서 자기를 비판하는 당여를 분노로 다스리면 자기의 처자식과 측근을 죽인 궁예弓裔 같은 '비인鄙人'이 될 위험이 있다.

 소양인은 구차하게 자기 속에 머물지 않아 남과 잘 어울리는 상냥한 성정을 지녀("恢恢然")107) 남을 공경하고 헤아리는

---

105) 이제마, 『동의수세보원』, 3-12.
106) 이제마, 『동의수세보원』, 3-12.
107) 회(恢)자는 "한곳에 머물지 않고 굴러가 다른 사물에도 미쳐 어우러짐"을 뜻한다. 가령 "天網恢恢, 疏而不漏"(老子)는 "하늘의 망(網)은 어우러지고 어우러져, 트였지만 세지 않는다"는 뜻이다.

("式度")108) 듯하다. 즉, 소양인은 외향적으로 시원시원하고 붙임성이 있다. 또 소양인은 아무리 못났어도 다른 사람들의 지능의 높낮이, 즉 슬기로움과 어리석음을 분간할 줄 안다(人之知愚亦知之也).109) 따라서 소양인은 다른 사람의 이지능력, 즉 지혜를 잘 분간하고 머리가 좋은 사람을 잘 알아보기 때문에 전략·작전·기획 등과 관련된 팀 또는 부처를 위한 인사人事능력이 뛰어나다. 나아가 소양인은 공무公務에서 마음씨 좋은 사람이나 부지런한 사람보다 머리가 좋은, 지혜로운 사람을 가장 높이 평가한다. 따라서 소양인 지도자는 수재와 천재를 중시하여 발탁하고 어리석은 자를 멀리 배제한다.

소양인은 '사무'(공적인 바깥일)를 중히 여기며 이에 신경을 많이 쓴다. 이런 이유에서 항상 밖으로 나가 사무를 일으키려 할지라도 '거처'에 대해서는 신중하지 않기 때문에 안을 주장하며 거처를 만들어 주는("做居處"110)) 또는 만들어 준다고 꾀는 사람에게 혹惑한다. 따라서 소양인은 거처를 만드는 데 가장 탁월한 태음인의 유혹에 약하고 태음인과 가장 화합적이다. 하지만 거처를 마련해 주는 자의 기만으로 인해 거처를 잃거나 불안정해지면 치우치게 슬퍼하고("偏哀"), 이 지나친 슬픔은 장臟을 상하게 한다. 이것은 밖을 중시하고 안을 경솔히 하기 때문이다.111)

 태음인은 높고 고결한 성정을 지녀("卓卓然") 남을 가르치고 달래는("敎誘") 듯하고 아무리 못났어도 사람들의 부지런함과 게으름(勤惰)을 분간할 줄 안다.112) 태음인은 어떤 타인이 일에서

---

108) 여기서 式자는 "공경하다, 삼간다"는 뜻, 탁(度)자는 "헤아린다"는 뜻이다.
109) 이제마, 『동의수세보원』, 3-11.
110) 여기서 주(做)자는 "짓다, 만들다"는 뜻이다.
111) 이제마, 『동의수세보원』, 3-14.
112) 이제마, 『동의수세보원』, 3-11.

부지런한지 게으른지를 잘 간파하여 공무에서 부지런하고 정열적인 사람을 높이 평가하고 사무私務에서 바지런한 사람을 부러워한다. 그러나 모든 것을 늘 너무 만족스럽게 생각하는 태음인은 모든 사람을 너무 좋게 보는 경향 때문에 정확한 인물비판 능력이 거의 없다. 따라서 태음인은 인사人事에 가장 무능하다. 부하로서 일하기에는 태음인 상관 또는 태음인 지도자가 제일 편하다. 그러나 태음인은 본래 우유부단하기 때문에 업무추진에서 지극히 답답한 데다 사람들의 선악과 지력知力의 우열, 미세한 장단점을 분간할 줄 몰라 부하의 공과를 제대로 평가하지 못한다. 또한 태음인 지도자는 현실에 안주하여 부하들이 승진할 길도 생각하지 않고 생각하더라도 제대로 뚫어주지도 못한다. 이 때문에 뛰어나고 야심 있는 사람이 태음인 상관 또는 지도자 밑에서 능력발휘로 출세하는 것은 매우 어렵다.

  태음인은 거처를 중히 여긴다. 그러나 항상 안을 주장하고 거처를 만드는 일에 즐거워하고 만족해하는 반면, '사무'에 대해서는 신중하지 않기 때문에 항상 밖에서 '사무'를 잘 일으키고 잘 수행하는 사람에게 매혹된다. 따라서 태음인은 사무에 뛰어난 소양인을 제일 좋아하고 소양인과 화합을 이룬다. 소양인의 사무능력에 너무 의탁하여 지나치게 즐거워하면("偏樂") 너무 움직이지 않아 장臟을 상한다. 이것은 안을 중시하고 밖을 소홀히 하기 때문이다.[113]

소음인   소음인은 성정이 평탄하여("坦坦然") 남을 어루만져주고 위로한다("撫循"). 또 소음인은 아무리 못났어도 다른 사람들의 유능과 무능(能否)을 분간할 줄 안다.[114] 따라서 소음인은 아무개가

---

113) 이제마, 『동의수세보원』, 3-15.
114) 이제마, 『동의수세보원』, 3-11.

무슨 일에 능한지 능하지 않은 지를 잘 살피고 잘 간파한다.

　소음인은 당여에 신중하다. 친숙한 당여인을 신중하게(까다롭게) 골라 깊이 사귄다. 그러나 공적 교제('교우')는 경솔히 하기 때문에 생소한 공적 교제자("交遇人")에게 현혹된다. 이로 인한 치우친 기쁨(偏喜)은 장臟을 상한다. 이것은 신경 씀이 주도면밀하지 못하기 때문이다.[115] 따라서 소음인은 교우에 뛰어난 태양인의 유혹에 약하고 태양인과 화합한다.

　소음인 지도자는 유능·무능을 중시하되 과거와 안전을 지향하기 때문에 '한물 간' 인물을 쓰고 또 쓰는 경향이 있다. 이로 인해 인사에서 정의·도덕·참신성을 결여한 인물을 거듭 발탁할 위험이 있다. 동시에 당여인을 중시하기 때문에 측근중심 또는 사사로운 개인적 인연을 맺은 인물로 기울어 천시와 세회를 무시하는 사사로운 인사를 할 위험이 있다. 말하자면 소음인 지도자의 인사정책은 자기가 개인적으로 만나보고 봐둔 적이 있지만 친숙하지 않은 구시대 인물과, 개인적 인연이 있는 친숙한 당여인(측근, 친구, 가령 초등학교 은사의 아들 등) 사이에서 오락가락하기 쉽다.

　사상인은 이러한 '치우친 분노'(偏怒), '치우친 슬픔'(偏哀), '치우친 즐거움'(偏樂), '치우친 기쁨'(偏喜)을 다스릴 줄 알아야만 장기臟器를 온전히 보존하여 무병장수無病長壽할 수 있다. 사상인은 또한 폭발적인 '폭노暴怒'와 '폭애暴哀', 주체할 수 없는 '낭락浪樂'과 '낭희浪喜'를 다스릴 줄 알아야 한다. 사상인의 이 폭발적이고 주체할 수 없는 희로애락은 사상인이 제각기 무능한 인사人事, 즉 태양인의 당여, 소양인의 거처, 태음인의 사무, 소음인의 교우에서 모멸, 기만, 현혹당하

---

115) 이제마, 『동의수세보원』, 3-13.

여 역동지기逆動之氣를 만나 생겨난다.

태양인 태양인은 당여에서 기氣가 역동하여(기가 막혀) 폭노暴怒에 빠진다. 태양인은 교우(공적인 교제)에 능하여 이 분야에서는 모멸당하는 일이 없다. 따라서 급격히 노할 수는 있으나 폭노할 일은 없다. 그러나 간이 지나치게 작은 태양인은 사사로운 '당여'를 잘 챙기지 않아 당여인에게 모멸당하는 위험이 있고 이로 인해 폭노하는 역동지기逆動之氣에 직면한다(기가 막힌다).[116] 태양인은 자기의 애인, 측근, 가까운 친구들을 홀대하다가 이들에게 기만당해 폭노에 빠져들면 궁예같이 인륜을 유린하는 대실책을 범할 위험이 있다. 태양인은 능히 교우를 분노로 다스릴 수 있지만 이 분노를 당여로 옮겨 당여를 분노로 다스리면 당여에 무익할뿐더러 간이 상한다.[117]

소양인 소양인은 거처에서 기가 역동하면(기막힌 일을 당하면) 폭애暴哀을 터트린다. 소양인은 '사무'에 능하여 이 분야에서는 기만당하는 일이 없어 급격히 통탄할 일은 있으나 폭애暴哀할 일은 없다. 그러나 소양인은 안정된 '거처'를 마련하는 데 능하지 못하여 거처로 인해 기만당하기 쉽고 이로 인한 역동지기로 폭애에 빠질 위험이 있다. 신장이 지나치게 작은 소양인은 '거처'를 마련할 능력이 없기 때문에 거처를 마련해 준다고 꼬인 사기꾼이나 불량한 이성異性에게 속아 안정된 거처를 얻는 것이 아니라 도리어 거처를 잃거나 거처에서 쫓겨나면, 또는 거처가 무너지는 듯한 기분을 느끼면 폭애暴哀, 즉 거친 슬픔을 터트리기 쉽다.[118] 소양인이 거처居處 문제로 폭애를

---

116) 이제마, 『동의수세보원』, 3-5.
117) 이제마, 『동의수세보원』, 3-6.
118) 이제마, 『동의수세보원』, 3-5.

터트리면 한곳에 마음을 붙이지 못하고 떠도는 방랑객이나 주거부정의 주정뱅이가 되기 쉽다.

　소양인은 거처를 확실히 해 주는 사람을 만나지 못해 거처가 불안정하면 '사무'(공적 외사)를 할 수 없다. 소양인은 자기의 마음을 안정시킬 가정과 집을 이루지 못하면 사무 능력마저도 망가지는 것이다.

　소양인은 거처가 없으면 거친 폭애에 빠지기 때문에 이 폭애를 주체하지 못해 노숙자나 방랑자로 전락하기 쉽다. 소양인은 능히 사무를 슬픔으로 다스릴 수 있지만 이 슬픔을 거처에 옮겨 거처를 슬픔으로 다스리면 거처에 무익할뿐더러 신장이 상한다.[119]

태음인　태음인은 태음인의 약점인 '사무'에서 덤벙댈 정도로 일렁이는 '낙락浪樂'의 역동지기에 빠진다. 거처 마련에 능한 태음인은 거처에 의한 보호와 보전保全을 크게 즐길 뿐이고 거처 마련과 관리에서는 덤벙댈 정도로 일렁이는 만족감에 빠질 일이 없다.[120]

　그러나 폐가 지나치게 작은 태음인은 '사무'에 민달敏達하지 못한 까닭에 사무는 태음인을 지켜주지 않는다. 따라서 태음인의 역동지기인 '낙락'으로 덜렁댈 위험은 '사무'에 있다. 태음인은 스스로 사무에 우연히 성공하면 온몸이 일렁댈 정도로 즐거워하여 덤벙대고 또 이렇게 덤벙대다 다음 행보에서 큰 실책을 범하여 사무를 완전히 망칠 위험이 있다. 태음인은 능히 거처를 낙樂으로 다스릴 수 있으나 이 낙을 사무에 옮겨 사무를 낙으로 다스리면 사무에 백해무익할뿐더러 폐가 상한다.[121]

---

119) 이제마, 『동의수세보원』, 3-6.
120) 이제마, 『동의수세보원』, 3-5.
121) 이제마, 『동의수세보원』, 3-6.

소음인 소음인은 소음인이 불능한 '교우'에서 일렁이는 '낭희浪喜'에 빠진다. '당여'에 능한 소음인은 당여의 도움을 받으면 기뻐하나 스스로 당여에 능하기 때문에 당여관계에서는 주체할 수 없는 '낭희'를 맛보지 않는다. 그러나 소음인의 역동지기인 '낭희'는 비장이 지나치게 작은 소음인이 가장 능하지 못한 '교우' 분야에서 나온다.[122)]

소음인은 사사로운 친구관계는 잘 꾸리되 공적인 '교우'에는 능하지 않다. 이 때문에 통상 교우관계에 소극적이지만, 우연히 친절한 도움이나 호의로 '교우'에 성공하면 주체할 수 없는 낭희로 이 공적 교제자를 친숙한 '당여'로 대하는 실수를 범한다. 이 실수는 대체로 자신의 프라이버시에 대한 너무 많은 정보를 넘겨주거나 교우관계를 친구관계 또는 이성異性관계로까지 확대하다가 '교우'를 아예 망가뜨릴 수 있다. 또 소음인은 공무公務에서도 사적 당여관계의 인맥(친구의 친구, 동창, 동향, 종씨 등)을 근간으로 행동하기 때문에 공무를 비리와 부조리에 빠뜨릴 수 있다. 소음인은 능히 '당여'를 희喜로 다스릴 수 있으나 만약 이 희를 교우에 옮겨 '교우'를 희로 다스리면 '교우'에 백해무익할뿐더러 비장이 상한다.[123)]

결론적으로 태양인은 당여에 신경을 써 폭노暴怒를 터트리는 일이 없도록 경계하고, 소양인은 거처에 신경을 써 폭애暴哀를 터트리는 일이 없도록 경계해야 한다. 태음인은 사무에 대한 안목과 실력을 닦아 낭락浪樂에 빠지는 일이 없도록 경계하고 소음인은 교우交遇와 당여黨與의 구분, 즉 공사公私구분에 대한 판단력을 기르고 교우 능력의

---

122) 이제마, 『동의수세보원』, 3-5.
123) 이제마, 『동의수세보원』, 3-6.

함양에 힘써 낭희浪喜에 빠지지 않도록 경계해야 한다.

3. 사상인의 성기와 정기

사람은 '성기性氣'와 '정기情氣'를 가지고 있다. '성기'는 타고난 기세 또는 자세를 가리키고, '정기'는 사람의 정서(개인적 분위기)를 가리킨다.

태양인 태양인의 기세는 항상 전진하려고 하고 후퇴하려 하지 않는다("恒欲進而不欲退"). 태양인의 정서는 항상 수컷이 되려고 하고 암컷이고자 하지 않는다("恒欲爲雄而不欲爲雌"). 태양인은 남을 제압하는 기세와 수컷 같은 자부심이 드높다. 특히 적대자에 대한 제압심리와 영웅심이 사상인 중 가장 강하다. 태양인은 직업('천명')관계에서 지도자 또는 '보스' 심리를 타고났다.

그러나 전적으로 수컷이려고만 하면 방종하는 마음(放縱之心)이 반드시 지나치게 된다.[124] 태양인은 지나치게 방종해지면 예禮를 버리고 인륜을 짓밟고 품위를 잃은 무례한 비인鄙人이[125] 될 위험이 있다(棄禮而放縱者名曰鄙人).[126] 또 이제마는 『격치고』「독행편」에서 "비자鄙者는 늘 권세를 바란다(鄙者恒欲權勢)"고 말하고 있다.[127] 따라서 태양인은 남을 제압하려는 권세욕을 버리고 마땅히 때때로 암컷이 될 줄도 알아야만(亦或宜雌) 예禮를 체득하여 중용군자中庸君子가 될 수 있다.

---

124) 이제마, 『동의수세보원』, 3-10.
125) 여기서 '비'(鄙)는 '무례하고 야만스럽다'는 뜻이다.
126) 이제마, 『동의수세보원』, 2-2.
127) 이제마(박대식 역주), 『格致藁』(파주: 청계, 2000), '獨行' 제14조목, 341쪽.

소양인 소양인의 기세는 항상 몸을 일으키려 하고 놔두려 하지 않는다("恒欲擧而不欲措").[128] 소양인의 정서는 항상 밖에서 이기려고만 하고("恒欲外勝") 안에서 지키고자 하지 않는다("不欲內守").[129] 따라서 소양인은 직업(천명) 면에서 넓고 공개적인 바깥세상의 일 또는 양지의 공개업무이면 무엇이든 잘 해내고 경쟁적이고 투쟁적인 바깥일에 가장 관심이 높다. 이런 까닭에 소양인 지식인은 세상의 모든 부문에 대해 폭넓은 지식을 쌓아 잘 운용하는 백과전서적 종합지식인(generalist) 유형이다. 지능에서 남보다 떨어진다고 생각지 않을 바엔 애당초 전문가(specialist)가 되려는 욕구가 전무하거나 전문지식을 중시하지 않는다. 또 소양인은 자기 잇속에 대한 직관능력이 미약해 언행과 움직임은 겉으로 요란하지만 대개 실속을 못 챙긴다. 공개석상에 나설 필요도 없고 드러나서도 안 되는 음지의 첩보·정보기관이나 비공개 업무 또는 비非경쟁 부문에서 조용히 일하는 것은 잘 참지 못한다.

소양인은 가만히 있으면 무의미하고 공허하게 느껴 불안해하는 심리상태를 기본정서로 갖고 있다. 따라서 소양인은 항상 들썩거리고 늘 할 일을 들쑤셔 만들거나 찾아낸다.

그러나 소양인이 전적으로 외승外勝만을 추구하면 자기를 치우치게 하는 마음(偏私之心), 즉 밖으로 자기를 꾸며 과시·과장하는 마음(飾私之心)이 반드시 지나치게 된다.[130] 겉으로 치우친 과시욕·과장·자기치장이 지나쳐 지혜를 잃으면 경솔하고 경박한 박인薄人이 될 위험이 있다("棄智而飾私者名曰薄人").[131] 『격치고』「독행편」에서 이제마는

---

128) 조(措)는 '두다'는 뜻이다.
129) 이제마, 『동의수세보원』, 3-9.
130) 이제마, 『동의수세보원』, 3-10.
131) 이제마, 『동의수세보원』, 3-2.

"박자薄者는 늘 명예를 바란다(薄者恒欲名譽)"고 언명한다.[132] 따라서 소양인은 때로 명예심을 버린 채 자기를 드러내지 않고 음지에서 조용히 일하고 안을 돌아보고 지키며, 또 때로 자기의 내면을 성찰하여 마음을 가라앉히고 겸허한 자세를 체득하여 지혜를 보존해야 한다. 소양인은 마땅히 안에서 지킬 줄도 알아야만("亦宜內守")[133] 중용군자가 될 수 있다.

태음인 태음인의 기세는 항상 가만히 정지해 있으려고만 하고 움직이려 하지 않는다("恒欲靜而不欲動"). 태음인의 정서는 항상 안에서 지키려고 하고 밖에서 이기려 하지 않는다("恒欲內守而不欲外勝").[134] 태음인은 좀처럼 자신을 밖으로 드러내지 않고 조용한 정중동靜中動의 자세를 보이지만 남몰래 제 실속은 잘 챙기는 '엉큼한' 사람이다. 따라서 태음인은 생활 측면에서는 주로 집안 또는 친인척 테두리 안에서 살고, 직업 면에서는 음지의 첩보·정보기관 또는 공개석상에 나설 필요가 없는 그늘 속의 일터 또는 비공개 조직에서 비밀스레 꾸준히, 그리고 조용히 일하는 타입이다. 나아가 사업 비밀을 '생명'으로 여기는 이재理財 관련 업무나 상대방에게 속내를 보이지 않고 음흉한 포커페이스로 끈기 있게 진행해야 하는 '협상' 업무에도 능하다. 하지만 고도의 심리적 긴장과 자기희생을 통해 승리를 다투는 경쟁 또는 투쟁은 회피하려고 한다. 태음인은 사안이 뭐든 남의 마음을 다치지 않게 둥글둥글 처리하려고 하고 만인에게 선한 사람으로 보이려 하는 '향원鄕原' 타입이기 때문이고, 또 심리적으로는 늘 겁이 많고 조용하고 편안하게 머물러 있기를 원하는 관계로 투쟁이

---

132) 이제마, 『격치고』, 341쪽.
133) 이제마, 『동의수세보원』, 3-10.
134) 이제마, 『동의수세보원』, 3-9.

몰고 오는 고도의 신경집중과 터질 듯한 긴장감을 감당해내지 못하기 때문이다. 태음인은 주변의 모든 사람들이 좋게 말하는 '향원'의 인물형, '사이비 군자'다.

그런데 공자는 "향원鄕愿은 덕을 해치는 '덕의 적賊'이다(子曰 鄕愿 德之賊也)"고 비판했다.[135] 모든 사람이 좋아하는 사람이면 '군자', 또는 '진짜 선인善人'이 아닌가? 공자는 '아니다'고 단언한다. "자공이 '마을사람들이 다 그를 좋아하면 어떤 것 같습니까?' 물었다. 공자는 '아직 좋지 않다'고 답했다. '마을 사람들이 다 싫어하면 어떤 것 같습니까?' 또 물었다. 공자는 '아직 좋지 않다. 마을 사람들 중 선자善者들이 그를 좋아하고 불선자不善者들이 그를 싫어한 만 못하다'고 답해주었다."[136] 여기서 마을 사람들이 다 좋아하는 자는 '향원'이다. 공자는 불선자들도 향원을 싫어하지 않고 그를 좋아하므로 향원도 "아직 좋지 않다"고 말하고 있다. 진짜 선자, 즉 군자는 선자들이 좋아하고 불선자들이 싫어하는 자다. 불선자가 군자를 싫어하는 것은 군자를 불선자를 매섭게 비판하기 때문이다. 불선자조차도 향원을 싫어하지 않는다면 그것은 향원이 불선자를 비판하기는커녕 불선자의 마음에 들기 위해 그에게 아첨했기 때문이다. 그래서 공자는 불선자에게 아첨하는 향원을 "덕의 적"이라고 잘라 말한 것이다.

맹자는 그의 논변록 『맹자』에서 공자의 이 뜻을 이어 '향원'을 비판하는 선명한 논고를 남기고 있다.

- 공자는 중도의 선비들을 얻어 이들과 어울릴 수 없으면 과격하고 고집 센 선비들이라도 이들과 꼭 어울리셨다! 과격한 자(狂)는 앞

---

135) 『論語』「陽貨」(17-11).
136) 『論語』「子路」(13-24): "子貢問曰 鄕人皆好之 何如? 子曰 未可也. 鄕人皆惡之 何如? 子曰 未可也. 不如鄕人之善者好之 其不善者惡之."

으로 나아가 취하고, 고집 센 자(獧)는 나아가 취하지 않는 입장(不爲)을 지킨다. 공자가 어찌 중도를 바라지 않았겠는가? 그러나 중도를 꼭 얻을 수는 없었다. 그러므로 그 차선을 생각한 것이다. (...) 금장琴張·증석曾晳·목피牧皮 같은 자들은 공자가 과격하다고 일컬은 자들이다. (...) 그들의 뜻이 닭 울음처럼 커서(嘐嘐然) 말끝마다 "옛 사람들은 말이지, 옛 사람들은 말이지"라고 옛 사람들을 들먹였다. 그러나 객관적으로 그들의 행동을 고찰하면 그 말뜻에 부합하지 않는 자들이었다. 공자는 과격한 자들도 또한 얻을 수 없으면 불결을 달갑게 여기지 않는 선비들이라도 얻어서 그들과 어울렸으니 이들이 고집 센 자들이다. 이들도 또한 차선의 선비다. 공자는 (큰 소리 치는 급진과격파와, 심지어 고집 센 골수보수파와도 어울리셨을망정 – 인용자) "내 집 대문을 지나가면서 내 방에 들어오지 않아도 내가 섭섭하게 여기지 않는 자는 오직 향원이야! 향원은 덕의 적이기 때문이다"고 말씀하셨다. (...) 왜 향원은 큰 소리 치는가? 말이 행동을 돌아보지 않고 행동이 말을 돌아보지 않기 때문이다. 그러면서 말끝마다 "옛 사람들은 말이지, 옛 사람들은 말이지"이라고 옛 사람을 들먹인다. 행동은 뭣 때문에 독불장군 같고 황량한가? "이 세상에 태어나서 이 세상을 위해 좋으면 그것으로 가할 따름이다"라고 하면서 환관처럼 세상에 아첨한다. (제자 만장은 "한 마을이 다 착한 사람이라고 칭하면 어디로 가든 착한 사람이 되지 않을 곳이 없을 텐데 공자님은 그를 덕의 적으로 여긴 것은 왜입니까?"라고 물었다.) 맹자는 그를 비난하려고 하면 거론할 것이 없고 그를 풍자하려고 하면 풍자할 것이 없기 때문이라고 답했다. 속류俗流에 동화되고 더러운 상에 합세해서 충신을 비슷한 것으로 살고 청렴 비슷한 것으로 행동하면 무리가 다 기뻐한다.

스스로 이것을 옳게 여겨 요순의 도로 더불어 들어갈 수 없으니 '덕의 적'이라고 말씀하신 것이다. 공자는 "사이비(비슷하지만 아닌 것)를 싫어하여, 강아지풀이 모판을 어지럽힐까 봐 강아지풀을 싫어하고, 아첨이 의리를 어지럽힐까봐 아첨을 싫어하고, 교언하는 입이 신의를 어지럽힐까봐 교언하는 입을 싫어하고, 정나라 소리가 음악을 어지럽힐까봐 정나라 소리를 싫어하고, 자색이 붉은 색을 어지럽힐까봐 자색을 싫어하고, 향원이 덕을 어지럽힐까봐 향원을 싫어한다"고 말씀하셨다. 군자는 상도常道를 돌이킬 따름이다. 상도가 바르면 서민이 일어나고, 서민이 일어나면 사특함을 없애리라.[137]

향원은 "옛 사람들"의 뜻대로 천하개벽을 하자고 큰소리치면서도 행동하지는 않는 급진과격파의 "독불장군 같고 황량荒涼한" 허풍에도, 조금의 "불결不潔"도 달가워하지 않아서 어떤 형태의 천하변혁도 거부하는 골수보수파의 고집스런 반동적 강변에도 동조하고 악인들이 득실대는 "더러운 세상"에 '환관'처럼 아첨하는 비겁한 삶을 살고, 이 때문에 '요순의 도와 덕'을 해치는 '사이비 군자'다. 그렇기 때문에

---

137) 『孟子』「盡心下」(14-37): "孟子曰 孔子不得中道而與之 必也狂獧乎! 狂者進取 獧者有所不爲也. 孔子豈不欲中道哉? 不可必得 故思其次也. (...) 曰 如琴張 曾晳 牧皮者 孔子之所謂狂矣. 何以謂之狂也? 曰 其志嘐嘐然 曰 古之人 古之人. 夷考其行而不掩焉者也. 狂者又不可得 欲得不屑不絜之士而與之 是獧也 是又其次也. 孔子曰 過我門而不入我室 我不憾焉者 其惟鄉原乎! 鄉原 德之賊也. 曰 何如斯可謂之鄉原矣? 曰 何以是嘐嘐也? 言不顧行 行不顧言 則曰 古之人 古之人. 行何爲踽踽凉凉? 生斯世也 爲斯世也 善斯可矣. 閹然媚於世也者 是鄉原也. (萬章曰 一鄉皆稱原人焉 無所往而不爲原人 孔子以爲德之賊 何哉?) 非之無擧也 刺之無刺也 同乎流俗 合乎汚世 居之似忠信 行之似廉絜 衆皆悅之 自以爲是 而不可與入堯舜之道 故曰德之賊也. 孔子曰 惡似而非者 惡莠 恐其亂苗也, 惡佞 恐其亂義也, 惡利口 恐其亂信也, 惡鄭聲 恐其亂樂也, 惡紫 恐其亂朱也, 惡鄉原 恐其亂德也. 君子反經而已矣. 經正 則庶民興 庶民興 斯無邪慝矣."

향원은 '만인'으로부터 '착한 사람'이라는 호평을 받는 것이다. 태음인은 이런 '향원' 체질이다. 공맹은 향원의 체질이 태음인인 줄 몰랐을 테지만, 공맹의 '향원' 개념은 태음인의 행동양상과 성정과 완전히 일치한다.

공맹의 향원론 속에는 태음인이 군자가 되기 위해 어떻게 자신을 수신해야 하는지가 잘 나타나 있다. 군자가 되고 싶은 태음인의 수신 방향은 선인을 보면 선인을 아낌없이 칭찬하고 그 선행을 고무할 개방적 '선심善心'과, 악인을 단칼에 베어버릴 '참 용기'를 체득하고 '요순의 도'를 배우고 익혀 천하에 인의예지의 명덕明德을 펴서 천하를 밝히고 지성至誠으로 천하를 개혁하기 위해 분발할 수 있도록 습관을 들이는 것이다.

한편, 태음인은 전적으로 안을 지키기만을 좋아하면, 눈앞의 얄팍한 안일만을 좇아 구차히 도망쳐 숨는 마음, 즉 "투일지심偸逸之心"이[138] 반드시 지나치게 된다. 따라서 태음인은 "이익을 보면 정의를 생각하고 위험을 보면 목숨을 내놓는(見利思義 見危授命)" 군자와 정반대로 위험을 당하면 정의를 버리고 구차하게 달아나는(偸逸하는) 겁쟁이 또는 비겁자, 즉 '나인懦人'이 될 위험이 있다("棄義而偸逸者名曰懦人").[139] 태음인은 기氣가 약해 겁심怯心이 많기 때문에 공개적인 투쟁을 기피하고 의분義憤이 박약하기 때문에 희생이 따르면 정의로운 투쟁도 기피한다. 이제마는 『격치고』「독행편」에서 "겁 많은 나자懦者는 늘 지위를 바란다(懦者恒欲地位)"고 말하고 있다.[140] 따라서 태음인은 현재의 지위와 체면의식을 떨치고 밖으로 나서 이길 줄도 알아야만 비겁함을 면해 정의감과 의리를 갖춘 중용군자가 될 수 있다.

---
138) '투'(偸)는 '구차하다'는 뜻이다.
139) 이제마, 『동의수세보원』, 3-10.
140) 이제마. 『격치고』「독행편」, 341쪽.

물론 태음인이 용기를 발휘하는 예외적 상황도 있다. 이런 상황은 여럿이 투쟁을 약속할 때인데, 이 경우에 태음인은 약속하기를 주저하지만 일단 약속하면 인대인人對人의 인륜 도리에 강하기 때문에 그야말로 '겁 많은 자'의 용기를 발휘해 약속의 도리를 끝까지 지키려는 성향을 보인다. 그리하여 이런 상황에서는 오히려 태음인이 나서서 뒤로 물러나 숨는 사람, 대오에서 이탈하려는 사람을 부추겨 끝까지 싸운다. 이런 상황에서 태음인은 혼자만이 약속을 지키게 될까봐 두려워하는 겁심怯心이 들기 때문에도 이탈하려는 자들을 가로막는다. 이 경우의 태음인은 예외적으로 용감한 사람일 수 있으나, 이것은 체질적 용기의 발로라기보다 '인륜'과 '겁심'의 복합심리의 발로이다.

소음인 소음인의 기세는 아늑한 곳에 쏙 들어가 있으려고만 하고 나가려 하지 않는다("欲處而不欲出"). 소음인의 정서적 분위기는 항상 암컷이려고만 하고 수컷이려고 하지 않는다("恒欲爲雌而不欲爲雄").[141] 따라서 소음인은 직업 면에서 자기만 아는 경험적·비전적秘傳的 업무에 빠삭한 '전문가(specialist)' 또는 '기술자' 유형, 아니면 한정된 범위의 자잘한 문서지식과 오래된 경험정보, 세밀한 규정과 절차에 정통한 '관료' 또는 '법조인' 타입이다. 소음인은 태양인이 무시하고 소양인이 중시하지 않는 이 전문가·기술자·관료의 빠삭하고 정통精通한 직무수행에 대한 남모르는 자부심을 갖고 있다. 이것만 보면 소인음은 군자와 거리가 멀다. 공자는 "군자는 그릇(전문가·기술자)이 아니다(君子不器)"라고 말했지[142] 않은가!

---

141) 이제마, 『동의수세보원』, 3-9.
142) 『論語』「爲政」(2-12).

또한 소음인은 생활면에서 사람들이 잘 모르는 한적한 곳, 아늑한 곳, 낭만적 분위기 속에 쏙 들어가 지내거나 친밀한 가족 또는 소수의 친밀한 친구 사이에서 지내는 것을 좋아한다. 하지만 아늑함이나 낭만적 분위기는 상대방의 짓궂은 농담이나 심술궂은 장난으로도 쉽게 깨지기 때문에 소음인은 사소한 이유로 남몰래 기분과 마음이 잘 상하는 예민한 성품의 소유자다. 소음인의 성냄은 속으로 삐지는 것이다. 소음인의 이 '삐지는' 성냄은 성난 소양인의 '화냄'·폭애와 성난 태양인의 불호령·폭노와 다른 양상이다.

그러나 자기가 손상당하거나 정치적·경제적 손실·피해를 입으면 소음인은 결코 싸움을 마다하지 않는다. 다만 소음인은 상처를 받으면 상처를 준 사람에게 공개적으로 싸우기보다 암암리에 벼르다 뒤통수를 치는 복수주의적 싸움꾼이다. 소음인은 앞에서 정정당당하게 싸우기보다 뒤에서 잘 싸운다. 앞에서는 소심해 보이면서도 뒤에서는 꾀를 잘 짜내기 때문에 지능적으로 잘 싸우고 정당한 힘과 방도가 없으면 암암리에 치사한 공격도 마다하지 않는다. 궁지에 몰리면 소음인은 남몰래 엽기적 잔학행위도 범할 수 있다.

소음인은 암컷 노릇을 좋아하지만 전적으로 암컷 노릇만을 좋아하면 탐욕이 반드시 지나치게 된다. 체질적으로 여성적인 소음인은 새끼와 가족의 의식주를 확보하려는 본능에서 지나치게 욕심을 부려 응당 재물을 쾌척快擲해야 할 때도 하지 않고 돈과 재산을 자기 손아귀에 쥐고 있거나 남의 것에 눈독을 들이는 탐인貪人, 탐욕스런 수전노가 될 위험이 있다("棄仁而極慾者名曰貪人").[143] '탐인'은 남의 재산이나 물건을 탐내 노략질도 마다하지 않는 탐욕자, 자기 돈을 끔찍이도 아껴 응당 자기 돈을 풀어야 하는 경우에도 돈을 베풀지 않을 정도로

---

143) 이제마, 『동의수세보원』, 2-2.

인색하고 자기 이익을 남의 희생을 통해서까지 추구하는 샤일록 같은 '수전노'다. 그래서 소음인은 늘 '수전노'나 '인색한吝嗇漢'의 모습을 보인다. 남을 해치면서까지도 자기이익을 추구하는 이 점에서 소음인의 수전노 근성은 강한 이재理財의식과 탁월한 주책 수완에 자기 돈을 아끼고 절약하되 남에게 피해를 주지 않는 태음인의 '구두쇠' 근성과 다르다.

이제마는 『격치고』 「독행편」에서 "탐자貪者는 늘 재물을 원한다(貪者恒欲貨財)"고 말하고 있다.[144] 따라서 소음인은 마땅히 공적 연대를 위해 다른 사람들에게 이익을 널리 베풀고 대가없이 재물을 의연義捐하는 박시제중博施濟衆(공자) 또는 추은推恩(맹자)의 인심仁心을 길러 사람들을 모으고 이끄는 수컷 노릇도 할 줄 알아야만 '소탐대실小貪大失'하지 않는 중용군자가 될 수 있다.

그런데 동무 이제마는 사상인의 '성기性氣'(본성적 기세)와 관련하여 체질적 '지나침'을 이렇게 종합하고 있다.

- 태양인은 비록 수컷이기를 좋아할지라도 간혹 암컷이 되는 것도 마땅하다. 만약 전적으로 수컷이 되는 것만을 좋아한다면 방종심이 반드시 지나칠 것이다. 소음인은 비록 암컷이 되기를 좋아할지라도 간혹 수컷이 되는 것도 마땅하다. 만약 전적으로 암컷이 되는 것만을 좋아한다면 구차히 숨으려는 투일지심偸逸之心이 반드시 지나칠 것이다. 소양인은 비록 외승外勝하는 것을 좋아할지라도 간혹 내수內守하는 것도 마땅하다. 만약 전적으로 외승하는 것만을 좋아한다면 자기를 편파적으로 만드는 편사지심偏私之心이

---

144) 이제마, 『격치고』 「독행편」, 341쪽.

반드시 지나칠 것이다. 태음인은 비록 내수하는 것을 좋아할지라도 외승하는 것도 마땅하다. 만약 전적으로 안에서 지키는 것만을 좋아한다면 물욕지심物慾之心이 반드시 지나칠 것이다. (太陽之人 雖好爲雄 亦或宜雌. 若全好爲雄 則放縱之心 必過也. 少陰之人 雖好爲雌 亦或宜雄. 若全好爲雌 則偸逸之心 必過也. 少陽之人 雖好外勝 亦宜內守, 若全好外勝 則偏私之心 必過也. 太陰之人 雖好內守 亦宜外勝 若全好內守 則物慾之心 必過也.)[145]

여기서 동무는 구차히 숨는 또는 구차히 달아나는 성기性氣인 '투일지심偸逸之心'을 소음인에 귀속시킨 반면, 수전노 같은 재물욕심인 '물욕지심物慾之心'은 태음인에게 귀속시키고 있다. 그러나 이것은 세 가지 근거에서 소음인의 특징과 태음인의 특징을 뒤바꿔 잘못 쓴 것으로 단정할 수 있다.

첫째, 동무는 사단론의 서두에서 의義를 버리고 구차히 숨는 자(棄義而偸逸者)는 '나인懦人'으로서 태음인의 순서에 맞춰 두 번째 자리에 놓고, 인仁을 버리고 극히 욕심을 부리는 자(棄仁而極慾者)는 '탐인貪人'으로서 마지막 순서인 소음인 자리에 놓고 있다.[146] 따라서 「성명론」의 순서로 암시된 바에 따르면, 물욕이 지나친 탐인(수전노)은 태음인이 아니라 소음인이고, 반대로 나인(겁쟁이, 비겁자)는 소음인이 아니라 태음인이다.

둘째, 동무는 "사상인변증론"에서 태음인의 심리적 특징으로 '겁심怯心'을 들고 있다.[147] 동무 자신의 논의에 따르더라도 겁쟁이(偸逸

---

145) 이제마, 『동의수세보원』, 3-10.
146) 이 책의 제2장 사상체질론의 "사단론과 사상체계의 기본논리" 및 제3장 "사상유학"을 보라.
147) 이제마, 『동의수세보원』, 18-11.

者)는 소음인이 아니라 태음인인 것이다.

셋째, 경험 속에서 소음인은 (결코 달아나 숨는 구차한 겁쟁이가 아니라) 지능적으로 투쟁하는 외유내강형의 '고집불통'이고, 태음인은 신사·숙녀의 위의威儀로 물욕을 감추고 민완하게 이익을 추구하되 점잖게 추구하고 재물을 아끼고 허비하지 않으며 깊이 간수하는 '구두쇠'지만, 물욕을 위해 인도人道를 유린할 정도로 극욕極慾한 '수전노'는 아니다.[148] 그러나 경험상 태음인이 싸움이 나면 자기가 받을 상처와 피해를 먼저 생각하기 때문에 투쟁에 겁을 많이 보이는 겁쟁이인 것은 확실하다.

이 세 가지 근거에서 물욕지심物慾之心이 지나친 자는 소음인으로, 투일지심偸逸之心이 지나친 자는 태음인으로 교정하여 동무의 성기론性氣論을 그렇게 수정한다. 이제마가 여기서 이러한 실수를 한 데는 여러 가지 이유가 있겠지만, 당시 강력하게 지배했던 가부장주의가 가장 큰 이유일 것이다. 남성은 용감하고 여성은 비겁하다는 가부장주의적 고정관념으로 인해 여성적 소음인을 깜박 (이제마 자신의 다른 말들과 어긋나게) '비겁자'로 착각했을 것이다. 그러나 실은 여성적인 것이라고 해서 반드시 비겁한 것과 동일시될 수 없고 차라리 (새끼와 식구들을 먹이고 입히기 위해 물건들을 안에 쌓아두려는 여성의 자연스런 심리를 감안할 때) 물욕이 많다는 것과 등치된다. 그리고 소음인은 아이를 둔 여성들처럼 자기 이익과 자기 새끼를 위해서라면 물불을 안 가리고, 안팎을 안 가리고 끈기 있게 '꼴통처럼' 싸우고 탐심과 탈심奪心 때문에 대외침략도 마다하지 않는다. 그리고 바깥에서 싸워 이기

---

148) 상론했듯이 '구두쇠'는 자기 것을 아주 아끼고 깊이 감추지만 남의 것을 빼앗으려는 심보는 없는 사람인 반면, '수전노'는 자기 것을 인색하게 아끼기도 하지만 남의 것을 탐내고 침노하고 강탈하려는 마음이 있는 샤일록 같은 사람을 말한다. 이처럼 '구두쇠'와 '수전노'는 본질적으로 다른 인간유형이다.

려고 하지 않고 안방만을 지키려는 태음인을 '투일자偸逸者'와 등치시키는 것이 정상적 사고인 것이다. 이제마의 이런 실수에서[149] 『동의수세보원』이 미완의 저작이라는 것이 다시 분명해진다.

교정된 내용에 따르면 '투일지심'이 지나치다는 것은 용기와 의분이 부족함을 말하고 따라서 태음인은 의義가 결여되어 있다는 것을 뜻하며, 소음인이 '물욕지심'이 지나치다는 것은 인仁이 결여되어 있다는 것을 뜻한다. 이것으로부터 논리적으로 사상인의 덕성德性 체계를 추리하면, 태양인은 인자仁者이지만 예禮를 결여한 비인鄙人의 위험이 있고, 소양인은 의인義人이지만 지智를 결여한 박인薄人의 위험이 있고, 태음인은 지자이지만 의義를 결여한 나인懦人의 위험이 있고, 소음인은 예자지만 인仁을 결여한 탐인貪人의 위험이 있다.

그런데 위의 교정된 내용으로부터 논리적으로 도출되는 이 사상인과 사덕四德의 연결시도는 동무가 "인의예지는 4장의 기운이다(仁義禮智 四臟之氣)"고 규정하는 사단론의 구절과[150] 배치될 위험이 있다. 이 사단론 구절의 사덕 순서(인·의·예·지)를 사장四臟의 순서(폐·비·간·신)와 그대로 연결시키면, 인자는 태양인과 연결되고, 의자는 소양인과 연결되고, 예자는 태음인과 연결되고, 지자는 소음인과 연결된 것으로 연역할 수 있다. 이렇게 연역하면, 인은 폐대간소肺大肝小한 태양인과 연결되었으므로 폐의 기운, 즉 폐장지기肺臟之氣로 간주되고,

---

149) 이제마의 유사한 실수와 혼란은 『격치고』로까지 거슬러 올라간다. 『격치고』「독행편」에서는 가령 "비자(鄙者)는 예(禮)와 어울릴 수 없고, 박자(薄者)는 인(仁)과 어울릴 수 없고, 탐자(貪者)는 의(義)와 어울릴 수 없고, 나자(懦者)는 지(智)와 어울릴 수 없다"고 말하고 있다. 그러나 이것은 『동의수세보원』의 관점에서 보면, '비자(鄙者)'를 제외하면 내용적으로 잘못 연결된 것이다. 박자는 지와 어울릴 수 없고, 탐자는 인과 어울릴 수 없고, 나자는 의와 어울릴 수 없기 때문이다. 이런 유형의 혼란은 『격치고』에서 도처에 산재해 있다. 따라서 『격치고』의 사상유학과 『동의수세보원』의 사상체질론을 무비판적으로 결합시키는 것은 위태로운 것이다.
150) 이제마, 『동의수세보원』, 2-8.

의는 비대신소脾大腎小한 소양인과 연결되었으므로 비장의 기운, 즉 비장지기脾臟之氣로 간주되어야 한다. 그리고 예는 간대폐소肝大肺小한 태음인과 연결되었으므로 간장의 기운, 즉 간장지기肝臟之氣로 간주되고, 지는 신대비소腎大脾小한 소음인과 연결되었으므로 신장의 기운, 즉 신장지기腎臟之氣로 간주되어야 한다. 이 연결대로라면, 인의 기운을 관장管掌하는 폐가 지나치게 작은 태음인은 인이 과소하여 물욕이 지나친 탐인이어야 하고, 의를 주관한다는 비장이 지나치게 작은 소음인은 의義가 과소하여 투일지심이 지나친 나인이어야 한다. 그러나 이 연역은 태음인이 나인(비겁자)이고, 소음인이 탐인이라는, 우리가 교정한 논리와 다시 충돌되고 만다.

　이 모순을 필자는 앞서 사장四臟과 인사人事간의 연결에서와 같이 중도·중용 논리의 원용으로 풀고자 한다. 맹자는 인의예지의 4덕은 측은惻隱·수오羞惡·공경恭敬·시비是非의 사단지심四端之心의 확충에서 형성된다고 했다. 그런데 이 사단지심은 중용적 확충을 통할 경우에만 인의예지의 덕으로 발전할 수 있다.

　첫째, 인의 단초인 측은지심이 과다하면 인이 아니고, 측은지심이 과소해도 인덕으로 확충되지 못한다. 측은지심은 중도적일 때만 '인덕'으로 확충될 수 있다. 공자는 사람이란 지나친 친애와 증오로 기울어 편벽되기 쉬운 까닭에 "제 자식이 나쁘다는 것을 알지 못하고 제 못자리의 모가 크다는 것을 알지 못하는 것(人莫知其子之惡 莫知其苗之碩)"이니, "좋아하면서도 그 나쁨을 알고 미워하면서도 그 아름다움을 알아주는 자는 천하에 드문 것이다(好而知其惡 惡而知其美者 天下鮮矣)"라고 갈파했다.[151] 제대로 된 '인'은 반드시 중덕中德(중용)을 담고 있다. 따라서 증자는 "인자만이 그들을 추방·유배하여 사이四夷

---

151) 『大學』(『禮記』 第四十二)(傳8章).

로 내쫓아 중국과 더불어 동거하지 않게 하니 이를 일러 사람을 제대로 사랑하고 사람을 제대로 미워한다고 하는 것이다(唯仁人 放流之 迸諸四夷 不與同中國 此謂唯仁人爲能愛人 能惡人)"라고 말한 것이다.[152]

둘째, 수오지심이 과다하면 의기義氣가 넘쳐 의義의 중덕中德을 해쳐 만용이 되고, 모자라도 의를 해치는 비겁이 된다. 따라서 수오지심도 애당초 중도적일 때만 '의덕'으로 확충될 수 있다.

셋째, 공경지심이 지나치게 공손한 '주공足恭', 즉 과공過恭은 예禮가 아니다(足恭非禮). 공자는 "교언영색과 주공足恭을 좌구명은 부끄러워했는데 나도 이것들을 부끄러워한다(子曰 巧言令色足恭 左丘明恥之 丘亦恥之)".[153] '주공', 즉 '과공'은 '중화中和'의 효용을 겨냥하는 '예의 본의'를 파괴하기 때문이다. 공자는 "예를 예라고 하는 것은 무릇 예가 중화를 이루는 방도이기 때문이다(子曰 禮乎禮 夫禮所以制中也)"고 말했고,[154] 또 "예의 용도에서는 중화가 가장 귀하다(禮之用 和爲貴)"고도 말했다.[155] 따라서 공손을 관장하는 예절은 특히나 중도를 담고 있어야 한다. 그래서 주공은 '비례非禮'인 것이다. 동시에 과소한 공경지심은 다름 아닌 '불경不敬'이다. 따라서 공경지심도 중용적 확충을 통할 때만 '예덕禮德'으로 함양된다.

넷째, 시비지심도 중용을 따를 때만 '지덕'으로 발전할 수 있다. 시비지심이 지나치면, 인화와 인덕을 해치고, 제 지식을 자랑하고 무식한 사람들을 무시한다. 또한 타인들을 살리기 위해 타인의 범행을 자기가 저질렀다고 거짓 고하는 '거룩한 거짓말', 투병의지를 고취해 환자를 살리기 위해 좋지 않은 상태나 예후豫候를 좋게 꾸며 말하는

---

152) 『大學』(傳10章).
153) 『論語』「公冶長」(5-25).
154) 『禮記』「第二十八 仲尼燕居」, 30-1.
155) 『論語』「學而」(1-12).

'하얀 거짓말'도 진실을 위한답시고 굳이 까발리고, '신적 지혜'마저 업신여기고 무엇이든지 알 수 있고 알아야 하는 양 반反인간적 지식과 환경파괴적 지식도 파헤치고 신적 지혜를 불인不認하는 지적 오만과 ('보편자에 대한 지식' 개념으로 신적 지혜에까지도 도전하는 아리스토텔레스의 지성주의와 같은) 무제한적·무제약적 지성주의에 빠진다. 이런 오만한 지知는 '참 지혜'가 아니라 오히려 큰 '어리석음'인 것이다. 이 큰 '어리석음'은 바로 '지덕(지혜로움)'의 정반대인 것이다. 맹자는 이 점을 소위 '지자'가 미움 받는 이유로 지적하면서 물 흐르는 것같이 자연스런 지혜를 '큰 지혜', 즉 '대지大智'로 제시한다. "지자가 미움 받는 것은 한곳을 끝까지 캐고 들기 때문이다. 만약 지자가 우임금이 물을 흘려보낸 것처럼 한다면 지智가 미움 받을 일이 없을 것이다. 우임금이 물을 운행한 것은 물이 무사히 흐르도록 한 것이다. 지자가 역시 무사하게 행한다면, 지도 역시 클 것이다."[156] 이 경우는 시비지심이 한쪽으로 지나친 경우다. 반면, 시비지심이 미흡하면 문제의식이 없어 배우지도 탐구하지도 못한다. 시비지심의 중용적 확충만이 지덕으로 함양된다. 지덕은 늘 높고 깊은 인간적·친환경적 지식의 학습·개척·확장을 가능케 하고 지식의 혜택을 널리 펴고 그럼에도 지적 겸손으로 어리고 무지한 사람들을 깨우치는 윤리적 덕이다.

맹자는 "사람이 사단을 가진 것은 사람이 사체四體를 가진 것과 같은 것이다(人之有是四端也 猶其有四體也)"라고 말하며 성선설을 주장했다. 이제마는 맹자의 이 사단론을 '사단이 있는 것은 4대 장부臟腑가 있는 것과 같은 것이다'는 명제로 바꿔 사단론을 전개했다. 그의 사단론은 이로부터 출발하여 모든 인간이 사단지심을 지니고 있는 것

---

156) 『孟子』「離婁下」(8-26): "所惡於智者 爲其鑿也. 如智者若禹之行水也, 則無惡於智矣. 禹之行水也 行其所無事也. 如智者亦行其所無事也 則智亦大矣."

이 사실이지만, 이 사단지심은 4대 장부의 크기(용적과 역동성)가 각기 다른 사상인마다 일정한 법칙에 따라 불균등하게 분포되어 있음을 체계적으로 밝힌 것이다. 폐장·비장·간장·신장의 4대 장부의 대소大小·강약에 따라 모든 인간이 태양인·소양인·태음인·소음인의 네 유형으로 분류된다는 근본명제에서 보면, 태양인은 폐장이 과대하고 간장이 과소하다(肺大肝小). 소양인은 비장이 과대하고 신장이 과소하다(脾大腎小). 태음인은 간장이 과대하고 폐장이 과소하다(肝大肺小). 소음인은 신장이 과대하고 비장이 과소하다(腎大脾小). 여기로부터 태양·소양·태음·소음인의 나머지 장기의 크기를 논리적으로 추정하면, 태양인은 인자인데 비장은 중도적中度的이고(적당히 크고) 그 신장은 약소弱小하다. 소양인은 의인인데 그 폐장은 중도적으로 크고 그 간장은 약소하다. 태음인은 지자인데 그 신장은 중도적으로 크고 그 비장은 약소하다. 소음인은 예자인데 그 간장은 중도적으로 크고 그 폐장은 약소하다. 이 중도적으로 큰 폐비간신의 기운이 제각기 사단지심의 중용적 확충에 유리한 것으로 추정하면, 인의 단초인 측은지심은 인자인 태양인의 중도적 크기의 장부인 비장의 기운이고, 의의 단초인 수오지심은 의인인 소양인의 중도적 크기의 장부인 폐장의 기운이고, 지의 단초인 시비지심은 지자인 태음인의 중도적 크기의 장부인 신장의 기운이고, 예의 단초인 공경지심은 예인인 소음인의 중도적 크기의 장부인 간장의 기운으로 해석된다.

　이렇게 연역하면, 인(측은지심)은 폐장지기肺臟之氣가 아니라, 비장지기脾臟之氣로 교정되어야 한다. 그리고 의(수오지심)는 비장지기가 아니라 폐장지기로, 예(공경지심·사양지심)는 신장지기腎臟之氣가 아니라 간장지기肝臟之氣로, 지(시비지심)는 간장지기가 아니라 신장지기로 교정되어야 한다. 이래야만 중도적 크기의 비장을 가진 태양인이

'인자'일 수 있고, 과대한 비장을 가진 소양인은 측은지심·인심仁心이 넘쳐 혜비惠費하기(인혜의 시혜를 허비하는) 일쑤인 사람일 수 있다. 그리고 중도적 폐장을 가진 소양인이 의자義者이고, 과대한 폐장을 가진 태양인은 의기義氣가 넘쳐 만용을 부리기 일쑤인 사람이다. 그리고 중도적 간장을 가진 소음인은 예자이고, 과대한 간장을 가진 태음인은 과공으로 비례를 범하기 일쑤인 사람이다. 반면, 중도적 신장을 가진 태음인은 경제적 지자이고, 과대한 신장을 가진 소음인은 지나친 금전적 시비지심으로 수전노 기질을 노정하기 일쑤인 탐인이 되는 것이다. 이것은 이제마이론의 수정이라면 수정일 수 있고, 보충이라면 보충일 수 있을 것이다.

그러므로 사단지심 가운데 각 성정을 중용적으로 확충하여 인의예지의 각 덕을 이루기에 용이한 사람의 유형도 사상인에 따라 넷으로 크게 갈린다. 측은지심의 중용적 확충에 용이한 사상인은 중도적 크기의 비장을 가진 태양인, 수오지심의 중용적 확충에 용이한 사상인은 중도적 크기의 폐장을 가진 소양인이다. 그리고 시비지심의 중용적 확충에 용이한 사상인은 중도적 크기의 신장을 가진 태음인, 공경지심의 중용적 확충에 용이한 사상인은 중도적 크기의 간장을 가진 소음인이다. 이제마는 사상인적 사단·사덕론에서 명시적 언급 없이 이런 중용원리를 적용하고 있는데, 이것은 욕구와 사단지심의 확충에서 중용 개념을 잊은 주희와 정약용을 능가할 뿐만이 아니라, 도덕론에서 중용 개념의 적용에 철저하지 못한 맹자마저도 능가하는 동무 이제마의 이론적 탁월성이다. 상론했듯이 맹자는 신(몸)과 체(마음), 대체와 소체의 겸애·겸양을 논했으나 사단지심의 강약이 다른 각 마음들의 중용적 확충과 사단지심들 간의 균형과 조화의 문제를 논하지 않았기 때문이다. 맹자는 공자처럼 제대로 사랑하고 제대로 미워하는 중용의 측은지심으로서의 인仁, 비례非禮로서의 '주공足恭(과공), 지나치지 않은 시비지심의 확충 등을 전혀 논하지 않은 것이다.

태양인은 "인혜仁惠를 베풀되 이를 허비하지 않는(惠而不費)"[157] 타고난 인자仁者이고, 소양인은 천부적 의인義人이고, 태음인은 천부적 지자智者이고, 소음인은 천부적 예자禮者다. 인의예지 4덕의 실마리가 사람의 천성에 고유한 것이라는 맹자의 명제는 기본적으로 옳다. 그럼에도 이제마의 사상인론에 따르면, 인의예지의 네 가지 성정 단초가 천부적으로 사람마다 차등적으로 분포되어 있어 각 덕을 이루기에 용이한 체질도 각기 다르다. 이 때문에 만인을 천편일률적으로 동일하게 보고 동일한 수신·교육을 주장한다면, 이는 아주 그릇된 것이다. 의기가 넘쳐서 골칫거리인 태양인에게 의기가 모자란 태음인이 수신하듯이 수신하라고 하면 되겠는가? 인심이 넘쳐서 골칫거리인 소양인에게 인심이 미약한 소음인이 수신하듯이 수신하라고 하면 되겠는가? 이제마의 사상인론과 이에 기초한 사상유학은 공맹의 사단·사덕론과 수신론을 결정적으로 보정補正해주는 이론인 셈이다.

사상인적 사덕론의 수정과 보정을 더 확장해 보자.

태양인 그에 의하면, 태양인은 상술한 바대로 적당한 크기의 비장 덕택에 타고난 인자일지라도 과대한 폐장 때문에 수오지심이 과다해서 작은 불의에도 크게 비분강개하여 만용을 부림으로써 의를 망치고, 지성적으로 명철함에도 약소한 신장 때문에 시비에 무심하고 선지先知하거나 스스로 다 아는 것으로 착각하여 시비를 초월한다. 또한 과소過小한 간장 때문에 공경지심이 과소過少하여 예덕이

---

[157] 『論語』「堯曰」(20-2).

미미하다. 따라서 천부적 인자인 태양인은 타락하면 안하무인으로 무례한 비인鄙人이 되는 것이다.

소양인 소양인은 적당한 크기의 폐장 덕택에 타고난 의자義者일지라도 과대한 비장 때문에 측은지심이 과다해서 인심仁心을 헤프게 베풀며 도움을 필요로 하지 않는 사람들에게도 기분 내키는 대로 과시적으로 은혜를 허비하는 '혜비惠費'를 일삼아 인을 망치고, 약소한 간장 때문에 공경지심이 약소하여 사람을 잘 또는 오래 받들지 않고 예절 감각이 부실하여 결례하기 일쑤다. 또한 과소한 신장 때문에 금전적 시비지심이 과소하여 경제적 지혜가 미미하고 이 때문에 (정의와 불의의 차이, 즉 선악의 차이에만 주목하고) 진위·이해利害(손익)·대소大小의 차이를 간과하거나 무시하기 일쑤다. 따라서 천부적 의인義人인 소양인은 타락하면 아무런 이해타산(실속) 없이 경박하고 과장되게 허풍치는 박인薄人이 되는 것이다.

태음인 태음인은 적당한 크기의 신장 덕택에 타고난 경제적 지자일지라도 과대한 간장 때문에 공경지심이 과다하여 '과공'(주공)으로 예덕을 망치고, 약소한 비장 때문에 측은지심이 약소하여 (남의 것에 대한 탈심과 탐심을 가진 수전노는 아니지만) 내 것을 아주 아끼는 구두쇠다. 또한 과소한 폐장 때문에 수오지심이 과소하여 의기가 미약하므로 겁심이 많다. 따라서 천부적 지자인 태음인은 타락하면 겁 많은 나인懦人, 즉 겁쟁이가 되는 것이다.

소음인은 적당한 크기(중도적 규모)의 간장 덕택에 타고난 예자일지라도 과대한 신장 때문에 시비지심이 과다하여 자기에게 유리하게 끝장을 보려는 아전인수我田引水 격의 우김질, 쫀쫀한 따지기, 입바른 소리와 말다툼, 사사로이 편을 가르는 패당牌黨짓기와 소당파적 투쟁욕으로 지덕을 망치고, 약소한 폐장 때문에 수오지심이 약소하여 (과다한 시비지심으로 인한 수당파적 투쟁욕에도 불구하고) 불의에 대한 정의의 싸움에서도 앞장서지 않고 뒤로 빠져 무심하다가 승세가 보이거나 불의의 탄압을 직접 받으면서야 비로소 싸움에 가담하고 이긴 뒤에는 탄압당할 위험이 없기 때문에 더 공격적으로 싸운다. 또한 과소한 비장 때문에 측은지심이 과소하여 인덕仁德이 미미하다. 따라서 천부적 예자인 소음인은 타락하면 탐욕스런 물욕과 탈심奪心(남의 것을 빼앗거나 노략질하려는 심사)에 찌든 탐인貪人(수전노)이 되는 것이다.

사상인의 장부와 사단·사덕의 관계

	태양인	소양인	태음인	소음인
폐장 – 수오지심	과다 – 만용	중도 – 의인	과소 – 나인	약소 – 무심
비장 – 측은지심	중도 – 인자	과다 – 혜비	약소 – 구두쇠	과소 – 탐인
간장 – 공경지심	과소 – 비인	약소 – 결례	과다 – 과공	중도 – 예자
신장 – 시비지심	약소 – 무심	과소 – 박인	중도 – 지자	과다 – 패당

이처럼 사람의 체질에 따라 사단지심이 천성적으로 달리 분포되어 있다면, 사상인마다 수신의 방향도 각기 달라야 한다. 가령 태양인은 더욱 예의바르게 살도록 미미한 예의 수신을 강화하고 약소한 경제적(재물적·금전적) 시비지심도 크게 배양하는 데 수신을 집중해야 하는 것이다. 반면, 지나친 비분강개를 죽여 만용을 없애야 한다.

소양인은 시비(선악·진위·이해·대소)에 대한 분명한 판단에 입각한 언행을 습관화하고 실속을 챙겨야 하며 끝까지 예의를 차리도록 약소한 예덕을 확충하는 수신에 노력을 집중해야 한다. 반면, 지나친 측은지심을 죽여 재물을 헤프게 쓰는 일이 없도록 해야 한다. 태음인은 의리 있고 용기 있게 살도록 과소한 수오지심을 확충하기 위해 의기義氣·호연지기를 키우는 데에 수신을 집중하고 널리 베풀며 살도록 약소한 인심仁心을 길러야 한다. 반면, 남들을 지나치게 좋게만 보고 받들기만 하는 주관적 과공過恭지심을 죽여 사람들에 대한 객관적 판단력과 분별력을 길러야 한다.

 소음인은 인덕을 길러 미지의 뭇사람들에게 널리 베풀며 살 수 있도록 측은지심을 크게 확충하여 인심을 키워야 하고 약소한 의기를 강화하는 수신에 노력을 집중해야 한다. 반면, 지나친 주관적 시비지심을 죽여 마음을 넉넉하게 갖고 반드시 인화人和능력과 숲을 보는 개관槪觀능력·객관화능력을 키워야 한다.

 이처럼 사상인마다 수신의 방향과 내용이 각기 다른 것이다. 만약 인의예지의 천편일률적 수신으로 그렇지 않아도 과다한 성정을 더 키우고 과소한 성정을 강화하지 않는 수신을 하면 군자가 될 수 없다. 따라서 이제마의 사상유학적 윤리철학은 공맹의 윤리철학에 대한 중대한 보완이 된다.

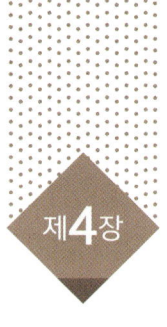

장부론臟腑論

  이제마는 장부론臟腑論에서 앞서 제각기 논했던 폐비간신의 장부, 이목구비의 기관, 함억제복, 두견요둔의 신체부위, 의식과 무의식(심리) 등 간의 내적인 기氣 연관을 논하고 있다. 따라서 장부론은 가령 폐·귀·두뇌가 왜 하나로 연결되어 있는지, 나아가 태양인이 가슴이 크고 귀가 밝고 머리가 명석한지를 하나로 연결시켜 이해할 수 있게 해준다. 그러나 이 장부론은 가장 신비스럽고 가장 난해한 부분이다. 여기서는 털 것은 털어내 이제마의 논의를 단순화하고자 한다.

  장부론은 이제마가 몸의 부위와 장기臟器 간에 기氣가 운동, 순환하는 원리를 직관적으로 논하고 있다. 기에는 온기溫氣, 열기熱氣, 양기凉氣, 냉기冷氣 등 네 가지 기운이 있다.

  폐와 가슴이 위치한 등 이상, 위장胃臟 이상은 상초上焦, 비장과 위장이 위치한 등골과 명치 사이를 중상초中上焦, 간과 소장이 위치한 허리와 배꼽 사이를 중하초中下焦, 신장과 대장이 위치한 허리뼈와 배꼽 이하를 하초下焦라 한다. 덧붙이면 태양인은 상초가 발달하고,

소양인은 중상초가, 태음인은 중하초가, 소음인은 하초가 발달한다.

이제마에 의하면

온기溫氣 음식물의 온기溫氣는 위완胃脘(위장의 내강內腔, 즉 위의 내부공간)에서 침으로 변하여 혀 아래로 들어가 진해津海가 되고 귀로 들어가 신神이 되고 신이 모인 두뇌 속의 이해膩海를 이룬다.[158] 진해는 상승력으로 위완을 돕는다.[159] 이해는 위로 곧게 뻗치는 힘(直伸力)으로 머리를 단련시키고 피부와 털을 이룬다.[160] 이해의 맑은 즙은 폐로 되돌아가고, 찌꺼기는 가죽과 털로 간다. 따라서 이해의 맑은 즙을 먹는 폐는 가슴·혀·귀·두뇌·피부·털을 지배한다. 가슴·혀·귀·두뇌·피부·털은 폐에 속하는 '폐지당肺之黨'이다("胃脘與舌耳頭腦皮毛 皆肺之黨也").[161]

이것을 사상인 구분에 적용하면, 사상인 중 폐가 가장 발달한 태양인은 폐가 튼튼하고 포용력과 담력이 크고 상초에 달린 팔의 힘이 발달했으나 중하초와 하초가 약하여 잘 걷지도 못할뿐더러 오래 똑바로 앉아 있지도 못하고, 입안에 침이 많고 혀로 말을 잘하고(便便然) 귀가 밝고, 두뇌회전이 빨라 명석하고, 사변적 명상과 관조를 좋아하고, 피부가 튼튼하며 체모가 발달해 있다. 태양인의 정반대 유형인 태음인의 체질적 특징을 태양인의 특성으로부터 역逆연역하면 약점이 집중 부각된다. 폐가 가장 작은 태음인은 목·어깨·가슴통이 취약하고 겁이 많으며 팔 힘이 사상인 중 제일 약하고 침이 적어 침을 뱉

---

158) 이제마, 『동의수세보원』, 4-4.
159) 이제마, 『동의수세보원』, 4-10.
160) 이제마, 『동의수세보원』, 4-11.
161) 이제마, 『동의수세보원』, 4-4.

는 일이 드물고 타고난 눌변이며, 귀가 어두워 인기척을 느끼지 못해 친숙한 공간에서도 자주 놀라고 전화벨·초인종 소리를 잘 듣지 못하며, 눈치와 센스가 없고 말귀를 잘 알 듣지 못하며, 두뇌 회전이 가장 느리고 사변적 명상과 대립되는 실무적·경험적 사고를 좋아한다.

열기 熱氣 음식물의 열기熱氣는 위장에서 굳은 기름이 되어 유방으로 들어가 굳은 기름이 모인 고해膏海가 된다. 고해의 맑은 기운은 눈으로 들어가 기氣가 되고 등골뼈로 들어가 기氣가 모인 막해膜海가 된다.[162] 고해는 쌓임을 막는 힘(停畜之力)으로 위胃를 돕고[163] 막해는 능란하게 거두어들여 정리하는 힘(能收之力)으로 손을 단련시켜 근력을 이룬다.[164] 이 막해의 맑은 즙은 지라로 돌아가고 찌꺼기는 근육으로 간다. 따라서 막해의 맑은 즙을 먹는 비장은 위장·유방·눈·등·등골뼈·근육을 지배한다. 즉, 위장·유방·눈·등·등골뼈·근육은 비장의 무리에 속하는 '비지당脾之黨'이다("胃與兩乳目背膂筋皆脾之黨也").[165]

이것을 사상인에 적용하면, 비장이 큰 소양인은 위장의 소화력이 좋고 손의 힘(악력)이 세고 손재간이 뛰어나며 (여자의 경우) 유방이 몸집에 비해 발달해 있고, 피부와 머리카락에 기름 분비가 많고, 여러 가지 의미에서 눈이 밝고, 중상체中上體의 등받이가 튼튼하며, 살집에 비해 근육이 발달한다. 소양인은 상체가 발달하여 손·팔·가슴·어깨·목이 튼튼하고 이 부위들을 빠르고 정교하게 움직일 수 있으며 발·다리·허벅지·엉덩이·허리 등 하체가 빈약하여 오래 걷지 못한다.

---

162) 이제마, 『동의수세보원』, 4-5.
163) 이제마, 『동의수세보원』, 4-10.
164) 이제마, 『동의수세보원』, 4-11.
165) 이제마, 『동의수세보원』, 4-5.

소양인은 건강한 상태에서라면 남자도 유방이 있고 여성은 엉덩이는 보잘것없으나 대개 유방은 상당히 발달되어 있어 가분수로 보인다. 역으로 연역하면, 비장이 가장 작은 소음인은 위장과 소화력이 사상인 중 가장 약하고 손목 및 손가락 힘이 허약하고, 유방은 절벽이거나 미미하다. 피부는 기름기가 없고, 살은 적으며 보드랍다. 목·등받이·어깨·가슴통은 연약하고 가냘프며 근육은 적다. 반면, 엉덩이·허벅지·다리·발 등 하체는 튼튼하고 균형 있게 발달되어 있고 다리와 발의 움직임은 정교하고 독일병정처럼 끈기 있게 오래 잘 걷는다.

양기 凉氣 음식물의 서늘한 양기凉氣는 소장에서 물기름(油)이 되어 배꼽으로 들어가 기름이 모인 유해油海가 되고, 이 유해의 맑은 기운은 코로 들어가 피가 되고 허리뼈로 들어가 혈해血海가 된다.[166] 유해는 소화를 유도하는 힘(消導之力)으로 소장을 돕고,[167] 혈해는 관대하고 방면하는 힘(寬放之力)으로 허리를 단련시키고 살을 이룬다.[168] 혈해의 맑은 즙은 간으로 돌아가고 찌꺼기는 살로 간다. 따라서 혈해의 맑은 즙을 먹는 간은 소장·배꼽·코·허리뼈·살을 지배한다. 소장·배꼽·코·허리뼈·살은 간의 무리, 즉 '간지당肝之黨'이다("小腸與臍鼻腰脊肉肝之黨也").[169]

이것을 사상인에 적용하면, 간이 큰 태음인은 소장이 발달하고, 주책籌策이 뛰어나고 냄새를 제일 잘 맡고, 허리가 튼튼하고 길며(앉은키가 크고) 가장 관대하고, 코피가 잘나고 살집이 두툼하다. 태음인 여성의 경우에는 허벅지와 엉덩이가, 특히 허벅지가 아주 두텁고 크며,

---

166) 이제마, 『동의수세보원』, 4-6.
167) 이제마, 『동의수세보원』, 4-10.
168) 이제마, 『동의수세보원』, 4-11.
169) 이제마, 『동의수세보원』, 4-6.

(가슴의 골격은 약하나) 두툼한 살집 덕택에 유방이 커 여성의 경우에는 나올 데 나오고 들어갈 데 들어간 글래머다. 이 태음인에서 태양인의 특징을 역으로 연역하면 간이 가장 작은 태양인은 소장의 소화력이 가장 약하고 주책이 전무하며, 냄새를 못 맡고 인륜에 박약하고, 허리가 짧고(앉은키가 제일 작고) 매우 엄격하며, 코피가 잘 나지 않고 살집이 거의 없어 호리호리하다.

냉기 冷氣 음식물의 냉기冷氣는 대장에서 액액液液이 되어 외음부의 털로 들어가 액해液海가 되고, 액해의 맑은 기운은 입으로 들어가 정精이 되고 방광으로 들어가 정精이 모인 정해精海가 된다.[170] 액해는 아래로 내려가는 힘(下降之力)으로 대장大腸을 돕고,[171] 정해는 구부리는 강한 힘(屈强之力)으로 발을 단련시키고 뼈를 이룬다.[172] 정해의 맑은 즙은 신장으로 들어가고 찌꺼기는 뼈가 된다. 따라서 정해의 맑은 즙을 먹는 신장은 대장, 전음구前陰口, 즉 외음부(남근과 고환, 질과 음순, 음핵 등), 입, 방광, 뼈를 지배한다. 즉, 대장·전음구·입·방광·뼈는 신장의 무리, 말하자면 즉 '신지당腎之黨'이다("大腸與前陰口膀胱骨皆腎之黨也").[173]

이것을 사상인에 적용하면, 신장(콩팥)이 가장 큰 소음인은 대장의 소화력이 발달해 아랫배가 아픈 일이 거의 없다. 생식력과 성욕·정력은 사상인 중 가장 강하고 정액과 음액이 풍부하고, 방광이 튼튼하여 신장질환이 거의 없고, 아담한 몸집과 근육에 비해 골격이 튼튼하여 전체적으로 균형 있는 체형을 가졌으며, 하초에 달린 다리와 발, 특

---

170) 이제마, 『동의수세보원』, 4-7.
171) 이제마, 『동의수세보원』, 4-10.
172) 이제마, 『동의수세보원』, 4-11.
173) 이제마, 『동의수세보원』, 4-7.

히 발이 강해 독일병정처럼 잘 걷는다. 상체는 취약하여 목·어깨·손·팔·유방이 매우 연약하고 얼굴선이 가늘다. 역으로 연역하면 신장이 가장 작은 소양인은 대장의 소화력이 아주 약해 아랫배에 자주 배탈이 나고(아랫배가 자주 아프고), 생식력과 정력이 사상인 중 제일 약하고 정액 또는 음액이 부족하다. 신장腎臟질환이 가장 많으며, 뼈가 가늘고 골격이 빈약하고 다리와 발이 허약해 잘 걷지 못하고 걷기를 싫어하며 가까운 거리도 차타고 다니는 습성을 지녔다.

폐·비·간·신에 속하는 장기·부위의 기氣 순환

기의 종류	장부	발달부위	기氣 순환의 계통
온기溫氣	폐장	위완과 머리	위완과 혀(침→ 진해), 귀와 뇌(신神→ 이해), 피부, 털
열기熱氣	비장	위장과 손	위와 유방(굳기름→ 고해), 눈, 등과 등골뼈(기→ 막해), 근육
양기凉氣	간장	소장과 허리	소장과 배꼽(기름→ 유해), 코와 허리뼈(피→ 혈해), 살
냉기冷氣	신장	대장과 발	대장과 외음부의 털(액液→ 액해), 입과 방광(정精→ 정해), 뼈

귀耳 귀는 천시에 박통博通한 청력으로 맑은 기운을 끌어내 상초를 가득 채워 신神이 되게 한다. 여기서 신은 정신력을 지배하는 양기陽氣의 '얼'(=의식; spirit, Geist)로서 치솟는 정신을 가리킨다. 이제마가 귀·눈·코·입과 제각기 연관시킨 신神·령靈·혼魂·백魄의 개념은 이해하기도 어렵고 적절한 우리말로 표현하기도 어렵다. 보다 체계적인 표현과 정교한 이해를 위해 우리말 '얼'로는 의식(정신)을, '넋'으로는 무의식(심리)을 지칭하고자 한다. 나아가 양기의 '얼'로서 '신'은 위(하늘)로 치솟는 의식이고, '령'은 음기陰氣의 '얼'로서 앞으로 뻗

치는 의식이며, '혼'은 양기의 '넋'으로서 은은히 피어올라 부단히 이어지는 심리이고 '백'은 음기의 '넋'으로서 안으로, 아래로 파고들어 굳는 심리로 정의한다.

따라서 신神은 하늘로 치솟는 정신의 영묘한 신기神氣를 뜻한다. '신'은 원래 '하늘(天)'과 상통하는 개념이다. 고대인들에게 하늘은 밝고 높고 동시에 가까이 할 수 없는 신비스런 외경의 대상이었다. 따라서 '신神'의 함의는 무의식(심리)과 반대되는 천天과 상통하는 밝은 의식·정신·의지, 나아가 신기神氣·초현세의식·신비의식과 통한다. 공자에 의하면, 사람을 아는 인지적人智的 인식과정에서 인간은 인력을 다해야 한다. 인지적 인식에서 하늘에 의존하면 불경한 나태다. 따라서 인지人智로 사람을 알려는 '지인知人'에서는 "귀신을 공경하여 멀리하는 것이다(敬鬼神而遠之)". 이 신은 두뇌 속의 이해膩海 속에 감추어져 있다. 이와 나란히 혀 속의 진해津海에는 위로 치솟아 하늘을 찌르는 의지('意')가[174] 간직되어 있다.

따라서 이것을 체질구분에 적용하면, 귀가 발달하여 하늘을 찌르는 치솟는 정신, 신기神氣, 의지력이 강한 태양인은 두뇌가 가장 명석하고 영묘한 초현세의식과 신비의식이 제일 강하여 사상인 중 가장 사변적, 명상적, 관조적, 종교적이며, 하늘을 찌르는 최강의 의지력과 목적의식을 지니고 과단성이 있고 담력과 통이 크다. 반면, 태음인은 천시를 듣는 청력이 가장 약하여 신기와 의지력이 부족하고 종교적 내세관과 신비를 멀리하며 드라이할 정도로 담백淡百하고 현세적·이해타산적이다. 또 위로 자기 뜻을 드높이려고 하기보다 자기 뜻을 속에 깊이 감추어 둔다. 겁심怯心이 많고 투지鬪志가 없다. 스스로 목표를 설정하여 이 목표달성에 몸을 던지려는 의지력·모험심·도전

---

174) 여기서 意는 안으로 굳어지는 志와 달리 위로 치솟는 뜻이다.

정신·목적의식이 부족하다.

눈 目 눈은 세회에 박통한 시력으로 맑은 기운을 끌어내 중상초를 가득 채워 기氣가 되게 한다. 이 기가 모여 엉긴 막해膜海에는 영靈이 간직되어 있다. 영은 음기의 '얼'(음적 의식)로서 앞으로 곧게 뻗치는 의식이다. 영은 의식세계의 영기靈氣, 즉 기발한 창의성을 지배하는 영감(inspiration)을 주재한다. 이와 나란히 굳기름이 모여 엉긴 유방의 고해膏海에는 앞날을 도모하고 염려하는 마음('慮')이 간직되어 있다.[175]

  이것을 체질구분에 적용하면, 눈이 발달하여 기세, 영기靈氣, 미래에 대한 걱정과 염려가 많고 도전정신과 모험심이 강한 소양인은 사상인 중 기氣가 가장 강력해서 제일 용감하고 최강의 의로운 투지를 지녔다. 소양인은 타고난 전사 또는 투사다. 따라서 기가 세고 돌파력이 강한 소양인에게 애당초 '기막힌 일'이란 없다. 또 기발한 영감靈感이 샘솟아 창의력이 뛰어나고, 앞날에 대한 염려 때문에 지칠 줄 모르고 새로운 것을 의식적으로 기획·도모·투기한다. 이에 반해 소음인은 시력이 가장 미약하여 영기가 없고 모험심이 부족하여 기氣가 안으로 파고들어 굳는 내적 강직성, 굳은 마음이 있다. 또 소음인은 영감, 기발한 창의력, 모험심 등이 없는 대신, 작고 섬세한 기교나 애교(小巧)가 있고 시계추처럼 착실하고 고지식한 사람이다. 나아가 앞날에 대한 근심걱정을 갖지 않고, 반대로 과거에 대한 감상感傷과 낭만적 추억이 풍부하고 과거를 낭만적으로 엔조이한다.

  코는 인륜에 박통한 후력嗅力으로 맑은 기운을 끌어내 중하초를 가

---

175) '慮'의 함의는 앞날에 대한 근심(懼)과 도모(謀)를 다 포함한다.

코鼻 득 채워 혈(血)이 되게 한다. 혈이 모인 혈해에는 혼魂이 간직되어 있다. 혼은 양기의 '넋'으로서 은은히 피어올라 한결같이 이어지는 마음이다. 이와 나란히 배꼽의 유해에는 한결같은 의지('操')가 간직되어 있다. 여기서 '넋'은 무의식적 마음·심리를 뜻하는 의미로 사용했다. 따라서 정신을 뜻하는 의식세계의 '얼'과 구별된다. 여기서 필자는 혼魂을 넋의 양기로서 은은히 피어올라 끝없이 이어지는 한결같은 마음(심리)으로, '백魄'은 음기의 넋으로서 안으로, 안으로 파고들어 굳어지는 마음(심리)으로 해석한다.

코가 발달한 태음인은 은은한 혼불같이 끊임없이 피어오르는 넋과 한결같은 마음을 지녔다. 태음인은 혈온血溫이 따뜻해 혈육의 정과 인륜의식이 가장 강하고 사상인 중 가장 자애롭고 소처럼 관대·온화하다. 마음은 기복이 없고 항구여일恒舊如一하게 평온하고 변함없다. 다른 한편으로 저 꺼지지 않는 온화한 혼불이 특별한 계기를 만나 마음속에서 세게 타오르게 되면 뚝심을 발휘해 계획된 일을 완수하는 은근·조용하지만 강력한 추진력을 보인다. 반면, 후력이 가장 약한 태양인은 혼魂과 한결같은 마음(操)이 부족하고 혈육의 정이나 인륜의식이 거의 없고, 너무 엄격하고, 지조·충성심·정조의식이 태부족하여 하극상도 여반장이고 이별과 이혼도 여반장이다.

입口 입은 지방에 박통한 미력味力으로 맑은 기운을 끌어내 하초를 가득 채워 정精이 되게 한다. 정이 모인 정해에는 백魄이 간직되어 있다. '백'은 넋의 음기로서 안으로 굳는 마음이다. 따라서 '백'은 올곧고 굳은 기백氣魄을 뜻한다. 이와 나란히 생식기 속의 액해液海에는 곧은 의지('志')가 간직되어 있다.

따라서 입이 발달한 소음인은 안으로 굳은, 올곧은 기백氣魄과 곧은 의지가 세다. 소음인은 사상인 중 정력이 가장 강렬하고, 심리 면에서는 아집·끈기·오기가 가장 세고, 생활태도 면에서는 가장 정직하고 착실하다. 소음인은 자기가 옳다고 생각하여 한 번 뜻을 세우면 이 뜻을 "넋이라도 있고 없고" 백골이 진토塵土되더라도 강직한 마음과 끈기로 초지初志를 일관되게 밀고 나간다. 따라서 객관적으로 그릇된 것을 옳은 것으로 착각하고 소신으로 굳히는 경우에는 아무 말도 듣지 않으며 아무도 꺾을 수 없는 '고집불통'의 천단자擅斷者가 될 위험도 높다. 반면, 미력이 박약한 소양인은 기세가 강해 순간적으로 용감하지만 기백이 약하여, 즉 저력과 뒷심이 약하여 강직하게 버티지 못할뿐더러 정력도 가장 약하다. 소양인은 아집과 오기가 없지만, 동시에 끈기도 없어, 일을 하다가 쉽게 싫증을 내고 한번 한 일이면 반복하기 싫어 뒤로 나자빠지고 일을 용두사미로 끝내는 경우가 많고, 마음먹은 일 또는 하던 일을 작심삼일作心三日로 쉽사리 포기하며, 사상인 중 가장 일관성이 없고 경박하고 경솔하게 군다. 소양인은 초지일관하는 자를 가장 멸시하고, 변화무쌍한 세계에서 초지일관하는 자를 '넋 빠진 자'로 간주한다.

장부·기관·신체부위와 정신·심리의 관계

폐장	청력	두뇌 속의 이해膩海	신神	혀 속의 진해津海	의意
비장	시력	등골뼈의 막해膜海	영靈	젖 속의 고해膏海	려慮
간장	후력	허리뼈의 혈해血海	혼魂	배꼽의 유해油海	조操
신장	미력	방광 속의 정해精海	백魄	생식기의 액해液海	지志

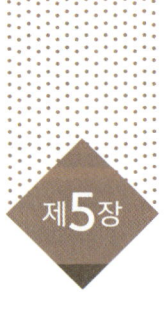

변증론과 사상인의 판별

이제마는 『동의수세보원』의 '사상인변증론' 절에서 우리나라 국민의 사상인별 인구비율 및 사상인 판별법에 관해 논하고 있다.[176] 여기서는 이제마의 논의에 최근의 자료를 더하여 동무의 이 논의를 확충하고 재구성한다.

1. 한국의 사상인 인구비

이제마는 100년 전 이북 지역에서의 임상적 경험을 바탕으로 한국인은 1만 명 가운데 태음인은 5,000명(50%), 소음인은 2,000명(20%)이고, 소양인은 3,000명(30%), 태양인은 3~4명 내지 10여 명(약 0.03-0.04% 내지 0.12%)이라고 말하고 있다.[177] 그러나 이것은 100년 전 만주

---

176) 이 변증론이 사상인 판별에 관해 논하는 것이 아니라는 해석도 있으나, 이런 해석은 변증론의 의미나 그 내용으로 보아 설득이 없다 할 것이다.
177) 이제마, 『동의수세보원』, 18-1.

인과의 혼혈로 태음인이 많고 본래 소양인이 많은 편인 이북 지역의 사상인 비율을 경험으로 어림잡은 수치다. 따라서 오늘날 그대로 인정하거나 한국인 전반으로 일반화할 수 없을 것이다.

홍순용·이을호 교수는 1970년대 초 서울지역 사람을 기준으로 잡아 한국인은 태음인 30%, 소음인 50%, 소양인 20%, 태양인은 여전히 만나볼 수 없을 정도로 극소수라고 쓰고 있다.[178] 이 통계를 보면 이제마의 추정치에 비해 소음인이 무려 30%가 더 많고, 대신 태음인이 20% 더 적고 소양인이 10% 정도 적은 것으로 나타나고 있다. 이것은 '서울깍쟁이'라는 말에서 짐작되듯이 소음인이 유달리 많은 서울지방의 특성이 반영되어 있다. 따라서 이 통계도 "1970년대 초 서울지역"에 시간적·지역적으로 국한되어 있는 점에서 정확성과 신뢰성이 높지 않다. 홍순영·이을호의 통계에는 소음인이 많은 서울이 주로 반영되고 소양인이 비교적 많은 영호남과 이북 지역의 특징이 비교적 낮게 반영되어 있기 때문이다.

박지우는 1990년대에 "전국 각지에서 고르게 이주하여 사는 신흥 도시"인 경기도 광명에서 체질감별로 환자를 본 1,792명을 대상으로 조사하여 태음인 46.7%, 소음인 25.3%, 소양인 24.8%, 태양인 3.2%의 통계를 제시하고 있다.[179] 그러나 동시에 자신의 추정치로는 태음인 40%, 소음인 30%, 소양인 30%의 수치를 제시하고 있다.[180] 이것을 1970년대 초 홍순영·이을호 교수의 서울지역 체질통계와 비교하면 두 통계에서 다 소음인은 거의 반으로 준 반면, 태음인은 더 많은 것으로 나타나고 있다. 또 박지우의 임상통계치에서는 태양인이 지나치게 많은 것(3.2%)으로 나타났다. 박지우 자신이 태양인이라는 소

---

178) 홍순용·이을호, 『사상의학원론』, 133쪽.
179) 박지우, 『사상체질진단법』(서울: 행림출판사, 1999), 93쪽.
180) 참조: 박지우, 『사상체질진단법』, 52, 58, 47쪽.

문을 듣고 태양인들이 많이 찾아온 것으로 억측하면 임상통계에서 태양인은 과다 대표되었고, 소음인은 병증이 적어 의사를 찾는 일이 적고 반대로 태음인은 상대적으로 병증이 많아 의사를 자주 찾는 편임을 고려하면 태음인은 과다 대표되었고 소음인은 과소 대표되었을 것으로 추정된다. 따라서 박지우의 임상통계치는 남북한을 포괄하는 한국의 평균적 체질분포를 보여주기에는 부적합하다. 차라리 이런 것을 고려한 어떤 합당한 추정치의 산정이 의미 있을 듯하다.

사상인의 체질비율은 여론조사와 같은 기법으로 조사하기가 어렵기 때문에 정확한 통계를 낼 수 없는 상황이다. 하지만 앞서 논의된 사상인론에 주목하면, 음인은 생식력이 강하기 때문에 시간이 흐를수록 음인, 특히 소음인이 느는 반면, 양인은 줄어들 수밖에 없었을 것이라는 추론을 얻을 수 있다. 이에 근거하여 유추하면, 한국인의 사상인 비율은 이제마가 살았던 시대를 기점으로 시간이 흐를수록 양인은 줄고 음인은 늘었을 것으로 추정된다. 그리고 인구의 체질 구성에서 지역적 편차도 상당하다. 이북지방은 태음인과 소양인이 한국의 평균치보다 많고, '깍쟁이'가 많이 사는 서울·경기지방은 소음인이 평균치보다 많고, 삼남지방은 소양인이 평균치보다 많을 것으로 추정된다.[181] 이 유추를 바탕으로 이제마의 경험적 추정치와 홍순영·이을호 교수와 박지우의 통계를 그 한계와 함께 재해석하여 남북한 전역의 평균적 사상인 구성비를 추정해보면, 태음인 40%, 소음인 35%, 소양인 25%, 태양인 소수점 이하 %가량이 되지 않나 추정한다.

---

181) 박지우는 체질분포가 성별로도 차이가 난다고 말하고 있다. 가령 여자 소양인이 남자 소양인보다 수적으로 조금 많고, 남자 태음인이 여자 태음인보다 좀 더 많다는 것이다. 참조: 박지우, 『사상체질진단법』, 47, 52쪽. 필자의 경험적 관측에 의해서도 이 말에 수긍이 가나 아직 가설로 놓아두는 것이 이론적으로 안전할 것이다.

그러나 자기가 속한 집단에서는 사상인 비율이 이와 유사한 분포를 보이지 않을 가능성이 크다. 가령 방송·언론인·영화인·개그맨·화가·디자이너·정치학도·정치인 집단에서는 소양인 비율이 압도적으로 높게 나타날 수밖에 없고, 경제인·경제학도·경영학도 등에서는 태음인과 소음인이 압도적 다수로 나타날 것이다. 법조인·법학도·역사가·행정학자·입바른 기자·비서·관료·사무원·전문가 집단에서는 소음인이 압도적이다. 철학도·종교인·장군·무속인·점술가 집단 등에서는 전반적으로 소수점 이하의 비율을 보이는 태양인의 비율이 한 자릿수에 달할 수도 있다. 따라서 자기가 속한 직업집단에서 태소음양인의 비율을 얼추 확인하고 이것을 한국인 전반으로 일반화하는 것은 절대 금물이다.

2. 사상인의 판별

태양인 태양인의 체형은 목은 실하나 선 자세의 허리가 빈약하다. 의사소통에 장기長技가 있고 재간은 교우에 능하고("長於疏[疏]通 而才幹能交遇")[182] 과단성이 있다.[183] 생식력은 그리 강하지 않다. 태양인 여성은 체형이 건장하고 실하나("體形壯實") 간이 작고 옆구리가 좁아("肝小脅窄") 자궁이 부족하므로 아이를 낳지 못한다("子宮不足 故不能生産").[184] 그러나 이제마의 이 태양인 여성 '생산불능' 명제는 일반화해서는 아니 될 것이다.[185] 태양인은 대체로 체형이 장실한 것

---
182) 이제마, 『동의수세보원』, 18-3.
183) 이제마, 『동의수세보원』, 18-4.
184) 이제마, 『동의수세보원』, 18-6.
185) 사상의학의 임상경험을 바탕으로 한의사 박지우도 태음인 여성의 불임 테제를 부인하고 있다. "이제마 선생께서 태양인 여자는 아기를 못 낳는다고 했으나 필자가 진료

이 아니라 (소음인으로 오인될 정도로) 호리호리한 체형이 많다. 따라서 위 명제는 태양인 여성이 몸이 장실壯實하면 아이를 낳을 수 없으나 태양인 여성이라도 몸이 호리호리하면 아이를 낳을 수도 있다는 새 가설을 세우고 임상관찰해야 할 대목이다.

태양인의 대변은 덩어리가 크고 양이 많고 매끄럽게 나와야 하고, 소변은 양이 많고 자주 보아야 한다. 소변의 양이 많으면 태양인은 건강한 것이다.[186] 태양인은 8-9일 동안 대변을 보지 못하는 일이 있으나 이것은 예사로운 증세다. 태양인의 얼굴빛은 희고 또 마땅히 희어야 하고 검으면 몸에 이상이 있는 것이다. 살은 의당 말라야 하고 살이 찌면 안 좋다. 태양인에게는 급박한 마음이 있다. 태양인의 체형은 본래 분간하기 어렵지 않으나 희소하여 관찰자가 판별력을 숙련할 기회가 부족하다. 관찰자의 주관적 이유에서 태양인은 가장 판별이 어렵다.[187]

그 밖에 이제마가 기술하지 못한 태양인의 특징도 많다. 태양인은 이마가 넓고 눈에는 광채가 있고 상초(목덜미, 가슴, 팔)의 골상과 힘이 발달되어 있어 백호白虎처럼 늠름하고 팔씨름에 강하다. 그러나 태양인은 하초가 빈약하여 오래 걷지 못하고 오래 앉아 있지 못해 보통 기대어 있거나 누워서 지낸다. 태양인의 일상적 행동은 빠르지 않으나 '통뼈' 체형을 가졌기 때문에 달리기 같은 특별한 계기에서는 강렬하고 폭발적인 속도를 발휘한다.

특별히 명석하고 사변적인 두뇌를 가져 명쾌하고 논리적인 언변에 뛰어나 뭇사람의 관심을 끌게 된다. 좀처럼 싸우지 않으나 한 번 싸

한 태양인 여자 수십 명 중에서 단 한 사람도 아기를 못 낳는 사람은 없었다." 박지우, 『사상체질진단법』, 41, 207쪽.
186) 이제마, 『동의수세보원』, 16-1~16-11(太陽人內觸小腸病論).
187) 이제마, 『동의수세보원』, 18-4.

움을 시작했다 하면 강력하게 몰아붙이는 과단성과, 대적자對敵者를 제압하는 힘과 기세가 사상인 중 가장 출중하다. 이런 이유에서 태양인은 보통 전주 이씨李氏 이성계 가문에서 가끔 볼 수 있듯이 문무文武를 겸한 인물형이다. 성적 능력(정력)은 약하나 자주 초현세적 관심으로 욕정을 초월해 도인처럼 사는 시간이 많기 때문에 정력부족을 느끼지 못한다.

소양인 소양인의 체형은 가슴과 어깨가 장성한 기세를 띠었으나 앉은 자세의 엉덩이가 빈약하다. 따라서 상체는 실하나 하체는 허약한 모습이다. 발이 가벼워 발걸음은 경쾌하나 오래 걷지 못하고 걷기를 싫어한다.

소양인의 성격은 강단剛斷과 굳센 기세가 있고("剛武") 재간은 공적 '사무'에 능하다("少陽人 性質 長於剛武 而材幹能於事務").[188] 민첩하고 날래며(剽銳) 용맹을 좋아한다(好勇). 용감한 것이 장기다.[189] '과단성'은 태양인의 특성인 반면, '용기'는 소양인의 특성인 것이다.

소양인은 미래에 대한 근심걱정(懼心)이 많다. 이 근심걱정이 공포심으로 심화되면 건망증에 걸릴 위험이 있다. 소양인은 대변을 잘 보면 건강하다.

한국의 소양인은 그 수가 태양인처럼 희소하지 않고 존재감이 머릿수보다 훨씬 크고 시끄러워서 잘 드러나는 까닭에 변별하기 가장

---

188) 이제마, 『동의수세보원』, 18-3.
189) 이제마, 『동의수세보원』, 18-7. 홍순용·이을호는 '표예(慓銳)'를 "말하는 것이나 몸가짐이 경솔하고 또 날래며"로 번역한다. 홍순용·이을호, 『사상의학원론』, 136쪽. 하지만 전국한의과대학 사상의학교실은 "매우 날카롭고"로 번역하고 있다. 전국한의과대학 사상의학교실, 『四象醫學』, 426쪽. 그러나 이 번역은 둘 다 적절치 못하다. '慓'는 여기서 '민첩하다'는 뜻이고 '銳'는 '날래다'는 뜻이다. '경솔'이든 '매우 날카로운 것'이든 다 부정적인 것으로서 소양인의 성격적 장점을 묘사하기에 부적합하다.

쉽다. 그러나 이제마는 소양인 중에도 간혹 키가 작고 고요하고 단아하여(靜雅) 외형이 흡사 소음인 같은 자가 있으므로 잘 판별해야 한다고 주의를 주고 있다.[190]

장부론臟腑論에서 도출된 소양인의 특징도 있다. 소양인은 엉덩이·허벅지·다리·발이 취약하여 잘 걷지 못하며 걷는 것을 아주 싫어한다. 반대로 상체는 발달했고 남성의 경우에도 유방이 있고 여성의 경우에는 유방이 상당히 발달되었다. 말하자면, 소양인 여성은 대개 엉덩이와 허벅지가 빈약하고 유방과 어깨는 큰 가분수 체형을 가졌다. 이제마가 지적하지 못한 소양인의 특징도 많다. 소양인은 말처럼 시원스럽고 날렵한 모습이다. 얼굴은 늘 밝다. 시력이 강하고 뛰어난 소양인의 눈은 남이 시선을 맞추기가 무서울 만큼 강력하고 예리한 반사광의 시선(눈초리)을 발한다.

손의 쥐는 힘이 강하고 솜씨와 손재간이 있다. 글씨를 잘 쓰고, 글을 잘 지으며, 그림을 잘 그리고, 물건을 잘 만든다. 반대로 발의 기능은 취약하다. 잘 달리거나 오래 걷지 못하고 평지에서 걷거나 달리는 조깅같이 변화와 기복이 없는 반복적 운동을 싫어한다.

소양인은 보통 피부에 기름기가 많다. 허한(식은땀)은 흘리지 않으나 상체에 열기가 많다. 뜨거운 음식을 먹거나 날이 덥거나 운동을 조금만 해도 쉽게 땀을 흘린다. 상초(가슴, 어깨, 목, 얼굴 등)에 열이 많으므로 찬물을 좋아하나, 따뜻한 공기, 따뜻한 음료를 마시다 갑자기 찬 공기, 찬 음료를 마시면, 심히 재채기를 하는 경향이 있다. 그러므로 냉온탕욕은 소양인이 심장마비, 호흡곤란, 근육경색 등으로 인해 절명할 할 위험이 있어 아주 해롭다. 소양인은 상체의 높은 열로 인

---

190) 소양인이 정아(靜雅)한 경우는 보통 상하 의전이 엄격한 공식석상이거나 사석이더라도 웃어른이 많은 자리에 처한 경우의 모습이거나 허약한 소양인의 경우다.

해 겨울에는 '추워 죽고' 여름에는 '더워 죽는' 바, 그래도 높은 체열을 낮춰주고 정서를 가라앉혀 주는 겨울이 소양인을 주하증注夏症(더위 먹는 것)에 빠뜨리기 쉬운 여름보다 상대적으로 좋다. 소양인에게 체질적으로 가장 좋은 계절은 가을이다.

소양인은 외분비·순환계통이 좋고 일상 속에서 정열적으로 움직이므로 최소한의 운동으로도 건강을 유지한다. 소양인은 운동량이 지나쳐 땀을 많이 쏟으면 건강에 좋지 않다. 땀을 너무 많이 흘리면 몸이 쉽게 허虛해져 여름날 더위 먹기가 쉽다. 소양인은 찬물과 찬 음식을 좋아한다. 또 얼음과 찬물은 상체의 더운 열기를 식혀주어 몸에 아주 좋다. 소양인은 뜨겁고 더운 음식, 사우나, 한증막, 찜질방 등이 몸에 해롭고 또 이를 싫어한다.

소양인은 가슴통이 실해 고개를 숙이고 걷기 어려워 늘 고개를 약간 들고 먼 곳을 보며 걷는다. 따라서 소양인은 바닥에 떨어진 돈이나 물건을 습득하는 일이 거의 없다.

소양인은 멋을 알고 어두운 구석이 없이 늘 명랑·쾌활하고 시원시원하며, 항상 의사가 분명하고 상냥한 쾌남아다. 그러나 품격이 낮으면 실속('주책') 없는 '기분파'로 전락할 수도 있다. 육체적 순발력은 떨어지나 사회적 행위와 정치적 사고능력(사무)은 민첩하고 부지런하고 정열적이다. 지적 순발력, 창의, 즉흥성이 뛰어나기 때문이다. 당연히 공개석상에서 언변이 뛰어나고 사석에서와는 달리 공개석상에서는 여간해서 실수하는 일이 없다. 그러나 반복적이고 평범한 일에는 쉽게 질리고 따분함, 권태, 공허감을 쉬 느낀다.

소양인은 자기주장이 강하나 독선, 고집불통 등과는 거리가 멀다. 그러나 의문과 이유가 많고 자기변명이 심하다. 이로 인해 소양인들끼리는 화합하기 힘들고 분파를 많이 만든다. 따라서 소양인이 많은 나라는 군소정당이 난립하여 항구적 정국불안에 시달린다. 소양인은 품격이 낮으면 너무 말이 많고 경박하고 방정맞고 잘 나서고 잘난 체 하거나 허풍을 치는 사람도 있다.

소양인은 늘 가만히 있지 못하고 들썩이고 서두르는 스타일이다. 따라서 소양인은 일의 마감 시한 전에 일찌감치 일을 마치고 여유시간을 즐기는 식으로 과제를 처리한다. 서두르고 성미가 급하기 때문에 도박 등 사행성 오락에는 소질도 관심도 없다.

거처와 지방에 대한 능력이 없으므로 자기 집과 집 주변을 잘 정리하고 청결히 하는 것에 신경을 쓰지 않으나, 너무 더러우면 어쩌다 한 번씩 자기 공간만 청결히 하는 성향이 있다. 또 거처에 불능이라 자기 물건(수첩, 책상, 수납장, 자기 승용차, 자기 방, 자기 집 등)을 잘 챙기지 않고 또 잘 정돈하지도 못한다. 사람들의 대화 소리나 장날처럼 사람 사는 소리로 시끌벅적한 분위기는 즐기지만, 빠르고 시끄러운 음악 소리에 싸여 광분하는 분위기에서는 아주 따분해한다.

소양인은 창의적이고 상상력과 예측력이 풍부하고 정밀한 미래 기획을 과감하게 잘 해내고 사변적 논리와 서정성을 겸비하고 있다. 사고가 정교하고 분명하며 유연하고 상황변화에 따라 기존의 계획을 잘 바꿔 변통한다. 그러나 소양인은 지방인지에 박약하기 때문에 낯선 지리와 낯선 지방을 싫어하고 두려워하며 여행과 지리적 이동에 있어서는 사상인 중 가장 보수적이다. 사상인 중 지방 감지에 가장 박약하여 길눈이 가장 어두운 '길치'인 소양인은 길과 방향을 잃는 것을 두려워하여 자기가 익히 아는 지역 안에서만 머물고자 하고, 시각적으로는 자연풍광을 좋아하나 지리와 방향을 모르는 낯선 땅이 두려워 홀로 떠나는 여행은 엄두도 내지 않고 여기저기를 떠도는 여행 자체를 즐기지 않는다. 낯선 지방과 이국異國으로의 거주이동도

체질적으로 싫어하고 미지의 땅을 동경하는 낭만적 이국정조도 전무할뿐더러 이국정조 자체를 처량한 것으로 여긴다.

소양인은 영감이 샘솟아 기발한 아이디어를 잘 낸다. 그러나 소양인은 쉽게 싫증을 느끼기 때문에 생각을 자주 바꾸고 조직적 실행 능력이 부족하여 일이 용두사미로 끝나는 경우가 잦고 경박하고 경솔하기 때문에 실수도 자주 범한다. 하지만 한 번 실수하면 이 실수로 인해 너무 깊이 상심하고 괴로워한다. 따라서 실수를 많이 경험하고 깊은 상심을 반복해 온 중년 이상의 소양인들은 실수를 막는 다양한 점검 방법을 터득해 치밀한 면모를 갖춘다.

소양인은 굳세고 단호한 강단기가 강해 사상인 중 가장 용감하고 진취적이며 의협심, 의분, 투지가 가장 강하다("剛武"). 불의에 대한 투쟁·경쟁·논쟁에 능하다. 공적인 세상일에서 희생적이고 남을 정열적으로 대변한다. 불의를 보고 참지 못해 목에 칼이 들어와도 할 말은 하고야 마는 기세지만 실제로 이런 상황이 현실로 닥치면 타협적으로 변하는 성격이다.

소양인은 겉보기와는 달리 사상인 가운데 가장 다정다감하고 인정 많은 체질이다. 따라서 적대자라도 상대가 잘못을 뉘우치고 굴복하면 뒤끝 없이 용서해 주고 그 일을 곧 잊어버린다. 전체적으로 보면 소양인은 외적으로 용감하고 강단이 있으나 속은 다감하고 유연한 외강내유형外剛內柔型이다. 소양인은 강한 자기주장과 강단 있는 기세 때문에 독선적인 것으로 오해될 수 있으나 실은 귀가 얇을 정도로 남의 말을 잘 듣고 속으로 자기 생각을 끊임없이 바꾸고 유연하게 운용하는 내유內柔한 유형이다. (기실 독선적인 체질은 겉과 속이 강剛한 태양인과, 겉은 유하나 속은 강한 소음인에 속한다.)

소양인은 솔직하고 무슨 일이든 마음속에 숨겨 두지 못해 남에게 속마음을 다 털어놓는다. 엉큼하게 마음속에 담아두지 못하고 조그마한 표리부동, 위선, 꾸밈, 약간의 포커페이스와 음험함도 싫어한다. 따라서 소양인은 태음인의 음험도 싫어하지만 소음인의 표리부동·위선을 더욱 극렬하게 싫어하는 것이다.

소양인은 자신의 사적인 일이나 가정 일을 소홀히 하는 인물형으로서 사상인 중 가장 욕심도 없고 실속도 없는 사람이다. 바깥세상에서 남을 대변하여 일하는 데 보람을 느끼므로 자기 일을 돌볼 겨를이 없기 때문이다. 자기의 이해나 타산을 초월하여 움직이기 때문에 이해타산으로 인해 변절하거나 비리에 젖는 일이 거의 없다.

소양인은 신장腎臟이 가장 작아 성적 능력이 부족하다. 성적 흥분은 빨리, 자주 오르고 빨리 식는다. 겉멋으로 성性관심은 높으나 바깥일(사무)이 아니므로 외도로 이성을 사귀는 일을 낭만으로 느끼는 것이 아니라 무의미한 헛짓으로 느끼며 이성과 보내는 시간을 허무하게 느끼기 때문에 곧 흥미를 잃는다. 따라서 깊은 사랑행각이나 사람과의 복잡한 사랑놀이를 질색으로 싫어한다. 소양인은 호색가와 가장 거리가 먼 타입이다. 소양인 여성은 골반이 작아 출산出産할 때 매우 고생하고 다산多産하면 산모의 건강이 상하고, 이로 인해 오늘날 소양인 여성들은 제왕절개로 출산하는 경우가 허다하다.

태음인 태음인은 허리가 실하고 목덜미가 빈약한 체형이다. 태음인의 성질은 느릿하고 은근하고 조용하지만 "일을 끝까지 완수하는 성취成就에 장기가 있다(太陰人 性質 長於成就)."[191] "성취에 장기가 있다"고 함은 무슨 일이든 일단 착수한 일을 끝까지 붙들고 완수해 내는 뚝심(지구력과 추진력)이 있다는 뜻이다. 태음인은 이 때문에

---

191) 이제마, 『동의수세보원』, 18-3.

동시에 의외로 결함과 잘못을 잘 찾아내는 완벽주의자다. 이 때문에 태음인은 자신의 성에 안 차면 주변의 조력자들에게 짜증을 잘 낸다. 한편, 태음인의 재간은 거처에 능한 것이다.(太陰人性質長於成就 而材幹能於居處)[192]

태음인의 용모, 화법, 몸가짐에는 '위의威儀', 무게가 있다. 즉, 태음인은 아름다운 동선動線의 행위미학을 보여 주는 아주 점잖은 신사다. 자세가 가지런하고("修整") 언행은 정대正大하다. 태음인은 음식과 날씨의 냉온과 무관하게 식사하거나 일할 때 식은땀('虛汗')을 비 오듯 많이 흘린다. 그러나 태음인은 이렇듯 땀을 많이 흘리면 건강하다. 태음인이 땀을 많이 흘리지 못하면 몸에 이상이 있는 것이다.

태음인은 겁심怯心이 너무 커서 가슴이 떨리고 울렁증이 있다. 또 가끔 눈초리가 위로 당겨지는 증세와, 눈망울이 쑤시는 증세가 있다. 천성적으로 겁이 너무 많아 매사에 지나치게 조심하며 우유부단하다. 태음인은 싸움을 못한다. 겁이 많아 상대방을 때리는 것보다 자기가 상대방한테 맞는 것을 먼저 생각하기 때문이다. 이 겁심이 파심怕心, 즉 두려움 증으로 심화되면 큰 병이 된다.

태음인은 살집이 있어 그 살이 두툼하다. 이제마는 태음인의 살이 '견실堅實'하다고 말하고 있는데,[193] 이것은 명백히 그릇된 표현으로 보인다. '견실'하다는 것은 '굳고 실하다'는 것인데, 굳은 살집을 가진 태음인은 없기 때문이다. 태음인의 살은 '물살'이다. 즉, 두툼하되 굳거나 단단하지는 않다. 태음인은 보통 키가 크나 6척의 단구短軀도 있기 때문에 태음인은 소음인과 혼동될 때도 있다.

이제마가 직접 거론치 않았으나 장부론臟腑論에서 도출될 수 있는

---

192) 이제마, 『동의수세보원』, 18-3.
193) 이제마, 『동의수세보원』, 18-9.

태음인의 특징과, 별도의 관찰을 통해 밝혀진 태음인의 특징은 이것들 말고도 아주 많다. 태음인의 체형은 위에 지적했듯이 전체적으로 살집이 두툼한 데다, 골격과 이목구비가 큼직큼직, 굵직굵직하고, 허벅지와 엉덩이의 하체가 아주 발달하여 한우韓牛처럼 점잖고 사려 깊은 모습을 하고 있다. 여성의 경우 두툼한 살집 덕택에 유방도 크다. 덩치에 비해 목과 어깨는 가냘프다. 따라서 태음인 여성은 대개 나올 데는 나오고 들어갈 데는 들어간 글래머 체형을 가졌다. 간肝이 큰 관계로 허리뼈가 발달하여 허리가 길고 이로 인해 앉은키가 크고 몸에 균형이 없다. 손발은 투박하고 커 못생겼다. 태음인은 내분비와 혈액순환이 안 좋기 때문에 마시는 물도 자꾸 살을 부풀게 하여 쉽게 살찌므로 비만에 유의해야 한다.

태음인의 윗몸(어깨, 손, 가슴, 목, 머리, 얼굴 등)과 윗배는 대체로 냉하나 하체는 따스한 편이다. 살집이 두툼하기 때문에 피와 체액의 순환이 잘 되어야 하므로 땀을 많이 쏟으면 건강하다. 그러나 몸에 이상이 있으면 땀을 흘리지 못한다. 태음인은 살집이 두툼하기 때문에 외분비와 체액순환을 원활케 하기 위해 많은 운동량을 필요로 하고, 운동이나 사우나로 땀을 많이 흘리면 몸이 개운하고 가뿐하기 때문에 운동과 사우나를 아주 좋아하는 체질이다. 따라서 운동과 사우나는 특히 태음인의 건강에 아주 좋다. 그러나 태음인은 몸살이 났을 때 취한取汗으로 땀을 빼면 소양인과 반대로 오히려 더 아프게 된다. 이 점에 대해서는 각별한 주의가 필요하다.

태음인의 말씨와 일상적 거동은 매우 느리다. 손재간이나 솜씨는 없으나, 하체가 발달하여 육체적 순발력은 뛰어나다. 동선動線이 크고 부드러우며 언행이 점잖은 신사, 고상하게('卓卓然')까지 느껴지는 숙녀 타입이다.

남과의 이견과 마찰이 생기는 것을 겁내고 또 생각이 느리고 이해력이 떨어지기 때문에 논쟁상황에서는 자기 생각을 깊이 감추고 좀처럼 속마음을 드러내지 않고 침묵을 지킨다. 이때 겉으로는 무슨 깊은 생각과 의견이 있는 것같이 보이나, 실은 자기 의견을 정리하지 못해 줏대 없이 우유부단하게 헤매고 있거나 전후맥락을 파악하느라 속으로 바쁜 경우가 허다하다. 이로 인해 겉으로 조용한 것과 달리 속으로는 스트레스를 많이 받는다.

태음인은 스포츠를 할 때나 위기 시에 행동할 때는 놀라운 순발력을 발휘한다. 그래서 태음인은 '나르는 돈까스'라는 별명을 자주 얻는다. 그러나 보통 때는 행동도 생각도 느리기 때문에 과제를 받은 경우에는 일의 마감 시한까지 깔고 뭉개다 마감일에 당도하여 허겁지겁 서두르고 마감시간을 넘기는 경우가 허다하다. 두뇌회전이 느려 사변적 사고력과 창의력이 부족하고, 판단이 느려 우유부단하다. 그러나 가만히 놓아두면 묵묵히 자기 생각을 밀고 나가고 어렵사리 한번 마음을 먹은 계획은 끝까지 뚝심 있게 밀어붙여 완수해 낸다. 그러나 이것이 지나치면 태음인은 천시변화를 무시한 채 때 지난 논리와 노선을 고수하며 각주구검刻舟求劍하는 '꼴'보수주의자, 교조주의자로 전락할 위험이 있다.

태음인은 과묵하고 타고난 눌변인 데다 눈치와 이해력이 떨어진다. 따라서 공방이 치열한 공개적 논쟁석상에서는 말귀를 잘 알아듣지 못하기 때문에 남의 말을 이해하기도 바쁘고 이러다 보니 매번 의견이 없고 의견이 있어도 발언기회를 놓쳐 침묵한다. 이 경우에 공개석상에서 말을 강요당하기라도 하면 어느 편을 드는 것인지 알 수 없을 만큼 앞뒤가 닿지 않는 궤변을 늘어놓는다. 그러나 어쩌다 예외적으로 긴 침묵 끝에 설득력 있고 균형감 있는 장대한 언변을 구사하는 경우도 있다. 이 경우는 태음인이 회의석상에서 남들의 말을 끝까지 다 듣는 특유의 인내심이 있으므로 막판에 결정적 발언을 하거나 결정을 내리는 경우다.

겁이 많은 태음인은 공포영화나 공포소설을 제일 싫어한다. 그러나 속으로 담아두고 생각하는 성격으로 인해 화투·트럼프 등 오락·게임과 추리·수사·탐정영화 및 추리소설을 좋아한다. 또한 기밀을 요하는 정보·첩보·비밀기관에서 일하는 것을 좋아하고 또 적성이 맞는다.

태음인은 잔재주도 기교도 없고, 여자라면 애교도 없고 센스도 눈치도 없다. 따라서 태음인은 남자나 여자나 유머나 위트를 빨리 이해하지 못하는 '형광등'이다.

태음인은 시력이 박약하여 관찰력이 떨어지고 청력이 떨어져 청취력이 박약하다. 또 이해력이 느리고 센스가 없어 하나를 파악하기 위해 한곳에 오래 사로잡히기 때문에 두루 보고 두루 듣지 못한다. 또한 말귀를 잘 알아듣지 못해 주고받는 대화와 소통을 어려워하고, 남들도 그를 그렇게 여긴다. 태음인은 대화를 나누기보다는 일방적으로 듣거나 일방적으로 말하는 스타일이다.

태음인은 기억력이 취약하다. 현재의 일에 집중해 살기 때문에 과거의 일을 기억하지 못하거나 부정확하게 기억하여 과거 일에 대해서도 현재의 관점에서 형성된 자기 확신에 따라 강하게 우김질을 하는 때가 많다.

겁심 때문에 싸우지 않으려고 하고 투지가 매우 약한 태음인은 어쩔 수 없이 싸움에 말려들면 심리적으로 매우 취약하여 상대의 공격에 육체적으로 기氣가 막힐 수 있다. 그러나 일단 어쩔 수 없이 싸움을 하게 되면 은근히 달라붙는다.

태음인은 평소 때는 마음이 바다와같이 넓고 바보스러울 정도로 모든 사람의 뜻을 받아주고 남의 장점만을 보아준다. 따라서 태음인은 인사人事에 실패하기 쉽다. 그러나 앞서 말한 것처럼 과거에 대한 기억력과 상황에 대한 이해력이 낮으면서도 우김질이 강하고, 우김질을 할 때는 하해같이 넓던 마음이 바늘구멍보다 작아진다.

  태음인은 청력이 약하기 때문에 특히 조용한곳을 좋아하고 애당초 시끄러운 곳을 혐오한다. 깨끗한 곳을 마다하지 않으나, 게을러서 더럽고 지저분한 장소에서도 잘 견딘다. 자기 거처도 잘 청소하지 않고 거처에서 뭉개며 게으름을 즐기는 스타일이다. 거처에서 뭉개는 것을 좋아하기 때문에 쓸데없이 밖으로 나돌지도 않는다.

  태음인은 거처에 능하기 때문에 자기가 살 터전을 마련하고 기반을 잘 닦으며 자기 집, 크고 작은 생활물품, 서류 등을 잘 간수한다. 하지만 태음인은 과거의 의미와 역사성을 감지하지 못하므로 골동품 같은 역사적 물건에 관심이 없거나 곧 골동품적 가치를 가지게 될 물건을 감지하지 못한다.

  태음인은 연령상 성性에 늦게 눈뜨고 성행위시에 성적 극치감에도 늦게 오르나 일단 오르면 그 쾌감에 저력이 있다. 횟수보다 극치감의 강도에 무게를 두는 타입이다.

소음인   소음인의 체형은 덩치에 비해 앉은 엉덩이가 실하고 가슴통이 빈약하다. 하체는 실하고 상체는 빈약하기 때문이다. 소음인의 성질은 단정하고 얌전하며('端重') 재간은 당여에 능하다("少陰人 性質 長於端重 而材幹能於黨與").[194]

  소음인은 땀이 없고 땀이 많으면 큰 병이 난 것이다. 소음인은 수족이 떨리는 증세가 있다. 소음인은 가슴통(膻臟)이 빈약하여 간혹 억장

---

194) 이제마, 『동의수세보원』, 18-3.

이 무너지게 한숨을 쉰다. 이에 반해 태음인은 한숨을 쉬지 않고, 소양인은 기력이 부족할 때만 한숨을 쉰다. 소음인은 음식을 잘 소화하면 건강하다. 소음인은 불안심리(不安定之心)가 있다. 소음인의 건강한 살은 부드럽고, 용모와 말솜씨는 간이(簡易)하며 잔머리·잔재주·애교·기교 등 '소교小巧'가 있다. 소음인은 보통 키가 작으나 때로 8-9척의 장대한 사람도 있으니, 판별에 주의해야 한다.[195]

그 밖에도 체질판별에 도움이 되는 소음인의 특징은 이제마가 명시적으로 거론한 것 외에도 많다. 소음인의 자태는 꽤 크고 탄탄해 보이는 둥근 엉덩이, 가늘지만 쭉 뻗은 허벅지와 다리 등 하체가 튼튼하고 날씬하게 잘 발달하여 상하체가 균형 잡혀 있으나 머리가 작고 목이 가냘프다. 여성의 경우 가슴통이 빈약한 데다 전체적으로 살집이 없기 때문에 유방은 거의 없거나 아주 작다. 소음인은 살집이 없어 큰 사람 또는 풍성한 글래머 유형과 반대로 언뜻 보기에 보통 마르고 작은 사람처럼 보이나 자세히 보면 하체는 보기보다 실하고 머리와 목이 유달리 작다는 것을 알 수 있다. 소음인은 토끼처럼 얌전하고 몸가짐은 단아하고 깔끔하며 행동거지는 조직적이고 바지런하다. 허리 이상의 윗몸은 연약하고 부실하나 특히 발달한 엉덩이에 허벅지·다리·발이 정교하고 발달했다. 소음인은 대체로 몸이 차나, 발은 열이 많아 가을·겨울·봄에 잘 때도 발을 내놓고 자는 사람이 많다.

태양인의 눈이 광채를 발하고 소양인의 눈이 강렬한 반사광을 발한다면, 소음인의 눈은 촉촉하여 남의 눈빛을 빨아들이는 흡수형이다. 소음인 중에는 깔끔하고 단아하고 오밀조밀한 용모의 미남·미녀가 많다. 소음인 미녀는 청순·가련 형이다.

소음인은 민감하고 기민하고 눈치가 빠르고 영리하다. 자기 업무

---

195) 참조: 이제마, 『동의수세보원』, 18-10.

를 빨리 파악하여 자기 하는 일에 빠삭하다. 겉으로 부드러워도 속으로는 강단이 있는 외유내강형外柔內剛型이다. 섬세하고 애틋한 마음씨를 지녔다. 이로 인해 감수성이 치우쳐 남을 제멋대로 오해하는 경우가 많고 신경증을 보인다.

공개석상이나 사석이라도 낯선 자리에서는 조용, 정숙하나, 친밀한 사적 공간에서는 수다 떨고 어울리는 것을 즐긴다. 친밀한 사석에서 득의양양해지면 주변에 신경 쓰지 않고 시끄럽게 떠들며 요란을 떤다. 공개석상에서 말을 잘 하지 못하고 실수, 실언하기 쉬우나 친밀한 당여와 어울리는 사석에서는 달변이기 때문이다.

업무에서 바지런하고 세밀·세심한 관심과 조직성을 발휘, 자기 일과 자기 물건(수첩, 책상, 수납장, 자기가 사는 방 등)을 잘 챙기고 살림이나 창고관리·서류관리·행정·회계업무에 능하다. 물건을 아끼고 알뜰살뜰한 정성이 있고 자기 물건을 손대거나 자기 일에 간섭하는 것을 매우 싫어한다.

조용하고 청결한 것을 좋아하고 불결한 것을 혐오하여 이로 인해 청소를 잘하고 청소를 좋아하는 사람도 있다. 물론 집안을 청소하기보다 집안을 내던지고 밖으로 돌며 당여와 어울려 수다 떨거나 노름과 오락에 빠져 집안을 쓰레기통처럼 만들어 놓는 사람도 있다.

소음인은 소심하지만 한번 고집을 부리면 불리한 천시와 세회에도 굴하지 않는 지사 같은 견인불발의 끈기, 초지일관의 지조, 일편단심의 정조, 오기가 있다. 품격이 높은 소음인이 세우는 큰 뜻은 창의적이거나 기발한 아이디어가 아니라 세상 사람들이 다 알고도 잘 행하지 않는 평범한 뜻(개인 차원에서는 가령 '정직하게 살자', '성실하게 살자', '이웃을 사랑하자', 공적 차원에서는 법치주의, 민주주의, 시장경제 등)이고, 이것을 일관되게 지켜나간다. 품격이 낮거나 심리가 불안정하여 성질을 부리면 아무도 꺾을 수 없는 엽기적 고집불통이 될 수 있다.

　소음인은 세심하여 독특한 자기 느낌이 여러 갈래이고 풍부하다. 소음인은 사상인 중 정서가 가장 발달되고 감정이 풍부한 시詩 또는 수필隨筆 같은 인물이다. 품격이 높거나 심리가 안정되면 매우 다감하고 붙임성 있는 인물이나, 품격이 낮거나 불안하면 드러나지 않게 질투심과 골을 잘 내고 자주 소리 없이 잘 삐져 토라지고 오해가 심하다.

　소음인은 쉽게 용서하지 않고 용서하더라도 이를 잊지 않는다. 품격이 낮은 소음인의 경우 계획적으로 깜찍하고 엽기적 행위를 저지르거나 뒤통수를 치는 행위를 할 수 있다. 소음인은 수신하지 않으면, 좀처럼 풀기 어려운 오해로 인해 섭섭한 일이 많다. 섭섭했던 과거지사를 오래 담고 있고 다시 섭섭한 일을 당하면 이와 연관 지어 또 꺼내고 자기 멋대로 해석한 '묵은 소리'를 평생 반복한다.

　입이 발달하여 형편이 좋으면 식도락을 즐기고 예스런 공간, 골동품 등과 같은 옛것을 애호하는 복고적·낭만적 성향이 있다. 섭섭하거나 삐친 경우에도 분위기 좋은 곳에서 훌륭하고 풍미 있는 음식을 대접받으면 곧 기분이 풀린다. 소음인은 당여에 강하여 친소관계를 기준으로 편가르기와 서너 명 또는 대여섯 명의 친밀한 사람들과 깊이 사귀는 모임·클럽·파벌·패거리·사조직의 생활을 즐기고 잘 유지한다. 따라서 가족 이외에 친밀하게 어울리는 친구, 동창들을 반드시 꾸리고 이들을 만나 먹고 마시고 수다·오락·노름을 즐기기 위해 집을 비우는 경우가 잦다. 또 지방 감지에 탁월하기 때문에 미지의 장소로 여행하는 것을 매우 좋아한다. 따라서 소음인은 통상 가족과 외부의 친구 사이, 집과 여행지를 바삐 오가는 생활양식을 보인다. 소음인은 태음인과 달리 집안에서 뭉개지 않는다. 소음인은 품격이 낮으면 당여를 공무에도 이용하려는 성향을 보여 비리의 위험이 높다.

소음인은 신장이 크고 왕성하여 사상인 가운데 성적으로 가장 발달된 타입이다. 소음인의 성적 감정은 애틋하고 은근하며 정력이 넘치고 성적 쾌감을 깊이 즐기고 오래 간직한다. 소음인의 성적 극치감은 정신을 잃을 정도로 강렬하다.

소음인은 한 사람을 깊이 사귀고 이성異性과 겹치기로 사귀는 것을 매우 싫어한다. 따라서 소음인은 바람피우는 일이 없고 시계추처럼 배우자에 충실하다. 그러나 애인 또는 배우자 이외의 다른 이성을 알게 된다면, 그것은 가정을 파탄시키는 수준의 사건이다. 소음인 여성은 아기를 쉽게 잘 낳는다.

태소음양인의 이러한 특징 외에 앞선 논의에서 도출되는 사고思考와 행위의 특징도 사상인의 판별에 중요하다.

태양인 태양인은 당여에 불능이고 천시인지에 탁월하고 성정과 정신이 초현세적이므로 사적 당파성과 공적 당파성이 다 취약하고, 천시 인지와 교우에 탁월하고 세회 인지 및 사무에 대한 상당한 능력을 갖췄으므로 사고와 판단은 객관적이다.

소양인 소양인은 거처에 불능이고 당여에 능하지 않아 사적인 당파성은 약하나 의기·의분·용기·투지가 강하여 공적 당파성은 강렬하고, 탁월한 세회 인지능력과 사무능력, 그리고 상당한 천시 인지능력을 가졌으므로 사고는 몰인정할 정도로 객관적이다.

태음인 태음인은 의기·의분·용기·투지가 약하고 (당여에 상당한 능력이 있으나) 인륜 의식이 탁월하여 '편들기'를 해야 하는 결정적 계기에 우유부단하고 양다리 걸치기를 하므로 공·사의 당파성이다 취약하고, 천시인지에 박약하고 세회의식이 미달하지만 거처에는 강하므로 사고와 판단은 내면적, 주관적이다.

소음인 소음인은 지방의식과 당여에 강하고 세회인식에 박약하고 천시인지와 사무에 미달하므로 사적 당파성은 강하나 공적 당파성은 약하고, 세회와 천시에 약한 반면 지방에 강하고 거처능력이 상당하므로 사고와 판단은 주관적, 내면적이다. 도표화하면 다음과 같다.

사상인의 당파성과 사고특징

	태양인	소양인	태음인	소음인
공적 당파성	약	강	약	약
사적 당파성	약	약	약	강
주·객관성	객관적	객관적	내면적·주관적	주관적·내면적

여기서 객관적·주관적이라는 말은 어느 체질이든 주관적·객관적 사고 능력이 있음에도 '경향적으로' 그렇다는 말이다. 그리고 굳이 따지자면 태양인이 소양인보다 더 객관적이고, 소음인이 태음인보다 더 주관적이다. 그리고 모든 인간은 누구나 이타적·이기적 양면성을 둘 다 가졌음에도 주관적·객관적 체질성향에 따라 자연스럽게 태양인과 소양인은 이타성이 더 강한 반면, 태음인과 소음인은 이기성이 더 강하다. 또한 그 중에서도 태양인은 소양인보다 더 이타적이고, 소음인은 태음인보다 더 이기적이다.

태양인 태양인은 일체의 공사의 당파성을 초월, 역사적·종교적·윤리적 차원의 선악善惡 이분법에 집착하여 현세의 특정 당파를 떠나 범국민·범인류의 큰 틀에서 때로는 독불장군처럼, 때로는 길고 넓은 안목을 가진 현자처럼 객관적으로 느끼고 사고하고 판단한다.

소양인 소양인은 인간차별, 인간학대, 인권유린에 분노하는 의분, 이런 불의를 앞장서 탄핵할 용기, 불의에 대적할 투지가 강하기 때문에 이를 구현할 특정한 노선의 결사, 조직, 정당 등 공적인 당파를 필요로 하고 공적인 문제에서 한쪽 편을 확실히 선택하여 분명한 입장을 표명하는 데 능하다. 따라서 자기가 지지하거나 몸담은 공적 결사에 대한 연대의식과 충성심도 강한 편이다. 그러나 소양인은 사적 당파성이 전무하므로 가족·친척·친구·연고자 등 혈연·지연·학연에 구애받지도 않고 친인척과 친구라는 이유로 편드는 일도 없다. 특히 공무에서는 이런 사적 인연을 완전히 무시하는 경향이 있어 몰인정한 사람으로 비친다. 사고와 판단도 연고자들의 이해관계와 사적 의견을 무시할뿐더러 심지어 자기의 이익도 초월하고 늘 내면적으로는 자기 느낌도 편파적일 수 있다고 의심할 정도로 객관적·반성적이다.

태음인 태음인은 외양상 태양인처럼 공과 사의 당파성을 모두 결여하고 있다. 그러나 태음인과 태양인의 초당파성의 내용과 양상은 근본적으로 다르다. 태양인이 공적 당파성을 초월하는 것은 천시인식이 탁월하여 역사적·종교적 차원에 치우치기 때문이나, 태음인이 그런 것은 천시인지의 박약성과 세회인지의 부족으로 말미암은 것이다. 따라서 태음인이 공적 당파성이 없다는 것은 초당파성이 아니라 실은 무無당파성을 뜻한다. 가족·친구·상사와 부하 등 인대인人對人 관계 등 사적인 당파성 문제에서는 태양인이 혈연이나 친구라는 이유로 편들어 주지 않는 것으로 나타나는 반면, 태음인은 인륜 때문에 또는 편가르기로 인한 자기노출과 갈등을 감당할 용기나 투지가 없기 때문에 겉으로만 무당파적으로 행위할 뿐, 속으로는 어느

한 쪽을 편들어 주고 있다. 따라서 기본적으로 태음인은 거처와 당여 중심으로 살면서 내면에서 조용히 자기의 주관에 따라 의견을 형성한다. 태음인의 사고와 판단은 신중한 듯하고 조용하게 이루어지나 실은 전적으로 주관적·내면적이고 따라서 사회의 객관적 맥락에서는 앞뒤가 맞지 않는 의견을 품고 있는 경우가 많다.

소음인 소음인은 세회인지에 박약하고 천시인지가 부족하기 때문에 정당, 사회조직, 공익단체, 대중적 결사체 등 익명적이고 공적인 당파들의 편가르기, 정쟁, 공적 당파싸움에는 무지, 무관심할 뿐더러 이런 현상을 적대시하나, 사적인 영역의 유대紐帶인 사랑과 우정(가족, 친인척, 친구, 향우회, 사조직, 파벌 등)에서는 내 편, 네 편을 확실히 갈라 사랑과 우정을 택해 가족, 친인척, 친구, 고향사람, 파벌을 편든다. 사고와 판단은 자기 느낌, 자기 논리 위주로 몰아가기 때문에 매우 주관적이고 남의 사고와 판단에 별로 개의치 않는 자기고유의 고결한 뜻, 지조, 아집, 나아가 옹고집, 오기, 고지식함, 집착을 견지한다.

3. 체질판별의 장애물들

사상체질은 평생 변하지 않는 유전적 요소다.[196] 따라서 자식은 부모 중 어느 한 쪽의 체질을 타고난다.[197] 그러나 반드시 그런 것은 아니다. 자식이 추정상 부모의 유전인자에 잠재되어 있었을 것이나 간혹 부모의 어느 쪽 체질과도 관계없는 조부모의 체질을 타고 나는 경

---

196) 참고; 송일병, 『알기 쉬운 사상의학』(서울: 사상사, 1996), 145쪽.
197) 참조: 권도원, 『8체질론 개요』, 10쪽.

우도 있기[198] 때문이다. 아무튼 사상체질은 평생 변하지 않는 유전적 요소로서 치밀한 변별법辨別法으로 접근하면 체질판별은 어느 경우든 거의 다 가능하다.

그러나 사상체질론은 모든 사람을 예외 없이 분류해 낼 수 있는 만능의 이론이 아니고 또 어떤 예외적 상황에서는 판별이 쉬운 일도 아니다. 여러 가지 이유에서 체질분류는 한계와 장애에 봉착한다. 여기에는 체질상의 이유와 인식상의 이유가 있다.

체질상의 이유로는 원래부터 (1) 체질이 혼성되어 있거나 (2) 분류불가능한 특이체질이거나 (3) 체질적 특징이 두드러지지 않는 경우다. 가령 남녀의 범주가 지구상의 80억 인구를 다 분류할 만큼 그렇게 분명하다고 할지라도 지상에는 남녀의 범주로 분류되지 않는 예외적 경우와, 남녀범주를 절대화하는 것이 오히려 부적절한 경우가 존재한다. 예외적으로 남녀추니, 육체적 성징性徵과 심리적 성이 뒤바뀐 게이 등이 존재하는가 하면, 성격과 체형이 남자 같은 여자, 거꾸로 여자 같은 남자들이 상당수 존재하기 때문이다. 마찬가지로 사상체질에도 예외적으로 이러한 혼성체질, 특이체질, 기형체질 등 체질적 특징이 혼란스런 소수 사례가 있다.

혼성체질의 경우는 음양간 혼성체질(태양인과 태음인간 혼성과 소양인과 소음인 간의 혼성), 같은 음인들 간의 혼성(태음인과 소음인간 혼성) 또는 양인들 간의 혼성(태양인과 소양인간 혼성)이 있을 수 있다. 이 중 어느 경우든 판별에서 중요한 것은 어떤 체질이 더 근본적인 것이고 어떤 체질이 덧씌워진 부차적 요소인가를 파악하는 것이다. 이 경우에는 이제마의 사상체질론을 떠나되, 이를 바탕으로 이 혼성체질에 맞는 예외적 특징론을 구축해야 할 것이다. 따라서 이런 경우에 사상체질론

---

198) 참고: 박지우, 『사상체질진단법』, 207쪽.

을 교조적으로 대입하여 어떤 경우든 예외 없이 칼로 자르듯이 명확하게 분류해 내려고 해서는 실책을 범하게 된다.

주목해야 할 특별한 혼성체질은 음양혼성의 경우다.『황제내경』에서는 이 경우를 음양화평지인陰陽和平之人이라 하여 성인聖人의 재목으로 보고 있다 한다. 음양혼성의 특수한 체질을 지닌 사람들은 분명 특별한 자질과 심리적 강점을 가질 수 있는 개연성은 있다. 그러나 반대로 체질적 단점만 혼성된 경우에는 유별나게 '악덕한 못난이'일 수도 있을 것이다. 혼성체질은 필자가 만난 적이 없을 만큼 희소하기 때문에 확실히 더 상론할 수 없다. 이론상으로만 존재하는 혼성체질이 아닌가 생각한다.

마지막으로 체질상의 전형성典型性이 낮은 사람도 사상체질로 구분하려는 우격다짐도 실책이다. 이 경우에는 가볍게 경향성만을 체크하는 것이 좋을 듯싶다.

체질판별에서 순수한 '인식상'의 장애물은 위와 같은 혼성·특이·기형체질과 다른 차원에 있다. 체질인식에 대한 대표적 장애물은 (1) 남녀차이, (2) 노소차이, (3) 건강상태, (4) 엄격한 계율·기율 생활 등이다.

가령 소양인 남성과 소양인 여성은 성호르몬의 차이로 인해 경우에 따라 부각되는 특징이 달리 나타날 수 있다. 소양인 여성은 여성호르몬 과다로 내숭을 심히 떨거나 수줍음을 많이 타는 경우에는 외양상의 행동거지는 소음인처럼 비칠 수 있다. 또 소양인 남성의 경우 남성호르몬이 과다하면 태양인처럼 보일 수 있다. 따라서 사상체질의 판별에 있어서는 늘 남녀차이를 고려해야 한다.

노소의 차이에서도 사상체질적 특징은 흐려질 수 있다. 가령 너무 어리면, 체질적 특징이 분명치 않고 먹는 음식도 신체부위의 성장 시점에 따라 집중적으로 필요한 영양수요에 의해 더 지배된다. 아동들은 신체부위의 발달순서에 따라 특정음식을 일정기간 집중적으로 먹다가 갑자기 먹기 싫어하는 패턴을 반복하기 때문에 입맛이 자주 변하는 특징을 보인다. 물론 유아기에도 발랄, 침울, 다소곳함, 고집 등 성격을 잘 살펴보면 체질을 어느 정도 판별할 수 있다. 그러나 가령 수선스런 것을 보고 소양인이라고 판단해서는 안 된다. 어린이들은 어차피 수선스럽고 난잡스럽기 때문이다. 더구나 아동기에는 체질적 특징이 정반대로 표출되는 경우도 있다. 가령 크면 얌전해질 소음인 아동과, 성인이 되면 점잖아질 태음인 아동이 철들기 전에는 더 난잡스럽고 수선스럽고 시끄럽게 떠들며, 어른이 되면 까다로울 소양인 아동들이 어려서는 단정하고 똑똑 떨어지게 말을 잘 들을 수 있다. 또 사춘기 청소년들은 자의식 과잉과 열등의식 사이에서 헤매기 때문에 매우 민감하고 자기위장自己僞裝이 심해 체질 감별이 어렵다. 체질적 특징이 여러 면에서 분명해지는 것은 대체로 사춘기를 넘긴 20대에 들어서부터다. 그러다 70-80대에 들어서면 다시 체질적 특징이 점차 후퇴하고 노인성 체질과 습성이 두드러지기 시작한다. 그렇게 싫던 음식이 나이 들어 좋아지는 경우가 이런 경우다. 따라서 체질판별에서는 늘 이 연령변수도 고려해야 한다.

 또 어떤 체질이든 건강상태에 따라 행동거지·성정·음식 등이 달라진다. 사상인 분류는 정상적 건강 상태를 전제한다. 허약한 사람이나 환자의 경우에는 그 특징이 왜곡되거나 반대로 뒤집혀 나타난다. 가령 소양인은 보통 상태라면 언행이 민첩하고 정력적인 사람이지만, 허약한 소양인의 경우에는 언행이 느리고 종종 가라앉아 무기력한 모습을 보이거나 가끔 한숨을 쉰다. 이를 보면 허약한 소양인은 소음인으로 오판하거나 태음인으로 오해될 수 있다. 소양인이 아프거나 허약한 경우에는 섭생을 반대로 해야 한다. 가령 평소 건강한 소양인의 몸에 좋지 않은 따뜻한 성질의 닭고기·개고기·사슴고기·장어·버섯 등의 음식이 소양인 환자나 허약한 소양인에게 건강에 좋다.

건강한 상태의 태음인은 찜질방이나 더운 사우나에서 땀을 빼는 것이 몸에 아주 좋으나, 허약한 체질의 태음인이나 태음인 감기·몸살 환자에게는 정반대로 한증汗蒸과 사우나가 해롭다. 따라서 몸살을 앓는 태음인이 쌍화탕 마시고 이불 뒤집어쓴 채 취한取汗을 하거나 더운 목욕 또는 사우나를 하는 것은 몸살·감기를 더 돋우는 일이다. 반면, 건강한 소양인에게는 한증으로 땀을 빼는 것이 나쁘기 그지없지만, 몸살·감기에 걸린 소양인의 경우는 취한하면 금방 감기몸살을 씻고 거뜬히 일어날 수 있다. 즉, 병든 음인陰人은 찬 성질의 음식이나 서늘한 환경으로 몸을 서늘하게 해야 하고, 병든 양인陽人은 따뜻한 성질의 음식이나 두터운 이불과 옷으로 몸을 덥게 해야 한다. 따라서 감기에 걸린 소양인이 평소 소양인에게 아주 좋은 대표적 냉성冷性육류인 돼지고기를 먹는 것은 좋지 않고, 아픈 태·소음인이 반대로 개고기·사슴고기·닭고기·장어·버섯 등 더운 성질의 식품을 먹는 것은 좋지 않다.

사람마다 도덕적 수신 정도와 지성적 품격의 높낮이가 다르기 때문에 사상인적 특징은 경험적 지평에서 늘 도덕적으로 변형되어 나타난다. 따라서 특수한 예의범절, 에티켓, 종교적 계율 등을 체득한 종교조직에 속한 사람들은 체질판단이 매우 어려운 경우가 있다. 오래 도를 닦은 종교인은 종교에 따른 획일적 예의범절, 도덕률, 종교적 격식으로 인해 체질의 표현이 변형된 모양을 취하기 때문이다. 따라서 종교인의 체질을 판별할 때는 종교인의 공식적 행동과 자세, 공식적 언행 등을 완전히 무시해야 한다. 종교인의 체질은 차라리 즐기는 음식, 비공식적 행태, 자기들끼리의 내부갈등에서의 언동 등을 조심스럽게 살펴볼 때 잘 드러나기 때문이다. 이렇게 봤을 때 종교인들은 대체로 태양인이 많다. 태양인이 아닌 종교인은 성직생활을 언젠가 중단하거나 자주 사고를 칠 수밖에 없다. 강력한 행동기율을 가진 선후배(상명하복) 위계가 존재하는 관계에서도 선후배(또는 상하) 간에는 서로의 체질판별이 어렵다.

물론 모든 사람의 체질은 희로애락의 격한 표출, 긴급·위기상황, 갈등상황 등에서 선명히 드러나지만, 도덕적·종교적 예의범절과 일률적으로 정해진 격식 속에서 사는 직업군에서 이런 기회를 포착하기는 매우 드물다. 따라서 인식 상의 장애물이 많은 경우에는 체질판별에 늘 신중을 기해야 한다. 또한 앞서 살핀 예외적 체질이 있기 때문에 사상체질을 우격다짐으로 적용하여 '단 한 건의 예외도 없이' 만인을 사상인의 범주로 파악하려는 것도 금물이다. 사상체질론은 한계와 장애물을 확실히 알고 탄력적으로 활용하는 경우에만 그 진가를 다 발휘할 수 있을 것이다.

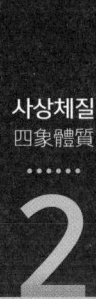

사상체질
四象體質

2

제2부
사상체질론의 섭생론적 확장

❖❖❖❖❖❖

제1장
사상인의 건강상태와 일반적 섭생론

❖

제2장
사상인의 유익한 식품과 해로운 식품

❖

제3장
체질섭생과 사회계층 간의 관계

사람과
세계가
보인다

제1장

사상인의 건강상태와 일반적 섭생론

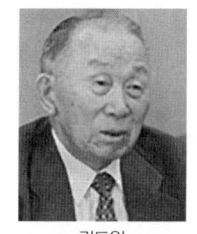
권도원

사상인이 제각기 어떤 식품을 먹는 것이 건강에 좋고 나쁜가 또 어떤 식품을 좋아하고 싫어하는가 하는 문제는 동무 이제마가 전혀 다루지 않았다. 섭생의 분류체계를 세운 사람은 1966년 10월 일본 동경에서 개최된 제1회 국제침구학회(The International Congress of Acupuncture)에서 발표한 "A Study of Constitution Acupuncture(체질침구 연구)"를 통해 8체질론을 최초로 선보인 권도원權度杬이었다.

권도원의 8체질 섭생론은 임상을 통해 성립했고, 또 영양학자들은 혈청·영양검사를 통해 "각각의 체질에서 체질에 유익한 식품으로만 식생활을 할 경우 혈청내 성분들이 비교적 유익한 방향으로 변화한다"는 사실을 검증한 바도 있다.[1] 그러나 권도원의 섭생론은 식품

---

1) 김숙희·김화영·이필자·권도원·김용옥, 「체질의학의 체질분류법에 따른 기호도와 영양상태의 상관성에 관한 연구」, 『한국영양학회지』 제18권 제2호(1985).

류의 적시와 기술이 미흡하여 다른 학자들의 도움도 받고자 한다. 또 몇 가지 식품과 관련하여 학자마다 설명이나 식품분류가 제각기 너무 다른 경우는 필자의 판단에 따라 바로잡을 것이다.

　권도원은 사람의 체질을 금양金陽, 금음金陰, 토양土陽, 토음土陰, 목양木陽, 목음木陰, 수양水陽, 수음水陰의 8개 범주로 분류하고 이 8체질인의 생리와 병리, 그리고 침술처방을 밝히고 있을 뿐만 아니라 맥진법脈診法에 의한 체질판별법과 각 체질에 해로운 식품과 이로운 식품을 임상적으로 분류하고 있다.

　권도원은 5장6부 또는 심포心包를 포함한 6장6부,[2] 또는 내실內實장기 5개와 내공內空장기 5개를 합한 10개 내장 가운데[3] 가장 강한 장기를 선두로 하여 다음 강한 장기, 그다음 강한 장기의 순서로 강한 장기로부터 약한 장기로 나열하면 모두 8개의 배열이 생겨난다고 주장한다.[4] 여기서 강하다는 것은 장기가 크다는 것도 포괄한다. 폐를 가장 크고 강한 장기로 삼아 다른 9개의 내장기內臟器가 강한 것에서 약한 것의 순서로 배열된 사람은 금양체질(Pulmotonia)이고, 심장을 가장 강한 장기로 삼은 내장배열을 가진 사람은 금음체질(Colonotonia)이다.[5] 췌장을 가장 크고 강한 장기로 삼는 내장배열을 가진 사람은 토양체질(Pancreotonia), 위를 가장 크고 강한 장기로 삼는 배열을 가진 사람은 토음체질(Gastrotonia), 간을 가장 크고 강한 장기로 삼는 배열을 가진 사람은 목양체질(Hepatonia), 담낭을 가장

---

2)　참조: 8체질의학회, 『8체질건강법』 (서울: 고려원미디어, 1996), 29쪽.
3)　참조: 권도원, 「8체질의학론 개요」 (서울: 동틴암연구소, 2000), 6쪽.
4)　권도원은 아직 왜 하필 8개인지 설득력 있게 설명하지 못하고 있다. 참조: 8체질의학회, 『8체질건강법』, 29-34면; 권도원, 「8체질의학론 개요」, 6쪽.
5)　권도원은 이 금음체질의 정의에서 가장 강하고 큰 장기를 '심장'이 아니라 '대장'으로 제시하고 있는데, 이것은 실수로 보인다. 대장은 금양인의 가장 큰 장기인 폐와 아무 관계가 없을 정도로 위치상 먼 관계이기 때문이다. 반면, 폐는 심장과는 아주 가깝다.

크고 강한 장기로 삼는 배열을 가진 사람은 목음체질(Cholecystonia), 신장을 가장 크고 강한 장기로 삼는 배열을 가진 사람은 수양체질(Renotonia), 방광을 가장 크고 강한 장기로 삼는 배열을 가진 사람은 수음체질(Vesicotonia)이다.[6]

 권도원에 의하면 가령 금양체질과 금음체질은 금양·금음체질의 부모 사이에서만 태어날 수 있고 금음체질이 금양체질의 부모로부터로 생겨날 수 있다. 그러나 금양과 금음의 내장구조는 서로 가까운 것보다 각각 토음체질과 수양체질에 더 가깝다.[7] 그러나 권도원의 이런 주장과는 반대로 금양체질과 금음체질의 식품섭생은 서로 가장 유사하다.

금양
金陽 권도원에 의하면 금양체질은 체질적으로 간이 약하고 작아 제독除毒작용이 취약하므로 무슨 약을 쓰든 효험보다 해가 더 많고 육식을 하거나 기름기가 많은 음식을 섭취한 후에는 괴롭고 병(코 막힘, 눈물, 피부 헐기 등)이 날 위험이 있다.[8] 금양인은 몸에 아토피성 피부병이 있고 코가 자주 막히고 여러 가지 알레르기 성 질환이 있다.[9] 골수성 백혈병도 이 체질에서만 나타난다.[10] 금양인은 항상 채식을 위주로 먹어야 하고 허리를 펴고 서 있는 시간을 많이 갖는 것이

---

6) 권도원, 「8체질의학론 개요」, 6-7쪽. 권도원은 Pulmotonia, Colonotonia, Pancreotonia, Gastrotonia, Hepatonia, Cholecystonia, Renotonia, Vesicotonia를 1974년 Hespero, Hespera, Saturno, Saturna, Jupito, Jupita, Mercurio, Mercuria로 명명했고, 그 이전에는 Hespera II(金象人臟質), I(金象人腑質), Saturna I(토상인장질), II(토상인부질), Jupita I(목상인장질), II(목상인부질), Mercuria I(수상인장질), II(수상인부질)로 불렀다. 참조: 권도원, 「體質鍼治療에 關한 硏究」(國譯文), 『明大論文集』 제7집(서울 명지대학, 1974), 608쪽.
7) 참조: 권도원, 「體質鍼治療에 關한 硏究」, 608쪽; 8체질의학회, 『8체질건강법』, 36-37쪽. 금양은 '토음'이 아니라 '토양'에 가깝다고 한다.(36쪽)
8) 권도원, 「體質鍼治療에 關한 硏究」, 622쪽; 8체질의학회, 『8체질건강법』, 55쪽 및 81-82쪽.
9) 참조: 8체질의학회, 『8체질건강법』, 55쪽.
10) 참조: 권도원, 「8체질의학론 개요」, 16쪽.

좋다. 일광욕을 즐기거나 땀을 내는 것은 피해야 한다.[11]

금양체질에 유익한 식품과 약제는 계란흰자, 모든 조개류, (장어, 메로 등 기름진 생선류를 제외한) 고등어, 갈치, 게, 새우, 생굴, 젓갈 등 모든 생선류, 배추, 양배추, 오이 등 모든 푸른 채소류, 쌀, 메밀, 코코아, 포도, 포도당, 보리, 팥, 코코넛, 딸기, 바나나, 파인애플 등이다. 유익한 색은 파란색과 검은색이다.

금양체질에 해로운 식품은 모든 종류의 육류, 계란노른자, 모든 기름, 모든 술, 밀가루, 커피, 설탕, 마늘, 무, 당근, 도라지, 밤, 영지버섯, 버섯, 검정포도, 사과, 수박, 율무, 녹용, 모든 약물, 인공조미료, 가공음료수, 설탕, 고추, 모든 기호품, 인삼, 아트로핀주사, 비타민 A·D·B 등이다.[12]

금음 金陰 금음체질은 파킨슨씨병, 치매 등 희귀 질병이 많은 사람으로서 육식을 하면 소뇌小腦가 퇴화하는 파킨슨씨병, 치매 등에 걸릴 위험이 높다.[13] 육식을 과하게 하거나 화내는 일이 잦으면 난치의 근육 무기력증이 생길 위험이 있다. 이런 증상이 생기면 즉각 육식을 끊고 화를 내지 말아야 한다. 금음체질에게도 금양체질과 마찬가지로 일광욕과 땀 흘리는 것은 해롭다.[14]

금음체질에 유익한 식품과 약제는 금양체질에도 동일하게 유익한 식품인 모든 조개류, (장어, 메로 등 기름진 생선류를 제외한) 모든 생선류, 배추, 양배추, 오이 등 모든 채소류, 쌀, 메밀, 코코아, 포도, 포도당 등이 있고, 그 밖에 금음체질에 유익한 식품인 김, 미역, 젓갈, 앵두, 귤,

---

11) 참조: 8체질의학회, 『8체질건강법』, 81쪽.
12) 참조: 권도원, 「體質鍼治療에 關한 硏究」, 622쪽; 8체질의학회, 『8체질건강법』, 82쪽.
13) 참조: 8체질의학회, 『8체질건강법』, 56-57쪽.
14) 참조: 8체질의학회, 『8체질건강법』, 82쪽.

오렌지, 사과,[15] 겨자, 후추 등이 이롭다. 유익한 색은 노란색과 파란색이다.[16]

금음체질에 해로운 식품과 약제는 금양체질에게도 동일하게 해로운 식품인 모든 종류의 육류, 모든 기름, 모든 술, 밀가루, 커피, 설탕, 마늘, 무, 당근, 도라지, 밤, 율무, 수박, 영지버섯, 녹용, 모든 약물, 인공조미료, 비타민A 등이 있고, 그 밖에도 복숭아, 수수, 연근, 콩, 우유, 멜론, 잣, 은행, 비타민 D·E 등이 해로운 식품이다. 금니는 식품은 아니지만 금양, 금음체질 모두에게 해롭다.

토양 土陽 토양체질은 성급한 성격 때문에 건강이 나빠질 우려가 있다. 항상 여유 있는 마음을 가져야 한다. 저혈압은 건강상태의 징표이다. 반대로 혈압이 높으면 건강에 좋지 않다. 술과 냉수욕은 해롭다. 성 능력이 크지 않아 나이가 들수록 금욕하기 쉽다.[17] 백납병은 토양체질의 고유한 병이고 이유 없는 건강한 불임증도 이 체질의 병이다.[18]

토양체질에 유익한 식품과 약제는 돼지고기, 쇠고기, 계란, 생굴, 게, 새우, 쌀, 보리, 팥, 배추, 무, 오이, 배, 감, 파인애플, 참외, 수박, 딸기, 바나나, 밀가루, 콩, 무, 당근, 쇠고기, 장어, 마늘, 비타민 E, 구기자, 영지버섯 등이다. 유익한 색은 검은색과 흰색이다. 토양체질에 해로운 식품과 약제는 감자, 파, 미역, 닭고기, 개고기, 염소고기, 노루고기, 사슴고기[19], 후추, 겨자, 계피, 카레, 생강, 사과, 귤, 오렌지(+

---

15) 사과는 금음체질에 유익한 식료이나, 금양체질에게는 해로운 식품이다.
16) 참조: 권도원, 「體質鍼治療에 關한 硏究」, 622쪽; 8체질의학회 1996, 82-83쪽.
17) 참조: 권도원, 「體質鍼治療에 關한 硏究」, 623쪽.
18) 참조: 권도원, 「8체질의학론 개요」, 16쪽.
19) 사슴고기는 권도원의 분류표에서 빠져 있으나 노루고기와 거의 동일한 성질의 식품이므로 추가했다. 그간 사슴사육이 늘었고 사슴고기 식용풍조가 생겼으므로 적시할

주스), 망고, 인삼, 벌꿀, 비타민 B군, 찹쌀, 차조, 참기름, 김, 소화효소제, 스트렙토마이신 등이다.[20] 해로운 색은 빨간색이다.[21]

**토음
土陰** 　토음체질은 임상으로는 1년에 한번 만날까 말까 한 희귀한 체질이다. 페니실린을 맞으면 10만 명 또는 20만 명 중 한 사람이 쇼크를 일으키는데, 토음체질은 바로 이 페니실린 쇼크가 일어나는 체질이다.[22] 약의 부작용이 많은 체질이다. 기름진 음식보다 신선하고 시원한 음식이 좋다. 토양체질과 마찬가지로 술과 냉수욕을 피해야 한다. 위열(胃熱)로 인해 피부는 건성이고 대변은 불편한 편이다. 냉수를 자주 마시는 것이 좋다.[23]

토음체질에 유익한 식품과 약제는 토양체질과 공통된 식품으로서 돼지고기, (쇠고기)[24], 계란, 생굴, 게, 새우, 쌀, 보리, 팥, 배추, 오이, 배, 감, 파인애플, 참외, 수박, 딸기, 바나나, 비타민 E 등이 있고, 토음체질에 고유하게 유익한 것으로는 복요리, 양배추, 찬물, 얼음, 초콜릿 등이 있다. 유익한 색은 파란색과 검은색이다. 토음체질에 해로운 식품과 약제로는 감자, 파, 미역, 닭고기, 개고기, 염소고기, 노루고기, 사슴고기, 후추, 겨자, 계피, 카레, 생강, 사과, 귤, 오렌지(+주스), 망고, 인삼, 벌꿀, 비타민 B군 등이 토양체질의 유해식품과 공통되고, 토음체질에게만 해로운 것으로는 페니실린, 녹용, 담배 등이 있다.[25]

필요가 있다.
20) 　참조: 권도원, 「體質鍼治療에 關한 硏究」, 623쪽; 8체질의학회, 『8체질건강법』, 85쪽.
21) 　8체질의학회, 『8체질건강법』, 85쪽.
22) 　8체질의학회, 『8체질건강법』, 53쪽.
23) 　권도원, 「體質鍼治療에 關한 硏究」, 623쪽; 8체질의학회, 『8체질건강법』, 85-87쪽.
24) 　권도원은 1974년에는 쇠고기를 토음체질에 유익한 음식으로 거론치 않았다가 1996년에야 집어넣고 있다. 참조: 권도원, 「體質鍼治療에 關한 硏究」, 623쪽; 8체질학회, 『8체질건강법』, 85쪽.
25) 　권도원, 「體質鍼治療에 關한 硏究」, 623쪽; 8체질학회, 『8체질건강법』, 85쪽.

해로운 색은 빨간색이다.[26]

목양 木陽 목양체질은 폐가 작아 말을 많이 하면 금방 피곤해지기 때문에 말수가 적을 수밖에 없는 과묵한 사람이다. 건강할 때는 귀찮을 정도로 땀을 흘리지만, 반대로 쇠약할 때는 땀이 없다. 체질적으로 땀이 많이 나야 하기 때문에 무슨 수를 쓰든 땀만 흘리면 몸이 가벼워진다. 항상 온수욕을 즐기는 것이 건강에 좋다. 말을 적게 하고 술을 끊어야 한다.[27] 채식을 해야 하는 금양·금음체질과 반대로 목양체질은 온갖 육류가 건강에 유익한 육식주의자다. 목양체질은 혈압이 80/170이 되어도 정상이다.

목양체질에 유익한 식품과 약제는 쇠고기 등 온갖 육류, 우유, 장어, 미꾸라지, 쌀, 콩, 두부, 밀가루, 수수, 무, 마늘, 당근, 도라지, 연근, 커피, 버섯, 호두, 잣, 밤, 수박, 배, 설탕, 사과, 비타민 A·D, 알카리성 음료 등이다. 유익한 색은 흰색과 빨간색이다. 목양체질에 해로운 식품과 약제는 배추 등 온갖 종류의 푸른 채소와 조개류, 술, 새우, 게, 낙지, 오징어, 코코아, 초콜릿, 모과, 포도당, 메밀 등이다. 해로운 색은 파란색이다.[28]

 목음체질도 육식주의자다. 대장이 무기력하여 하복부가 불편하고 다리가 무겁고 허리가 아프고 통변이 고르지 못하다. 대장이 무기력하고 짧아 하루에 몇 차례씩 화장실에 간다. 아랫배를 따뜻하게 하는 것이 좋다. 대장의 냉기(冷氣) 때문에 정신이 우

---

26) 8체질학회, 『8체질건강법』, 85쪽.
27) 8체질학회, 『8체질건강법』, 50, 87쪽; 권도원, 「體質鍼治療에 關한 硏究」, 623쪽.
28) 8체질학회, 『8체질건강법』, 87-88면, 그리고 권도원, 「體質鍼治療에 關한 硏究」, 622쪽.

울하고 몸이 차고 때로는 잠이 안 오기도 한다. 냉수욕과 술은 해롭다.[29] 목음체질의 고유한 병증은 알코올 중독이다.[30]

목음체질에 유익한 식품과 약제는 쇠고기 등 온갖 육류, 우유, 장어, 미꾸라지, 쌀, 콩, 두부, 밀가루, 수수, 무, 마늘, 도라지, 연근, 버섯, 호두, 잣, 밤, 배, 수박, 설탕, 비타민 A·D 등 목양체질에도 공히 유익한 것들이고, 목음체질에만 유익한 것들로는 호박, 율무, 스쿠알렌, 녹용, 비타민 A 등이 있다. 목음체질에 유익한 색은 흰색과 빨간색이다. 목음체질에 해로운 식품과 약제는 배추, 술, 조개류, 새우, 게, 오징어, 초콜릿, 포도당, 메밀 등 목양체질에도 공히 해로운 식품들에 더하여, 고등어, 망고, 인삼 등 목음체질에만 해로운 식품들이 있다. 해로운 색은 파란색이다.

수양水陽 수양체질은 땀을 많이 안 흘리는 것이 좋으므로 가을과 겨울에 더 건강한 체질이다. 냉수욕, 수영, 냉수마찰 등이 땀을 흘리지 않고 할 수 있는 운동이므로 수양체질에 아주 좋다. 변비가 심하고 좀처럼 설사하지 않는다. 동양인이라면 이 수양체질은 (강자에 약하고 약자에 강한 성정 때문에) 약세(弱勢)에 처한 한의학과 같은 데에 관심 없고 서양학문에 관심이 높다. 남의 말을 잘 듣지 않는다. 계산과 회계에 완벽하다.[31] 어린이 일사병도 수양체질 특유의 증세다.

수양체질에 유익한 식품과 약제는 닭고기, 개고기, 염소고기, 노루고기, 사슴고기, 쇠고기, 미역, 김, 찹쌀, 현미, 옥수수, 감자, 참기름, 무, 파, 생강, 마늘, 겨자, 후추, 계피, 카레, 토마토, 귤, 오렌지, 사과,

---

29) 참조: 권도원, 「體質鍼治療에 關한 研究」, 624쪽; 8체질학회, 『8체질건강법』, 51, 88쪽.
30) 참조: 권도원, 「8체질의학론 개요」, 16쪽.
31) 8체질학회, 『8체질건강법』, 53-54, 83쪽; 권도원, 「體質鍼治療에 關한 研究」, 624쪽.

복숭아, 망고, 벌꿀, 인삼, 상추, 컴프리, 비타민 B 등이다. 유익한 색은 빨강, 노랑, 흰색 등 밝은 색이다. 수양체질에 해로운 식품과 약제는 돼지고기, 계란흰자, 생굴, 게, 새우, 보리, 팥, 오이, 감, 참외, 바나나, 찬 맥주, 찬물, 얼음 등 차가운 것, 비타민 E 등이다.[32]

수음체질은 소화능력에 건강이 좌우되는 체질이다. 수음체질의 찬 위장은 온도나 성질 면에서 냉한 음식을 견딜 수 없다. 폭식暴食을 하면 위가 무력해져 밑으로 처지는 위하수증은 수음체질의 고유질병이다. 찬 음식을 먹으면 불안해지고 공상에 빠진다. 늘 더운 음식을 먹고 과식을 피해야 한다. 땀을 많이 흘리지 않도록 해야 한다.[33] 위하수증과 함께 임파구성 백혈병도 이 체질 특유의 병이다.[34]

수음
水陰
수음체질에 유익한 식품과 약제는 닭고기, 개고기, 염소고기, 노루고기, 사슴고기, 쇠고기, 미역, 김, 찹쌀, 현미, 옥수수, 감자, 참기름, 무, 파, 생강, 마늘, 겨자, 후추, 계피, 카레, 토마토, 귤, 사과, 벌꿀, 인삼 등 수양체질에게도 공히 유익한 식품에 더해, 수음체질에만 유익한 것으로는 시금치, 누룽지, 산성음료 등이 있다. 유익한 색은 빨간색과 노란색이다. 수음체질에 해로운 식품과 약제는 돼지고기, 계란흰자, 생굴, 게, 새우, 보리, 팥, 오이, 감, 참외, 딸기, 바나나, (찬) 맥주, 찬물, 얼음 등 찬 음식, 비타민 E 등 수양체질에도 공히 해로운 것에 더해, 수음체질에만 해로운 것으로 조개, 담배 등이 있다.[35] 수음체질에 사우나는 아주 해롭다.

---

32)   8체질학회, 『8체질건강법』, 83-84쪽; 권도원, 「體質鍼治療에 關한 硏究」, 624쪽.
33)   8체질학회, 『8체질건강법』, 54, 84쪽, 그리고 권도원, 「體質鍼治療에 關한 硏究」, 624쪽.
34)   권도원, 「8체질의학론 개요」, 16쪽.
35)   8체질학회, 『8체질건강법』, 84쪽; 권도원, 「體質鍼治療에 關한 硏究」, 624-625쪽.

8체질론은 그 착안점과 이치가 사상의학과 어느 정도 부합되지만, 권도원 자신이 강조하고 있듯이[36] 다른 점이 있는 것도 사실이다. 8체질론이 근거하고 있는 장부臟腑의 수가 사상인론이 근거하는 장기(肺脾肝腎)의 수보다 더 많으면서도 동무가 소양인의 본질적 특징규정에서 중시하는 비장脾臟을 빼놓고 비장대신에 비장과 위치상 가까운 위장과 췌장을 취하고 있다. 그리고 8체질론은 동무가 사상四象구분의 중요한 근거로 삼은 이목구비耳目口鼻과 함억제복頷臆臍腹 및 두견요둔頭肩腰臀을 완전히 무시하고 있다. 이 점에서 이제마의 사상인론과 권도원의 8체질론은 다르다면 아주 다른 것이다.
　그러나 모든 식품이 보약이거나 독약이 아니므로 가령 유익한 식품과 해로운 식품이 많이 겹치는 금양체질과 금음체질 간의 섭생이 뒤섞이더라도 큰 문제는 없다. 또 권도원이 토양·토음의 규정에서 비장을 빼고 대신 비장과 직결되어 있는 위와 췌장을 넣고 있어 권도원의 8체질론은 이제마의 사장四臟 중의 하나인 비장도 간접적으로 고려하고 있는 것으로 볼 수 있다. 게다가 나머지 금양과 금음체질의 가장 발달된 장기인 폐와 심장은 위와 췌장처럼 위치상으로나 기능상으로나 직결되어 있고, 목양과 목음체질의 발달장기인 간과 담낭, 그리고 수양과 수음체질의 장기인 신장과 방광도 서로 직결된 장기들로서 이제마의 4단론의 기반이 되는 장부인 폐비간신肺脾肝腎과 그 부수附隨장부들이다. 나아가 위에서 알 수 있듯이 권도원이 직간접적으로 금양·금음, 토양·토음, 목양·목음, 수양·수음의 가장 작고 취약한 장기를 각각 간, 신장, 폐, 위장으로 시사하고 있는 점에서 이제마의 폐대간소, 간대폐소, 비대신소, 신대비소의 사단론과 내용적으로 일치한다. 권도원의 8체질론은 권도원의 반대에도 불구하고 이제마 사

---

36)　8체질학회, 『8체질건강법』, 1쪽(권도원의 추천사) 및 33쪽.

상체질론의 세분화로 이해해도 되는 근거다. 물론 그렇다고 장부의 수적數的 근거도 없이 16체질론, 32체질론으로 자꾸 세분화할 수 있는 것은 아니다.

또 우리의 정치문화론적 논의에서는 의학적 임상논의에서와 달리 희귀한 체질들은 무시해도 좋을 것이다. 권도원 자신도 임상에서 토음체질은 진료과정에서 1년에 한 번 만날까 말까 할 정도로, 또는 10만분의 1, 또는 20만분의 1의 페니실린 쇼크 확률에 맞먹을 만큼 희소한 체질이라고 말하고 있다.[37] 금음체질도 육식을 하면 파킨슨씨병, 치매 등 희귀한 병에 걸린다고 하는 점을 미루어 볼 때 매우 희소한 체질이다. 하루에 몇 차례씩 대변을 본다는 목음체질도 일상에서는 만나보기 매우 힘든 체질유형이다. 또 수음체질과 수양체질은 기질과 성격적 특징이 아니라 오직 위하수증胃下水症과 변비便秘라는 병증으로만 구별되는 정도의 차이밖에 없다. 따라서 8체질론은 그 탁월한 장점을 망실하지 않으면서 경향과 빈도수 면에서 쉽사리 네 범주로 단순화해서 이해할 수 있을 것으로 보인다.

따라서 양의에서 한의로 전신한 이명복은 사상의학과 8체질의학의 차이에도 불구하고 권도원의 8체질을 이제마의 사상체질에 맞춰 통합, 정리하고 있다.[38] 이명복은 8체질의 금양인과 금음인을 사상의학의 태양인으로 통합하고, 토음인과 토양인을 소양인으로 통합한다. 같은 이치로 목음인과 목양인을 태음인으로, 수음인과 수양인을 소음인으로 통합한다. 하지만 이럴 경우에는 가령 태양인 안의 두 체질인 금양체질과 금음체질의 유익·유해식품과 약제, 병증 등이 상당히 다른 점이 무시되게 된다. 따라서 이 금양·금음체질, 토양·토음체

---

37) 참조: 8체질학회, 『8체질건강법』, 53쪽.
38) 이명복, 『체질을 알면 건강이 보인다』(서울: 대림출판사 1993), 35-36쪽.

질, 목양·목음체질, 수양·수음체질간의 연결관계만을 드러내 주고 – 금음, 토음, 목음, 수음 등이 매우 희소한 체질이라 하더라도 – 금양·금음체질, 토양·토음체질, 목양·목음체질, 수양·수음체질의 양분성兩分性과 독립성에 대한 권도원의 독특한 관점을 살려내는 것이 좋을 것이다. 따라서 먼저 권도원의 금양·금음체질을 '금인金人'으로, 토양·토음체질을 '토인土人'로, 목양·목음체질을 '목인木人'으로, 수양·수음체질을 '수인水人'으로 통합한 다음, 이 금인·토인·목인·수인을 태양·소양·태음·소음인과 연결시키는 방식을 취하는 것이 좋다고 생각한다.

 이 '연결'은 유사한 장부, 기질, 능력 등의 여러 측면에서 충분히 근거 있는 것이다. 가령 이제마에 의하면 태양인에게 발달한 폐는 심장이 있는 부위를 포함한 가슴의 발달을 초래하므로 가슴, 심장 등은 '폐지당肺之黨', 즉 폐에 부수된 부위들에 속한다. 그런데 권도원의 금양·금음체질, 즉 금인은 서로 긴밀히 연관된 이 폐와 심장이 가장 크게 발달한 사람들을 가리킨다. 또 이제마의 '태양인'은 간이 가장 미발달한 사람이고, 권도원의 금인(금양·금음체질)도 마찬가지다. 따라서 가장 발달한 장부와 지나치게 작은 장부에 있어서 태양인과 금인은 일치하므로 태양인과 금인을 동일시하고 태양인을 다시 금양체질과 금음체질로 분화시켜 보는 것이 충분히 가능한 것이다. 나아가 권도원의 토양·토음체질을 규정하는 으뜸 장부인 '췌장'과 '위장'은 이제마의 소양인을 규정하는 으뜸 장부인 비장과 직결된 '비지당脾之黨'의 장부들이고, 목양·목음체질의 으뜸 장부인 '간'과 '담낭'은 서로 붙어 있어 이제마의 태음인을 규정하는 으뜸 장부인 간과 이른바 '간지당肝之黨'에 속하고, 권의 수양·수음체질을 규정하는 으뜸 장부인 '신장'과 '방광'도 이제마의 소음인을 규정하는 으뜸 장부인 신장과 '신지당腎之黨'에 속한다. 따라서 권도원의 8체질론에서 도출된 금인·토인·목인·수인은 근거 있게 이제마의 사상인과 연결될 수 있다. 우리는 이를 바탕으로 이제마의 사상인론四象人論을 보완하여 획기적으로 상세하고 풍요롭게 만들 수 있다.

8체질과 사상체질의 관계

금인	금양체질	태양인
	금음체질	
토인	토양체질	소양인
	토음체질	
목인	목양체질	태음인
	목음체질	
수인	수양체질	소음인
	수음체질	

따라서 금(음·양)인, 토(음·양)인, 목(음·양)인, 수(음·양)인의 섭생 및 식품분류에 관한 권도원의 논의는 제각기 태양인, 소양인, 태음인, 소음인의 섭생론으로 응용될 수 있다. 여기서는 8체질 섭생법에 더해 사상체질에 대입한 이명복의 체질식품 분류, 전국한의대학 사상의학교실의 견해도 참조하여 섭생론을 전개하되, 개별 식품들에서 입장이 상이하거나 모순되는 경우에는 권도원의 식품분류를 제1의 기준으로 삼는다.

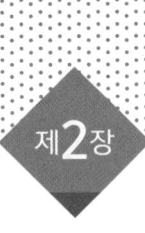

제2장

사상인의
유익한 식품과 해로운 식품

 사상인의 상이한 섭생은 각국민의 체질을 판별할 때 아주 유익하다. 사상인에 따라 제각기 다른 유익·유해 식품분류는 권도원이 이제마와 무관하게 독창적으로 처음 시도하여 체계화했고, 최근에는 이를 추종하여 이명복 등 양의洋醫출신 한의사와 신생新生 사상의학자들이 동참하여 더욱 발전시켰다. 그러나 이런 분류들은 유익·유해식품 리스트에서 서로 모순되는 경우가 많기 때문에 가급적 권도원의 분류를 최종적 기준으로 삼아 유익·유해식품들을 정리하고자 한다.[39] 다만 권도원의 식품분류표는 간략하여 여기서 빠져 있는 식품이 아주 많다. 따라서 예외적으로 꼭 들어가야 하는 식품의 경우에는 필자가 이명복 등 기타 학자들의 의견을 바탕으로 판단하여 예외적으로 보완하고자 한다. 이 보완된 추가식품들은 가령 태양인의 경우 금양

---

39) 여기서는 개인적 도그마에 속하는 것으로 판단되는 부분도 명시적으로 또는 말없이 제한다. 가령 이명복은 백설탕과 흰소금을 모든 체질에 해로운 것으로 매번 끼워 넣는 반면, 통밀가루, 황설탕, 천일염을 모든 체질에 유익한 것으로 집어넣고 있다. 이런 분류는 체질섭생을 논하는 데 방해가 된다.

체질과 금음체질에 공통적으로 유익·유해한 식품에 포함시킬 것이다. 식품분류는 일상생활에서 흔히 대하는 식품과 약제를 위주로 할 것이다. 또한 8체질학회 내에서 의견이 엇갈리는 식품에 대해서는 의견차이를 소상히 소개하고 최종판단은 독자에게 맡기고자 한다.

체질섭생의 원리는 강성한 장기를 약화시키고 약한 장기를 북돋우어 음양균형을 맞추는 섭생이다. 따라서 이론적으로 사상체질과 8체질에 따라 식품과 약제도 얼추 네 분류, 여덟 부류로 분류할 수 있다는 것을 전제한다. 이제마는 사람의 체질에 따라 식품의 섭취를 통해 온기溫氣·열기熱氣·양기凉氣·냉기冷氣의 네 가지 기운을 취하는데, 따뜻한 온기가 넘치는 사람은 태양인, 뜨거운 열기가 넘치는 사람은 소양인, 서늘한 양기가 넘치는 사람은 태음인, 차가운 냉기가 넘치는 사람은 소음인이다.

이론적으로는 식품도 제각기 이 네 가지 기운을 담고 있어 크게 네 가지 부류로 분류될 수 있다. 여기서 식품과 약제의 온기는 감각적으로 따뜻한 기운을 뜻할 뿐만 아니라 섭취하여 내장에서 작용할 때 유순한 보양補陽효과를 갖는 것을 뜻하고 서늘한 양기凉氣도 감각적으로뿐 아니라 체내에서 작용할 때 유순한 보음補陰효과를 갖는 것을 말한다. 열기도 감각적으로 뜨거울 뿐만이 아니라 체내에서 작용할 때 강한 보양효과를, 냉기는 감각적으로 찬 기운을 낼 뿐만 아니라 체내에서 작용할 때 강한 보음효과를 갖는 것을 말한다.

온기가 넘치는 태양인에게 유익한 섭생은 그 반대의 기운인 서늘한 기운을 가진 식품들이고 해로운 섭생은 온기와 이보다 강한 열기를 많이 담고 있는 식품이다. 마찬가지 원리로 열기가 넘치는 소양인에게는 냉기를 가진 식품이 좋고, 열기를 가진 식품은 해롭다. 온기를 가진 식품은 무해無害하다. 태음인과 소음인에게도 동일한 이치가 적용된다.

그런데 식품은 사람처럼 폐비간신의 네 장기를 가진 것이 아니므로 식품이 온기·열기·양기·냉기의 네 가지 기운 가운데 각각 하나의 기운만을 나누어 담고 있으라는 법이 없다. 실제에 있어서는 이 네 가지 기운 가운데 2개 또는 3-4개가 섞여 성질이 중화된 식품들도 매우 많기 때문에 분류불가능한 또는 분류할 필요 없는 식품들이 아주 많은 것이다. 따라서 사정상 불확실성이 높음에도 불구하고 모든 식품들을 무조건 유익·유해식품으로 분류, 리스트를 무한정 늘려 가는 것은 불필요하고 위험하다 할 것이다. 따라서 유익과 유해가 확실한 최소한의 식품과 약제만을 분류하여 체질섭생의 기준으로 삼는 것이 좋을 것이다. 이에 입각하여 이 최소한의 유익·유해 식품 리스트에 속하지 않는 식품들은 체질을 따질 필요 없이 자유롭게 섭취할 수 있는 체질중립적인 자유섭생 식품으로 간주된다. 따라서 여기서는 권도원의 비교적 간소한 리스트를 기준으로 삼아 가급적 식품을 단순하게 정리하고자 한다. 이것이 권도원의 식품분류 리스트를 최종적 기준으로 삼는 진정한 이유다.

권도원에 의하면 태양인(금양·금음)과 소음인(수양·수음)은 평소 교감신경이 긴장해 있는 체질유형(*sympathicotonia*)이다.[40] 반면, 소양인(토양·토음)과 태음인(목양·목음)은 부교감신경이 늘 긴장해 있는 체질유형(*vagotonia*)이다. 이 연관관계는 이제마의 태양인과 소음인, 그리고 태음인과 소양인의 – 외양은 반대되지만 내적으로는 서로 통하는 – 모자(母子)관계, 즉 상생관계를 상기시켜 준다.

권도원이 태양인(금인)의 금양·금인체질에게 공히 유익한 것으로

---

40) 참조: 권도원, 『8체질의학론 개요』, 7쪽.

태양인 분류한 식품에 더하여 이명복은 검은콩 등 유색콩, 참깨, 들깨, 케일, 취나물, 가지, 토마토, 김, 미역, 다시마 등 해조류, 배, 감(+곶감), 포도, 모과, 오가피, 녹차 등을 추가하고 있다.[41] '전국한의과대학 사상의학교실'은 앵두, 머루, 다래, 솔잎, 송홧가루, 순채蓴菜나물 등을 추가하고 있다.[42] 생선과 푸른 야채는 태양인의 '구원救援의 식품'이다.

또 권도원이 태양인의 금양·금음체질에게 공히 해로운 것으로 분류한 식품에 더하여 이명복은 찹쌀, 차조, 흰깨, 참기름, 더덕, 미나리, 샐러리, 유색상추, 우유[43], 요구르트, 베지밀, 대추, 호두, 은행, 참외, 멜론, 수박, 꿀, 로얄젤리, 송홧가루를 제외한 화분花粉 등을 더 추가하고 있다. 권도원의 분류를 기준으로 서로 모순되는 것과 의심스러운 것들을 제하고 도표화하면 다음과 같다.

태양인의 두 체질(금양·금음)에 공통된 유익·유해식품

	유익 식품	유해 식품
육류	없음	모든 육류와 모든 종류의 육류기름
어패·해조류	기름기 적은 모든 어패류와 젓갈	기름이 지글대는 장어·메로 구이
곡류	메밀, 쌀	찹쌀, 밀가루, 수수, 참깨·들깨기름, 모든 종류의 곡류기름
채소	배추, 오이를 비롯한 모든 채소, 취나물, 순채나물, 케일	무, 당근, 고추, 마늘, 도라지, 더덕
과일·견과류	딸기, 배, 감, 귤, 모과, 복숭아 (포도), 머루, 다래, 앵두, 오렌지, 코코아, 초코	사과, 수박, 참외, 멜론, 검정포도, 밤, 대추, 잣, 은행, 호두, 율무

---

41) 이명복, 『체질을 알면 건강이 보인다』, 81쪽.
42) 전국 한의과대학 사상의학교실, 『사상의학』(서울: 집문당, 2001), 240쪽.
43) 이명복은 우유를 태양인에게 일괄 해로운 식품으로 보고 있으나 권도원은 금음체질에게만 해로운 식품으로 규정한다. 여기에서는 우리의 원칙에 따라 권의 입장을 따른다.

| 기타 | 파란 색깔 | 술, 커피, 녹용, 꿀, 로얄젤리, 약물, 영지버섯, 비타민A, 인공조미료 |

※ 괄호 속의 식품은 논자들 간에 견해차이가 보이는 식품이고, 굵은 글씨는 주목을 요하는 식품임.

    권도원은 「체질침 치료에 관한 연구」(1974)에서 포도를 금양·금음 모두에게 유익한 과일로 열거했지만[44], 권도원의 제자들이 22년 뒤에 공저共著하고 권도원이 추천사를 쓴 8체질의학회의 『8체질건강법』(1996)에서는 금양인에게 유익한 과일에서 포도를 빼먹고 오히려 검정포도를 금양인에게 해로운 포도로 분류하고 있다.[45]

    권도원에 의하면 태양인(금인)은 채식을 위주로 먹어야 하는 체질적 채식주의자다. 권은 금인(태양인)의 두 체질(금양·금음)에게 공통된 것 외에 두 체질간에 서로 다른 유익·유해식품도 나열하고 있다. 가령 사과는 금양체질에게 해로운 식품인 반면, 금음체질에게는 유익한 식품이다.

태양인의 두 체질(금양·금음)에 따라 상이한 유익·유해식품

	유익 식품 및 기타	유해 식품 및 기타
금양	계란흰자, 보리, 팥, 쑥, 고사리, 코코넛, 딸기, 바나나, 파인애플 (복숭아), 굴, 검은 색깔	계란노른자, 고추, 인삼, 버섯, 검정포도, 사과, 가공음료수, 차 등 모든 기호품, 아트로핀주사, 비타민 B·C
금음	김 (미역), 젓갈, 앵두, 겨자, 후추 (귤, 오렌지, 사과), 노란 색	(복숭아), 수수, 연근, 콩, 우유, 멜론, 잣, 은행, 장어 (굴), 비타민 D·E

    권도원은 「체질침 치료에 관한 연구」에서 귤, 오렌지, 사과를 금음인에게 유익한 과일로 나열하고 있는 반면,[46] 8체질의학회의 『8체질

---

44) 권도원, 「체질침 치료에 관한 연구」, 622쪽.
45) 8체질의학회, 『8체질건강법』, 82쪽.
46) 권도원, 「체질침 치료에 관한 연구」, 622쪽.

건강법』에서는 이 세 과일을 빼놓고 있다.[47] 또 "체질침 치료에 관한 연구"에서는 미역을 금음인에게 유익한 해조류로 나열하고 있는 반면, 8체질의학회에서는 이에 관한 언급이 없다.

한편, 권도원은 「체질침 치료에 관한 연구」에서는 복숭아를 금음체질에게 유익한 과일로 열거하고 있다. 그러나 8체질의학회에서는 복숭아를 금양인에게 유익한 식품으로, 그리고 금음인에게는 해로운 식품으로 규정한다. 또 권은 「체질침 치료에 관한 연구」에서 사과를 금음인에게 유익한 과일로, 그리고 금양인에게는 해로운 과일로 나열하나, 『8체질건강법』에서는 사과를 금음인에게 유익한 과일로 거론치 않고 있다. 나아가 「체질침 치료에 관한 연구」와 『8체질건강법』은 공히 굴을 금양체질에게 유익한 식품으로 분류한다. 그런데 『8체질건강법』은 굴이 금음체질에게는 유해한 식품이라고 말하고 있다. 이처럼 같은 8체질학계에서도 일부 식품에 대해 차이를 보이며 난맥상을 드러내고 있다. 여기서는 다만 그 차이를 드러내는 것으로 그치겠지만, 그래도 권도원이 「체질침 치료에 관한 연구」를 쓴 이후 22년 동안 더 임상한 결과를 반영한 것으로 보이는 『8체질건강법』의 분류가 더 유력하지 않나 추정한다.

금양과 금음의 판별은 권의 맥진법에 의거해야만 하나, 금양체질과 금음체질을 가르는 이 음식들을 기준으로 문진問診하거나 본인이 판단하면 금양체질인지 금음체질인지 대강 짐작할 수 있다. '유익한 식품'은 환경과 강요에 의해 자신의 체질에 반해서 습관화된 음식문화의 영향이 없다면 보통 '좋아하는 음식'인 반면, '해로운 식품'은 '싫어하는 식품'이기 때문이다.

---

47) 8체질의학회, 『8체질건강법』, 82-83쪽.

소양인 소양인(토인)에게는 몸 안으로 들어갔을 때 찬 기운을 내어 중상초의 열기를 식혀주는 찬 성질의 식품이 좋다. 권도원의 토양·토음체질에게 공히 유익한 식품 리스트에 더하여 이명복은 녹두, 유색콩, 푸른 상추, 시금치, 미나리, 샐러리, 신선초 등 푸른 야채, 취나물, 연근, 토란, 우엉, 가지, 호박(늙은 호박이 아니라 푸른 애호박), 대부분의 어패류, 포도, 파인애플, 결명자, 오미자, 비타민E·C, 구연산 등을 더 추가하고 있다.[48] 전국 한의과대학 사상의학교실은 계란, 오리고기, 해삼, 멍게, 복어, 잉어, 자라, 가물치, 가자미, 우엉뿌리, 죽순, 씀바귀, 고들빼기, 질경이, 생맥주, 빙과류 등을 추가하고 있다.[49] 소양인의 두 체질(토양·토음)에게 공히 해로운 식품으로 분류한 권도원의 리스트에 더해 이명복은 여기에 양고기, 차조, 수수, 밀가루, 빨간 팥, 흰콩·노란콩, 김, 다시마, 도라지, 더덕, 마, 유색상추, 레몬, 밤, 대추, 호두, 화분, 옥수수 등을 추가한다.[50] 전국 한의과대학 사상의학교실은 마늘, 우유 등을 해로운 음식으로 분류한다.[51] 권도원의 분류를 기준으로 서로 모순되는 것과 의심스러운 것들을 제하면 다음과 같은 도표가 성립한다.

소양인의 두 체질(토양·토음)에 공통된 유익·유해식품

	유익 식품	유해 식품
육류	돼지고기, 계란 (쇠고기), (오리고기)	개고기, 닭고기, 양고기, 염소고기, 노루고기, 사슴고기, 우유, 요구르트

---

48) 이명복, 『체질을 알면 건강이 보인다』, 83쪽. 이명복은 여기서 소주도 추가하고 있으나, 이것은 체내열이 많고 고혈압 위험이 있는 소양인에게 매우 그릇된 섭생법이다. 차라리 알코올 도수가 낮고 찬 맥주를 권해야 할 것이다.
49) 전국 한의과대학 사상의학교실, 『四象醫學』, 241쪽.
50) 이명복이 여기에 기름기가 많지 않은 흰살 생선인 조기를 집어넣고 잣, 은행 등을 빼놓고 있는 것은 실수일 것이다.
51) 전국 한의과대학 사상의학교실, 『四象醫學』, 241쪽.

어패류·해조류	생굴, 새우, 게, 멍게 (이명복과 필자에 의하면), 해삼, 잉어, 젓갈	미역(+다시마)
곡류	쌀, 보리, 팥, 녹두	(찹쌀)
채소	배추, 오이, 등을 비롯한 푸른 채소 (이명복과 필자의 판단에 의하면) 죽순, 숙주, 고사리, 취나물, 고들빼기, 연근, 토란, 우엉, 푸른 애호박	감자, 파, 후추, 겨자, 계피, 카레, 생강 (필자 판단에 의하면), 매운 고추, 늙은 호박과 검붉은 상추
과일, 견과류	배, 감, 복숭아 (파인애플), 참외, 딸기, 바나나 (이명복·필자에 의하면), 모과, 머루, 다래, 앵두, 초코 코코아	사과, 귤, 오렌지
기타	비타민E, 검은 색깔	인삼, 꿀, 오렌지주스, 약물, 비타민 B

    권도원은 1974년 파인애플을 토양·토음체질에 공히 유익한 과일로 분류했으나, 8체질의학회는 1996년 토음체질에게만 유익한 것으로 언급하고 있다. 또 1974년의 권도원은 쇠고기를 토양인에게만 유익한 고기로 분류한 반면, 1996년의 8체질의학회는 쇠고기를 토양·토음의 체질에 공히 유익한 육류로 분류하고 있다. 또 찹쌀을 토양·토음인에게 공히 해로운 곡류로 분류했다가, 나중에는 토양인에게만 해로운 곡류로 분류하고 있다.

    권도원은 오리고기를 빼놓고 있지만, 사상의학교실은 소양인에게 유익한 식품으로 본다. 여기서는 사상의학교실의 의견과 필자의 경험·관찰을 바탕으로 판단하여 예외적으로 오리고기를 유익한 식품리스트에 집어넣었다.

    권도원에 의하면 위에서 보는 바와같이 소양인(토양·토음)에게 유익한 육류는 돼지고기, 계란, (오리고기, 쇠고기) 등 두서너 가지밖에 없다. 따라서 소양인은 체질상의 반半채식주의자·반半육식주의자인 셈이다.

    유익·유해 면에서 소양인의 두 체질에게 제각기 달리 작용하는 식품들은 다음과 같다. 일상에서 가까운 식품인 장어, 밀가루, 무, 당근, 콩, 마늘, 수박, 영지, 찹쌀, 현미, 복요리, 찬물, 얼음, 페니실린, 녹용, 담배, 참기름 등을 주목할 필요가 있다.

소양인의 두 체질(토양·토음)에 따라 유익과 유해가 엇갈리는 식품

	유익 식품	유해 식품 및 기타
토양	장어, 밀가루, 무, 당근, 콩, 마늘, 수박, 구기자차, 영지버섯, 흰 색깔	(찹쌀) 현미, (차조), 소화효소제, 참기름, 스트렙토마이신, 빨간 색깔
토음	복어요리 (모든 패류), 양배추, 포도, 찬물 얼음, 초콜릿, 파란 색	페니실린, 녹용, 담배

권도원은 1974년 모든 패류貝類를 토음체질에 유익한 식품으로 나열하고 있는 반면, 8체질의학회(1996)는 이에 관해 언급하지 않고 있다. 차조는 1974년에 토양체질에 해로운 것으로 언급되었으나 1996년에는 언급이 없다. 그리고 장어와 복어요리가 소양인의 두 체질에게 제각기 좋다는 것은 믿을 수 없다. 소양인인 필자는 두 요리를 다 싫어하기 때문이다. 두 음식은 오히려 소음인들이 즐겨 먹고, 장어는 태음인도 즐겨 먹는다.

태음인 권도원이 태음인(목인)의 두 체질인 목양과 목음에 공히 유익한 것으로 분류한 식품에 이명복은 육류와 대부분의 생선 외에 현미, 찹쌀, 차조, 빨간 팥, 땅콩, 율무, 감자, 고구마, 무, 당근, 더덕, 마, 우엉, 시금치, 취나물, 마늘, 파, 호박, 미역, 김, 다시마, 귤, 은행, 인삼, 갈근(칡), 구연산, 비타민 B·C, 소주 등[52]을 추가하고 있다.

---

52) 이명복, 『체질을 알면 건강이 보인다』, 82쪽. 여기서 호박은 성질이 찬 푸른 애호박보다 성질이 뜨뜻한 늙은 호박을 지칭하는 것일 게다.

'전국 한의과대학 사상의학교실'은 치즈, 버터, 설탕, 들깨(+잎), 명태, 조기, 간유, 민어, 장어, 우렁이, 토란, 매실, 살구, 자두 등을 추가한다.[53] 또 태음인의 두 체질인 목양과 목음에 공히 유해한 식품에는 보리, 검은콩, 검은팥, 검은깨, 녹두, 숙주나물, 굴, 낙지, 갈치, 고등어, 꽁치, 참치, 감, 포도, 대추, 참외, 멜론, 모과, 영지, 결명자, 구기자, 오미자, 오가피, 비타민E 등을 추가하고 있다.[54] 권도원의 분류를 기준으로 서로 모순되는 것과 의심스러운 것들을 제하고 또 일부 보완 식품을 넣어 도표화하면 다음과 같다.

태음인의 두 체질(목양·목음)에 공통된 유익·유해식품

	유익 식품	유해 식품
육류	쇠고기, 모든 육류, 우유, 유제품	
어패류, 해조류	장어, 미꾸라지(추어탕), (이명복과 필자의 판단에 의하면) 대부분의 어류와 해조류	게, 새우, 패류, 오징어 (고등어 갈치)
곡류	쌀, 찹쌀, 콩, 콩류 음식(두부 콩나물 콩국수 된장 청국장 베지밀), 밀가루, 수수, 차조, 팥	메밀
채소	무, 연근, 버섯, 마늘, 도라지(+더덕), 토란, 마, 우엉, 시금치, 취나물, 들깨	배추
과일·견과류	밤, 호두, 잣 등 견과류, (사과) 배, 수박 (이명복·필자의 판단에 의하면) 매실, 살구, 자두	감, 참외, 멜론
기타	설탕, 비타민A·D, (필자의 관찰에 의하면) 갈근 흰 색깔과 빨간 색깔	술, 초콜릿, 포도당주사, 파란 색깔

권도원은 「체질침 치료에 관한 연구」에서는 고등어와 갈치를 목양·목음체질에게 공히 유해한 식품으로 분류했으나, 8체질의학회는 갈치에 관한 언급은 없고 고등어만을 목음체질에게 유해한 식품으로

---

53) 전국 한의과대학 사상의학교실, 『四象醫學』, 241-242쪽.
54) 이명복은 들깨를 태음인에게 해로운 음식에 넣고 있으나 태음인은 들깨를 아주 좋아한다. 이 경우는 전국 한의과대학 사상의학교실의 분류가 옳은 것 같다.

지목하고 있다. 또 권도원은 1974년에 사과도 목양·목음에게 공히 유익한 과일로 분류했으나, 8체질의학회는 사과를 목양에게만 유익한 과일로 분류하고 있다.

태음인은 모든 육류가 몸에 유익한 유일한 체질이다. 따라서 태음인은 완전한 체질적 육식주의자이다. 태음인은 육식을 일주일만 걸러도 병이 날 수 있으므로 적어도 매주 세끼 이상은 쇠고기를 비롯한 육류를 먹어야만 건강을 유지하고 무병장수無病長壽할 수 있다.

태음인의 두 체질(목양·목음)에게 제각기 달리 작용하는 식품은 다음과 같다. 사과, 낙지, 모과, 호박, 율무, 녹용, 고등어, 인삼을 주목할 필요가 있다. 일상에서 가까이 접하는 식품들이 두 체질에 달리 작용하기 때문이다.

태음인의 두 체질(목양·목음)에 따라 상이한 유익·유해식품

	유익 식품	유해 식품 및 기타
목양	당근, (사과), 커피, (계란), 알칼리 음료	낙지, 코코아, 모과, 수영
목음	호박(필자 관찰에 의하면 늙은 호박), 율무, 은행, 녹용, 스쿠알렌, 비타민B	(고등어), 망고, 인삼

권도원은 1974년에 계란을 목양체질에게만 유익한 식품으로 제시했었다. 8체질의학회는 이에 관해 언급하지 않고 있다.

소음인 권도원에 의하면 소음인(수인)에게도 수양과 수음체질에 공통적으로 유익하고 유해한 식품이 있다. 이명복은 소음인의 수양·수음체질에게 공히 유익한 식품으로 현미, 찹쌀, 차조, 콩(검은콩 제외), 옥수수, 감자, 고구마, 푸른 상추·채소, 고추, 파, 양파, 마늘, 생강, 취나물, 카레, 참기름, 무, 연근, 우엉, 미역, 김, 다시마, 파래,

가지, 쇠고기, 양고기, 염소고기, 사과, 귤, 오렌지, 토마토, 복숭아, 대추, 인삼, 녹용, 구연산, 소주, 비타민B·C 등을 중첩해서 또는 추가로 나열하고 있다. '전국한의과대학 사상의학교실'은 여기에 노루고기, 참새, 꿩, 양젖, 꿀, 토끼, 뱀, 명태, 조기, 도미, 멸치, 미꾸라지, 고등어, 장어, 메기, 시금치, 양배추, 쑥갓, 냉이, 겨자, 후추, 카레, 양파, 아욱, 부추, 사과, 귤, 토마토, 대추 등을 추가한다. 이명복은 소음인에게 해로운 식품으로 조개, 오징어, 낙지, 갈치, 고등어, 청어, 보리, 팥, 밀가루, 라면, 메밀, 수수, 검은콩, 땅콩, 검은깨, 들깨, 녹두, 배추, 케일, 유색 상추, 샐러리, 신선초, 도라지, 더덕, 당근, 오이, 수박, 멜론, 포도, 밤, 잣, 배, 바나나, 영지, 결명자, 구기자, 오미자, 비타민E 등을 추가하고 있다. 동일한 원칙에 따라 도표화하면 다음과 같다.

소음인의 두 체질(수양·수음)에 공통된 유익·유해식품

	유익 식품	유해 식품
육류	개고기, 닭고기, 양(+양젖), 염소·노루·사슴고기, 쇠고기	돼지고기, 계란흰자
어패류·해조류		새우, 게, 생굴
곡류	찹쌀, 현미, 옥수수	보리, 팥
채소	감자, 참기름, 무, 파, 생강, 마늘, 겨자, 후추, 와사비, 계피, 카레, 토마토	오이 (배추)
과일 및 견과류	사과, 귤 (오렌지), 망고	바나나, 참외
기타	인삼, 꿀, 비타민B, 빨간 색깔과 흰 색깔을 비롯한 밝은 색	냉면, 찬물, 얼음 등 모든 냉한 음식, 맥주, 비타민E

오렌지는 열기熱氣가 높은 귤·밀감과 같은 '탱자과'에 속하나, 권도

원과 8체질의학회는 수음체질에 유익한 과일 군群에서 오렌지를 빼놓고 있다. 여기서는 이명복과 필자의 판단에 따라 오렌지를 수음체질에도 유익한 과일로 분류한다. 또 배추는 상당히 찬 기운의 채소로서 (태·소양인에게는 아주 유익한 식품인 만큼) 상식논리상 태·소음인에게는 해로운 식품으로 분류되어야 할 것이다. 이명복은 위에서 배추를 해로운 식품에 집어넣고 있는 반면, 권도원은 누락시키고 있다. 이명복의 견해와 필자의 관찰을 바탕으로 판단하여 여기서 배추를 해로운 식품에 집어넣는다.

 소음인은 소양인에게 유익한 돼지고기와 계란흰자만 피하면 닭고기, 개고기, 양고기를 비롯한 거의 모든 육류를 유익한 식품으로 즐길 수 있다. 따라서 소음인은 경향적으로 체질적 육식주의자이다. 매주 적어도 세끼 이상 육류와 어류, 특히 닭고기와 개고기를 섭취하면 소음인은 거뜬히 무병장수無病長壽할 수 있다. 또 어패류와 해조류 가운데서는 새우, 게, 생굴만 피하면 거의 모든 어패류와 해조류가 소음인에게 무해無害한 음식이다.

 소음인의 두 체질(수양·수음)에 제각기 달리 작용하는 식품은 다음과 같다. 특히 복숭아, 오렌지, 감, 시금치, 딸기 등의 과일과 야채에 주목할 필요가 있다.

소음인의 두 체질(수양·수음)에 따라 상이한 유익·유해식품

	유익 식품	유해 식품 및 기타
수양	쇠고기, 미역, 김, 상추, 복숭아, 컴프리	감
수음	시금치, 누룽지, 산성음료	조개류, 딸기, 담배, 사우나탕

 마지막으로 덧붙일 것은 부교감신경이 항상 긴장상태에서 있는 태

음인(목양·목음체질)과 소양인(토양·토음체질)은 커피를 마셔도 좋다는 것이다. 그러나 태음인은 위장이 약해 커피를 잘 소화하지 못하는 약점이 있다. 따라서 커피는 소양인에게만 유익하다고 할 수 있다. 그래서 커피는 '소양인의 나라' 미국으로부터 같은 '소양인의 나라' 프랑스와 이탈리아를 거쳐 세계로 확산되었다고 할 수 있다. (그러나 중장년 소양인은 대개 고혈압을 앓는다. 고혈압이 있는 소양인은 혈압상승을 야기하는 커피를 줄여야 한다.) 반면, 교감신경이 늘 긴장상태에 있는 태양인(금양·금음체질)과 소음인(수양·수음체질)은 커피를 마시면 해롭다.[55] 태양인과 소음인은 건강하고 상쾌한 기분을 유지하려면 커피를 완전히 끊어야 한다. 또 태양인은 금양체질이든 금음체질이든 금니가 몸에 해로우므로[56] 금니를 피해야 한다.

이상 사상인에게 제각기 유익하고 해로운 식품을 간추렸다. 이 유익·유해음식 분류는 각국의 섭생관행을 파악해 일국의 체질을 판단하는 데에 아주 도움이 된다. 가령 돼지고기를 종교적 계율로 금기시하거나 관행상 경멸하는 이슬람제국과 힌두국가인데, 이 나라들은 대개 소음인의 나라이거나 국민 중 소음인이 40-45% 이상을 차지하는 나라다. 그리고 돼지고기를 금하는 이슬람교는 소음인의 종교이고, 힌두교는 소음인이 40-45% 이상을 차지하는 국민의 종교다.

각 체질에게 유익한 식품부류에도 해로운 식품부류에도 속하지 않는 식품들은 앞서 말한 대로 체질중립적 '자유섭생 식품'으로 보면 된다. 이 자유섭생 식품은 무해식품無害食品이다.

체질에 어긋나는 오랜 음식습관(이런 경우는 부지불식간에 부모의 체질

---

55) 권도원, 『8체질의학론 개요』, 7쪽.
56) 8체질의학회, 『8체질건강법』, 82-83쪽.

에 맞는 음식을 강요당한 경우나 경제적 처지로 인해 원치 않는 음식을 오래 먹어오다 입에 익은 경우), 심리적·종교적 편견, 무경험 등으로 특정한 식품에 맛을 들였거나 종교적·심리적인 이유에서 특정식품을 혐오하거나 먹어보지 못한 경우를 별도로 하면, 사상인들은 대체로 자기 몸에 유익한 식품을 좋아하고 해로운 식품을 싫어한다. 또한 태양인과 소양인은 태음인과 소음인이 좋아하는 식품을 대체로 싫어하고, 반대도 마찬가지다. 그러나 음양의 차이에도 불구하고 위 표에서 확인할 수 있듯이 태양인과 소음인, 소양인과 태음인 사이에는 태양인과 태음인 또는 소양인과 소음인 사이에서보다 공통적으로 좋은 식품의 빈도가 더 높다. 이 식품궁합에서 화합·배척관계가 나타난다.

  소양인은 체내에 열기가 많아 몸이 쉽게 더워지는 통에 평소 땀을 잘 흘려 염분과 당분을 많이 분비하므로 음인들보다 약간 더 짜고 달게 먹는 것이 몸에 좋다. 이에 반해 태·소음인은 기의 순환과 노폐물의 분비가 원활치 않으므로 너무 짜거나 너무 단 식품을 삼가야 한다. 또 스스로 너무 짠 것을 싫어한다. 그러나 소음인은 단 것을 아주 좋아한다. 하지만 태음인은 단 음식을 별로 좋아하지 않는다.

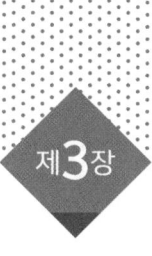

체질섭생과 사회계층 간의 관계

　사람들은 대체로 자신의 체질에 적합한 음식을 좋아한다. 그러나 반드시 그런 것은 아니다. 가령 자식은 부모 가운데 한쪽과 체질이 다른 경우 아주 어린 시절부터 자신의 체질에 부합되지 않는 음식을 자주 접하게 되고 이러다 보면 이 음식에 맛을 들이게 되어 나름대로 취향을 갖추게 된다. 이런 경우에 자식은 성인이 되어서도 자신의 체질에 반하는 특정음식을 즐겨 먹게 된다. 이와같이 환경의 오랜 구조적 강요에 의해 음식취향은 체질과 상치되게 뒤틀릴 수 있는 것이다. 여자의 경우는 더하겠지만 남자의 경우도 군대생활의 강요된 식단, 부모봉양, 상사·선배 접대 등 오랜 기간의 자유롭지 못한 섭생 때문에 자기가 진정 좋아하는 음식을 골라 먹는 것은 중년에 들어서부터나 가능하다. 이런 까닭에 남자들도 체질과 부합되지 않는 식생활을 하는 사례가 종종 목도된다.

　식생활을 체질섭생과 상치되게 만드는 요인 가운데 가장 일반적이고 결정적인 요인은 계급적 환경이다. 피에르 부르디외(Pierre

Bourdieu)에 의하면, 학자들의 이론적 계급분류는 계급성원 자신들이 다른 계급성원들과 선명히 구별되는 행위습관(habitus)과 생활양식을 통해 자발적으로 스스로를 특정계급으로 분류하기 때문에 가능하다. 식생활 양식은 이런 계급적 생활양식의 가장 기초적인 부분에 속한다. 하층계급의 사람들은 궁핍을 미덕으로 만들기 때문에 "궁핍에서 생겨나는 취향", 즉 궁핍 속에서 즐기는 계급음식을 발전시키고, 상층계급의 사람들은 "사치와 여유로부터 생겨나는 취향"을 발전시킨다.[57] 따라서 각 계급은 경제적 여건과 취향의 차이로 인해 계급적으로 선명히 구별되는 음식문화를 발전시키게 되는 것이다.

그리하여 하층으로 갈수록 "소화하기 어렵고 기름지고 살찌게 만드는 저렴한 식품들(국수, 감자, 콩, 돼지비계, 돼지고기 등)"을 즐기는 반면, 상층으로 갈수록 "기름기가 적고 가볍고(소화하기 쉽고) 살찌게 하지 않는 식품들(쇠고기, 송아지고기, 양고기, 과일, 신선한 야채 등)"을 즐긴다.[58] 이것은 한국인의 식생활로 그대로 옮겨놓아도 대체로 맞는 말이다. 다만 한국의 음식문화를 고려하면 "기름기가 적고 가볍고(소화하기 쉽고) 살찌게 하지 않는" 상층음식에는 한식, 일식日食 등을 추가해야 하고 하층음식에는 개고기, 닭고기, 햄 부대찌개, 중국음식(청요리) 등을 추가해야 할 것이다. 바나나는 노동자들이 즐기는 대표적인 과일인 반면, 사과는 고위관리직 계층이 즐기는 과일이다. 포도, 복숭아, 견과류(호두, 개암열매) 등 "칼로리가 높고 값비싼 과일들"은 변호사 등 자유직업군, 기업가, 큰 상공인 등이 즐긴다.[59]

---

57) Pierre Bourdieu, *Die feinen Untershiede. Kritik der gesellschaftlichen Urteilskraft* (Frankfurt am Main: Suhrkamp Verlag, 1987), 289쪽.
58) Bourdieu, *Die feinen Untershiede*, 288-289쪽.
59) Bourdieu, *Die feinen Untershiede*, 289쪽 주석 10.

계급과 식품의 관계

	선호식품
상층계급	송아지고기, 쇠고기, 양고기, 신선야채, 과일, 견과류, 한정식, 일식
중간계급	중하층, 음식의 혼재 (+사과)
하층계급	돼지비곗고기, 햄, 부대찌개, 개고기, 닭고기, 국수, 감자, 콩, 바나나

 부르디외의 이 계급적 음식취향 이론을 도입하면, 사상인들은 자신이 속한 계급의 음식문화 때문에 자기의 체질에 맞게 섭생하기가 쉽지 않다.

 가령 돼지고기가 몸에 해로운 소음인들은 돼지고기 김치찌개·햄찌개·돼지주물럭·돼지갈비·삼겹살구이·족발·돼지머리고기·편육·순댓국·돼지뼈다귀를 넣어 고운 감자탕 등이 지배하는 하층 음식문화를 오래 즐기다 보면, 중년에 치명적 질병들을 피할 수 없고 장수하지 못할 것이다. 소음인은 돼지고기를 피해 소음인의 '구원의 식품'인 개고기와 닭고기, 그리고 감자·국수·콩류 등을 섭취하는 것이 좋을 것이다. 그러나 그간 개고기 값이 일식 생선회에 육박하는 수준으로 올랐기 때문에 소음인 노동자가 일용日用하기는 어렵고 어쩌다 날 잡아 먹어야 할 것이다.

 육류를 금하고 국수와 흰 콩류를 피해야 하는 태양인에게 하층의 돼지고기 문화는 매우 나쁘다. 이와 반대로 소양인은 돼지고기가 '구원의 식품'이기 때문에 돼지갈비·삼겹살·김치찌개·족발·감자탕·순댓국이 판치는 하층 식생활을 오래 즐기면 오히려 매우 건강할 것이다.

 하층이 선호하는 과일인 바나나도 소양인에게 좋은 식품이다. 소양인은 그 대신 밀가루 국수의 잦은 섭취를 피하는 것이 좋다. 태음인은 하층 음식문화 속에서 자신의 '구원의 식품'인 쇠고기를 비롯한 온갖 돼지고기·햄·닭고기·개고기 등 온갖 육류를 즐길 수 있는 데다 태음인에게 유익한 식품인 콩류 음식(콩나물·콩국수·두부·청국장 등), 감자류 음식(찐 감자·군 감자·감자탕·감자조림 등) 등을 즐길 수 있어 하층 음식문화를 비교적 잘 견딜 수 있다. 따라서 사상체질에 따른 섭생론과 부르디외의 계급적 음식취향론을 결합하면, 아무 체질이나 궁핍한 하층계급으로서 건강하게 살 수 있는 것이 아니라는 결론이 도출되는 것이다.

돼지삼겹살·돼지갈비·돼지주물럭·김치찌개·햄찌개·개고기·닭고기·순댓국·콩류음식·감자·바나나 등이 지배하는 하층 음식문화는 개고기·닭고기·감자 등의 잦은 섭취를 피할 수만 있다면 소양인에게 체질상 적합한 음식문화다. 태음인도 매주 세끼 이상 육류섭취를 잊지 않는다면 하층 음식문화 속에서 비교적 건강하게 살 수 있다. 반면, 육식을 금하고 버섯·마늘·커피·국수류·술 등을 피하고 주로 신선한 채소와 어패류를 위주로 먹어야 하는 태양인에게 독한 술과 육류가 판치는 하층의 음식문화는 치명적으로 해롭다. 하층 사람들이 즐기는 바나나만이 태양인에게 좋은 식품일 뿐이다.

돼지고기를 극력 피해야 하는 소음인에게는 돼지고기가 지배하는 하층 음식문화가 체질상 불리한 음식문화다. 소음인은 해로운 돼지고기 음식류를 피해 자신의 몸에 유익하고 저렴한 닭고기·콩·감자 등을 주로 섭취하고 돈을 좀 쓰더라도 가끔 비싼 개고기를 먹어야만 건강을 유지할 수 있을 것이다. 하층 음식문화가 소음인에게 야기하는 심각한 문제는 계급성원들이 대중미학적(大衆美學的) 취향의 형태로 계급적 음식문화를 이미 체득했기 때문에 하층계급 안에서 사는 소음인도 돼지고기 음식류를 자발적으로 즐긴다는 데 있다.

하층계급은 태양인·소양인·태음인·소음인 등 사상인(四象人)이 고루

속해 있을 것이지만 하층계급의 소음인과 태양인은 하층 음식문화를 즐기다 보면 중년 이후 건강이 좋지 않고 단명할 수밖에 없을 것이다. 반대로 소양인과 태음인은 하층 음식문화 속에서도 건강하게 장수할 수 있다.

하지만 소음인도 중간계급의 음식문화 속에서 돼지고기를 피해 개고기와 저렴한 치킨, 그리고 소음인에게 유익한 사과 등 과일을 일상적으로 즐기면 건강하게 잘살 수 있을 것이다. 그러나 가끔 쇠고기와 양고기가 등장하되 (소음인에게 유익한) 개고기·닭고기·국수·콩류·감자 등이 없는 상층의 음식문화는 소음인에게 비교적 불리하다. 태양인은 투명한 흰살 생선으로 만든 일식류와 고급 한정식, 신선한 야채를 일상적으로 먹을 수 있을 만큼 여유 있는 상층의 음식문화 속에서 (육식만 금한다면) 건강하게 잘 살 수 있다. 태음인도 '구원의 식품'인 쇠고기와 양고기·호도·개암 등 견과류(堅果類)를 일상적으로 즐길 수 있는 상층의 음식문화에서 건강하게 살 수 있다. 반대로 소양인 부르주아와 고소득 지식인은 상층 음식문화에서 소외·고립될 가능성이 높다. 상층의 음식문화 속에서는 소양인의 '구원의 식품'인 돼지고기가 자취를 감추기 때문이다.

그러나 '궁핍을 미덕으로 만들어야 하는' 하층생활과 달리 식단을 자유로이 선택할 수 있는 상층생활에서는 사상인들이 대체로 체질음식을 찾아갈 여유가 있다. 이 때문에 소양인은 상층 음식문화에도 불구하고 체질섭생을 알면 일부러 돼지고기를 찾아 즐길 수 있을 것이다. 그러나 상층 음식문화의 지배로 인해 바깥의 사교 모임에서는 불가능하다. 따라서 상층의 소양인들은 집에서 돼지고기를 즐기는 경우가 많다. 물론 상층의 소양인이 때로 최하층 부하직원들과 어울려 돼지갈비나 삼겹살 파티를 벌이면 소탈한 사람으로 비치는 플러스

효과를 얻을 수도 있다.

  요약하면 사상인들 가운데 소양인과 태음인은 하층 음식문화 속에서 건강하게 살 수 있다. 반대로 태양인은 하층 음식문화 속에서 건강하게 살 수 없고 소음인은 건강을 유지하기가 비교적 어렵다. 거꾸로 중간계급의 음식문화는 소음인에게 좋다. 상층의 음식문화는 태양인·태음인에게 좋고 소음인에게는 쇠고기와 양고기가 나타나더라도 대신 개고기·닭고기·국수·감자·콩류가 자취를 감추기 때문에 비교적 유해하다. 또 상층의 음식문화는 돼지고기가 사라지기 때문에 소양인에게도 비교적 유해하다. 특기할 만한 것은 유일하게 태음인은 전 계층의 음식문화 속에서 둥글둥글하게 유익한 식단을 즐길 수 있다는 것이다. 이것을 좀 더 자세히 도표화하면 다음과 같다.

사상인과 계급음식의 관계

	태양인	소양인	태음인	소음인
상층음식	유익	비교적 유해	유익	비교적 유해
중간층음식	중간	중간	유익	유익
하층음식	유해	유익	유익	비교적 유해

사상체질
四象體質
......
3

제3부
이제마의
사상유학과 정치철학적 확장

......

제1장
사상인 간의 상생과 상극

❖

제2장
사상유학

❖

제3장
사상인과 정치적 리더십

......
사람과
세계가
보인다

3부에서는
이제마의 이론적 단초端初를 바탕으로
체질 간 화합·상생관계론을 발전시키고
체질마다 차별화된 도덕수신론을 담은
사상유학四象儒學의 출발점을
밝히고자 한다.

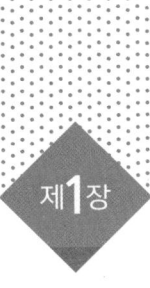

사상인 간의 상생과 상극

인간은 사상체질에 따라 화합하고 배척한다. 인간은 일 때문에 '유유상종'하기도 한다. 하지만 이 유유상종은 '체질적' 유유상종(태양인과 태양인, 소양인과 소양인, 태음인과 태음인, 소음인과 소음인 등과 같이 동일 체질의 만남)이라면 부부·친구·동업자·측근형 상하관계 등 지속적이고 내밀한 인간적 밀착을 요하는 파트너 관계에서까지 결코 최적일 수 없다. 사상인끼리 상생·화합하는 경우는 갑甲과 을乙이 겉으로 상반되지만 내면적으로는 동일하여 갑과 을의 외면적 장점과 강점이 상대방의 단점·결점·약점을 보완해 주어 중용에 이르게 하고, 서로가 상대방의 장점과 강점에 경탄해 마지않을뿐더러 서로의 어떤 체질적 약점과 결점이 상대방에 의해 보완 또는 억제되어 서로 견딜 만한 경우다. 서로 배척하는 경우는 갑과 을이 겉으로나 내면적으로나 상반된 사례로서 서로의 체질적 강점과 장점이 상대방의 약점을 보완하는 것이 아니라 악화惡化시킬뿐더러 정서적으로 늘 상대방에게 상처를 주고 이 때문에 서로가 상대방의 강점과 약점을 경멸하는 경우다.

이제마 자신은 경험과 관찰로도 충분히 확인할 수 있는 이 사상인들 간의 화합·배척관계를 직접 논하지 않았다. 그러나 화합·배척논리를 도출하는 데 근거가 될 만한 구절을 남겨 놓고 있다. 그는 『동무유고』 「성명론」에서 태양인과 소음인, 태음인과 소양인은 모자母子관계로 규정하고 있다.[1] 이 신비스런 명제는 이제마의 사상의학이 아무리 『주역』과 다른 논리구조를 보여주고 있다 하더라도 『주역』의 음양논리적 사상四象 생성론을 빌리지 않고는 설명될 수 없는 명제다.

1. 체질적 화합·배척(상생·상극)관계

『주역』에서 양陽은 활동성, 강건剛健, 광명을 표시하는 반면, 음陰은 정태성, 유순柔順, 어둠을 표시한다. 복희씨의 사상팔괘四象八卦에서 태양은 내면과 외면이 다 양인 경우이고, 반대로 태음은 내면과 외면이 다 음인 경우다. 강·유剛柔의 양분논리로 보면 태양인은 외강내강外剛內剛형이고, 태음인은 외유내유外柔內柔형이다. 한편, 소음은 내면이 양이고 외면은 음이고, 소양은 반대로 내면이 음이고 외면은 양이다. 즉, 소음인은 외유내강外柔內剛형, 소양인은 외강내유外柔內剛형이다. 『주역』의 생성논리에서 보면 늘 내면이 외면에 우선하는 '바탕'이고 외면은 나중에 변화로 생긴 측면이다. 따라서 '바탕'이 양으로서 태양과 동일한 소음은 태양으로부터 생성되고, 태음과 내면의 '바탕'이 음으로 동일한 소양은 태음으로부터 생성된다. 따라서 태양과 소음, 태음과 소양은 비유적으로 표현하면 모자관계를 맺고 있는 것이다.

---

1) 이제마, 『동무유고』, 「성명론」, 359-362쪽.

이런 근거에서 『주역』의 사상논리상 태양인과 소음인, 소양인과 태음인은 상생·화합관계다. 이제마는 속으로나 겉으로나 굳센 외강내강外剛內剛의 태양인과 외유내강外柔內剛의 소음인, 외유내유外柔內柔의 태음인과 외강내유外剛內柔의 소양인은 모자母子관계로서 상생하고 서로 보완해 준다. 이 두 짝은 거의 모든 체질적 측면(인지능력, 감지능력, 성정, 정서, 신체적 장단 등)이 상호보완, 상호경탄, 상호감내堪耐, 상호억제의 화합적·중용적 관계를 맺는다. 이 관계에서 태양인과 소양인은 리드하거나 앞서가고 태음인과 소음인은 전자의 장점을 추종하거나 단점을 제어하는 형국을 취한다. 배척·상극관계는 내외 양면에서 다 반대되는 태양인과 태음인, 그리고 소양인과 소음인의 관계다. 이 상극관계에서는 서로가 서로의 강점을 경멸, 무시하거나 두려워하고 단점은 더 극화시킨다.

태양인 소음인 다시 이제마로 돌아오면, 태양인은 수컷이려고만 하기 때문에 지나치게 남성적이어서 여성적 성정의 완전한 결여라는 단점이 있는 반면, 소음인은 지나치게 암컷이려고만 하는 것이 문제다. 그러나 지나치게 여성적인 소음인은 태양인의 분명한 수컷 성향에 매혹되고 역으로도 마찬가지다. 동시에 소음인은 태양인 앞에서 암컷의 성깔을 부리고 암컷의 주장을 피력하여 태양인의 결점을 억제하여 중용에 이르게 하는 반면, 태양인도 어머니처럼 소음인에 대해 정반대의 유사한 정서적 억지抑止기능을 담당한다. 이 때문에 태양인과 소음인은 정서적으로 서로 홀리듯 좋아하게 되어 있다. 또 태양인은 천시를 듣고 신神에 취해 하늘로 곧게 뻗쳐 산화散華하려고만 하나[2] 소음인은 이를 온화하게 아래로 끌어 모으고[3] 지상地上에 터를 잡도록 하는 강렬한 '지방地方'의 체질적 힘, 즉 향토애, 지리감각, 방향감각, 위치감각으로 태양인을 땅에다 붙잡아 두고 중용에 이르게 한다.

그 밖에 교우에 능하고 당여에 불능인 태양인과 교우에 불능이고 당여에 능한 소음인은 서로 보완하고, 행검·도량·경륜·주책 등 직감능력에서도, 그리고 방략·재간·위의·식견 등 재주(수완)에서도 태양인과 소음인은 정반대의 보완관계 또는 우열적 보완관계에 있다. 태양인은 어머니처럼 소음인의 재롱, 애교, 잔재주를 귀여워하고 본시 통이 크기 때문에 어머니처럼 소음인의 천단擅斷과 고집을 너그럽게 참아 준다. 이런 보완관계에서 태양인과 소음인은 서로를 밀어주고 지나침과 단점을 억제하고 관대히 감내하여 중용을 취하도록 한다. 또 태양인은 싸움을 자주 벌이지 않지만 일단 싸우게 되면 확실히 제압하기 때문에 자주 삐쳐 갈구며 뒤에서 싸우는 소음인이 상대할 수 없다. 즉, 소음인은 화난 엄마 앞의 유아처럼 태양인과 싸울 엄두도 내지 못하고 싸움 대신 소음인 특유의 아기 같은 재롱, 애교, 잔재주로 요구사항을 관철하거나 문제상황을 돌파한다. 따라서 태양인과 소음인 사이에는 소음인의 감정이 틀어져 태양인이 이를 달래거나 태양인이 소음인의 잔재주, 잔꾀, 잔머리를 흥미롭게 감상하거나 무관심해 하는 일은 있어도 양인 간에 진정으로 격렬하고 만성적인 싸움은 없다.

---

[2] 폐가 큰 태양인의 기운은 뻗치는 곧은 기운이 돋보인다(肺氣直而伸). 이제마, 『동의수세보원』, 2-11.
[3] 신장이 큰 소음인의 기운은 온화하여 모으는 기운이 돋보인다(腎氣溫而蓄). 이제마, 『동의수세보원』, 2-11.

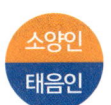 소양인과 태음인도 상생, 화합한다. 소양인은 늙어도 늘 명랑하고 팔팔하고 들뜨고 민첩한 반면, 태음인은 젊어도 늘 노숙하고 가라앉아 있고 느리다. 소양인은 한시도 가만히 있지 못하는 어린이처럼 생동감과 명랑함을 고취하여 태음인의 까라진 기분을 타기打起해 생기를 주는 반면, 태음인은 어머니처럼 소양인을 감싸 성급함과 부질없는 근심걱정을 낮춰 준다. 태음인은 소양인으로부터 생기를 얻고 그 들뜸을 억제하는 반면, 소양인은 태음인으로부터 엄마의 품 같은 안정감을 취한다. 또 생활 속에서 행동거지가 느리고 사려 깊은 태음인은 소양인의 지나친 성급함과 경솔함, 그리고 허풍과 실언을 억지抑止해 주는 반면, 민첩하고 용감한 소양인은 태음인의 너무 느린 행동과 사고, 그리고 비겁함을 보충하거나 대신한다. 탁월한 사무능력으로 밖에서 이기기(外勝)를 좋아하지만 지방과 거처에 박약한 소양인은 태음인의 최대결점(외승불능·사무박약)을 보완하고, 집안에 머물러 있으려고만 하는 태음인의 정서로부터 성찰과 안정을 얻으며 태음인에게서 가장 확실한 거처를 얻고 태음인의 상당한 지방능력을 활용한다. 태음인은 세회능력에서 소양인의 탁월성을 인정하고 태음인으로서는 흉내낼 수도 없는 소양인의 탁월한 사무능력과 이것의 결과인 소득, 권력, 명예로부터 간접적으로 거처가 보장받는 느낌을 받고 이에 경탄하며 매혹되어 거처에 들어앉아 마냥 즐긴다.

소양인의 "밤송이처럼 여물어 감싸 안는 기운."[4]과 밤송이처럼 여문 비장의 기운을 밖으로 뻗치는 영靈은 운무雲霧처럼 은은하게 한결같이 퍼지는 태음인[5]의 관대하고 느린 혼魂과 어우러져 영혼靈魂의

---

4) 비장이 큰 소양인의 기운은 밤송이처럼 여물어 감싸 안는 기운이다.(脾氣栗而包; 이제마, 『동의수세보원』, 2-11)
5) 태음인의 큰 간의 기(氣)는 관대하고 느리다(肝氣寬而緩). 이제마, 『동의수세보원』,

화합을 이룬다. 정태적인 태음인은 소양인의 기세, 영감, 창의성에 경탄하고 변화무쌍하고 동적인 소양인은 정적인 태음인의 끝없이 은은하게 이어지는 혼불과 한결같은 마음에 감읍한다.

또 용기를 좋아하고 스스로 용감한 소양인은 태음인의 겁심을 없애주고 투쟁을 대신해 주거나 태음인에게 생기生氣와 투지鬪志를 주입한다. 주장이 강하지만 고집도 오기도 없는 소양인은 태음인의 은근한 설득에 쉽사리 풀어진다. 또 몸을 던지는 소양인의 강력한 목적의식은 목적을 위해 기투企投하지 않는 안정희구적인 태음인에게 미래로 가는 향도嚮導가 된다.

소양인과 태음인 사이에는 싸움도 드물다. 현장에서 급히 화내고 빨리 풀어지는 소양인과 좀처럼 화내는 일이 없고 상황이 끝난 뒤 나중에 따지거나 어쩌다 잘 참다 갑자기 '뿔뚝 성질'을 부리는 태음인은 서로 갈등의 접점을 찾지 못하기 때문이다. 태음인은 소양인이 급히 화낼 때 사태를 파악하지 못해 그 이유를 알 수 없어 잠자코 있거나 묵묵히 요구에 응하고, 겨우 사태를 파악하여 맞서려 할 때는 이미 소양인의 화가 다 풀린 상황인 경우가 허다하다. 또 태음인이 오래 참다 '뿔뚝 성질'을 부릴 때 소양인은 대체로 당혹하거나 까닭 없이 미안하게 여겨 태음인을 달래는 자세를 취한다.

태음인은 허벅지가 튼튼하여 오르거나 걷기를 잘 하지만 폐가 작아 자주 쉬어야 하고, 소양인은 폐는 튼튼하지만 다리와 발이 취약하여 자주 쉬어야 한다. 원인은 다르지만 결과적으로 태음인과 소양인은 운동리듬도 유사하다. 다만 사우나와 뜨거운 목욕물이 해로운 소양인은 태음인이 사우나와 뜨거운 목욕물을 즐기는 것을 신기해하고, 운동을 많이 해야 하는 태음인은 별로 운동을 하지 않지만 아주

2-11.

건강한 소양인을 신기해할 뿐이다.

한편, 사상인의 배척·상극관계는 내외 양면이 부동不同한 관계로서 태양인과 태음인, 소양인과 소음인 간에 맺어진다. 이 배척관계에서는 서로가 서로의 능력, 성정, 자세를 경멸하고 서로 상대가 중시하는 것을 유린하며 상대에게 결여된 강점으로 상대를 공격하거나 공포심을 유발하여 항구적 갈등관계에 처한다. 이 관계에서는 갈등도 잦고 갈등의 강도(强度)도 세다.

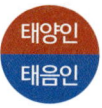
태양인과 태음인은 비슷하게 노숙하지만, 태양인의 통크고 과단성 있는 행동은 겁많은 태음인을 공포스럽게 만드는 반면, 태양인은 겉으로 의젓하지만 내면적으로는 겁으로 가득찬 태음인에 실망하고 이런 이유로 태음인을 경멸한다. 또 태양인은 태음인의 우유부단함을 경멸하며 제압하려 들고, 역으로 태음인의 한결같은 인륜감각은 뻐기며 남을 제압하려 드는 태양인의 벌심伐心과 방자한 반反인륜적 비인鄙人행각에 고개를 가로젓는다. 또 의사소통 능력이 뛰어나고 뜻이 높은 태양인은 공개석상에서도 과묵한 태음인의 한결같은 침묵, 어쭙잖은 언동과 실언, 깔고 뭉개는 자세를 무시하고 멸시한다. 이에 반해 태음인은 자신을 무시하는 태양인의 방자한 안하무인의 행태를 멀리하며 기피한다. 소양인의 여문 밤송이 같은 기세를 운무雲霧처럼 포근히 감싸 안던 현세주의적인 태음인은 은은한 운무 분위기를 사방으로 파탄시키며 위로 치솟는 태양인의 신비주의적 의욕을 이해해 주고 싶지도, 존중해 주고 싶지도 않은 것이다. 역으로 두뇌가 명석한 태양인은 (아이큐가 높더라도) 두뇌회전이 느린 태음인을 '미련하다'고 느낀다. 따라서 태양인과 태

음인 사이에는 대체로 실망, 경멸, 무시, 감정적 상처, 오해가 지배하는 것이다.

소양인 소음인   다른 한편, 소양인과 소음인은 겉으로 보면 동일하게 눈치가 빨라 작은 변화에도 민감하지만, 그 내용이나 해석이 천양지차로 다른 상반된 관계로서 미세한 문제로도 늘 오해와 갈등에 처한다. 소양인은 성질나면 현장에서 드러나게 화를 내지만, 소음인은 성질나면 마음속으로 삐치기 때문에 소양인은 소음인이 기분이 상했는지를 감지하지 못하는 반면, 소음인은 소양인의 크고 화난 소리에 더욱 고집불통같이 대처한다. 소양인은 소음인이 삐쳐 말없는 고집불통 짓에 복창이 터져 폭력적으로 변하기 십상이고, 소음인은 자기의 섬세한 마음을 헤아리지 않고 길길이 뛰는 소양인을 경멸한다. 결국 양자 간에는 오해·경멸·갈등·상처 등이 지배하기 쉽다.

  소양인과 소음인은 운동리듬도 다르다. 소양인은 적은 운동으로 건강을 유지하고 또 인내심이 없고 다리가 약해 오래 걷지 못하므로 자유자재로 설 수 있고 변화무쌍한 풍경을 즐길 수 있는 등산 같은 운동을 좋아하고 평지를 걷거나 뛰는 운동을 아주 싫어하는 반면, 소음인은 인내심이 상당하고 발이 빠르고 튼튼하여 조깅·걷기·뛰기를 좋아한다. 소음인은 발로 하는 모든 운동을 좋아하기 때문에 등산 자체를 싫어하는 것은 아니나, 속도가 느린 등산은 싫어한다. 따라서 소양인과 소음인은 운동도같이 하기 어렵다.

  또 소양인과 소음인은 성적으로도 맞지 않는다. 소양인은 정력이 약해 길고 잦은 섹스를 할 수 없고, 시력이 좋아 눈요기로 이성의 모양새와 차림새를 잘 보나 섹스의 깊은 맛을 모른다. 또 소양인은 바람피는 것을 '사무'나 '외승外勝'보다 하찮은 것으로 느껴 결국 자기의 원래 파트너에 충실한 편이다. 이에 반해 소음인은 정력이 가장 강해 정액과 음액이 넘치고 길고 강렬한 섹스를 자주 즐긴다. 소음인은 시력이 약해 이성에 대한 시각적 관심이 없고 또 전혀 외도하는 일도 없으나, 파트너와의 섹스에서 성적 만족을 얻지 못하면 우연한 실수의 외도를 '목숨 건 사랑'으로 돌변시켜 기존의 가정을 파탄시키고 다른 가정을 새로 차릴 엽기적 사랑의 위험이 있다. 따라서 소양인과 소음인은 애인과 부부로서도 가장 부적합하다. 특히, 소양인 여성과 소음인 남성의 경우는 관계의 파탄으로 끝날 위험이 가장 높다.

그러나 이 체질적 화합·배척관계는 부부, 애인, 친구, 파트너, 동업자, 밀착형 상하관계, 측근형 비서 등 신변적 밀착관계에서만 뚜렷이 드러날 뿐이다. 밀착을 요하지 않는 인격적 자유와 신변적 거리가 보장되는 공무公務에서는 태양인과 태음인, 소양인과 소음인도 서로를 견디며 비교적 잘 활용할 수 있다. 가령 비서라도 '측근형' 비서가 아니라 '공식적' 비서인 경우에는 상극체질도 서로 협조하며 잘 지낼 수 있다. 그러나 이 경우에도 너무 사사롭게 가까이 가는 것은 좋지 않은 결과로 귀결된다는 것을 명심해야 한다. 또 서로 다른 체질들이 임무와 기능에서 적재적소에 투입되는 경우면 더욱 좋다. 가령 태양인이 지도자고 태음인이 재무기능을 맡거나 역으로 태음인 지도자 아래 태양인이 (측근이 아니라) 참모인 경우, 소양인이 지도자고 소음인이 (측근이 아니라) 공적인 비서직을 맡거나 역으로 소음인이 지도자이고 소양인이 일정한 거리를 유지하는 참모인 경우는 비교적 견딜 만하다.

2. 화합·배척의 정도

아무튼 이 체질적 화합·배척관계로부터 인식의 편의를 위해 화합 정도를 계량화할 수 있다. 화합관계를 A로, 배척관계를 D로 등급화 할 때, 태양인과 소음인, 소양인과 태음인의 화합정도는 A, 태양인과 태음인, 소양인과 소음인의 화합정도는 D다. 어림잡으면 태양인과 소양인의 화합정도는 B로 괜찮은 편이다. 서로 같은 체질의 경우는 자기와 유사한 상대방의 장단점을 다 알기 때문에 서로 아무런 매력을 못 느낀다. 태양인과 태양인의 화합정도는 C로 상당히 낮다. 같은 논리로 소양인과 소양인의 화합정도도 C다. 태음인과 태음인의 화합정도도 C, 소음인과 소음인의 화합정도도 C다.[6] 태음인과 소음인의 화합정도는 B다. 이를 도식화하면 다음과 같다.

체질간 화합 정도

	태양인	소양인	태음인	소음인
태양인	C	B	D	A
소양인	B	C	A	D
태음인	D	A	C	B
소음인	A	D	B	C

이렇게 보면 한국에서는 소음인, 특히 소음인 여성은 최선의 짝을 만나는 데 있어 가장 불운한 사람이다. 한국인은 소음인에게 가장 적합한 파트너인 태양인이 가장 희소하기 때문이다. 따라서 소음인은 대체로 50점짜리(소음인)나 70점짜리(태음인) 짝을 만나는 것으로 만족해야 하는 형국이다. 기타 체질들에게는 어렵지 않게 최선의 짝을 구

---

[6] 이에 관한 상세한 추리는 지면관계상 생략한다. 각자 생각해보기 바란다.

할 수 있을뿐더러 0점짜리를 피해 70, 50점짜리에 해당하는 차선의 짝은 얼마든지 구할 수 있을 것이다. 그러나 여성으로 태어난 소양인도 가부장제적 사회조건상 파트너와의 삶이 어려울 수 있다. 소양인 여성도 소양인의 본성대로 외승外勝을 추구하므로 사회활동을 해야 하나, 남성에 비해 낮은 교육수준, 배우자의 반대, 출산 및 자녀양육 문제가 사회활동을 허용하지 않기 때문이다. 소양인 여성은 지적·기술적·예술적 능력과 도덕적 품격을 닦지 못한 경우 체질상 겁이 없고 방정맞게 단숨에 돈을 벌려는 성향으로 인해 '천한 사회활동'(화류계)으로 전락하기 쉽다. 또 유능하고 많이 배워 전문직을 가진 소양인 여성은 제대로 된 사회활동을 잘 해내나 혼자 사는 경우가 흔하다.

　소양인 여성이 안팎으로 행복할 수 있는 유일한 조건은 최적의 화합 파트너인 태음인 남자를 만나는 것일 게다. 이 경우에는 소양인 아내가 가부장제와 출산·육아의 족쇄에도 불구하고 일찍 퇴근하여 거처에 깔고 뭉개는 것을 좋아하는 태음인 남편에게 어느 정도 집안을 맡기고 사회활동을 비교적 자유롭게 할 수 있다. 그러나 대체로 젊은 소양인 여성은 젊은 소양인 남성보다 더 겉멋에 치우쳐 경박하기 때문에 태음인 남자를 보면 '미련하고 답답하게' 느껴 최적의 배우자감을 놓치는 경우가 많다.

　한편, 사회적 관계는 대개 상하上下 권력관계로 짜여 있다. 남녀관계조차도 현실적으로는 아직 어느 정도 상하관계다. 따라서 소양인과 태음인의 관계처럼 상생관계에 있는 체질이라 하더라도 상대적으로 남성적인 소양인이 남편, 보이프렌드, 장長 또는 상사이고 상대적으로 여성적인 태음인이 아내, 걸프렌드, 비서 또는 부하인 것이 더 좋다. 그 반대인 경우는 차선次善이다. 또 소양인과 소음인의 관계처럼 상극관계에 있는 체질의 경우에도 소양인이 높은 지위를 점하는 것이 반대의 경우보다 낫다. 이 점에 주목하면 체질적 결합을 좀 더 구체적으로 도식화할 수 있다. 소양인 남편과 태음인 아내, 태양인 남편과 소음인 아내의 결합은 A+, 그 반대는 A, 태양인 남편과 소양인 아내, 태음인 남편과 소음인 아내는 B+, 그 반대는 B, 같은 체질의 부부는 C, 태양인 남편과 태음인 아내, 소양인 남편과 소음인 아내는 D+, 그 반대는 D점이다. 도식화하면 다음과 같다.

체질간 지위관계에 따른 화합의 등급

등급	체질결합 사례	비고
A+	태양인남편과 소음인아내, 태양인기관장(상사)과 소음인측근(부하) 소양인남편과 태음인아내, 소양인기관장(上司)과 태음인측근(部下)	선후배· 애인 관계도 동일
A	태음인남편과 소양인아내, 태음인기관장(상사)과 소양인측근(부하) 소음인남편과 태양인아내, 태음인기관장(상사)과 소양인측근(부하)	
B+	태양인남편과 소양인아내, 태양인기관장(상사)과 소양인측근(부하) 태음인남편과 소음인아내, 태음인기관장(상사)과 소음인측근(부하)	
B	소양인남편과 태양인아내, 소양인기관장(상사)과 태양인측근(부하) 소음인남편과 태음인아내, 소음인기관장(상사)과 태음인측근(부하)	
C	태양인과 태양인, 소양인과 소양인, 태음인과 태음인, 소음인과 소음인의 동일체질간 남편-아내, 기관장-측근, 상사-부하 등의 결합	
D+	태양인남편과 태음인아내, 태양인기관장(상사)과 태음인측근(부하) 소양인남편과 소음인아내, 소양인기관장(상사)과 소음인측근(부하)	
D	태음인남편과 태양인아내, 태음인기관장(상사)과 태양인측근(부하) 소음인남편과 소양인아내, 소음인기관장(상사)과 소양인측근(부하)	

배척관계의 체질을 가진 이들이 불가피하게 애인, 부부, 직속상관·비서, 사업상의 동업자 관계를 맺게 된 경우에는 어떻게 하는 것이 현명한가? 일단 사상체질론을 통해 자신과 상대방의 정신적·심리적·도덕적·신체적 장단점과 특징을 총체적으로 아는 것이 중요하다. 서로의 체질을 총체적으로 잘 알면, 첫째, 상대방에 대한 쓸데없는 오

해를 피할 수 있다. 둘째, 상대방의 강점과 장점을 활용하고 약점과 단점을 잘 이해하고 보완해 줄 수 있다. 셋째, 마음을 갈고 닦아 자기의 결점과 단점을 보완, 완화하거나 충돌이 있는 경우에 일찌감치 사과를 구할 수 있다. 따라서 배척관계에서도 자기와 상대방의 체질을 잘 알기만 한다면 얼마든지 잘 화합할 수 있는 길은 있다. 다만 쌍방이 의식적인 노력을 게을리하지 말아야 하고, 또 너무 허물없이 함부로 대하지 말고 때로 일정한 격식을 차리는 것이 좋다. 이런 식으로 살기로 마음을 정하면 배척관계의 체질을 지닌 이들도 자잘한 갈등이 없지 않겠지만 원만히 살아갈 수 있을 것이다. 바로 이어서 논하겠지만, 궁극적으로 "일신一身을 주재하는 것"은 사상四象이 아니라 자기의 마음心(자아)이기 때문이다. 이제마에 의하면 누구든 자기의 본심本心을 보존하고 타고난 본성本性을 기르면 요순 같은 지혜를 얻고 누구든 수신하고 천직天職에 뜻을 세워 정진하면 요순처럼 행실할 수 있는 것이다.

상극관계에서는 이 상대방 인식과 마음의 도야 외에도 사회적 관계(가부장제·상명하복 관계)에서의 개인적 지위차이 때문에 부부·상하관계가 상대적으로 견딜 만하거나 더욱 고통스러울 수 있다. 가령 소음인 남편(또는 동업자 관계 속의 상사)과 소양인 아내(동업자 관계 속의 부하)의 경우가 소음인 아내(부하)와 소양인 남편(상사)의 경우보다 더 상극적이다. 후자의 경우는 비교적 견딜 만할 수 있다. 소음인은 늘 암컷이려고 하기 때문에 아내이거나 부하의 지위에 있는 것은 천성적으로 체질에 부합되는 면이 있고, 소양인은 외승만을 추구하고 남성적 기세가 상당하기 때문에 소양인이 남편이거나 상사인 것은 체질에 부합되는 면이 있기 때문이다. 따라서 사람이 서로 만나 맺을 수 있는 최악의 관계는 소음인 남편(또는 상사)과 소양인 아내(부하)의 경우처럼 체질적으로 상극적일 뿐만 아니라 사회적 남녀(상하)지위와 체질적 남녀성향이 엇갈린 관계다. 가정적·사회적으로 가장 살기 힘든 여성은 소음인을 남편으로 둔 소양인 아내이고, 가장 힘든 남자는 소양인을 아내로 둔 소음인 남편이다.

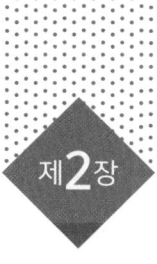

사상유학

사상인론은 체질숙명론이 아니다. 궁극적으로 사상체질론은 그 체질의 도덕적 장점을 살리고 단점을 도덕적 수신으로 통제·조절하려는 사상인수신론으로 수렴, 완결되기 때문이다. 수신을 통해 체득된 도덕적 품격과 학식의 수준에 따라 사상체질의 현실적 표출양상은 사람마다 천태만상일 수 있다. 각 사람들의 도덕적 품격에 따라 타고난 도덕적 자질의 장점을 극대화하고 타고난 단점을 극소로 제어하는 경우도 있고 그 역의 경우도 가능하기 때문에 이 양극단 사이에 많은 차별적 인물상들이 펼쳐지기 때문이다.

1. 사상유학의 개요

천태만상의 인물상 속에서도 사상체질론은 그 설명력을 발휘한다. 가령 태양인의 타고난 도덕적 유형과 태음인의 타고난 도덕적 유형은 제각기 천성적으로 인자·지자로 판연히 다르고 그 타락형도 제각기 비인과 나인으로 판연히 다르기 때문이다. 즉, 태양인이 도덕적으로 타락해도 결코 나인이 되는 일이 없고, 태음인이 타락해도 결코 비인이 되는 일은 없다. 따라서 맹자처럼 인의예지仁義禮智의 단초인 사단지심이 모든 사람들에게 천편일률적으로 동일하게 잠재되어 있고 따라서 모두 천편일률적으로 교육시켜야 한다고 생각하는 것은 경험사실과 배치된다. 사람의 체질에 따라 사단지심의 보유 정도를 달리 확정하고 사상인마다 구별되는 '각이各異한 도덕적 수신'의 길을 밝히는 것이야말로 현실 속의 인간에게 바로 다가가는 바른길이다. 이렇게 보면 공맹의 유학은 사상인론에 의해 보완·개혁되지 않을 수 없는 것이다. 필자는 사상체질론적으로 혁신된 유학을 서두에서 시사했듯이 '사상유학四象儒學'으로 부르고자 한다.

  이제마는 '성명론'에서부터 공자와 다른 논리로 출발한다. 이제마의 성性과 명命, 덕德과 도道는 서로 구분되는 개념으로서 '성'과 '명'을 동일시하는 공자의 이론과 개념적으로 다르다. 공자는 『중용』에서 "하늘이 명하는 것을 일컬어 성이라 하고, 성을 좇는 것을 일러 도라고 하고 도를 닦는 것을 일러 교육이라 한다(天命之謂性 率性之謂道 修道之謂敎)"라고 하고 있다. 여기서 '성'은 '천명'의 다른 이름이다. 나아가 『중용』은 이 '성'을 다하는 것(盡性), 즉 본성의 완전한 구현은 지성至誠으로만 가능하며, 진성해야 인간의 본성을 완전히 구현할 수 있고 인간의 본성을 완전히 구현해야 사물의 본성을 완전히 다할 수 있다(唯天下至誠 爲能盡其性 能盡其性 則能盡人之性 則能盡物之性)고 가르친다.[7] 이와같이 『중용』에서는 성(=천명)을 다시 인성(人之性)과 물성(物之性)으로 나누고 있다. 성을 좇는 것('率性')이 도이므로 인성을 좇

---

7)   『中庸』(二十二章).

는 것을 내부의 도로, 물성을 좇는 것을 외부의 도로 규정한다. 그런데 "'성誠'은 스스로 자기를 이루는 것으로 그치지 않고 사물을 이루는 방도이기도 하다. 자기의 인을 이루고 사물의 지식을 이루는 것은 본성의 덕이고 내외의 도를 합치는 것이다. 그러므로 이를 때맞춰 조치하는 것이 마땅한 것이다(誠者 非自成己而已也, 所以成物也, 成己仁也, 成物知也, 性之德也, 合內外之道 故時措之宜也)."[8]

그러나 동무는 '성명론'에서 공자의 이 고대유학을 참조하되 맹자에 따라 그 논리구조를 완전히 변형시킨다. 엄밀히 말하면 천명이 성이 아니라 인간과 사물이 천명을 받아 자기 것으로 지닌 것이 성이기 때문이다. 따라서 맹자는 '성'과 '명'을 구별했다. 인·의·예·지의 덕이 부자·형제관계, 군민君民관계, 군신관계, 주빈主賓관계 등을 맺어주는 천명·왕명·역사적 명운·개인적 운명과 명록命祿이 있어야만 발전될 수 있을지라도 이 4덕이 사단지심의 선한 천성에 뿌리박고 있는 한, 우리는 4덕을 운명이나 천명으로 치부할 수 없는 것이다. 이런 관점에서 맹자는 다음과같이 성과 명을 다른 의미로 사용하고 있다.

- 입이 맛을 좇고 눈이 색을 좇고 귀가 소리를 좇고 코가 냄새를 좇고 사지가 안일을 좇는 것은 '천성'이지만, 여기에는 명命도 게재되어 있다. 그래서 군자는 이를 '천성'이라고만 일컫지 않는다(孟子曰 口之於味也, 目之於色也, 耳之於聲也, 鼻之於臭也, 四肢於安佚也, 性也, 有命焉 君子不謂性也). 인仁이 부자관계를 좇고 의義가 군신관계를 좇고 예禮가 주빈관계를 좇고 지智가 현자를 좇고 성인이 천도를 좇는 것은 '천명'인데 여기에는 '천성'도 게재되어 있다. 그래서 군자는 이를 '천명'이라고만 일컫지 않는다(仁之於

---

8) 『中庸』(二十二章).

父子也 義之於君臣也 禮之於賓主也 智之於賢者也 聖人之於天道也 命也 有性焉 君子不謂命也).[9]

동무도 특유한 각도에서 성과 명을 구별한다. 사람은 서로 다른 '성性'과 '명命'을 동시에 지니고 태어났다. 여기서부터 동무는 맹자의 개념체계를 떠난다. '성'은 혜각慧覺으로써 만민에 인간적 생명을 주고, '명'은 자업資業으로써 만민에게 먹고 살 것을 준다. 혜각은 덕德을 낳는 반면, 자업은 도道를 낳는다.[10] '덕'은 인의예지, 충효우제의 백선百善으로 나타나고, '도'는 (『중용』의 형이상학적인 '솔성率性'이 아니라) 사농공상, 전택방국田宅邦國의 백용百用으로서 정치경제적 삶의 기반이다. 따라서 '성'은 인의예지와 충효우제의 윤리적 백선이 나오는 덕의 바탕인 반면, '명'은 정치경제적 삶과 활동의 기반이 나오는 도의 바탕으로서 명수命數(운명+재수)다[11].

따라서 성性(혜각)과 덕德은 윤리적 지식과 깨우침의 차원에서 사람의 지능知能과 현능賢能을 결정하고, 명命(자업)과 도는 실용적 행실의 차원에서 직관적 감각과 기능적 자질, 어리석음(愚)과 못남(不肖), 직업의 성패를 결정한다.

사상유학적 성명론의 논리구조

성	→ 혜각	→ 덕	→ 백선의 인의예지·충효우제
명	→ 자업	→ 도	→ 백용의 사농공상·전택방국

---

9) 『孟子』「盡心下」(14-24). 여기서 이목구비의 감성은 외부로부터 온 지각자료들의 단순한 전달자가 아니라 오감과 결부된 일종의 '욕구(듣고 싶음, 보고 싶음 등)'로 봐야 할 것이다. '좇는다(之於)'고 하고 있기 때문이다.
10) 이제마, 『동의수세보원』, 1-30, 31. 32,
11) 이제마, 『동의수세보원』, 1-35.

사람의 이목구비는 선善을 좋아한다(好善). 즉, 좋은 소리(善聲), 좋은 색(善色), 좋은 냄새(善臭), 좋은 맛(善味)을 좋아한다. 폐비간신은 악惡을 싫어한다(惡惡). 즉, 나쁜 소리(惡聲), 나쁜 색(惡色), 나쁜 냄새(惡臭), 나쁜 맛(惡味)을 싫어한다.[12] 그러나 함억제복頷臆臍腹과 두견요둔頭肩腰臀은 직관적 능력 및 기능적 재능과 동시에 턱의 교심驕心, 가슴의 긍심矜心, 배꼽의 벌심伐心, 배의 과심夸心 등 네 가지 사심邪心과, 머리의 천심擅心, 어깨의 치심侈心, 허리의 나심懶心, 엉덩이의 욕심 등 네 가지 태심怠心을 유발한다.[13] 고로 사람은 다 이 '사심'과 '태심' 때문에 누구든 어리석은 자(愚者)와 못난이(不肖)가 될 수 있다. 따라서 이목구비와 폐비간신은 사람으로 하여금 다 선을 좋아하고 악을 싫어하게 만들기 때문에 다 요순으로 만들어 주지만, 함억제복과 두견요둔은 사람들을 다 요순이 되지 못하게 한다.[14]

그러나 함억제복과 두견요둔의 심정이 지나치거나 모자라는 경우에만 문제가 되기 때문에 그 자체로서 악한 것은 아니다. 교심·긍심·벌심·과심 등 네 가지 사심과 천심·치심·나심·욕심 등 네 가지 태심은 그 어느 것 하나라도 모자라거나 지나치면 올바른 사람이 아니기 때문이다. 가령 치심이 너무 없어 제때 '엔조이'할 줄 모르는 자는 재미없는 자이고, 욕심이 너무 많거나 너무 없는 자도 도덕적 문제다. 따라서 사람은 누구나 요순이 될 수 있는 성선性善의 측면과, 누구나 천인賤人이 될 수 있는 성악性惡의 측면이 중첩된 존재로 보고, 동무가 독특한 선악양성설善惡兩性說을 표방하고 있는 것으로[15] 해석하는 것은 문제가 있다. 저 사심이 지나치지만 않는다면 다 도덕적 악성惡

---

12) 이제마, 『동의수세보원』, 1-15, 17.
13) 이제마, 『동의수세보원』, 1-19, 21.
14) 이제마, 『동의수세보원』, 1-25.
15) 참조: 전국 사상의학교실, 『四象醫學』, 63쪽.

性이 아니기 때문이다. 실제의 경험적 인간은 마음을 꾸짖어 네 가지 '사심'과 '태심'을 중용으로 이끌어 마음을 보존하고 천성(혜각)을 기르며(存心養性) 몸을 닦고 천명(자업)을 세우는(修身立命) 정도와 수준에 따라 성인과 범인의 차이처럼 천양지차로 달리 나타난다.

사람의 이목구비가 선을 좋아하는 마음(好善之心)은 중인이나 요순이나 조금도 다를 바 없고 사람의 폐비간신이 악을 미워하는 마음(惡惡之心)도 중신과 요순이 조금도 다를 바 없다. 따라서 누구나 요순이 될 수 있다. 함억제복에는 세상을 현혹시키는 마음(誣世之心)이 숨어 있으니 이 현혹시키는 마음을 꾸짖어 중용으로 다스리고 선을 좋아하는 마음과 악을 싫어하는 마음인 그 천성을 키운(存其心養其性) 후에 사람들은 다 요순의 지(知)를 행하고, 두견요둔에 사람들을 속이는 마음(罔民之心)이 숨겨져 있으니 그 몸을 갈고 닦고 그 천명을 바로세운(修其身立其命) 후에 사람들은 다 요순의 행위(行)를 행할 수 있다.[16]

말하자면 존심양성存心養性으로는 요순의 지知를, 수신입명修身立命으로는 요순의 행위를 터득한다. 이 존심양성과 수신입명에 따라 사람의 도덕적 품격은 좌우되는 것이다. 존심存心은 마음을 꾸짖어[17] 네 가지 사심과 태심으로부터 마음을 보존하고 한 마음(一心)의 욕심인 비박탐나를 밝히고 판별하여 호연지리浩然之理를 깨닫는 것이다. 양성養性은 폐비간신 등 사장四臟의 기氣인 인의예지를 확충하여 호연지기浩然之氣를 기르는 것이다.[18] 따라서 요순의 지知란 바로 이 호연浩然의 이리와 기氣, 즉 거침없이 넓고 크게 통하는 윤리적 순리順理와 정기情氣다. 수신입명修身立命은 사람들이 각자 몸을 수양하고 갈고 닦아 천명을 쫓아 각자의 천직에 바로서는 것을 뜻한다. 따라서

---

16) 이제마, 『동의수세보원』, 1-26.
17) 이제마, 『동의수세보원』, 1-37.
18) 이제마, 『동의수세보원』, 2-8.

요순의 행行이란 성공적 자업이다.

동무에 의하면 마음(자아)은 중앙의 태극(中央之太極)[19]으로서 일신一身을 주재하여 사상인의 도덕적 품격을 결정한다.

> 마음은 일신의 주재자이니 우隅(폐비간신)를 짊어지고 마음을 등에 업고 가슴 가운데를 바로 향하면 마음이 광명하고 형철瑩澈하며 이목구비는 불찰不察할 일이 없고, 폐비간신은 헤아리지 못할 바 없고, 턱·가슴·배꼽·배는 불성실할 바 없고, 머리·어깨·허리·엉덩이는 불경스런 일이 없다.[20]

이 구절에서 "마음이 가슴 가운데를 바로 향하면 광명하고 형철하다(正向膻中 光明瑩澈)"는 말은 공자의 『대학』의 "성의정심誠意正心"을 연상시킨다. 상술한 대로 "자기 마음을 보존하는 것이란 자기 마음을 꾸짖는 것이다(存其心者責其心也)".[21] 마음을 꾸짖고 성찰하여 '비박탐나'로부터 마음을 보존하는 자는 마음이 맑고, 꾸짖지 않는 자는 마음이 흐리다. 이 차이는 곱절이나 다섯 곱절 혹은 천 곱절, 만 곱절이 되기도 한다. 마음은 타고난 대로 망연하게 앉아서 아무 것도 생각지 않는 자에게 저절로 맑아지지 않는 법이다.[22] '마음을 꾸짖는다'는 것은 반성하는 것을 말한다.

남들의 선을 좋아하면서 나도 역시 선을 아는 것은 지성의 덕(至性

---

19) 이제마, 『동의수세보원』, 2-3.
20) 『동의수세보원』「臟腑論」의 마지막 구절(4-17): 心爲一身之主宰 負隅背心 正向膻中 光明瑩澈 耳目鼻口無所不察, 肺脾肝腎無所不忖 頷臆臍腹無所不誠 頭手腰足無所不敬. 이 구절의 마지막의 "頭手腰足"은 앞 절들과 일관되게 "頭肩腰臀"으로 교정되어야 할 것이다.
21) 이제마, 『동의수세보원』, 1-37.
22) 이제마, 『동의수세보원』, 1-37.

之德)이고, 남들의 악을 싫어하면서 나도 결코 악행을 하지 않는 것은 정명의 도(正命之道)다. 지知와 행行이 쌓이면 덕德과 도道이고, 이 도덕이 이루어지면 이것이 바로 인성仁聖이다. 도덕은 다름 아니라 지행이고 성명도 다름 아니라 지행이다.[23] 따라서 도덕의 대소大小도 지행에 달린 것이다.

동무의 덕德은 성性의 혜각慧覺에서 나온다(慧覺者德之所由生也). 이 혜각이 있으면 산 것이고 혜각이 없으면 (정신적으로) 죽은 목숨이다. 도道는 명命의 자업에서 나온다(資業者道之所由生也). 자업이 없으면 물질적 생계가 불가능하므로 자업이 없어도 죽은 목숨이다.[24] 말하자면 인의예지仁義禮智와 충효우제忠孝友悌 등 백선百善의 덕은 혜각에서 나오고, 사농공상士農工商, 전택방국田宅邦國 등 백용百用의 도는 자업에서 나오는 것이다.[25] 따라서 동무의 덕德과 도道의 개념은 공자의 그것과 다르다. 동무의 도덕론을 도식화하면,

○ 성 → 혜각 → 지 → 지적知積 → 덕 → 백선百善
○ 명 → 자업 → 행 → 행정行積 → 도 → 백용百用

이와같이 이제마는 성과 명이 각기 다른 길을 가는 쌍선적 도덕론을 펴고 있다. 그러나 이것은 공맹철학에 대한 이제마의 이해의 한계를 드러내고 있다. 선함을 보증하는 인간의 본성을 – 행위와 무관한

---

23) 이제마, 『동의수세보원』, 1-34.
24) 이제마, 『동의수세보원』, 1-31. 이 대목을 이민수는 거꾸로 오역하고 있는 것으로 보인다. "慧覺者德之所由生也"는 직역하면 "혜각이라는 것은 덕이 생겨나는 곳이다"는 뜻이다. 따라서 혜각에서 덕이 나오는 것이지, 반대로 "덕에서 혜각이 나오는 것"(이민수 역, 27면)이 아니다. 또한 자업에서 도가 나오는 것이지, 반대로 "도에서 자업이 나오는 것"(같은 곳)이 아니다.
25) 이제마, 『동의수세보원』, 1-32.

- '지知'와 연결시키고, 이것을 다시 덕과 연결시켜 덕을 '지'의 표현으로 본 것은 '지성주의적 오류'를 보여준다. 그러나 공맹의 도덕론은 지성주의가 아니라 측은지심·수오지심·공경지심 심정(감정)에 기초한다. 이에 대한 본격적 비판은 여기서 상론할 수 없어 생략한다. 아무튼 이제마는 '명'을 명수命數, 즉 운명運命과 재수財數로 이해한다(命者命數也). 따라서 운명과 재수는 선행善行을 하면 절로 아름다워지고 악행을 하면 절로 나빠진다. 이 때문에 이제마는 여기서 '행行'을 실용적 도의 원천인 '명'과 관련시키고 있는 것이다.[26]

이에 반해 공자의 도는 격물치지格物致知로 천명=성(인성+물성)을 터득하여 성의誠意와 정심正心으로 솔성率性하면 이루어진다. 인성人性을 터득하여 성의정심으로 인성을 따르면 '내부의 도'를 이루고 물성物性을 터득하여 성의정심으로 물성을 따르면 '외부의 도'를 이룬다. 나아가 이 내외의 도로써 수신하면 덕을 이룬다. 즉, 공자의 도덕 공식은 격물치지 → 천명(인성과 물성) 터득 → 성의정심을 통한 솔성 → (내외의) 도 → 수신이도 → 덕인 것이다. 따라서 공자의 도덕론은 도와 덕이 선후관계로 연결된 일직선적 도덕론이다. 동무는 공자의 이 일직선적 도덕론을 변형시켜 혜각의 윤리적 '덕'과 자업의 실용적 '도'에 입각한 쌍선적 도덕론으로 갱신한 것이다.

동무는 혜각이란 다른 사람들을 아우르고자 하면 '가르침(敎)'이 있고, 자업은 자기를 청렴히 하면 '공功'이 있다고 말한다. 혜각이 사사롭고 적은 자는 비록 걸출하더라도 조조처럼 교묘하여 '가르침'이 될 수 없고, 자업을 함부로 어지럽히는 자는 아무리 사내다워도 진시황처럼 사나워 '공'을 이룰 수 없기 때문이다.[27]

---

26) 이제마, 『동의수세보원』, 1-35.
27) 이제마, 『동의수세보원』, 1-33.

따라서 동무의 사상체질론은 사상인의 지행知行능력의 선천성(유전인자) 외에 이 지행능력의 구현을 결정하는 후천적인 도덕적 품격 함양을 포괄하는 것이다. 존심양성과 수신입명은 타고난 체질의 사상인을 '성인'으로 만들기도 하고 '범인' 또는 '천인'(비인·박인·탐인·나인)으로 만들기도 하는 것이다. 따라서 성인, 범인, 천인의 차이는 사상체질에 기인하는 것이 아니라 마음의 형상, 즉 마음의 청탁淸濁과 활협闊狹에 기인한다 할 것이다.

성인의 태극(마음)은 중인衆人의 태극보다 더 높이 걸출하고(聖人之太極高出於衆人之太極), 성인의 사상四象은 중인의 사상보다 더 널리 통하는 것이다(聖人之四象旁通於衆人之四象). 태소음양인의 장부는 길고 짧아 네 가지로 다르나 이 속에 크게 같은 것이 있다. 이것은 천리의 변화요 성인과 범인의 동일성이다(太少陰陽之臟局短長 四不同中有一大同 天理之變化也 聖人與衆人一同也). 이것은 맹자의 성범동일론이다. 그러나 비박탐나鄙薄貪懦의 심지청탁心地淸濁은 사상에 따라 네 가지로 구별되나 이 가운데에도 마음(心)의 형상은 천양지차로 다르다(有萬不同). 사람의 욕심이 넓고 좁은 것은 성인과 중인이 엄청나게 차이 나는 것이다(鄙薄貪懦之心地淸濁 四不同中有萬不同 人慾之闊狹也 聖人與衆人萬殊也).[28]

2. 사상유학의 체질도덕론

앞서 시사했듯이 태소음양인이 다 성인이 될 수도 있고 천인으로 굴러떨어질 수도 있으나 그 타락형은 사상인에 따라 다르다. 따라서

---

28)　이제마, 『동의수세보원』, 2-4.

사상체질적 도덕론에서는 태소음양인에게 천편일률적으로 동일하게 적용되는 도덕교육론은 용인될 수 없다. 사상인마다 제각기 다른 수신의 방향이 따로 있는 것이다. 이제마는 사단론의 첫 두 구절을 다음과같이 시작하고 있다.

> 사람이 받은 장부의 이치에는 네 가지 같지 않은 것이 있다. 폐는 크되 간이 작은 자는 태양인이라고 하고, 간은 크되 폐가 작은 자는 태음인이라고 하고, 비장은 크나 신장이 작은 자는 소양인이라고 하고, 신장은 크나 비장이 작은 자는 소음인이라고 한다.
> 사람이 좇는 욕심에는 네 가지 같지 않은 것이 있다. 예를 버리고 방종하는 자는 비인이라고 하고, 의를 버리고 구차히 달아나 숨는 자는 나인이라고 하고, 지智를 버리고 허풍 치며 자기를 꾸미는 자는 박인이라 하고, 인(仁)을 버리고 극히 욕심부리는 자는 탐인이라고 한다.[29]

이제마는 여기서 태소음양인의 장기臟器와 비박나탐의 심욕心慾을 명시적으로 서로 연관시키고 있지는 않다. 그러나 이제마가 암묵적으로 비인·나인·박인·탐인의 네 가지 범주를 사상인과 연결시킬 목적으로 위와같이 두 문장을 나란히 서술하고 있다고 해석해야 할 것이다. 또 성기론性氣論에서는 이제마 자신이 비록 소음인과 태음인을 혼동하는 실수가 개재되어 있지만 방종放縱, 투일偸逸, 편사偏私, 물욕物慾 등 유사한 네 가지 개념을 사용하며 이 개념들을 각각 사상인에게 배정하고 있다.[30]

---

29) 이제마, 『동의수세보원』, 2-2.
30) 이제마, 『동의수세보원』, 3-10.

제3부. 이제마의 사상유학과 정치철학적 확장 | 263

동무 자신이 이와같이 비박탐나를 태소음양인과 상호 연관시키고자 하는 점에 주목하면서 첫 문단의 태양인·태음인·소양인·소음인의 나열순서를 중시하면 다음 구절의 방종하는 비인은 태양인, 구차히 숨는 나인은 태음인, 잘난 체하며 자기를 꾸미는 박인은 소양인, 극한 욕심을 부리는 탐인은 소음인과 연결된다. 이에 따르면 태양인은 생래적으로 예禮가 없는 방자한 무례방종자, 태음인은 의義가 없는 겁쟁이, 소양인은 지智를 버리고 잘난 체하는 허풍쟁이, 소음인은 인仁이 없는 수전노(탐욕자)다.

『격치고』「독행편」은 비인·나인·박인·탐인의 행실과 심리에 관해서 수많은 논의를 남겨두고 있다. 부분적으로 혼란된 이 논의들 가운데 중요한 구절들을 비판적 시각으로 교정, 소개하는 것도 의미 있는 일일 것이다. 비·박·탐·나자의 구체적 행실과 심리를 살펴보자.

이들은 통상 다음과 같은 행실을 보인다. 항상 권세를 바라는 "비자는 사람들을 혹세무민하고, (항상 명예를 바라는) 박자는 늘 다른 사람 위에 있고, (항상 재물을 바라는) 탐자는 다른 사람으로부터 빼앗고자 하고, (항상 지위를 바라는) 나자는 사람들을 부려먹는다."[31] 따라서 비자의 행동이 바르고 곧은 듯하면, 그것은 "실제의 마음과 행동이 바르고 곧은 것이 아니라 공적 기구를 총괄하여 부귀를 독차지하려는 계책"이다. 박자의 행동이 화해하고 사양하는 듯하다면 그것은 실제로 그 마음과 행동이 화해하고 사양하는 것이 아니라 "시세時世를 얻어 우아한 소망을 달성하려는 계책"이다. 탐자의 행동이 은혜로운 듯하다면, 그것은 실제로 그 마음과 행동이 은혜로운 것이 아니라 "지방을 제멋대로 전횡하여 강성에 의탁하려는 계책"이다. 나자

---

31) 이제마, 『격치고』, 342쪽.

의 행동이 공정한 듯하다면, 그것은 실제로 마음과 행동이 공정한 것이 아니라 "처세處世(인륜)를 주관하여 위엄 있고 중후한 지위로 가려는 계책"이다.[32] 그리하여 비자는 "행여 지조가 굳고 절개가 있는 사람을 속이고 다니지 않으면 수치를 뒤집어쓰고 굴욕을 참으며 부랑자들과 더불어 빈 들녘에서같이 농사짓게 된다". 박자가 "행여 은혜롭고 믿음직한 사람을 속이고 다니지 않으면 수치를 뒤집어쓰고 굴욕을 참으며 자잘한 사람들과 더불어 누항에서같이 살게 된다". 탐자가 "행여 충의 있는 사람을 속이고 다니지 않으면 수치를 뒤집어쓰고 굴욕을 참으며 간사한 사기꾼들과 더불어 원한의 소굴에 모이게 된다". 나자는 "행여 재능 있는 사람을 속이고 다니지 않으면 수치를 뒤집어쓰고 굴욕을 참으며 구차한 자들과 더불어 고리대 굴에서 거래한다."[33]

또 "비자는 충성이 두터운 척하고, 박자는 신사답고 겸손한 척하고, 탐자는 준재(俊才)인 척하고, 나자는 꾀와 능력이 있는 척한다."[34] 게다가 "비자는 필히 주장(主張)을 기도하고, 박자는 필히 화려한 사치를 기도하고, 탐자는 필히 강성(强盛)을 기도하고, 나자는 필히 위엄과 중후함을 기도한다."[35]

비박탐나의 심리에 대한 이제마의 분석은 더욱 치밀하다. "비자의 마음은 도둑질뿐이다. 박자의 마음은 업신여김뿐이다. 탐자의 마음은 빼앗는 것뿐이다. 나자의 마음은 투기妬忌뿐이다."[36] 또 비자는 '무뢰한'의 심보를 가졌고, 박자는 '세태'에만 마음쓰고, 탐자는 '콧

---

32) 이제마, 『격치고』, 351쪽.
33) 이제마, 『격치고』, 360쪽.
34) 이제마, 『격치고』, 343쪽.
35) 이제마, 『격치고』, 344쪽.
36) 이제마, 『격치고』, 342쪽.

대'세우는 데에만 신경 쓰고, 나자는 주제넘게 '수컷인 척'한다.[37] 비자의 심리는 모조리 "방자한 전횡의 계책"뿐이고, 박자의 심리는 모조리 "영달할 계책"뿐이고, 탐자의 심리는 "유쾌한 만족의 계책"뿐이고, 나자의 심리는 도시 자기를 "높이고 키우려는 계책"뿐이다.[38] 천성상 태양인은 이런 의미의 비자로 전락할 위험이 있고, 소양인은 이런 의미의 박자로 전락할 위험이 있고, 태음인은 이런 의미의 나자로 전락할 위험이 있고, 소음인은 이런 의미의 탐자로 전락할 위험이 있다.

'비박탐나'의 심욕은 사상인과 제각기 1:1로 연결되지만, 한 사상인이 한 가지 이상의 타락 가능성을 가지고 있는 것도 사실이다. 가령 태양인은 비인이 될 위험이 가장 높지만, 박인이 될 위험도 상당하고 나인이 될 염려도 약간이나마 있다. 탐인이 될 위험만 전무할 뿐이다. 같은 이치로 소양인도 박인이 될 큰 개연성 외에 비인으로 전락할 상당한 위험이 있고, 탐인이 될 염려도 없는 것은 아니다. 태음인은 나인이 될 위험이 제일 크되 탐인이 될 위험도 상당하고 박인이 될 위험도 없지 않다. 소음인은 탐인의 위험이 가장 크되 나인이 될 위험도 상당하고 비인이 될 염려도 약간이나마 있다.

심욕(비박탐나鄙薄貪懶)**의 사상인적 분포**

	태양인	소양인	태음인	소음인
과함	비	박	나	탐
상당	박	비	탐	나
약간	나	탐	박	비
전무	탐	나	비	박

---

37) 참조: 이제마, 『격치고』, 343쪽.
38) 이제마, 『격치고』, 344쪽.

비박탐나와 태소음양인의 이 연관을 역으로 추리하면 태양인은 타고난 천품이 늘 남을 측은히 여기는 측은지심惻隱之心이 적당히(중도적으로) 충만하여 늘 남을 포용하고 남에게 베푸는 타고난 인자仁者다. 이제마는『격치고』「독행편」에서 인의예지의 의미도 공맹과 달리 독자적 정의를 시도하고 있다. 그러나『동의수세보원』의 "성기론"에서 태음인을 탐인으로, 소음인을 나인으로 잘못 뒤바꿔 놓은 것과 유사하게「독행편」에서는 의자義者를 "제 발로 서는" 자(立)로, 지자智者를 "용맹스런" 자(勇)로 잘못 규정함으로써[39] 의자와 지자의 의미규정을 서로 뒤바꿔 놓는 실수를 범하고 있다. 따라서『격치고』의 인용에는 신중을 기해야 한다. 여기서는 지자와 의자의 의미규정을 올바로 정정해서 활용하고자 한다.

태양인 태양인은 측은지심을 좋이 중도적으로 발휘하는 인자다. 이제마는『격치고』에서 인자仁者를 자세히 규정하고 있다. "인자는 포용력 있고 포용자는 믿음이 있다. 웅장雄壯하여 천하를 건지려는 마음이 있기 때문에 강약의 형세를 아는 데 능하다. 축적하면서도 분산시킬 수 있고 관대하면서도 절도가 있는 것을 보면, 그 사람됨을 알게 된다. 포용하고 사람들에 대한 동정심이 있다. 바깥에서 모멸당하는 것을 치욕스럽게 생각하기 때문에 사람들을 사랑하고 마음 쓰는 것을 좋아한다. 또 스스로 큰 사람인 척하지 않기 때문에 많은 사람들의 마음이 그에게 돌아온다. 기氣와 도량(宇)을 강렬剛烈하게 하는 데 유능하고 사람들의 지식을 넓혀 대중의 경륜經綸을 합치는 데 유능하다. 인자의 마음은 대중을 포용하는 데 장기가 있고, 도량이 가득찬 자의 능력은 부르고 맞아들이는 데 장기가 있기 때문에

---

[39] 이제마,『격치고』, 332-333쪽의 의자와 지자의 개념규정 비교 요.

그 자질은 사람들을 부르고 맞아들이기를 잘하고 대중을 틀지어 아우르는 데 능하다."[40]

소양인 소양인은 불의不義를 부끄러워하고 남의 악행을 미워하는 수오지심羞惡之心을 중용적으로 확충하는 의자義者다. "의자는 재주가 있고 재주가 있는 자는 용기가 있다. 거리낌이 없고 사람을 차별하지 않아 대중을 공평하게 만들려는 마음이 있기 때문에 친소親疎의 시기를 허무는 데 능하다. 인재를 사랑하고 선善을 좋아하고 상벌을 고르게 하는 것을 보면 그 사람됨을 알게 된다. 재주가 있으면서도 사람들에 대한 사랑이 있다. 생각지 못한 일에 대비하기 때문에 현명함을 서두르고 부지런하다. 스스로 닦는 것을 좋아하기 때문에 묻기를 좋아하고 살피기를 좋아하는 데 능하다. 권변權變(권모술수)을 약화시키는 데 능하고 사람들의 재주를 살피는 데 능하다. 의자의 마음은 혜택을 베푸는 데 장기가 있고 재능이 있는 자의 능력은 임무를 주고 부리는 데 장기가 있기 때문에 그 자질은 사람들의 힘을 얻는 것을 잘하고 풍속에 순응하여 풍속을 움직이는 데 능하다."[41]

태음인 태음인은 시시비비를 가릴 줄 아는 시비지심是非之心을 중용적으로 확충하는 지자智者다. "지자는 능력이 있고 능력 있는 자는 확고한 자세가 있다. 정이 도탑고(=많고 깊고) 진하여 사방을 바로잡으려는 마음이 있기 때문에 멀고 가까움의 형국에 자리를 잡는 데 능하다. 가지런하고 의관과 예의가 엄정하고 지조와 정조가 바르고 원방遠方을 유촌하게 만들고 근방을 능하게 만드는 것을 보면 그 사람됨을 알 수 있다. 능력이 있으면서도 사람들에게 우의가 있는 것이다. 내치內治를 도모하기 때문에 사람들을 존경하여 능히 통솔할

---

40) 이제마, 『격치고』, 「독행편」, 332쪽.
41) 이제마, 『격치고』, 「독행편」, 333쪽.

수 있다. 사람들을 속이지 않기 때문에 대중의 마음이 그에게 의지한다. 몸과 행동을 강강强强하게 하는 데 능하고 사람들의 행동을 격려하는 데 능하여 대중에게 방략(전략)을 힘써 짜도록 격려하는 데 능하다. 지자智者의 마음은 신변을 가지런히 이끄는 데 장기가 있고 인재를 적소에 쓰는 자는 지방에 장기가 있기 때문에 그 자질은 사람들을 편안히 거두는 것을 잘하고 지방을 어루만져 편하게 하는 데 능력이 있다."[42]

소음인 소음인은 공경지심恭敬之心을 중용적으로 확충하여 예의범절에 합당한 정대한 행동거지를 보이는 예자다. "예자禮者는 마음씀이 있고 마음쓰는 자는 충성심이 있다. 자세하고 확고하여 온전한 성공을 거두려는 완벽주의적 심리가 있기 때문에 완급緩急의 형세를 아는 데 능하다. 그 식견과 태도가 너그럽고 우아하고 나아가고 그침이 단정하고 얌전한 것을 보면, 그 사람됨을 알게 된다. 마음 쓰고 사람들을 받든다. '성취成就(한번 마음먹은 일을 뚝심 있게 밀어붙여 완수하는 것)'을 기뻐하기 때문에 배움을 좋아하여 지식이 많다. 망동妄動하지 않기 때문에 자세히 보고 신중히 듣는 데 능하다. 성품과 행동거지를 유柔하게 하는 데 능하고 사람들의 유능을 살피는 데 능하고 무거운 형세를 견디는 데 능하다. 예자의 마음은 성공에 장기가 있고, 식자(識者)의 능력은 계산에 장기가 있기 때문에 그 자질은 세력들을 합쳐 유지하는 것을 잘하고 분쟁을 해결하고 난관을 밀치는 데 능하다."[43]

태소음양인과 인의예지간의 연관은 앞서 다른 능력과 감각의 소

---

42) 이제마, 『격치고』, 「독행편」, 332-333쪽.
43) 이제마, 『격치고』, 331쪽.

양인적 분포나 비박탐나의 분포와 마찬가지로 단선적單線的이지 않다. 즉, 태양인은 중용적 측은지심을 확충해 발휘하는 '훌륭한' 인자仁者이나, '지나친' 수오지심으로 만용자蠻勇者이고, '지'가 미흡한 무심자無心者고 '예'가 거의 없어 무례방종자(비인)다. 마찬가지로 소양인은 수오지심을 중용적으로 확충한 '훌륭한' 의자이나, 측은지심(동정심)이 과도한 혜비자惠費者고, 공경지심이 미흡한 결례자缺禮者이고 '시비지심(이해와 손익을 직감하는 직관적 감각)'이 거의 없는 사치·허영꾼(박인)이다. 이에 반해 태음인은 '훌륭한' 시비지심을 중용적으로 확충한 지자이나, 공경지심이 지나친 과공비례자過恭非禮者이고 '인'이 미흡한 구두쇠고 '의'를 결여한 겁쟁이(나인)다. 이에 비해 소음인은 공경지심을 중용적으로 확충한 훌륭한 예자禮者이나, 시비지심이 지나쳐 작은 일을 세세하게 따지고 들며 잔소리하는 좁쌀영감이고, '수오지심'이 미흡한 과의자寡義者이고, '인심仁心'을 결한 채 언제나 외국의 것이나 남의 것을 빼앗으려는 탈심奪心과 재물을 지극히 탐내는 극욕極慾의 탐심貪心에 쩔어 있는 '탐인', 즉 '수전노'다. 지금까지의 논의를 바탕으로 도식화하면 다음과 같다. 앞서 시사했듯이 남의 것을 탐내고 빼앗으려는 '수전노'는 자기의 것을 아끼는 (태음인의) 구두쇠와 준별峻別해야 한다.

사상체질적 사덕의 분포와 인간유형

	태양인	소양인	태음인	소음인
수오지심	만용자	의자	나인(겁쟁이)	과의자寡義者
측은지심	인자	혜비자惠費者	구두쇠	탐인(수전노)
공경지심	비인(무례방종자)	결례자	과공비례자	예자
시비지심	무심자	박인(사치허영꾼)	지자	좁쌀영감

따라서 사상인은 비박탐나를 밝히고 가려 '호연지리浩然之理'를 키우는 존심存心과, 인의예지를 넓히고 채워 호연지기浩然之氣를 기르는 양성養性을 통해 도덕적 수신을 다해야만 군자, 완성된 인격자가 될 수 있다. 그러나 이 도덕적 수신은 이제 사상인에 따른 덕성의 차별적 분포에 따라 차별적으로 이루어져야 한다는 결론이 나온다.

태양인 즉, 태양인은 천부적 인자仁者이기 때문에 인仁을 갈고 닦거나 측은지심을 기르는 수신과 도덕교육이 전혀 필요치 않다. 수오지심이 과過하여 넘치므로 만용으로 흐를 수 있으므로 자기절제를 해야 한다. 그러나 태양인은 천성이 전혀 예禮를 거의 타고나지 못해 본시 무례하고 방자한 자이기 때문에 극기복례克己復禮의 수신에 심혈을 기울여야 하고, 지智가 미달한 무심자이기 때문에 지를 체득하기 위해 상당히 노력해야 한다. 그래서 이제마는 『격치고』 「유략儒略」에서 지혜롭지 않은 인은 고식적인 인이고 사이비 인仁이라고(不智之仁 姑息之仁也 似仁而非仁也) 말하고 있다.[44] 이러니 무례방종한 인자는 얼마나 더 고식적인 인자이겠는가!

소양인 소양인은 천부적 의인義人으로 타고났기 때문에 의를 배우고 닦을 필요는 전혀 없다. 그러나 측은지심이 과한 혜비자이기 때문에 은혜를 베푸는 데 절제해야 한다. 그러나 천성적으로 지(시비지심)를 결여하여 진리와 진실을 외면하고 잘난 체하기 위해 허풍치고 실언하거나 자기를 과시하며 외양만 꾸미는 박인薄人으로 전락할 위험이 있기 때문에 시비지심, 즉 정확히 따지고 실리를 챙기기 위해 노력해야 한다. 또 예가 미달하여 때로 버릇없는 결례자이기 때문에 공경지심을 더 확충하기 위해 상당히 노력해야 한다. 이제마는

---

44) 이제마, 『격치고』, 67쪽.

무례한 의는 무단武斷의 의이고 사이비 의라고(無禮之義 武斷之義也 似義而非義也)⁴⁵⁾ 말하고 있다. 이러니 지혜롭지 않은 의는 얼마나 더 무단의 예이겠는가!

태음인 태음인은 천부적 지자智者이기 때문에 지를 체득하려고 노력할 필요가 전혀 없다. 그러나 공경지심이 과한 비례자이기 때문에 당당해지려고 노력할 필요가 있다. 또 인심이 모자라는 구두쇠기 때문에 인덕을 닦기 위해 심혈을 기울여야만 성인군자가 될 수 있다. 또 의가 전무하기 때문에 의를 체득키 위해 심혈을 쏟아야 한다. 이제마는 "인을 결한 지는 간사하게 교활한 지이고 사이비 지"라고(無仁之智 奸猾之智也 似智而非智也) 말하고 있다.⁴⁶⁾ 이러니 의가 없는 지는 얼마나 더 간사하게 교활하겠는가!

소음인 소음인은 하늘이 내린 예자禮者이기 때문에 예를 갈고 닦을 필요가 전혀 없다. 또 상당한 지자智者이기 때문에 지를 갈고 닦을 필요가 거의 없다. 그러나 의義가 미달하기 때문에 의를 갈고 닦기 위해 상당히 노력해야 하고, 인仁이 전무한, 즉 은혜를 널리 베풀지 않는 탐인이기 때문에 인을 체득하기 위해 심혈을 기울여야 한다. 이제마는 『격치고』의 '유략' 편에서 "의義가 없는 예禮는 지독하게 망령된 예이고 사이비 예다(無義之禮 苟妄之禮也, 似禮而非禮也)"라고 말하고 있다.⁴⁷⁾ 이러니 인이 없는 예는 얼마나 더 가혹하게 망령된 예이겠는가!

게다가 태소음양인의 직관과 재능의 타고난 장점과, 이를 망가뜨리는 못난이 심보가 동전의 양면처럼 병존하기 때문에 장점을 살리고 못된 심보를 없애는 길은 극기수신克己修身과 학식연마밖에 없다.

---

45) 이제마, 『격치고』, 67쪽.
46) 이제마, 『격치고』, 67쪽.
47) 이제마, 『격치고』, 67쪽.

사상인의 4대 직관과 4대 사심邪心 가운데 태양인의 행검(대의와 금도 있는 행실)과 뻐기는 벌심伐心, 소양인의 도량(균형과 중도를 가늠으로 아는 감각)과 과심(자기과시의 허풍기), 태음인의 주책(이해타산·이재·수치감각)과 교심, 소음인의 경륜(조직적 행실)과 긍심(높은 콧대)은 상쇄관계에 있는 것이다. 또 4대 재능과 4대 못난 심보 가운데 태양인의 '방략'과 '절심竊心', 소양인의 재간과 나심懶心(쉬 질리는 싫증), 태음인의 위의(점잖음)와 사치심리, 소음인의 식견(빠삭하고 영리한 총기)과 탈심奪心·천심擅心은 동전의 양면으로서 공존한다.

이러한 장단점을 살리고 억제하는 것은 오직 수신을 통해서만 달성된다. 제복함억은 행검, 도량, 주책, 경륜의 성인적聖人的 분별감각을 지니고 있으면서도 동시에 이 분별력을 망가뜨려 만인을 어리석은 자로 만드는 사심(邪心)을 품고 있기 때문에 성인의 분별력을 유지하기 위해서는 뻐김, 허풍, 콧대, 교만 등의 사심을 억제하는 수신修身이 필수적이다. 마찬가지로 두견요둔이 간직하는 방략·재간·위의·식견 등 요순堯舜의 재능은 끊임없이 자신의 천명인 천직天職에 대한 관점을 바로 세우고 몸과 마음을 갈고 닦는 정명수신正命修身을 통해 만인을 불초로 만드는 도둑질 심보, 싫증, 사치심, 옹고집(또는 시샘) 등 못난 마음을 다스려야 한다.

그러나 수신의 내용과 방향은 인의예지의 수신과 마찬가지로 사상인마다 다를 수밖에 없다. 즉, 태소음양인이 모두 천편일률적으로 동일한 수신을 할 필요가 없고 해서도 아니 되는 것이다.

 태양인은 행검을 타고났기 때문에 대의와 금도 있는 행실을 후천적으로 닦을 필요가 없고 다만 이를 망가뜨리는 '벌심

伐心'을 억제해야 한다. 태양인은 도량(가늠 능력)도 생래적으로 상당하기 때문에 못지않게 상당한 과심夸心(자기과시·자기자랑·허풍)도 억제해야 한다. 그러나 태양인은 태생적으로 주책이 결여되어 있기 때문에 심혈을 기울여 손익타산의 습관을 체득해야 한다. 또 태생적으로 모자라는 경륜도 수신을 통해 보충해야 한다. 교만심이나 콧대 높은 심보는 없거나 미미하기 때문에 이를 다스리는 수신을 할 필요는 거의 없다.

소양인 소양인은 생래적으로 도량이 탁월하기 때문에 도량을 기를 필요가 없고 다만 이를 망가뜨리는 허풍 심리와 자기과시욕을 억제하는 극기훈련을 하면 된다. 또 행검도 상당하기 때문에 이를 망가뜨리는 (뻐기는) 심보를 억제하기만 하면 된다. 그러나 경륜은 태생적으로 결여되어 있기 때문에 이를 연마해야 한다. 또 모자라는 주책도 길러야 한다. 콧대 높은 심리, 즉 긍심矜心과 쉽게 자만하는 교심驕心은 없거나 미미하기 때문에 이를 다스릴 필요는 없다.

태음인 태음인은 생래적으로 주책이 탁월하기 때문에 주책을 연마할 필요 없고 다만 교심을 억제하는 도덕적 수신을 게을리하지 말아야 한다. 경륜도 상당하므로 경륜을 연마할 필요는 없고 다만 이에 못지않게 상당한 교심을 다스려야 한다. 그러나 행검은 전무하고 도량은 미달하기 때문에 심혈을 기울여 이를 연마해야 한다. 뻐김(伐心)과 허풍(夸心)은 전무하거나 미미하기 때문에 이를 도덕적으로 다스릴 필요는 없다.

소음인 소음인은 생래적으로 경륜이 탁월하기 때문에 이를 기르는 도덕적 수신은 필요 없고 다만 경륜을 망가뜨리는 생래적인 긍심(콧대 높은 심리)을 다스리기만 하면 된다. 주책도 태생적으로 상당하므로 이를 망가뜨리는 상당한 교심를 다스리기만 하면 된다. 그러나 도량은 전무하고 행검은 미미하므로 이를 기르는 자기연마와 수신이 필수적이다. 허풍과 뻐김은 없거나 미미하므로 이를 다스리는 윤리교육은 불필요하다.

또 재능을 망가뜨리는 못난 심보를 다스리는 윤리교육도 사상인마다 제각기 다르지 않을 수 없다.

태양인 태양인은 타고난 탁월한 방략을 망가뜨리는 훔치고 싶은 절심竊心(=盜心)을 강력히 다스려야 하고 쉬 질려 싫증을 내는 마음인 나심懶心을 상당히 통제해야 한다. 그러나 교심은 전무하고 고집이나 시샘은 미미하기 때문에 이를 윤리적으로 다스리는 도덕교육은 불필요하다.

소양인 소양인은 생래적으로 탁월한 재간을 망가뜨리는 천성적 나심을 강력히 제어해야 하고, 천성적으로 상당한 방략을 망가뜨리는 도둑질 심리를 상당히 다스려야만 한다. 하지만 고집이나 시샘은 전무하고 교심은 미미하기 때문에 이를 다스릴 필요는 없다.

태음인 태음인은 타고난 탁월한 위의를 망가뜨리는 고등사치 심리를 강력히 통제해야 하고, 생래적으로 상당한 식견(자기가 해야 할 일에 빠삭하고 영리한 총기)을 망가뜨리는 고집과 시샘을 상당히 열심히 다스려야 한다. 그러나 나심과 도심盜心은 전무하거나 미미하므로 이를 다스리는 특별한 윤리교육과 수신은 불필요하다.

소음인 소음인은 타고난 탁월한 식견을 망가뜨리는 '옹고집'과 오기, 시샘을 강력히 통제해야 하고, 생래적으로 상당한 위의를 망가뜨리는 고등사치 심리를 상당히 억제해야 한다. 그러나 나심과 도심은 전무하거나 미미하므로 이를 억제할 필요는 없다.

성인과 범인은 사단·사상이 같으나(聖凡同一論), 욕심의 유무有無에 따라 천양지차로 차별되는 것이다(聖人之心無慾也 衆人之心有慾也).⁴⁸⁾ 이목구비와 (인의예지가 확충된) 폐비간신은 호연지기浩然之氣를 낳지만, 마음은 호연지리浩然之理를 낳기 때문이다. 성인의 마음이 무욕無慾이라 함은 노자의 청정무위淸淨無爲나 부처의 적멸위락寂滅爲樂의 무욕이 아니다. 성인의 마음의 무욕은 천하가 다스려지지 않음(天下之不治)을 깊이 걱정하여 자기를 거들떠볼 여유가 없는 것을 뜻하므로 단순한 '무욕'이 아니다. 천하가 다스려지지 않음을 깊이 걱정하는 성인의 마음은 배움(學)과 가르침(敎)을 싫어하거나 게을리하지 않는 마음이다. 학學을 좋아하고 교敎를 부지런히 한다는 의미에서 성인은 무욕이라는 것이다. 추호라도 자기 몸에 대한 욕심이 있으면 요순의 마음이 아니요, 잠시라도 천하를 근심하는 마음이 없으면 공맹의 마음이 아니다.⁴⁹⁾

사상인은 스스로를 갈고 닦는 정도에 따라 마음씨, 인격, 학식의 높이가 다르고 결국 이에 따라 사상인의 현실적 모습도 성인에서 천인까지 천양지차로 달리 나타난다. 여기서 약간 동무의 범주를 개선할 필요가 있다. 동무는 사람의 품격을 공맹에 따라 성과 범(군자와 소인)으로만 나누었으나, 성聖·범凡·천賤의 세 범주로 나누는 것이 편리하다. 공자의 상등인, 중등인, 하등인에 따라 동무의 인간범주도 성인·범인과 네 가지 천인(鄙薄貪懦人)으로 나누어야 현실적인 인간 부류를 좀 더 상세히 다룰 수 있기 때문이다.

그런데 각인의 후천적 노력에 의해 좌우되는 동무의 도덕·학식론에도 불구하고 이 도덕과 학식을 이룰 능력이 다시 얼마간 사상적 유

---

48) 이제마,『동의수세보원』, 2-6.
49) 이제마,『동의수세보원』, 2-9.

전인자와 다른 개인적·가계적 유전인자에 의해 결정되는 생래적 마음씨와 지능지수에 의해 영향받는 측면이 있음도 인정해야 할 것이다. 이런 이유에서 똑같은 노력을 기울인 사람들 가운데서도 도덕과 학식을 이룬 정도가 다 다른 것이다. 그러나 이 차이는 사상인간의 차이나 도야한 사상인과 도야하지 않은 사상인간의 차이처럼 크지 않을 것이다.

한편, 필자는 성인군자에 이르는 길은 반드시 사상유학적 수신修身으로 한정될 필요가 없다고 생각한다. 앞서 논의한 사상인간 체질적 상생·상극의 논리는 사상인의 경험적 양태가 행위주체들의 체질적 내인內因으로만 결정되는 것이 아니라 '관계'에 의해서도 결정된다는 것을 보여준다. 따라서 도덕적으로 아름답고 직무상 유능하게 활동하며 살기 위해서는 사회적 만남 속에서 늘 상생·상극체질도 고려해야 한다.

길지 않은 인생을 생각할 때 도덕적으로 망가지지 않고 살아가기 위해서는 적어도 상극체질과의 만남을 피하는 것이 좋다. 이 상극관계 속에서는 아무리 존심存心과 양성養性으로 부지런히 수신하고 천명天命을 좇아 입명立命하려고 하더라도 상호간의 적대와 불신, 오해와 경멸 속에서 기존의 도덕적 수신마저도 망칠 위험이 크기 때문이다. 불가피하게 상극체질을 만났을 때에는 자신이 윗사람인지 아랫사람인지를 살펴 가급적 사적으로 너무 가까워지는 것을 피하고 상호관계를 공적 관계로 유지하는 것이 좋다. 물론 도덕적으로 가장 좋은 삶은 상생적인 체질들과 더불어 사는 것이다. 이 경우에는 사상인들 간의 상생관계 덕택에 저절로 도덕적 수신이 이루어지고 누적되어 날로 삶을 도덕적으로 윤택하게 영위해 나갈 수 있기 때문이다. 이런 까닭에 필자는 사상체질들 간 상생·상극론을 사상유학과같이 통합했다.

3. 사상인의 도덕적 차별태

도덕적 품격 및 학식에 따른 사상인의 현실적 양상과 성인, 범인, 천인의 차별태는 사상인마다 높낮이가 다르지만, 동시에 같은 품격을 지닌 사상인도 서로 다르다.

태양인 태양인은 도덕적 인격도야와 학식의 정도에 따라 큰 종교인, 대사상가, 문무를 겸비한 걸출한 대장군, 풍운아·혁명아가 될 수 있다. 범인으로서는 평범한 종교인, 무당, 거사, 평범한 학자, 군소 정치인, 군인, 사회운동가, 기획가, 개혁가, 수영·검도 등 팔과 폐를 많이 쓰는 운동 분야의 군소 체육인 등이 될 수도 있다. 천인의 양상으로서는 인류를 짓밟는 비인鄙人, 기인, 방랑자, 또는 폭노暴怒로 인해 광기를 내뿜는 독재자, 괴도, 대도, 폐인, 광인狂人이 될 수도 있다.

소양인 소양인은 인격도야와 학식의 정도에 따라 지략가, 제너럴리스트적 대학자, 큰 정치가, (특히 방송계의) 큰 언론인, 정치·사회비평가, 의사義士, 열사烈士, 대발명가, 유명화가, 명연설가, 명코미디언, 농구·하키·핸드볼·배구·탁구·배드민턴·테니스·야구·골프·검도·사격·양궁·권투·미식축구·럭비 등 손을 많이 사용하는 운동 분야의 큰 체육인, 용장勇將 유형의 장군이 될 수도 있고 또 범인으로서는 평범한 학자, 기획가, 군소 언론·출판인, 카피라이터, 광고·홍보업자, 교사, 군소 화가나 코미디언, 탁구·배구·배드민턴·테니스 등의 군소 운동선수, 군소장교 등이 될 수도 있다. 인격수양으로 인내심과 학식을 기르지 않으면 박인이 될 수 있다. '박인'은 한 직장에 오래 붙어있지 못하고 이 직장 저 직장을 떠도는 종신 불완전고용자, 화류계 여성, 매춘부, 허풍선이, 야바위꾼, 사기꾼, 우발적 폭행사범, 부랑자, 노숙자, 행려병자(거지) 등 여러 가지로 현상한다.

태음인 태음인은 인격과 배움이 높으면 경세의 철학을 가진 존경받는 큰 재력가, 거상, 보수적 성향의 지도자 및 거물 정치인, 허리, 엉덩이, 허벅지를 많이 사용하는 운동(씨름, 유도 등) 분야의 큰 체육인, 덕장德將유형의 장군 등이 될 수 있다. 범인으로서는 중소상공인, 군소 경제학자, '뚝쇠'형의 정치인, 재무관리자·경리종사자, 군소 체육인 등이 될 수 있다.

태음인 천인은 비겁한 나인, 우유부단한 무능력자, 게으름뱅이, 백수, 술주정뱅이, 도박꾼이 될 수도 있다. 또 황소 같은 뚝심을 갖고 가끔 뿔뚝 성질을 부리는 극우정치인이 될 수도 있고 음지의 강력범, 조직폭력배나 조폭수괴가 될 수도 있다.

소음인 소음인은 도야와 배움의 정도에 따라 대법률가, 특정전문 분야의 큰 학자(법학·역사·행정학·자연과학·공학자 등), (색깔 짙은) 외곬의 언론인, 행정가, 이공계 전문가, 발을 많이 쓰는 스포츠(축구, 육상, 세팍타크로 등)의 유명 체육인, 지장智將유형의 장군이 될 수 있다. 범인으로서는 군소 법조인, 각종 학자·전문가, 관리(官吏), 엔지니어, 사무원, 비서, 군소장교, 행군을 잘하는 병사 등으로 충실한 기능인이 될 수 있다.

또 소음인은 천인으로서 탐욕스럽고 비정할 정도로 인색한 수전노 같은 고리대금업자 등 탐인貪人이나, '탈심奪心'으로 인한 비정한 반인도적·엽기적 범법자가 될 수도 있다. 소음인은 잔학범죄, 폭력·강탈·강간범죄, 좀도둑질, 각종 위조·위폐僞幣범죄, 성적性的 탈선, '몰래카메라', 스토킹 등 엽기적 범행을 지능적으로 저지를 수도 있다.

이렇듯 도덕적 품격에 따라 사상인의 현상태가 천양지차로 다르다. 즉, 사상체질론은 체질을 불변의 개인적 천성으로 정의하지만 인간이 그 체질적 장단과 강약을 도덕적 수신으로 천 곱절, 만 곱절까지 조절할 수 있다고 보는 점에서 결코 체질숙명론이 아닌 것이다. 그러나 사상인론은 이 때문에 인식적 가치를 잃는 것이 아니라 오히려 이런 가운데서 그 인식적 가치를 관철한다. 왜냐하면 가령 태양인이 타락해 무례방종자, 폭군, 대도, 괴도, 기인, 폐인, 광인 등 비인鄙人이 될지언정 아무리 타락해도 소양인의 타락형인 허풍선이, 사기꾼, 화류계 여성, 행려병자 등 박인薄人이 되는 일은 없기 때문이다. 또 태음인은 겁쟁이, 백수, 게으름뱅이, 도박꾼, 폭력범 등 나인懦人으로 타락할 수는 있어도 소음인의 타락형인 수전노, 엽기적 지능범죄자, 위조범, 강탈범, 스토커 등 탐인貪人이 될 수 없기 때문이고, 소양인이 아무리 타락해도 폭군, 대도, 기인 등 비인이 될 수 없고 성질이 급해 우발적 폭행사범이 될지언정 조폭이 될 수 없고, 노숙자, 행려병자 등이 될지언정 백수, 게으름뱅이, 주정뱅이, 도박꾼이 될 수는 없기 때문이다. 또는 성급하고 자존심이 강하고 끈기도 집착도 없는 소양인은 결코 스토커가 될 수 없다.

여기서 사상인마다 다르게 나타나는 성인, 범인, 천인의 차이는 모두 다 존심양성과 수신입명의 정도에 따른 것이다. 그러나 사상인이 성인으로 고양되느냐 또는 범인의 위상을 견지하느냐 아니면 천인으로 굴러떨어지느냐 하는 것은 오로지 자기자신의 존심양성과 수신입명을 향한 주체적 노력에만 달려있는 것이 아니다. 상극의 사상인을 숙명적 관계(부부관계, 부모와 자식 관계, 주종관계 등)로 만나 상극인相剋 人과 살 수밖에 없는 사상인은 상극관계로 인해 사심과 태심이 점점 진해지고 호선지심好善之心·오악지심惡惡之心은 점점 연해지기 때문에 상생관계의 사상인을 만나 사는 경우에 비해 존심양성과 수신입명에 실패할 확률이 아주 높다. 따라서 사상인간의 이 상생·상극관계는 확률적으로 존심양성과 수신입명의 성패를 가르는 객관적 조건인 셈이다.

따라서 사람은 친밀한 프라이버시 관계 속에 들어오는 사람들을 잘 골라 사귀고 파트너를 택할 때는 존심양성과 수신입명의 힘으로 정염情炎을 식히고 자신과의 상생·상극여부를 매우 신중히 살펴 결정해야 한다. 존심양성과 수신입명의 도덕적 성공의 절반, 사람들이 성인, 범인, 천인이 되는 절반의 원인은 파트너와의 상생·상극여부에 달려 있기 때문이다. 이런 까닭에 사상인간 화합·배척에 관한 논의를 사상유학과같이 묶은 것이다. 따라서 범인의 위상을 지키거나 성인이 되기를 진정 바라는 사람은 존심양성과 수신입명을 게을리하지 않으면서도 사상인론을 잘 터득, 적용하여 바른 택교擇交에도 힘써야만 한다. 특히 중요한 것은, 매일같이 해야 하는 인생의 중대지사(결혼, 동업, 보스선택 등)는 가급적 상생인相生人과만 도모하고 상극인과는 – 작은 일은 몰라도 – 큰일은 같이하지 않는 게 좋다는 것이다. 만일 상극인과 매일 친히 접촉하며 큰일을같이한다면, 일을 성공하지 못하는 것으로 그치는 것이 아니라 도덕적으로도 망가져 비인, 박인, 탐인, 나인 등 천인으로 굴러떨어질 위험이 아주 높기 때문이다.

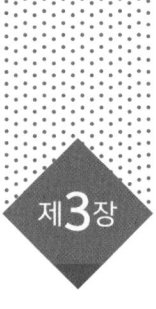

사상인과 정치적 리더십

1. 체질과 정치의 관계

　이제마의 사상체질과 정치는 어떤 관계일까? 언뜻 생각하면 두 개의 사실은 아무런 관계가 없는 듯하다. 그러나 사회의 역사와 사회상황을 찬찬히 비교하고 곰곰이 따져보면 양자 사이에는 매우 긴밀한 관계가 있음을 알 수 있다. 구조적 원인(cause)에 의해 규제되는 경제영역으로부터 가장 멀리 떨어져 있는 사람들의 의지적 이유(reason)로 짜이는 '권력의 영역'인 정치는 행위자의 성격과 최고지도자의 특징적 리더십이 가장 강력하게 영향력을 발휘하는 영역이기 때문이다.

　전근대의 봉건사회는 문반우위 사회든 무반우위 사회든 '웅변은 은이고 침묵이 금'인 시대였다. 전근대는 전통주의, 정적주의靜寂主義(寂滅主義), 권위주의, 주술적(신비적·종교적) 세계관, 과거를 표준으로 현재와 미래를 과거화過去化하여 평가하는 원형반복사관原型反史觀 또는 순환사관, 점잖은 언행에 대한 극찬, 충성과 정절과 절개, 무예·신체훈련의 강조, 육체적 중노동과 강력한 노동기율, (동전의 이면으로서의) 향락·음주·가무에 대한 금기 등이 지배적인 시대였다. 따라서 의사소통이나 토론보다 전통과 권위에 따라 점잖게 행동하고 고래(古來)의 가치에 초지일관 몰입하고 묵묵히 일하며 조용히 자기를 닦는 것이 높이 평가되었다.

따라서 봉건사회는 체질상 점잖고 전통주의적이며 위의威儀있게 (신사답게) 행동하고 참을성 있게 일하며 말없이 수신과 신체훈련에 전념하는 태음인과, 단중端重하고 충성심과 절개가 높고 초지일관 끈기 있고 고집스런 소음인들이 두각을 나타낼 수밖에 없는 사회였다. 봉건사회에서 태양인은 혁명기나 과도기적 혼란상황에서 정치적 풍운아로 등장할 기회가 있었지만 이것은 어디까지나 예외적인 것이었고 대체로 평시에는 불충·역모로 제거되지 않으면 종교적 임무에 종사했다. 봉건시대에 가장 불행한 체질은 소양인들이었을 것이다. 기존의 권위와 훈구勳舊문화에 대해 창의적 아이디어로 도전하고 용감하게 전통을 무시하고 뭐든 자꾸 바꿔놓고 보려는 미래지향적, 혁신적 소양인들은 '경거망동하고 끈기 없고 방정맞은' 체질로 간주되어 철저히 억압당한 통에 자기의 성정을 제대로 펼 수 없었다고 봐야 할 것이고, 지배문화를 거부하고 자기 본성대로 산 자들은 정쟁의 선두에 서다 처형당하거나 광대나 기생으로 연명하며 천대받을 수밖에 없었을 것이다. 즉, 봉건사회는 본질적으로 '태음인과 소음인의 체질동맹' 사회였다.

이와 대조적으로 근대사회는 모든 체질이 두각을 나타내는 사회로 이해할 수 있다. 근대화의 다섯 측면은
 1) 미래의 비전 관점에서 과거를 현재화하고 현재를 미래화하는 새

로운 시간관時間觀과 진보사관의 관철,
2) 지식과 세계관의 탈脫주술화(세속화·과학화),
3) 정치의 민주화, 문화의 대중화, 국가·사회조직의 관료화,
4) 가족과 사회의 세속화,
5) 경제의 시장화와 생산의 산업화(기술공학화)다.

각 체질은 이 다섯 분야에서 제각기 능력을 발휘할 수 있다. 언변과 창의에 뛰어난 소양인은 진보사관을 대변한 정치사회적 미래기획과 비전제시, 민주정치, 언론매체, 대중문화, 대중예술 등을 지배하고, 이재에 밝고 육체노동에 강한 묵묵한 태음인은 산업·경제운영과 산업노동을 지배하고, 치밀하고 식견 있고 끈기 있는 소음인은 관료행정, 법조, 과학·기술 등 전문직을 지배한다. 드문 태양인은 전근대에 비하면 사회의 세속화로 인해 현격히 축소된 종교분야를 이끈다.

그러나 근대사회를 좀 더 면밀히 인식할 필요가 있다. 근대사회가 네 가지 체질에게 다 역할을 맡기는 기회균등의 사회지만, 모든 인간사회의 요체인 권력과 재력의 소재를 보면 근대사회는 어디까지나 '소양인과 태음인의 체질동맹' 사회로 이해된다. 오늘날 기술자와 전문가가 그간 사회변동 속에서 경제와 사회의 지배권을 장악했다는 갈브레이쓰(John. K. Galbraith)의 '테크노스트럭쳐(*technostructure*)' 테제가 빈말[50]이라면, 이 '소양·태음 체질동맹론'은 20세기까지 전적으로 타당했고 오늘날도 여전히 부분적으로 타당하다 할 것이다. 근대 교양부르주아지의 문화는 역사관, 세속적 인간중심 철학, 대중문화, 민주적 정치문화에서 기본적으로 소양인적이다. 부르주아의 세계관

---

50) 이에 대한 비판은 황태연, 『지배와 이성』, 서울 1996, 152-158면; Tai-Youn Hwang, *Herrschaft und Arbeit im neueren technischen Wandel* (Frankfurt am Main: Peter Lang, 1992), 189-194.

으로부터 자라난 시간·역사관인 진보사관은 내세를 주변화시키고 현세를 중심에 놓는 세속화된 시간지평에서 '과거는 현재를 위해 있는 것이고 현재는 미래를 위해 있는 것'이라는, 즉 미래의 비전을 목적으로 설정하여 과거와 현재를 미래의 수단으로 도구화하는 철저히 세속화된 목적론적 역사관이다. 점잖빼는 클래식과 정반대로 경쾌하고 요란하며 유행과 패션에 민감하고 '오두방정을 떨며' 즉흥적으로 변하고 들썩대는 근대의 대중문화는 그대로 소양인의 체질적 표출인 셈이다. 나아가 치열한 공방과 논쟁으로 시끌벅적한 민주정치는 소양인의 체질과 능력(글·말솜씨, 용기, 투지)에 가장 부합하는 속성을 지녔다. 대화와 토론을 배제하는 무언의 노동과 경쟁이 지배하는 근대 시장경제의 이재理財분야에서는 협상·상담 같은 지구력을 요하는 대면관계의 전략적 행위와 노동에 사상인 중 가장 탁월한 태음인이 '성공한 소유권자 집단'으로 지배한다. 말하자면 어느 나라든 근대사회는 소양인과 태음인이 정계와 재계를 나누어 지배하고 분할지배체제인 셈이다. 소양인은 이데올로기·권력 중심의 사상·정치분야와 대중문화·예술과 시민운동이 펼쳐지는 시민사회를 주도하고, 태음인이 기업주와 최고경영자, 충직하고 지구력 있는 근로자로서 이재와 산업노동의 시장경제를 관장한다. 기타 체질인 소음인과 태양인은 이 기본구조를 기능적으로 지원한다. 소음인들은 정치·경제분야에서 법조인, 행정인력, 과학·기술전문가, 근로자, 서비스인력으로서 정치와 경제활동을 지원하는 한편, 의료전문가로서 아프고 다친 육신을 치유해 준다. 태양인은 (신경정신과 심리전문가와 더불어) 치열한 경쟁사회에서 정신적·심리적으로 다친 영혼들을 치유하는 보완적 역할을 담당한다.

얼추 짐작해 보는 것이지만 소양인과 태음인의 동맹관계를 기본구조로 가진 근대 시민사회는 태음인과 소음인의 동맹으로 짜인 전근대의 봉건사회보다 상대적으로 굳건하다 할 것이다. 상술한 사상체질들 간 화합·배척논리를 적용하면 소양·태음인의 관계는 '모자관계'로서 100% 상생·화합관계인 반면, 태음·소음인 관계는 70% 정도의 화합관계에 불과하기 때문이다. 따라서 근대사회의 정치·경제적 지배체제는 체질동맹의 관점에서 보면 역사상 가장 튼튼한 체제인 셈이다.

근대 시민혁명은 체질로 보면 이재에 밝고 점잖고 지구력이 있으나 언변과 투쟁에 약하고 겁이 많은 태음인들이 조용히 이루어낸 자본축적의 바탕 위에서 용감하고 창의적이며 말 많고 성질 급한 소양인 교양부르조아들이 태음인 경제부르주아들의 배후 지원 하에 사상·이데올로기 분야로부터 정치·문화·예술분야에까지 합리화, 민주화, 세속화, 대중화를 추진하는 과정에서 발발했다고 말할 수 있다.

이런 이유에서 태음인과 소양인이 수적으로 균등하게 혼재, 공존했던 영국에서는 세계사의 선두에서 이미 17세기에 두 번의 내전과 혁명(1642-1652년의 1-2차 영국내전과 크롬웰 청교도혁명, 1689년의 명예혁명)이 발발하여 절대왕정의 타도와 정치의 근대화(민주화)를 선도했고 18세기 후반과 19세기 초에는 시장혁명과 산업혁명을 일으켜 경제적으로 세계를 제패했다. 이와 동시에 영국사회의 태음인적 전통주의를 압제로 느낀 신교도 소양인들이 17-18세기와 19세기 초에 걸쳐 신대륙으로 대거 이주했다. 민족이동 규모의 소양인 대량이탈로 태음인의 비율이 상대적으로 급증한 영국은 19세기후반 이래 정치적 격동을 별로 겪지 않는 전통주의적이고 점잖은 '신사의 나라'라는 이미지를 가지게 되었고 묵묵히 세계의 이재를 지배하는 '세계의 공장'으로 불리게 되었다. 반면, 거주민들이 비교적 순수하게 소양인들로만 구성된 미주 신대륙은 18세기말부터 1세기도 못되는 기간 사이에 두 번이나 유혈낭자한 내전(1775-1783년의 8년 독립전쟁과 1861-1865년의 4년 남북전쟁)을 감행하여 독립쟁취, 사상초유의 근대국가 민주공화국 건국, 노예제폐지 등 세계사적 위업을 선도적으로 이룩했다.

이어서 국민의 압도적인 다수가 소양인인 프랑스가 미국혁명을 직수입하여 1789년, 1830년, 1848년 등 세 번에 걸친 연속적인 시민혁명을 통해 시민민주주의를 세계사적 차원으로 파급시키고 심화시켰다. 역시 소양인 국가인 이탈리아가 19세기 중반 봉건적 국가분열 상태를 무력으로 종식시키고 근대적 통일국가를 건설했다. 이에 반해 17·18·19세기 전 기간 동안 소음인이 지배적인 독일·일본에서는 '찻잔 속의 태풍' 같은 지식인 중심의 작은 소요는 있었지만 '혁명'은커녕 '밑으로부터의 개혁'도 늘 봉쇄되었다. 이 두 나라와 대부분의 중·동구권 국가들은 '반서방·반계몽·반합리'를 핵으로 하는 '복고반동적 봉건세력들의 객기'인 정치적 낭만주의의 기치 아래 계몽주의, 합리주의, 인본주의, 민주주의, 공화주의, 서구적 생활양식 등 '서구적인 모든 것'의 침투를 저지하고 시민혁명을 탄압하는 반동복고의 보루로 기능했다. 이 나라들에서는 변화가 있다면 오직 "위로부터의 개혁"을 통해 강요되는 느리고 뒤늦은 수동적·점진적 변화만이 있었을 뿐이다.

특히 독일과 일본은 20세기 들어서자 파시즘·나치즘·군국주의 등 온갖 엽기적 극우세력의 요새로 변하여 인류문명과 세계주의적 보편가치를 파괴하고 무자비한 침략전쟁, 대량학살 등으로 무수한 인명과 인권을 유린하는 세계사적 범죄를 자행했다. 소양인 국가 이탈리아는 무솔리니의 파시즘 지배 하에서 에티오피아 침략을 자행하고 저 두 나라와 동맹을 맺었지만, 국내 정치역학과 양상은 저 소음인 국가들과 매우 판이했다. 이 점은 사상체질의 관점에서 특별히 주목해야 할 것이다. 이탈리아 파시스트들은 에티오피아 침략에서 도리어 대패했고 히틀러가 강요한 '유대인 소개疏開'도 흉내만 내는 식으로 하는 둥 마는 둥 흐지부지했고 집단학살(genocide)이나 그 어떤 징그러운 반인도적反人道的 범죄도 저지르지 않았으며, 또 이탈리아 반反파쇼 게릴라들은 미군상륙 이전에 자연발생적으로 활동을 개시하여 파시스트를 소탕하고 무솔리니를 체포·처형했다. 나아가 미군상륙 후 이탈리아 국민은 거리로 몰려나가 미군의 로마진주를 열렬히 환영했다. 이것은 무조건 항복할 때까지 현지 주민의 반나찌·반파쇼 저항이 전무했고 항복 후 미군의 진주에 비분강개하거나 침묵 속에서 지하실과 골방에 처박혀 있었던 '소음인의 나라'인 독일과 일본의 내부상황과 지극히 대조적이다.

사상체질론적 관점에서 간추린 이 세계사로도 체질과 정치의 긴밀한 관계를 짐작하기에 충분하다 할 것이다. 또한 특정국가의 국민성도 사상체질론으로 설명가능하고 그 나라의 역사도 각 국민의 사상체질적 특성에 의해 결정적으로 영향받는 사실도 어느 정도 드러난다. 또 개인이 국가의 역사적 명운命運을 결정할 위치에 있는 것은 아니지만, 예외적으로 국가 지도자는 개인적으로 특징적인 체질요소를 통해 국가의 역사적 명운에 심대한 영향을 미친다. 나아가 국민의 지배적인 체질, 즉 국민성과 지도자의 체질간의 관계 매트릭스는 복잡한 정치적 의미를 산출한다.

따라서 이런 복합적인 맥락에서 정치의 핵심요소인 리더십, 국민성과 문화, 국민과 리더의 관계를 사상체질의 관점에서 구체적으로 규명해야만 사상정치론四象政治論의 기반이 마련될 수 있을 것이다. 만약 이 시도가 시론적으로나마 설득력 있는 설명모델을 제시하는 데 성공한다면, 리더십 이론 분야에 대해서만이 아니라 현실정치와 각종 비정치적 조직 및 단체의 지도와 통솔에 대해서도 – 기존의 정치학적·경영학적 처방과 비교할 수 없을 정도로 – 유익한 실천적 지침을 제공할 수 있을 것이다.

사상체질과 리더십의 관계를 연역해보자. 리더십은 정치분야, 그리고 회사경영, 각종 사회단체의 지도, 부대통솔, 조·반장·대리급에서 국(부)·과장급에 이르는 중간위계의 보스들의 부하관리, 가족의 유지 등에서도 필수적이고 결정적인 요소이다. 따라서 리더십은 리더 한 개인의 문제일지라도 각 집단의 명운을 결정할 만큼 중요한 핵심적 사회행위인 것이다. '지도력'과 '지도자'로 국역되는 이 리더십과 리더는 일단 물질적·경제적 문제가 아니라 사람 간의 순수한 '사회적' 문제다. 따라서 리더십은 집단 전체의 운명을 결정할지라도 집단 전체의 구조문제가 아니라 어디까지나 리더와 구성원들 간의 순수히 인간적인 상호작용이고, 더 좁게 파악하면, 지도자의 개인적 천성天性 문제로 귀결된다.

따라서 사상인적 인간분류가 옳은 것이라면, 이 사상체질론은 바로 리더의 천성과 능력, 장단점을 가장 선명하게 밝혀 줌으로써 특정인의 체질을 알게 되면 이 특정인이 리더가 되어 발휘할 리더십의 성격을 미리 예측할 수 있는 길이 열린다. 금방 취임한 리더의 체질을 안다면, 이 리더가 지도자로서 발휘할 리더십의 성향을 미리 알 수 있고, 리더십에 대한 이 사전인식 자체가 예측·기대가능성을 확대시켜 주기 때문에 구성원들과 단체에게 중요한 '인지적 재화'가 된다. 이런 맥락에서 사상체질론은 정치학 분야에서 뜻밖의 중요한 이론적 기여를 할 수 있다. 여기서는 먼저 리더십의 종류, 리더십과 사상인의 연관을 다루고, 세계역사상 또는 한국역사상 주요한 인물들의 체질과 리더십을 밝히고자 한다.

보통 광의의 리더십은 "구성원으로 하여금 집단의 목표를 달성하는 방향으로 행동하도록 하는 지도자의 모든 작용"으로 정의된다. 이에 반해 좁은 의미의 리더십은 지도자의 이 작용이 "자발성의 자극"을 통해서 기능하는 경우에 국한된다.[51] 따라서 광의의 리더십은 지도자가 강제력을 포함한 모든 방법과 수단을 활용하여 피지도자를 이끄는 것으로 이해되지만, 협의의 순수한 리더십은 강제력의 개입 없이 피지도자의 자발적 동조와 추종에 입각한 지도행위를 가리킨다.

물론 물리적이든 심리적이든 강제력이 따르지 않는 순수한 리더십은 존재하지 않지만, 흔히 리더십이 강권행사에 본질을 두는 '지배'와 달리 이해되는 것은 어디까지나 피지도자의 자발적 동조가 리더십의 본질구성적 요소이기 때문이다. 따라서 순수한 리더십은 집단성원이 최대한의 만족감을 가지고 효과적인 목표달성을 위해 자발적으로 행동하도록 동기를 부여하는 힘이라고 할 수 있고 바로 여기에 리더십 개념의 핵심이 들어 있다.[52] 즉, 리더십은 이 동기부여를 통해 집단성원의 바람직한 행위를 유도하고 통합함으로써 집단의 잠재력을 현실화하는 것이다.

이런 의미에서 보면, 순수한 리더십이란 고대희랍 시대의 오디세이나 아가멤논 같은 헤게몬(*hegemon*)들이 행사하던 – 고대적 의미에서의 – '헤게모니'에 해당된다. 이 헤게모니 개념의 고대희랍어적 의미는 지배 또는 명령권을 뜻하는 것이 아니라 '이끎'이라는 의미의 통솔력을 가리킨다. 이 헤게몬은 상명하복의 명령권을 가지지 않았

---

51) 정인홍 외, 『정치학대사전』(서울: 박영사, 1984), "리더십" 항목.
52) 참조: 정인홍 외, 『정치학대사전』, "리더십" 항목.

고 따라서 불복종하는 자에게 강권을 행사할 권한이 없었다. 그는 다만 이탈자를 추종세력의 여론에 호소하여 욕먹게 할 수 있었을 뿐이다. 헤게몬을 따르는 추종자들은 자발적으로 헤게몬의 지휘에 응했다. 가령 아가멤논 같은 인품과 용맹이 뛰어난 헤게몬에게 어떤 자가 불복하거나 비방하면 다른 추종자들에게 핀잔을 듣는 일은 있었으나 처벌받지는 않았다.[53]

말하자면 집단성원의 자발성에 개념적 본질을 두는 순수한 리더십은 구성원들의 지지, 추종, 동조와 이것의 유발에 의거하는 고대 희랍적 '헤게모니' 개념과 동일하고, 한나 아렌트의 - 지지, 동조, 합의에 기초한 - "권력"[54]의 행사와 상통한다. 이런 상호주관적 권력(intersubjective power)에 기초한 "헤게모니적" 리더십은 도구적 강권의 행사에 본질을 두는 통치권과 본질적으로 다르다. 이런 의미에서 - 가령 대통령이 민주적 선거를 통해 합법적 강권(Gewalt)에 의거한 지배·통치권을 행사할 수 있는 지위에 선출되었을지라도 - 대통령의 '통치권'과 '리더십'은 본질적으로 다른 것이다.

폴레트(M. P. Pollett)는 이런 의미에서의 리더십을 1) 직책(position)의 리더십, 2) 퍼스낼리티(personality)의 리더십, 3) 기능(function)의 리더십으로 분류한다.[55] 그러나 특정 대통령의 리더십을 논하는 여기에서 제도에 기반한 '직책의 리더십'은 해당사항이 없을 것이다. 또한 '정치적' 리더십을 문제삼는 우리의 맥락에서 지도자의 전문가적, 테크노크라트적 능력에 기반한 탈脫정치적 '기능의 리더십'도 해당사항이 없다. 우리가 논하고자 하는 지도자의 리더십은 이미 '퍼스낼리티의 리더십'과 관련된 것으로 전제된 셈이다.

---

53) 황태연, 『지배와 이성』(서울: 창작과 비평사, 1996), 79쪽.
54) Hannah Arendt, *Macht und Gewalt* (München-Zürich: 1990).
55) 정인홍 외, 『정치학대사전』, "리더십" 항목에서 재인용.

이 '퍼스낼리티의 리더십'에 관련된 리더십의 유형을 다시 1) 자유방임적 리더십, 2) 성원의 '만족의 감소' 위협을 활용한 권위주의적 리더십, 3) '만족의 증대'에 기반한 민주적 리더십으로 가르자는 주장도 있다.[56] 그러나 '자유방임적 리더십'은 성원의 자발적 행위에 동기를 부여하는 지도자의 핵심기능이 빠진 단순한 '섭외기능'에 지나지 않는 것으로서 리더십으로 볼 수 없다. '권위주의적 리더십'과 '민주적 리더십'의 구분도 '만족의 감소'와 '만족의 증대'를 기준으로 한 구분인 한에서 개념적 공허성을 안고 있다. 권위주의적 리더십도 '정치적' 자유의 만족을 감소시키는 대가로 '경제적' 만족을 증대시킬 수 있고, '민주적 리더십'에서는 양자가 뒤바뀔 수 있기 때문이다. 이런 의미에서 이 구분법은 현실적 타당성과 적용가능성이 없다 할 것이다.

따라서 '퍼스낼리티의 리더십'은 기존의 구분법과는 다른 새로운 접근을 시도해야 할 것 같다.

2. 사상체질과 리더십의 유형

필자는 막스 베버의 행위이론(목적합리적 행위·가치합리적 행위·전통적 행위)과 위르겐 하버마스의 수정된 행위이론(도구적 행위·전략적 행위·소통적 행위·규범규제적 행위·연출적 행위)을 감정유린적·반反감성론적 편향 때문에 버리고 ① 공리적功利的 행위, ② 유희적 행위, ③ 미학적(예술적) 행위, ④ 도덕적 행위 등 네 가지 행위를 인간의 가장 합당한

---

56) 정인홍 외, 『정치학대사전』, "리더십" 항목.

일반적 행위유형으로 도입했다.[57] '공리적 행위(*utilitarian action*)'는 공들여(노력과 수고를 해서) 일을 완수하거나 목적을 이루어 이익을 취하고 욕구를 충족하는(쾌락을 얻는) 행위로서 노동·생산·상거래·이재·사업·경영·투자·흥정·협상·교육 등을 포괄한다. '유희적 행위(*playful action*)'는 재미를 일으키는 활동 또는 행동으로서 놀이·게임·스포츠와 언어유희(개그·위트·유머) 등을 포괄한다. '미학적(예술적) 행위(*aesthetic[artistic] action*)'는 '미美(아름다움)'를 창조하는 행위로서 음악·문예·영화창작과 예술공연·연기를 포괄한다. '도덕적 행위(*moral action*)'는 동정심·정의감·공경심의 도덕감정과 도덕감각에서 행해지는 행위로서 박시제중博施濟衆, 인의仁義와 은혜의 시현, 가치이념의 추구와 수호, 경찰활동, 사법행위, 종교활동 등을 포괄한다. 공리적功利的 행위, 유희적 행위, 미학적(예술적) 행위, 도덕적 행위라는 인간의 4대 행위는 ① 이해利害(쾌락)감각,[58] ② 재미감각, ③ 미추美醜감각(미감美感), ④ 도덕감각(시비감각)이라는 인간본성의 4대 판단감각에 대응하는 행위다. 인간의 이 4대 행위는 인간사회에서 중요한 핵심적 행위들을 다 포괄한다고 할 수 있다.

이 네 가지 행위로부터 제각기 ① 공리적 리더십, ② 유희적 리더십, ③ 예술적 리더십, ④ 도덕적(이념적) 리더십을 도출할 수 있다. '공리적 리더십'은 지도자가 체질적으로 능하고 밝은 이재理財(주책)능력과 손익감각으로 공들여 일을 완수하거나 목적을 이루어 이익을 얻듯이 대중의 공리적 활동을 이끄는 경제적 리더십이다. '유희적 리더십'은 지도자가 능하거나 좋아하는 멋진 말재간(언변)·글재간을 발휘하거나 스포츠대회·대중게임을 이용해 대중을 모으고 이끄는 공감적

---

57) 참조: 황태연, 『감정과 공감의 해석학(2)』(파주: 청계, 2015·2016), 1243-1495쪽.
58) '이해감각'은 쾌락을 증진하는(욕망을 충족시키는) 물적 수단의 증감에 대한 느낌으로서의 손익감각과 동일하다.

리더십이다. '예술적 리더십'은 지도자가 능한 미적 몸가짐과 신사다운 멋진 거동(위의)이나 자기가 능하고 좋아하는 예술장르를 이용해 대중을 이끄는 공감미학적 리더십이다. '도덕적(이념적) 리더십'은 지도자가 제각기 탁월한 체질적 판단감각에서 중시하는 인애(태양인)와 정의(소양인)의 덕목의 환기와 제시로, 또는 자기가 체질적으로 기꺼이 확신하고 신봉하는 정치도덕적 이데올로기의 주입과 홍보로 대중을 이끄는 정치적·윤리적·종교적 리더십이다.

그런데 일반 사회과학이 전제하듯이 모든 사람들이 저 네 가지 행위에 다 보편적으로 능한 것이 아니다. 위에서 설명한 대로 이 행위들에 대한 특징적인 능력의 유무에 개인의 천성이 역할을 하는 만큼 일군의 사람들은 천성적으로 가령 공리적 행위에 능하고 또 다른 사람들은 유희적·미학적 행위에 능하고 또 다른 사람들은 도덕적 행위에 능한 것이다.

따라서 인간의 천성적 인식·행위능력, 직관능력과 재능, 성정과 체질적 장단長短을 사상인四象人의 범주로 체계적으로 분류한 이제마의 사상의학四象醫學은 사회과학적 행위론을 구체적 차원으로 확장해 줄 수 있다. 만약 태양인, 소양인, 태음인, 소음인이 각기 어떤 사회적 행위에 특별히 유능한지를 밝혀낸 다음, 특정 지도자가 사상인 중 어떤 체질인지를 판별해낸다면, 이 지도자의 리더십의 특징을 알아내고 그 성격과 방향을 예측하는 데 큰 도움을 줄 수 있다.

태양인 태양인은 타고난 인자로서 의사소통에 장기가 있어 언변이 분명분명("편편연便便然")하므로 성질의 장기가 "소통"에 있고("太陽人性質長於疏通"), 사람을 포용하는 매력이 있어 '교우'(공적인 교제)에 능하고 특별한 '행검'(금도를 지켜 바른 품행과 몸가짐을 하는 분별능력)이 있기 때문에, 또한 태양인은 '천시'(역사·명운·천지자연의 변화와 흐름)에 밝고 탁월한 공적 선악분별의 감각을 지녔기 때문에 도덕적 행위(도덕·가치·이념의 환기·제시·홍복·추구·수호)에 아주 능하다. 또 태양인은 손익감각이 없고 이재(주책)가 약하기 때문에 자기나 자기 가족을 위한 공리적 행위에 박약한 반면, 역사적·도덕적 차원에서 행동할 때 천성상 '방략'(목적완수의 방도를 짜내는 전략적 수완)에 탁월하므로 국민경제나 공공재의 증대를 위한 공적 차원에서 방략의 공리적 행위에는 뛰어나다. 그러나 태양인은 사물을 기술적으로 제압하는 노동에 관심이 없고, 인륜과 당여의 박약으로 인해 가족·친족 등 사적 차원의 도덕적 행위에는 박약하고, 태양인은 귀로 듣는 미적 공감을 공연으로 드러내는 음악에는 뛰어나고 눈도 상당히 밝아 미술에도 상당한 재능이 있지만 요리·연기에는 재능이 없다. 따라서 태양인은 관중과 시청자·관객을 좌지우지하는 연극·영화분야의 공연예술적 리더십과 거리가 멀다. 재미를 추구하는 유희적 행위에는 사고력思考力을 발휘하는 놀이(장기·체스·바둑·화투·마작·카드놀이 등)에서 두각을 나타내지만 체력의 발휘와 체능으로 관중을 좌지우지하는 스포츠 게임에는 관심이 없다. 그러나 언변이 "편편연"하고 "소통"의 장기를 가진 태양인은 언어유희적 행위에 능하다.

　따라서 태양인 지도자는 역사와 천하天下 차원에서 중도의 인애심 또는 지나친 정의감을 발휘하는 인의仁義의 강력한 도덕적·이념적 리더십을 발휘한다. 태양인은 일체의 공사의 당파성을 초월, 역사적·종교적·윤리적 차원의 선악 이분법에 따라 현세의 특정 당파를 초월해 범국민·범인류의 큰 틀에서 때로는 독불장군처럼, 때로는 길고 넓은 안목을 가진 현자처럼 객관적으로 느끼고 사고하고 판단하기 때문이다. 그리고 태양인 지도자는 방략(전략적 수완)이 탁월하기 때문에 공적 기업경영·국가경영 차원의 공리적 리더십을 가지고 귀가 밝기 때문에 국민을 음악으로 교도하는 예술적 리더십을 겸해 발휘한다. 그러나 태양인 지도자는 관중을 유희적·공연예술적 리더십은 결여한다. 따라서 태양인 지도자는 기본적으로 역사와 대화하는 풍운아적 혁명지도자, 국민을 모으고 교도하는 인자仁者의 특유한 도덕적 리더십으로 새 나라를 세운 유방·왕건과 같은 건국지도자, 카리스마적 신정神政지도자, 바그너 음악에 심취하고 바그너 음악을 정치에 투입한 히틀러 같은 반反인륜적·예술적 독재자나 궁예와 같은 도덕적 광기의 정치지도자로 나타난다. 언변이 "편편연"하고 "소통"의 장기를 가진 태양인은 공공연한 자리에서 탁월한 '언어유희적 리더십'을 발휘하여 종종 "흩어지면 죽고 뭉치면 산다"는 등의 역사적 명언을 남기도 한다.

소양인

소양인은 타고난 의자義者로서 '세회'(정치적·사회적 민심의 흐름)에 가장 밝고 '사무'(정치적·사회적 업무와 사업의 기획·실행)에 뛰어나며 꽁하지 않고 남과 잘 어우러져 상냥하고("恢恢然") '도량'(적시·적소·적량을 짐작으로 가늠하고 판단하는 직감적 균형감각)과 '재간'(위트 있는 말재간, 유머러스한 글재간)이 사상인 중 가장 탁월하기 때문에 공석(세미나, 연단, 매스컴 등)의 중도의 정의감과 지나친 인애심에 근거한 도덕적·도덕이념적 행위에 탁월하다. 소양인은 성정상 인간차별, 인간학대, 인권유린에 분노하는 의분, 이런 불의를 앞장서 탄핵할 용기, 불의에 대적할 투지가 강하기 때문이다. 또 때문에 이를 구현할 특정한 노선의 결사, 조직, 정당 등 공적인 당파를 필요로 하고 공적인 문제에서 한쪽 편을 확실히 선택하여 분명한 입장을 표명하는 데 능하다. 따라서 자기가 지지하거나 몸담은 공적 결사에 대한 연대의식과 충성심도 강한 편이다. 그리고 소양인은 여론을 타는 언어유희적(언변) 행위와 공적 사무(미래기획과 집행)로서의 공리적 행위에 탁월하다. 그러나 지구력과 인내심을 요하는 협상과 뚝심을 요하는 일에는 약하다. 사물을 다루는 노동으로서의 공리적 행위에는 손재간이 뛰어나지만 이것을 완수할 지구력과 인내심이 부족하다.

따라서 소양인 지도자는 정의와 사랑(인애)을 지향하는 도덕적·이념적 리더십이 탁월하지만 세회에 민감하여 내세우던 이념을 현실에 맞게 자주 수정한다. 소양인 지도자의 도덕적·이념적 리더십은 유연하다. 간혹 유연성과 변신이 지나쳐서 이념적 배신·변절로 일탈하는 경우도 있다. 그러나 소양인의 리더십이 불법적 금품·재물취득의 부정비리로 부패할 가능성은 낮다. 소양인은 사적 당파성이 전무하므로 가족·친척·친구·연고자 등 혈연·지연·학연에 구애받지도 않고 친인척과 친구라는 이유로 편드는 일도 없기 때문이다. 특히 공무에서는 이런 사적 인연을 완전히 무시하는 경향이 있어 몰인정한 사람으로 비친다. 사고와 판단도 연고자들의 이해관계와 사적 의견을 무시할뿐더러 심지어 자기의 이익도 초월한다. 나아가 소양인지도자는 여론을 일으키고 언론을 좌우하는 탁월한 언변의 유희적 리더십, 공적 사무 차원의 미래기획자와 집행자로서의 공리적 리더십이 탁월하다. 또한 눈이 좋아서 미술·패션·영상예술을 좋아하여 영화를 활용한 영화예술적 리더십을 중시한다. 소양인 지도자는 이봉창 같은 열사, 안중근·윤봉길 같은 의사義士, 기본적으로 결단이 빠른 정의구현 현실타파형의 급진적 개혁지도자, 김영삼·클린턴·블레어같이 언론매체를 이용하여 대중과 교감하는 언변유희적 지도자, 속론俗論을 무시하고 공적 '사무'(미래기획)를 공리적 지도자 등으로 나타난다.

태음인 태음인은 공포심이 많은 타고난 경제적 지자智者로서 '인륜'에 밝고 '거처'에 능하고 '주책(이재)'에 재능이 있고 신사 같은 '위의', 지구력, 참을성이 있는 반면 '천시', '사무'(창의기획과 구상), '도량'(가늠), '재간'에 불능이다. 이런 태음인은 (재간은 없으나 지구력이 있고 이재[주책]에 밝으므로) 반복적인 공리적 행위(노동과 경영)에 능하고, 뚝심과 지구력이 뛰어나 흥정·협상 등의 공리적 행위에 능한 흥정과 협상의 명수다. 그러나 대면할 수 없는 익명적 대중사회의 '세회世會'의 인식과 이에 대한 전략기획과 집행('사무')에 박약하다. 겁이 많고 우유부단하여 좀처럼 전략적 결단을 내리지 않지만 꼭 해야 하는 거대프로젝트의 경우에는 일단 결단하면 끝까지 밀어붙여 완수해 내는 공리적 행위에 탁월하다. 태음인은 역사의식, 정의감, 투지가 취약하여 일관된 이념적 행위에 박약하고 기회주의적이다. 또 태음인은 말·글·손재간, 두루두루 살피는 포괄적 통찰력과 즉흥성, 청취력과 이해력, 기억력과 예측력이 떨어지는 한우韓牛같은 유형이다. 태음인은 천시인지의 박약성과 세회인지의 부족으로 말미암아 공과 사의 당파성을 모두 결한 무당파다. 가족·친구·상사와 부하 등 인대인人對人 관계 등 사적인 당파성 문제에서는 태음인은 은근하게 편들기를 한다. 그러나 태음인의 편들기는 인륜 때문에 또는 편가르기로 인한 자기노출과 갈등을 감당할 용기나 투지가 없기 때문에 오직 은근할 따름이다.

따라서 이재에 밝은 태음인 지도자는 경제건설과 경제개발, 흥정과 협상, 국가경제프로젝트를 지구력으로 끝까지 밀어붙여 완수하는 뚝심의 공리적 리더십을 갖췄다. 그러나 태음인 지도자의 '뚝심의 공리적 리더십'은 자기가 세운 공리적 목적에만 몰입하고 타인들의 말을 고려하지 않기 때문에 권위주의적 리더십으로 전락하기도 한다.

땀을 많이 흘려야 하는 체질 때문에 스포츠를 아주 좋아하여 스포츠 게임을 이용해 대중을 유도하는 스포츠유희적 리더십이 있다. 그러나 태음인 지도자는 도덕적 리더십이나, 예술을 이용해 권력작용을 하는 예술적 리더십이 약해서, 유희적·예술적으로 무미건조한 지도자다. 그리고 인의仁義도 이재의 관점에서 계산하고 이재와 겁심에서 도덕과 원칙을 가벼이 여기는 과거의 윤보선 대통령, 장면 총리 같은 도덕적 기회주의 지도자다.

그러나 태음인 지도자는 한 가지 점에서 아주 특별한 예술적 리더십을 발휘한다. 태음인 지도자는 늘 주변과 국민을 안심시켜 은근히 이끄는 신사같이 점잖은 모습을 보이고 여느 태음인처럼 정갈한 멋진 의상을 착용하고 일관되게 무게 있는 언행·거동의 은근한 태도와 조용한 동선을 보인다. 이것을 미학적으로 파악할 때 태음인 지도자의 리더십에서는 점잖고 멋진(신사다운) 행동거지의 예술적 리더십이고 말해야 할 것이다. 위의威儀 있는 멋진 행동거지는 일종의 행위예술이다. 그러므로 태음인 지도자를 특징짓는 예술적 리더십은 정확하게 '행위예술적 리더십'이라고 꼭집어 말할 수 있다.

가령 태음인 박정희는 평생 기회주의적(일본군 장교, 광복군, 남로당 무력부장, 국군 장교)으로 살아오다 '뿔뚝 성질'로 쿠데타를 일으켜 계엄령, 정치정화법, 날치기 개헌, 유신, 위수령, 긴급조치 등으로 민주주의와 의사소통을 파괴한 후, 국민의 이재理財에 해당하는 산업화를 성난 황소처럼 뚝심 있게 밀어붙여 역사를 만든 '무게 잡는' 권위주의적 지도자로서 한국역사상 보기 드문 독재자였다. 그런가 하면 왜 권좌에 오르는지도 알지 못하고 도덕적·유희적·미학적으로 무의미하게 대통령을 지낸 태음인 노태우는 남의 기분과 마음을 건드는 일체의 언행을 자제하는 '신사같이' 점잖고 우유부단하고 무미건조한 지도자로 일관했다.

소음인 소음인은 타고난 예자로서 '지방'(지리·지위감각)에 밝고 '당여'(친숙한 측근과 친구)와 좁은 범위의 당파적 우정에 능하고 '경륜'(짜임새와 일관성이 있고 단정, 세밀, 꼼꼼하고 단아·단중한 성질과 도구적 물건들을 정교하게 만들고 조립하는 공학적·공예적 재능)과 '식견'(맡은 일에든 빠삭하고 기억력이 좋고 영리한 두뇌능력)에 탁월하고 자기 멋대로 하는 남다른 고집과 오기가 있고, 초지일관하는 끈질김과 집요함과 끈기가 탁월하다. 발로 하는 스포츠에 강하고 발로 하는 모든 스포츠를 좋아한다. 반면, '세회'에 어둡고 '교우'(공적 교제관계)에 불능이며 '행검'과 '방략'이 없다. 소음인은 사석에서의 언어유희에 뛰어나지만 실현가능한 공적 사무(전략적 사업기획)능력은 거의 없고 정확한 '세회' 인식에 바탕을 둔 공론장公論場에서의 언어유희적 행위에는 위험할 정도로 매우 박약하여 설화舌禍를 일으킨다.

따라서 소음인적 정치지도자는 공개석상에서 탁월한 언변의 언어유희적 리더십을 결한다. 하지만 치밀하고 조직적인 지도자로서 '민주주의와 시장경제의 병행발전', '특권과 반칙 없는 사회' 등과 같은 흔한 이념이나 가치를 도덕원칙으로 초지일관 견지하는 도덕적·이념적 리더십을 보여준다.

그러나 소음인이 세회인지에 박약하고 천시인지가 부족하기 때문에 소음인 지도자의 당여 능력은 공적 세계에서 늘 공적 정파를 사적 당파로 바꿔놓는 경향이 있다. 즉, 소음인 지도자는 가령 공당을 '당내당', 즉 파벌로 나눈 뒤 파벌을 불려 '정당'으로 둔갑시키는 '사당화私黨化' 경향이 강하다. ('공당'은 국익을 당리黨利 위에 두는 정치단체인 반면, '사당'은 당여집단의 당파적 이익을 공당의 당리나 국익 위에 두는 패거리정치 집단으로 정의된다.) 당여에 능한 재간을 가진 소음인은 사적 영역의 사랑과 우정(가족, 친인척, 친구, 향우회, 사조직, 파벌 등)에서처럼 공당에서도 내 편, 네 편을 확실히 갈라 자기 사람과 자기 파벌만을 챙기기 때문이다. 소음인 지도자는 공적 당파를 사적으로 변질시킬 뿐만 아니라 당파간 정쟁을 세세하게 따지는 좁쌀영감의 시비지심으로 첨예화시킨다. 따라서 소음인의 도덕적 리더십은 종종 당파적 타인의 잘못에 대해서는 치밀하고 가혹하게 시비를 따지면서도 자기와 당여들의 잘못에 대해서는 관대한 이중잣대로 인해 망가지기 일쑤다. 이것은 '위선'으로 나타나는데, 소음인 지도자는 이 위선이 대중에게 발각되거나 노정되는 것을 어떻게든 엄폐하고 이 엄폐를 그야말로 '초지일관' 고수하려고 노력하지만, 이 노력이 실패해서 그 위선이 폭로되는 경우에는 극단적 선택을 할 수도 있다. 따라서 공적 세계에서 소음인 지도자는 공당을 사당(당여)으로 전락시키고 싶은 당여 심리를 자제하고 지나친 시비지심을 억제하려는 '수신'을 게을리하지 말아야 한다.

한편, 소음인 지도자는 발로 하는 축구·족구 등 모든 스포츠를 좋아하여 이런 스포츠게임·월드컵 등을 이용해 국민을 결집시키는 스포츠유희적 리더십을 구사할 능력이 있다. 특히 세계적 인기를 누리는 축구의 대중성으로 인해 축구는 유희적 리더십의 발휘에 가장 유용하다.

한편, 소음인은 재물·금전과 관련된 시비지심(손익감각)이 탐인(수전노)으로 전락할 위험이 있을 만큼 과도하지만 이것을 약간 절제하여 적당히 발휘한다면 경제활동에서 공리적 행위를 잘 해낼 수 있다. 또한 소음인의 이재능력(주책)이 태음인에 미치지 못하지만 소음인은 태음인 다음으로 이재능력이 상당하다. 따라서 소음인은 적절하게 조절된 손익감각과 상당한 이재능력을 결합하면 탁월한 공리적 행위를 할 수 있다. 더구나 소음인의 또 다른 탁월한 자질인 끈기와 끈질김이 더해진다면 소음인은 끈기 있게 공리적 행위를 완수한다. 따라서 소음인 지도자는 국가와 공당 차원에서 이재를 발휘하고 거대 프로젝트를 추진해서 완수할 끈기의 공리적 리더십이 사상인 중 가장 탁월하다.

그러나 소음인 지도자의 이 탁월한 '끈기의 공리적 리더십'은 소음인 특유의 못난 심리인 '탐심'(극욕한 물욕) 또는 '탈심奪心' 때문에 망가질 수 있다. 소음인은 자기의 손익에 지나치게 민감하고 물욕이 극심하여 은밀하게 재물과 금품을 취하는 쩨쩨한 비리와 부정부패에 물들기 일쑤이기 때문이다. 이 부정부패 때문에 소음인 지도자의 다른 리더십인 '이념적·도덕적 리더십'도 하루아침에 무너질 수 있다. 따라서 소음인 지도자는 이 탐심을 자제하고 공사公私의 재물을 취하려는 탈심을 억제하는 '수신'을 게을리하지 말아야 한다.

공론장에서는 말재간이 약하여 자주 설화를 일으키고 '세회' 감지와 예견력이 취약하여 이전에 한 말을 자주 뒤집는 '말 바꾸기의 명수'다. 사석에서 한 말은 대개 공론장으로 흘러나오기 마련이므로 사석의 좌담을 언론을 통해 전해 듣는 대중은 소음인 지도자의 경우 자주 말을 바꾼다고 생각한다.

사상인 지도자의 리더십 유형

	태양인	소양인	태음인	소음인
도덕적 (이념적) 리더십	인의도덕적 리더십	정의도덕적 리더십	없음 (기회주의)	초지일관의 이념적 리더십

예술적 리더십	음악 예술적 리더십	영화 예술적 리더십	점잖은 행위예술적 리더십	없음 (무미건조)
유희적 리더십	언어 유희적 리더십	언어 유희적 리더십	스포츠 유희적 리더십	스포츠 유희적 리더십
공리적 리더십	방략(전략)의 공리적 리더십	사무(기획·실행)의 공리적 리더십	뚝심의 공리적 리더십	끈기의 공리적 리더십

사상체질
四象體質

4

제4부
세계 각국의 사상체질적 국민성과 민족문화

제1장
국민성 또는 민족문화

제2장
다체질의 나라

제3장
소양인의 나라

제4장
소음인의 나라

사람과
세계가
보인다

일국一國 안에서 제아무리 특이하고 개성적인 개인들이라도 타인들과 공유하는 공통된 특질인 '국민성(national character)' 또는 '민족성(Volkscharakter)'이 존재한다는 것을 근거 있게 입론立論할 수 있는가? 임마누엘 칸트는 데이비드 흄이 영국인들처럼 각 개인이 자신의 특별한 성격을 보여주는 데 열중한다면 국민성이란 존재하지 않는다고 주장했다고 무고했다. 칸트는 말한다.

> 나는 흄이 이 대목에서 틀렸다고 생각한다. 점잖빼는 성격은 바로 흄 자신이 속한 그 국민의 일반적 특질이고, 특히 이 국민만이 외부에 대해 국내의 자유를 힘으로 보증하는 진정한 시민적 헌정체제를 자랑할 수 있다고 믿고 외래적인 모든 것을 깔보는 성향이 있기 때문이다.[1]

그러나 뒤에 살펴보겠지만 흄은 「국민성격론」에서 국민성의 존재를 부정한 것이 아니다. 다만 몽테스키외의 풍토결정론적 민족문화론을 부정했을 뿐이다. 흄은 인간의 개인적 체질과 정신적 전염성傳染性에 기초한 '정신적 국민성' 개념을 전개했다. 말하자면 흄도 칸트와 마찬가지로 '국민성'이 분명 존재한다고 단언한 것이다.

따라서 흄과 칸트가 공히 그 존재를 단언한 '국민성(민족성)'을 '민족문화(일국의 전통문화)'의 차원으로 확장하여 일반론적으로 살펴볼 필요가 있다. 민족성(국민성)은 곧 민족문화의 인성적·성격적·성정적 체현이고 민족문화(민족적 생활양식)는 국민성의 표출이기 때문이다. 그리고 이 일반적 민족문화론의 바탕 위에서 국민성 또는 민족문화의 형성에서 각국 국민의 공통된 생활양식이 형성되는 과정에서 사상체

---

1) Immanuell Kant 1798(1800 2. Aufl.), *Anthropologie in pragramatischer Hinsicht*, 659쪽. Kant Werke Bd.10 (Darmstadt 1983).

질적 DNA의 역할을 정확하게 위치 지을 필요가 있다.

여기서 '국민성'과 '민족성'은 동의어로 쓴 것이다. 하지만 엄밀히 하자면 '민족성'은 '국민성'의 대외적 측면만을 가리킨다. '국민성'은 대내외적 측면을 둘 다 가지지만, '민족성'은 외적 관점에서 타他국민과의 차별성을 드러낼 경우에 주로 동원된다. '민족성'은 일국 주민의 대내적 내면성을 제외하고 일국 주민의 생활방식이 밖의 관찰자 관점에 포착된 외양적 특징들과 관련된 것이기 때문이다. 그러나 여기서는 국민성과 민족성을 구별 없이 사용할 것이다. 어차피 이 책에서는 한국을 제외하고 모든 나라를 외부 관찰자의 관점에서 접근할 수밖에 없기 때문이다.

일반적으로 '문화를 결정하는 기본요소가 무엇인지'를 묻는 것은 문명·문화의 '정체성'이 무엇인지를 묻는 것, 또는 이 문화의 주체들과 관련된 방식으로 문제를 다시 설정하면, '국민성' 또는 '민족성'이 무엇인지를 묻는 것 또는 무엇이 민족성을 결정하는지를 묻는 것과 같은 것이다. 그러나 이 물음은 풍토의 영향과 가령 중화中華문화의 영향(타문화의 수용)만을 다루고 전쟁·정치·역사·전통·교육문제를 다루더라도 이 요소들을 다 주변화하거나 영향의 정도를 엄밀히 논하지 않고 나아가 기타 요소들을 전혀 고려치 않는 수준의 학문으로써는 답할 수 없는 엄청난 난문(*aporia*)다. 또한 이 물음에 대한 답은 반드시 고려해야 할 '뜻밖의 요소들'을 담고 있다. 따라서 여기서는 먼저 서양의 문화·민족성이론을 살펴보고 이 물음에 답하고자 한다.

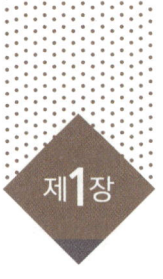

제1장

국민성 또는 민족문화

1. 몽테스키외의 풍토결정론적 문화론

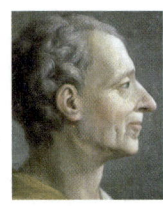

몽테스키외

일찍이 조선의 정인지鄭麟趾(1396-1478)는 '풍토'를 문화적 민족성을 결정하는 단일요소로 규정했다.[2] 서양에서 정인지처럼 문화적 민족성(정체성)을 결정하는 요소로 'climate', 즉 '기후'나 '풍토'를 절대시한 풍토결정론자는 몽테스키외였다. 몽테스키외는 『법의 정신』(1748)에서 중국정치체제를 '정치적 예종체제'로 규정하고 이 체제를 "정치적 예속도 시민적·가정적 예종에 못지않게 기후의 본성에 좌우된다"는 '풍토결정론'으로부터 논증한다.

- 우리는 큰 열기가 사람들의 힘과 용기를 약화시킨다고, 그리고 사람들을 오래 열중하고 크게 과감한 행동을 할 수 있게 만드는 육체

---

2) 참조: 황태연, 『한국 근대화의 정치사상』(파주: 청계, 2018), 223-239쪽.

와 정신의 일정한 강력성이 추운 기후 속에 있다고 이미 말했다. 이것은 국민들 간에도 관찰될 수 있을 뿐만 아니라, 같은 나라의 지방들 간에도 관찰될 수 있다. 중국 북부의 백성들은 남부의 백성들보다 더 용감하다. 코리아의 남부지방 사람들은 북부지방 사람만큼 용감하지 않다. 그러므로 뜨거운 기후대의 사람들은 비겁해서 언제나 노예로 전락하고, 추운 기후대의 사람들은 용기가 있어 자유로운 상태에 보존된다는 사실에 놀라지 않아야 한다. 이것은 자연적 원인으로부터 생기는 결과다. 이것은 아메리카에서도 발견된다. 멕시코와 페루의 전제적 제국들은 적도에 가까웠으며, 거의 모든 자유로운 소수민족들은 극지방에 가까웠고 지금도 그렇다.[3]

여기서 중국·코리아와 관련된 이야기는 다 뒤알드(Du Halde)의 『중국통사』(1735) 1권의 중국지방 소개와 4권의 『코리아의 역사(Histoire de la Corée)』 장으로부터 인용한 것이다.[4] 몽테스키외는 '아시아의 기후(풍토)'를 전반적으로 설명하려고 시도했다. 다음은 그가 인용한 무명의 여행 보고서의 지리보고다.

- 북위 약 40도로부터 극지방까지 이르고 모스크바 경계에서 동해(Eastern Ocean)에까지 뻗치는 방대한 대륙인 아시아의 북부는 아주 추운 기후대다. 이 엄청난 땅은 시베리아를 북쪽으로 하고 대大타르지역을 남쪽으로 하는 산맥의 사슬에 의해 서에서 동으로 나뉜다. 시베리아의 기후는 아주 추워서, 러시아인들이 이르티시

---

3) Montesquieu, *The Spirit of the Laws* [1748] (Cambridge: Cambridge University Press, 1989·2008), 178쪽.
4) Du Halde, *Description géographique, historique, chronologique, politique, et physique de l'empire de la Chine et de la Tartarie chinoise*, Tom 1, 112쪽 및 Tom 4, 448쪽. 영역본: Du Halde, *The General History of China*, Vol. 1, 133-134, 557쪽.

(Irtysh) 강을 따라 정착지들을 가지고 있을지라도 거기서 아무것도 경작하지 못하고 있다. 이 지방에서는 소수의 작은 전나무와 관목 외에 아무것도 자라지 않는다. 이 지방의 원주민은 캐나다의 그런 종족들처럼 빈곤한 종족들로 분열되어 있다. 이 추위의 이유는 한편으로 대지의 융기이고, 다른 한편으로는 남에서 북으로 갈수록 산들이 평평해져 북풍이 도처로 방해받지 않고 분다는 사실이다. 노바야젬랴를 거주불가능하게 만드는 이 바람이 시베리아로 불어 들어올 때, 그것은 시베리아를 황무지로 만드는 것이다. 다른 한편, 유럽에서는 노르웨이와 라플랜드(Lapland)의 산들이 이 바람으로부터 북부 국가들을 방패막이해주는 경탄할 만한 요새다. 그리하여 위도 약 59도에 위치한 스톡홀름의 땅이 과일·곡식·식물들을 생산하고, 북위 63도와 64도에 위치한 곳과 마찬가지로 61도에 위치한 아보(Abo) 주변에 금광이 있고, 땅이 비옥하다.[5]

이어서 몽테스키외는 뒤알드를 인용해 지리의 비교설명을 계속한다. 다음은 뒤알드의 보고다.

- 시베리아 남부인 대타타르지역도 아주 춥다. 그 지방은 농사짓지 않는다. 가축 떼를 위한 초원만이 거기에 펼쳐져 있다. 아이슬란드처럼 몇몇 관목들이 자라지만 나무들은 자라지 않는다. 기장이 자라지만 밀도, 벼도 여물지 않는 몇몇 지방들은 중국과 몽골에 가까이 있다. 43·44·45도 지역에 위치한 중국 타타르지역에는 연중

---

5) Montesquieu, *The Spirit of the Laws*, 279쪽. 이르티시 강은 카자흐스탄에서 북쪽으로 흘러 서시베리아를 종단하다가 오브 강의 좌안으로 유입하는 강이고, 아보는 핀란드 'Turku'의 스웨덴식 이름이다. 우리의 동해(East Sea)가 'Eastern Ocean'으로 표기된 점은 눈여겨볼 만하다.

7-8개월 동안 얼지 않는 지점이 거의 없다. 그리하여 프랑스 남부보다 따뜻하지만 아이슬란드보다 춥다. 동해 가까운 네다섯 개 도시와 중국인들이 정치적 이유에서 중국 가까이에 건설한 몇몇 도시들을 제외하고 도시가 없다. 대타타르의 나머지 지역에는 부하라와 투르키스탄, 호라즘에 위치한 소수의 도시만이 있다. 이 극단적 추위의 이유는 질산염과 초석으로 가득하고 모래가 많은 땅의 속성과 그 융기에 있다. 베르비스트(Verbiest) 신부는 카밤후람(Kavamhuram)의 원천 부근, 만리장성으로부터 북으로 80리그 떨어진 어떤 지점이 북경 근처 바다의 해안보다 3,000 기하학 피트가 더 높다는 것을 발견했다. 이 융기는 아시아의 거의 모든 강들이 내륙에 발원지를 가지고 있을지라도 물이 부족하고 오로지 강과 호수에 가까운 곳에만 거주할 수 있다는 사실의 원인이다.[6]

이 빈약한 두 보고를 바탕으로 몽테스키외는 '대담하게' 아주 그릇된 결론을 도출하는 엄청난 '만용'을 발휘한다.

- 이 사실들은 아시아에는 정확하게 온대지방이라고 불리는 지방이 없고, 거기서 아주 추운 기후대에 위치한 지역들은 터키·페르시아·무굴제국·중국·코리아·일본 등 아주 따뜻한 기후대에 있는 지역들과 바로 인접해 있다는 것을 뜻한다. 다른 한편으로 유럽에서는 온대지방이 이 안의 기후대가 – 스페인과 이탈리아의 기후대와 노르웨이와 스웨덴의 기후대 사이에 아무 관계가 없는 만큼 – 서로 아주 다를지라도 아주 넓다. 그러나 거기의 기후대가 남에서 북으로 갈수록 각국의 위도에 근사치적으로 비례해 더 추워지는 만큼, 각

---

6) Montesquieu, *The Spirit of the Laws*, 279-280쪽.

국이 인접국과 아주 똑같고 그들 간에 주목할 만한 차이가 없으며 이미 말한 것처럼 온대지방이 아주 넓은 일이 생기는 것이다. 이런 까닭에 아시아에는 강하고 약한 나라들이 서로 얼굴을 맞대고 있고, 용감하고 호전적인 민족들이 상냥하고 게으르고 소심한 민족들과 직접 인접해 있다. 그러므로 하나는 피정복민이어야 하고, 다른 하나는 정복자여야 한다. 반면, 유럽에서는 강한 민족들이 서로 얼굴을 맞대고 있고 인접한 나라들이 거의 동일한 양의 용기를 갖고 있다. 이것은 아시아의 취약성과 유럽의 강력성, 유럽의 자유와 아시아의 예종체제의 주된 이유다. 내가 생각하는 한 이유는 이전에 얘기된 적이 없다. 이것은 자유가 아시아에서 증가하지 않는 반면, 유럽에서 자유가 상황에 따라 증감增減하는 이유다.[7]

몽테스키외는 이렇게 멋대로 '온대지방 없는 아시아지리'를 그려내고 여기로부터 유럽의 '자유'와 대비되는 아시아의 정치적 '예종'을 추론한다. 그러나 몽테스키외의 풍토결정론은 곧바로 논리적 굴절과 자기파괴에 봉착한다. 풍토결정론의 허점은 불가피하게 추운 아시아 북방에서 온 정복자들의 호방한 자유를 인정하는 것이다.

몽테스키외는 이 허점을 지우기 위해 다시 해괴한 궤변을 창안한다. '오염'과 '정치적 대항'의 이론이 그것이다. 일단 북방오랑캐들도 정복을 경로로 남방(중국)의 예종에 '오염'된다는 것이다. 풍토결정론에 반하는 문화오염·문화영향론이다. 그러나 바로 바이킹과 노르만의 로마침략은 이와 다르다는 궤변을 늘어놓는다.

- 북구 민족들은 자유인으로 정복했다. 아시아 북부 사람들은 노예

---

7) Montesquieu, *The Spirit of the Laws*, 280쪽.

로서 정복했고, 주인을 위해서만 승리했다. 이유는 아시아의 자연적 정복자들인 타타르민족 자신이 노예가 되었다는 말이다. 그들은 항상 아시아 남부를 정복하고 제국을 형성한다. 그러나 정복민족의 이 나라에 남은 부분은, 남쪽에서 전제적이므로 북쪽에서도 이렇게 전제적이고 싶어 하는, 즉 피정복민에 대한 자의적 권력을 갖고 정복자 신민들에게도 이것을 관철시키는 대군주에 종속된다. 이것은 황제가 거의 중국 자체에서만큼 전제적으로 다스리고 매일 정복에 의해 넓어지는 '중국타타르' 땅이라고 부르는 방대한 지역에서 오늘날 드러난다. 우리는 황제들이 중국인 식민들을 타타르 땅으로 보냈다는 것을 중국 역사에서 볼 수 있다. 이 중국인들은 타타르인이 되어서 중국의 불구대천의 원수가 되었지만, 이것은 중국정부의 정신을 타타르 땅으로 가져가는 것을 막지 못했다. 종종 정복한 타타르의 일부 민족이 쫓겨나 노예근성의 기후대에서 얻은 예종의 정신을 갖고 사막으로 되돌아갔다. 중국의 역사는 우리의 고대사처럼 우리에게 커다란 사례들을 제공해준다. 이것은 타타르 또는 게테(Getae)족(스키타이문화를 가진 그리스 북쪽의 고대 민족 - 인용자)의 정신이 언제나 아시아제국들의 정신과 유사한 이유다. 아시아지역의 백성들은 곤봉으로 다스려지고, 타타르지역의 백성들은 채찍으로 다스려진다. 유럽의 정신은 언제나 이 관습과 배치된다. 아시아의 백성들이 처벌이라고 불렀던 것을 유럽의 백성들은 언제나 불쾌한 모욕이라고 불렀다. 타타르인들이 그리스를 파괴할 때, 그들은 예종제도와 전제주의를 정복된 지역에 확립했다. 고트가 로마제국을 정복할 때, 군주국과 자유를 도처에 수립했다.[8]

---

8) Montesquieu, *The Spirit of the Laws*, 282쪽.

몽테스키외는 이처럼 로마문명을 파괴한 고트·반달족의 '반달리즘(*vandalism*)'을 깡그리 지워버리고 서구와 미국 경찰들이 오늘날까지도 무자비하게 휘둘러대는 곤봉은 까맣게 잊은 채, '소가 웃을' 논리를 펴고 있다. 만주족은 중국에 들어와 예종문화에 '오염'되었고, 고트족은 오히려 자유를 로마에 '전파'했다는 것이다. 국민성과 관련된 몽테스키외의 풍토결정론은 동서차별적 오염·전파론에 의해 약화·희석되고 있다.

이렇게 자신의 풍토결정론이 문화전염·전파론의 인정으로 약화시킨 데 이어 몽테스키외는 풍토의 악영향이 좋은 입법에 의해 상쇄되거나 반대로 무력화될 수 있다고까지 주장하여 풍토결정론을 결정적으로 약화시킨다. "나쁜 입법자들은 기후의 악덕을 촉진하는" 반면, "좋은 입법자들은 이에 맞선다"는 것이다.[9] 몽테스키외는 중국의 철학·종교·법률을 비교우위로 평가할 때 부지불식간에 자가당착적으로 풍토결정론의 마수에서 중국을 해방시킨다.

> 샴(태국) 사람들은 극락이 기계에 활력을 넣거나 몸을 움직이게 하지 않아도 되는 상태에 있다고 믿는다. 과도한 열기가 기력을 약화시키고 압도하는 이런 나라들에서 '정靜'은 아주 값지고, '동動'은 아주 고통스러워서, 이러한 형이상학의 체계가 자연스러운 것으로 보인다. 인도의 입법자 부처는 사람들을 극단적으로 수동적인 상태에 들어가게 할 때 그의 감정들을 따랐다. 그러나 그의 교설은 기후(풍토)의 게으름에서 태어나 거꾸로 이것을 애호해 1천 가지 병폐를 야기했다. 중국의 입법자들은 보다 지각 있다. 그들은 사람들을 그들이 어느 날 처하게 될 평화스러운 상태의 견지에서 고찰한 것

---

9) Montesquieu, *The Spirit of the Laws*, Bk.14, Ch.5, 236쪽.

이 아니라 삶의 의무를 수행하게 만들어주기에 적합한 행위의 관점에서 고찰한 만큼, 그들의 종교·철학·법률을 다 실천적인 것으로 만들었다. 자연적 원인들이 사람들을 '정靜'으로 향하게 하면 할수록, 정신적 원인들은 그만큼 더 사람들을 '정'으로부터 벗어나게 해야 한다.[10]

몽테스키외는 중국의 정치가들이 '좋은 입법'으로 인간에게 '정지'하도록 가하는 '자연풍토적 원인들'의 반反실천적 영향을 인위적·정신적으로 뛰어넘어 종교·철학·법률 등 정신적 원인들을 역동적·실천적으로 만들었다고 말하고 있다. 즉, 중국은 자연적 원인들의 영향을 정신적 인위人爲로 극복했다는 말이다. 이것도 중국과 관련된 그의 풍토결정론과 정면으로 배치되는 말이다. '정신적 원인'이 '풍토지리적 원인'을 제압한다는 말이기 때문이다.

이것 말고도 몽테스키외가 흡사 '실성한' 사람처럼, '예종의 국가' 중국에서 법치주의 원칙이 엄수된다는 사실을 인정하고,[11] 또 "22번의 보편적 혁명을 겪은" 중국에서 "나쁜 정부는 즉각 처벌받는다"고 실토하는 등[12] 자신의 풍토결정론적 중국전제국가론과 정면 배치되게 횡설수설하는 대목은 아주 많은데, 이에 대해서는 여기서 더 논할 것이 없겠다. 아무튼 몽테스키외의 문화적 오염·전파론과 '좋은 입법'의 정치적 대항규정론은 둘 다 그의 절대적 풍토결정론을 치명적으로 약화시키고 파괴하고 부정하는 요소들이다. 몽테스키외의 문화론의 이런 자기부정 추이는 부지불식간에 뒤에 취급할 흄의 정신결정론이나 패치워크 문명론을 향해 아주 가까이 접근하는 것이다. 몽테

---

10) Montesquieu, *The Spirit of the Laws*, Bk.14, Ch.5, 236쪽.
11) Montesquieu, *The Spirit of the Laws*, 102-103쪽.
12) Montesquieu, *The Spirit of the Laws*, 103쪽(Part I. Bk.7, Ch.7); 128쪽(Bk.8, Ch.21).

스키외가 자신의 풍토결정론을 부정할 정도로 갑자기 흄 쪽으로 과도하게 '접근'하고 만 것은 『법의 정신』제1판에 대한 흄의 비판을 읽고 제2판에서 흄의 지적들을 여기저기에 쑤셔 넣다가 야기된 것이다.[13] 이런 까닭에 리히터(Melvin Richter) 같은 몽테스키외 전문가는 "나쁜 입법자들은 기후의 악덕을 촉진하고, 좋은 입법자들은 이에 맞선다"는 구절을 과도히 해석해 몽테스키외가 물리적 원인보다 정신적 원인의 더 큰 영향을 강조했다고 주장할 정도다.[14] 그러나 리히터의 이런 '과도한 해석'도 몽테스키외가 기후의 차이와 평원의 광협廣狹으로부터 '아시아의 예종적 문화'와 '유럽의 자유에의 재능'을 도출하는 본래의 논변들 앞에서는 무색케 된다.

2. 데이비드 흄의 공감론적·정신결정론적 민족문화론

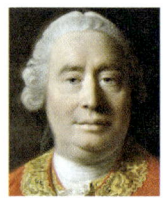

데이비드 흄

데이비드 흄의 풍토결정론 비판과 공감적 정신결정론은 몽테스키외에게 '풍토론 붕괴' 수준의 영향을 끼쳤다. 흄은 몽테스키외와 평생 서신을 주고받으며 권력분립론과 (아테네 도시국가의 소국민주주의를 뛰어넘는) 근대적 '연방제 대국大國민주주의론' 등 많은 점에서 몽테스키외에게 결정적 영향도 미쳤다. 흄은 『법의 정신』이 출간된 1748년 『국민성에 관하여(Of National Characters)』라는 논고를 발표해 몽테스키외의 자연환경(풍토)결정론을 아마 미리 알고 이를 정면으로 비판한다.

---

13) 이에 관한 상세한 논의는 참조: 황태연, 『근대 프랑스의 공자 열광과 계몽철학』 (서울: 넥센미디어, 2020), 239-241쪽.
14) Melvin Richter, "An Introduction to Montesquieu's 'An Essay on the Causes that May Affect Men's Mind and Characters'", *Political Theory*, Vol.4, No.2(May, 1976), 132-137쪽.

- 자연환경적 원인들에 관해서 말하자면, 나는 이 점에서의 이 원인들의 작용을 몽땅 의심하고 싶다. 또한 나는 사람들의 기질이나 재능의 어떤 것이 공기·음식·기후(풍토)의 탓이라고 생각지도 않는다. 나는 첫눈에 반대의 의견이 정당하게 개연적인 것처럼 보인다고 고백한다.[15]

흄은 '정신적 원인'이 기후환경(풍토)과 무관하게 국민성을 결정짓는다는 정신결정론을 '개연적인 것'으로 주장한다.

흄은 "정신적 원인들"을 "정신에 대해 동기나 이유로 작용을 가하기에 적합하고 특유한 세트의 행동양식을 우리의 습성으로 만들 모든 사정들"로 정의한다. 가령 "헌정체제의 본성, 정치역사사상의 혁명들, 국민이 처해 사는 풍요나 빈곤, 이웃국가들과 관련된 국민의 상황, 이와 유사한 사정들이 이런 정신적 유형의 원인들이다".[16]

흄은 이 '정신적 원인들'이 국민성의 형성에 결정적인 까닭을 '공감적이고 모방적인 인간본성'에 기인하는 것으로 설명하면서 자연환경적·풍토적 원인을 더욱 단호하게 거듭 부정한다.

- 인간정신은 아주 모방적 본성을 지녔다. 또한 일단의 사람들이 종종 서로 대화하면 반드시 서로로부터 유사한 행동양식을 받아들이고 서로에게 선덕과 악덕을 전달한다. 어울림과 사교에의 성향은 모든 이성적 피조물들에게서 강렬하다. 우리에게 이 성향을 부여하는 동일한 자질은 우리를 서로의 정감 속으로 깊이 들어가도록 만들고 유사한 감정과 경향을 야기해 말하자면 감염에 의해 클럽 전

---

15) David Hume, "Of National Characters" (1748), 80쪽. David Hume, *Political Essays* (Cambridge: Cambridge University Press, 1994·2006).
16) Hume, "Of National Characters", 78쪽.

체나 동석집단의 모든 매듭을 관통해 통용되도록 만든다. 수많은 사람들이 정치단체로 통합된 곳에서는 그들의 교제 기회는 국방과 상업과 통치를 위해 더욱 빈번해 동일한 말이나 언어와 함께 행동 양식에서 유사성을 얻고 각 개인에게 특유한 개인적 성격과 함께 공통된 성격 또는 국민성을 갖게 된다. 자연이 커다란 풍요 속에서 온갖 기질과 지성을 산출할지라도, 여기로부터 자연이 언제나 이 것들을 유사한 비율로 산출한다는 결론, 그리고 모든 사회에서 근면과 나태, 용기와 비겁, 인간애와 잔인성, 지혜와 어리석음의 요소들이 동일한 방식으로 혼합되어 있을 것이라는 결론은 나오지 않는다. 초창기 사회에서 이 자질들 중 어떤 자질이 나머지 자질보다 더 풍부하게 발견된다면 이 자질은 자연히 그 구성 속에서 우세할 것이고 국민성(민족성)에 하나의 특색을 부여할 것이다. (…) 그러므로 아직 고착된 정신적 원인에 종속되지 않은 국민성의 경우에도 모든 국민성은 이와 같은 우연적 사건들로부터 생겨난다고 나는 주장하고, 또 자연환경적 원인들은 인간정신에 대한 아무런 식별할 만한 작용을 가하지 않는다고 주장한다. 현상하지 않는 원인은 존재하지 않는 것으로 간주되어야 한다는 것은 모든 철학의 격률이다. 우리가 전 지구를 두루 훑어보거나 모든 역사적 연대기를 돌려본다면, 우리는 도처에서 행동양식의 공감 또는 전염의 징후를 발견할 것이지만, 공기나 기후의 영향징후는 전혀 발견하지 못할 것이다.[17]

흄은 '공감(*empathy*)'과 '전염(*emotional contagion*)'을 아직 구별하지 못하는 이론적 수준에서 몽테스키외가 부차적으로 활용한 '전염'의 요

---

17) Hume, "Of National Characters", 82-83쪽.

소를 주요 요소로 부각시키고 중국을 이런 결정적 사례로 들고 있다.

> 우리는, 아주 광대한 국가가 수많은 세기에 걸쳐 확립되어온 곳에서는 이 국가가 제국 전체로 국민성을 퍼트리고 모든 부분마다에 유사한 행동양식을 전달한다고 말할 수 있다. 그러므로 중국인들은 저 방대한 영역이 상이한 부분들에서 공기와 기후가 아주 대단한 변화를 나타낼지라도 상상할 수 있는 최대의 제일성齊一性을 지닌다.[18]

몽테스키외의 문화적 오염·전파론과 정치적 대항규정론에 결정적 영향을 미친 흄의 이 논변은 – 얼핏 보면 – 몽테스키외의 풍토결정론을 완전히 분쇄할 만큼 탁월한 것처럼 보인다.

그러나 흄의 정신결정론에도 결함과 약점은 다대하다. 흄의 논변도 많은 결손을 가진 것을 직감하지 않을 수 없는 또 다른 극단의 논변이기 때문이다. 우선 흄은 중국 자체 안에서의 풍토가 너무 달라서 중국어가 서로 소통할 수 없는 8개 어군으로 크게 대립해 있고, 중국의 통치 아래 살면서도 심지어 중국어를 사용하지도 않고, 또 공자철학이 아니라 노장철학·불교·이슬람교 또는 토속신앙을 믿는 타민족들이 아주 많다는 사실을 까맣게 모른 채 "최대의 제일성"을 운위하고 있다. 조선인들은 이런 사실을 잘 알고 있었다. 청국을 무조건 숭모한 나머지 조선어를 '속음'으로 부끄러워하는 홍대용조차도 연행燕行길에서 만난 손유의孫有義라는 중국인이 "중국도 동서남북의 언어가 같지 않다"고[19] 말하는 소리를 들었기 때문이다.

---

18) Hume, "Of National Characters", 83쪽.
19) 洪大容,『湛軒書』, 외집, 권7「燕記·孫蓉洲」. 배우성,『조선과 중화』(파주: 돌베개, 2014), 165쪽 각주194 원문.

또한 흄이 '정신적 원인들' 중의 하나로 열거한 "이웃국가들과 관련된 국민의 상황" 때문에 중국의 강력한 영향을 받아서 같은 유학을 '국학'으로 삼은 가령 동쪽 조선의 백성과 북쪽 여진(금나라)의 백성은 중국인과 아주 다른 민속문화·문예예술(풍류)·종교(샤머니즘)·혈통기질·역사전통을 가지고 있었다. 그러나 흄은 이 사실도 전혀 몰랐기 때문에 저런 과감한 일반화의 큰 오류를 범한 것이다.

말하자면, 흄은 자연풍토의 차이만이 아니라 칸트가 말하는 국민성의 '혈통기질적 원인', 풍토·기질·역사전통에 근거한 언어와 풍속의 현격한 차이, 산업유형과 생산력·생산양식의 차이, 역사전통과 전쟁의 여파 등을 전혀 고려하지 못하고, 나아가 민족문화 간 영향과 접붙이기·짜깁기(패치워크) 현상을 전혀 보지 못한 것이다. 이것은 바로 흄의 정신결정론의 최대 결함이다.

3. 칸트의 혈통기질결정론

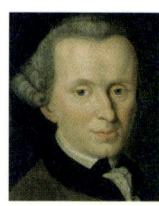
칸트

흄을 국민성을 부정한 것으로 비판하는 칸트의 '무고'는 앞서 살펴보았다. 문화와 국민성의 '혈통기질적 원인'을 강조한 칸트는 혈통·기질의 영향을 전혀 인정치 않는 흄이 '국민성의 존재' 자체를 부정한 것으로 오해했던 것이다.

그러나 흄은 위에서 방금 살펴봤듯이 국민성의 존재를 부정한 것이 아니라, 몽테스키외의 기후·풍토결정론을 부정하고 정신결정론을 주장했을 뿐이다. 흄은 인간의 개인적 체질과 정신적 공감·모방본능 및 전염성에 기초한 '정신적 국민성' 개념을 전개했다. 그러나 '국민성(민족의 문화적 정체성)'의 존재를 확신하는 점에서는 흄도 칸트와 같은 의견이다.

칸트는 영국인의 기본성격을 "쉽게 친해지는 친절성과 대립되는 거만한 투박성"으로 단정했다. 따라서 영국인들은 "어떤 타인도 필요치 않다고 믿고 타인들에 대해 호의를 베풀지 않아도 된다고 믿는 이른바 자립심"에서 모든 타인에게 "당당한 자세"를 보인다. 아마 주로 이런 까닭에 "성격상 서로 대조를 이루고 끊임없이 불화에 처해 있는 지구상의 두 문명화된 국민인 영국과 프랑스는 천성에 따라 그리고 이 천성의 소산일 뿐인 후천적 특성과 인공적 특성에 따라 불변적 특질을 지녔다고 가정할 수 있는 유일한 국민들일 것이다".[20] 칸트는 1800년경 영국과 프랑스의 경제력 수준이 최선진 단계로서 서로 엇비슷해서 선두를 다투고 있었다는 경제적 패권경쟁 관계를 전혀 고려치 않고 있다. 그리고 그는 훗날 영국인과 프랑스인이 친화관계를 맺는 반면, 독일인과 프랑스인이 앙숙관계를 이루게 되는 국제정치의 변동을 전혀 예상치 않는 '너무 강한' 논변을 밀어붙이고 있다.

칸트는 '천성'을 후천적·인공적 특성과 구별하되, 이 후천적·인공적 특성도 천성의 소산 또는 발현으로 본다. 따라서 가령 "프랑스어가 특히 섬세한 여성적 세계의 보편적 좌담용 언어이고 영어가 상업세계의 가장 널리 확산된 상업용 언어라는 사실은 물론 두 국민의 대륙 기질과 섬나라 기질의 차이에 기인하지만, 이 두 국민이 지금 지니고 있는 천성(Naturell)과 언어를 통한 이 천성의 발현은 이들의 기원이 되는 원조原祖민족의 선천적 특질에서 도출될 수밖에 없다"는 것이다.[21] 그리하여 "어떤 민족의 감지방식을 표현하는, 혈통 속에 타고난 또는 오랜 습관을 통해 천성과 흡사해지고 천성과 접합된 행위원칙"은 모든 민족의 천성적 성벽의 다양성을 분류하는 근거다.[22] 즉, 칸트에 의하면

---

20) Kant, *Anthropologie in pragramatischer Hinsicht*, 659쪽.
21) Kant, *Anthropologie in pragramatischer Hinsicht*, 659-660쪽.
22) Kant, *Anthropologie in pragramatischer Hinsicht*, 660면.

국민성이란 국민적 혈통(유전인자)에 기인하는 집단천성인 것이다.

 칸트의 이 기질결정론은 사람의 체질을 태양·태음·소양·소음 등 네 가지로 나누어 각인의 체질·도덕성·재능·성기性氣(기질)·성정·체형·병증 등을 추론하는 이제마의 사상체질론으로 가는 징검다리 역할을 할 수 있는 측면이 있다. 칸트가 강조하는 '혈통기질적 요인'도 몽테스키외의 풍토지리 요소와 마찬가지로 결코 폐기처분할 수 없는 것이다.

 하지만 필자는 칸트도 몽테스키외와 흄처럼 자기의 논변의 강점을 강조하려고 한 나머지 활시위를 너무 당겼다고 생각한다. 가령 몽테스키외와 정인지·송시열과 장현광 등 조선유생들이 제각기 다른 목적에서 강조한 풍토결정론은 인류의 문명초기에 나타난 풍토의 결정적 영향력을 설명하기에 아주 적당하다. 가령 연중 고온다습지대, 한랭건조지대, 연중 한서가 교체되는 사시사철이 바뀌고 계절마다 분명하게 특색을 나타내는 온대지방을 가르는 풍토지리는 이에 적응하려는 인간의 오랜 습관적 행동을 유발하고 이 습관적 행동은 역사시간을 초월할 정도로 (가령 2-3만 년) 지속된다면 DNA로 침착沈着할 수 있다. 그리고 사시사철 춥거나 더운 지역의 풍토는 더위와 추위를 잘 견디는 체질들을 증대시키고 그렇지 못한 체질들을 도태시켜 춥거나 더운 지역에 사는 사람들의 체질 빈도·비율을 바꿔놓을 수 있다.

 그리고 태·소음인의 섭생적 육식성향과 태·소양인의 채식성향을 바탕으로 이들의 섭생의 차이에 미친 풍토지리의 영향을 추정할 수 있다. 이 섭생으로 보면 육식을 좋아하고 또 육식이 건강에 좋은 태음·소음 체질은 유목과 목축이 적합한 광대한 내륙초지에서 생겨났다는 것을 알 수 있다. 특히 소음인이 모든 육류를 좋아해도 돼지고기만은 싫어하는 것은 늘 풀을 찾아 이동하는 유목민과 목축업자들이 한 곳에 오래 정착해서 우리 안에 잡아넣고 먹여야 하는 돼지를 기르지 않은 수만 년 관행과 전통에 기인하는 것으로 보인다. 그런데 소고기와 양고기를 최선의 활력소로 가장 즐기되, 돼지고기도 가리지 않고 모든 육식을 즐기는 태음인의 섭생은, 개고기와 닭고기를 가장 좋아하면서 모든 육식을 즐기지만 돼지고기만은 싫어하고 또 돼지고기를 먹으면 여러 가지로 탈이 나는 소음인의 섭생과 좀 다르다. 이 차이를 유의해 보면 태음인은 일정한 지역에 정착해서 돼지와 가금류를 포함한 모든 가축을 기르던 '목축인'의 후예인 반면, 소음인은 광대한 대평원을 주기적으로 이동하며 유목遊牧한 까닭에 돼지와 닭을 기르기 어려웠던 '유목민'의 후예라고 짐작된다.

그리고 곡류·야채·과일과 생선(어패류)만을 먹는 페시테이리언적(어식魚食주의적), 또는 페시베지테이리언적(어식·채식주의적) 섭생이[23] 몸에 좋고 육류라면 돼지고기만을 좋아하는 태·소양인은 큰 도서와 반도의 해변·강하江河유역·호반의 풍토지리에서 농업과 어업에 종사해온 인간부류의 후예라고 볼 수 있다. 태양인은 전형적 페시베지테이리언(어식魚食·채식주의자)이다. 태양인은 찬 음식인 돼지고기 외에 소고기·닭고기·양고기 등의 육류를 섭취하면 무기력해지고 때로 설사를 한다. 소양인은 태양인처럼 육식 때문에 무력화되거나 병나지는 않지만 육류를 역해서 두 끼 이상 먹지 못하고 주로 채식과 어식을 하고 육류라면 오직 돼지고기만을 즐긴다. 그리고 몸에 열이 많은 돼지고기는 소양인의 건강식품으로 즐긴다. 돼지고기만을 좋아하는 소양인과 돼지고기만을 적대하지 않는 태양인의 이런 섭생은 강호연안의 평야와 해변에서 정착농업과 정착어업을 영위하면서 돼지를 가두어 길러온 주민들의 풍토지리적 생활습관에 기인한 것으로 볼 수 있다.

---

23) 생선을 좋아하는 '페시테어리언(pescetarian)'은 '페시베지테이리언(pescevegetarian)'이라고도 하는데 육류를 거부하고 곡류·야채·과일·어패류만을 먹는 어식주의자 또는 어식·채식주의자를 가리킨다.

태양인은 육식에 대한 부정적 반응이 극심한 것을 보면 바닷가 풍토에 더 가까운 곳에서 유래한 반면, 소양인은 강호연안의 평야 풍토에 더 가까운 곳에서 기원한 것으로 보인다.

그리고 이미 오랜 기간에 걸쳐 풍토에 의해 결정되어 유전자화된 혈통(기질) 요소들의 영향력은 풍토가 바뀌더라도 또는 사람들이 다른 기후대의 땅으로 이주하더라도 얼마간 변치 않고 그대로 보존될 수 있다. 그렇기 때문에 민족대이동 시에 어떤 민족이 자기의 고향과 완전히 다른 풍토를 가진 지역으로 이주해 정주하더라도 고향에 남아 있는 자기민족에 비해 거의 변치 않는 민족성의 어떤 독특한 공통 측면을 간직하는 것이다. 발달된 인공적·정신적 수단을 투입해 정주한 신세계의 새로운 풍토의 영향력을 극소화하여 신세계에서도 자기들의 타고난 성깔을 부리고 살고 싶은 욕망을 실현하는 경향이 있기 때문이다. 이것은 스칸디나비아 게르만족과 독일 게르만족을 보고 영국과 미국 신세계의 앵글로색슨의 유사한 문화를 보면 알 수 있다.

또한 이런 점에서 국민성의 풍토결정론을 논박하기에 적절한 흄의 정신결정론도 풍토의 영향을 전면 부정하며 "공기나 기후의 영향의 징후는 전혀 발견하지 못한다"고 강하게 주장하고 국민의 혈통기질(체질)을 전혀 고려하지 않는 점에서 활시위를 지나치게 당긴 것이다. 인간이 일정한 '공기나 기후' 속에서 하루도 빠짐없이 일상적으로 먹고살고 있는 한, 정신적 요인들이 아무리 높이 발달하더라도 사람의 유전자의 표출은 끝내 사라질 수 없는 것이다. 그래서 중국 안에서도 "방대한 영역의 상이한 지역마다 공기와 기후가 아주 대단한 변화를 보이는" 것만큼이나 중국문화와 중국어의 지역적 차이(8개 군의 중국어 방언들은 아예 소통이 불가능할 정도의 차이를 보임)가 통역을 필요로 할 정도로 엄청난 것이고, 그래서 조선의 존화사대주의자들도 송시열의 '지령'대로 그토록 중국을 숭배했을지라도 풍토결정론의 끈을 놓지 못했던 것이다. 따라서 자연지리와 풍토도 사회적·정치적·역사적 생활체험의 상호공감·전염과 함께 국민성, 즉 일국의 민족문화적 정체성의 결정에 끝까지 현저한 영향을 미치고 결국 어떤 민족의 체질과 이 체질에 의해 직접 결정된 민족문화가 외래문화의 요소들을 받아들여 다듬고 소화하여 기존문화에 접붙이는 접착제나, 짜깁기하는 박음 실이나 문법적 규칙 같은 역할을 하는 것을 인정해야 할 것이다.

하지만 상술했듯이 칸트가 문화의 기질적 요소를 유일시한 점에서 혈통기질론 쪽으로 너무 많이 활시위를 당긴 것은 사실이다. 어떤 민족의 기질과 체질이든 역사적으로 새로운 인구와 문화가 외부로부터 유입되어 뒤섞이고 민족들 간의 국제적 영향·충돌·대외갈등·전쟁 및 정치·내부갈등·반란·내전·혁명·지리·풍토·물질(빈부·물산·섭생) 등의 영향을 받아 변할 수 있다. 민족의 기질과 체질도 500년, 1,000년의 장기적 관점에서 보면 그렇게 불변적인 것이 아니라는 말이다. 그렇기 때문에 유럽대륙의 독일과 섬나라 일본이 같은 '소음인의 나라'라도 그들 간에 상당히 다른 문화적 정체성을 가지고 있는 것이다. 가령 독일인들은 주변국에, 특히 프랑스와 영국에 관심이 많은 반면, 일본인들은 지난 160년간 '탈아脫亞'를 외쳐댔어도 여전히 자기 안에 갇혀 폐쇄적이고 옹졸하고 근시안적인 '섬나라 근성'을 벗지 못하고 있다. 이렇게 보면 칸트의 기질결정론은 몽테스키외의 풍토결정론이나 흄의 정신결정론만큼 유용한 면이 없지 않되, 이 이론들처럼 활시위를 너무 당겨 판단을 단순화시키고 지나치게 하는 이론인 셈이다.

4. 마르크스의 경제(물질)결정론

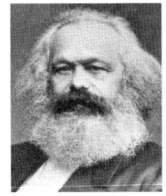
마르크스

생산양식·생산력·산업종류·생산기술·경제형태·국부 수준(빈부) 등 '물질적 요소들'도 민족문화와 국민성의 형성에 엄청난 영향을 미친다. 이 '물질적 요소'는 흄이 "국민이 처해 사는 풍요나 빈곤"이라고 간단히 언급하고 "정신적 원인들"의 하나로 잘못 분류한 것이다. 주지하다시피 칼 마르크스는 이 '물질적 요인'을 결정적 원인으로 강조했었다. 물론 오늘날은 마르크스의 이 강조도 활시위를 지나치게 당긴 것이라는 것을 모두들 잘 알고 있다. 마르크스는 인간의 물질적 생산력과 생산관계를 인간의 문화종교와 공감·교감·전염관계보다 지나치게 많이 강조했다.

그리하여 마르크스는 혈통과 체질을 완전히 무시하고 인간의 역사적 파괴력과 파괴관계(전쟁무기와 전쟁관계 및 정치적 전쟁여파와 인간성에 대한 전쟁체험의 영향)와 이로 인해 늘 긴장된 일상적 안보·대외갈등 상황을 거의 무시했다. 동시에 마르크스는 몽테스키외·칸트·흄처럼 세대 간 수직적 감정전염·공감·언어소통에 의해 의식적·무의식적으로 재생산되는 '전통과 역사체험'을 전혀 고려치 않았다. 그는 조선의 양성지梁誠之(1415-1482)와 허목許穆(1595-1682)이 중시한 언어·전통·역사·전쟁·정치문화 등의 전래적 문화결정요소들을 풍토지리적 요소를 능가하는 별도의 근본요소들로 고려하지 않은 것이다. 또한 조선유학자들이 공히 중시한 교화·교육·배움의 요소도 무시했다. 최제우도 시사했듯이 동도와 서도가 천도天道로서 보편적이고 서로 같다는 것을 인정하면서도 전통에 기인하는 동서 간의 '학學의 차이'를 명확히 했다. 따라서 여기서 우리는 이 모든 것을 다 고려해 문화적 정체성의 형성 요인들을 규명하되, 이 요인들을 나열식으로 단순히 열거해서는 아니 될 것이다.

5. 패치워크문명론

특정국가의 '민족문화' 또는 '문화적 국민성'은 풍토지리와 혈통체질에 기초한 원시적 문화를 기반으로 공감과 언어소통을 통해 빚어지는 전통문화적·종교적·정치사회적 민속문화를 국제적 접촉·교류·협력·충돌·전쟁 등을 경로로 공감적 모방과 전염에 의해 받아들인 외부문화와 짜깁기해, 즉 패치워킹(patch-working)해 '튼튼한 완전자(엔텔레키)'를 만듦으로써 형성된다. 민족문화의 이 '짜깁기와 접붙이기' 측면은 지구상에 생산력과 교통통신이 발달하고 인구가 증가해 국가 간 전쟁과 문명 간 접촉이 빈번해지고 접촉면이 넓어질수록 체질만큼 결정적인 요소로 화한다. 따라서 오늘날 문명세계의 문화를 설명하기 위해서는 보다 복잡한 '짜깁기문명론', 즉 '패치워크문명의 이론'이 요청되는 것이다. '튼튼한 완전자'로서의 '정체성'을 가진 문화의 개념은 이 '짜깁기(패치워크)문화'의 생활문화적 친숙성과 생활세계적 안정성에 대한 인간적 문화주체들의 강렬한 요구 때문에 필연적으로 전제된다. 패치워크문화의 이 '완전성'은 이 친숙성·안정성 요구의 충족을 보장하는 해당 문명의 '정체성'을 뜻하기 때문이다.

생활문화적 친숙성과 생활세계적 안정성은 80±20세의 짧은 인생을 사는 인간들에게 일상생활과 행복을 위해 꼭 필요한 소중한 주관적 가치다. 이 생활문화적 친숙성과 생활세계적 안정성의 가치감정으로부터 문명적·문화적 정체성 관념이 자라난다. 문명과 문화는 원래 언어처럼 서로 다른 특이한 사회적 행위양식의 반복에 기인하고,

이 특이한 행위의 반복은 다시 풍토·풍류·생활풍속(민족문화)의 차이에 근거한다. 그리고 이 민족문화적 차이는 다시 궁극적으로 특이한 지리적 자연형세와 풍토(토질과 기후)의 차이 등 '풍토지리적 요소'의 차이, '혈통·체질적 요소'의 발현 차이, '물질적 요소(생산력·생산양식·산업유형·기술수준·경제형태·해외무역·빈부격차 등)'의 차이, 다양한 '정신적 요소'의[24] 차이에 근거하는 것이다. 문명이 처음 발생한 지역의 자연지리·풍토, 타고난 인종적·종족적 혈통체질, 전통적 풍속·정치·전쟁·역사·언어·교육·공감·소통방식과 공감내용 등이 특이한 한에서 인간이라면 누구나 사회세계의 공감·교감·모방·전염가능성과 소통가능성(학습가능성), 생활문화적 친숙성과 안정성 등을 소중히 여길 수밖에 없기 때문에 모든 문명은 각 민족의 공감과 의사전달을 위한 특이한 언어의 친숙성과 안정성을 지키려 하듯이 생활문화적 친숙성과 생활세계적 안정성을 보장하기 위해 문화적 특이성을 민족적 '정체성(민족성)' 또는 '국민성'으로 고정시키고 이를 '자존심'으로 지킬 수밖에 없는 것이다.

  한 인간의 일생이 표현되는 80±20년의 단기적 시간대에서는 생활문화와 생활세계를 친숙하게 유지하고 안정화하기 위해 문명적 정체성의 '상대적 불변성'이 필수적인 것이고, 이 단기적 관점에서 문화적 정체성은 소중히 지키고 간직될 수밖에 없다. 이 단기적 시간대에 문화적 정체성이 깨지거나 동요하면 모든 인간은 - 뒤르켕이 강조했듯이 - 아노미(가치혼돈)에 빠지고 심하면 이 아노미로 인해 삶의 의미를 잃어 스스로 자살로 귀결될 수밖에 없는 것이다.

---

24) 여기서 '정신적 요소'는 사회적 생활체험, 공동체적 상호공감과 의사전달 방식, 언어·전통·역사·교육의 차이, 이것에 의해 규정되는 고유한 생활예법, 정치제도와 정치, 전쟁경험과 전쟁여파, 타문명·타문화와의 문화적 접촉·교류, 정치적 대외환경·국제정치·외교 등 광의로 이해된다.

제諸민족은 단기적 차원에서라면 자문화의 정체성을 '불변적인 것'으로 전제하고 강화하며 모든 외래문물을 자기문화의 기본편향에 따라 가공해 '자기의 것'으로 재생산·재발명한다. 즉, 풀을 뜯어먹은 초식동물이 풀이 되지 않고 풀을 먹어 자신을 재생산하듯이 민족문화도 타국문화들과의 패치워크(짜깁기) 속에서도 - 적어도 80±20년의 단기간에는 - 외래적 문명요소들을 '자기화해(aneignen)' 거의 자문화와 다름없는 요소들로 가공해 재생산한다. '외래적 문명요소들의 자기화'란 외국문물을 '직수입'하지 않고 참작·절충해 자기문화와 짜깁기해 '자기 것'으로 가공하는 것(가령 '한국화'하는 것)을 뜻한다. 즉, 대한제국의 고종이 말한 '구본신참舊本新參'의 패치워크다. 모든 문화는 타 문화와의 패치워킹 과정을 통해 장기적 차원에서 자문명의 정체성을 변화·발전시킬지라도 단기적 시간대 차원에서는 자문화의 정체성을 불변적인 것으로 강화하며 모든 외래문물을 이 정체성에 따라 가공해 '자기문화'로 재생산한다. 따라서 문화와 문명의 정체성을 중시하는 '패치워크문명론'은 정체성 없는, 즉 자기재생산 능력도 없는 잡동사니 혼합물이나 잡종·잡탕을 뜻하는 소위 '하이브리드문화'라는 '개념 없는 문화론'과 완전히 차원을 달리하는 것이다.

거시적 차원에서 어느 국민의 혈통기질과 풍토지리, 언어와 풍속, 고유한 민족사와 전통 등은 이 국민의 특수한 '민족적 문화정체성'을 결정하는 데 중심적 역할을 한다. 반면, 외부문화와의 패치워킹은 '근대문명', '동아시아문명', '유교문화' 등 어떤 국민의 '보편적' 문화정체성을 결정하는 데 중심적 역할을 수행한다. 어떤 국민의 '민족적 문화정체성'과 '보편적 문화정체성'은 결합되어 어느 국민의 '국민성'을 이룬다. 그리하여 '광의'의 국민성 또는 '국민문화'는 늘 특수한 전통·민족문화와 보편적 세계문화(광역문화)가 교차·교합交合된 문화다. 어느 국민의 '민족적 문화정체성'은 스스로를 불변적으로 '재생산'할 뿐만 아니라, 패치워크에 의해 형성되는 '보편적 정체성'과의 연동 속에서 서서히 '변화·발전'하는 것이다.

　이런 까닭에 모든 국민문화의 민족적 정체성은 '단기적으로' 불변적이면서도 '장기적으로' 가변적인 것이다. 이 '단기'는 80±20년을 사는 국민적 대중문화의 개인적 주체들이 국민문화의 급격한 변동으로 인해 아노미를 느끼지 않을 정도의 기간, 따라서 80±20년 이내의 시간대를 뜻하고, '장기'는 적어도 200-300년, 400-500년 이상의 시간대를 뜻한다. 외래문화를 읽고 이해하고 '자기 것'으로 재생산해 받아들이는 국민문화의 '문법' 노릇을 하는 '민족적 문화정체성'도 '장기적' 패치워크 과정 속에서 전혀 새로운 정체성으로 갱신될 수 있다. 따라서 가령 언어의 문법이 바뀌는 데 700-800년이 걸리는 것처럼, 일국민의 민족적 문화정체성도 700-800년의 패치워크 과정 속에서는 그 국민의 섭생과 일상생활이 근본적으로 바뀌고 언어와 풍속, 민족사와 전통이 새로이 형성되고 심지어 (고대 한반도의 지진·화산활동, 1490년에서 1750년에 걸친 조선시대 소빙기, 오늘날의 기후변동처럼) 풍토지리까지도 바뀌는 가운데 민족의 체질과 체질구성(여러 체질의 구성 비율)도 바뀔 수 있는 것이다. 이러면 민족문화적 정체성까지도 변경·갱신될 수 있는 것이다.

　인간본성에 본유하고 국제적 패치워크를 통해 획득한 '인류보편적 가치요소들'과 특유한 '민족적 정체성'을 포괄하는 어느 국민의 '문화적 정체성' 일반은 궁극적으로 '풍토지리적 요소', '혈통·체질적 요소', '물질적·경제적 요소', '정신적(역사적·사회적·종교적·철학적·예술적) 요소' 등으로 구성되어 있다. 국민의 문화적 정체성 일반의 다양한 결정요소들에 주목하면, 풍토결정론(몽테스키외의 기후풍토결정론이나 조선

성리학자들의 풍수지리적 풍토부동론風土不同論)이나 칸트의 혈통체질결정론, 마르크스의 경제적 물질결정론, 흄의 정신결정론 등은 모두 다 반편적 인식에 지나지 않은 것임이 드러난다. 상술한 바와 같이 풍토지리, 혈통체질, 물질적·정신적 요인 등은 각각 문화적 정체성을 결정하는 여러 근본요소들 중의 하나에 불과한 것이기 때문이다.

물론 오늘날은 물질적·정신적 요인이 문화정체성의 결정에서 가장 위력적으로 보이고, 문화단위체의 자생·자기 창조 측면보다 외래의 요소들을 특유한 자생적 문명요소에 짜깁기하는 패치워킹 측면이 더 위력적인 것으로 보인다. 아담 스미스가 강조한 국부의 원인과 수준, 마르크스가 강조한 경제양식(생산양식), 개인의 빈부 등의 '물질적 경제'와, 흄이 강조한 '정신적(사회적·정치적·역사적) 생활체험'의 공감·전달·커뮤니케이션, 그리고 언어·전통·교육, 생활예법·정치·역사, 대외환경 등 '정신적 문화'의 중요성은 오늘날 재론할 필요가 없다. 이런 전제에서 말하자면, 역사가 태고대의 과거로 거슬러 올라가면 올라갈수록 풍토지리적 요소와 혈통·체질적 요소 등 자연적 요소의 영향력이 우세하지만, 역사가 오래되어 인위적 요소들이 발달하고 확대될수록 '물질적 요소들'과 '정신적·공감적 요인들'의 영향력이 더 우세해지는 것으로 이해된다.

그래서 오늘날은 외부의 물질적·정신적 문화요소들에 대한 국제적 공감과 모방, 교류와 전파, 국제적 경쟁과 교역 등을 포함하는 물질적·정신적 패치워크 요인의 우세한 영향에 방점을 찍어야만 할 것이다. 하지만 어느 인간집단의 '문화적 정체성'은 궁극적으로 '특이한 지리적 자연체험, 혈통·체질의 발현, 물질적·사회적·정치적·역사적 생활체험의 공동체적 상호공감의 차이'에 대한 자부심에 기인한다. 일국의 풍토지리, 혈통체질, 역사적 체험 등은 서로 결합되어 바로 특유한 '민족문화'를 빚어내 규정짓고 이 특유한 민족문화는 국제적 패치워크를 통해 외래 문화요소들을 자기 자신과 접붙이고 짜깁기해 결합하는 기본적 문화주체이면서 동시에 외래문화 요소들을 접붙이는 '접착제'이고 짜깁기하는 '문법적 규정자'이고 '착색·가공자'다. 이것은 양성지의 문화론을 강화한 것으로 이해할 수 있을 것이다. 양성지는 정인지의 풍토결정론을 계승하면서도 조선의 풍토지리에 대한 자부심에서 조선의 풍토에 의해 결정되었다는 조선의 민족언어와 풍속문화를 민족적 정체성으로 보았을 뿐만 아니라, 이것을 넘어서 산업·생산방식 등 물질적 요소 및 역사·정치·외교·전쟁과 혁혁한 전승체험, 그리고 국제교화·예악제도의 전파·수입(기자의 홍범유교와 사대) 등 정신적·국제적 요소들도 근본적 문화결정요소로 제시했기 때문이다.

그런데 외래의 요소들을 자생적 문명요소에 짜깁기하는 패치워킹이 자생적·내재적 체질·풍토·언어·풍속·전통 측면이나 독창적 역사·정치·사회발전에 의한 문화의 자기 산출 측면보다 더 위력적이라면, 그것은 과연 얼마나 위력적일까? 문명이나 문화의 발전 동학動學은 민족언어의 발전과 유사한 면이 있다. 이 민족언어의 발전을 근거로 유추해 보면, 패치워킹의 위력 정도를 가늠할 수 있을 것 같다. 한국어 어휘는 한문중국어·범어·서구어·일본어 등 외래어가 60% 이상이다. 이 많은 외래어들이 한국어 문법에 의해 한국어 토속어휘와 패치워킹되어 하나의 한국말을 이룬다. 영어 어휘도 희랍·라틴어나 다른 서구어와 인도어나 기타 동양어에서 온 외래어휘가 60-70% 이상을 이룬다. 영어의 구어나 문어는 이 외래어휘들을 영어 문법에 의해 영어 토속어휘와 짜깁기해 이루어진다. 여기서 문법은 각 민족문화가 외래문물을 기존의 문화정체성에 따라 다듬고 염색하는 토속적 착색·가공법칙과 비유될 수 있다. 이것을 문화 일반에 적용하면, 외부에서 들어오는 외래요소를 짜깁기하는 패치워크 측면의 현대문화적 결정력은 60-70%를 상회하는 것으로 볼 수 있다. 반면, 자문화(*self-culture*)에 대한 자생적 체질·풍토·전통·자기 산출 측면의 결정력은 30-40% 정도로 추론할 수 있을 것이다. 그러나 궁극적으로 특유한 풍토지리와 체질에 기인하는 어느 국민의 '민족문화적 문법'은 60-70%의 외래요소를 30-40%의 자생적 요소에 적절하게 패치워킹해 재가공·재창조함으로써 분명한 '자문화적' 정체성을 갖춘 특색 있는 '국민문화'를 (확대) 재생산하는 '규정자' 요, '착색·가공자'로 남아 있다. 이런 까닭에 유교문명과 공자철학을 패치워킹해서 근대화를 이룬 미국·영국·프랑스·독일·오스트리아·네덜란드·스위스·스웨덴·벨기에·덴마크·이탈리아 등 11개 극서제국極西諸國이 유사한 문화 속에서도 제각기 다른 빛깔을 발휘發暉하고 있는 것이다.

  오늘날은 패치워크를 가장 잘하는 나라나 그런 문명권이 가장 발달할 수 있는 '패치워크문명시대'라고 할 만하다. 지금 선명한 정체성을 보여주는 문명권으로는 서구 기독교문명권, 이슬람문명권, 힌두문명권, 불교문명권, 동아시아 유교문명권이 각립하고 있지만, 모든 문명권은 상호 영향을 미치고 외부의 문명요소를 받아들여 문명 간 패치워크를 통해 발전하고 있다. 그러나 5대 문명권 중에서 동서 간에 타 문명을 가장 많이 받아들여 짜깁기한 극서極西제국(Far Eastern countries)'과 극동의 유교국가들이 경제기술적·정치문화적으로 가장 발달한 선진적 문명권이다. 그런데 유교국가 중에서 서양문명을 짜깁기하는 데 가장 개방적인 한국·대만·싱가포르·홍콩·일본 등이 가장 높이 발전한 반면, 개혁개방에 뒤늦게 참여한 중국과 월남은 아직 낙후해 있고, 북한은 아예 완전히 퇴조했다. 서구문명권에서도 극동의 유교문명을 가장 많이 받아들인 미국·영국·프랑스·독일·오스트리아·

이탈리아 등 '극서국가들'이 가장 발달되었다. 반면, 극동의 유교문화를 패치워크하려는 관심이 낮거나 전무했던 동구·남구·중남미 기독교국가들은 상대적으로 저발전 상황에 머물러 있다. 이 동구·남구·중남미 기독교국가들 중 가장 발전된 나라는 스페인인데, 이 스페인조차도 국민총생산과 1인당 국민소득이 GDP로 치든, PPP로 치든 한국보다 낮은 처지임에 유의하면, 국제적 문명패치워크가 오늘날 얼마나 각 문명권과 각국의 문화발전에 결정적 역할을 하는지를 알 수 있다. 이런 의미에서 근현대는 '패치워크문명시대'인 것이다.[25]

6. 사상체질론적 국민성 이론(민족문화론)

지금까지의 논의를 전제로 패치워크의 주동자이자 규정자로 역할을 하는 민족문화를 사상체질론의 관점에서 보자. 민족문화의 풍토지리적 요소들은 체질론 속으로 해소될 수 있다. 연중 고온다습지대, 한랭건조지대, 연중 한서가 교체되는 사시사철이 분명한 온대지방을 가르는 풍토지리는 수십만 년 이상 불변이라면 이에 적응하려는 인간의 오랜 습관적 행동을 유발한다. 풍토지리에 적응한 이 습관적 행동은 2-3만 년 이상 지속되면 자동적으로 DNA로 침착된다. 이 풍토지리적 원인의 DNA는 고온다습의 더위와 한랭건조의 추위를 잘 견디는 체질을 낳고, 짧은 더위와 추위가 교체하면서 덥지도 춥지도 않은 온화한 기온을 좋아하는 체질들을 낳았을 것이다. 따라서 열대·건조기후대·온대 등을 다양한 기후대 가진 나라나 사시사철 기후가 바뀌는 온대지방의 나라는 국민들이 다양한 체질로 구성되고, 냉대나

---

25) 이 패치워크문명론에 대한 요약적 논의는 이전의 설명을 손질한 것이다. 황태연, 『한국 근대화의 정치사상』, 254-261쪽.

열대의 단일한 기후대에 위치한 나라에서는 국민의 체질이 단일할 수밖에 없었을 것이다. 수십만 년에 걸친 이 체질 창조와 구별되는 풍토지리의 또 다른 결정적 영향력은 일국의 체질 구성을 변경시키는 것이다. 200-500년의 짧은 기간에 기후변동이나 화산활동으로 풍토지리가 바뀐 나라는 원래 다양한 체질로 구성되어있었을지라도 더위나 추위를 잘 견디는 체질(가령 소음인)을 증대시키고 그렇지 못한 체질들(소양인과 태양인)을 감소시키고 도태시켜 일국의 체질빈도·체질구성의 비율을 바꿔놓을 수 있다. 그러므로 전반적으로 볼 때 풍토지리적 요소들은 체질을 낳고 또 일국의 체질구성에 영향을 미치면서 체질요소로 탈바꿈되는 것이다. 따라서 풍토는 결국 체질요소로 환원될 수 있다.

한편, 특정 체질들로 구성된 민족의 대이동은 100-200년의 단기간에 정착지 주민의 체질구성을 바꿔놓을 수 있다. 그러나 정착지의 열대·냉대·온대 풍토는 특정한 체질을 가진 이주민의 생존율을 높이고 다른 체질을 가진 이주민의 생존율을 낮춤으로 이주민의 체질구성을 변경시키거나, 정착지의 풍토가 원래 살던 땅의 풍토와 비슷하거나 동일해서 이주민의 체질구성에 아무런 변동도 일으키지 않을 수 있다. 이주민과 정착지 원주민을 합한 인구의 체질구성도 결국 정착지의 풍토에 의해 재조정되고, 풍토 요소는 체질 요소로 탈바꿈되거나 변환되고 만다.

결국 '풍토' 요소가 제 위치(단순한 '자연환경' 요소)로 돌아가고 나면 혈통적·체질적 요소만이 부각된다. 우리는 각국의 풍토, 정치사와 문화사에서 드러나는 각 국민의 행동과 음식섭생을 탐구해 각국 국민의 체질요소들 거의 정확하게 알아낼 수 있다. 가령 연중 고온다습한 열대지방에 사는 주민들은 대개 더위를 잘 견디는 소음인체질로 구성된다. 더위는 그늘과 나무숲에 피할 수 있지만 추위는 자연조건에서 피하기 어렵다. 따라서 연중 한랭하고 건조한 지방에는 사람들이 거의 살지 않는다. 혹시 이런 땅에서 사는 주민들이 있다면 대다수가 추위도 잘 견디는 소음인 체질이다. 온대지방이나 이에 버금가는 유사풍토의 땅, 그리고 지중해성 기후대에 사는 사람들은 다多체질로 구성되어 있다. 이런 지방에서는 맹렬한 더위와 강추위가 연중 지속되지 않고 단기간으로 끝나고 비교적 온화한 기후가 길게 이어지기 때문에 장기간의 맹렬한 더위와 혹독한 추위를 견디지 못하는 소양인들도 생존과 번식의 찬스가 있기 때문이다. 모든 문명은 큰 강 유역에서 일어났으나 문명의 창의적 고도화는 오직 온대지방에서만 이루어졌고, '높은 근대'로의 창의적 돌파도 온대지방에서만 이루어졌다. 이 창의적 고도문명과 '높은 근대'의 기수旗手들은 기발하고 창의적인 소양인들이었다. 이런 까닭에 주로 온대지방에 위치한 극서·극동 근대국가들의 국민은 대다수가 소양인들로 구성되어 있거나(미국·프랑스·이탈리아·네덜란드·덴마크·스페인), '태음인과 소양인의 체질 동맹'으로 이루어져 있다(영국·한국·중국).

결론적으로, 외래 문화요소들을 수용해 자문화에 접붙이고 짜깁기하는 패치워크의 '문법규정자'이고 '착색·가공자'인 '국민성' 또는 '민족문화'를 궁극적으로, 그리고 결정적으로 산출하고 특징짓는 것은 '혈통체질'이고, 민족문화를 더 구체적으로 특징짓는 것은 '사상체질'이다. 사상체질은 일국 국민의 체질구성에 따라 국민성의 기질적 '특수성'을 드러내주면서도 동시에 타국 국민과의 체질적 공통성과 상통성을 밝혀줌으로써 일국의 민족문화와 국민성의 인류적·국제적 '보편성'을 드러내준다. 이로써 사상체질론은 민족문화의 특수성과 보편성을 밝혀줌과 동시에 양자를 비교할 수 있게 만들어 준다. 이것이 '사상체질적 국민성 이론(민족문화론)'의 본질적 특장特長이다.

그리하여 세계 각국을 '소양인의 나라(프랑스·이탈리아·미국·스페인)', '소음인의 나라(독일·일본·이슬람국가들)', 소양인이 (50% 이상) 우세한 '다체질 혼성의 나라(중국)', 태음인이 우세한 '태음인·소양인 두 체질의 나라(영국)', '소양인·소음인 두 체질이 비등한 나라(러시아)', 태음인 (40%)·소음인(35%)이 우세하고 소양인이 약세(25%)인 '다체질 혼성의 나라(한국)'로 분류할 수 있다. 이를 통해 사상체질론을 적용하면 보수개혁적 국민성(영국), 혁명적 국민성(중국·미국·프랑스·이탈리아), 대외적으로 침략적이고 대내적으로 복고적·보수적·권위주의적인 국민성(독일·일본·이슬람제국), 정치적으로 화합적인 국민성(영국), 대외적으로 침략적이고 대내적으로 허무한 정치갈등을 반복하는 국민성(러시아), 대외적으로 평화적이고 대내적으로 중도·보수개혁적인 국민성(한국) 등을 밝혀낼 수 있다. 국민성(민족문화적 정체성)에 대한 사상체질의 영향력과 타당성을 어느 정도 인정하느냐 하는 문제를 일단 뒤로 제쳐놓을 때, 분명 이제마가 말하는 사상체질론은 국민성의 민족문화적 특수성과 인간적 보편성에 대한 일정한 설명력을 갖는다.

나아가 몽골평원과 만주지역에서 시베리아지역과 북극지역과 남쪽으로 이동한 이르쿠츠크·에스키모·한국인 등 아시아종족들이 몽골반점·생김새·피부색·기본성정·태세, 그리고 이에 영향을 받은 몸치장과 화장품·장신구, 친족양식과 유사민속 등으로 나타나는 민속문화, 또는 400여 년 전부터 100여 년 전까지 미주로 대거 이민한 앵글로색슨족이 오늘날도 내비치는 영국적 특질과 영국풍에 대한 미국인들의 동경·회귀·존중 성향과 유사한 섭생(육식 위주)도 '사상체질'을 무시하면 결코 설명될 수 없는 것이다. 또한 그림·영화·음식문화에 강하고 돼지고기를 쇠고기보다 더 즐기는 중국인·미국인·이탈리아인·프랑스인의 섭생(우세한 소양인 체질)은, 반대로 쇠고기를 즐기며 돼지고기를 하시下視하고 그림·영화·음식문화에 저능아들이지만 문학·음악과 수학·정밀공학·자연과학에 강한 독일인·오스트리아인·일본인·중동인 등 소음인들의 민족적 기질과 재능에 대비된다.

또한 남의 어려움을 보고 짠해 하는 측은지심 또는 인심仁心을 인간의 본성으로 강조하는 공맹철학은 소양인의 체질적 특성을 보이고 (즉, 공자와 맹자는 소양인이었을 것인 반면, 순자·한비자·상앙·이사는 소음인이거나 사이코패스였을 것임), 아우슈비츠 대학살과 상해·남경대학살 같은 천인공노할 홀로코스트를 기획하고 명령에 따라 불평 없이 자행할 수 있었던 독일인·오스트리아인과 일본인의 잔학한 기질, 그리고 돼지고기 먹는 것을 종교적 계율로 금하고 자살폭탄테러를 일삼는 일부 중동인의 잔인한 극단적 기질은 소음인 체질의 전형적 발로다. 공맹의 지고지순의 정치철학도 이처럼 체질과 완전히 유관한 정도가 아니라 체질의 발로이고, 저런 홀로코스트나 자살폭탄테러도 체질요소와 전혀 무관한 것이 아니라면, 사상체질론은 칸트가 국민적 혈통(유전인자)에 기인하는 집단적 천성과 기질로 정의한 '국민성'을 설명할 수 있는 유일한 이론인 셈이다.

국민성이 국민의 유전인자에 기인한 집단적 천성이라면, 이것은 일단 부모세대에서 자식세대로 혈통을 따라 유전되는 것이다. 이제마의 사상체질론은 후천적으로 변하지 않는 인간적 천성과 그 네 가지 유형을 논하는 이론이다. 사상체질의 유전법칙을 탐구한 연구실적은 아직 없지만, 주변사람들의 체질을 관찰해보면 사상체질도 위 세대에서 아래 세대로 그대로 유전되는 것이다.[26] 따라서 '국민성'은 이제

---

26) 자식은 거의 다 부모체질 중 하나를 타고난다. 하지만 어떤 경우는 예외적으로 부모 체질이 아닌 조부모(祖父母)의 체질을 타고난 사람도 있는 것 같다. 이것을 보면 체질 유전은 '격세(隔世)' 유전도 있는 것 같다.

마의 사상체질론에 의해 더욱 정밀하게 분석될 수 있는 것이다.

세계 각국의 국민에 대해 사상체질론을 대입해보면,[27] 국민성은 여러 체질이 섞인 경우도 있고 단일 체질로 되어 있는 경우도 있다. 한국·중국·인도·영국·러시아는 두 가지 이상의 체질이 혼성된 국민성을 보여주는 한편, 미국·프랑스·이탈리아·네덜란드·덴마크·스페인 등은 소양인이 70% 이상 압도적으로 우세한 '소양인의 나라'이고, 독일과 일본은 소음인이 70% 이상 수적으로 지배하는 '소음인의 나라'다. 반면, '태양인의 나라'는 자명한 이유에서 지구상에 존재하지 않는다. 태양인은 각국 국민의 1% 이하 또는 2-5% 안팎일 정도로 희소하기 때문이다. 사상체질론은 각국의 국민성을 세밀하게 분석하여 각국의 역사 흐름과 문화적 특징을 구체적으로 이해하게 해 주고 또 각국의 정치적 리더십과 지배관계를 새로운 각도에서 설명해 준다. 다음에서는 한국국민을 포함한 동서양의 주요국민들을 세 그룹('다체질의 나라', '소양인의 나라', '소음인의 나라')으로 나눠 분석한다.

---

27) 이것은 한국에서 탄생한 사상체질론이 동양의 다른 나라 국민들에게도 적용될 수 있고 나아가 유럽, 아프리카 인종들에게도 적용될 수 있는 보편성을 지녔음을 가정한다. 이 가정의 진리성은 사상체질론에 입각한 각국 국민성의 논의가 얼마나 설명력을 발휘하는지에 달려 있다 할 것이다.

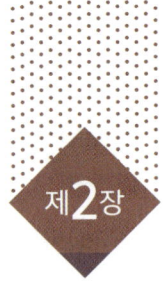

제2장

다체질의 나라

필자가 각국 국민의 체질을 판단하는 근거로 활용한 자료는 각국의 ① 문화사(특정한 문화예술[미술 또는 음악, 가요 또는 작곡, 또는 영화]의 발달과 미발달, 발과 다리를, 또는 손과 어깨를 주로 쓰는 특정 스포츠의 흥행 등)와 ② 정치·전쟁사(혁명적 또는 개혁적 또는 반동복고[보수적], 민주적 또는 독재적, 자유로운 또는 순종적인, 호전적·침략적 또는 평화애호적 정치역사 등), 그리고 ③ 각국의 지배적인 음식섭생문화다. 이 세 가지 자료로부터 뽑은 특징들이 대개 사상체질 중의 한 체질의 특질에 속할 경우, 이 특징적 문화와 역사를 살아온 사람은 바로 특정 체질로 판단된다. 가령 ① 발과 다리를 쓰는 운동을 잘하고 즐기면서, ② 정치적으로 반혁명적·복고적·보수적이고, ③ 돼지고기를 경멸하고 닭고기나 소·양고기·생선을 즐기는 민족이 있다면, 이 민족은 이 세 가지 특징이 모두 다 소음인 체질의 특징들과 일치하므로 소음인 민족이다. 같은 이치로 손과 어깨를 쓰는 운동을 좋아하고 회화를 좋아하고 영화를 잘 만들고 혁명을 잘하고 다른 고기보다 돼지고기를 즐기는 민족은 소양인 민족이다. 모든 고기를 좋아하고 점잖은 사회문화를 높이 치고 보수적인 인간집단은 태음인 집단이다. 이 세 가지 특징들이 뒤섞여 있는 국민은 '다多체질의 나라'다.

여기서 '다多체질의 나라'는 두 개 이상의 체질이 이 중 하나가 약간의 수적 우세를 보이더라도 '현격한' 우세를 보이지 않고 거의 비등하게 혼성된 나라로 정의된다. 이런 나라에는 한국·중국·영국·인도·러시아 등이 있다. '다체질이 혼성된 나라'들도 혼성된 체질의 비율과 우세한 체질의 규정력에 따라 상이한 국민성을 보여준다.

1. 대한민국: 태·소음인 우세의 다체질 국가

1) 한국인의 체질구성 비율과 민족문화적 의미

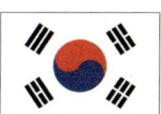

한국인은 앞서 추정했듯이 대강 태음인 40%, 소음인 35%, 소양인 25%, 태양인 0.03-0.12%로 4개의 체질이 혼성된 국민이다. 태양인은 극소수이다. 수적 희소성으로 인해 '사회문화적' 규정력이 거의 제로인 태양인을 빼고 생각하면, 한국인의 국민정서는 주도적으로 태음인, 소음인, 소양인의 3각축의 화합·긴장·갈등으로 복잡다단하게 얽혀 매우 다채롭다.

한국은 일단 태·소음인이 압도적으로 우세하여(75%) 예전에 태음인의 '은근'과 소음인의 '끈기'가 돋보이는 '은근과 끈기'의 나라라고 불리기도 하고, 현실안주(태음인)와 폐쇄적 아늑함(소음인)을 희구하는 조용한 '은자隱者의 나라'라고 불리기도 했다. 동시에 태음인의 상생적 지원을 바탕으로 25%에 불과한 소양인이 수적 비중 이상으로 돋보이게 창의성, 활동성, 개방성을 펼칠 수 있고 얼마간 '보혁상생保革相生' 또는 태음인-소양인의 체질동맹이 가능한 나라다. 나아가 1960년대 이래 시장화·산업화·민주화가 추구되고 고속성장과 선진국 추월이 화급하게 요구되는 사회경제의 변혁과정에서 소양인들의 빨리빨리 서두르고 늘 들썩거리는 성급한 성정이 혁혁한 역할을 수행할 수밖에 없었다. 이 때문에 최근에는 소양인의 성급한 성정에 따라 나머지 태음인과 소음인들도 '빨리빨리' 움직이게 되면서 '빨리빨리'가 한국인의 기본정서처럼 확립되었다. 소양인은 부산스럽고 시끄러워서 인구의 25%에 불과할지라도 마치 인구의 50%인 것처럼 세勢를 떨치기 때문에 시장화·민주화를 배경으로 '은근과 끈기'의 정서와 나란히 '빨리빨리'의 정서를 자리 잡을 수 있게 만들었다.

한국은 소음인의 수적 열세(35%)로 인해 역사적으로 평화애호적인 나라다. 그리고 한국은 외적의 침략과 정복에 대해서 태·소음인의 '은근과 끈기'로 대처해서 나라를 지키고 되찾았고, 근대화의 두 주요측면인 '자유시장경제'와 '자유·민주주의' 과제에서와같이 속히 뜯어고치고 새로이 창안해야 하고 신속·기민하게 움직여야 하는 일에 대해서는 소양인의 '빨리빨리' 정서와 창의로 대처해왔다.

또한 한국은 태음인과 소양인이 만들어내는 상생의 기운(태음인과 소양인의 비율합계 40+25=65%)이 소음인과 소양인 간의 상극의 기운(35+25=60%)과 엇비슷하여 '조용한 아침의 나라'가 아니라 내적 분열과 통일이 반복되는 변화무쌍하고 파란만장한 나라다. 이런 가운데 상생의 기운이 상극의 기운을 조금이나마(65-60=5%) 능가하고 태음인과 소음인의 관계는 나쁘지 않기 때문에 통일의 기운이 아무래도 분열의 기운을 능가하는 나라다. 이것은 역사상 1,200년 통일기간(통일신라 200년+고려·조선 1,000년)이 삼국시대 이래의 800여 년 분열기간(삼국시대 700년+후삼국시대 50년+분단 70년)보다 더 길다는 사실로서 입증된다. 체질 혼성으로 인해 문화·예술과 스포츠도 이 세 체질에 조응하는 각종의 문화·예술과 스포츠가 경쟁적으로 발전해 왔다.

2) 한국의 사회문화와 국민성

한국에서는 음식문화가 갹 체질에 유익한 음식들이 다채롭게 발달되어 있다. 태·소음인들이 좋아하는 무김치·매운탕·고추·생강·후추·겨자 등 맵고 쏘는 맛, 동치미·물김치·콩나물국 등 싱거운 맛, 신 김치·생선무침·매실주·초고추장 등 신맛, 조청·엿·꿀이 든 다대기, 강정·꿀떡·호박죽·호박떡의 단맛, 태·소양인들이 좋아하는 굴비·갈치·멸치·젓갈·오이냉국·단무지 냉국 등 짠 맛도 골고루 발전되어 있다. 또 식품종류면에서도 태·소양인이 좋아하는 어패류와 야채, 소양인이 좋아하는 돼지고기와 푸른 야채, 태음인이 좋아하는 쇠고기 등 각종 육류와 흰콩요리(된장·청국장·콩나물·콩비지·콩국수 등), 소음인이 좋아하는 닭고기·개고기요리·인삼·파·마늘·생강·겨자·후추·계피 등 다양성을 자랑한다. 한국음식은 다양성 면에서 프랑스·이탈리아·스페인·중국·태국 등의 음식문화에 비견되거나 이를 능가한다.

그런데 한국인들의 음식솜씨와 음식문화는 세계적이라고 할 수 없을지라도 중독성 풍미를 가진 독특한 문화다. 한국 음식은 세 가지 점에서 세계적으로 독특하다.

첫째는 각종 된장(콩된장·팥된장)·간장·고추장·김치 등 식물성 염장발효 저장식품이다. 이 음식들은 파란고추·회膾·부침개 등을 찍어 그 자체로서 먹기도 하고 여러 요리의 기본재료로 쓰기도 한다. 김치는 엄청난 수의 종류가 있다. 이 음식들을 재료로 쓴 된장찌개·김치찌개와 각종 고추장발림 구이는 중독성 강한 음식이다. 이런 한식 요리들은 치즈·베이컨(독일 슁켄 Schinken)·소시지 등 서양의 육류발효 저장식품과 이와 관련된 요리들보다, 아니 중국의 두반장이나 고추기름장보다 훨씬 더 맛있다. 이 식물성 발효음식에 식물성 비非발효음식인 곡류밥·국수·냉면·칼국수·수제비 등이 곁들여진다.

둘째는 다른 나라들에 없는 밥반찬으로서 새우젓·조개젓·어리굴젓에서 꼴뚜기젓·황석어젓과 각종 액젓에 이르는 엄청난 종류의 젓갈류다. 밥과같이 먹은 이 젓갈류 반찬음식은 동남아 쌀농사지역 사람들은 먹을 수 있을지 모르겠으나 일본인·중국인과 서양인들은 비린내 때문에 먹지 못한다. 그러나 젓갈류도 맛을 아는 사람들에게 중독성 강한 맛있는 반찬이면서, 아마 세계화되기 어려운 독특한 음식이다. 이런 생선젓갈 외에도 즉석에서 먹는 각종 생선회와 갖가지 생선찌개와 생선탕(매운탕과 맑은탕)이 있다. 이렇게 생선요리들이 풍부한 것은 한국의 삼면이 바다인 반도이기 때문이다. 그래도 바다에서 나는 고래 고기는 장생포와 울산에서만 즐기는 별미 음식이고 전국적으로 확산된 적이 없다. 첫 번째의 식물성 염장발효 식품과 비非발효 곡식밥·면류와 두 번째의 생선젓갈과 각종 생선요리는 태·소음인도 먹지만 주로 소양인과 태양인이 '즐기는' 음식이다.

셋째는 설렁탕·우족탕·도가니탕·내장탕·곱창전골에서 곰탕·사골국·뼈해장국·순댓국·보신탕에 이르는 각종 육류 곰국과 탕류다. 이 육류 곰국과 탕류는 전 세계 어느 나라에도 없는 음식이다. 이 곰국과 탕류 덕택에 한국에서 창자·뼈·혀·발·머리·피와 육류부스러기 등 식육의 모든 부위와 조각이 버려지지 않고 완전히 식용으로 소비된다. 세상의 거의 모든 나라의 음식을 맛본 필자의 관점에서 중독성 강한 이 탕류와 곰국의 맛은 세계 최고다. 이 맛과 격조를 자랑하는 음식점들에는 번호표를 들고 기다려야 할 정도로 사람이 몰린다. 이 육류 곰국과 탕류는 태음인과 소음인이 '즐기는' 음식이다. 소양인도 먹지만 돼지고기 탕류나 곰국(가령 순댓국, 뼈해장국, 감자탕, 돼지다리 곰국)이 아니면 연속해서 두 끼 이상 먹지 못하고, 태양인은 돼지고기를 쓴 탕류나 곰국이 아니면 먹고 탈이 난다. 소음인은 반대로 순댓국, 뼈해장국, 감자탕, 돼지다리 곰국 등을 먹으면 탈이 날 위험이 있다.

요즘 잘 알려진 쇠고기 숯불구이·불고기·돼지고기구이 등 각종 육류의 '즉석구이'와 각종 전골·떡볶이 등 '즉석요리'는 전통적 민간음식이 아니라 1950년대에 서울 마포와 신당동의 음식점에서 처음 개발되어 전국으로 확산된 것이다. 이렇게 상업화된 한국음식은 연륜이 짧아 처음에 어설펐지만, 70-80년이 흐른 오늘날은 세련된 맛과 음식의 격조를 자랑한다. 특히 대한제국기에 식단이 개발되어 상업화된 다음, 전국으로 확산된 '한정식'은 잔치나 파티 음식의 격조에서 일품이다.

물론 중국과 태국만큼이나 많이 존재하는 한국의 음식점들 중에는 맛과 격식을 무시하는 분식점이나 뜨내기 밥집들도 존재한다. 또한 유목민족이나 목축민족의 전통을 모르는 한국 음식문화에는 편향과 결함도 있다. 양고기나 우유와 유제품은 한국에서 전통적으로 먹지도 않고 요리하지도 않고, 염소·오리·거위·말고기 등은 약용법藥用法 외에 아예 요리법이 잘 알려져 있지 않다. 한국음식의 가장 기가 막히는 결함은 고급호텔에서 제공되는 한정식이나 한식요리가 한국음식 중에서 가장 맛없다는 것이다. 전라도식 음식점과 호남의 음식점들은 독특한 풍미와 세련된 맛을 제대로 갖추고 있지만, 서울시내로 옮겨진 전라도 음식은 완전히 변질되어 싱겁고 맛이 없다.

한국인들은 태음인과 소음인이 다수인만큼 소양인이 좋아하는 돼지고기보다 쇠고기를 더 많이 먹는다. 돼지고기는 소음인에게 해롭기 때문에 "여름에 돼지고기는 잘 먹으면 본전이다"는 말이 있을 정도다. 따라서 한국에서는 쇠고기가 돼지고기보다 더 싸다. 그러나 소양인이 과반이 넘는 중국에서는 돼지고기를 쇠고기보다 많이 먹고, 아예 '소양인의 나라'인 프랑스·이탈리아·스페인·미국 등지에서는 중국보다 훨씬 더 많이 돼지고기를 먹는다. 미국에서는 심지어 돼지고기가 쇠고기보다 더 비쌀 정도다.

각종 손재간을 타고나 요리솜씨가 탁월한 소양인들이 25%에 달하는 한국에서 한국인들의 생활수준 향상과 더불어 요즘 새로이 떠오르는 인기 직업은 '요리사'다. 소양인들의 역할로 한국의 음식문화는 국제화되고 한 등급 업그레이드되고 있다. 그러나 아직도 가부장문화의 잔재 때문에 요리사는 영국에서처럼 '남자다운' 직업이 아니다.

한국의 색상도 음식문화만큼 다채롭다. 한국의 도시는 다채로운 색상을 보인다. 반면, 일본과 독일은 일장의 빨간색이나 신사神社 제녀祭女들의 치마에서 엉뚱하게 빨간색이 돌출하는 경우를 빼면 도시 전체가 우중충하기만 하다. 한국의 의상패션은 전통적 건물의 단청과 3원색 단청을 닮은 전통적 색동옷만이 아니라 현대의 여성패션도 빨강·파랑·노랑의 유채색과 하양·검정·회색의 무채색이 고루 섞여 있다.

한국에서는 심지어 범죄도 도둑질·폭력·강도에서 표절·위조·야바위·사기에 이르기까지 고루 다양하다. 그러나 한국은 '신뢰사회'이기 때문에 신뢰를 빙자하거나 악용하는 표절·위조·야바위·사기·도둑질 등의 발생빈도가 폭력과 강도에 비해 70 대 30으로 우세하다. 그러나 소음인은 늘 남을 의심하고 불신한다. 따라서 '소음인의 나라' 일본은 '불신사회'다. 그러므로 일본에서는 강도, 반인륜적 범죄, 폭력범죄가 우세하지만, 표절·위조·좀도둑질·야바위·사기 등의 범죄는 거의 없다.

한국인의 국민성은 세 가지 체질이 혼합되어 있을지라도 태·소음인의 압도적 우세(75%)로 일단 '은근과 끈기'로 대표된다. '은근'은 수적으로 가장 많은 태음인의 체질적 표현이고, '끈기'는 그다음 다수 체질인 소음인의 성정이다. 그러나 주지하다시피 소양인적 진취성과 개방성, 창의성과 기발함, 그리고 들뜨는 정열과 성급한 성정은 수적으로 우세한 태·소음인의 '은근과 끈기'와 나란히 '빨리빨리' 문화를 또 하나의 한국문화로 정착시켰다. 한국인들은 말수 없이 과묵하고 점잖은 성격(태음인)과 얌전한 성격(소음인)을 '덕성'으로 높이 치면서도 동시에 이런 성격을 '덕성'으로 보는 것에 콧방귀를 뀌는 소양인의 '빨리빨리' 하라고 서두르는 요구를 수용하고 이에 적응해 있다. 그리하여 태·소음인들도 가령 음식점에서 음식이 늦게 나오면 빨리 내오라고 소리 지른다. 그리하여 한국의 '패스트푸드'는 '세계에서 가장 빠른' 패스트푸드가 되었다.

종합하면, 한국인은 외부진출과 침략을 모르고 자족감 속에서 관심을 안으로 모으거나 급격한 변화를 피해 자기 터전에서 조용히 지내는 자민족自民族중심적인 태음인의 보수적 평화주의와, 내세를 거부하고 현세를 즐기며 현재를 중시하는 무사안일·현세구복의 태음인적인 성향이 지배적인가 싶으면, 역사적 과거를 거듭거듭 반추하며 시비와 의미를 따지고 자기 분위기 속에 아늑하게 들어앉아 지내려고만 하는 복고·낭만·은둔의 소음인적 색채도 자못 강하고, 이렇게 복고적인가 싶으면 소양인의 상당한 비율로 인해 또 상당히 개방적·진취적이고 창의적이고 기발하다. 한국인의 민족성은 접하는 사람에 따라 색깔이 다를 정도로 다채롭고 아롱지다.

태음인은 거처 안에 머무르려는 성향 때문에 자기중심적이나 결코 폐쇄적이지는 않다. 소음인은 폐쇄적이면서도 탈심奪心과 탐심貪心이 강해 기질상 대외적으로 침략적·폭력적이다. 그러나 한국 소음인들의 이러한 성향은 개방적이고 이해利害에 초연한 소양인들에 의해 상쇄된다. 따라서 한국인들은 자민족自民族중심적이되 폐쇄적이지 않고 차라리 개방적이고 평화적이다. 한국인은 자기 터전과 거처를 잘 다져 이 안에서 자족하고 자기 분위기 속에 들어앉아 있기를 좋아하되 문호는 개방해 두고 꿈에도 침략을 생각지 않는 평화애호 국민이다. 하지만 외침外侵이 있을 시에는 은근한 인내와 끈기로 외적을 끝끝내 물리치고야 마는 견인불발의 저항의지가 굳세고 강인하다. 외래문화에 대해서는 수용적이고, 자민족 중심성향 속에서도 결코 배외적排外的·폐쇄적이지는 않다. 온유한 태음인은 딱히 개방적이지도 않지만 또한 폐쇄적이지도 않고, 진취적·개방적·외향적 소양인 집단의 과격한 반발로 한국에서 배외주의와 쇄국주의는 성공적으로 정착할 수 없기 때문이다. 소양인은 배타적 폐쇄상황을 잠시도 견디지 못한다. 이로 인해 한국 역사 속에서 한국인은 대체로 여러 체질적 성향이 종합된 이른바 '개방적 자족'의 경향 속에 들어 있었다. 자연히 한국은 평시에 지배적 '수구파'와 도전적 '개혁파'가 팽팽히 대립하는 가운데 나라가 운영되지만 국가위기와 비상시국에는 늘 개혁파가 주도권을 잡았다.

삼국시대 이래 명멸한 모든 한반도 국가들은 각 방향의 외국과 교류를 게을리하지 않았고 고려는 늦어도 1206년경부터 중국 원대에 마르코 폴로가 '동양의 알렉산드리아'라고 부른 천주泉州에까지 진출해 무역을 하며 제노아·베니스 등지에서 온 이탈리아 상인들을 통해 고려의 금속활자를 서양에 전할 정도로 아주 국제적인 나라였다.[28]

---

28) 황태연, 『공자철학과 서구 계몽주의의 기원(상)』(파주: 청계, 2019), 422-426쪽; Richard von Glahn, *The Economic History of China - From Antiquity to the Nineteenth Century* (Cambridge: Cambridge University Press, 2016), 271-272쪽; Jack Goody, *The East in the West* (New York: Cambridge University Press, 1996), 57-58쪽; 구디의 출처는 참조: R. S. Lopez, "European Merchants in the Medieval

자민족 중심주의가 강했던 중앙집권적인 조선도 중국·일본·여진과의 교류를 게을리한 적이 없는 개방적 국가였다. 대원군의 쇄국주의조차도 중국, 일본 등 전통적 인방隣邦과의 관계를 단절한 것이 아니고 '서양 오랑캐'에 대해서만 폐쇄적이었기 때문에 엄격한 의미에서는 '쇄국체제'가 아니라 서세동점西勢東漸에 대항하는 한시적 '비상방어체제'였던 셈이다. 한국인들이 타의로나마 동서남북이 막힌 상태에서 지낸 시기는 냉전시대밖에 없었다. 바야흐로 탈냉전시대의 도래로 북방 길이 열리고 남북간 냉전체제만이 남아 있는 상태다.

한국민의 이러한 혼성된 민족성은 결코 배타적이고 인색하지 않으며 과거사를 은폐하고 미화하지 않는다. 이런 경향은 전형적 소음인의 체질적 천성인데, 한국민은 소음인이 35%밖에 되지 않기 때문이다. 따라서 일본인들의 민족적 배타성과 인색함, 그리고 역사은폐 근성은 혼성체질의 한국민에게 그대로 옮겨질 수 없다. 일본을 모방하여 산업화를 이룬 한국이 일본 특유의 이 소음인적 악덕들마저 모방하게 될 거라고 우려하는 것[29]은 일종의 기우杞憂다.

게다가 한국인의 전통적 국민성은 세계주의적인 근대문명의 영향 속에서 소양인들의 활동과 역할이 두드러지면서 매우 복잡한 변화를 보이고 있다. 앞서 여러 번 시사했듯이 근대 자본주의 사회가 문명의 성격상 소양인이 리드하는 '소양인과 태음인의 체질동맹'에 기초하고 있기 때문에 (소수지만 활동적이고 시끄러운) 소양인의 역할과 영향

Indies: The Evidence of Commercial Documents", *Journal of Economic History* 3 (1943), 165쪽; Juan Gonzalez de Mendoza, *The History of the Great and Mighty Kingdom of China and The Situation Thereof* [1585)], with an Introduction by R. H. Major (London: Printed for the Hakluyt Society, 1853), 131-132쪽; Michel Baudier, *The History of the Court of the King of China* (London: Printed by H. B. for Christopher Hussey, 1682), 77-79쪽.
29) 전성철,「일본추락의 진짜 이유」,「중앙일보」(2002. 4. 27.), 6쪽.

력으로 인해 국민의 집단적 성정이 많이 변했고 개개 태음인과 소음인의 개인적 성격도 어느 정도 절차탁마되거나 다듬어져 표출된다. 이로 인해 한국인들은 일본제국주의와 반민주 민간·군사독재에 대한 험난한 독립전쟁과 민주화투쟁에서의 승리체험, 경제적 성공 체험, 시장경쟁의 구조적 요구 등의 영향 하에 소양인들의 리드를 쫓아 전체적으로 조금씩 다 성미가 급해지고 좀 더 거침없고 과감해졌는가 하면 과거에 비해 더 당당하고 강하고 개방적인 성정으로 변했다.

더구나 21세기와 같은 민주화·패치워크화·지식정보화(IT화)의 세계사적 진보 시기에는 소양인의 주도적 역할이 더욱 요청되는 때다. 창의, 아이디어, 말재간, 글재주, 수완, 기획능력, 정보·문화산업이 국력을 결정하는 시대에 한국 소양인은 25%에 불과할지라도 국민을 먹여 살려야 하고 또 먹여 살릴 수 있다.[30] 이 시대에는 필연적으로 소양인이 정치·문화·산업 등 모든 분야에 걸쳐 주도적 역할을 수행할 수밖에 없다. 21세기 지식정보화 시대에 소양인은 재계에서도 이재에 밝은 태음인을 점차 압도해 나갈 것이다. 지식정보화와 경제의 소프트화가 진행될수록 경제력은 태음인이 능한 '소유'에서 소양인이 능한 '사용'으로 이동하기 때문이다.[31] 이런 근거에서 21세기는 19·20세기보다 훨씬 더 강한 의미에서 소양인의 세기다. 이 체질적 관점에서 보면 21세기 한국인은 소양인이 거의 없는 '소음인 나라' 일본의 국력을 머지않아 추월하게 되어 있다. 2018-2020년 이미 한국의 1인당 실질국

---

30) '지식기반사회' 또는 'IT사회'는 20%의 인력이 전통적 제조업에 투입되고 나머지 80%의 인력이 지식·정보·문화·서비스산업에 투입되는 인력구조를 가진 사회다.
31) 태음인은 이재, 즉 재산의 간수와 증식에 탁월한 능력을 가졌다. 그러나 지식·정보사회는 재산권이 약화되고 사용권이 우세해지는 사회다. 이 때문에 자기 것을 잘 간수할 줄 모르지만 자기 것과 남을 것을 가리지 않고 활용을 잘하는 소양인이 경제적 두각을 나타내고, 재산유지와 이재를 잘하는 태음인의 역할은 상대적으로 퇴조하게 되어 있다.

민소득은 일본을 앞질렀고, 2020년 이후 한국의 총 GDP도 곧 일본에 접근할 것이다. 이렇게 시대가 바뀌고 있는 한에서 한국의 25% 소양인은 그 요란하고 왕성한 활동성과 기발한 창의성으로 인해 수적 비중을 훨씬 뛰어넘는 존재감으로 '빨리빨리문화'를 창달하고 경제적 선구자 역할을 해낼 것이다.

그 밖에도 한국인처럼 사상인이 혼성된 국민의 경우에는 국민들 간의 체질적 화합·배척 관계로 인해 각 사상인들은 자기의 고유한 체질적 특성을 그대로 표출하지 못하고 일정한 변형을 겪는다. 각 체질의 사상인들은 가정과 사회에서 자기와 상극관계에 있는 다른 사상인 집단의 배척과 적대를 두려워하여 자기의 천성을 전술적으로 표출하는 무의식적 수신과 인격도야를 겪기 때문이다. 이에 반해 비교적 단일한 체질로 구성된 나라의 국민들은 체질적 특성을 비교적 순수하게 체질 그대로 표출하고 국민성은 대체로 사상체질론에서 규명한 체질적 특성을 그대로 드러낸다.

세 가지 체질이 고루 섞여 있는 한국인 안에서 25%의 소양인은 압도적 다수의 음인(태음인+소음인=75%)과 비교하여 소수다. 공적 '사무' 관계에서 동일한 소양인 집단이 태·소음인들보다 더 탁월하기 때문에 소양인들끼리 의기투합·이해·방임을 기대하며 지나치게 성정대로 행동할 수 있다. 그러나 소음인과의 관계에서는 이들의 불가해·불가사의한 상극적相剋的 배척과 질시가 두렵기 때문에 늘 조심하거나 이들을 피하지 않을 수 없다. 소양인은 소음인을 기피하고 이들의 반발을 미리 전제하고 행동한다. 그러나 상생적 모자관계에 있는 태음인과의 관계에서는 포근함을 느끼며 체질적으로 가장 탁월한 '도량(가늠)' 능력에 따라 언행의 균형을 회복하고 체질특유의 능력(손재간·말재간·글재간·수완·사무)과 균형 잡힌 외승外勝성정을 발휘할 수 있다. 따라서 한국 소양인의 종합적 인격과 태도는 한국인들과의 관계에서 지나친 성급함, 조심(기피), 균형의 착종된 좌표 속에서 형성된다. 체질이 혼성된 한국 국민 안에서 사상인의 '사회화(socialisation)' 과정으로 포착할 수도 있는 사회적 도야과정으로 인해 소양인 집단은 거의 순수한 '소양인의 나라'인 이탈리아·프랑스·스페인·미국에서 살아온 소양인과 달리 조심(기피)과 균형 감각에 의해 '지나친 성급함과 오두방정'이 억제되어 일정한 품격을 가지고 있다. 한국 소양인들은 개방적이고 성급하고 말 많고 경솔하지만 이탈리아 소양인들만큼 그렇게까지 까발리고 성급하고 말 많고 경솔하지 않다.

소음인은 동일 체질의 다른 소음인들과의 관계에서 갈등의 경우를 제외하면 의기투합·이해·방임을 기대하므로 지나친 시비지심是非之心으로 때로 너무 왜소하게 사고하거나 때로 천단擅斷하는 태도를 취한다. 그러나 소양인과의 관계에서는 상대방의 불가사의·불가해한 상극적 반발과 적대를 감안하여 얼마간 이 반발을 회피하는 요령과, 자기의 성격을 갈등 없이 표현하는 지혜를 유소년 때부터 체득하지 않을 수 없다. 따라서 한국 소음인은 소양인을 본능적으로 기피하거나 불가피하게 소양인과 접촉할 때는 체질적 장기인 기교와 요령을 발휘한다. 그러나 외유내강한 소음인은 외유내유한 태음인과의 관계에서는 겉으로는 잘 화합하나 훅(hook)을 잘 날리는 인파이터처럼 핀잔을 주고 짜증내며 갈구는 강자強者로 행세한다. 따라서 소음인의 종합적 인격은 한국 사회에서 지나친 시비지심, 기교적 기피와 요령, 핀잔주는 강자행세의 착종된 좌표 속에서 형성된다. 이로 인해 체질이 혼성된 한국인들 사이에서 소음인은 거의 순수한 '소음인의 나라'인 일본에서 살아온 소음인과 달리 기교적 요령으로 '지나친 시비지심'을 억제해 일정한 품격을 가지고 있다. 한국 소음인들은 세심하고

친절하지만 일본 소음인들처럼 사소한 일에 '미안합니다(済みません, 스미마센)'을 연발하며 굽실거리지 않고 또 그렇게 근시안적으로 생각하거나 그렇게 엽기적이지도 않다. 한국 소음인들은 일본 소음인들보다 거침없고 강하다. 일본 소음인과 비교하면 한국 소음인은 상대적으로 '빨리빨리'를 연발하는 성급한 소양인 성향을 많이 닮아가고 있고, 진짜 친한 사람들 외의 사람들에게는 핀잔을 주지 않고 체질적 천단을 부리지 않는다.

한국 태음인은 불가사의·불가해한 이유로 태음인을 배척하는 상극의 체질인 태양인을 거의 만날 수 없기 때문에 사람들로부터 적대·견제·배제를 당하는 경험이 거의 없다. 한국 태음인은 개인적 관계에서 다른 태음인들과 의기투합·이해·방임 관계에 있어 지나치게 신사적이고 지나치게 늘어져 과공지례過恭之禮나 가망지례苟妄之禮, 무사안일, 고등사치에 빠진다. 그러나 소양인과의 관계에서는 생명감과 활기를 느껴 자기의 최대 장기인 인륜, 거처, 위의, 주책을 회복, 균형 있는 실속파로 행동한다. 소음인과의 관계에서는 내적으로 핀잔과 자극을 받으나 이를 무시하고 제 생각과 제 뜻대로 행동한다. 따라서 한국 태음인의 종합적 인격과 태도는 무사안일·고등사치·실속의 착종된 갈등 속에서 결정된다. 이런 내적 갈등 때문에 한국 태음인은 무의식중에 소양인이 촉구하는 생기와 소음인이 가하는 핀잔을 체득하여 태음인이 압도적 다수인 영국의 태음인보다 빠른 사고와 행동, 검소한 생활을 한다.

3) 한국인의 체질적 정치성향

사상인끼리의 상호마찰과 상호적응, 즉 체질표현의 절차탁마를 통한 원만한 인격형성과 달리 한국국민의 전체적 정치정서는 이 소양인·태음·소음인의 수적 세력관계로 결정된다. 태·소음인들이 한국인의 75%에 달하므로 한국인들은 독자적으로 국가제도와 체제를 근본적으로 뒤집어엎는 세계사적 '혁명'을 연출할 국민적 열정이 결여되어 있다. 우선 늘 새 것을 좋아하고 용감하고 의분이 강하고 성미 급한 소양인이 25%밖에 되지 않아 체질적 혁명역량이 크게 부족한 것이다. 이에 반해 40%에 달하는 태음인 집단은 체질상 소양인의 변혁적 정서와 분위기를 좋아할지라도 늘 가만히 있으려고만 하고 그저 현상現狀과 기득권을 보전保全하려고만 하는 무사안일·안정희구 정서를 지녔기 때문에 급진적·변혁적 시도에 대해 제동을 가한다. 태음인이 소양인의 혁명적 변혁운동을 전적으로 지원하는 경우는 태음인 집단의 이재능력과 축적된 재산의 계속적 증식이 기존제도의 질곡으로 인해 전면적으로 가로막히고 갖은 개혁시도가 다 좌절되어 모든 국면이 곪고 터지는 예외적 역사상황뿐이다. 게다가 기존의 위계와 질서에 순종하고 짜임새 있는 조직생활 및 자기세계와 사생활에 탐닉하는 35%의 소음인들은 기존의 질서를 뒤엎고 아늑한 사생활을 뒤흔드는 혁명을 거부한다. 학문연마를 통해 형성된 자기의 일관된 집념과 소신으로 변혁운동에 가담한 예외적인 소음인들조차도 대중과 동떨어진 아집에 빠지고 극단적이고 극렬하여 결국 대중이 참여해야 하는 혁명에 장애가 된다. 따라서 한국에서는 정부가 무너지는 '혁명적 상황'에서도 '혁명'이 일어나지 않고 일어나더라도 즉각 왜곡된다. 한국의 유일한 혁명인 청소년학생·대학생 주도의 4·19혁명도 "오라, 남으로! 가자, 북으로!"를 외친 일부 과격학생들과, 혁명 후에 들어선 민주당정부 하에서 국회단상을 점령한 일부 대학생의 정치적 일탈행위와 서울역전 '창녀들의 데모' 등으로 인한 일시적 무질서와 혼란으로 흘렀다. 그리고 이어서 이것을 구실로 삼은 5·16 쿠데타와, 4·19 혼란에 놀라 5·16을 지지한 태음인의 안정희구 심리 및 소음인집단의 사생활주의로 인해 혁명은 11개월 만에 좌절당하고 말았다. 이 혁명적 혼란은 압도적 다수의 태·소음인 대중을 지지기반으로 삼은 정치군부에 의해 도리어 격렬한 극우적 반동을 일으키고 정당화하는 절호의 기회로 악용되었다. 결론적으로, 한국 국민은 자력自力으로 세계사를 선도하는 역사적 '혁명'을 일으키고 견지하는 것이 인구의 체질적 구성상 불가능한 국민이다.

그러나 한국은 '아래로부터의 압박을 통한 개혁'에는 충분한 역량이 있는 나라다. 한국인은 '혁명적' 국민이 아니라 차라리 '개혁적' 국민인 것이다. 한국 국민들은 국가제도와 정치가 억압적으로 변하고 정치·사회적으로 숨막히는 분위기가 조성되면 정열적 대중투쟁을 통해 밑으로부터 개혁을 끊임없이 추진해 왔다. 이승만독재를 무너뜨린 4·19가 그랬고 박정희·전두환·노태우 군사독재를 차례로 무너뜨려 끝끝내 민주화를 이룩한 '30년 민주화운동(1960-1993)'이 그랬다. 진취적이고 용감한 소양인의 수적 비중이 혁명을 하기에는 역부족이지만 개혁을 선도할 만큼은 되기 때문이다. 또 한국인의 40%를 점하는 태음인들은 어떠한 악조건에서도 견디어낼 만큼 참을성이 강한 체질이지만, 타고난 이재('주책')능력으로 주로 경제활동을 직업으로 삼기 때문에 나라의 경제력이 증대될수록 기존의 제도와 체제의 질곡을 먼저 느끼며 은근히 변화를 고대한다. 물론 스스로는 결코 앞장서지 않지만 누군가가 변화를 선창先唱한다면 배후에서 적극 성원하고 뒷받침하려는 의욕은 있다. 늘 의분과 창의로 변화를 선도하는 용감하고 성질 급한 소양인들은 체질상 모자관계에 있는 태음인으로부터 모종의 지원을 – 관헌에 쫓길 때 하다못해 피신처라도 – 제공받을 수 있는 것이다. 이런 까닭에 개혁운동 과정에서 25%의 소양인집단과 40%의 태음인집단은 음양으로 연대하여 한편으로는 35% 소음인의 사생활주의적 무관심과 집단적 반발을 뚫고, 다른 한편으로는 개혁운동에 가담한 소수의 예외적 소음인들의 극단적 일탈을 제압·통제하며 소양인의 선도하에 강력한 개혁을 추진할 수 있는 충분한 힘이 있다.

그러나 한국은 대중이 참여하는 '아래로부터의 개혁'과 달리 정부가 추진하는 '위로부터의 개혁'은 비교적 어려운 나라다. 개혁에 가장 적극적인 25%의 소양인들은 밑으로부터 뒤집어엎으려는 체질적 성향상 '아래로부터의 개혁'이 아닌 정반대 방향의 '위로부터의 개혁'에 체질적으로 거부감을 느낀다. 정부를 규탄하며 아래로부터 추진하는 개혁이 아니라 정부로부터 국민에게 과課해지는 개혁은 소양인의 흥미로운 관심사가 아니기 때문이다. 결국 '위로부터의 개혁'을 두고 소양인은 개혁주체들과의 정치적·사상적·인적 친소관계에 따라 양분되고 만다. 게다가 인구의 40%에 달하는 태음인들은 개혁의 역사적 필요성이나 의미에 대해서는 무관심한 채 개혁과의 개인적 이해관계에 따라 찬반으로 분열한다. 35%의 소음인들은 생활기반을 뒤흔드는 정부의 개혁정책에 불안해하고 자기의 기득권이 침해될 때에는 지연·학연·혈연 등 온갖 연고집단을 바탕으로 격렬히 저항한다.

이런 이유에서 한국에서 '위로부터의 개혁'은 아무리 압도적인 지지 속에서 개시되더라도 결국 끝임없이 무관심·피로감·찬반갈등·야유와 조직적 반발에 직면한다. 따라서 위로부터의 개혁에 대한 음양의 반발과 방해를 이겨낼 과감성·일관성·참을성·고집·집념·조직성·뚝심의 리더십 없이는 한국에서 '위로부터의 개혁'은 좌초하기 쉽다.

'위로부터의 개혁'은 개혁지도자의 체질적 리더십에 의해 크게 좌우된다. 초지初志가 과감하고 강력하나 용두사미로 끝나기 쉬운 소양인 지도자는 일순의 폐지·제거·폭파·해체 등 일회적인 과감한 조치로 반발의 틈을 주지 않고 일거에 완수될 수 있는 개혁 사안에서 탁월한 개혁능력을 발휘한다. 그러나 끈질긴 투쟁과 버티기·집념·고집·참을성·뚝심 등 긴 호흡이 필요한 정치개혁·경제개혁·사회개혁(보건복지·의료·언론·교육·문화·가치관·의식개혁) 등의 분야에서는 실패하기 쉽다. 이것은 YS개혁의 명암에서 그대로 입증된다.

이런 이유에서 정치개혁·경제개혁·사회개혁 분야에 대한 '위로부터의 개혁'이 성공할 수 있는 조건은 집단이기주의적 반발을 견디어 낼 수 있을 만큼 고집스런 초지일관성·끈기·조직성·뚝심을 가진 지도자가 필요하다. 초지일관의 끈기·고집·조직성은 바로 소음인의 장기이고, 뚝심과 장기전략적 추진력은 태음인의 장기다. 따라서 한국에서 정치·경제·사회분야에서 '위로부터의 개혁'이 성공하려면, 초지일관의 원칙과 끈기가 있는 소음인 대통령이나 '성난 황소' 같은 뚝심의 태음인 대통령의 태·소음인적 리더십이 요구된다.

태음인 대통령은 결정능력이 부족하나 어렵사리 한번 결정하여 마음을 먹으면 '막고 품는' 식의 무대포로 끝까지 밀어붙이는 추진력과 완수능력 등 전략적 리더십이 뛰어나다. 그러나 태음인 대통령은 의사소통·토론능력이 체질적으로 박약하기 때문에 불운과 인생불만 속에서 울분에 휩싸이면 '뿔뚝 성질'을 부리는 '성난 황소'같이 민주주의 원칙에 반하는 권위주의적 수단(탄압·폭력·테러·협박 등)을 선호하고, 또 판단력과 결정능력이 체질적으로 박약하기 때문에 요행으로 불만과 울분이 없는 순탄한 인생을 살게 되면 우유부단하거나 직무방임 속에서 사안을 깔고 뭉갤 우려가 있다. '성난 황소' 같은 태음인 박정희 대통령은 제사·혼례시간(3년상·후장厚葬·시제時祭·허례허식 등)으로 노동시간을 허비하고 재산을 탕진하는 낭비적 관혼상제를 혁파하고 일제식민지 시대의 악습인 만연된 도박을 추방하여 한국인의 전통적 시간관時間觀과 식민잔재의 생활관을 산업사회와 부합한 방향으로 재편성하고 '성난 황소' 같은 뚝심과 뿔뚝 성질로 산업화와 농업근대화를 폭력적으로 밀어붙여 경제건설을 달성, 재벌중심의 수출드라이브에 기초한 권위주의적 발전양식을 정착시켰다.

이에 반해 요행으로 순탄한 인생을 살아온 태음인 최규하 대통령은 우유부단하여 신군부에 굴복한 무능한 기회주의적 과도기 인물로 끝났다. 마찬가지로 요행의 순탄한 인생을 만끽한 노태우대통령은 '물태우'라는 당시 별명이 증언하고 있듯이 성취동기도 없고 결단할 일도 없는, '신사'같이 점잖지만 우유부단한 대통령이었다.

소음인으로서 오랜 민주투사 출신인 DJ(김대중) 대통령은 기본적으로 초지일관하는 원칙주의자이고 저항집단과 정적政敵을 지치게 만들만큼 끈기 있는 가치합리적 리더십이 뛰어나다. 지금 되돌아보면 기득권 세력들의 엄청난 지역주의적 반발과 그칠 날 없던 중상모략 속에서 이루어낸 IMF관리체제 조기(3년만의)극복, 남북 정상회담과 남북관계의 획기적 개선(및 노벨평화상 수상), 과감한 경제구조개혁과 시장경제 정착, 정보고속도로(Information Highway)와 세계 IT최강국 건설, 민주·인권제도 완비, 국민건강보험을 위시한 복지체계 완성 등 6대 치적은 DJ의 소음인적 끈기와 '식견', 원칙주의적 초지일관성 없이는 상상할 수 없는 일이다. '정보화' 성과 하나만으로도 민주당 정부의 경제건설 기회를 파괴한 박정희의 권위주의적 '산업화'의 사소한 성과를[32] 능가하는 DJ의 치적은 한국인들이 향후 30여 년 동안 20세

---

32) 1953년 휴전협정으로 중단된 한국전쟁은 태백산과 지리산의 빨치산부대가 완전히 토벌된 1956년에야 겨우 실질적 휴전을 맞았다. 이후 3년간(1958-1959)의 연평균 경제성장률은 7.63%였다. 박정희시대 19년간(1961-1979)의 연평균 경제성장률은 9.2895%였다. 박정희시대 평균 성장률은 전후 이승만시대보다 겨우 1.66% 정도 높았던 것이다. 1.66% 더 높은 이따위 사소한 성과를 위해 박정희정권에서 그 많은 사람이 살상당하고, 그 많은 사람의 인권과 기본권이 침해당하고, 국민이 민주당정부

기와 시대를 격격(隔)하는 21세기의 '격조 있는 나라'에서 대번영을 구가할 수 있는 기반이 되는 것들이었다.

한편, 늘 변화를 추구하는 세(勢)부족한 소양인 체질과 안정을 추구하는 압도적 태·소음인 체질이 뒤섞인 결과, 한국의 역사조류는 일체의 과격한 급진적 변화를 피하는 가운데 변화를 추구하는 '보수안정 속의 중도개혁'이라는 정치적 기조로 굳어져 있다. 오늘날도 1987년 야당분열과 3당합당을 DJ 탓으로 비판하는 자들이 있다. 이들은 체질적 세력관계와 역사의 현재적·미래적 의미에 어둡고 무관심한 채 고지식하게 원칙만을 따지는 소음인 지식인들일 가능성이 높다. 하지만 체질구성을 깊이 통찰한다면, 당시 야당이 분열하지 않고 단일대오로 대선에 임했더라도 대선에서 승리했을 것이라는 결론은 내릴 수 없다. 물론 당시 야당은 양분되지 않았다면 민주화세력의 전국적 대동단결로 아주 강력했을 것이다. 하지만 만약 야당이 진짜 대동단결했더라도, 75%의 태·소음인들은 민주화세력에 의한 정권교체와 급격한 변화에 두려움을 느껴 분명 노태우를 선택했을 것이다. 결국 당시 기득권세력을 대변하는 여당은 한국 국민의 체질상 '보통사람'이니 '부패척결'이니 하는 탈(脫)권위적 제스처와 단순변화의 약속만으로도 다수표를 견인할 수 있었다. 따라서 야당분열 후 두 야당이 얻은 표를 다 합한 표가 노태우 후보의 득표수를 앞지른다는 산술적 합계로 뭔가 입증해 보려는 것은 어리석기 짝이 없는 짓일 것이다. 두 야당이 단일 후보를 냈어도 두 야당의 표를 합한 야당 단일후보의 총득

에 부여한 민주적 경제발전의 '천재일우의 기회'가 박탈당했어야 했나? 박정희 산업화 업적을 말하는 자들은 박정희가 야기한 이 '기회비용'을 잊는다. 산업화 공로를 들어 박정희의 독재를 칭찬하는 자들은 가령 태풍피해를 복구할 돈으로 더 좋은 일을 할 기회가 사라진 것을 잊고 태풍이 건설업에 일거리를 만들어주어 건설업자와 건설노동자들을 살렸다고 태풍의 파괴 작용을 칭찬하는 자만큼이나 어리석은 자들이다. 그러므로 그들의 '주둥아리'를 그냥 두어서는 아니 될 것이다.

표수는 여당 표보다 적었을 것이다. 분열된 두 야당의 후보들이 얻은 표의 산술적 합계가 여당 표보다 많다면 야당후보들의 이 더 많은 표수는 실은 보수적 대다수 국민이 야당분열로 정권교체가 어렵다고 판단했기 때문에 (민주화세력이 권력을 잡으면 '군란'이 나고 군부가 다시 잡으면 '민란'이 날 것이라는 당시 나돌던 불길한 말처럼) 급격한 변화가 없을 것이라는 안도감 속에서 베풀어준 보너스에 불과한 것이었다. '보수적 안정 속의 중도개혁'에 대한 한국 국민의 체질적 선호는 노태우 후보의 당선에 바로 이어 치러진 총선에서 드러난 여소야대與少野大의 선거결과를 통해 더욱 극명하게 입증된다.

이것은 한국 국민이 1993년 DJ를 버리고 '안정 속의 변화'를 내세운 YS를 대통령으로 당선시켜 먼저 민주화 조치를 하게 한 다음에 상대적으로 급진적인 DJ에게 기회를 준 것에서도 다시 입증된다. 국민은 당시 '3당야합'에 대한 심판이나 정권교체 구호보다 YS와 3당합당 세력이 내건 '안정 속의 변화'의 - 타협적 세력구성상 신빙성 있는 - 중도개혁 노선에 더 큰 호감을 보였던 것이다. 국민은 YS를 먼저 당선시켜 정지작업을 하게 한 다음 정권교체 세력인 DJ에게 통치의 기회를 주어 도약의 발판을 마련하게 하는 중도노선을 택했던 것이다. 이것은 당시로서 많은 이들에게 지둔하고 답답한 과정으로 느껴졌을 것이지만, 지금 돌아보면 이런 노태우 → YS → DJ 수순의 점진적 변화과정은 국가를 안정시키고 동시에 개혁을 추진하는 최선의 길이 아니었나 하는 생각을 지울 수 없다. 한국 국민은 노태우를 민주주의로의 이행을 위한 과도기 인물로 필요했고 YS를 완전한 정권교체를 위한 징검다리로 필요로 했다. DJ(호남출신 소음인)는 YS(영남출신 소양인)만이 할 수 있었던 '하나회' 청산, 광주문제해결, 전·노 구속, 총독부건물 폭파 등과 같은 과감한 민주화 조치를 하지 못했을 것이다. 반면,

YS는 DJ만이 끈기 있게 할 수 있었던 경제구조개혁, 지식정보화, 남북관계 개선, 의약분업과 국민건강보험 도입 등을 완수할 수 없었을 것이다. 이것은 당시 항간의 평가다. 이 평가는 분명 설득력이 있다.

따라서 한국 국민을 주권자로 '모시고' 정치를 하는 정치인들이 1987년 DJ의 야당분열과 1990년 YS의 '3당야합'을 지금도 비판하고 있다면, 이것은 혁명적 함성 속에서 허겁지겁 몰아붙이는 '급진개혁'을 가급적 피해 차분하고 안정된 가운데 점진적 변화를 꾀하려는 주권자의 의중意中을 깔아뭉개는 것이다. 정치군부 청산, 권력형 부정부패 척결, '광주문제' 해결, 전·노 구속 등은 당시로서도 전국을 긴장시키는 급격하고 통쾌한 것으로 느껴졌던 것을 상기하면, 1987년 야당분열로 인한 노태우 과도정부의 역사적 출범, 1990년 YS세력과 군부세력의 과도기적 3당 타협정권의 수립, 1993년 YS집권, DJ의 50년 만의 정권교체 등의 역사조류는 세 체질이 비등하게 혼성된 한국국민의 중도적 감각과 정치적 중도주의의 표현으로 해석되어야 마땅할 것이다. 또한 체질구성상 불가피하고 또 의도치 않은 것이지만 나름대로 철학을 담고 있는 한국민의 이 '체질적 중도주의'는 우리나라의 모든 정치인들과 정치학자들이 존중해야 하는 정치노선인 것이다. 나아가 특히 우리나라에서는 정당과 정치인들이 중도 노선(DJ의 '중도개혁주의', 노무현과 문재인의 [처음의] '중도개혁주의'와 나중의 '진보적 실용주의', MB의 '중도실용주의', NY의 '진보적 중도' 등)을 선명하게 표방함으로써만 리더십을 잡을 수 있다.

4) 한국 국민의 다채로운 문예·예술적 성향과 다양한 스포츠

한국 국민이 세 체질이 적당히 섞여 있는 민족인 만큼 한국에서는 예술분야도 골고루 발전된다. 한국은 뛰어난 '경륜' 덕택에 뛰어난 수치감각을 발휘하는 소음인들이 35%에 달하므로 작곡, 지휘, 연주 분야에서 안익태, 윤이상, 정명훈, 조수미, 정명화, 장한나 등 세계적인 음악인을 배출했다. 또한 빠르고 즉흥적인 대중가요 분야에서는 소양인의 맹활약으로 세계 청년문화계를 장악한 '서태지와 아이들', BTS, 블랙핑크 등 수많은 K-팝 가수들을 배출했고, 미술·영상분야에서는 이중섭·백남준 등 세계적 미술가를 낳았고 임권택·이장호·김한민·봉준호 등 세계적 영화감독을 낳았다. 50년 만의 정권교체와 함께 표현의 자유가 대폭 확대되자마자 흥행에 크게 성공한 수많은 영화도 쏟아져 나왔다. 또한 스토리가 강한 한국의 웹툰과 게임은 세계를 단연 석권하고 있다. 소양인들이 주로 주름잡는 대중가요·미술·영화·드라마·웹툰·게임 분야의 비약적 발전은 21세기 중국·동남아·중동·일본·몽골·러시아·미국·남미 등을 뒤흔들고 있는 '한류韓流열풍'을 낳았다. 말과 글에 능한 소양인 덕택에 한국은 많은 문학작품과 작가를 배출했다. 그런데도 한국문단이 아직도 노벨문학상을 받지 못한 것, 그리고 세계적인 문학가를 낳지 못한 것은 전적으로 서구중심주의 때문일 것이다.

　한국인들은 스포츠도 고루 잘 한다. 발과 다리의 움직임이 강하고 정교한 소음인의 스포츠인 축구도 아시아적 수준을 넘어 나아가 세계적 수준이다. 북한은 1966년에 월드컵 8강에 진출했고, 남한은 2002년 월드컵 4강에 진출했다. 또 발로 공을 주고받는 말레이시아 스포츠인 세팍타크로(아시안게임 정식종목)에서도 두각을 나타냈다. 지난 100년 동안 세 차례나 마라톤에서 세계정상에 올랐던 손기정·황영조·이봉주는 폐활량이 유난히 크고 폐와 심장이 튼튼한 희소稀少체질로서 태양인일 확률이 높다. 그리고 권투에서 세계적으로 두각을 낸 허버트 강·김기수·홍수환 등은 모두 다 소양인들이다. 이러한 소양인들 덕택에 손으로 하는 배구·핸드볼·하키·탁구·야구·배드민턴·양궁·사격·펜싱 등 아마추어 경기와 프로 골프 등 상체上體운동 분야에서도 세계적 기량을 자랑하고 있다. 허리와 허벅지가 발달한 태음인들의 활약으로 유도·레슬링 등 하체운동은 일찍이 상당한 수준으로 발전해 있고 많은 세계챔피언을 배출했다. 한국에서 일찍이 손과 발을 둘 다 사용하는 태권도가 대중적 국기國技로 발달한 것은 (다리가 강하고 발기술이 뛰어난) 소음인과 (상체가 발달하고 발걸음이 빠르고 경쾌한) 소양인이 한국인의 절대다수를 차지하는 까닭이다.

소양인은 미래에 관심이 집중되어 있기 때문에 미래에 대해 불타는 궁금증을 안고 살고 미래를 내다보기를 좋아하는 체질이다. 이 때문에 소양인은 점을 잘 본다. 따라서 한국에서 점술은 프랑스·이태리 등 '소양인의 나라'보다는 덜하지만 상당히 성하다. 이 때문에 한국 태음인들도 점을 잘 본다. 그러나 과거에 집착하는 소음인은 점을 잘 보지 않는 편이다.

그 밖에 한국인의 체질구성은 지역에 따라 편차가 있고, 이 체질구성의 편차로 인해 지역정서가 다르다. 상술한 바대로 이제마는 100년 전 이북지역을 기준으로 태음인이 50%, 소음인이 20%, 소양인이 30%라고 쓰고 있다. 이것은 이북사람이 서울 사람에 비해 태음인이 무려 20% 이상이나 많으므로 점잖고 뚝심 있으며, 또 소음인이 한국인의 평균 이하이고 소양인이 평균 이상으로 많으므로 복고적 분위기가 거의 없고 진취적이고 개혁적인 분위기가 상당하다는 것을 뜻한다.

홍순용·이을호 교수는 1973년 서울사람의 체질 구성이 소음인 50%, 태음인 30%, 소양인 20%라고 쓰고 있다. 서울·경기 사람은 체질구성상 한국인의 평균을 15% 이상 넘어서는 소음인의 압도적 우세 및 소양인의 현격한 열세로 인해 맵시 있고 단정하고 네 것 내 것을 분명히 가르고 생활과 물건을 오밀조밀하게 규격 짓기를 좋아하는 사생활주의적·복고적 '깍쟁이'가 많고 반反진취적·반反개혁적이다. 물론 25년이 흐른 오늘날 서울 사람은 호남·충청·영남의 삼남 사람들이 대거 유입하여 서울시내 서울토박이의 순도가 1997년경 이미 2%이하로 떨어졌기 때문에 홍순영·이을호의 통계수치는 오늘날 별로 의미가 없어졌다.

조사된 통계는 없지만 충청도 사람들은 언행이 느리고 말수가 적으며 여간해서는 속마음을 까놓지 않는 태음인이 압도적으로 우세한 가운데 여기에 다수의 소음인과 소수의 소양인이 곁들여진 것으로 추정된다. 호남과 영남은 다른 지역에 비해 소양인이 비교적 우세한 것으로 보인다. 특히 경남·부산, 전남 지역은 소양인이 한국에서 가장 많은 지역 같다. 진주민란, 동학농민전쟁, 광주학생의거, 4·19를 촉발시킨 3·15 부정선거 규탄 마산민주항쟁, 부마민주항쟁, 광주민주항쟁 등 근현대사의 주요한 민중항쟁이 이 지역들에서 일어났고 서울에서의 민주화운동도 주로 영호남출신 학생 및 지식인들에 의해 주도된 것은 결코 우연이 아닐 것이다.

전북지역은 전남과 충남의 중간적 체질구성을 가진 것으로 보인다. 전북인들 중에는 태음인들이 전남지역보다 자주 관찰되기 때문이다. 강원도 사람들은 태음인이 이북사람들만큼 많은 것 같다. 제주 사람들은 인구가 적어 체질구성에 대한 판단이 어려우나 역사상 드러난 제주인들의 혁신적·저항적 기질로 볼 때 전남 사람들과 비슷한 체질구성을 가진 것으로 추정된다. 경북은 그 지역의 보수적·복고적 정서로 보아 태음인과 소음인이 압도적으로 많고 소양인은 다른 지역에 비해 적은 것으로 보인다. 그러나 경북의 예외지역으로서 대구는 오랜 세월 소양인들이 고리타분한 농촌지역을 박차고 도시로 이주한 통에 소양인들이 갈수록 늘어난 소양인 지역이다.

5) 역대 한국 최고지도자의 체질과 리더십의 특징

■ 소음인 고종의 '끈기의 리더십'과
■ 소양인 민비의 항일 강단剛斷

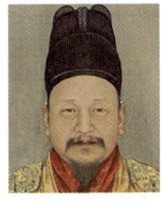

고종

19세기 말과 20세기 초에 한국의 근대화를 이끈 국가최고지도자는 고종과 민비(명성황후)였다. 민비는 영국의 빅토리아 여제와 중국의 서태후가 여성 최고지도자로서 세계를 쥐락펴락하던 역사시대에 조선의 최초 여성정치인 조대비를 이은 조선의 두 번째 여성정치인이었다.

고종과 명성황후 민비는 역대 한국의 최고지도자에 속한 지도자들로 다루어져야 한다. 대한제국은 당시에 '대한' 또는 '한국'으로 불렸고, '대한제국 만세'를 뜻하는 만백성의 '대한독립만세!' 외침으로 일어난 3·1운동으로 건국된 '대한민국'은 바로 '대한제국'의 후신이기 때문이다. 대한제국와 대한민국의 이러한 역사적 정통성의 연속성은 '대한 사람'이라는 애국가의 후렴구절과, 대한제국기에 널리 쓰인 '한국군'이라는 국군칭호에서 잘 나타난다. 광무제 고종은 대한제국의 최초의 황제였고, 민비는 추존된 대한제국의 황후였다.

흥선대원군과의 물밑협상으로 대원군 차남 고종을 왕으로 세운 조대비는 순조의 장남 효명세자(익종 추존)의 세자빈으로서 효명세자가 3년간 대리청정을 할 때 자주 몸져누운 남편을 도와 수렴청정으로 정사를 본 적이 있었고, 철종이 훙거하자 다시 수렴청정의 대권을 맡아 잠시 국가정사를 보았다. 고종에 의해 사후에 '신정왕후'로 추존된 조대비는 어린 왕 고종의 왕권을 대리하는 대리청정권을 대원군에게 주고 대원군을 통해 세자빈 시절에 못 다 이룬 서원철폐·경복궁 중건 등의 정책을 시행케 했다. 따라서 대원군 집권 10년 중 전기 5년은 조대비의 정책을 대신 집행한 기간이었다. 조대비는 고종이 20세가 되던 해에 내명부의 전권을 민비에게 물려주고 조용히 물러났다. 이런 경로로 민비는 조선의 제2대 여성최고지도자로 등극한 것이다.

고종은 식견(+기억력)이 좋고 꼼꼼하여 책을 좋아해 규장각을 신식 서적으로 채우고 2,000여 권의 근대화 서책을 독파한 임금, 멸망한 조선으로부터 대한제국을 세울 만큼 외유내강한 '불굴의 의지'로 잘 참고 견디며 끈질김과 끈기의 리더십으로 자기 뜻을 지혜롭고 꼼꼼하게 밀고나가고 막히면 돌아가고 강풍이 불면 유연하게 한쪽으로 휘었다가도 바람이 자면 곧장 일어나 중심을 잡고 똑바로 서는 대나무처럼 끈질기게 한시도 쉬지 않고 왜적에 맞서 독립투쟁을 벌이다가 끝내 일제에 독시毒弑당한 황제였다.

고종황제의 특사임무를 두 번 맡아 수행한 호머 헐버트(Homer Hulbert)는 1942년 2월 27-28일과 3월 1일 워싱턴 D.C. 라파에트호텔에서 열린 '한국자유대회(Korean Liberty Conference)'의 초청연설에서 광무제 고종을 회고하며 이렇게 평가했다.

- The King of Korea never surrendered to the Japanese. Never did he soil the sanctity of his regal office by voluntary consent. He bent but he never broke. At the risk of his life, he appealed to us for aid - without effect. At the risk of his life, he approached the Peace Conference at the Hague -

without effect. At the risk of his life, he sent appeals to every chancellory in Europe but enforced abdication prevented their delivery. He was marooned upon a throne. I say to the Korean people everywhere that they can cherish through all the ages to come the undying loyalty of their last King.[33]

한국의 국왕은 왜인들에게 한 번도 굴한 적이 없다. 그는 자의적自意的 동의로 자기 왕권의 신성함을 더럽힌 적도 없다. 그는 비록 휘어진 적이 있었을지라도 결코 부러진 적은 없었다. 그는 목숨을 걸고 우리에게 도움을 호소했으나 무효로 끝났다. 또 그는 목숨을 걸고 헤이그 만국평화회의에 도움을 청했으나 이것도 무효로 끝났다. 그는 목숨을 걸고 유럽의 모든 정부에 호소문을 보냈으나 강제퇴위로 인해 그 호소문의 교부가 저지되었다. 그는 옥좌에 홀로 버려졌다. 도처의 한인들에게 나는 그들의 마지막 국왕의 영원한 충정을 미래의 모든 시대를 관통해 가슴속에 소중히 간직할 수 있다고 말하는 바다.

당대 서양인의 푸른 눈에도 고종은 한국인들 가운데 열성조와 민족에게 가장 충성스러운 민족지도자였던 것이다.

헐버트 같은 친한파 서양인만이 고종을 이렇게 평가한 것이 아니다. 15년간 고종과 순종을 시종侍從·감시하고 가까이 밀착 관찰한 왜인倭人 곤도 시로스케(權藤四郎介) 이왕직서기관도 고종 사후 7년 뒤인 1926년의 자기 일기장에 고종에 대해 이렇게 기록하고 있다.

---

33) Homer B. Hulbert, "Address 1942". *The Proceedings of the Korean Liberty Conference* (27-28th February and 1st March, 1942). 서울대학교 사범대학 교육연구소 편, 『高宗황제의 주권수호외교』, 1쪽; 『대한민국임시정부자료집(20)』, 「주미외교위원부 Ⅱ·선전문건류·한인자유대회회의록」. 국사편찬위원회 한국사데이터베이스.

한 마디로, 고종은 재주와 지략이 너무 많은 반면, 자기주장이 강하지 않아 뭐든지 좋게 여기는 임금이었으며, 특히 권세와 명예를 동경하는 경향이 매우 강했음은 누구나 인정하는 부분일 것이다. 각 방면에 능통한 고종의 말솜씨는 사람의 재주로 하늘의 재주를 빼앗을 정도로 뛰어났는데, 아마도 그런 분은 고종밖에 없을 것이다. 만약 이 총명한 임금을 보필할 유능한 신하만 있었다면 분명 국정을 다시 일으킬 수 있었을 것으로 생각한다.[34]

고종은 평소에 "모든 사람을 사로잡는 천재적 언변과 표정을 보여준" 임금이었다.[35] 곤도는 헐버트가 고종의 영원한 충정과 불굴의 정신, '은근과 끈기'의 진인사盡人事 자세, 천재적 지혜 등에 대해 한 말과 유사한 의미내용을 "권세와 명예를 동경하는 매우 강한 경향", "너무 많은 재주와 지략", "사람의 재주로 하늘의 재주를 빼앗을 정도로 뛰어남" 등의 왜식倭式 화법으로 표현하고 있다.

물론 고종은 광개토대왕이나 궁예·알렉산더·나폴레옹같이 태양인의 위압적 카리스마로 대업을 이루고 그야말로 어이없이 죽음을 맞은 초인적 영웅호걸은 아니었다. 하지만 고종은 파천황의 조용하지만 절묘한 천재적 지략과 불굴의 의지, 그리고 은인자중하면서 끈기를 발휘해 1894년 갑오왜란으로 패망한 조선을 1897년 '대한제국'으로 부활시키고 제국영토를 광개토대왕 이래 가장 광대한 4,000리 강역으로 확장하고 이를 수호하려고 '은근과 끈기'로 최후의 일각까지 처절하게 싸우다가 자신의 죽음까지도 계산하는 철저하고 끈질긴 지혜로 기꺼이 민족의 제단에 목숨을 바친 거룩한 민족지도자였다. 그

---

34) 곤도시로스케(權藤四郞介), 이언숙 역, 『대한제국 황실비사』(서울: 이마고, 2007), 256쪽.
35) 곤도시로스케, 『대한제국 황실비사』, 256쪽.

러므로 고종 사후 사관들은 파천황의 드높은 지혜와 불굴의 의지로 나라를 중흥·부활시킨 거룩한 임금에게 주어지는 묘호廟號인 '고종高宗'을 부여했던 것이다. 고종은 예견대로 파리밀사파견과 북경망명의 뜻을 이루지 못하고 시해되는 '예상된' 죽음, 따라서 '시시각각 다가오는 죽음'을 계산하고 죽임을 당해 위대한 황제의 독시에 분노한 만백성의 3·1만세소리의 외침 속으로 산화散華한 우리 민족의 '영원한 제왕'이었다!

고종이 끈질긴 항일투쟁에서 자신의 죽음도 계산했다는 것은 사료로 입증된다. 고종은 1907년 6월 헤이그 밀사로 파견되는 이상설에게 마지막 당부를 하면서 이 일에서 자기의 죽음을 각오했음을 밝히고 있기 때문이다. 영국 로이터통신 기자가 밀사들이 헤이그에서 활동한 여파로 서울의 황제가 폐위당했는데도 그들의 특별사절단 지위가 유지되느냐고 묻자 이에 이상설은 이위종을 통해 이렇게 대답했다.

> 사절단은 전前 한국황제에 의해 파견되었는데, 그들의 임무는 이 황제의 퇴위가 확실시되더라도 전혀 영향받지 않는다고 한다. 왜냐하면 "황제의 마지막 말씀이 내가 살해당하더라도 그대들은 나의 신변에 개의치 말고 국가독립을 회복하라"였기 때문이라고 한다.[36]

---

36) 독일 『알게마이네 차이퉁(*Algemeine Zeitung*)』 전재보도 - 헤이그밀사 로이터통신 인터뷰 기사. *Algemeine Zeitung*, 25. Juli 1907 (Nr.341): London, 24. Juli. Die koreanischen Delegierten, die heute von Southhampton nach America in See gegangen sind, wurden vor ihrer Abreise von einem Vertreter der Reuterschen Bureaus interviewt. Prinz Hong(이위종) erlkärten diesem, daß sie die Absicht hätten, die Lage Koreas gegenüber Japan dem Präsidenten Roosevelt zu unterbreiten, sowie die hauptsächlichsten Städte Amerikas zu besuchen. Nach ihrer Rückkehr nach England, die in wenigen Wochen erfolgen dürfte, würden sie in London ein Unternehmen ins Leben rufen, dessen Aufgabe es sein soll, der Politik Japans in Korea entgegenzutreten. Ob ihre Mission im Haag ein Fehlschlag gewesen sei, könnten sie nicht sagen. Besonders von

이 인터뷰를 통해 드러나는 헤이그밀사 파견 당시의 고종의 심경은 결코 죽음을 두려워하는 비겁한 겁쟁이의 심리가 아니라 자기의 죽음을 헛되지 않게 들고 일어날 민족을 믿고 장렬하게 죽을 각오를 하고 그 정치적 여파를 계산하고 역사적 귀결로서의 궁극적 승리를 이미 예상하는 듯한 생사초월의 초연한 사생관을 보여주고 있다.

우리 민족은 이 '영원한 제왕'을 독시한 일제의 만행에 분기탱천, 한민족의 하늘이 열린 이래 최초로 일제히 용동聳動해 거국적으로 총궐기했다. 고종의 독시毒弑로 격발된 3·1대한독립만세운동의 대내외적 영향은 아주 심원하고 강렬했다. 3·1운동의 열기로, 갑진왜란으로 패망한 국내망명정부 '대한제국'은 국외망명정부 '대한민국임시정부'로 부활했다. 3·1운동은 국제적으로 파급되어 중국의 5·4운동을 폭발시켰고, 인도의 비폭력 저항운동과 동남아시아 피압박민족들의 독립운동에 영향을 끼쳤다.

고종의 다른 인간적 측면과 부드럽고 수줍은 성정을 보자. 무학無學의 영국 여성여행가 이사벨라 비숍(Isabella B. Bishop, 1831-1904)은 고종을 대면하고 그 겉모습을 이렇게 묘사한다.

> den Delegierten Großbritaniens, Frankreichs, Deutschlands und Vereinigten Staaten hätten sie Versicherung des Mitgefühls, das diese mit der Lage Koreas empfänden, und Zusicherung der Hilfe empfangen. Die Delegation sei von dem frühren Kaiser von Korea entsandt wordern und durch die erwiesene Abdankung des lezteren werde ihre Mission in keiner Weise berührte. Denn des Kaisers letzte Worte seien gewesen: Nehmen Sie auf mich keine Rücksicht, selbst wenn ich ermordrdet werden sollte. Setzen Sie Ihre Werke fort und stellen Sie die Unabhängigkeit des Landes wieder her.(사절단은 전 한국황제에 의해 파견되었는데, 그들의 임무는 이 황제의 퇴위가 확실시되더라도 전혀 영향받지 않는다고 한다. 왜냐하면 "황제의 마지막 말씀이 내가 살해당하더라도 그대들은 나의 신변에 개의치 말고 국가독립을 회복하라"였기 때문이라고 한다.) Die Mission der Delegation würde darin bestehen, an die Mächte die Aufforderung zu richten, die Unabhängigkeit Koreas zu sichern, als eines neutralen Staates, wie es Holland ist. Zum Schlusse erklärten die Delegierten, die Abdankung des Kaisers sei japanischem Gelde und koreanischen Verrätern zuzuschreiben.

- 왕은 온화하고 친절한 성품을 가진 사람으로서 유한 존재였으며 야심만만한 사람의 손에 좌우되었다. (...) 그래도 나는 자신의 신조를 가진 애국적 군주였다고 생각한다.[37]

또 비숍은 소음인의 식견(일에 빠삭하고 세세한 기억력의 뛰어남)과 관련된 고종의 성격도 보여준다.

- 왕의 표정은 온화했다. 왕은 놀라운 기억력을 가지고 있었고, 조선의 역사에 관해 상당한 지식이 있었다. 그 어떤 종류의 질문을 해도 명확하고 빠삭하게 답할 수 있었다. 역사적 사건이 일어난 지역과 연고까지 정확하게 설명할 수 있는 기억력이 있었다. (...) 조선인들 사이에 흐르는 일반적 경향은 왕에 대한 애정어린 충성심이 있었고, 실수로 저질러진 행동과 압제적 행동에 대한 비난은 실제 임무를 맡은 대신들에게 돌렸다. (...) 왕은 통치자로서 지극히 근면한 사람이며 각 부처의 모든 일을 잘 파악하고 있었고, 갖가지 무수한 신하들의 보고에도 지치지 않고 정성을 갖고 이것들을 수렴했다.[38]

"고종은 한없이 선량한 사람이며 사상 면에서 상당히 진보적인 생각을 가진 사람이었다."[39] 고종은 무학녀無學女 비숍을 통해 영국 귀족의 특권 수준, 평민의 정계진출 정도, 영국의 왕권과 내각권, 국왕과 수상의 관계, 내무부장관의 의무, 국왕의 장관 면직권 여부, 왕실예산과 정부예산의 분리 여부 등에 대해 자세히 알려고 하는 것이 "너

---

37) I. B. 비숍(국역), 『조선과 그 이웃나라들』(New York: 영문 1897:, 서울: 집문당, 국역 개정판 2020), 264쪽.
38) 비숍, 『조선과 그 이웃나라들』, 259쪽.
39) 비숍, 『조선과 그 이웃나라들』, 265쪽.

무 많고 그칠 줄 모르고 계속되어" 그녀가 "괴로울 지경"이었고, 그녀의 지식으로 다 알아듣지도 못했고 또 말해줄 수도 없었다.[40]

고종은 해외사정에도 밝았고 부지런히 일했으며 근면한 독서로 많은 근대화 관련 서적을 읽었다. 1895-1896년 두 해 동안 조선내정을 탐사한 러시아 육군장교 카르네예프(В. П. Карнеев) 대령(아무르관구 소속)은 이 점에서 고종을 극찬하는 이런 조사보고서를 본국 사령부에 올리고 있다.

> 국왕은 정사를 돌보는 데 많은 시간을 바쳤고, 밤에도 일을 쉬지 않아서 새벽까지 각료들과 회의를 계속하는 경우도 종종 있었다. 왕은 매우 훌륭한 교육을 받았고, 고인이 된 왕비의 일생에 대해서도 잘 알고 있었다. 왕은 한문어와 조선어만 할 수 있다. 그는 진심으로 나라가 태평성대를 누리기를 바랐고, 백성들은 그를 아버지처럼 존경했다. 왕은 선조들 앞에서 종교의식을 철저히 지키는 유자였지만 이교에 대해서도 매우 관대했으며 선교사와 그들의 활동에 대해 호의를 지니고 있었다. 왕은 백성들의 교육도 크게 향상시켰다.[41]

고종의 자세와 성정은 여러 자료에서 이렇게 일관되게 확인되고 재확인된다.

고종의 모습은 전체적으로 넉넉한 환경에서 길러져 심리적으로 꼬

---

40) 비숍, 『조선과 그 이웃나라들』, 266쪽.
41) В. П. Карнеев, и так да́лее, *По Корее. Путешествия* (Москва: Издательство Восточных Литературы, 1958). 카르네예프 외 4인(이르게바예브·김정화 역), 『내가 본 조선, 조선인』(서울: 가야넷, 2003), 104쪽. '카르네예프'의 이름 표기는 '카르네프'와 '카르나예프(Карнаев)'(1896년 11월 14일 태평양함대사령관 서한)로 오락가락하지만, '카르네예프(Карнеев)'가 러시아 이름의 관례상 옳을 것이다. 참조: 박종효 편역, 『러시아國立文書保管所 소장 韓國關聯 文書要約集』(서울: 한국국제교류재단, 2002), 239쪽.

이지 않고 질투심에 뒤틀리지 않은 온유하고 온화한 사람, 근면하고 선량한 사람, 명령하면서도 수줍은 사람, 끈기와 불굴의 의지의 사나이, 꾀 많은 지략가다. 고종은 이런 여러 가지 직관감각과 수완, 성정과 자세에 대한 여러 기록과 활약을 볼 때 100% 소음인이다.

조선의 '민비'이자 대한제국의 '명성황후'는 글재간·말재간이 뛰어나 공맹경전과 고전, 중국시집을 많이 읽어 - 당시 러시아 정보장교의 표현에 의하면 - '세계에서 가장 유식한 왕비'였다. 왕비를 대면한 적이 있는 이사벨라 비숍은 민비의 외모를 이렇게 묘사한다.

- 왕비는 당시(1894) 40세가 넘었으며 매우 멋있어 보이는 마른 체형이었으며 머리는 윤기가 흐르고 칠흑처럼 검었으며, 얼굴빛은 상당히 하얗고 그 백색은 진주 빛을 발라 더욱 하얗게 보였다. 눈은 냉철하고 예리했으며 반짝이는 지성미를 풍기고 있었다. 그는 옷을 매우 잘 차려 입었으며 진한 남색의 아름다운 무늬를 넣어 짠 비단 치마를 입었는데 치마는 발끝까지 길고 주름이 잡혀있었다.[42]

이 묘사는 소양인의 반사광적 눈빛과 미학적 자기치장 능력을 잘 보여준다. 곧이어 왕비를 다시 만난 인상을 비숍은 이렇게 적고 있다.

- 그때마다 나는 왕비의 우아하고 매력적인 예의범절과 사려 깊은 호의, 명랑함과 예리함, 그리고 놀랄만한 그녀의 화술에 상당히 깊은 인상을 받았다.[43]

---

42) 비숍,『조선과 그 이웃나라들』, 259쪽.
43) 비숍(국역),『조선과 그 이웃나라들』, 261쪽.

왕비의 우아한 의상, 매력과 예의범절, 호의, 명랑, 예리함, 뛰어난 화술 등은 모두 시각적視覺的 미감, 상냥함과 정확한 판단력(세회능력), 말재간 등의 소양인적 특징을 나타내 주고 있다.

또 비숍은 정적들로 둘러싸인 왕비의 용감한 정치적 투쟁을 언급한다.

- 왕비의 삶은 곧 전쟁이었다. 그녀는 권력을 위해, 자신의 남편과 아들의 안전과 존엄을 위해 그의 모든 매력과 명민함을 몽땅 발휘했다. 그것이 결국 그녀의 생명을 단축시켰지만 그런 행동을 통해 조선의 전통과 제도를 모독하지는 않았다.[44]

왕비의 성정은 용감하고 당찼으며, 머리는 창의적 아이디어로 빛나고 총명한 왕비였다.

당대에 고종과 민비를 곧잘 비난하던 매천 황현조차도 민비의 남다른 호기심과 박식함, 뛰어난 화술에 대해 전한다. 황현은 말하기를, "왕후는 문사文史에 통달했고, 백관의 장주章奏가 있으면 스스로 그것들을 열람했고, 팔가문초(명조 모곤茅坤이 편찬한『당송팔대문장가문초(전 160권)』를 읽기 좋아해 일찍이 북경에서 좋은 판본을 구입했다(后通文史 百官章奏 常自閱之 好讀八家文鈔 曾購佳本於燕中)"고 한다.[45] 또 그는 황후의 경전經典실력과 관련된 일화도 기록하고 있다.

- 변법을 시행한 초에 장차 태묘에 고유하려고 왕이 궁내부에 영을 내려 고유문을 지어오게 했다. 정만조가 참서관으로서 지어 올렸다. 첫 구절에 '하늘이 종사宗祀를 도우사(天祐宗祊)'라는 구절이

---

44) 비숍(국역), 『조선과 그 이웃나라들』, 262쪽.
45) 황현(이장희 역), 『매천야록梅泉野錄(상)』(서울: 명문당, 2008), 488-487쪽.

있었다. 윤치호가 임금께 말하기를 "우리나라가 천주교를 섬기지 않는다는 것은 천하가 다 아는 사실인데 이제 '하늘이 도우사'의 '하늘'을 서구인들이 지적하여 '조선도 또한 천주교를 믿는 나라냐'고 하면 어찌하시겠습니까?"라고 물었다. 이에 중궁이 크게 웃으며 손가락을 꼽아 헤아리며 말하기를 "『시경』에 '하늘은 믿고만 있기 어렵네(天難忱斯)'라고 했는데 이것이 어찌 천주교의 천주란 말인가? 또 『서경』에 '하늘은 맑아서 두려운 것은(天明畏)'이라고 한 것이 어찌 천주이겠는가? 또 『주역』에 '하늘의 운행은 강건하다(天行健)'라고 했는데, 이 어찌 천주를 가리킨다는 말인가? 이로 말미암아 고서를 두루 드는 것이 하나가 아니었다. 그리고 말하기를 '그대는 참으로 무식하구나!'라고 하니 윤치호가 얼굴을 붉히고 대답하지 못했다. 중궁이 총명하고 달통함이 이와 같이 자명했다.[46)]

그리하여 왕비의 박식함은 당시에 내외에 다 알려졌다. 카르네예프는 이렇게 말한다.

- 왕비는 많은 능력을 갖춘 강한 성격의 여성이었다. 그녀는 국정 전반에 걸쳐 빠르게 영향력을 행사하기 시작했다. 그녀와 대원군의 관계는 한때 좋았지만 그녀가 왕비가 된 후 곧 악화되기 시작했다. 왕비와의 경쟁에서 진 대원군은 국정 전반에 걸쳐 모든 섭정권을 잃어버렸고 정치에서 물러나야만 했다. … 왕비는 동양의 관점에

---

46) 황현, 『매천야록(상)』, 749-750쪽. "天難忱斯"는 『시경』「大雅·文王之什·大明」의 한 구절이고, "天明畏"는 『서경』의 「虞書·皋陶謨」의 "天明畏 自我民明威 達于上下 敬哉! 有土!(하늘이 밝아서 두려운 것은 우리 백성이 밝아서 위엄이 있어서 상하에 달하는 것으로 말미암은 것이니 공경하라! 땅을 영유한 자들이여!)"에서 따온 것이다. "天行健"은 『주역』의 건乾괘의 단사象辭 "상이 말하기를 하늘의 운행은 강건하니 군자는 자강불식한다고 한다(象曰 天行健 君子以自强不息)"에서 따온 말이다.

서 볼 때 교양이 풍부했으며 조선뿐만 아니라 동양권의 모든 나라에서 한문에 가장 능통한 인물이라는 평을 받았다. 그녀는 조선이 일본인의 도움을 받지 않고 유럽식으로 문명화하고 개혁하는 것을 지지했다. 자기들의 뜻대로 조선을 통치하고 싶어 했던 일본인들의 눈에는 이 결단성 있고 현명한 왕비가 좋게 보였을 리가 없었을 것이다.[47]

"왕비는 동양의 관점에서 볼 때 교양이 풍부했으며 조선뿐만 아니라 동양권의 모든 나라에서 한문에 가장 능통한 인물이라는 평"은 동아시아의 물정을 모르는 러시아장교의 겉치레 평가가 아니었던 것이다.

민비의 창의성과 용감성은 외교정책에서 나타난다. 왕비는 주일 중국외교관 황준헌이 『사의조선책략私擬朝鮮策略』(1880)에서 러시아의 남하南下를 저지하기 위해 개진한 "친중국親中國·연미국聯美國·결일본結日本"의 노선을 과감하게 내던지고 반대로 러시아를 끌어들여 일제를 물리치는 이른바 인아거일책引俄拒日策으로 일제와 여장부처럼 맹렬하게 격돌했다. 그러자 일제는 민비의 이 용감한 항일투쟁의 강단剛斷으로 인해 청일전쟁의 전과를 다 잃게 되자 일왕日王과 이토히로부미(伊藤博文)의 정부내각과 군부까지 한통속이 되어 왕비를 자시刺弑했던 것이다.

이렇게 고종과 민비는 둘 다 일제에 의해 장렬하게 죽임을 당함으로써 서양과 일제의 제국주의 침략으로 멸망한 24개 아시아·아프리카 국가의 국왕부처들 중 끝까지 싸우다 죽은 역사상 유일한, 그리고 위대한 국왕부처였다. 민비는 대나무처럼 휠 줄 모르고 올곧은 강단으로 불퇴전의 투쟁을 벌였기 때문에 고종보다 먼저 죽음을 맞았다. 민

---

[47] 카르네예프 외 4인, 『내가 본 조선, 조선인』, 90쪽.

비는 이것저것 볼 것 없이 순도 100%의 소양인이다. 만약 국왕과 왕비가 윤보선·박정희·최규하·노태우 같은 우유부단하고 기회주의적이고 비겁한 겁쟁이 태음인이었다면, 아마 조선은 1894년 7월 23일 경복궁이 점령당하고 국왕 부처가 생포되었을 때 - 대한제국으로 부활할 아무런 근간도 남기지 않은 채 - 불가역적으로 사라졌을 것이다.

태양인 이승만의 이념적·공리적 리더십과 독선주의

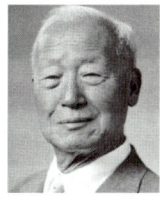

이승만

이승만·장면·윤보선 등은 필자가 아주 어린 시절 유년기에 전해들은 최고정치지도자들이다. 따라서 이들의 체질과 리더십의 특징은 필자가 직접적 경험과 기억으로 밝혀낼 수 없다. 그 체질과 리더십을 밝힐 수 있는 유일한 길은 이들이 남긴 역사적 행적을 통해 이들의 체질과 리더십의 특징을 짐작해보는 수밖에 없다. 그러므로 이 정치지도자들의 체질을 분석하는 것은 어디까지나 추정적인 차원의 것이다. 그러나 박정희·전두환·노태우·김영삼·김대중·노무현 대통령은 필자가 직접 겪어 본 정치지도자들이다. 따라서 이들의 리더십은 필자의 경험적 바탕 위에서 충분히 논할 수 있을 것이다.

한국의 현대사는 편의상 (1) 항일독립운동과 건국운동을 결산하고 민주공화국을 세운 건국의 시기, (2) 공산권의 남침을 격퇴하고 나라를 지킨 호국의 시기, (3) 국민을 폐허와 궁핍에서 건진 산업화의 시기, (4) 군사독재와 싸워 민주화를 이룩하는 민주화의 시기, (5) 나라와 국민을 국가부도 위기로부터 건지고 새로운 발전동력과 국가비전을 창출한 시장화·정보화·민족화합의 시기로 나누어 볼 수 있다. 이 시기들은 제각기 절체절명의 역사적 과제를 안고 있었다. 한국의 여야 최고지도자들 가운데에는 자신의 체질을 바탕으로 이 시대적 과제를 해결하는 데 비교적 성공적인 리더십을 발휘한 대통령도 있고 체질로 인해 실패한 대통령도 있었다.

대한민국 임시정부의 초대 대통령과 대한민국의 제1·2·3대 대통령을 역임한 이승만李承晩(1875-1965)의 행적을 유심히 살펴보면 그는 김구 주석과 마찬가지로 전형적인 태양인으로 판단된다. 그는 누가 뭐라고 그를 비난하더라도 '독불장군' 같은 '(인의)도덕적·(반공)이념적 리더십'과 방략의 '공리적 리더십'을 발휘해 '건국'과 '호국'이 절체절명의 민족적 과제로 제기된 '건국의 시기'와 '호국의 시기'에 걸맞은 '건국과 호국'의 역사적 사명을 끝까지 완수해낸 지도자다. 이승만은 일평생 풍운아로서 독립운동에 매진했고 나라를 되찾아 대한민국을 건국한 뒤 대한민국의 초대대통령을 지낸 '거인'이었다.

그러나 이승만은 태양인의 체질적 약점 때문에 자기만의 정치독단을 위해 국민을 존중하는 것이 아니라 오히려 경시하고 관제데모와 폭력조직을 동원해 국민여론을 조작했고 삼권분립원칙을 명분으로 친일경찰을 동원해 반민특위를 해체한 무례방종자로서 민주주의를 빙자해 그 실질적 내용을 공동화시키고 타당의 권력을 훔치는 절심竊心의 행패를 부린 독재자였고, 반공주의 이념에 사로잡혀 김구金九 주석 같은 당여黨與조차도 해쳤고 야당만이 아니라 '원내자유당'까지도 혐오하고 재야 극우폭력세력을 동원해 정당민주주의를 파괴한 독불장군이었다. 그리하여 그의 탁월한 방략도 남의 것을 도둑질하는 '욕심', 즉 '절심'의 독재적 행각에 다 망가졌고 결국 그의 권력은 이 절심을 규탄하는 혁명적 민심에 의해 파탄나고 결국 외국으로 추방당하고 말았던 것이다.

이 때문에 장준하張俊河는 이승만을 "교활하기 비할 데 없는 희대의 협잡꾼 노흉老凶" 또는 "정치적 악한"으로 혹평했다.[48] 또 이승만을 '독재자' 또는 '친미주의자' 정도로 생각하는 많은 진보적 지식인들은 지금도 이승만을 혹평한다. 그러나 국민들은 4·19를 맞아 망명길을 떠나는 이승만에 대해 연민의 정을 표했고, 독립운동 시기와 해방공간에서 모든 조직과 단체, 그리고 정당들이 이승만의 승낙도 없이 언제나 이승만을 제각기 자기조직의 최고지도자로 추대했었던 역사적 사실을[49] 상기하면 누구나 착종된 심정을 감출 수 없을 것이다.

이승만을 자세히 살펴보자. 사람들이 주목하지 않지만 6·25 전쟁 후 이승만 정부의 경제건설은 괄목할 만했다. 1953년 휴전협정으로 총성이 멎은 것 같았던 한국전쟁은 실은 태백산과 지리산의 빨치산이 완전히 토벌된 1956년까지 계속되었다. 이때야 겨우 '실질적 휴전'을 맞은 이후 3년간(1958-1959)의 연평균 경제성장률은 무려 7.63%에 달했다. 이것은 박정희 독재시대 19년간(1961-1979)의 연평균 경제성장률(9.2895%)보다 단지 1.66%밖에 낮지 않은 놀라운 성과였다. 따라서 4·19혁명 후 '경제개발 5개년계획'을 수립하고 이 개발계획의 시행에 막 착수하려는 단계에 있었던 윤보선·장면의 민주당정부가 5·16쿠데타 없이 계속 통치해 자유로운 '민주적' 경제발전을 이끌었더라면, 거의 틀림없이 민주당정부는 박정희 군사정부의 '독재적' 경제발전을 훨씬 뛰어넘는 성과를 올렸을 것이다.

그러나 이승만은 평생 '독불장군' 같은 독재적 행각으로 많은 문제를 야기했다. 상해임시정부는 미주에서 거둔 세금을 보내지 않는 이

---

48) 참조: 이택휘, 「이승만 - 상실된 카리스마의 비극」, 56쪽. 이택휘 외 한국정치학회 회원 공저, 『남북한의 최고지도자』(서울: 백산서당, 2001).
49) 참조: 이택휘, 「이승만 - 상실된 카리스마의 비극」, 53쪽. 이승만은 1920년 상해 임시정부의 대통령으로 추대되었고, 국내에서는 서울 임시정부의 집정관 총재로, 소련령에서는 연해주 임시정부의 국무총리로 추대되었다.

승만을 탄핵해 초대 대통령직을 박탈했다. 그는 한중韓中동맹외교·무장독립운동·실력준비노선 등 다른 독립운동노선을 모조리 독선적으로 배척하고 미국정부를 향한 '독립외교'만을 고집했고, 광복 후 대통령이 된 후에는 임시정부 헌장과 헌법의 "구황실우대" 조항의 정치적 취지를 완전히 무시하고 대한제국의 황족들을 '친일'로 몰아 철저히 부정·탄압했고, 1948년 친일경찰을 동원해 국회의 반민족행위조사특별위원회를 해체했고 부정선거로 임기를 연장하려는 독재와 부정을 저질렀다. 또 그는 '당여黨與(부부·친족·당파)'관계를 경시하여 조선의 전통적 결혼관과 가족관을 무시하고 조강지처를 방기했고, 독신생활 중에 독립운동가에게 걸맞지 않게 푸른 눈의 오스트리아의 평범한 여성 프란체스카와 결혼했다. 그는 대통령이 되어서도 이 오스트리아 여성을 퍼스트레이디로 데리고 다니며 건국 초 대한민국의 민족정서를 맘껏 짓밟고 친자親子 생산을 포기하고 이기붕의 아들을 양자로 들이는 등 기인畸人 행태를 보였다. 또 그는 태양인답게 당파나 정당을 좋아하지 않았고 한동안 정파에 가담하거나 정파의 우두머리가 되는 것을 일체 거부했다. 그는 당시 심지어 정당무용론을 주장할 정도였다. 자유당 창당은 정치적 실패를 거듭한 후에야 어쩔 수 없이 시도했다.[50] 그는 역사적 차원의 연대인 '교우交遇'에는 관심이 높지만 사적私的 '당여'에는 무심한 태양인이었기 때문이다.

    그러나 이승만은 이러한 개인적 약점에도 불구하고 천시를 읽는 탁월한 혜안으로 귀국 전에 미국에서 공산주의 팽창전략을 분석한 책을 출판했고 귀국 후에는 소련의 공산주의적 팽창주의와 이데올로기적 전복전략을 모르는 순진한 미국 정치인들의 소련친화적 좌우합작

---

50)   조의환,『한국정당의 파벌에 관한 연구』, 동국대학교대학원 정치학과 2001년 박사학위논문, 33쪽.

신탁통치 노선에 담긴 공산화 위험을 정확히 간파해 세계적 차원의 '반공' 투쟁의 역사적 요청을 열정적으로 설파하고 불가피한 냉전시대의 도래를 예견했다. 이리하여 그는 김구 주석과 손잡고 반탁투쟁의 선봉에 섰고, 한반도가 좌우합작노선을 둘러싼 갈등의 와중에 처했을 때 미군정과 미국 국무성의 '좌우합작을 통한 통일정부 수립' 노선에 반기를 들고 미군정과 국무부의 좌우합작노선과 미소공동위원회를 맹렬히 공격했다. 나아가 이승만은 1946년 6월 3일 '정읍발언'으로 남북분단을 기정사실화한 북한의 북조선임시인민위원회에 대항해 남한 단독정부를 수립할 것을 주창했다. 이 발언을 계기로 그는 유사하게 반공투쟁을 생각하고 있던 동경주둔 미군사령관 더글러스 맥아더(1930-1972)의 주목을 받았다. 그는 생면부지의 노장老將 맥아더의 지원을 얻어 1946년 12월초 방미해서, 반공노선과 남한 단독정부 수립을 위해 미국 조야朝野를 상대로 설득전을 폈다. 이승만의 이 방미는 매우 시의적절했고 소련의 팽창주의에 맞서는 '봉쇄정책(Containment Policy)'을 담은 1947년 봄 '트루먼독트린'의 탄생에 크게 기여했다.[51]

이승만은 '숭미·친미주의자'라기보다 '지미파知美派'로서 철저한 '용미주의자用美主義者'였다. 그는 자기의 판단과 노력으로 '좌우합작노선 폐기'와 '단독정부 수립'을 한미 공동노선으로 만들어 냈던 것이다. 그는 강력하고 일관된 이념적(반공주의적) 리더십을 구사해 단독정부를 수립하고 반공주의적 단독정부 노선을 끝까지 밀어붙여 앞뒤 재지 않고 가차 없이 남로당을 토벌함으로써 역사적 건국 과업을 완수했다. 그리고 이승만은 탁월한 방략과 교우의 초강력한 공리적 리더십을 발휘해 ① 1952년 부산 피난 국회에서 '발췌개헌拔萃改憲'을

---

51) 참조: 이택휘, 「이승만 – 상실된 카리스마의 비극」, 69-70쪽.

통해 대통령직선제를 도입하고 6·25 직후 1954년 11월에는 '사사오입四捨五入'의 꼼수로 '3선제한 폐지' 개헌을 관철하고, ② 능란한 대미對美외교를 통해 미군과 유엔군 원병을 맞아들여 남침을 격퇴하고 나라를 지키는 호국과업을 완수했다. 이승만대통령은 말년에 독선적인 독재정치에 빠져들어 권좌에서 쫓겨나는 비극을 겪었을지라도 그는 한국인의 마음을 강력히 사로잡았다. 그는 "뭉치면 살고 흩어지면 죽는다"는 등 국민을 감동시킨 몇 번의 명연설로 민심을 사로잡는 언어유희적리더십을 발휘했다. 이런 행적들을 볼 때 이승만대통령은 인륜과 당여에 박약하나 천시와 세회에 밝고 방략·교우·행검에 탁월한 태양인이다. 한국에서 태양인 지도자는 체질적 상생관계 측면에서 독단과 독재의 유혹에 빠지지 않는 한 천시와 세회에 밝고 방략과 교우와 '편편便便한' 언어구사에 능한 역사적·이념적·공리적·언어유희적 리더십으로 소음인(35%)과 소양인(25%)의 지지를 합해 과반이 넘는 60% 정도의 지지를 받을 수 있다. 그러나 이승만은 '발췌개헌', '사사오입 개헌', 3·15 부정선거 같은 부정한 방법들의 사용도 불사한 독단과 독재에 빠짐으로써 당대와 후대에 "외교는 귀신, 정치는 등신"이라는 평가를 들었다.

 '발췌개헌'과 '사사오입 개헌'의 위법적 폭거성격은 이 사건들을 간단히 훑어보기만 해도 분명하게 드러난다. '발췌개헌'은 1952년 7월 4일 부산 피난국회에서 채택된 제1차 개헌이다. 대통령 직선제와 상·하 양원제를 골자로 하는 정부측 안과, 내각책임제와 국회단원제를 골자로 하는 국회안을 절충해서 통과시켰다고 하여 발췌개헌이라 이름 붙였지만, 사실상 이승만의 대통령 재선을 위하여 실시된 개헌이다. 1950년 5월 제2대 국회의원 선거에서 지지세력이 대거 낙선하자, 1952년으로 예정된 국회의 대통령간선제를 통해서는 이승만의 대통령재선이 불가능해졌다. 이에 이승만은 재임을 관철시키고자 1951년 광복절기념사에서 신당의 필요성과 대통령직선제와 양원제로의 개헌 필요성을 역설한 뒤, 신당을 추진하면서 1951년 11월 28일 대통령직선제와 양원제를 골자로 하는 개헌안을 국회에 제출했다. 그러나 신당창설운동으로부터 '원외자유당'과 '원내자유당'이라는 두 개의 정당이 생겨났다. 원내자유당은 이승만을 지지하되 내각책임제 개헌으로 실권 장악을 꾀했다. 결국 1952년 1월 18일 실시된 표결에서 대통령직선제 개헌안이 부결되었다. 이에 이승만은 원내 약세를 돌파하기 위해 원외자유당을 비롯한 재야세력을 총동원해 개헌안 부결반대 관제 데모를 전개했다. 이 상황에서 국회는 재적의원 3분의 2를 1명 초과한 122명의 연서로 4월 17일 내각책임제 개헌안을 제출했다. 이에 원외자유당과 18개 재야단체는 '내각책임제개헌안반대 전국정당 투쟁위원회'를 결성했고, 이승만은 4월 20일 야당소속 국무총리 장면을 해임하고 국회부의장 장택상을 국무총리로 지명했다. 국회는 장택상이 5월 6일 양측 개헌안의 조정을 맡겠다고 공언하자 95 대 81로 그를 국무총리로 승인해주었다. 1952년 5월 14일 이승만은 1월 18일 부결된 정부 개헌안을 약간 수정해 다시 제출했다. 5월 15일부터 민족자결단·백골단 등의 폭력조직을 비롯한 관제 데모대는 국회의원 소환·국회해산 등을 외치며 국회의장 신익희의 자택까지 포위하는 등 테러 수준의 소란을 피웠다. 동시에 이승만은 원외자유당 소속 이범석을 내무장관에 임명하고, 1952년 5월 25일에는 경상북도·전라남북도 일대에 공비토벌 명목으로 계엄령을 선포하고 5월 26일에는 통근버스에 탄 50여 명의 국회의원을 헌병대로 연행해 공산당 연루 혐의로 10명의 국회의원을 체포했다. 이런 험악한 분위기 속에서 이범석과 원내 장택상파가 중심이 되어 정부통령 직선제, 양원제, 국무위원 불신임제 등을 골자로 하는 발췌개헌안을 제출했다. 은둔한 국회의원들을 국회로 끌어내는 표결강제 속에서 7월 4일 밤 개헌안은 기립표결로 찬성 163, 기권 3표로 가결되었다. 이승만은 개정헌법에 의해 1952년 8월 5일 직선제 선거를 통해 다시 대통령직에 올랐다. 그러나 발췌개헌은 ① 일사부재의一事不再議의 원칙에 위배되고, ② 개헌안을 공고하지 않았고, ③ 토론의 자유를 배제했고, ④ 의결을 강제했다는 점에서 위법적 폭거였다.

'사사오입개헌'은 1954년 제1공화국의 제3대 국회에서 대통령 이승만 1인에 한해서 3선제한을 폐지하는 것을 핵심으로 하는 헌법개정안을 통과시킨 제2차 개헌이다. 1952년의 발췌개헌을 통하여 대통령 선거를 직선제로 고침으로써 이 해 8월 5일 실시된 대통령 선거로 이승만의 중임이 이루어졌다. 그러나 이승만은 이에 만족하지 않고 계속 중임하기 위하여 헌법의 장애요소를 제거할 필요를 느끼고 3선금지조항을 개정하도록 했다. 이에 따라서 자유당은 그와 같은 개헌의 복안을 가지고, 1954년 5월 20일에 실시되는 민의원 선거에 이에 찬성·서명한 후보자들을 공천해 많은 당선자를 확보했다. 또한 무소속 인사들을 포섭하여 개헌을 착착 준비해 나갔다. 1954년 10월 뉴델리비밀회사건이 나고 유엔총회에서 한국통일선거안이 제기되자, 이를 배경으로 자유당은 대한민국의 주권의 제약 또는 영토변경을 가져올 국가안위에 관한 중대사항은 국민투표로 결정해야 한다고 주장하며 국민투표제도를 도입하는 개헌의 타당성을 선전했다. 그리고 국민투표제 신설, 초대 대통령에 한해 3선금지조항 효력 정지, 국무총리제 폐지, 국무원에 대한 연대책임제 폐지, 개별국무원에 대한 불신임 인정, 부통령에게 대통령지위 승계권 부여 등을 골자로 하는 헌법개정안을 마련했다. 이 개정안은 자유당의 김두한을 제외한 전체

자유당 의원과 무소속의원 등 도합 136명의 서명을 받았고, 이어서 개헌안을 11월 18일 국회에 상정하고 27일 비밀투표에 붙였다. 표결 결과는 재적인원 203명, 재석인원 202명, 찬성 135표, 반대 60표, 기권 7표였다. 이것은 헌법개정에 필요한 의결정족수인 재적 인원 203명의 3분의 2인 136표에 1표가 부족한 135표 찬성이므로 부결된 것이어서 당시 사회자인 국회부의장 최순주가 부결을 선포했다. 그러나 자유당간부회는 재적인원 203명의 3분의 2는 135.333……인데, 영점 이하의 숫자는 1인이 되지 못하여 인격으로 취급할 수 없으므로 사사오입하면 135이고, 따라서 의결 정족수는 135이기 때문에 헌법개정안은 가결된 것이라고 주장했다. 자유당은 11월 29일 야당의원이 퇴장한 가운데 번복가결동의안을 상정, 재석인원 125명 중 김두한·민관식 2명을 제외한 123명의 동의로 통과시켰다. 국회는 곧바로 개정헌법을 정부로 이송하고 정부가 당일 공포했다. 그러나 이 개헌은 위법이었다. 첫째, 의결정족수가 숫자상 135.333……이므로 136명을 정족수로 보는 것이 타당한 것인데, 사사오입의 억지 논리를 전개, 의결정족수를 135으로 해석해 부결된 개정안을 가결로 번복케 한 것은 이치에 어긋난다. 둘째, '이승만' 특정인에게만 대통령의 지위를 영구 보장하는 것이 결코 민주적 평등원칙에 부합될 수 없다. 셋째, 개헌안의 표결 결과에 대한 의장의 선언이 번복되는 것은 근거 없이는 불가능한 일인데, 사사오입 개헌은 이런 번복을 무단으로 자행케 했다. 이 개헌으로 이승만은 1956년 다시 대통령으로 선출되어 영구집권의 길로 들어섰다. 그러나 사사오입 개헌에 불만을 품은 손권배 등 중진의원 12명과 도진희 등 소장 의원 14명이 자유당을 탈당했다. 자유당은 이에 대항해 김두한 등 7명을 해당행위자로 제명했다. 이후 야당세력은 1955년 민주당과 진보당을 결성해 자유당과 이승만의 독재에 맞섰고, 이 민주화투쟁은 결국 4·19혁명으로 귀결되었다.

이승만대통령은 대중을 연설로 사로잡는 언어유희적 리더십, 이념(이데올로기) 실현을 향한 강력한 도덕적(이념적) 리더십, 현실 속에서는 심지어 친일세력도 묵인·활용하고 독재를 자행하면서까지도 미국식 민주공화국·민주정치와 자유시장을 이념적 사변 속에서 그리며 일관된 반공주의·반일주의·용미주의에 매진한 강력한 방략적·공리적 리더십을 발휘했다. 동시에 그는 대한제국의 황족집단을 깡그리 부정하고 귀국하려는 황족들을 막아 일본 땅에 방치함으로써 국위를 손상시키고 건국기의 정치를 난국으로 몰아간 독재자였고, 국민정서에 영합하는 것이 아니라 반대로 푸른 눈의 부인을 대동하고 자식 없는 결혼생활을 영위하여 국민정서를 한껏 유린한 기인이었다. 그런데 좌고우면左雇右眄하지 않는 독선과 독단, 불법도 불사하며 정적을 가차 없이 타격하고 고립시키는 방략, 탁월한 외교(국제적 교우)능력 등을 뒤섞어 보여준 이승만의 이 태양인적 리더십이 없었더라면 해방공간의 혼란을 극복하고 건국대업을 달성하는 것이 어려웠을 것이고 남침을 격퇴하고 호국과업을 달성하는 것도 어려웠을지 모른다. 그러나 주지하다시피 이승만의 체질적 독선과 '독불장군' 성향은 그의 리더십을 파탄으로 내몰아 4·19혁명을 주도한 학생들에 의해 해외로 내쫓기는 '방벌放伐' 사태를 초래하고 말았다.

이승만대통령에 대한 이 체질판단과 리더십 유형의 판별은 필자가 이승만대통령을 개인적으로 만나보기는커녕 그의 치세에 대한 기억도 필자에게는 남아있지 않기 때문에 오류가능성이 없지 않다. 그러나 여러 학술자료에 입각한 그의 행적에 면밀한 탐사는 그가 '태양인'이라는 체질판단을 확고하게 굳혀 준다.

암소 같은 태음인 윤보선·장면의 권탐權貪과 공리적 리더십

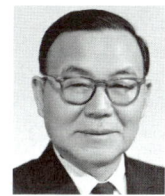
윤보선

제4대 대통령 윤보선尹潽善(1897-1990)은 태음인이고, 장면張勉(1899-1966)도 태음인이다. 태음인의 성정과 자태는 소 같은 사람이다. 그런데 어릴 적에 유복하게 자란 태음인은 '암소' 같은 반면, 어렵게 자란 태음인은 '황소' 같다. 그런데 윤보선과 장면은 일제시대에 해외유학을 할 만큼 유복하게 자란 사람들로서 암소 같은 태음인들이다.

태음인은 지구력이 강하고 위의威儀를 아는 부드럽고 점잖은 신사이고 겁 많고 우유부단하며 가치와 노선이 없는 기회주의자이나, 탁월한 주책(이재)감각으로 재물을 챙기고 늘리는 데 골몰하는 구두쇠이고, 겉으로 권력을 탐하지 않는 듯한 신사도를 보여주지만 일단 권력을 잡으면 내놓지 않으려고 자리를 깔고 뭉개는 권탐權貪을 부리며 권력투쟁에 몰입하는 경향이 있다. 윤보선은 부유한 명문가의 아들이었지만 두뇌회전이 빠르거나 머리가 명석하여 큰 사상이나 이념을 전개하는 사상가도 아니었고, 창의적인 아이디어를 가진 유능한 아이디어맨도 아니었고, 남보다 앞서나가는 용감한 투사도 협객도 아니었다. 그는 일제식민지 시대에도 20대초 3년간 상해에서 임시정부에 참여한 일 외에 항일 독립투쟁을 한 일이 없다.

윤보선은 영국으로 유학을 가서 당시 한국에는 아직 쓸 데가 없었던 고고학을 전공했고, 영국유학을 마친 뒤에도 귀국하지 않고 유럽 여기저기를 구경하며 시간을 허송하다가 아버지의 송금중단 위협에 몰려 할 수 없이 귀국했다. 그는 귀국한 후에도 13년을 은둔, 이재만을 추구하다가 해방을 맞았다. 그는 주어진 상황에 순응, 생을 엔조이하고 참을성 있게 상황을 잘 견디고, 일경日警이 두려워 단 한 번의 지하투쟁도 꿈꾸지 않은 겁쟁이였었다. 성품은 늘 온화했다. 1960년 민주당에서 당내 구파舊派였던 윤보선이 신파新派로부터도 지지를 확보하여 대통령에 압도적으로 당선될 수 있었던 데에는 이 온화한 성품도 한몫했다.[52] 그러나 거의 만장일치로 윤보선을 대통령으로 선출한 당시 신파 의원들은 태음인의 숨겨진 면모인 '권탐'을 보지 못했던 것이다. 윤보선은 "대통령도 먹고 총리도 먹으려는" 욕심에서 신파 지도자인 장면이 아니라 자기 사람인 김도현을 총리로 지명하여 파란을 일으켰다.

이때부터 신파와 구파는 원수처럼 싸우기 시작해서 민주당은 두 당처럼 완전히 분열했고, 정국은 완전히 꼬이기 시작했다. 신파는 김도현을 낙선시키고 똑같은 태음인 장면을 총리로 선출했다. 이미 꼬일 대로 꼬인 장면총리도 이런 연유로 만만치 않은 태음인적 '권탐'과 '뚝심'을 발휘하며 윤보선 대통령에게 대항하는 데 사활을 걸었다. 윤보선의 태음인다운 권탐과 기회주의적 우유부단성은 1961년 5월 16일 서울에 불법 진주한 박정희 쿠데타군에 대한 그의 '웃기는' 대응에서 잘 드러난다. 그는 박정희의 쿠데타 소식에 즉각 군란軍亂진압에 나선 것이 아니라 겁쟁이답게 "올 것이 왔다"는 기회주의적 언사로 쿠데타를 용인했고, 대통령이 아니라 "총리를 겨냥한 거사였다"는 박정희의 말에 솔깃해 한동안 대통령직에 남아있음으로써 쿠데타를 합법화해준 우유부단한 자기모순적 '국가반역'은 도덕적 리더십을 완전히 결여한 그의 기회주의적 성격을 잘 보여준다. 구두쇠다운 이재

---

[52] 김세중, 「윤보선: 정파적 대통령과 옹고집 민주투사의 리더십」, 85-86쪽. 이택휘 외 한국정치학회 회원 공저, 『남북한의 최고지도자』(서울: 백산서당, 2001).

감각, 권좌에 깔고 뭉개며 나갈 때와 물러날 때를 모르고 현재를 즐기는 면모, 주어진 환경에 순응해 눌러앉는 기회주의적이고 무책임한 행태, 온화한 성품, 겁쟁이 성격 등을 종합하면 윤보선대통령은 틀림없는 태음인이다. 태음인은 권력을 잡으면 권탐을 보이고 표리부동하고 음흉하다. 태음인의 이런 성격은 보통 온화한 성품과 신사적 모습에 가려 잘 드러나지 않지만, 권력의 자리에 가면 바늘구멍도 없을 만큼 심한 우김질에 빠지는 소아적小我的 당파성과 위선적이고 표리부동한 정략적 행동으로 드러난다. 윤보선 대통령은 이 때문에 마찬가지로 태음인이었던 장면과 이해할 수 없이 극심한 암투를 벌여 '대한청년들의 끓는 피'로 세운 제2공화국을 망가뜨리고 말았던 것이다.

쿠데타로 장면정부가 무너진 뒤에도 윤보선 대통령은 헌정파괴자 박정희 국가재건최고회의 의장과 10개월 남짓 동거하다가 1962년 3월 22일에야 국민의 참정권을 폐지하는 '정치정화법'을 추인한 뒤 대통령직을 사임했다. 그 후 염치없이 1963년, 1967년 두 차례 박정희에 맞서 대통령선거에 출마해서 낙선했다. 또 그는 박정희가 1972년 '10월유신'이라는 친위쿠데타를 일으키자 잠시 반독재 민주화 투쟁에 가담했다. 그러나 그의 말년인 1980년에는 자기에게 친절하게 대하는 전두환의 신新군부와 타협했다. 이념적 충직성을 결여한 윤보선대통령의 이러한 오락가락 행보는 모두 태음인 특유의 기회주의적 행태의 발로다.

슬쩍 시사한 바와같이 민주당정부의 국무총리 장면도 암소 같은 태음인이다. 개인적으로 장면을 아는 사람의 말을 근거로 판단하면 그도 점잖은 신사였고 유약한 겁쟁이였다. '우유부단'은 그의 트레이드

마크가 될 정도로 극심하고,[53] 아주 상황순응적인 사람이었다.[54] 그는 정치적 혼란과 반민주 쿠데타를 제압할 강력한 이념적 리더십과 방략을 완전 결여했고, 당시 유일하게 막강한 조직적 폭력이 소재한 군부의 동향을 의식하지 않을 정도로 '천시'와 '세회'에 매우 어두웠다. 또 그는 당시 극심한 정치혼란 속에서도 기발한 정치적 타협책을 내놓은 것이 아니라 윤보선 못지않은 '권탐'으로 윤보선과의 암투에만 열중이었다.

장면이 총리로서 뜻밖에 이룩한 일이 있다면 체질적으로 탁월한 '이재·거대프로젝트의 공리적 리더십'을 발휘해 '경제개발 5개년계획'을 수립하고 시행을 준비한 것이었다. '공리적 리더십'은 지도자가 체질적으로 능한 이재(주책)능력과 체질적으로 밝은 이해利害감각으로 대중의 경제활동을 이끄는 경제적 리더십이다. 태음인은 이 경제적 리더십에 가장 탁월하지만 특히 거대프로젝트의 공리적 리더십에 막강하다. 장면은 거대프로젝트의 국가적 이재에만 관심이 높아 경제건설의 거대프로젝트를 짜느라 군사쿠데타의 움직임이 다양한 징조로 드러나는 '정권위기의 순간'에 진정 해야 할 대항조치의 찬스를 다 놓치고 말 정도로 '경제개발 5개년계획'의 수립에 매료되어 버렸던 것이다.

장면은 신사였을 뿐이고 투사가 아니었다. 그는 군사쿠데타 소식에 카르멜 수도원으로 도망가서 5월 18일 아침까지 나오지 않고 계속 숨어있던 겁쟁이였다. 말하자면 '학생들의 피'로 세운 제2공화국은 우유부단하고 기회주의적이되 우김질이 심하고 탐욕스런 암소 같은 두 태음인의 암투 속에서 망가지고 말았다.

---

53) 참조: 김왕식, 「장면 – 우유부단한 자유주의자」, 한국정치학회회원, 『남북한의 최고지도자』(서울: 백산서당, 2001).
54) 김왕식, 「장면 – 우유부단한 자유주의자」, 119쪽.

황소 같은 태음인 박정희의
평생 기회주의와 '뚝심의 리더십'

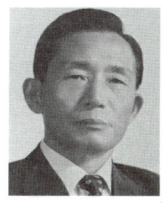
박정희

필자는 이들 이승만·윤보선·장면과 달리 박정희·전두환·노태우·김영삼·김대중·노무현·이명박·박근혜·문재인 대통령 등 9명의 치세를 직접 체험했다. 따라서 직접적 경험정보에 근거하여 이들의 체질과 리더십의 특징을 정확히 규정지을 수 있을 것 같다.

박정희·최규하·노태우 전대통령은 사람들과 사소한 마찰도 빚지 않을 만큼 점잖고 웬만한 상황도 잘 참지만 인내 끝에 갑자기 벌떡 성질을 내는 '뿔뚝 성질'을 보이고 한번 일어난 노기를 속에 오래 담고 있는, 한 마디로 '뒤끝이 작렬하는' 태음인이다. 태음인 지도자는 오랜 시간과 인내심을 요하는 협상과 거대프로젝트와 관련된 강력한 공리적 리더십과 점잖은 예술적 리더십을 겸비한 반면, 도덕적·이념적 리더십과 언변의 유희적 리더십을 완전히 결여한다.

태음인 지도자의 도덕적·이념적 우유부단성과 기회주의 성향은 (흥정·협상·거대프로젝트의 기획·추진과 관련된) 강력한 공리적 리더십과 나란히 존재한다. 따라서 태음인 지도자는 어떤 역사적 궁지에서 공리적 리더십을 강력히 발휘하는 반면, 이념적·도덕적 리더십은 태음인의 우유부단성과 기회주의 근성에 완전히 망가져 소멸한다. 박정희는 윤보선·장도영 등과의 흥정·협상·버티기 과정에서 지구력과 인내심으로 다 승리했다. 또 김대중·김영삼 등 야당 정치지도자들과도 주로 위압과 버티기 흥정으로 일관해 난관을 돌파했다. 노태우도 전두환과의 막판 버티기 흥정에서 승리하여 대통령후보를 따내고 대통령당선 뒤 전두환을 백담사로 보냈다. 태음인은 우유부단해서 마음먹기가 어렵지만 일단 어렵사리 마음먹게 되면 작심한 계획을 끝까지 밀어붙여 완수해내고 마는 소 같은 '뚝심'의 공리적 리더십이 가장 강력하다.

1961년 5월 16일 군사쿠데타를 권력을 잡아 국가재건최고회의 의장을 지내고 제5·6·7·8·9대 대통령을 지내다가 자기 부하 김재규에 의해 암살당한 박정희朴正熙(1917-1979, 다카키 마사오[高木正雄]로 창씨개명)는 전쟁폐허와 전통적인 가난으로부터 벗어나야 하는 역사적 과업이 제기되었던 '산업화의 시기'에 장면정부가 수립한 '경제개발 5개년계획'이라는 거대프로젝트를 뺏어다가 '조국근대화'라는 구호 아래 밀어붙여 완수하는 공리적 리더십을 발휘했다. 산업화 계획을 황소처럼 밀어붙여 마침내 '산업입국'·'수출입국'에 얼마간 성공한 것이다. 그러나 이 성공은 민주당정부가 민주적 방법으로 경제개발을 추진할 기회를 가졌더라면 더 높은 성과를 올렸을 것이라는 추정과 관련된 '기회비용'을 생각하면 실로 약소한 것이었다. 앞서 시사했듯이 박정희 집권 19년간 연평균 성장률(9.29%)은 전후 이승만시대 3년간(1957-1959) 연평균 성장률보다 1.66%밖에 높지 않았다. 이 점을 안다면 어떤 악독한 멍텅구리도 한낱 이 1.66% 정도 성장률을 높이기 위해 이승만의 민간독재보다 더 극심한 박정희의 군사독재 치하에서 헌정파괴, 인권유린, 인명살상을 겪을 만했다고 주장하지 않을 것이다.

다만 1960년대와 70년대에 우후죽순처럼 등장했다가 다 산업화에 실패하고 무너진 남구·남미·아시아·아프리카의 수많은 군사쿠데타 정부들과 비교해보면 이 군사정부들 가운데 박정희 군사정부만이 유일하게 '산업화과정을 망가뜨리지는 않은 정부'라고 평가받을 수 있을 뿐이다. 군사정부들의 이 국제적 비교를 감안하면 '못된 놈들' 중에서 박정희만이 오류와 범법에도 불구하고 '덜 못된 놈'이라는 평을 들을 만하다.

어릴 적에 밑도 끝도 없는 가난 속에서 불우하게 산 박정희는 비유 그대로 '황소' 같은 사람이었다. 그가 창당한 민주공화당의 당기黨旗에 황소를 그려 넣은 것은 바로 유복하지 못했던 태음인 체질의 발로였다.

박정희는 주로 뚝심과 지구력을 요하는 거대프로젝트와 관련된 강력한 공리적 리더십의 발휘로 두드러진 대통령이었다. 그러나 유신 때는 도덕적 리더십도 구사하려고 시도했다. 하지만 도덕적(이념적) 리더십이 거의 제로인 태음인 지도자답게 그것은 반시대적으로 '충효'를 강조하는 시대착오적 파시즘의 이념적 리더십에 불과했다.

그리고 선동적이거나 따뜻한 말과 제스처, 그리고 신선한 이미지 또는 정열적인 모습으로 국민의 마음을 어루만져 주고 매료시키는 탁월한 언변의 유희적 리더십과 거리가 먼 박정희는 헌법적 가치를 유린하는 쿠데타도 불사할 만큼 바른 도덕적 가치와 민주이념으로 대중을 이끄는 도덕적(이념적) 리더십과 거리가 가장 먼 '원칙 없는' 기회주의자였다. 박정희는 대구에서 사범학교를 졸업하고 1937년 4월부터 문경공립보통학교에서 교편을 잡던 중 갑자기 만주로 갔다. 거기서 그는 간도특설대에 자원입대해 동북항일연군 토벌에 나섰으며 그 공으로 신경육군군관학교 2기생으로 입학하는 특전을 얻었다. 1939년 혈서와 함께 군관학교 지원서에 "일본인으로서 개와 말의 충성(犬馬の忠)을 다하겠다"는 맹세를 쓰고(『만주신문』 1939년 3월 31일자) 1940년 만주국의 '신경新京(長春)군관학교'에 입학해 재학 중 '다카키 마사오(高木正雄)'로 창씨개명을 하고 2년 뒤인 1942년 3월 제2기 240명 중 수석으로 졸업했고 졸업하면서 만주국 황제 푸이(愛新覺羅溥儀)에게서 금시계를 받았다. 다카키 마사오는 졸업 후 5개월간 현장실습을 했다. 그 뒤 그는 1942년 10월 수석졸업에 대한 포상으로 일본육

군사관학교 유학 기회를 얻어 1944년 4월 일본육사를 300명 중 3등으로 졸업함(일본육사 제57기)과 동시에 또 수습과정을 거쳤다. 그 뒤 그는 1944년 7월 열하성 주둔 만주국군 보병 제8단에 배속되었고 1944년 12월에는 만주국 정식육군 소위로 임관했다. 8단의 토벌대상은 팔로군이었다. 만주육군군관학교 동창생들은 박정희가 "하루 종일같이 있어도 말 한마디 없는 과묵한 성격이었다"고 전한다. 그리고 "그런데 내일 조센징 토벌에 나간다 하는 명령만 떨어지면 그렇게 말이 없던 자가 갑자기 '요오시(좋다)! 토벌이다!' 하고 벽력같이 고함을 치곤했다. 그래서 우리 일본 생도들은 '저거 돈 놈 아닌가' 하고 쑥덕거렸던 기억이 난다"라고 증언했다. 박정희와 같이 만주국군 제8단에서 복무한 사람들 중 중국인 동기생 고경인은 "당시 제8단의 작전지역은 팔로군토벌과의 접적지역이었는데 박정희는 초임 소위 시절 팔로군 토벌작전에 참가한 건 사실이다"라고 증언했다. 하지만 박정희는 2-3개월 후 제8단의 단장부관으로 승진해서 일선 작전부대에서 빠지게 되었다. 박정희가 중위로 승급하고 부관으로 승진한 후 그와같이 근무한 조선인 신현준·방원철·이주일은 "박정희는 단장부관으로서 직접 전투보다는 놀고 술 먹을 기회가 많았다"고 증언했다. 제8단 단장은 중국인 당제영 상교(대령)였다. 박정희는 1945년 일본패망 시까지 제8단에서 근무했다. 8월 15일 광복이 되자 소속부대가 없어졌지만 9월 중순까지 그대로 남아 있다가 만주인 하사관들의 반란에 의해 병영에서 쫓겨난 박정희는 '해방과 독립의 시대'에 이제 임시정부의 한국광복군이 최강자임을 깨닫고 광복군을 찾았다. 그는 9월 21일 조선인 동료들과 함께 병영을 떠나 북경으로 가서 장교출신을 찾고 있던 한국광복군 부대에 양심고백을 거쳐 입대했다. 그리고 그는 김학규 지대장이 지휘하는 광복군 제3지대 제1대대 제2중대장으로 임명되어 광복군 장교로 활동하기 시작했다. 광복군이 박정희 등 일본군 출신 조선인 장교들을 받아들인 것은 당시 광복군의 투쟁지침과 관련된 것으로 보인다. 광복군은 일제패망 전에 일본군 내 조선인 장교들에게 이런 내용의 비밀선전문을 살포했었다. "아직 전민족적으로 총궐기할 때는 아니다. 때를 기다려라. 제군들은 일군 내에서 작전을 방해하고 손상하는 게 임무다. 자신이나 동포에게 위험이 없는 범위에서 활동하라. 겉으로는 친일을 하라."(김우전 전 광복회장의 증언)

광복군으로 활동하던 중 박정희는 1946년 5월 8일 광복군이 아니라 개인자격으로 중국 천진항에서 미군 수송선을 타고 부산항으로 귀국했다. 박정희는 고향에 돌아가서 넉 달간 아무것도 하지 않고 막걸리만 마셔대며 '나자빠져' 있었다. 그는 고향에서 냉대를 받았고 셋째 형 박상희는 "그냥 선생질이나 하면 좋았을 걸, 괜히 고집대로 했다가 거지가 되어 돌아오지 않았느냐?"고 면박을 주었다. 그러다가 박정희는 9월 조선경비사관학교에 2기생으로 입교해 단기과정을 마친 뒤 12월 14일 194명 중 3등으로 졸업해 조선경비대의 육군소위로 임관되고 곧 대위로 진급했다.

그런데 박정희가 조선경비사관학교에 입교한 직후 1946년 10월 식량난과 미군정의 친일관리 고용으로 인해 남로당 대구당원들이 이끈 대구폭동(대구10월사건)이 일어나 12월 중순까지 이어졌다. 남조선노동당 대구책임자로 시위를 주도한 그의 형 박상희는 이때 경찰의 총격에 희생되었다. 박정희는 이 사건으로 말미암은 친일경찰과 미군정에 대해 적개심을 느끼고 남조선노동당을 곧 국권을 틀어쥘 세력으로 여겨서 군내 남로당 조직에 가입했다. 그는 남로당 무력부의 하부조직책으로 입당했으나 미군정의 공산당 소탕작업이 극렬해지면서 남로당 지도부의 결원이 많아지면서 남로당 '무력부장'까지 승진했다. 그리고 한국육군 안에서는 1947년 육군소령으로 진급했다. 그러는 사이 제주에서 4·3사건이 나고 제주반란을 진압하기 위해 여수시에 주둔하던 제14연대가 1948년 10월 19일 군사반란을 일으켰다. 이 여순반란 사건 후 군내 프락치를 소탕하는 숙군과정에서 수사망은 박정희에까지 압축되었고 11월 11일 마침내 그도 체포되었고 1949년 2월 군법회의에서 군검찰에 의해 군내 남로당 총책으로 지목되어 사형을 구형받았다. 이에 극도의 공포를 느낀 박정희는 특무대 김안일 소령에게 군내침투 좌익조직을 자발적으로 적극 자백했다. 이에 김안일은 박정희를 가상히 여겨 당시 빨치산소통과 숙군작업을 총지휘하던 육군본부 정보국장 백선엽 대령과 면담할 기회를 그에게 만들어 주었다. 박정희는 이 면담 중에 점조직으로 되어있던 남로당의 군내 프락치 망을 전부 토설하며 "한 번 살려 주십시오"라고 목숨을 구명했다. 그 후 군사재판 1심에서 "파면, 급료몰수, 무기징역형"을 선고받고 일단 목숨을 구했고, 백선엽에 손을 써서 2심에서는 "징역 10년으로 감형, 감형된 징역의 집행정지" 결정을 받았고 1949년 1월 예편되었다. 그러다가 정보국에 문관으로 채용되어 있던 박정희는 6·25동란이 나면서 인민군이 몰려내려 오자 다시 생명의 위험을 느끼며 다시 겁에 질려 살길을 찾기 위해 육군본부에 버려진 작전지도와 기밀서류를 챙겨 부산까지 가져갔다. 그는 이 공로로 1950년 6월 현역 소령으로 복귀했고 9월 인천상륙작전이 개시될 즈음 중령으로 진급했다.

   요약하면 박정희는 상황이 바뀔 때마다 그때그때의 최강자에 붙는 기회주의적 행각으로 일관했다. 일제 때는 그때의 최강자인 일제에 붙었고, 일본패망 후에는 당시의 최강자인 광복군에 붙었고, 귀국 후 미군정 아래서는 그때의 최강자로 보이는 미군정의 조선경비사관학교에 들어가 임관한 뒤 조선경비대에 입대했다. 그러나 대구폭동이 일어나자 남로당을 미군철수 후 새로운 최강자로 보고 남로당에 입당했다. 그러나 정부수립 후 대한민국이 체제를 갖추고 숙군작업을 진행하자 대한민국 국군을 당시의 최강자로 보고 한국군에 항복하고 목숨을 구걸했다. 그 후 자신이 국군의 최강자로서 아무런 이념도 없는 무도無道한 분노로 4·19혁명정부를 배반하고 태음인적 뿔뚝 성질로 또는 불우하게 자란 태음인의 황소 같은 성질로 쿠데타를 일으키게 된다.

　박정희는 발췌개헌을 강행한 이승만의 독재적 행각에 울분을 토하며 일본청년장교의 2·26군사쿠데타를 모방해 헌정을 파괴하는 쿠데타를 모의했다. 그러나 4·19가 나자 박정희는 당황해서 행동을 일단 멈췄다. 기회를 엿보던 박정희는 4·19혁명 1주년 기념행사 때 일어날 소란을 진압한다는 핑계로 군을 동원해 쿠데타를 하려는 계획을 세웠다. 하지만 소란이 일어나지 않자 그는 다시 당황했다. 그러다가 계획을 바꿔 5월 16일 쿠데타를 일으켰다. 4·19직후의 민심동요와 민주당내 갈등의 어수선한 정치상황을 이용해 마침내 뿔뚝 성질과 술김으로 범행하여 허약한 민주정부를 무너뜨린 것이다.

　태음인은 사상인 중 가장 겁 많은 체질이기 때문에 박정희는 생사가 걸린 쿠데타 거사擧事 당일의 공포와 긴장을 견디지 못하고 체질적 겁심에 빠져 술에 만취해 있었다. 박정희는 거사당일 밤 대여섯 시간 동안 증발했다가 쿠데타군의 진주가 완료된 5월 16일 새벽녘에야 나타났다. 증발된 시간 동안 그는 운전병 한 명만 데리고 여관에 숨어 술만 마신 것이다. 동이 트자 여관에서 나온 박정희는 이 시각 몸에서 술 냄새가 진동하고 몸이 휘청거릴 만큼 만취해 있었다. 거사당일 박정희의 증발과 만취사건은 나중에 그의 지도자 자격을 의심한 문재준 대령 등의 제1차 반혁명사건의 중요한 빌미가 된다. 박정희는 아마 술김이 아니었으면 이런 쿠데타를 연출하지 못했을 것이다. 박정희의 지그재그 행적과 도피행각은 그야말로 겁이 많고 도덕원칙적 리더십을 완전 결여한, 당시의 파란만장한 상황변동을 추수追隨하는 태음인 기회주의자의 전형을 보여준다.

박정희는 원고를 읽듯이 연설했을 뿐이고, 그럴싸한 명언 하나 남기지 않았다. 태음인은 공사석을 가리지 않고 눌변이기 때문이다. 태음인은 말수가 적고, 과묵하고 눈치 없고, 공개석상에서 당황하고, 행동이 부자연스럽다. 박대통령은 국민과 대화를 통해 국민을 이끄는 언어유희적 리더십을 발휘한 적이 없다.

▍암소 같은 태음인 최규하의 우유부단과 기회주의

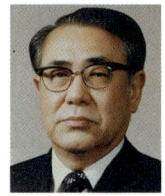

최규하

박정희 사후 민족의 역사가 '민주화의 시기'로 접어들었을 때 과도기 대통령이 되었던 최규하崔圭夏(1919-2006)는 또 한 명의 태음인 대통령이다. 그는 8개월 남짓한 짧은 재임기간(1979. 12.-1980. 8.) 동안 우유부단하고 기회주의적인 행태로 일관하다가 국민을 답답하게만 하고 물러났다. 그는 평생을 모나지 않게 살다가 우연히 대통령이 된 사람이다. 박정희만큼 상황을 추수하는 기회주의적 삶의 측면에서 유사하다.

▍소양인 전두환의 파쇼적 리더십과 과격주의

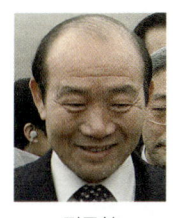
전두환

　신군부의 1979년 12·12 군사반란과 1980년 5·18 내란으로 집권한 전두환全斗煥(1931-2021)은 소양인이다. 전두환은 빈민출신으로 군인이 된 사람이다. 이탈리아 악동출신 파시스트 베니토 무솔리니도 소양인이었다. 전두환은 무솔리니처럼 파시즘을 '정의'로 오해하고 그릇된 파쇼적 정의의 이념적 리더십을 휘둘렀다. 그는 소양인 체질에게 탁월한 '정의의 이념적 리더십'을 군사파시즘에 악용한 것이다.

　전두환은 이 '파쇼즘적 리더십'으로 군사반란과 5·18내란을 일으켜 광주민주시민을 대거 학살하고 경제인들로부터 금전을 강탈하는 군사적 과격주의로 권력을 틀어쥐었다. 이로써 민주화의 도도한 역사적 흐름은 잠시 중단되었다. 그러나 12년 뒤 민주세력은 마침내 승리하여 전두환과 노태우를 군사반란·내란죄와 부정부패죄로 붙잡아 단죄했다.

　태음인과 소양인은 상생·화합관계다. 따라서 전두환과 노태우는 평생 우정을 다질 수 있었다. 전두환은 소위 '신군부'의 수장으로서 우리나라의 '민주화의 시기'에 민주화를 가로막으며 정치 전면에 등장했다. 따라서 이후 그는 노태우와 더불어 민주화투쟁의 '대상'이 되었다. 그럼에도 전두환은 신군부내의 평가에 의하면 나름대로 의협심이 강하여 강자에는 강하고 약자에는 약하며, 잘못한 자가 사과하고 굴복하면 뒤끝 없이 용서해 주는 사람이었다. 소양인 지도자는 유연한 정의도덕적 리더십과 언변의 언어유희적 리더십이 강력하고 탁월한 세회 감각(세태와 여론의 변동에 대한 감지능력)과 사무(정책기획·전략기획)능력의 공리적 리더십이 강하다. 그러나 소양인의 도덕적 리더십은 태양인과 소음인의 도덕적 리더십과 달리 유연하되 배신과 변절로까지 휘어버릴 수 있다.

 전두환은 소양인답게 결정적 순간에 형세변화를 재빨리 파악하여 선수를 써서 12·12 군사반란을 일으키고, 민주화 혼란으로 인한 정국 혼미를 정략적으로 악용해 5·18 내란을 일으켜 광주민주시민을 집단 학살했다. 이 점에서 그는 신군부를 위해 탁월한 세회감각과 사무능력을 발휘해 파쇼적 방향의 강력한 공리적 리더십을 구사했다. 그리하여 그는 거침없이 살육·탄압·인권유린을 자행한, 우리 민족사에서 가장 잔학한 독재자로 기록되었다.

 그의 유일한 긍정적 공로는 군사독재체제를 뒷받침하기 위해 '경제살리기 프로젝트'를 기획하고 집행하는 '사무의 공리적 리더십'을 발휘해 1979년부터 불어 닥친 세계적 불황으로부터 경제를 살려낸 것이다. 전두환시대 성장률은 1981년 7.2%, 1982년 8.3%, 1983년 13.2%, 1984년 10.5%, 1985년 7.7%, 1986년 11.2%, 1987년 12.5%였고, 7년간 연평균 성장률은 8.6%에 달했다.

 한편, 전두환은 소양인이기 때문에 크고 작은 일에서 용두사미 같은 행적이 엿보인다. 가령 그는 임기말 단호하게 '호헌'을 선언했다가 얼마 안 있어 재야민주화세력의 호헌철폐·직선제쟁취운동에 부딪히자 흐지부지했다. 국민은 그의 소양인적 '용두사미' 성정의 덕을 본 셈이다.

 전두환은 국민의 저항을 받는 군사정부의 우두머리였기 때문에 불가피하게 소양인 지도자의 체질적 장기인 언어유희적 리더십을 발휘할 수 없었다. 그는 이러한 장기를 신군부 안에서만 발휘할 수밖에 없었다. 이로 인해 전두환의 이미지는 국민이 보면 독재를 위한 무도한 '사무'의 공리적 리더십을 구사하는 냉혹하고 잔학한 권위주의자로 보이고, 신군부 안에서는 그를 의리 있고 대화를 즐기는 언어유희적 리더십의 명랑한 지도자로 본다.

■ 암소 같은 태음인 노태우의
점잖은 행위예술적 리더십과 맹목

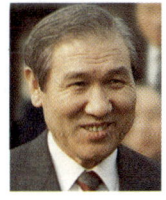
노태우

제13대 대통령(1988.2.25.-1993.2.24.)을 지낸 노태우盧泰愚(1932-2021)는 윤보선·장면·박정희·최규하 등과 마찬가지로 태음인이다. 물론 박정희처럼 가난하게 자라고 조변석개하는 세상의 풍파를 다 겪은 통에 '늘 울분에 차고 늘 화나 있는' 태음인이 아니라, 장면·윤보선·최규하처럼 유복하고 곱게 자라 유柔한 '암소' 같은 태음인이다. 태음답게 늘 점잖았던 노태우는 신사다운 동선을 보여주는 행위예술적 리더십을 과시하며, 의상에서도 멋을 내고 고등사치를 부렸다. 그러나 그의 이 시사다운 행위예술적 리더십은 목적이 없었다. 그야말로 맹목적 리더십이었다.

노태우의 인생은 더 맹목적이었다. 그는 자기의 가치관 없이 소양·태음의 체질적 상생관계 속에서 평생 소양인 전두환을 친구로 추종하며 살아오다 체질상 '용감한' 전두환이 하자니까 별 생각 없이 군사반란도 저지르고 별 고민 없이 5·18내란도 '친구 따라 강남 가듯이' 자행한 사람이다. 그러다 내세우는 정치이념도 가치관도 없이 그럭저럭 대통령직까지 오르게 된 '행운의 사나이'다.

노태우는 박정희와 전두환이 군인의 세계관 속에서 생각할 수 있는 것은 이미 다 해놓았기 때문에 권력과 경제성장을 엔조이하는 것 외에 할 일이 없었다. 다만 노대통령의 시대적 과업은 어떻게 하면 노도와 같은 민주화 물결을 거스르지 않고 자신의 안전을 확보하느냐 하는 것이었다. 노대통령은 '보통사람의 시대'의 기치하에 태음인답게 '물태우'라는 비웃는 소리를 잘 감내하며 이 과도기의 정치적 이행프로젝트를 참을성 있게 밀고 나갔다. 노태우는 '민주화의 시기'에 스스로 '민주화투쟁의 대상'이었을지라도 민주주의로의 이행과정에서 있을 수도 있는 유혈流血을 막았다고 평가할 수 있을 것이다.

소양인 대통령 김영삼(YS)의
유연한 이념적·유희적 리더십

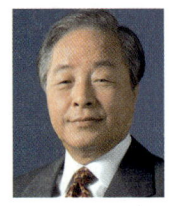
김영삼

제14대 대통령(1993.2.25.-1998.2.24.)을 지낸 김영삼金泳三(1927-2015)은 전두환과 마찬가지로 소양인이다. 초지初志가 과감하고 강력하나 용두사미로 끝나기 쉬운 소양인 지도자는 폐지·제거·폭파·해체 등 과감한 단칼의 일회적 조치로 완수될 수 있는 사안에서 탁월한 개혁능력을 발휘한다. 김영삼 대통령은 부적절한 상황과 사태에 자주 노하여 독설을 일삼지만 과감하게 전격적으로 난관과 장애를 타파하는 용감하고 단호하되 유연한 공리적 지도자다. 또 그는 부산사투리 때문에 '관광'을 '강간'이라고 발음하고 '경제'를 '갱제'라고 발음해서 그렇지, 언론을 잘 활용하고 국민과 추종집단 앞에서 말하기를 좋아하고 탁월한 언변을 구사할 줄 아는 언어유희적 지도자이고 신선한 이미지 창출과 단호한 제스처에도 능한 지도자다. 그러나 지구력과 끈기를 요하는 경제·복지 등의 개혁사안에서는 그의 용두사미 성격으로 인해 다 실패했다.

되돌아보면 YS는 과감하고 단호하게 '하나회' 중심의 정치군부를 졸지에 해체시켰으며 강력한 사정司正을 통해 누적된 정경유착적 부정부패를 척결했다. 또한 '광주사태'를 '광주민주화운동'으로 격상하고 합당한 보상조치를 했으며 12·12사태와 5·18을 각각 '군사반란'과

'군사내란'으로 사법처리하고 전두환과 노태우를 부정부패자로 구속하여 징역을 보냈다. 이로써 YS는 민주화의 역사적 과업을 완수해야 하는 '민주화의 시기'의 역사적 사명을 다해냈다. 이것 하나만으로도 그는 역사에 길이 남을 위대한 치적을 이룬 것이다.

김영삼 대통령의 문민정부는 호남을 배제한 '얄미운' 지역주의적 3당합당의 임기응변적 원죄原罪를 안고 탄생했을지라도 삼당이 합당된 민자당 안에서 약속을 어기려는 조짐을 보이던 노태우에 대해 당무거부와 제주도로의 낙향 등 강수强手를 과감하게 구사해 대통령후보직을 쟁취해내고 끝내 대통령이 되어 12·12 반란과 5·18 내란을 사법처리하고 전·노를 부정부패자로 단죄함으로써 민주화운동의 중간결산을 이룩한 것이다. "호랑이를 잡으려면 호랑이굴로 들어가야 한다"는 자신의 '삼당합당' 명분대로 그는 호랑이굴에 들어가 호랑이에게 잡아먹히지 않고 호랑이를 잡은 것이다. 김영삼 대통령은 정의도덕적·이념적 리더십의 유연성을 넘어 정의원칙과 민주이념의 배신으로 끝날 수 있었던 삼당합당의 위험을 실로 멋지고 과감하게 돌파한 것이다.

YS는 소양인답게 '세회'를 잘 읽는 탁월한 눈으로 한국 국민의 마음을 꿰뚫어 보고 노도 같은 '민주화의 시기'에도 호랑이를 잡으려 호랑이굴로 들어간다는 '구국의 결단'이라는 그야말로 닳고 닳은 핑계로 '3당야합'을 단행하고 '안정 속의 변화'를 구호로 권력을 잡은 것이다. 태음인·소음인·소양인이 혼성된 한국 국민은 당시 '3당야합'에 대한 심판보다 김영삼 후보의 '안정 속의 변화'라는 중도개혁 노선을 더 지지했다. 따라서 야당분열과 '3당야합'을 지금도 비판하고 있는 사람들은 모두 '급진개혁'을 피해 '중도개혁'을 꾀하려는 주권자 '국민'의 의중意中을 읽지 못하는 자들이다. 회고해 보면 김영삼 대통령이 과감하게 밀어붙인 정치군부 청산, 권력형 부정부패 척결, '광주문제' 해결, 전·노 구속, 조선총독부건물 폭파 등 오늘날 당연한 것으로 보이는 조치들조차도 당시로서 매우 급진적으로 느껴지는 개혁조치들이었다.

　YS는 소양인답게 세상의 흐름과 형세('세회') 감지에 탁월하고 천시 인식에 상당한 감각이 있으며 '사무'에 탁월하고 창의적 사고, 즉흥적 대응, 임기응변에 능했다. 그는 초지初志가 분명하고 단호하지만 일단 세운 뜻을 세태의 동향과 민심의 흐름에 따라 유연하게 변화시켜 운용하고 쉽게 바꾸었고, 바로 이런 이유에서 때때로 일을 조직성 없이 용두사미로 끝내곤 했다. 이런 까닭에 김영삼대통령은 정치군부 청산, 전·노구속 등 전격적 개혁조치를 단행하는 데에는 모두 성공했지만 인내심과 끈기를 요하는 모든 개혁정책에서는 용두사미로 인해 다 참패했다. 끈기·고집·참을성·뚝심 등 긴 호흡이 필요한 경제개혁과 사회개혁(복지·언론·교육·문화·의식개혁) 등의 개혁 분야에서 YS는 다 실패한 것이다. 이것이 바로 YS개혁의 명암이다. 김영삼 대통령이 체질적 끈기 부족으로 경제개혁(이른바 '新경제')에 실패하여 한국이 '6·25이래 최대의 국난'인 외환위기에 봉착하고 IMF관리체제에 들어가게 된 것은 아들 김현철 비리를 수십 곱절 능가하는 YS문민정부의 큰 불행이자 국민의 불행이었다.

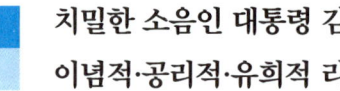

치밀한 소음인 대통령 김대중(DJ)의 이념적·공리적·유희적 리더십

　제15대 대통령(1998.2.25.-2003.2.24.)에 오른 김대중金大中(1924-2009)은 YS와 반대로 소음인이다. DJ는 인동초忍冬草 같은 인내와 끈기로

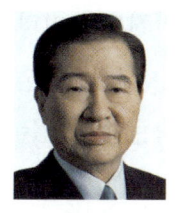
김대중

50년 만에 명실상부한 여야 정권교체를 달성하여 민주화의 잔존과업을 완수하고 '세계화·시장화·정보화의 시대'에 새로운 발전동력을 창출하는 위대한 치적을 이룩했다. 그는 상당한 공리적 리더십을 발휘해 광복 이래 최초로 수출·수입의 쌍방향으로 개방된 시장경제를 정착시켰고 한국이 IMF로부터 구제금융을 지원받은 나라들 가운데 가장 짧은 기간인 3년 만에 외환위기를 극복하게 만들었다. 해외전문가들은 한국이 IMF체제를 극복하는 데 20년 이상 걸릴 것으로 예상했으나 한국은 1997년 11월 21일 시작된 IMF체제를 2000년 12월 4일 IMF 구제금융을 다 상환함으로써 극복한 것이다.

또 DJ는 지식정보화를 밀어붙여 우리나라를 세계일류의 IT최강국으로 만들었다. 그는 끈기 있고 일관되게 대북 햇볕정책을 견지하여 남북관계를 획기적으로 개선했고 포괄적 복지제도를 완비했다. 이 '경제·사회개혁'이라는 시대적 과업은 일회적 조치로 달성될 수 없는 성격의 지난한 과업이라서 끈기와 집념, 인내심과 지구력, 일관성과 지성至誠을 요한다. DJ는 역대 대통령 가운데 유일하게 끈기와 일관성 면에서 가장 탁월한 소음인 대통령으로서 이 시대적 과업 수행에 가장 적합한 대통령이었다. 소음인 지도자는 일관된 도덕적·이념적 리더십, 스포츠의 유희적 리더십, 상당한 공리적 리더십을 겸비한 반면, 예술적 리더십과 (공개석상에서 탁월한 언변으로 발휘되는) 언어유희적 리더십은 결하고 있다. 소음인 지도자는 익명적 대중을 상대로 하는 공개석상을 두려워하고 사석을 편하게 느낀다.

그런데 어떤 이는 DJ의 체질을 태양인으로 잘못 분류한다. 또 어떤 잡지는 김대중 대통령을 태음인으로 규정하고, 태음인 DJ와 소양인 이회창 총재는 체질상 앙숙관계를 맺을 수밖에 없다고 결론짓고 있다.[55] 이회창과 YS가 소양인이라는 데는 대개 일치된 의견을 보이지만, DJ의 체질에 대해서는 이렇듯 이견이 난무한다. 그러나 앞서 서술한 '체질간 보완·배척관계 분석'에 따르면 태양인과 앙숙관계를 맺는 사상인은 소양인이나 아니라 태음인이다. 그리고 소양인과 앙숙관계를 맺는 사상인은 소음인이다. 저 이야기들은 실로 엉터리 체질판단이고 체질 간 상생·상극관계에 대한 '돌팔이' 해석이다.

DJ는 어느 모로 보나 소음인적 특징을 보여 준다. 그는 소싯적에 '오리 궁둥이'라는 별명을 가졌을 만큼 둔부가 발달되어 있고 눈에 광채를 볼 수 없고, 반대로 눈빛은 촉촉하고 다감하다. 또 대통령의 앉은 자세는 언제나 단정하다. 김대중 대통령은 사육신死六臣이나 최익현처럼 탄압과 '천시'에도 굴하지 않고, 아니 탄압하면 탄압할수록 더욱 끈질기게 원리원칙에 따라 자기주장을 고수한다. 그리고 사육신을 찬미한다. DJ가 업무에 빠삭하고 '식견'이 있다고 말할 수는 있으나 국회의원선거와 대통령선거에서 각각 4수를 한 점에서 '천시'와 '세회' 감각은 논할 만한 수준이 아니다.

김대중 대통령은 너그럽기보다는 치밀하고 깔끔한 편이었고, 우유부단하지 않고 눈치가 빠르고 영리하며 판단과 결정이 분명했다. DJ는 아주 치밀하여 한 가지 정책도 생각하고 또 생각하여 결정을 내렸다. 그리고 공약과 정책수립에서 늘 조심조심했으며 함부로 결정하거나 엉성하게 허투루 생각하지 않았다. 그는 돌다리도 두드려보고 건널 만큼 치밀하게, 조심스럽게 움직였다. 오죽하면 당시 여당 내부에서 "DJ는 돌다리도 두드려보고 안 건너 버린다"는 풍자어가 나돌았겠는가!

또 DJ는 처음 보는 사람 앞에서 수줍어하고 만사에 세심하고 정밀하고 뛰어난 기억력을 가지고 있고 과묵하지 않고 사석에서 대화를

---

55) 『주간동아』, 1999년 11월 셋째 주.

즐긴다. 그러나 정치인 직업상 공개발언을 해야 하기 때문에 공개적 연설을 하지만 설화舌禍를 일으키거나 천시와 세회 감지에 나중에 말을 바꾸는 경우가 적지 않았다. 가령 DJ는 1989년 독일통일 직후 DJ는 한국도 5년 이내에 통일이 될 것이라고 공개발언을 하고 다녔으나 5년이 지나도 통일이 되지 않자 1996년부터는 '통일 이야기'를 하지 않았고, 또 1992년 대선에 패배한 뒤 정계은퇴를 선언했으나 1994년 이 선언을 깨고 정계에 복귀했다. 이런 까닭에 정적들로부터 '거짓말쟁이'나 '말 바꾸기의 명수'라는 비난을 받았다.

이런저런 점들을 다 고려할 때 김대중 대통령은 분명 소음인이다. 앞서 서술한 '체질간 보완·배척관계'의 분석에 따르면 태음인과 소양인은 성격상의 상생관계에 있기 때문에 잘 어울린다. 전두환과 노태우가 오랜 친구인 것은 이 때문이었다. 또 태음인 박정희는 늘 명랑하고 쾌활한 소양인 '전두환 장군'을 아주 귀여워했다고 한다. 이에 반해 상극관계인 소음인과 소양인은 둘 다 눈치와 결정이 빠르고 분명하나 그 결정의 내용이 자주 정반대이고 지향하는 시제時制가 과거와 미래로 갈리기 때문에 사소한 문제로도 번번이 대립한다. 소음인 DJ와 소양인 YS 간의 오랜 갈등과 불화는 이 체질관계에도 원인이 있다. 한나라당 총재 이회창도 소양인이다. '국민의 정부' 5년 동안 그칠 날 없던 여야 무한정쟁도 여야 최고지도자 김대중과 이회창의 체질적 상극관계 때문에 증폭된 측면도 있다.

'개혁과 정보화의 시기'에 특히 중요한 것은 체질과 리더십의 관련성이다. 소양인은 초지가 단호하고 과감하나 용두사미로 끝나는 성격이기 때문에 기득권 세력들의 온갖 저항과 음모에 맞서 경제·복지개혁과 규제개혁을 위해 '크고 작은 싸움'을 끈질기게 계속해 나가야 하는 '개혁'에 부적격이다. 이에 반해 소음인은 불리한 천시(역사 흐름)

와 세회(세태변화와 민심·여론동향)에도 굴하지 않는 '끈기 있고 일관된' 원칙주의자다. 소음인 지도자는 개혁정책과 관련된 체질적 장점 덕택에 음양의 반발과 저항에 부딪혀도 이 때문에 오히려 더욱 지치지 않고 끈질기게 거듭거듭 원칙으로 돌아가 이 원칙을 적용하는 견인분발의 '일관된' 이념적 리더십을 발휘한다. 따라서 소음인은 과단성과 협객의 용기를 요하는 혁명에는 부적합하지만, '의지의 사나이'를 필요로 하는 위로부터의 '개혁'에는 최적의 리더십을 발휘한다. 고도의 끈질김과 끈기를 필요로 하는 민주주의 시대의 '위로부터의 개혁'과 관련하여 우리가 주목해야 하는 것은 김대중 대통령의 바로 이런 체질적 리더십이다.

 DJ는 일관된 '이념적 리더십'을 발휘해 "민주주의·시장경제·생산적 복지의 병행발전"을 국정철학으로 구현하고 소음인적 끈기의 '공리적 리더십'으로 개혁을 완수하여 외환위기를 극복하고 은행과 상장기업의 순이익이 유사 이래 최대에 달할 정도로 시장경제를 성공리에 정착시켰고, 지식정보화를 세계 최고수준으로 달성하고, 문화산업을 기간산업으로 일으키고, 의·약사 간 합의를 위한 끈질긴 설득과 기다림으로 의약분업과 완전한 국민건강보험제도를 도입하는 엄청난 치적을 달성했다. 또한 DJ는 단군 이래 최초로 돈 없어도 굶지 않고 대학을 갈 수 있는 복지체제를 강화하고 남북관계를 획기적으로 개선했다. 2020-21년 한국과 세계를 강타한 전대미문의 팬데믹 '코로나 19'와의 전쟁에서 대한민국이 세계적 '모범국가'가 된 것은 DJ가 이룩한 지식정보화와 국민건강보험 덕택이다. 이런 엄청난 수준의 획기적 개혁과 개선은 소음인적 '끈기의 사나이' DJ만이 할 수 있는 것이다. DJ는 YS가 실패한 모든 분야에서 빠짐없이 다 성공했다. DJ는 누가 뭐라 해도 시장화·정보화·민족화합의 시기에 자기 시대의 역사적 사명을 다 완수해낸 대통령이다.

일관된 도덕적·이념적 지도자로서 DJ는 천시와 세회를 무시하고 대통령에 줄곧 출마하여 4번의 죽을 고비를 넘기고 대선에 3번이나 실패했고, 그럼에도 불구하고 불리한 천시와 세회에도 굴하지 않는 지사적志士的 초지일관성과 집념, 끈기와 집요함으로 대선 4수에 도전하여 다수의 흑색비방자·반대자·적대자·탄압자·혐오자·무관심층을 지치게 만들어 손들게 함으로써 '의지의 한국인'으로서 민주 권좌에 우뚝 섰다. 그리하여 1997년 대선 때 "이회창은 아들의 병역기피 문제로 더 괴롭히면 '손자도 군대 안 보낸다'고 협박하고, 이인제는 이번에 떨어지면 '본선에서도 불복한다'고 협박하고, DJ는 이번에 떨어지면 '다음에 또 나온다'고 국민을 협박한다"는 우스갯소리가 나돌았다. '3대 대국민 협박'이라는 이 우스갯소리는 국민들도 DJ의 끈기를 잘 알고 있었다는 것을 보여준다.

그러나 DJ가 정치생활에서 세운 지사적인 뜻은 세상이 깜짝 놀랄 만큼 창의적이고 참신한 뜻이 아니라, 전통 야당이 대선 때면 입버릇처럼 말해 오던, 그러나 대선이 반복될수록 유권자들이 더욱 시큰둥해하는 평범하다 못해 진부한 뜻인 '정권교체'와 '민주주의·시장경제'였지만, 그는 이 빛바랜 뜻을 초지일관 견지하여 집권함으로써 이 뜻을 다시 세계적으로 새롭게 했다.

DJ는 자기 마음에 있는 뜻을 시의에 부적절하게 언뜻 내비쳤다가 정적들과 '악덕언론'의 공세가 너무 격렬해지면 말 바꾸기로 국면을 모면해 왔고 이 때문에 줄곧 비난받아 왔다. 그러나 이것은 어느 3류 소설가가 독설을 퍼부었듯이 "공업용 미싱으로 드르륵 박아야 할" 입을 가진 '거짓말쟁이'라서가 아니라 천시와 세회를 읽는 데 능하지 않아 생긴 일들이었다. 따라서 DJ의 많은 부적절한 언행과 크고 작은 말

실수는 그의 소음인 체질을 들어 잘 설명할 수 있다.

소음인은 사석에서 유머와 대화를 즐기지만 낯선 사람 앞에서나 대중을 상대로 한 공석에서의 의사소통을 부담스러워 했다. 그러나 DJ는 민주주의 시대 한복판에서 대중을 향한 의사소통을 피할 수 없는 처지에 있다. 김대중 대통령은 '말의 정치가'라 불릴 정도로 공개석상에서도 말을 잘하고 많이 하지만 이것은 순전히 자기의 타고난 약점(공개석상에서의 수줍음과 공개언변의 미숙성)을 극복하기 위한 청소년기의 웅변연습과 직업정치인으로서의 자기연마 덕택이었다. 그러나 DJ에게 사석에서의 의사소통과 달리 공론장에서의 의사소통은 평생 체질에 반하는 고역이었다. 그에게 공개적 의사소통은 어디까지나 '억지춘향이' 식의 행위이고 불가피하게 공개연설을 해야 할 때는 연설문을 오래 준비하고 또 준비한다. 이런 이유에서 DJ는 그의 대선공약이었던 '국민과의 대화'도 두 번 하고 집어치웠다.

DJ는 군사독재 정부의 고문으로 인해 한쪽 다리를 저는 장애인이 되었지만 원래는 발달한 둔부와 정교하고 강인한 발과 다리를 가진 소음인으로서 축구·족구·달리기 등 발과 다리로 하는 각종 스포츠에 능했다. 아들 셋의 부정부패로 인해 임기 4년차에 정권의 지지기반과 도덕성을 많이 상실했던 DJ는 마지막 연간에 '스포츠를 활용한 유희적 리더십'으로 지지도를 극적으로 회복했다. 그는 5,000만 국민을 단결된 응원과 열광의 도가니로 몰아넣은 2002년 월드컵대회(2002.5.31.-6.30.)를 잘 관리해서 아들비리문제를 망각 속으로 집어넣었고, 광주의 8강전과 도쿄의 4강전을 관람하러 두 번 구장에 직접 참석했고 또 다행히도 이 두 경기에서 우리나라가 연승해서 사상초유로 세계 축구 4강에 올라선 스포츠 쾌거의 승리감을 국민과 함께 만끽함으로써 2002년 후반부터 2003년 초까지 임기 말엽에 60%대의 대통령 지지도를 회복했던 것이다.

사육신을 찬미하는 탁월한 도덕적·이념적 리더십을 가진 DJ는 이 리더십을 일관되고 발휘할 뿐 아니라 너무 경직되어 고수하다가 이념적 모순과 실수를 저지르기도 했다. 그는 유교를 반민주·권위주의로 해석한 싱가포르 총리 이광요李光耀에 맞서 맹자의 민주사상을 내세웠던 일관된 민주주의자이면서도 남북통일의 헌법적 가치의 일관된 관점에서 공맹경전을 분서한 '만고의 폭군' 진시황을 중국통일의 공로로 찬양하는 실언을 하기도 했다.

종합하면, DJ는 단정하고 여린 모습이며, 일에 세심하고 조직적이며 당여(가족, 측근, 친구·동지 사귀기)에 뛰어나고 일에 빠삭한 '식견'이 있어 기억력이 뛰어나다. 인대인人對人관계에서 눈치는 빠르지만, 천시와 세회에는 어두울 뿐만 아니라 무관심하고 천시나 세회와 타협하지 않는다. 또 별나지 않은 평범한 뜻을 세우지만 이 뜻을 불리한 천시와 세회에도 굴하지 않고 고집스럽게 초지일관 견지하는 선비·지사 같은 성정이 강하고, 잘못한 자의 과오를 용서하지 않고 때로 용서해주는 경우에도 그 사람과 더불어 그의 잘못을 오래 기억한다. 김대중 대통령은 소음인 특유의 소교小巧를 발휘해 작은 수첩에 깨알 글씨로 만날 사람과 약속 일시와 장소를 가득 적어 넣고 지면이 부족하면 조그만 쪽지를 붙여 깨알 글씨를 써넣을 정도로 개인수첩을 꼼꼼히 정리하는 습관, 서재와 개인사물을 깔끔히 정돈해 두는 습관, 또 어린 시절 '오리 궁둥이'라고 놀림을 받을 만큼 둔부가 발달된 것 등을 보면, 분명 소음인의 성정과 체형을 가졌다. 또 청년 김대중은 화끈하게 사랑을 고백할 용기가 부족하여 말없이 사랑하고 체질상 '당여'에 신중하므로 오랫동안 공을 들여 사랑을 구하는[56] 얌전하고 수

---

56) 김대중, 『나의 삶, 나의 길』(서울: 산하, 1997), 53쪽.

좁은 사람이었다.

　DJ는 부당한 탄압과 공격에 대해 오기와 고집을 폈지만, 평시에는 '유柔하고 따스한' 소음인적 천성을 보였다. 그는 천성상 과격과는 거리가 멀었지만, 그의 주장들이 보이는 이념적 경직성은 '과격성'으로 오해되었다. 그의 '과격' 이미지는 순전히 독재정권과 악덕언론이 그의 이념적 '경직성'을 '과격성'으로 조작한 것이다. 또 종종 DJ의 리더십은 카리스마적인 것으로 묘사되었지만, 사석에서 대화와 농담을 즐기는 DJ는 속세와 세사에 초연할 만큼 엉뚱하게 늘 진지하고 초인간적으로 위압적이고 반대와 배신이 용인되지 않는 '카리스마' 개념과 가장 거리가 멀었다. 그는 60년 정치역정 속에서 동지와 추종자들로부터 수없이 배신당했지만 많은 배신자와 반대자를 용서했고 이견을 가진 헤아릴 수 없는 인사들을 포용했다. 집권말기에는 '소장파들의 반란'에 내몰려 민주당을 탈당할 수밖에 없었다. 카리스마 리더십에 복종하는 사람들과 카리스마 조직이 오로지 카리스마에 '맛이 간', 영적으로 심취한 '추종자(Junge)'로만 구성되는 것에 주목하면, 그에 대한 충성만이 아니라 배신·반발·저항의 역사로 점철되고, 그에 대한 믿음만이 아니라 투정·비판·불평불만·걱정이 횡행하는 추종집단과 지지집단을 향해 행사되는 그의 이념적·스포츠유희적·공리적 리더십은 카리스마적 리더십과 무관한 것이다.

　그의 리더십에서 가장 중요한 것은 그의 소음인적 체질에 기인하는 도덕적·이념적 리더십이다. 도덕적 가치에 의식적이고 원칙주의적으로 헌신하는 '도덕적·이념적 리더십'의 요소는 군사독재 시절 재야 민주화세력의 등불이었고, 그를 지지하던 진보적 지지층이 그의 온갖 '우右클릭' 행보에도 불구하고 여전히 DJ에게 보내는 정치적 신뢰의 원천이었다.

DJ의 강력한 도덕적·이념적 리더십은 '혁명'보다 어려운 '개혁'에 가장 적합한 리더십이다. 잊어버릴 만하면 다시 개혁을 외치고 또 잊어버릴 만하면 다시 개혁을 밀어붙여 반대세력과 음양의 저항세력을 지치게 만드는 그의 끈질기고 일관된 이념적 리더십은 한국 사회를 완전히 새로운 지식·정보사회로 바꿔놓기에 충분했다 할 것이다.

DJ정부 하에서 경제성장률은 1998년 -5.5%, 1999년 11.3%, 2000년 8.9%, 2001년 4.5%, 2002년 7.4%였다. 5년 연평균 성장률은 7.52%였고, YS의 죄과인 1998년을 빼고 4년을 보면 연평균 성장률은 8.3%에 달했다.

일각에서는 DJ가 남의 말을 듣지 않고 교사처럼 일방적 설교를 한다고 비판해 왔다. 그러나 모든 유력 정치인이 그렇듯이 DJ는 근심어린 추종자, 자임自任 전략가, 선술집 정론가, 떠벌이, 잘난척하는 지식인 등 온갖 충고자들의 '설교'와 측근 노릇을 하고 싶어 하는 사람들, 직무상의 방문자 등과의 면담 및 회의에 늘 시달렸다. 그러나 필자의 관찰에 의하면, DJ는 이들의 온갖 '엉터리' 설교를 매번 놀랄만한 인내심으로 들어주었다. DJ는 그러다가 기발한 제안과 방안을 들으면 반드시 메모하고 연설과 정책제안에 활용했다.

다른 한편, DJ는 늘 접하는 당료와 당간부, 측근, 당외의 오랜 지원인사 등에 대해서는 각자의 실력과 주장을 이미 훤히 알기 때문에 일방적으로 설명하고 집행을 지시했다. 시간이 한정되기 마련인 당무회의에서도 의견을 죽 들어 본 후 토론보다는 기본취지대로 의결하도록 유도한다. 지도자는 매번 소통적 협의만을 일삼을 수 없고 권력자의 지위에서 합법적인 권한에 입각하여 토론 없이 일방적으로 명령과 지시를 내릴 수 있기 때문이다.

DJ의 정치행태는 기본적으로 '공격적인' 것이 아니라 '수비적'이었다. DJ가 소음인이기 때문에 DJ의 리더십은 본질적으로 방어적인 성격이었기 때문이다. 소음인의 성향은 엄밀히 말하면 '반격형', 즉 '방어적 공격형'이다. DJ의 자세가 기본적으로 수비적이되 늘 수비적인 것은 아니다. DJ의 리더십은 체질상의 성정에 더해 그가 군사독재기에 주로 공격을 당했고 따라서 수세적 입장에서 방어에 진력해야 하는 처지에 있었기 때문에 오랫동안 주로 방어적인 자세를 보였다. DJ는 먼저 공격하는 경우는 없지만, 반격해야 하는 때에는 세간의 빗발치는 비난과 죽음의 위협에도 굴하지 않고 몸을 던져 자신의 뜻을 조직적으로 밀어붙여 관철하는 '방어적 공격', 즉 '반격'의 리더십을 발휘해 왔다. 이것은 전두환 정부의 위협적 저지를 뚫고 결행된 1985년 김포공항 귀국, 빗발치는 비난에도 굴하지 않은 1987년 분당分黨, 1994년 정계복귀, 재차 분당, 국민회의 창당 등의 사례들에서 잘 드러난다. 이 사례들은 결과의 성공여부를 떠나 해당 정적들과 적대적 음해여론에 모두 치명상을 입히는 사활을 건 공세적 반격이었던 셈이다. 물론 그는 섣불리 먼저 공격하지 않기 위해 다가오는 위험과 위해危害를 오래 참고 견디지만, 이 위해가 일정 수준을 넘으면 치밀하고 조직적으로 준비하여 전광석화처럼 반격하고 실패하면 견인분발로 거듭거듭 다시 도모한다.

  DJ의 이념적 리더십은 역사적으로 전통사상으로 거슬러 올라가면서까지 고금을 관통하는 일관성을 갖추고 있었다. 그는 공자와 맹자의 정치사상, 불교의 만유불성萬有佛性 사상, 동학의 인내천人乃天 사상 등도 종종 언급하고 이 전통적 가치의 관점에서 오늘날의 인권과 민주주의 이념을 설명하고, 이런 관점에서 이광요의 권위주의적 유교해석을 비판하며 국제적 이념논쟁도 불사했다.[57] 그는 우리 국민의

---

57) Kim Dae Jung, "Is Culture Destiny? The Myth of Asia's Anti-Democratic Values:

저력을 동원할 때도 우리의 전통적 국민성, 투쟁사, 수완 등을 자주 피력한다. 말하자면, DJ는 나라와 국민의 전통적 가치를 끌어들여 국민의 자발성을 진작하는 전통적 리더십도 활용한 것이다.

그리고 DJ는 한국의 최고지도자로서 한국 국민에 대한 확고한 믿음을 가지고 있었다. 필자가 대통령자문 정책기획위원회 위원으로서 직접 들은 이야기이지만 DJ는 청와대에서 필자와 한두 사람이 동석한 자리에서 필자의 눈을 똑바로 바라보며 김구 주석이 그 어려운 가운데서도 보따리를 싸 들고 다니며 임정을 이끌고 독립투쟁을 계속한 역사를 구구절절이 이야기하면서 마치 한국 근현대사를 깊이 연구하라는 듯이 한민족의 불굴의 투지와 역사적 저력을 말해주었다.[58]

끝으로 DJ는 체질상 당여에 강한 소음인이라서 개인적 친밀성을 바탕으로 사적 추종세력들을 잘 거느렸다. 따라서 DJ의 가신집단은 상대적으로 국가와 민족을 위하는 공적公的 충성보다는 DJ에 대한 사적 충성을 중심으로 형성된 집단이다. 따라서 DJ는 이 측근들을 공적 동지로서 배려하고 대접하지 않았고 어느 때는 이들을 활용하고, 다른 때는 저들을 활용하고 잊어버리는 식으로 행동했다. 당여를 중시하는 소음인 DJ는 대통령 임기를 마친 뒤 자신의 아들 셋의 정치적 사면·복권을 위해 민주당을 분당해 '열린우리당'을 만든 노무현 대통령을 편들고 자신이 '중도개혁주의'를 내걸고 창당했던, 그러나 분당 뒤에도 이 공적 이념을 고수하며 존속하던 새천년민주당을 버렸다.

A Response to Lee Kuan Yew", *Foreign Affairs*, 73, no. 6 (Nov./Dec. 1994).
58) DJ의 이 절절한 '근대사 설교'가 필자의 무의식에 영향을 미쳤는지는 모르겠지만 그 뒤 필자는 조선시대 중기부터 카이로선언에 이르는 한국의 근현대사를 연구한 여러 권의 역사서를 출판했다. 참조: 황태연(공저), 『조선시대 공공성의 구조변동』(성남: 한국학중앙연구원, 2016); 황태연, 『'대한민국' 국호의 유래와 민국의 의미』(파주: 청계, 2016); 『갑오왜란과 아관망명』(파주: 청계, 2017); 『백성의 나라 대한제국』(파주: 청계, 2017); 『갑진왜란과 국민전쟁』(차주: 청계, 2017); 『한국 근대화의 정치사상』(파주: 청계, 2018).

이에 반해 YS는 소양인이기 때문에 측근집단을 개인적 충성집단으로서가 아니라 동지집단으로 대하는 성향이 강했다. 따라서 YS의 측근집단은 민주화와 집권을 위해 결성된 공적 '목적단체'와 유사하다. 이로 인해 최종목적이 달성된 뒤에는 이 집단은 사적 유대로 재생산되지 않았다. 이런 까닭에 YS의 집권과 문민정부가 끝나자 YS 집단과 '민주계'는 급속히 사분오열되었던 것이다. YS와 이 집단 간의 개인적 친분은 비본질적인 것이었기 때문에 YS가 정치적으로 몰락하고 이들 간에 본질적 견해차가 발생하자 모두 뿔뿔이 흩어졌다. 그러나 YS는 동지들의 이런 분열에도 불구하고 자신의 입장에서 이들을 이념적 동지로서 따뜻하게 맞아주었다. 당여에 강한 DJ와 대조적으로 YS는 대체로 추종자들을 공적인 동지의식으로 대한 것이다. 그러나 추종자들 중에는, 특히 가신들 중에는 YS 개인에 대한 사적 충성심에서 YS를 받든 사람들도 많았다. 이들은 YS가 자신들을 후계로 밀어 줄 것을 바랬다. 이런 시각차이는 후계결정 과정에서 YS와 민주계 핵심 간의 심각한 갈등요소로 불거지기도 했다. 그러나 YS는 대선 승리의 공적 관점에서 영입인사 이회창을 후계자로 정하고 민주계의 집단행동을 지휘하기는커녕 저지하고 민주계를 분열시킴으로써 그에게 사적인 충성을 바친 민주계 핵심들을 모두 저버렸다.

 물론 DJ도 대통령이 되고 나서 YS처럼 전통적 추종세력들을 상대적으로 홀대하고 영입세력을 우대하고 '남의 떡이 더 고아 보이기' 때문에 - 이전에 손에 닿지 않던 - 새로운 명망가들을 계속 영입하려는 경향을 보였다. 그러나 집권 중반 정권이 동요하자 측근들에게 의존했다. 그러다 경기악화로 민심이 바닥을 기던 후반기에는 비리공세 등 객관적 난관으로 말미암아 결국 측근우대 인사人事를 점차 포기했다. 결국은 탈당을 통해 DJ는 가신들을 버릴 수밖에 없었지만, DJ는 박지원 등 가장 가까운 최후의 일부측근과의 관계를 죽을 때까지 이어갔다.

헤아릴 수 없는 비난을 들어온 DJ의 인사人事스타일은 체질적으로 제약된 측면이 강하다. DJ는 소음인으로서 당여를 중시하기 때문에 일단 자신이 사적으로 잘 아는, 그러나 공적으로 평가받지 못하는 사람을 쓰는 경우가 허다하다. 또 그는 아무리 못났어도 유능·무능을 중시하는 소음인답게 능력 위주로 인사하되 사적으로 모르는 사람들을 쓸 때는 안전을 위해 '한물간' 인물을 '쓰고 또 쓰는' 경향이 있다. 소음인 DJ의 인사정책은 자기가 개인적으로 겪어 본 바 없는, 이미 알려진 구시대 인물과, 개인적 인연이 있는 친숙한 당여인(측근이나 이전에 개인적으로 알게 된 사람) 사이에서 줄곧 오락가락했다. 따라서 DJ는 늘 사람이 부족하여 고생했고 '인사를 너무 못한다'는 혹독한 비판에 시달렸다.

소음인은 주관적인 사람이라서 사랑과 우정을 제일로 알고 사적 정리情理에 치우치기 쉽다. YS의 아들비리는 그가 아들을 능동적으로 부린 관계로 생겨났다면, DJ의 두 아들의 불행은 사적 정리로 인한 그의 부작위 때문에 발생했다. DJ는 이미 김현철의 불행을 경험한 마당이라서 YS와 달리 아들들의 정치개입을 엄히 금지했었다. 그러나 대통령의 제왕적 권력은 제도상 절대적이었고 이로 인해 대통령을 친아버지로 둔 아들들은 모두 가만히 앉아 있었어도 자동적으로 영향력을 얻었다. DJ는 오랜 정치감각으로 이로 인해 아들비리가 발생할 소지가 있는 것을 알고 있었다. 하지만 그는 정리 때문에 아들들을 엄격히 감독하도록 명령하지 못했고 임기 내내 아들과 친인척 문제를 방치했다. 나중에 문제가 드러나기 시작했을 때 아들들은 이미 권력을 보고 불나방처럼 달려드는 사기꾼들의 꼬임에 깊이 빠져든 상태였던 것이다.

그러나 DJ 자신은 60평생 남의 돈으로 정치를 했지만 금전적으로 깨끗했다. 소음인이 극욕克慾으로 재물과 금전을 밝히는 극욕 탐인貪人이고 또 그 이후의 노무현·이명박·박근혜 등 소음인 대통령들이 권력으로 재물을 추구한 제왕적 금품비리와 부정부패로 몰락한 것을 볼 때, 소음인 DJ가 이례적으로 부정부패로부터 자유로웠다는 것은 매우 특이한 사실이다. DJ가 재물탐욕을 극복한 것은 순전히 그 자신의 수신修身 덕분이었다. 그로 하여금 극단적 물욕을 극복하게 만든 금전관리 측면에서의 이 수신은 재야와 야당을 넘나든 민주투사였던 그에게 불가피했다. 30년 군부독재 동안 DJ는 매일 자신의 뒤를 캐는 중앙정보부와 각종 사법기관의 살기등등한 감시하에서 살았기 때문이다. DJ가 이런 살벌한 감시체제에서 단 한 건이라도 부정부패를 범했다면 즉각 사법처리되는 것은 물론 정치적 몰락을 당했을 것이다. 그러나 한때 JP를 부정부패자로 몰아 매장시켰던 전두환 신군부도 DJ의 금품비리를 찾지 못했고, 극우세력이 퍼트린 'DJ비자금' 소문을 믿고 국정원으로 하여금 퇴임한 DJ 대통령의 비자금을 조사시킨 이명박도 DJ비자금을 찾아내지 못하고 오히려 자신이 부패대통령으로 단죄당하고 말았다. 이제마가 사상인四象人의 체질적 약점 극복을 위해 강조한 '체질 맞춤형' 수신은 DJ를 그야말로 예외적인 소음인으로 만들었던 것이다.

DJ·YS 시절의 기타 주요정치인들의 체질을 살펴보자.
여러 번 총리를 지낸 김종필은 노회한 정치인으로서 속마음을 드러내지 않는 행동, 결정을 끝까지 미루고 천천히 사고하고 느리게 움직이는 동선動線, 점잖고 유한 모습, 보수적 정치노선 등으로 인해 첫눈에는 태음인처럼 보인다. 그러나 이것은 본래 JP의 본모습이 아니라 노령에 정계에 복귀하여 60-70대 정치인으로 활동하면서 몸에 배게 된 노정객의 행태였다. 그는 말을 아끼지만 늘 의미심장한 어록을 남기는 것을 보면 말재간과 글재간이 탁월하고 말과 글을 사랑한다. 또 서예도 수준급이다. 그는 매년 연초에 뜻깊은 한문 글귀를 골라 붓글씨로 신년휘호를 써 국민에게 선사한다. 또 개헌과 관련하여 '잠들기 전에 좀 더 가야 한다'는 뜻의 프루스트 말도 가끔 인용했다. 이처럼 문예와 시, 그리고 서예를 사랑하는 JP는 색상을 잘 식별하며 그림을 잘 그리는 아마추어 화가이기도

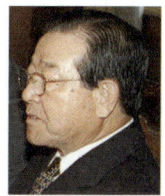
김종필

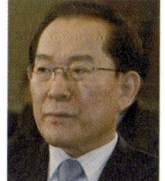
이회창

하다. 그는 전국 아마추어화가협회의 회장도 지냈다. 그는 어쩌다 밖에까지 드러나듯이 화도 잘 낸다. 그의 젊은 시절 행태를 돌아보면 용기가 돋보인다. 청년시절 그는 생도들을 두들겨 패기만 하는 하사관학교를 겁 없이 탈영했다. 영관장교 시절에는 의기 있게 숙군肅軍과 부패장성 퇴진을 요구하는 하극상의 데모도 서슴지 않았다. 또 박정희와 함께 5·16 군사쿠데타를 주도했다. 그는 저항적·혁신적이며 의롭고 용기 있는 사람이었다. 이런 여러 측면을 보면 JP는 소양인임이 틀림없다.

이회창 한나라당 총재도 동료와 윗사람에게 (의롭게) 맞서온 행적, 뛰어난 정치감각, 단호하고 굳센 기상과 자주 격앙되는 노정怒情, YS 대통령에 대한 총리시절의 도전, 냉혹하리만치 전략적인 사고경향과 동시에 측근과 지지자들에 대한 인정 어린 마음 표명 등을 볼 때 소양인이다. 나이차이로 인해 겉모습은 다른 것처럼 보이지만 이회창은 JP와 같은 체질이다. 가볍게 탈당을 반복하며 여러 정당을 떠돌고 과격한 언동을 꺼리지 않은 이인제와 정동영은 수신이 덜된 소양인들이다.

체질간 보완·배척관계로 보면 JP와 YS는 둘 다 소양인으로서 유유상종, 의기투합할 수도 있고 서로 크게 틀어질 수도 있는 관계다. 이들은 가까워지고 멀어지기를 반복하며 정치적 계산이 안 맞으면 헤어졌다. DJ와 JP는 소음인과 소양인으로서 DJ와 YS의 관계만큼이나 상극적이다. DJ 입장에서는 YS·JP·이회창 등과의 관계가 다 어렵다.

■ 천단한 소음인 대통령 노무현의 일관된 이념적 리더십

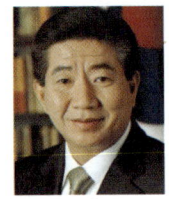

노무현

제16대 대통령(2003.2.25.-2008.2.24.)에 오른 노무현盧武鉉(1946-2009)은 과거지향의 이념적 리더십으로 특징지어지는 전형적 소음인이다. 노무현은 민주당 대통령후보로서 임기말 60%의 지지도를 회복한 '성공신화의 DJ'와 민주당(호남)·호남의 - DJ 지지를 능가하는 - 전폭적 지지로 정몽준과의 후보단일화를 통해 대통령에 당선되었다.

그러나 노무현은 DJ처럼 일평생 탄압과 감시를 받던 민주투사 출신이 아니었다. 따라서 그는 이런 탄압과 감시 속에서 소음인적 탐심과 탈심을 절제하는 수신을 할 기회가 없었다. 따라서 그는 1년 정도의 판사생활을 거쳐 부산에서 변호사를 개업해 사회에 첫발을 내디딘 순간부터 친일파의 돈도 마다하지 않고 받아 치부하는 물욕에 젖어들었다. 그는 변호사개업을 하자마자 동양척식회사 직원 출신 친일파 사주(견직회사 사주) 김지태金智泰(1908-1982)가 소유한 삼화그룹의 고문변호사로 취업했고, 궁극적으로 30대 후반에는 김지태의 유족을 위해 상속세소송을 걸어 승소해서 그 대가로 그 유족으로부터 큰돈을 받았고, 1979년 10월 부마민주항쟁과 1980년 5월 광주민주항쟁에도 아랑곳없이 그 돈으로 요트를 사서 여기저기로 타고 다니며 즐겼다. 그의 사상적 대전환을 가져다주었다는 1981년 용공조작 부림사건의 변호를 맡은 뒤에도 그는 변함없이 계속 놀았다. 그는 이 사건의 변호과정에서 뒤늦게, 즉 39세(1985)에야 민주화운동에 눈뜨고 1987년 6·10민주항쟁에 참여할 때(41세)까지 친일파로부터 받은 돈으로 인생을 즐기기만 했던 것이다.

노무현을 키우고 활용한 친일역적 김지태는 일제 때 동양척식회사 부산지부 직원으로 5년간 근무하다가 결핵에 걸려 직장을 그만두면서 친일행각으로 울산지역 2만 평의 토지를 불하받았다. 그는 이를 바탕으로 중일전쟁 시기에 군수산업을 해서 큰 재물을 모았다. 그는 해방 후 적산기업들을 관리하면서 재산을 더 불렸고, 1947년에는 부산 일간지 '국제신문(산업신문·국제신보)'을 창간하고 1961년 문화방송(MBC)을 개국했다. 김지태는 4·19 때 2억 500만 환의 세금포탈죄로 '부정축재자 명단 1호'에 올랐다. 그리고 노무현 대통령 시기에 열린우리당이 주도해 2004년 제정한 '일제강점하 반민족행위 진상규명에 관한 특별법'의 제2조 18·19항에[59] 따르면, 김지태는 '반민족행위자'로 단죄되어야 할 사람이었다.

노무현은 늦어도 1984년 또는 1985년(38-39세)까지 인생의 절반 이상을 민족반역자 김지태에 붙어 더부살이를 했다. 그는 1960년 김해 진영중학교 2학년 재학 중 김지태가 설립한 부일장학회 장학생시험에 합격해 1년 동안 장학금을 받았고, 부산상고 재학 중에도 부산상

---

59) 18항: "동양척식회사 또는 식산은행 등의 중앙 및 지방조직 간부로서 우리민족의 재산을 수탈하기 위한 의사결정을 중심적으로 수행하거나 그 집행을 주도한 행위". 19항: "일본제국주의의 식민통치와 침략전쟁에 협력하여 포상 또는 훈공을 받은 자로서 일본제국주의에 현저히 협력한 행위".

고동문회 회장이었던 김지태가 만든 '백양장학회'에서 3년 동안 장학금을 받아 학업을 마쳤다. 1978년에는 김지태 소유 '삼화그룹'의 고문변호사로 일했다. 노무현은 자신의 자전에세이 『여보, 나 좀 도와줘』에서 "나는 장학금만 바라보고 부산상고에 입학해 김지태 선생의 후배가 되었다"고 쓰고, "나의 오늘은 그 분(김지태)이 디딤돌을 놓아준 셈이다"라고 고마움을 표했다. 1984년에는 김지태의 유족들이 부탁한 117억 원짜리 상속세 소송을 맡아 승소해 상속세 전액을 취소시켜 줌으로써 유족으로부터 당시로서는 아주 큰 수임료인 6,000만 원(착수금 2,000만 원+승소사례금 4,000만 원)을 받았다.

노무현은 소음인의 최대 약점인 극욕한 재물탐욕을 극복할 수신을 할 수 없을 정도로 이미 큰 '돈맛'을 본 사람이었다. 노무현의 이 탐인적貪人的 측면은 그가 1986-1987년부터 인권변호사와 운동권 인사로 변신한 뒤 타인들의 부정부패에 대한 그의 격한 비판에 의해 가려지고 억제되어 드러나지 않았다. 그러나 그는 대통령이 되고 나서는 억제된 이 탐인적 욕구를 은밀히 발휘했다. 임기마감 후에 그는 또 다른 소음인 대통령 이명박의 사생활까지 훑는 '깨알수사'에 걸려 수십억 원의 소소한 돈을 챙긴 금품비리를 들키고 말았다. 소위 '박연차 비리사건' 등에 연루된 정황이 드러나고 만 것이다. 소음인의 거동과 성정은 보통 토끼나 생쥐에 비유된다. 이 금품비리는 생쥐가 아무도 모르게 조금씩 먹이를 먹듯 돈 많은 친구로부터 은밀히 조금씩 받은 소소한 금품과 관련된 비리였다. 그런데 이때부터 진보언론마저 노무현에게 완전히 등을 돌렸다. 언론들은 그의 가족 관련 비리를 샅샅이 까발렸다. '정의의 사도' 노무현은 갑자기 부도덕과 비리의 몸통인 양 매도당하기 시작했다.

평소에 남의 비리와 부정부패를 가차 없이, 그리고 지나친 시비지심으로 좁쌀영감처럼 치밀하게 시비를 가려 단죄하는 '정의의 투사' 노무현의 격렬한 타인비판 전력과 자신의 '별 것 아닌' 비리행각 간의 현격한 대조와 모순은 국민의 눈에 그를 표리부동한 위선자로 비치게 만들었다. 결국 그는 사람들의 시선을 견디지 못하고 자살하고 말았다. 노무현은 30대에 이미 큰 돈맛을 본 까닭에 소음인의 최대 약점인 담욕을 다스릴 수신의 기회를 놓쳤었다. 40대에 막 형성되기 시작한 민주투사로서의 사회적 정체성과 늦게 배운 탓에 끝 간 데를 모르는 경직된 이념적 양심 또는 '경직된' 이념적 리더십은 이미 짜릿한 돈맛을 본 그의 체질적 탐심을 누르지 못했으면서도 이 탐심이 들통난 뒤에 애꿎게도 그를 죽음으로 내몰았고, 그의 소음인적 탐심은 그의 일관된 이념적 리더십을 파탄시키고 말았던 것이다.

　노무현의 민주화운동 경력은 1987년 41세 나이에 부산에서 '대통령직선제쟁취운동 부산본부 상임집행위원장'으로서 부산지역의 6·10민주항쟁을 주도해 구속당한 것이 전부다. 1988년 이후 민주화세력은 전반적으로 승리를 거두었다. 그리하여 전국은 아무나 민주적 언행과 운동을 하더라도 잡혀가지 않을 정도로 정치적으로 안전해졌다. 신新군부세력이 탈권脫權되어 국회청문회에 줄줄이 불려나오게 되면서 음지가 양지가 되었다. 승리한 민주투사들이 '집권'과 '건설'을 논하고, 승자가 된 민주투사의 태도는 사죄한 군부독재자들을 용서할 만큼 관대해지고 있었다. 그런데 이런 때 노무현은 거꾸로 더 가혹한 비판과 더 격렬한 정치투쟁을 벌여 소위 '청문회스타'로 떠올랐다. 마치 부마사태와 5·18내란으로 아군을 공격하던 적군에게 양처럼 순종하며 요트타고 놀던 사람이 갑자기 '전사'로 돌변하여 퇴각하는 적군의 등 뒤에다 총탄을 무자비하게 갈기는 격이었다. 민주화운동이 과하는 험난한 수신修身과정을 통과하지 않고 짧은 사이 손쉽게 승자의 대열에 끼게 된 노무현은 거침없었고, 본류 운동권 인사들보다 더 악착스럽게 싸웠다. 그의 비판적 발언들은 가령 김근태 전의원이 "노무현이 무슨 운동권이냐? 운동권도 아닌 자가 운동권행세를 한다"고 짜증을 낼 정도로 혹독했다. 그의 '혹독한 비판'과 끝 간 데 없는 비판적 천단은 행검(금도를 지켜 바르게 행하는 품행 능력)도, 도량(적절성에 대한 가늠)도 없이 지나친 손익감각과 '깨알시비'로 천심擅心(제멋대로 하려는 마음)과 탈심奪心(약탈욕심)을 보이는 소음인적 체질의 발로였다. 이런 까닭에 옛날 부림사건 피의자들조차도 노무현 변호사의 변론이 너무 무자비하고 멋대로 천단해서 종종 꺼려지고 위태롭게 느낄 때가 있었다고 회고했다.

노무현은 새천년민주당 대통령후보로서 당선되어 민주당의 정강에 따라 공식적으로 '중도개혁주의 후보로 나섰지만 속으로는 중도화 되기 전의 과거 서구 좌익정당들의 낡은 진보노선을 추종했다. 늘 과거를 지향하고 과거에 사는 소음인답게 그는 중도개혁주의자라기보다 일관되게 각주구검刻舟求劍하는 과거회귀적·시대착오적 '좌익복고주의자'로 행세했다. 그러나 대통령임기 중반이 지나면서는 자신의 노선을 '진보적 실용주의'로 밝혔다. 이 '진보적 실용주의'는 중도개혁주의의 노무현식 표현이었다. 그는 이 '진보적 실용주의'를 내걸면서 한미FTA를 추진했고 이로써 '친노親盧 좌익복고주의자들'과 결별했다. 그러자 이 좌편향 친노들은 노무현까지도 공격했다.

노무현은 소음인답게 '소교小巧'가 탁월했다. '소교'는 정밀하고 정교한 공예적·공작적 기술능력과 기술감각이다. 노무현은 사법고시 준비생 시절에 일찍이 '개량 독서대'를 손수 고안해 특허를 받았다. 아울러 민주당 최고위원 시절인 1994년에는 정치인을 위한 인명록 통합관리 프로그램인 '한라 1.0'을 개발했고, 이것을 버전업해서 몇

년 후 '노하우(KnowHow) 2000'으로 업그레이드하기도 했다. 또한 의자등받이를 높게 해 윗부분을 옷걸이 모양으로 해 웃옷을 걸어놓은 '옷걸이 의자'도 발명했다. 퇴임 후에는 인터넷토론 사이트 〈민주주의 2.0〉을 개설했다.

노무현은 소음인답게 부끄러움을 잘 타는 내성적 성격이지만 시비지심이 지나칠 정도로 강해 남에 대한 비판에 능하고 입바른 소리를 잘하고 풍자와 반어(비꼬기)를 좋아했다. 그러나 자기와 자기집단에게는 관대했고 멋대로 비판적 잣대를 느슨하게 적용했다. 그는 비판적 잣대를 자기와 자기 집단에게 그대로 적용할 정도의 반성적 수신을 하지 않았다. 멋대로 비판적 잣대를 적용하는 '천심擅心'을 다스리는 수신이 결여된 소음인은 이중잣대를 쓰는 전형적 위선자가 되기 쉽다. 노무현은 수신을 하는 것이 아니라 독하게 정의로운 언변과 지나치게 의로운 행동의 도덕적 가리개로 이 위선을 감추려고만 했다. 따라서 그에게 이 위선의 발각은 곧 죽음이었다.

노무현은 각주구검도 일관되게 할 정도로 초지일관하고 강인한 성정을 지녔다. 그의 참여정부의 비공식 구호는 소양인이 질겁할 '처음처럼'이었다. 그는 과거로 돌아가고 싶은 욕망에 사로잡히는 낭만적 '과거지향'의 정치인이었다. 그에게는 과거청산이나 역사바로잡기가 앞날의 개척보다 중요하고, 창의적 미래비전은 중요치 않았다. 이런 까닭에 그는 '일제강점하 반민족행위 진상규명에 관한 특별법(2004)'을 제정케 했으나 이로 인해 그는 자기의 과거행적을 도마에 올리는 자가당착에 빠지고 말았다. 앞서 시사했듯이 이 법에 따라 과거에 그를 키워주고 잘살게 만들어준 김지태가 민족반역자로 드러나 야당의 공격을 받았기 때문이다.

노무현은 포용적 '덧셈정치'와 인연이 없었다. 그는 오히려 자기만의 논리적 순수성에 집착하여 지나친 시비지심으로 정치적 친소와 색깔을 세밀히 가르고 줄곧 자기와 다른 사람들을 빼고 자기들끼리만 정치를 하려는 '축소지향'의 전형적 '뺄셈정치인'이었다. '천심', 즉 자기 마음에 들지 않는 의견들을 제치고 제멋대로만 하려는 아집은 "고래심줄 고집"이었다.[60] 이 때문에 그는 저 혼자 하는 경우가 많았다. 그는 자주 고지식한 오기와 아집에 사로잡혀 '골통'처럼 참모들의 의견을 무시하고 멋대로 천단했던 것이다. 이로 인해 친노집단 안에서도 불평이 터져 나오곤 했다.

  노무현은 사석에서 말을 재미있게 잘했다. 사석에서는 일관성이 있고 이 때문에 그는 사석을 더 편하게 생각했다. 반면, 공개석상(공개토론, 공개인터뷰, 연설, 유세 등)에서는 언변의 일관성을 잃어 앞뒤가 안 맞는 말실수와 설화를 자주 일으켰다. 그는 친숙한 사석에서나 가능한 속어나 비속어를 공개석상에서도 내뱉어 물의를 일으켰다. 가령 그는 "반미反美 좀 하면 안 됩니까?", "관리들이 '이리로 가시오, 저리로 가시오' 하며 국민을 뺑뺑이 돌리면 국민들이 관리들에게 '개새끼'라고 욕합니다"는 등 말을 가리지 않고 함부로 했다. 그는 천단擅斷하는 성깔대로 비속어와 욕설을 써가며 열을 올려 말하는 것을 '화끈한 것'으로 여겼다.

  노무현은 소음인적 '뺄셈정치'의 연장선상에서 기득권과 부자들에 대해 적개심을 가졌다. 그는 이미 소싯적에 어깨에 메는 가방을 멘 부자아이들을 적대해서 그들의 가방을 몰래 뒤에서 면도칼로 그었다고 말하기도 했다. 그는 경제운영도 부자적대로 일관했다. 강남적대의 부동산 정책은 실로 '가관'이었다. 그는 '강남적대'를 '서민사랑'으로 여겼다. '서민의 정부'로 자임한 참여정부는 실은 역대정부 중에서 서

---

60) 「盧후보의 발가락양말」, 5쪽. 『중앙일보』 2002년 9월 23일자.

민을 가장 괴롭히고 궁핍화시킨 정부였다.

노무현 정부의 강남적대적 부동산정책을 보자. 부동산정책은 참여정부 5년간 가장 철저하게 실패한 정책이다. 참여정부 하에서 전국 미분양 주택은 2003년 3월 2만 3,000여 가구에 불과했으나 참여정부 말기 2007년 12월 11만여 가구로 약 4.7배 이상 증가했다. 또한 참여정부 5년 동안 전국 집값은 36% 상승했고 신도시 집값은 56%나 상승했다.

참여정부의 부동산정책이 실패한 가장 큰 원인은 부동산시장의 해법을 경제문제로 접근하지 않고 계급대립 구조로 파악한 데 있었다. 노무현은 서울 강남 등 일부 부유층을 향해 반反시장적 규제를 가했다. 이로 인해 주변집값마저 인상되는 부작용이 생겼다. 또한 전국토의 동시다발적 난개발로 인한 토지가격 급등과 저금리 기조에 따른 과잉유동성에 대한 대처 등 부동산시장의 근본적 원인을 제대로 해결하지 못했다. 노무현은 수요가 몰리는 곳에 공급을 확대하는 정책이 아니라 단순히 투기적 수요를 근절해 부동산 시장을 잡겠다는 식으로 수요측면에서만 접근함으로써 정상적 수요도 투기로 간주해 차단했고 지나친 가격 규제로 공급을 더욱 줄어들게 만든 실책들을 범했다.

이로 인해 '서민의 정부'에서 빈부격차와 소득양극화는 더욱 심화되기만 했다. 지니계수는 DJ치세에 2002년 0.293에서 2003년 0.283으로 낮아졌다가 노무현 치세에는 0.293(2004), 0.298(2005), 0.305(2006), 0.316(2007)으로 악화되었다. 이 영향으로 2008년 0.319로, 2009년에 0.320으로 악화되었으나 무능한 이명박 치세에서도 0.315(2010), 0.313(2011), 0.310(2012)으로 개선됐다. 심지어 박근혜 치세에서도 0.307(2013), 0.308(2014), 0.305(2015)로 개선된 상태가 유지되었다. 성장보다 분배를 강조했던 참여정부 시절에는 오히려 지니계수가 악화되고 소득불평등이 심화되었고, 참여정부보다 성장을 강조했던 이명박정부 시절에는 오히려 지니계수가 감소하면서 소득불평등이 개선된 것이다.

  2018년 8월 23일 통계청이 발표한 소득부문 2분기 가계동향조사에 따르면, 노무현정부 2004-2007년간에 1분위 가구(최저소득층) 연평균 소득성장률은 4.0%였으며, 5분위 가구(최고소득층)는 5.0%를 기록해 빈부가구 간의 소득성장률이 큰 차이를 보이지 않았다. 보수정권으로 분류되는 이명박·박근혜정부에서는 오히려 1분위 가구의 소득성장률이 높게 나타났다. 이명박정부에서 1분위 가구의 가계소득은 연평균 6.6%나 오른 반면, 5분위 가구의 가계소득 성장률은 4.6%에 그쳤다. 박근혜정부는 1분위 가구가 2.5%, 5분위 가구는 2.0%의 성장률을 보였다. 보수정권 아래서는 소득격차가 작아졌으나 진보정권에서는 도리어 커진 것으로 나타났다. 2003년 7.23배였던 소득 5분위 배율(상위 20% 소득을 하위 20% 소득으로 나눈 값)은 해마다 증가해 2006년 7.64배까지 벌어졌고, 지니계수는 2003년 0.341에서 2006년 0.351로 증가해 소득은 갈수록 불평등해졌다. 그리고 참여정부 시기 한국의 경제성장률은 1953년 휴전 이래 처음으로 세계경제 성장률을 밑돌았다. 노무현 시대 경제성장률은 2003년 2.9%, 2004년 4.9%, 2005년 2.9%, 2006년 5.2%, 2007년 5.5%로서 연평균 성장률은 4.3%에 불과했다. DJ시대 연평균 8.3%의 절반에 가까이 추락한 것이다. 이것은 '경제파탄' 수준이었다. 노무현의 경제팀들은 이 낮은 성장률이 선진국으로 진입하면서 나타나는 자연스런 수치라고 강변했다.

  그리고 노무현정부에서 한국경제의 실질성장률도 악화되었다. 한국은행의 한국경제성장률 통계치와 IMF의 세계경제성장률 통계치를 바탕으로 노무현시대 한국의 실질 경제성장률을 살펴보자. (실질경제성장률은 한국경제성장률에서 세계경제성장률을 빼고 얻는 수치다.) 괄호 안의 수치는 실질경제성장률이다. 2003년 한국 경제성장률은 2.9%(-1.6%), 2004년은 4.9%(-0.5%), 2005년은 3.9%(-1.0%), 2006년 5.2%(-0.2%), 2007년은 5.5%(-0.1%)였다. 노무현시대 5년간 연평균 실질경제성장률은 5년 간 -0.7%였다. 이리하여 노무현시대에 1953년 휴전 이래 초유로 세계경제성장률보다 낮은 역사적 사실이 이렇게 수치로 나타났다.

이런 피탄 수준의 경제성과는 '부자적대'를 '서민사랑'으로 알고 경제를 계급절대적으로 이끌었던 노무현의 경직된 이념적 리더십, 즉 "늦게 배운 도둑질 날 새는 줄 모르는" 격의 '고집스런' 과거지향적 좌익복고주의의 일관되다 못해 경직된 '이념적 리더십'에 기인한다. 노무현은 소음인으로서 원래 체질적으로 탁월한 '끈기의 공리적 리더십'을 가졌으나, 경직된 '구舊좌익이념적 리더십'으로 인한 이런 경제파탄과 서민의 궁핍화로 말미암아 자신의 공리적 리더십은 다 망가뜨리고 말았다. 그는 어떤 경제건설도, 한미 FTA 외에는 그 어떤 경제적 거대 프로젝트도 수행하지 않고 온갖 비난 속에서 권좌에서 내려왔다. 그가 새천년민주당을 깨서 만든 열린우리당은 그의 임기말(2007)에 치러진 5·30 지방선거 완패하면서 그가 청와대에서 나오기 전에 사라졌다.

대부분의 국민들은 정치적 이유에서건 경제적 이유에서건 노무현시대를 떠올리고 싶어 하지 않는다. 이것은 서민들도 마찬가지다. 노무현은 청와대에 들어간 뒤에도, 그리고 청와대에서 나온 뒤에도 천박성을 털지 못했다. 그는 사회적 관점에서 행검(금도를 아는 바른 품행과 몸가짐의 직관적 분별감각)도, 위의(신사답게 점잖고 무게 있는 태도)도 없이 함부로 쌍소리와 가혹한 막말을 해댔다. 국민들은 이런 노무현을 잊고 싶어 한다. 오직 친노親盧 극렬분자들만이 노무현을 '그리워할' 뿐이다. 이 친노 추종자들은 대개 대부분 소음인들이다. 이들은 노무현의 상스런 언행을 '대통령의 언어'가 아닌 '서민의 언어', '서민의 몸짓'이라고 미화했고, 또 오늘날도 미화한다. '서민적 풍모'로 미화되는 노무현의 이런 저급하고 상스런 풍모와 행동거지는 봉하마을에 살면서 찾아온 지지자들과 자주 시골아낙네처럼 담 너머로 이 말, 저 말을 주고받는 행태에서도 그대로 드러났다. 일국의 대통령을 지낸 사람이라면 필수적으로 갖춰야 할 최소한의 위의도, 행검도 다 내팽개친 노盧의 이런 행태는 그야말로 큰 '국가망신'이었다.

대통령이 되기 전에 변호사 노무현이 했던 '유일한 해외여행'은 30대에 요트 타고 갔던 일본여행뿐이었다. 그러나 교우에도 박약한 노무현은 대통령이 되어서 대일對日 외교도 다 망쳐놓았다. 그는 2003년 6월 8일 일본방문 중 도쿄에서 가진 공개 인터뷰에서 존경하는 인물에 대해 "과거에는 김구 선생이었으나 정치적으로 성공을 못해 뒤에 링컨으로 바꿨다"라고 말했다. 이에 어떤 광주 인사는 "평생을 항일독립운동으로 민족의 재단 앞에 부끄럼 없이 살아온 분을 일국의 대통령이 침략자였던 일본 국민들 앞에서 실패한 정치인으로 평가한 것은 적절하지 못했다"며 "그렇다면 항일독립운동이 실패한 정치활동이란 말이냐"고 분개했다. 또 대통령 노무현은 2004년 7월의 한일 정상회담에서 독도를 '다케시마'라고 불렀다. 이로 인해 노무현은 한나라당으로부터 "굴종 외교"라는 비판을 당했고, 한나라당 이상배 정책위의장이 그의 외교를 "등신외교"라고 비판했다. 노무현이 야기한 이 모든 외교적 소란은 그가 교우와 행검에 박약한 소음인이기 때문에 벌어진 것이다.

행검과 위의를 체득할 수신도 전혀 하지 않은 상태에서 교우 능력까지 박약하기만 했던 소음인 노무현이 뱉은 '반미反美 막말'과 그가 보인 반미적 태도는 주요 미국인들로 하여금 그를 '반미주의자'로 여기게 만들었다. 미국인들이 반미적인 자신에 대해 못마땅하게 여길 것으로 예감한 노무현은 2006년 9월 미국을 방문했을 때 "미국이 없었더라면 나는 아오지 탄광에 갔을 것이다"라고 발언하여 자기에 대한 미국인들의 나쁜 인상을 상쇄시키려고 했지만, 우리 국민들은 이 발언을 한국인의 자존심을 긁는 '지나친 아부'로 여겨 분개해 했다. 지난 2007년 11월 서울에서 노무현 대통령을 만나본 로버트 게이츠(부시·오바마 정부의 국방부 장관)는 자신의 회고록 『임무(Duty)』에서 노盧의 서런 대미對美 이부 발언에도 불구하고 "나는 그가 반미적(anti-American)이고 '아마도 약간 정신 나갔다(crazy)'고 결론내렸다"고 말했다. 콘돌리자 라이스 전 미국무장관은 자신의 저서 『최고의 영예』에서 노무현을 "좀처럼 심중을 알 수 없는 사람이었다"고 평가하면서 "반미 감정을 공공연히 드러내는 발언을 서슴지 않았다"고 기록하고 있다. 2007년 9월 호주 시드니에서 있었던 한미정상회담 기자회견장에서 '종전선언' 발언을 요청한 노무현을 보고는 "이상한 성격"을 가진 사람으로 쓰고 "어디로 튈지 모르는 사람"이라고 악평했다. 미국 정책담당자들의 노무현 비판은 교우능력과 행검·위의 감각이 거의 전무한 소음인이 수신도 하지 않은 채 대통령이 되었을 때 어떤 외교적 파탄을 당하는지를 잘 보여주고 있다.

당시 열린우리당 소속이었고 노무현정부에서 보건복지부 장관(2004-2005)과 열린우리당 의장(2006)을 지낸 김근태 의원조차 노무현 외교를 격하게 비판했다. "그는 외교에 있어서도 실패하고 있다. 중국 가서 하는 이야기, 일본 가서 하는 이야기가 다르다. 국민의 자부심을 상처낸다. 한미 정상회담까지는 분명하게 지적하고 비판했지만 한일 정상회담은 너무 기가 막혀서 얘기를 하지 않았다. 과거사를 진정으로 반성하고 있지 않은 일본 천황과 건배하는 것이나, 일본 국민들과의 대화에서 '김구 선생이 실패한 정치인'이라고 말하는 것은 납득할 수 없다."

노무현 대통령도 한미FTA·남북정상회담 등 여러 치적이 있겠으나 세상은 그의 치적을 인정치 않는다. 그러나 한미FTA체결과 남북정상회담은 중요한 치적이다. 특히 그가 2000년 DJ의 첫 남북정상회담에 이어 두 번째로 2007년 10월 2일부터 4일까지 평양을 방문해 남북정상회담을 갖고 '남북정상선언문'을 채택해 남북관계를 안정시킨 것은 그의 중요한 치적으로 입론되어야 할 것이다. 이 '선언문'의 골자는 6·15공동선언 적극 구현, 한반도 핵核문제 해결을 위한 3·4자 정상회담 추진, 남북경제협력의 적극 활성화, 이산가족상봉 확대 등이었다. 그러나 노무현은 임기 내내 세월을 허송하고 있다가 대북정책 태만에 대한 DJ의 호된 비판과, 제2차 정상회담에 대한 그의 강력한 촉구에 따라 뒤늦게 부랴부랴 정상회담을 추진해 겨우 임기 말에 이 '선언문'을 만들어낸 것이다. 이 때문에 '선언문' 채택 4개월 뒤인 2008년 2월 노무현이 권좌에서 물러나고 이명박이 대통령에 취임하자 2007년 10월의 '선언문'은 마치 사문화되어버린 꼴이 되었다.

다 알다시피, 노무현 대통령의 의식 속에는 그의 순수한 정의감만큼이나 어두운 그림자들이 있었던 것이다. 민주화와 사회적 약자를 위한 투쟁의 '대업大業'을 수행할 경우에 자잘한 잘못은 가볍게 용서해 줄 수 있다는 진보주의자들의 흔한 '윤리적 사면' 의식에서 보면 '내로남불'식의 '별 것 아닌' 각종 수뢰 의혹들, 그와 그의 가족, 친인척이 받은 수뢰 건은 6~7개나 된다. 500만 달러(50억 원)짜리 수뢰 건도 있었다.[61] 퇴임 후 MB정부의 '좁쌀수사'에 코너로 몰리던 노무현 전 대통령은 이 혐의들에 대한 검찰 수사가 본격화되는 시점에 그는 갑자기 자살해버렸다. 퇴임 후 MB정부의 '좁쌀수사'에 코너로 몰리던 노무현 전 대통령이 2009년 5월 23일 갑자기 부엉이바위에서 뛰어내려 자살함으로써 그를 비난하던 사람들은 다 말문이 막혔다. 그의 자

---

61) 전성철, 「진보의 콤플렉스 '노무현 신드럼'」, 『조선일보』, 2020년 10월 21일자.

살이 준 감성적 여파는 참으로 대형 허리케인 급이었다. 500만 명을 훌쩍 넘는 시민들이 전국 각지에서 조문했다. 마치 대한민국에 '정치 성인聖人'이 탄생한 것 같았다.[62]

동시에 이명박 대통령의 지지율은 20%대로 떨어졌다. 그러자 직전까지 멸문지경에 '폐족廢族'을 자인하던 친노들은 대통령의 자살로써 또 한 번 국기를 망신시킨 '죽은 노무현'의 국장國葬 무드를 타고 실로 역리적逆理的으로 기사회생해서 야권을 제패했다. 그리고 국민이 2016-2017년 촛불혁명으로 그간 더 형편없이 권력을 잡고 농단하던 과거지향적 극우·초超보수세력의 반민주적 횡포를 단죄하자 친노들이 주류를 이룬 '죽음의 세력들'은 태음인 문재인이 대통령이 되자 다시 정권을 잡았다. 그러나 문재인시대가 끝난 뒤 대통령 노무현의 시비곡직은 DJ의 중도개혁주의를 잇는 새로운 '진보적 중도세력'이 치켜들 햇불의 광명 속에서 노盧의 '충격적 죽음의 그림자'로 아롱댔던 '정치 성인'의 가상假像이 사라진 뒤에 여기서 기술된 체질론적 정치비평대로 명약관화하게 드러나고 말 것이다.

소음인 대통령 이명박(MB)의 '끈기의 공리적 리더십'과 재물 탐심

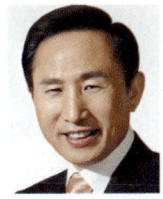
이명박

17대 대통령(2008.2.25.-2013.2.24.)에 오른 이명박李明博(1941-)은 노무현과 마찬가지로 과거지향적인 소음인이다. 노무현이 '좌익 이명박'이었다면 이명박은 '우익 노무현'이었다. 노무현이 성공적 DJ 덕에 대통령에 달성되었다면, MB(이명박)는 과거의 성공적

---

62) 전성철, 「진보의 콤플렉스 '노무현 신드럼'」.

이미지[63], 즉 '박정희의 이미지'를 활용해 대통령에 당선되었다. 이명박은 청와대 비서진을 모두 자기보다 어린 사람들로 채우거나 주로 실력도 명성도 없는 여러 추종교수들을 중요 직책에 앉힌 것은 노무현과 비슷했다. 그러나 이명박과 노무현이 추구하는 이데올로기적 지향은 우경과 좌경, 친미와 반미로 선명하게 갈렸다. 노무현과 이명박은 지역구를 주고받고, 정권이양기에 밀약을 하는 등 여러 차례 서로 관계를 맺었다. 노무현은 정당이 달랐지만 이명박이 비운 종로구에 출마했었고, 노무현은 대통령직에서 물러난 뒤 후사를 보장받기 위해 후보시절과 취임 전의 이명박과 '밀통密通해' 거래한 흔적이 있다. 그러나 이명박은 약속을 지키지 않았고 노盧의 사생활을 샅샅이 훑은 치졸한 수사로 노의 찌질한 부정부패를 밝혀내 그를 죽음으로 몰아넣었다.

소음인 지도자는 체질적으로 '초지일관의 이념적 리더십'과 '끈기의 공리적 리더십'이 있다. 이명박은 대통령으로서 일관된 '신자유주의적 극우보수주의(신보수주의)'와 '친미주의' 성향을 보였다. 그러나 이 '신보수주의(네오콘)'는 민주당의 중도개혁주의를 모방한 "중도실용주의"로 포장되었고, 때로 "실용정부"라는 슬로건도 내걸었다.

MB정권의 이 신자유주의적 극우보수주의는 소위 뉴라이트 지식인들에 의해 뒷받침되었다. 뉴라이트의 주류세력은 1970-80년대 노동·학생운동권으로서 운동권을 배신하고 진영을 달리한 신지호·박형준·하태경 등 '운동권변절자들'과 이인호·유영익·유석춘 등 극우·친일 교수들이 이끌어 나갔다. 이들은 극우·친일주의적 기고문·인터뷰·학술대회 등으로 MB를 네오콘 칼라로 색칠해주었다. 하지만 정권중반 이후 뉴라이트들은 일부 인사를 제외하고 권력에서 소외당했다. MB는 끝내 소음인으로서 "형님"(이상득 의원)과 "영포라인"(영남포항출신들)

---

63) 전성철, 「진보의 콤플렉스 '노무현 신드럼'」.

으로 상징되는 사사로운 '당여'만을 챙기고 이 공적 이데올로기 '동지들'을 간단히 버렸다.

한편, MB는 '일관된 친미주의' 행보로 한미관계를 강화했다. 그는 여러 차례 "새 정부에서는 한미관계를 더욱 강화하겠다"라는 뜻을 밝혔었다. MB는 동맹강화를 위해서 미국 주도의 대량살상무기확산방지구상(PSI)과 MD(Missile Defense) 계획에도 적극 참여해야 한다는 입장을 취해 북한을 자극했다. 2010년 6월 27일 캐나다 토론토에서 오바마와 가진 정상회담에서 MB는 전시작전통제권을 2015년으로 연기하는 데 합의해주었다.

2011년 9월 미국의 폭로 전문 웹사이트 위키리크스는 미국 외교 관계자들이 이명박을 "우리(미국)와 함께 헌신적으로 일하는 강한 친미주의자", "사실상 모든 주요문제에 미국을 지원하는 성향"이라고 평가했다고 폭로했다. 또한, 미국 국방장관 로버트 게이츠는 회고록(2014)에서 이명박에 대해 "정신력이 강하고 현실적이며 매우 친미적이었다"고 하면서 "자신은 이명박을 정말 좋아했다"고 쓰고 있다. MB는 미국인들도 '공인한' 친미주의자였던 것이다.

그러나 MB는 이런 공인된 초지일관의 이념적·친미주의적 리더십으로 정치적 업적을 이루지 못했고 현대건설에서 단련된 '끈기의 공리적 리더십'으로만 업적을 이룰 수 있었다. 앞서 정의했듯이 '공리적 리더십'은 지도자가 체질적으로 능한 이재(주책)능력과 체질적으로 밝은 이해利害감각으로 공들여 대중의 경제활동을 이끄는 경제적 리더십이다. 소음인은 지나칠 정도의 손익감각과 주책籌策이 뛰어나 경제적 리더십을 발휘할 수 있다. 이명박은 아주 가난한 집안 출신으로서 청소년기에 돈을 벌기 위해 온갖 궂은일을 다했다. 그리고 그는 현대건설에 입사해서는 능력을 발휘해 고속으로 승진했다. 나아가 그는 현대건설 간부와 사장으로서 해외 건설현장에 파견되어 '끈기의 공리적 리더십'을 발휘해서 당시의 기술로 불가능한 거대 토목사업 프로젝트를 수립하고 완수했고, 이 과정에서 탁월할 정도로 공리적 리더십을 수련하고 단련했다.

'MB'라고 애칭된 이명박의 이 수신·단련된 '끈기의 공리적 리더십'이 공적으로 선보인 것은 청계천 복원사업을 완수한 그의 서울시장 시절이었다. 청계고가도로는 삼일빌딩과 더불어 박정희 독재시대 국가번영의 상징이었으나 세월이 지나면서 흉물로 변해 있었다. 전두환 군사정부 시절에는 복개된 청계천 안에 가득 찬 가스가 폭발하는 사건이 났다. 이로 인해 미국 대사관은 자국민의 청계천 복개도로 보행을 금지하는 조치를 했다. 정부는 추가폭발을 막기 위해 복개도로 주변에 구멍을 뚫고 커다란 팬을 설치해 환기시켰다. 이로 인해 청계천 주변에는 독한 냄새가 가득 찼고 주변상인들은 이 독가스를 마시고 살았다. 이런 사실은 군사독재시기에 보도통제로 국민들에게 알려지지 않았다.

MB는 이 더럽고 악취가 진동하고 위험한 이 복개 청계천을 손보기로 작정하고 이것을 서울시장 선거의 대표공약으로 내걸었다. 고가도로를 뜯어내고 도로를 녹지공간으로 만든 보스턴 시의 '빅딕(Big Dig) 프로젝트'를 보고 청계천 복원을 구상했다. 그러나 그가 2002년 서울시장에 취임해 청계천복원계획을 공식화하자 청계천 주변상인과 버스업계, 참여연대·경실련을 비롯한 시민단체, 온갖 진보성향의 언론들이 온·오프라인을 통해 격렬하게 반대하고 나섰다. 이에 이명박은 청계천 복개도로 밑을 시민들과 함께 탐방하는 '청계천현장 시민참관' 행사를 열어 복원의 정당성을 대대적으로 홍보했다. 이와 동시에 그는 소음인적 끈기를 발휘해 4,000여 회의 협상 끝에 마침내

20여만 명의 청계천 상인들의 협조를 이끌어냈다. 그리고 그는 2005년 10월 1일 모두가 불가능하다고 했던 청계천 복원공사를 완료했다. 소음인적 '끈기의 공리적 리더십'의 화려하고 감격스런 승리였다.

복원된 청계천에는 수심 30cm 이상의 물이 흐르고, 지역특색을 형상화한 21개의 교량이 새롭게 들어섰다. 또 호안護岸에는 벽화·폭포·분수 등을 갖춘 녹지 8만 3,000여 평이 조성되고, 도로 옆에는 너비 1.5-3m의 산책로가 마련되었다. 그 밖에 3개 구간으로 나뉘어 다양한 광장과 조경·조명시설을 갖춘 테마공간이 구간별로 들어서는 등 청계천 일대는 서울을 대표하는 '도심 속 생태하천'으로 거듭나서, 서울시민으로부터 가장 사랑받는 서울의 명소로 자리잡았다. 청계천 복원 후 주변 지역 기온이 낮아지면서 도심의 열섬현상이 약화되었다.

청계천 복원으로 대기질이 개선되고 소음이 감소했다. 또한 청계천에 서식하는 생물종이 복원되었다. 생물종이 옛날 종류(98종)의 6.4배에 이르는 626종(식물 308종, 어류 25종, 조류 36종)으로 증가했다. 특산종 참갈겨니·참종개·얼룩동사리와 깝작도요·알락오리·도롱룡 등이 청계천에 서식하기 시작했다. 청계천 복원의 경제효과는 최대 23조 원에 이르렀다. 복원사업의 노하우는 일본 나고야와 미국 로스앤젤레스로 수출되었다.

청계천 복원은 대한민국이 개발국가 시대를 뛰어넘어 환경·복지국가 시대로 접어드는 전환점이 되었다. 또한 청계천 복원으로 서울시는 2004년 '베니스 국제 건축 비엔날레 최우수 시행자 상賞' 등 많은 국제적 상을 휩쓸어 세계적으로도 높은 평가를 받았다. 하버드대학교 건축·도시설계학과는 청계천 강좌를 개설하기도 했다.

청계천 복원과 관련해서는 일각에서 부실공사, 문화재 훼손, 미미한 상인대책 등의 이유로 비판의 목소리가 없지 않다. 1773년에 쌓은 청계천 석축은 공사과정에서 발굴되었으나 복원되지 못했다. 광통교는 원래와 다르게 복원되었다. 조선조 영조가 놓은 '수표교水標橋'는 일제식민지시대와 대한민국 초창기 서울빈민의 애환이 서린 다리인데 청계천 복원공사 중에 작업상의 편의를 위해 엉뚱하게도 장충단공원으로 옮겨졌다. 수표교다리는 응당 청계천으로 그때 그 자리로 돌려보내야 하지만 예산문제로 장충단에 그대로 남아있다. 그러면 청계천은 다시 역사적 운치를 회복해 좋은 명소가 될 것이다. 동시에 을미왜변 때 희생된 홍계훈 장군 등 40여 명의 조선병사의 영혼을 모신 장충단공원은 일제가 장충단공원을 횡단해 만든 도로를 지하화하고 지상으로 장충체육관이 서 있는 땅과 연결시키는 복원작업을 통해 옛 위용을 얼마간이나마 되찾아야 할 것이다.

청계천 복원에 이어 MB는 다시 한번 끈기의 공리적 리더십을 발휘해 조순도, 고건도 건드리지 못한 서울시 대중교통체계를 개편했다. 그는 서울시장 취임 전부터 서울시 대중교통체계 개편을 공언했다. 그는 이 개편을 통해 도심의 차량유통속도를 높여 도시경쟁력을 향상시켰고, 교통을 원활하게 하여 가급적 많은 자가용 운전자들이 대중교통을 택하도록 만들어 자가용 운행을 감소시켜 도시의 대기오염을 줄였고, 서민들의 교통 불편과 경제적 부담을 덜어주었다.

MB는 대중교통체계 개편의 첫 단추를 버스회사와 유착된 서울시 교통국 인원을 모두 새로운 인원으로 바꾸는 것이었다. 그러자 공무원들 반대가 극에 달했다. 그는 "버스노선들 때문에 공무원 비리가 얼마나 많은지 아냐?"면서 "내가 당신들 보호해 주려는 거다"라고 설득했다. 시민단체와 시정개발연구원, 서울시 교통전문가, 버스조합과 버스노동조합, 마을버스조합으로 구성된 '버스개혁시민위원회'를 구성해 버스노선을 공개적이고 투명한 방식으로 개편했다. 이를 통해 그는 2004년 7월 1일 서울시의 대중교통체계를 전면적으로 개편했다. 이와 함께 티머니 교통카드가 도입되었다. 중앙버스차로제를 실시하고 버스의 번호는 지역에 따라, 색은 종류에 따라 체계적으로 재정비했고, 이용요금은 교통카드의 환승횟수가 아닌 이동거리에 비례하도록 변경하는 한편 준準공영제를 도입해 적자노선을 운행하는 버스회사들의 손해를 보전해주었다. 그 결과 버스의 통행속도가 빨라졌고 대중교통 이용객도 증가했다. 1년 뒤 '세계대중교통협회(UITP)'는 이를 '교통혁명'에 빗대고 우수정책으로 평가했다.

　MB의 '끈기의 공리적 리더십'의 세 번째 작품은 서울숲 개원이다. 뚝섬에는 경마장과 골프장이 있었으나 1989년 과천경마장이 개장하면서 뚝섬경마장은 문을 닫았고 골프장도 1994년 문을 닫았다. MB는 주거용지로 매각하여 최소 5조 원의 재정을 확보하려던 기존의 뚝섬 개발계획을 백지화하고 뚝섬에 녹지와 숲을 조성했다. MB는 다시 서울시 안팎의 반대에 부딪혔으나 끈기 있게 여론을 설득하고 무마해 결국 뚝섬을 장대한 아름드리나무들이 자라는 우거진 숲과 많은 물의 연못, 그리고 가족들이 여가를 즐길 수 있는 잔디밭으로 구성된 친환경적 생태공원으로 조성하는 데 성공했다. '서울숲'으로 이름붙여진 뚝섬의 숲은 2005년 6월 18일 개원했다. 서울숲이 생김으로써 비로소 서울은 친환경적 도시의 모양새를 갖췄다.

　MB의 '끈기의 공리적 리더십'은 네 번째로 서울광장의 조성에서 발휘되었다. 서울시청 앞에 광장을 조성하려는 그의 프로젝트는 교통체증을 유발할 것이라는 이유로 반대가 극심했다. 그는 시뮬레이션을 통해 교통상황이 크게 악화되지 않을 것으로 판단했다. 그는 3,995평(1만 3,196m²)의 서울광장을 2004년 5월 1일 개장했다.

　MB는 서울시장 시절 이런 업적에도 불구하고 소음인답게 공론장에서 자주 설화를 일으켰다. 그는 어느 날 서울시를 "하나님께 봉헌한다"고 발언했다. 이로 인해 큰 종교적·사회적 논란이 일었다. 또 대통령 재직 중에 그는 국숫값이 오르자 더 비싼 쌀국수를 만들어 먹으라고 권해 빈축을 샀고, 우리나라 자전거 회사들이 다 사라지고 잔존하는 삼천리표 자전거조차도 그 부품의 99%가 중국산이라는 사실을 까맣게 모른 채, 한국을 세계 제1의 자전거제조국으로 만들겠다고 말해 또 국민의 입방아에 올랐다. 국제금융센터 건립과 관련된 비리 소문도 끊이지 않았다. DAS소유주 논란도 계속 터져 나왔다.

MB가 대선 전후의 이런 끊임없는 논란과 설화 속에서도 대선 압승(역대 최대 표차인 521만여 표 차이)으로 대통령에 당선될 수 있던 이유는 서울시장 시절의 치적과 노무현 전임 대통령의 실정이었다. 그러나 2008년 2월 25일 취임한 대통령 MB은 거의 취임과 동시에 미국산 쇠고기 수입문제로 대통령 리더십의 테스트를 당했다. 그는 한미 FTA 협상 중 가장 민감한 현안인 미국산 쇠고기 수입재개를 위한 협상과정에서 2008년 4월 18일 조지 W. 부시 대통령과 협상하며 제시한 조건이 알려지면서부터 (광우병)미국 쇠고기 수입에 대한 국민의 반발이 크게 일었다. 촛불집회가 크게 번지고 촛불집회를 경찰이 진압하자 대통령지지율은 7%까지 떨어졌다.

그러나 MB의 대국민 사과와 더불어 정부가 30개월 이상 소고기의 수입을 금지하는 재협상을 약속하면서 촛불시위는 잦아들었고 MB 지지도는 이후 서서히 회복했다. 그는 이후 끈기의 공리적 리더십을 다시 발휘해 자신이 내세운 '7% 성장, 4만 달러 소득, 세계 7대 선진국'의 소위 '747 성장' 목표의 달성에 미달했지만 괄목할 만한 경제발전을 이룩했다. 대국민 사과로 쇠고기 촛불시위를 넘긴 뒤 그는 일단 미국발 글로벌 금융위기를 극복했다. 2008년 9월 150년의 역사를 자랑하던 리먼 브라더스의 파산으로 가시화된 글로벌 금융위기로 동년 4분기 들어 미국·일본·유럽제국의 GDP 성장률이 일제히 마이너스로 돌아섰고, 10월 한 달 동안 아이슬란드·파키스탄·우크라이나·헝가리·벨로루시 등 5개국이 외환위기를 맞아 IMF에 구제금융을 신청했다. 외신들은 한국도 이 5개국의 뒤를 이어 아시아에서 제일 먼저 국가부도를 맞을 것으로 전망했다. 실제로 한국의 대외신인도를 나타내는 신용부도스와프(CDF) 프리미엄이 급등하는 등 한국의 부도위험은 사상최고 수준으로 치솟았다. 이에 MB정부는 2009년 1월 8일 경제위기 조기극복을 위한 '비상경제대책회의'를 청와대에 설치하고 매주 비상경제대책회의를 열어 확장적 재정정책 등을 통한 위기극복에 나서면서 맨 먼저 미국·일본·중국과 통화스와프를 체결했다. 그리고 대외적으로는 2010년 G20 정상회의 차기 의장국으로서 글로벌 금융위기 극복을 위한 국제공조를 이끌어냈다. 이를 통해 한국은 OECD 국가 중 가장 성공적으로 금융위기를 극복했다. 그러자 외신들로부터 "위기관리에 만점을 받아 교과서적 경제회복을 이루어낸 국가"라는 평가가 쏟아졌다.

　세계경제위기의 충격은 이것으로 그치지 않았다. 2010년 4월에는 유럽발 재정위기가 발생하면서 또 한 번 세계경제가 대침체에 빠졌고, 2011년 8월에는 S&P에 의해 미국의 국가신용등급이 강등되면서 세계경제는 또 한 번의 충격에 빠졌다. 이에 MB정부는 다시 중국·일본과 맺은 통화스와프를 확대하고 균형재정을 선언하는 등 위기극복에 나섰다. 그 결과, 한국은 2012년 8월 무디스, 피치, S&P등 3대 신용평가사로부터 사상최고의 국가신용등급을 받았고, 특히 피치로부터 받은 국가신용등급은 사상 처음으로 중국과 일본을 앞섰다. MB의 '끈기의 공리적 리더십'이 연거푸 빛났다고밖에 말할 수 없을 것이다.

한국의 경제성장률도 상승했다. 노무현정부 때 한국경제의 성장률은 1953년 휴전 이래 초유로 세계경제 성장률을 밑돌았었다. 그러나 MB정부 때는 글로벌 금융위기의 여파로 서구경제가 마이너스 성장을 기록하던 2009년에도 세계경제의 평균성장률을 웃돌았다. 2010년에는 6.5% 성장하면서 세계 GDP 증가분의 2.1%를 차지하게 된다. 이 비중은 그때까지 한국의 GDP가 세계 GDP에서 차지한 비중 중 가장 높은 것이었다. MB정부 하에서 2011년 12월 우리나라는 세계에서 9번째로 무역 1조 달러 달성의 신화를 기록했다. 아울러 2012년에도 2년 연속 무역 1조 달러를 달성했다. 1962년 제1차 경제개발 5개년 계획 시행 이후 반세기 만에 수출은 1만 배, 무역은 2,000배가 증가하여 수출 5,000억 달러와 무역규모 1조 달러를 이루어 낸 것이다. 글로벌 금융위기 이후 세계무역 총량이 줄어드는 상황에도 불구하고 무역 1조 달러 클럽에 진입하는 데 성공한 최초의 나라가 되었으며 미국·독일·일본과같이 주로 3만 달러 이상의 선진국들이 달성한 위업을 세계 9번째로 달성한 것이다. 이것은 특히 수출과 수입이 비슷한 수준에서 균형을 이루면서 세계경제 발전에 기여하는 열린 무역대국으로 자리매김하게 되었다는 점에서 그 의의가 크다고 할 수 있다. 우리나라의 무역규모는 1970년 세계 33위, 1980년 세계 19위 수준에서 1990년대 들어와 12-13위로 크게 성장했었다. MB정부에 들어 글로벌 금융위기를 거치면서도 한국 무역은 이렇게 꾸준히 도약하여 2010년 이후 세계 9위에 도달했고 2012년에는 이탈리아를 제치고 세계 무역 8강에 진입했다. 그리하여 수출 규모로만 보면 한국은 G-7의 일원으로서 확실히 자리매김했다. 이런 경제성과는 다 MB의 공이라고 볼 수 없지만, 얼마간 그의 탁월한 '끈기의 공리적 리더십'의 공이라고 하지 않을 수 없을 것이다.

MB가 공리적 리더십을 발휘해 원유지하자원은 없지만 유전을 가진 산유국이 되는 프로젝트를 부분적으로 성취한 것은 또 다른 그의 공적이다. MB가 이룬 성과는 2019년 7월 2일 MB정부의 해외 자원개발 사업 중 하나인 아랍에미리트(UAE) 유전 개발이 부실투자 시비에도 불구하고 상업생산에 성공한 것으로 가시화되었다. MB시절 2012년 3월 한국컨소시엄이 ADNOC(아부다비석유공사)와 계약을 맺고 할리바 유전을 개발하기 시작한 지 7년 만의 개가였다. 할리바 유전은 2019년부터 2042년까지 총 24년간 원유를 생산하게 된다. 이로써 한국은 할리바 유전을 보유하고 총 62억 달러(약 7조 2,300억 원) 규모의 원유를 확보했다. 한국기업이 UAE에서 유전 탐사부터 생산에 이르는 전 과정에 참여해 상업 생산에 성공한 것은 이것이 처음이다. 할리바 유전의 주식 지분은 ADNOC, 대한석유공사, GS에너지가 각각 60%, 30%, 10% 보유한다. 할리바 유전의 가채 매장량은 2억 3,000만 배럴 정도다. 2019년 현재 하루 생산량은 1만 배럴 정도이지만 2019년 말 정상궤도에 들어서면 4만 배럴까지 늘어난다. 이럴 경우 한국컨소시엄은 지분에 따라 연 584만 배럴, 3억 9,000만 달러어치까지 원유를 확보하게 된다.

　빼놓을 수 없는 MB의 공적 중의 하나는 2010년 G20 정상회의의 의장국으로서 서울 정상회의를 주재함으로써 국제적 위상이 한국의 국위를 세계만방에 떨친 것이다. 한국이 잠시 천하의 중심국이 된 것이다. 아세안 10개국 정상들은 이구동성으로 "아시아에서 한국이 G20 의장국을 맡아 기쁘다"며 축하했다. 1조 8,000여억 원의 홍보효과를 발생시킨 서울 G20 정상회의는 양보 없는 미중 다툼 속에 일촉즉발로 치닫던 '환율전쟁'을 "양국이 외환시장 개입을 자제한다"는 구속력 있는 합의가 이루어지도록 성공적으로 중재했다는 평가를 받았다. 외신들은 한국이 서울 G20 정상회의로 명실상부한 세계경제 주도국가로 자리매김하였다고 평가했다.

  MB정부는 '작은 정부, 큰 시장'의 신자유주의를 이념으로 내걸고 고환율정책 등의 친기업적 정책과 감세정책을 통해 경제 활성화를 노력했다. MB정부는 종합소득세와 법인세를 인하하고 1세대 1주택자 양도세 비과세 범위를 확대했다. MB는 높은 물가상승률을 감안하면서 대기업 위주의 수출산업을 적극적으로 지원하는 고환율 정책을 통해 경제 성장률을 높이려 했다. 그러나 2009년 미국발 글로벌 금융위기, 2010년 유럽발 재정위기, 2011년 미국 국가신용등급의 강등 충격 등 거듭된 세계경제 위기는 한국경제에 적잖은 타격을 주어 성장률은 상대적으로 저조했다. MB 시절 한국경제 성장률은 2008년 2.8%, 2009년 0.7%, 2010년 6.5%, 2011년 3.7%, 2012년 2.3%였다. 그래도 MB는 세 차례나 거듭 들이친 세계경제위기의 험난한 파도를 선방한 셈이다.

  그러나 여러 거대프로젝트를 추진해 완수해온 소음인 MB의 '끈기의 공리적 리더십'은 소음인의 체질적 약점으로서 방략(전략적 수완)이 거의 없고 사무(미래적 정치·사회사업의 기획·실행 행위) 능력이 부족하고 과거지향적이어서 크고 작은 실패도 겪었다. 가장 실패는 4대강 정비 사업이다. MB는 환경과 경제의 선순환 구조를 통해 양자의 시너지를 극대화하고 이를 새로운 동력으로 삼아 경제발전을 활성화할 목적의 녹색뉴딜 정책 9대 핵심과제를 마련했다. 이 정책에다 원래 '한반도 대운하 건설사업'으로 기획된 4대강 사업을 끼워 넣은 것이다. 그러나 4대강을 운하로 연결시키는 운하건설사업은 기본적으로 토목사업이다. MB는 박정희가 토목공사로 명성을 남겼고 자기도 주로 토목사업으로 성공했기 때문에 이 거대토목사업을 택해 정권의 승부를 건 것이다. 그러나 그간 건설장비와 건설기술이 발달해 4대강 사업은 기계가 다 일했고 사람 손으로 해야 할 일이 거의 없어 기대했던 고용증대 효과는 거의 제로였다. 그리고 그건 건설인부는 이제 한국인들이 기피하는 '외국인 일자리'가 되어 있었는데, 과거의 영광만 떠올리는 과거지향자 MB는 이 사실도 몰랐다. 그리고 17-18세기 이전에 서구와 중국에서 각광을 받던 운하는 오래전에 과거로 흘러갔다. 18세기가 '운하의 시대'였다면, 19세기는 '철도의 시대'였고, 20세기는 '고속도로의 시대'였고, 21세기는 '정보고속도로의 시대'였다. 과거지향의 소음인 MB는 역사책 속에서나 나오는 그 '각광받던 운하'를 끄집어내어 시대착오적으로 '한반도 대운하 사업'을 벌이려고 한 것이다. 이로 인해 각계각층에서 비판이 일었다. 그러자 그는 이 비판을 피해 이 운하사업을 '4대강 사업'으로 포장해 수행하려고 기도했다. 그러나 이 '4대강 사업'은 다시 집중적인 비판을 받으면서 다행히도 수량을 조절해 홍수·범람피해를 막을 수중보의 건설 사업으로 변형·축소되었다. 그러나 이 축소된 4대강 사업으로 건설된 4대강 수중보들은 강물을 잡아두어 고인 강물 안에 녹조현상을 야기해 어류를 죽이고 건기에 하류로 내려가는 물의 유량流量을 줄여 4대강 중하류 농토를 메마르게 해서 매년 농민피해를 초래하고 있다.

그래도 역대정권을 비교해 보면 MB는 나쁘지 않은 경제적 성과를 거두었다. 이것은 성장률 비교와 빈부격차 비교를 통해 알 수 있다. 먼저 한국은행의 한국경제성장률 통계치와 IMF의 세계경제성장률 통계치를 바탕으로 한국의 각 정부시대 실질 경제성장률을 살펴보자. (실질경제성장률은 한국경제성장률에서 세계경제성장률을 빼고 얻는 수치다.) 노무현시대 5년간 연평균 실질경제성장률은 상술한 대로 5년 간 -0.7%였다. 이에 반해 MB정부의 연평균 실질경제성장률은 +0.0%이다. MB시대는 노무현시대에 비해 국민들이 비교가 되지 않을 만큼 잘 살았던 것이다. 참고로 박근혜정부 4년간 연평균 실질경제성장률은 -0.5%였다. 탄핵으로 쫓겨난 박근혜는 MB보다 못하지만 노무현보다는 1.4배 나았다. 그런데 문재인 정부 2년간(2017-2018)은 노무현정부보다 못해 실질경제성장 -0.9%로서 최악이었다. IMF의 자료로 보면 경제실적은 이명박 - 박근혜 - 노무현 - 문재인 순으로 순위가 나타난다. 좌익복고주의 정부들이 네오콘정부들보다 공리적 리더십에서 훨씬 못한 것이다.

MB정부에서 국민의 소득불평등 지수도 노무현시대보다 감소했다. 통계청이 발표한 소득부문 가계동향조사 결과(2018. 8. 23.)에 따르면, 노무현정부 4년간(2004-2007년)에서의[64] 1분위 가구(최저소득빈층) 연평균 소득성장률은 4.0%로서, 5분위 가구(최고소득층) 5.0%보다 낮았다. 그러나 이명박정부에서는 오히려 1분위 가구의 소득성장률이 높게 나타났다. MB정부에서 1분위 가구의 가계소득은 연평균 6.6%로서 5분위 가구 성장률 4.6%보다 높아졌다.

한편, MB는 공리적 리더십에서 '4대강 사업'을 비롯한 크고 작은 실패를 겪었을 뿐만이 아니라 '정치이념적 리더십'에서 실패를 맛보았다. 그의 이런 정치적 실패는 그의 고집스럽고 경직된 극우·반공주의적 네오콘(Neocon) 이념 때문에 자초되었다. 이것은 노무현의 공리적 리더십이 그의 경직된 좌익복고주의 때문에 파탄난 것과 정확히 반대였다. 이 점에서도 MB는 역시 '우익 노무현'이었다. MB는 극우·보수적 관점에서 DJ·노무현의 햇볕정책을 줄곧 비판했던 것이다.

북측 인민군은 이 때문에 골이 났는지 2008년 7월 11일 오전 4시 50분경 금강산관광 지구에서 한국 여성 관광객 박왕자(53세)에게 총격을 가해 죽음에 이르게 했다. 이명박은 사건 당일 오후에 사건을 보

---

64) 2003년은 통계작성 시작연도로서 전년과 비교할 수 없어 뺐다.

고받았음에도 불구, 예정대로 대북포용 취지의 국회 시정연설을 했다. 그러나 북측은 태도를 누그러뜨리지 않았다.

MB정부는 2009년 7월 31일 북한의 2차 핵실험 이후 처음으로 인도주의적 지원을 하는 남한 민간단체의 방북을 허가했다. 또한 2009년 8월 3일 정부는 남북교류협력추진협의회 회의를 통해 10개 민간단체의 대북 인도적 지원사업에 남북협력기금 35억 7,300만 원을 지원했다. 그러나 남한 사업자들의 방북을 승인하지 않았다.

북측은 2009년 8월 18일 DJ 전 대통령의 서거에 즈음해 조선민주주의인민공화국의 고위급 조문단을 서울로 파견해서 이명박 대통령을 비롯한 고위 당국자들과 연쇄회동케 함으로써 MB정부에게 대북정책의 방향을 전환하라는 시그널을 보냈다. 8월 21일에는 북한이 개성공단 억류 주재원을 석방하고, 남북 육로통행 제한·차단과 경의선 철도 운행 중단 및 경협사무소 폐쇄 등을 담은 이른바 '12·1 조치'의 철회를 발표했다. 북한당국은 8월 29일 한 달 전 북측 경비정에 의해 예인됐던 '800 연안호' 선원과 선박을 석방해 남한으로 보냈다. 남북 적십자사는 8월 28일 마지막 날 회담에서 추석기간 동안 이산가족 상봉을 실시하기로 최종 합의하면서 2년 만에 처음으로 이산가족 상봉을 이루었다.

그러나 2009년 9월 6일 황강댐 무단방류로 인해 야영객 6명이 숨지는 임진강 참사가 발생했다. 북한이 남측 인명피해에 사과를 하지 않자 의도적 '수공水攻'을 주장하는 강경 기류가 힘을 얻었고 현인택 통일부 장관은 "북한이 의도를 갖고 있다"고 하고 외교통상부는 "북측의 조치는 국제관습법에 위반된다고 볼 수 있다"라고 밝혔다. 그러자 북측은 10월 14일 유감을 표했고 정부는 이를 받아들였다.

그러나 MB정부의 네오콘 노선에 대한 북측의 도발적 테스트는 계속되었다. 2009년 11월 10일 소위 대청해전이 발생한 것이다. 북측 해군 함정이 서해 NLL을 침입하면서 남측 해군함정과 해상 교전이 벌어진 것이다. 이 교전에서 북측 함정 1척이 반파되었고, 남한 함정은 경미한 피해를 입었다. 북측은 통일신보를 통해 "선의에는 선의로, 도발에는 무자비한 보복으로 대답하는 것이 일관된 자세"라며 "이번 사태에 대한 '사죄'와 '재발방지 조치'를 요구했고", "우연적인 것이 아니라 조선반도의 군사적 긴장을 격화시키려는 남조선 군부 호전계층의 고의적이고 계획적인 도발행위이다"고 주장하며 남측의 도발로 규정했다. 또한 "군사적 도발행위를 계속 감행한다면 그에 따른 값비싼 대가를 치르게 될 것"이라며 남한을 협박했다. 여기에 대해 정운찬 국무총리는 대한민국 국회 본회의에서 서해상 남북교전을 "우발적 충돌"이라고 밝혔다. 하지만 북측 경비정이 남측을 향해 수십 발의 조준사격을 한 점을 감안할 때 도발 의도도 배제하기도 힘들다는 의견도 있었다. 잠시 해빙기류를 탔던 남북관계는 다시 긴장국면으로 들어갔다. 2009년 12월 9일 A형 인플루엔자(H1N1)의 유형을 기점으로 남한 정부의 치료제 지원으로 잠시 긴장이 해소되는 듯했다.

그러나 4개월 지나지 않아 천안함 피격사건으로 남북관계는 완전히 파탄나 버렸다. 2010년 3월 26일 백령도 부근 해상에서 남한 해군의 초계함인 'PCC-772 천안함'이 침몰당하는 사건이 일어난 것이다. 이 사건은 북한 정찰총국 소행으로 밝혀졌다. 이 사건으로 대한민국 해군병사 40명이 사망했으며 6명이 실종되었다. 천안함 침몰 원인을 규명할 목적으로 구성된 한국·호주·미국·스웨덴·영국의 5개국의 전문가 24여 명으로 구성된 합동조사단은 2010년 5월 20일 천안함이 북한의 어뢰공격으로 침몰한 것이라고 발표했다. 이 조사결과는 미국과 유럽연합, 일본 외에 인도 등 비동맹국들의 지지를 얻어 UN안전보장이사회의 안건으로 회부되었고, 안보리는 천안함 공격을 규탄하는 내용의 의장성명을 채택했다. 그러나 북은 자신들과 관련이 전혀 없다고 주장하고, 중국과 러시아가 반대하면서 북한을 직접 비난하는 내용을 담지는 못했다. 북한은 이 조사결과에 대해 "특대형 모략극"이라고 주장했다. 이 사건으로 인해 남북 간 긴장은 최고로 고조되었다.

　이러는 와중에 MB는 통일이 올 것이라고 확신하고 2010년 8월 15일 광복절 축사에서 뜬금없이 통일세 신설을 선언했다. 현재의 국력 격차 상황에서 은근히 '흡수통일'을 의도하는 듯한 이 통일세 문제는 북한을 자극할 만했다. 미상불, 2010년 11월 23일 오후 2시 30분경 북측 해안포대가 대연평도를 향해 포격을 가했다. 남한 해병대의 연평부대는 피격 직후 대응사격을 했다. 이 연평도 포격사건으로 인해 대한민국의 해병대원은 전사 2명, 중경상 16명, 민간인 사망 2명, 중경상 3명의 인명 피해를 입었다. 북측의 인명피해는 10~30여 명 정도로 추정되었다. 이것은 북측이 '포격으로 대한민국 영토를 직접 타격하여 민간인이 사망한 것'으로서 6·25 이후 처음 있는 일이었다. 그리하여 중국을 제외한 전 세계의 정부들이 북한의 도발을 규탄했다. 그러나 북측은 기다렸다는 듯이 한국에 책임을 넘기며 정당한 군사적 대응이라 주장했다. 천안함 피격사건 이후 8개월 만에 벌어진 이 포격사건으로 남북 간 갈등이 더욱 심화되었다. 남북관계의 파탄은 DJ의 햇볕정책을 비판하는 MB정부의 극우보수적 속마음을 불신하는 북한의 도발로 인해 초래되었다. 결과적으로 이 파탄은 우리 측에서 원인을 찾자면 시대착오적 극우·보수주의(반공주의) 이데올로기를 지나치리만치 '일관되게' 고수하는 소음인 MB의 경직된 이념적 리더십에 귀인歸因했다. 초지일관으로 '경직된' 이념적 리더십은 소양인의 '유연한' 이념적 리더십과 대비되는 소음인적 리더십의 한 특징이 아니던가! 소음인의 '경직된' 이념적 리더십이 노무현과 MB의 경우에서처럼 '그릇된' 시대착오적 좌우이데올로기와 결탁하면, 그것은 언제나 국민에게 엄청난 불행을 초래하고 만다.

　MB는 사사로운 '당여黨與'에만 관심을 두는 소음인으로서, 대선과정과 정권초기에 써먹은 정두언 등 공적 동지들을 믿지 못하고 버렸다. 임기 중반을 넘기면서부터는 당여들만을 챙겼다. MB의 실력자 당여는 셋째 형 이상득 의원(6선)이었다. 그래서 당시 여당 안에서는 "만사형통萬事兄通"이라는 말이 유행이었다. 소위 '영포라인(영남포항사람들)'의 총수 노릇을 한 이상득은 '대통령 형님'의 영향력을 발휘했다. 그리고 그는 이것을 이용해 개인치부를 위한 여러 가지 비리와 부정부패를 저질렀고, 이로 인해 언론의 비리 추적과 여론의 빗발치는 비난을 받았다. MB는 자기 정부 하에서 사법처리를 해서 '형님 문제'를 털고 가기 위해 '형님'에 대한 사법처리를 임기 내에 끝내게 했다. 그리하여 그의 형은 2013년 1월 구속되어 9월에 징역 1년 2개월, 추징금 4억 원의 가벼운 형을 받고 집행유예로 출소했다.

　MB는 대통령이 되기 전에 여러 거대프로젝트 사업의 추진과 완수를 통해 소음인 특유의 '끈기의 공리적 리더십'을 갈고닦은 수신자였지만, 소음인 특유의 극욕적極慾的 물욕을 절제할 수 있도록 자신을 갈고닦은 수신자가 아니었다. 반대로 그는 현대건설사장과 서울시장 재직 시에 기회 닿는 대로 자신의 소음인적 물욕을 키우고 채웠다. 그는 권력과 더불어 소음인적 탈심奪心을 품은 탐인으로 전락해 갔다. 이 배가 된 탈심은 대통령이 되어서 노골화되었다. 그의 부정부패 규모는 노무현의 그것에 비해 6-10배에 달했다. 그는 이 비리를 감추는 거짓말로 일관했으나 검찰은 그 꼬리를 잡아 전모를 밝혀 그를 재판에 붙였다.

　대통령 임기가 끝난 뒤에는 2013년 2월 24일 대통령직 임기를 끝내고 사저로 돌아온 MB는 동년 3월 15일 참여연대에 의해 배임혐의, 내곡동 사저와 관련된 특정경제범죄가중처벌법 위반 혐의로 고발당했다. 그의 부인 김윤옥도 부동산실명거래법 위반 혐의로 고발당했다. 이광범 특검은 지난해 김인족 전 청와대 경호처장 등 3명은 불구속 기소하고, 이시형에 대해서는 무혐의 처분을 하면서도 증여세 탈루 부분에 대해 국세청에 통보했다.

그러나 이것이 끝이 아니었다. 촛불혁명으로 박근혜가 탄핵당하고 문재인 정부가 들어선 지 거의 1년 만인 2018년 3월 19일 검찰은 뇌물·횡령·배임·조세포탈 등 혐의로 그의 구속영장을 신청해 영장을 발부받아 3월 22일 그를 서울동부구치소에 수감했다. 그는 2018년 9월 6일 DAS 실소유주로서 확인되고 349억 원대 비자금을 조성한 혐의 등으로 재판에 넘겨져 징역 20년 중형에 벌금 150억 원을 구형받았다. 1심 재판부는 2018년 10월 5일 16가지 공소사실 중 7가지를 유죄로 인정하여 징역 15년, 벌금 130억 원을 선고했다. 이로써 그는 부정부패로 네 번째 사법처리된 대통령이 되었다. MB의 영욕은 노무현처럼 이와 같이 그의 소음인 체질의 장단점과 거의 부합되었다.

■ 소음인 박근혜의
탈심奪心과 정치비극

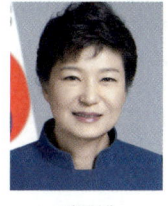

박근혜

제18대 대통령(2013.2.25.-2017.3.10.)을 하다가 탄핵을 당한 박근혜朴槿惠(1952-)는 소음인이다. 그녀는 부친 박정희 전대통령의 역사적 평가 문제로 끈기 있게 씨름하고 연약하게 보이되 또박또박 말을 잘하고, 평소에 따질 때 조근조근 말하고, 불평할 때 깐족

대며, 인물과 노선에 대한 선호를 숨기지 못했다. 소음인은 소양인과 상극이다. 그래서 소음인 박근혜는 소양인 이회창 한나라당 총재와의 체질적 상극관계 때문 의원시절 한나라당을 탈당하고 신당을 창당하기도 했던 것이다.

소음인은 신기神氣가 거의 없기 때문에 사기꾼이 아니라면 종교나 종파를 만들거나 성직자가 되지 못한다. 그러나 소음인은 진실을 좋아해서 사기꾼이 될 수도 없다. (이런 신기와 관련된 사업은 거의 전적으로 태양인의 몫이고 어쩌다 소양인이 하는 경우도 있다. 그러나 소양인 성직자와 무당은 종교사기와 사이비 점쟁이로 흐를 위험이 있다.) 그러나 상론했듯이 백기魄氣, 또는 기백氣魄만 출중한 소음인은 신기가 거의 전무하기 때문에 종교인이 되지 못하지만 다시 바로 그 이유 때문에 신기가 출중한 훌륭한 종교인이나 (사이비)무당을 만나면 홀려 '독실한 신도'가 된다. 그래서 DJ는 수차례 당한 암살 미수의 위험 속에서 '하느님'을 체험하면서 평생 독실한 가톨릭신자로 남았고, MB도 어머님의 독실한 신앙과 기도의 영향으로 "서울시를 하느님께 봉헌하고" 싶어 할 정도로 '독실한' 개신교신자가 되었다. 다만 소음인 대통령 노무현만은 가톨릭신자가 되었지만 '독실한' 신자가 아니었다. 그는 적빈 속에서 하느님의 가호를 체험하기 전에 일찍이 중학교 때부터 그의 인생의 3분의 2를 친일민족반역자 김지태와 그 유족의 보호와 지원을 받으며 공부하고 돈 벌며 살았기 때문이었을 것이다.

박근혜는 어머니 육영수와 아버지 박정희의 피격암살의 불운하고 불행한 인생체험 속에서 이 불행을 이용해 파고든 사이비 교주 최태민의 교설에 홀려 아버지의 권력과 후광을 이용해 그에게 부정부패로 엄청난 돈을 긁어모을 기회를 만들어 주었다. 그리고 그녀는 박정희가 암살된 뒤 청와대를 나와서 최태민을 금고로 알고 그 돈을 쓰며 살았고 최태민이 죽고 나서는 최태민의 사이비종교를 계승한 그의 딸 최순실(개명 최서원)의 무격적 언행에 홀렸다. 박근혜는 대통령이 된 뒤에도 최순실의 비밀지시로 국정을 운영했다. 그러나 쉬쉬해 오던 최순실의 이 국정농단이 2016년에 들어 완전히 들통나면서부터 박근혜의 정치권력은 순식간에 무너졌다. 마침내 그녀는 2016년 말과 2017년 초의 추운 겨울을 달군 민주시민들의 분노한 촛불시위 속에서 2017년 3월 10일 탄핵의 비극을 맞고 말았던 것이다. 신기 없는 소음인체질의 독실한 종교적 신앙심이 사이비종교인들에게 꽂히면서 박근혜는 맥없이 무너지고 만 것이다.

박근혜는 무격적巫覡的 국정농단만이 아니라 소음체질적 물욕과 탈심奪心으로 인해 부정부패의 늪에 깊이 빠져드는 죄악에 의해서도 탈권脫權을 당하고 말았다. 남의 것을 빼앗는 그녀의 탈심은 수신으로 억제된 것이 아니라, 처녀 때부터 노골적으로 발휘되고 증폭되었다.

박정희는 친일파 김지태가 설립한 부일장학회를 강탈해서 5·16장학재단을 세웠다. 이 사실은 김지태의 장남 김영구의 증언에 의해 확인되었다. "아버지가 수갑을 찬 상태로 운영권 포기각서에 서명하고 도장을 찍는 모습을 옆에서 목격했다. 이는 헌납이 아닌 강탈이고, 정수장학회는 정치적 장물이다." 박근혜는 청와대를 나온 뒤 이 장물 '5·16장학재단'을 '정수장학회'로 개명해 이 장학회의 이사장을 지냈다.

'국가정보원 과거사건 진실규명을 통한 발전위원회'는 1962년 7월 4일 박정희가 개인재산을 기부하여 5·16장학회를 설립했다는 '박정희기념사업회'의 주장을 부정하고 당시 국가재건최고회의 의장이었던 박정희가 중앙정보부에 지시하여 '부정축재처리요강'에 의해 기업인 15명과 함께 구속되어 있던 김지태로부터 석방 조건으로 부산일보, 한국문화방송(MBC), 부산문화방송의 주식과 부일장학회 기본

재산 명목의 토지 10만 147평을 헌납토록 했다고 밝혔다. 이 재산 중 토지는 국방부에 무상으로 양도되었고 법무부 장관 고원증은 장학회 설립 지시를 받고 5·16 장학회를 설립했다. 친일파 박정희가 친일파 김지태의 재산을 강탈한 것이다. 또 '과거사정리위원회'는 육영재단이 소유한 영남학원도 경주 최崔 부자로부터 강탈한 것이라고 밝히고, 박근혜가 이사장으로 군림하던 영남학원의 정관에 교주校主가 '박정희'로 명시되었다는 것도 밝혀냈다. '공익법인'이라는 박근혜의 말은 새빨간 거짓말임이 드러난 것이다. 박근혜가 불법 장악한 정수장학회의 문화방송주식과 부산일보주식, 영남대소유권, 기타 부동산 등 재산은 최소 1조 원, 많게는 10조 원에 이른다. 박근혜는 대통령이 되기도 전에 일찍이 엄청난 '부정부패의 화신', 아니 '극욕의 탐인'이었던 것이다. 주지하다시피 '극욕의 탐인'은 소음인 특유의 악심인 '탐심과 탈심'을 수신으로 제압하지 못한 '소음인의 타락형'이다.

　박근혜는 자신이 대통령이 되어서는 최순실과 더불어 대기업과 국정원의 예산으로 본격적으로 뇌물을 챙겼다. 박근혜는 대기업 관련 범죄 등 혐의 18개와 공금(국정원 특별활동경비) 강탈·착복 등 혐의 3개에 대해 각각 재판을 받았다. 2018년 4월 6일 18개 혐의에 대한 1심에서는 혐의 16개에서 일부유죄 및 유죄가 인정되어 징역 24년 및 벌금 180억 원을 선고받았고, 8월 24일 2심에서는 징역 25년 및 벌금 200억 원으로 형량이 늘어났다. 7월 20일 혐의 3개에 대한 1심에서는 2개가 인정되어 징역 8년 및 추징금 33억 원을 선고받았다. 2개 재판을 합치면 혐의가 총 21개, 형벌은 총 33년형과 벌금 200억 원과 추징금 33억 원이다. 수신 없는 태생적 부정부패자 소음체질 탐인 대통령의 최후였다.

　박근혜는 영남지역에 잔존하는 소위 '박정희의 신화'와 그 후광으로 대통령이 되었으나 그 자신이 사상 초유로 탄핵을 당함으로써 박정희가 역대 대통령 여론조사에 꼴찌 수준으로 떨어지게 만드는 불효를 저질렀다. 그러나 그녀는 재임기간에 독재자 아버지의 반인권정책을 부활시켜 시행했다. 자기 아버지처럼 대선과정에서 국정원과 군軍기무사의 선거개입(댓글조작)의 덕을 본 그녀는 문화예술계 블랙리스트를 만들어 인사정책·정부지원정책 등에서 활용했고, 한미연합사전작권 전환을 무기 연기하고, 예산안을 국회의장 직권으로 통과시키게 하고(2010. 12.), 국무총리실로 하여금 민간인을 사찰하게 하고, 2014년 통합진보당을 해산하는 등 '박정희 군사독재'를 부분적으로 부활시켰다. 문재인은 2014년 12월 19일 통진당이 헌재판결로 해산되자 "우리가 민주주의를 말하는 이유가 다름을 포용하는 유일한 제도이기 때문이다"라고 말하면서 "민주주의가 상처를 입었다"고 비판했다.

박근혜는 의기가 부족한 과의자寡義者이자, 공감능력이 떨어지는 소음인적 냉혈한이었다. 그녀는 1979년 아버지의 피살 소식을 접하였을 때 슬퍼하기에 앞서 "휴전선은 이상 없습니까?"라고 물었다고 한다. 깐에 아버지의 죽음을 두고 이순신장군 흉내 내는 위선을 떤 것이다. 어린 학생들과 일반인들 300여 명의 목숨을 잃은 세월호 침몰사건과 관련된 그녀의 처신은 거의 이기적 냉혈한 수준이었다. 그녀는 얼굴을 고치느라 즉각 대응하지 않았고 7시간 뒤 중앙재난관리위원회에 나와서는 '왜 구조하지 못하느냐'고 엉뚱한 질문을 던졌다. 세월호 현장방문 시에도 자신의 청결을 위해 변기를 싣고 갔으며 중국 총리 원자바오처럼 땅을 치며 대성통곡한 것이 아니라 '악어의 눈물'처럼 눈물 한두 방울을 찔끔 흘리고 마는 '불감不感(공감불능)대통령'으로 처신했다. 그녀는 이후 기회 닿는 대로 여러 차례 사과했으나 진심이 담겨 있지 않았다. 이것은 그녀가 세월호침몰진상조사위원회를 통해 진상을 조작하려고 하고 끝내 이 위원회를 파행시키고 붕괴시킨 것에서 알 수 있고, 당시 정부·여당 핵심인사들은 세월호사건의 언급을 지긋지긋해 하는 것에서도 알 수 있었다. 이 때문에 박근혜와 정부·여당은 유족들과 국민의 큰 분노를 샀다. 이 분노는 2016년 4월 13일 실시된 제20대 총선에서 새누리당(122석)을 과반의석을 빼앗고 더불어민주당(123석)을 제1당으로 만들어준 것에서 표출되었다. 이 선거 승리로 민주당은 이 제1당 지위에서 박근혜 탄핵을 소추하는 데 성공했다. 따라서 박근혜 탄핵은 세월호 사건과 관련된 그녀의 일련의 '싸가지 없는' 무無공감 행태로 이미 준비된 것이나 다름없었다. 민주당·국민의당(38석)·정의당(6석) 등 야3당은 '세월호 분노'가 표출된 총선 덕택에 도합 167석의 의석을 확보해 재적의석의 절반(150)을 넘겼다. 이로써 야3당은 새누리당 없이도 탄핵을 발의할 수 있는 지위에 올라섰던 것이다.

  사이비 무격에도 홀릴 정도로 신기가 거의 전무하고, 수신 없이 어린 시절부터 극욕極慾의 탐욕과 탈심으로 부정부패를 일삼고, 국민의 불행에 대한 공감의 눈물을 모르는 불인不仁한 무無공감 소음인 박근혜는 '불인자不仁者를 정치에서 배제하라'는 맹자의 경고를[65] 상기할 때 결코 대통령이 되어서는 아니 되는 사람이었다. 그녀의 실패로 인해, 그간 한껏 향상되어 가던 한국 여성의 정치적 지위는 한동안 혼란스러워졌다. 그녀의 국정농단과 정치적 분탕질, 그리고 탄핵을 통한 몰락은 한국여성계에 일종의 거친 '똥물튀김'이었다.

  박근혜가 부정부패로 감옥에 감으로써 4명의 소음인 대통령 중 DJ를 제외한 도합 3명의 대통령이 부정부패로 조사를 받고 죽거나 투옥

---

65) 『孟子』「離婁上」(7-1): "惟仁者宜在高位. 不仁而在高位 是播其惡於衆也."(오직 인자만이 마땅히 고위에 있어야 한다.)

되는 수모와 치욕을 겪었다. 그리고 3명의 군사독재자들(태음인 박정희, 소양인 전두환, 태음인 노태우)은 체질과 무관하게 예외 없이 다 '강도' 같은 노골적 재물강탈자들이었다. 그러나 민주투사 출신 두 대통령(소양인 YS와 소음인 DJ)은 체질과 무관하게 비리나 부정부패를 저지르지 않았다. 우리는 이를 통해 일찍이 이제마가 강조했듯이 '체질'도 중요하지만 그 약점을 제압하는 '수신修身'도 못지않게 중요하다는 사상유학四象儒學의 기본테제가 옳다는 것을 다시 한번 확인할 수 있다.

■ 태음인 대통령 문재인의 '뚝심의 공리적 리더십'과 4대 치적

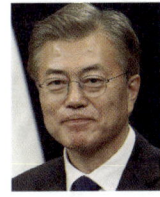

문재인

'박근혜탄핵 바람' 속에서 2017년 5월 9일 치러진 대선에서 촛불의 힘으로 대통령에 당선되어 5월 10일 막 바로 제19대 대통령(2017.5.10.-2022.5.9.)에 취임한 문재인文在寅(1953-)은 신사 같은 거동과 점잖은 동선 등 여러 거조擧措로 보아 분명 태음인이다.

문재인 대통령은 노무현 전 대통령과 달리 대학 젊은 시절부터 운동권 출신이다. 경희대학교 재학 시절 학생운동을 이끌며 박정희 유신독재에 항거하다가 1975년 서대문구치소에 투옥됐고 대학에서 제적당했다. 출소 후에는 신체검사도 받지 않은 상태로 군軍에 이른바 '강집強集(강제징집)'당했다. 군인 문재인은 특전사에서 군복무를 마치고 복학했다. 그는 복학 후에 다시 학생운동을 이끌며 전두환 군부독재에 항거하다가 1980년 다시 투옥당했다. 그러나 그는 경희대총장의 신원보증 하에 청량리구치소 투옥 중에 사법시험에 응시해 합격했다. 그는 이를 계기로 극적으로 구치소에서 석방되었다. 그러나 1982

년 사법연수원을 수료한 문재인은 운동권 전력으로 말미암아 판사임용을 거부당했다. 그러자 그는 부산에 내려와 변호사 개업을 했다. 후에 그는 노무현과 함께 합동법률사무소를 운영하며 인권변호사로 활동했다.

문재인 대통령은 대북정책에서 DJ와 노무현 전 대통령의 햇볕정책 노선을 흔들림 없이 계승해 MB·박근혜 시절에 악화된 남북관계를 다시 안정시켰다. 문재인은 대북전략으로 통일로 이끄는 장기정책을 말하고, 북한에 대한 UN경제제재와 병행해 대화를 통해 평화협정과 북핵·미사일개발 중단을 교환하는 방식을 제안했다. 북한은 사드 배치를 비난하며 "남조선 당국이 '사드배치가 북핵위협에 대비하기 위해 미국과 공동으로 결정한 것이며 전임정부의 결정이지만 정권이 교체됐다고 해서 그 결정을 가볍게 여기지 않는다'고 떠들고 있다"고 문재인 대통령을 비판했다. 북한은 남조선 당국이 정녕 촛불민심을 대변하는 정권이라면 미국 상전의 강요를 받아들일 것이 아니라 이제라도 제정신을 차리고 사드 배치 철회를 요구하는 남조선 각계의 민심을 따르는 것이 마땅한 처사일 것"이라고 주장했다. 평창동계올림픽을 계기로 이루어진 북한의 전향적 대남정책으로 이런저런 난관을 뚫고 문재인 대통령은 2018년 4월 27일과 5월 26일 판문점에서 1·2차 남북정상회담을 가졌고, 9월 18-20일 평양을 방문해 제3차 남북정상회담을 가졌고 김정은 위원장과 백두산 천지에도 올랐다. 그러나 하노이 북미정상회담 실패 후 남북관계는 다시 긴장되기 시작했다. 북한의 남한 정부 비난이 도를 넘었다. 그러다가 북한은 2020년 6월 16일 개성의 남북공동연락사무소를 폭파했다. 9월 23일에는 북한군이 NLL을 넘은 남한 공무원을 사살하는 사건이 나서 남북관계는 일시 긴장이 최고조로 치달았으나, 24일 김정은 위원장의 사과와 사건경위 설명을 담은 전통문이 북으로부터 옴으로써 한숨 돌리는 국면이 전개되었다. 아무튼 문재인은 북한의 이런 예측불가능한 행동과 완강한 태도, 그리고 트럼프 미국 대통령과 그 참모들, 그리고 보수적 한반도전문가들의 거부자세에도 불구하고 평화주의적 대북정책노선을 뚝심으로 밀어붙여 판문점선언을 이끌어내고 북미정상회담을 성사시키는 등 2017년부터 5년간 남북평화를 지켜냈다.

그러나 경제정책에서 문재인 대통령은 DJ의 중도개혁주의를 벗어나 노무현의 좌익복고주의로 회귀하여 소위 '소득주도성장'이라는 새로운 노선을 내세웠다. 이 '소득주도성장' 노선은 ILO가 내건, 아전인수 격의 잘못 해석된 케인스주의였다. 그러나 케인스주의는 기본적으로 경기후퇴 시 불황을 타개하는 정책노선이지, 성장정책이 아니다. 소득주도로 성장이 이루어질 수 있겠으나 정부의 인위적 소득증대 정책에 의한 성장유발 효과는 미미한 것이다. 인위적 유효수요 확대는 높은 법인세, 수많은 규제, 신기술개발 지원 부재, 투자자본 부족 등 기업의 체력과 투자환경이 나쁘면 투자를 유발하지 못하고 결국 케인스주의적 승수효과는 미미할 것이기 때문이다. 문 대통령은 이 舊좌익적·유사類似케인즈주의적 소득주도성장 노선을 굳게 확신하고 이에 입각해 경제정책을 집행했다. 그는 노동시간을 주당 52시간으로 단축하고, 최저임금을 올리고, 법인세를 3,000억 원 이상의 최고소득 기업에 대해 법인세를 기존의 22%에서 25%(지방세를 더하면 27.5% 수준)로 올렸다. 2-3년 뒤 그 결과는 참담한 것이었다.

2017년 한국경제 성장률 3.1%(세계경제 성장률 3.8%)이었고 따라서 실질성장률은 -0.7%였고, 2018년 한국경제 성장률 2.8%(세계경제 성장률 3.9%)였고 따라서 실질성장률은 -1.1%였다. 문재인 정부의 2년간 연평균 실질성장률은 -0.9%였다. 이것은 심지어 노무현 정부 5년

평균 실질성장률(-0.7%)보다 낮은 수치이고, 이명박 정부(0%)와 박근혜 정부(4년 평균 -0.5%)보다는 더욱 낮은 수치다.

이런 참담한 결과는 가계소득 통계에서도 그 실상이 적나라하게 드러났다. 최저임금 인상을 통해 취약계층의 소득을 올려주는 방식으로 새로운 성장 모델(소득주도성장 모델)을 만들어낼 수 있다는 문재인 정부의 주장과는 정반대로 저소득층의 소득이 절대적·상대적으로 큰 폭으로 감소한 것이 확인됐다. 2019년 4월 11일 통계청이 공개한 소득분배지표에서 일단 2011년부터 2017년까지는 한국의 분배상황이 개선된 것으로 나타났다. 이것은 과거 보수정권에서 소득분배가 지속적으로 악화됐기 때문에 소득주도성장이 필요하다는 문재인 정부의 주장과 상반되는 결과다. 통계청의 가계금융복지조사 소득분배 부문 추가 지표에 따르면 한국의 팔마비율(Palma ratio), 즉 처분가능소득 비율은 2011년 1.74배에서 2017년 1.44배까지 하락했다. 가처분소득이 증대된 것이다. 팔마비율은 상위 10% 인구의 소득점유율을 하위 40% 인구의 소득점유율로 나눈 값이다. 따라서 '낮은 수치'는 소득 불평등의 개선을 뜻한다. 또 다른 분배지표인 소득10분위 경곗값 비율(P90/P10)도 2011년 6.42에서 2017년 5.79까지 떨어졌다. '소득10분위 경곗값 비율'은 처분가능소득 기준 가계소득 상위 10% 경곗값을 하위 10% 경곗값으로 나눈 수치다. 이 기간은 이명박 정권 중반기인 2011년부터 약 6년 반 동안 보수 정권이 이어진 기간이다. 마지막 반년가량만 문재인정부 집권기에 속한다.

그러나 문재인 대통령이 2018년 1월 신년회견에서 "우리는 부의 양극화와 경제적 불평등이 세계에서 가장 극심한 나라"라고 언급했고, 진보진영에서는 지난 두 차례의 보수정권 집권기간에 분배 상황이 악화됐다고 주장해 왔다. 가령 민주당 이해찬 대표는 국회 의원회관에서 가진 기자간담회(2018.8.19.)에서 '소득주도성장'을 다시 강조하면서 최저임금을 급속도로 인상해 일어난 '고용 참사'의 책임이 이명박·박근혜 정부에 있다고 주장했다. "지난 10년간 이명박·박근혜 정부 때 성장잠재력이 매우 낮아져서 그 결과가 지금 나타나고 있는 것이다." 김진표도 역시 "양극화가 유례없이 심화된 것은 이명박·박근혜 정권의 경제정책이 역주행한 것에 근본 원인이 있다"고 거들었다(2018.8.24.). 그는 그 근거로 "한국의 소득불평등이 최근 10년간 악화됐다는 OECD 보고서"를 댔다. 기획재정부 장관 홍남기는 인사청문회(2018.12.)에서 "박근혜 정부에서 양극화가 지속됐다"고 말했다.

이 좋지 않은 경제적 결과는 가계 소득증가율과 지니계수로도 포착된다. 2018년 8월 23일 통계청이 발표한 2분기 가계동향조사(소득부문) 결과에 따르면, 노무현정부(2004-2007년)에서의 1분위 가구(최저소득층) 연평균 소득성장률은 4.0%로서 5분위 가구(최고소득층) 5.0%보다 높지 않은 것으로 나타났다. 그러나 이명박·박근혜 정부에서는 오히려 1분위 가구의 소득성장률이 높게 나타났다. 이명박 정부에서 1분위 가구의 가계소득은 연평균 6.6%나 오른 반면, 5분위 가구 성장률은 4.6%로 약간 하락했다. 박근혜 정부에서는 1분위 가구의 소득증가율은 2.5%로서 5분위 가구 2.0%를 약간 상회했다. 지니계수도 2008년 0.314에서 꾸준히 줄어 2015년 0.295까지 떨어졌고, 2016년에만 0.304로 소폭 올랐다. 문재인 정부와 집권여당의 주장과 반대로 과거 정부에서 소득분배가 악화되지 않았던 것이다. 상론했듯이 실상은 IMF 자료에 입각해 경제실적을 평가하면 이명박 - 박근혜 - 노무현 - 문재인 순이었다.

2019년도 최저임금이 2018년 대비 10% 오르게 되면서, 2019년 7월 17일 문재인 대통령은 "2020년까지 최저임금 1만 원을 이룬다는 목표는 사실상 어려워졌다. 결과적으로 대선 공약을 지키지 못하게 된 것을 사과드린다"고 공약 파기를 인정할 수밖에 없었다. 그러면서 "무엇보다 중요한 것은 올해와 내년에 이어서 이뤄지는 최저임금의 인상 폭을 우리 경제가 감당해내는 것"이라며 속도조절론을 공식화했다. 그리고 2019년 8월 7일에는 문재인 대통령이 인터넷전문은행의 은산분리 완화를 추진하겠다고 밝혔다. 처음으로 공급측면을 강화하는 정책을 내놓은 것이다. 기존에 반대 목소리를 냈던 일부 여당 의원들은 침묵했고, 여당 원내대표는 찬성 의사를 밝히면서도 안전장치를 마련하겠다고 밝혔다.

태음인 대통령 문재인은 2017·2018년 2년간의 참담한 저성장과 서민의 가계소득악화 및 실업률 증가세가 2019년에도 계속되자 2020년 코로나 시국을 타고 난타를 당한 '소득주도성장' 정책에만 매달리지 않고 투자유발 성장 정책도 아울러 쓰는 방향으로 경제운영 노선을 대폭 수정했다. 상론했듯이 태음인 지도자는 이념적 리더십의 '일관성'이 거의 전무해서 기본노선이라도 상황에 따라 역효과를 내면 호기를 잡아 기존 노선을 버리고 새 노선으로 바꿀 수 있는 무골無骨의 기회주의적 지도자. 문재인 대통령은 이런 체질적 유연성을 발휘해 2019년 후반기를 기점으로 소득주도성장 노선을 버리고 소득증대 정책과 투자유인 정책을 동시에 구사하는 '투트랙 성장' 노선, 즉 '수요·공급 양측면 동시 중시정책' 노선으로 바꾼 것이다.

문 대통령은 이 경제정책 노선의 전환과 함께 '한국판 뉴딜' 정책을 선언하고 신新성장산업 투자촉진·기술개발지원정책과 규제완화정책을 쏟아냈다. 우선 문재인 정부는 규제완화의 일환으로 신기술 개발·실험에 한해 '규제자유특구(규제자유 2-4년)'를 2019년 7월과 11월 지정한 데 이어 2020년 7월에 3차 규제자유특구 지정을 예고했다. 그리고 문 정부는 전경련 등의 규제완화 건의(2020.3.19.)를 받아들여 코로나19로 타격을 입은 기업들의 구조 차원에서 2020년 6월 17일 일련의 규제개혁 조치를 발표했다. 정세균 총리가 발표한 '규제혁신 10대 과제'는 ① 원격교육, ② 바이오헬스, ③ 가상현실, ④ 로봇산업, ⑤ 인공지능, ⑥ 미래차, ⑦ 리쇼어링 지원, ⑧ 공유경제, ⑨ 규제자유특구, ⑩ 스마트도시였다. 만시지탄이지만 아주 다행스런 방향전환이었다.

문재인 대통령의 경제정책적 방향 전환의 백미는 최첨단기술개발 및 신新성장산업 지원강화 정책에 있었다. 2019년 5월 22일 정부는 수출확대를 통한 경제활력, 일자리 창출, 혁신적 신약·의료기기·치료기술 개발을 통한 희귀난치질환 극복과 국민의 건강 보장을 목표로 바이오헬스산업을 진흥하기 위해 「바이오헬스산업 혁신전략」을 수립·발표한 데 이어 2020년 1월 문 정부는 바이오헬스산업분야 규제를 개선할 목적에서 「바이오헬스 핵심규제 개선방안」을 수립했다. 그리고 문 정부는 코로나19 사태와 더불어 국민이 비대면 오락으로 게임을 즐기는 추세가 강해지자 게임산업 규제를 완화하기 위해 2020년 6월 7일 '게임산업 진흥종합계획'을 발표했다. 골자는 게임업종을 언택트 유망산업으로 보고 규제완화와 더불어 게임산업 활성화를 위해 문화예술진흥법상 게임을 문화예술 범주에 포함시켰다. 이 '종합계획'은 적극적 규제·제도 개선으로 혁신성장 지원, 창업에서 해외시장 진출까지 지원 강화, 게임의 긍정가치 확산과 e스포츠산업 육성, 게임산업 기반 강화 등 4대 핵심전략과 16개 역점 추진과를 포함하고 있다.

그리고 문 정부는 2019년 10월 15일 「2030 미래차산업 발전전략」을 발표해 미래차의 국내 신차비중을 (현재 2.6%에서) 2030년까지 33%로, 세계시장 점유율을 10%로 확대할 목표를 제시했다. 레벨4의 자율주행차(사실상 완전한 자율주행차) 상용화 시점을 2030년에서 2027년으로 앞당기고, 2025년에는 플라잉카(비행자동차)도 실용화·확산시킬 계획이다. 나아가 정세균 총리는 2020년 7월 1일 2025년까지 수소차 10만 대 생산, 2030년 수소차 85만 대 보급, 2040년까지 275만 대 보급, 수소전문기업 1,000개소 육성, 수소를 자동차로부터 선박·열차·드론까지 적용 계획을 발표했다. 수소경제선도국가를 목표로 7월 1일 출범한 수소경제위원회는 신도시 2곳을 수소도시로 조성하고, 전담기관을 지정하며, 수소차 가격을 5년 뒤 5,000만 원 대로 낮추고, 수소충전소 (현재 20기에서) 2022년 310기, 2030년 660개로 확대, 수소충전 핵심부품 국산화를 추진하기로 했다. 그리고 2020년 7월 14일 문 정부가 발표한 『한국판뉴딜』 종합계획』 중 디지털 뉴딜 부분은 '바이오헬스·2차전지·미래차 먹거리신산업 지원정책'으로 계승하는 데 중요한 역할이 기대되었다. 소득주도(수요측면)와 투자촉진(공급측면)을 동시에 중시하는 이러한 대대적 방향전환은 아직도 미흡하지만 향후 구체적 성과를 기대하게 만든 노선확립이다.

문재인 대통령의 치적으로는 뜻밖의 것이 거론된다. 바로 자주국방력의 이례적 강화다. 문재인은 대통령 후보로서 2017년 4월 한국방송기자클럽 토론회에서 "핵을 무기로 사용하지 않고 연료로 사용하는 것은 국제협정에 어긋나지 않지만 문제는 한미원자력협정에서 군사적 목적으로는 무기로든 추진연료로든 다 사용하지 못하게 되어있다. 대통령이 되면 미국과 원자력협정 개정을 논의할 것이다"고 천명함으로써 한미원자력협정 개정을 대선공약으로 내걸었었다. 문 대통령은 1990년대 K9 자주포의 개발 이래 계속된 자주국방력 강화노선을 이어 2017년 트럼프와의 협상에서 미사일 사거리를 800km로 연장하고 탄두중량을 무제한으로 늘렸다. 그리고 2020년 3월에는 미국의 벙커버스터를 능가하는 현무 4를 개발해 시험발사했다. 이 미사일은 8월에 개발성공의 판정을 받았고 2021년부터 수백 기가 실전 배치된다. 그리고 한국형 전투기 KF-X 시제품이 2020년 9월부터 최종 조립에 들어갔다. 이로써 한국은 일본 다음의 세계 6대 군사대국으로 올라섰다. 그리고 한국은 K9·KF-16·KF-X·잠수함 등 무기수출로 세계 10대 무기수출국으로 올라섰다. 2019년 현재 무기수출로 벌어들이는 국방산업의 수익이 우리나라 GDP의 8%를 차지한다. 그리고 2020년 8월 10일 문 정부는 3,600-4,000톤급 잠수함 6척과 핵잠수함 3척 및 배수량 3-4만 톤급 경輕항공모함 2척을 건조해 2035년경 실전 배치하는 것을 골자로 하는 「2021-2025년 국방중기계획」을 공개했다. 자주국방력 강화정책은 '거처'에 능한 태음인 체질의 특성에서 나오는 것이다. '거처'를 굳건히 지키는 데 사상인 중 가장 큰 관심을 가진 태음인 대통령 문재인은 '국민의 거처'인 '국토'를 지키는 데 가장 심혈을 기울인 것이다.

 문 대통령의 다른 치적은 '경제왜란'에서 승리한 것이다. 문 대통령은 2018년 9월 25일(현지시각) 미국 뉴욕에서 아베신조 일본총리를 만나 "위안부 피해 할머니와 국민의 반대로 화해·치유재단이 정상적 기능을 못하고 고사할 수밖에 없는 상황"이라면서 화해·치유재단을 해산하겠다는 뜻을 통보했다. 그리고 일본정부에 대법원의 징용자배상 판결을 집행할 것을 통보했다. 일본정부는 이에 반발해 2019년 7월 1일 결정하고 8월 28일부터 발효시킨 무역보복조치를 취했다. 그러나 한국경제의 기술수준은 일본의 무역보복을 견디어낼 만큼 이미 성숙해 있었고 일본제품의 대체재를 즉각 개발해서 양산하거나 제품의 수입선을 다변화해서 일본의 공격에 반격했다. 오히려 한국기업들은 이 위기를 기회로 이용해 '탈脫일본'에 성공해 일본으로부터의 '경제독립'을 달성한 것이다. 문 대통령은 뚝심으로 밀어붙여 '사악한 왜적'을 물리친 것이다.

문재인은 태음인 체질에 특유한 '뚝심의 공리적 리더십'으로 ① 남북평화관계를 확립하고, ② 대일對日 무역전쟁에서 승리하고, ③ 자주국방력을 세계 6대 강국 수준으로 강화하고, ④ 신성장산업을 육성했다. 그리고 문 대통령은 ⑤ K-방역으로 팬데믹 코로나19를 퇴치해서 한국을 세계의 '모범국가'로 업그레이드시켰다. 한국을 세계일류국가로 만드는 데 크게 기여할 이 5대 치적은 아마 그의 실정失政과 더불어 오래 기억될 것이다.

대한민국 역대 국가지도자의 체질

태양인	소양인	태음인	소음인
이승만	김영삼, 전두환	윤보선, 장면, 박정희, 최규하, 노태우, 문재인	김대중, 노무현, 이명박, 박근혜

■ 이낙연(NY)과 기타 정치지도자들의 체질

제20대 대통령후보감으로 거론되었던 이낙연 전 민주당 대표는 정치감각과 순발력이 부족하고 매사에 겸연쩍어 하는 통에 정치돌파력이 없지만 점잖은 신사언행으로 유명한 태음인이다. 그러나 태음인이 부드러운 외양과 달리 의외로 소음인만큼은 아니지만 소음인처럼 깐깐한 데가 있듯이, 서울법대를 나온 수재형의 태음인 이낙연도 꽤나 깐깐한 완벽주의자다. 따라서 이낙연 밑에서 일하는 사람들은 이 완벽주의 때문에 종종 곤혹을 치르는 것으로 알려져 있다.

그러나 대선후보 경선에서 이낙연을 물리치고 승리한 이재명 전 경기지사는 대단히 창의적이고 과감한 점에서 '소양인'인 것으로 보인다. 그러나 아직 충분히 수신이 되지 않은 것처럼 너무 튀는 모습은 지지와 거부의 득실이 있다. 그런데 잘 튀는 것을 박력 있다고 느껴 그를 지지하는 사람들의 머릿수는 허수일 수 있다. 이런저런 것을 고려할 때 수신 여부 또는 수신 모습을 연출하는 것은 그의 대선가도의 명암을 가를 것이다.

그리고 안철수 전 국민의당 대표는 이낙연처럼 태음인이다. 그도 부드럽지만 꽤나 깐깐 완벽주의자다. 그러나 기본적으로 공학도이기 때문에 보통 인문사회과학도들은 그를 이해하는 데 곤란을 겪는다. 만난 사람들을 붙들어놓는 매력도, 그런 수완도 없어서 모두를 섭섭하게 만들고 끝내는 '정적'으로 멀어지게 만들기 때문이다.

검찰총장에서 급부상해 대통령이 된 윤석열은 소양인이다. 그는 용맹하고 과감·용감하다. 쉬 분노하고, 쉬 슬퍼한다. 그러나 그는 정치적 무교양·무경륜 처지에서 자신의 '확신'을 과격하게 우기고, 국민의 눈치를 안 보고 자신의 정치노선을 과감하게 밀어붙인다면 큰 정치적 실패를 당할 수 있다. 그의 노선은 극우·친일이고, 다윈이 말했듯이 '무식'은 사람들에게 '유식'보다 더 많은 '확신'을 주기 때문이다.

역사적으로 명멸한 외국의 지도자들을 살펴보면, 히틀러는 궁예처럼 가족적 인륜을 무시할 정도로 기괴하고 그릇되고 과잉된 정의감·역사의식·애국심으로 독불장군 같은 행동과 광기를 보이고 연설의 '언어유희적 리더십'으로 독일인들을 사지로 몰아넣은 점에서 태양인으로 추정된다. 무솔리니는 열정적 궤변가이자 거짓말쟁이, 허풍쟁이인 점과, 단호하고 과격하나 (히틀러의 유대인 인종청소 요구를 집행하지 않을 만큼) '인정 많은' 파시스트인 점에서 '품격이 낮은 소양인'이다.

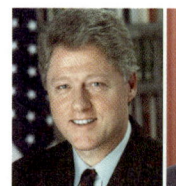 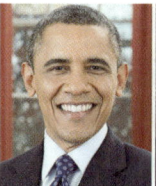 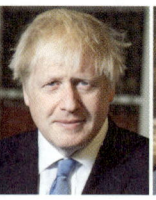 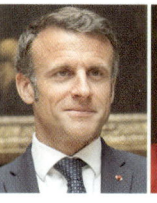 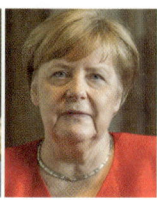

클린턴　　　　오바마　　　　존슨　　　　마크롱　　　　메르켈

　반면, 클린턴·오바마 미국 대통령, 토니 블레어·보리스 존슨 영국총리, 에마뉘엘 마크롱 프랑스 대통령, 메르켈 독일재상은 정의롭고 열정적이고 창의적이고 굳센 기상을 지닌 점과, 공개석상에서 말을 잘하는 언어유희적 리더십을 잘 구사하고 사교적이지만 소양인체질에서 자주 보이는 거짓말과 허풍을 요령껏 삼가고 통제한 점에서 '품격 있는 소양인'이다. 가령 케네스 스타 특별검사가 제기한 클린턴의 '백악관 내 섹스' 스캔들 진실공방에서 클린턴이 백악관 인턴 모니카 루윈스키의 유혹에 걸려 그녀와 오럴섹스를 벌인 것을 속이지 않고 "부적절한 관계"를 했다고 대답한 '진실한 교언巧言'은 소양인 클린턴의 '갈고 닦인' 면모를 보여준다.

　반면, 도널드 트럼프 대통령은 '품격 없는 소양인'이다. 그는 각종

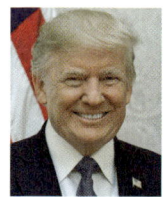

트럼프

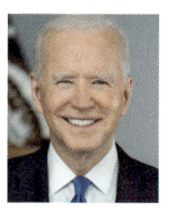

바이든

이기적 미국편향 정책, 세계경제를 교란하고 한국을 양자택일하도록 압박한 극심한 대對중국 패권경쟁, 북한과의 정상회담 리얼리티 쇼, 입만 열면 쏟아놓는 거짓말과 허풍, 자기자랑, 망언·망동, 대선불복 등으로 미국과 세계를 들었다가 놓았다 하며 2017년부터 2011년까지 4년 동안 미국인과 세계인을 괴롭혔다.

　2021년 1월 DJ처럼 80세(한국 나이) 노구로 미국의 정상에 등극한 조 바이든 대통령은 1980년대 초 망

명 중의 DJ와 우정을 맺고 DJ의 대북 햇볕정책을 열렬히 지지했던 미국의 대大정치가다. 2001년 상원 외교위원장 자격으로 방한한 바이든은 청와대에서 DJ와 30년 만에 재회해 오찬을 하는 중에 DJ 넥타이의 고운 색상을 보고 "자기도 저런 넥타이를 맸으면 대통령이 되었을 것입니다"라고 농담했다. 이에 DJ는 즉석에서 자기 넥타이를 풀어주며 그의 넥타이를 받아 바꿔 맸다. 바이든은 이후 미국에서 DJ 넥타이를 매고 다니며 '자기도 이제 미국 대통령이 될 수 있을 것'이라고 자랑했다고 한다. 그는 이후 부통령 자격으로 두 번 더 방한해 이명박·박근혜 대통령을 만났다. 오바마와 힐러리에게 밀려 정치인생을 부통령으로 마감할 뻔했던 바이든은 장남이 뇌암으로 죽으면서 남긴, '대권에 재도전하시라'는 유언을 듣고 다시 대통령의 꿈을 키워 DJ의 네 번째 대선 도전 때와 같은 나이인 79세에 민주당 대통령후보경선에 세 번째 도전해 후보 티켓을 얻어 본선에서 트럼프를 꺾고 46대 미국대통령에 당선되었다. DJ 넥타이 덕인가? 그는 공사석에서 DJ를 "가장 존경하는 정치인"으로 꼽을 정도로 미국 역대 대통령 중에서 가장 친한적親韓的인 미국대통령이다. 그는 학창시절부터 인종차별 반대운동에 적극적으로 참여할 정도로 진보적인 정의파 대학생이었고, 1973년 민주당 상원의원으로 당선되어 정치를 시작한 이래 47년 동안 줄곧 빈곤문제·인종차별·총기규제·양성평등·성소수자·낙태문제와 같은 정치적 난문난제에서 늘 진보적 입장을 대변해왔다. 또 그는 가족을 중시하고 가족·친족 간에 서로 도우며 가족적으로 살아왔다. 그의 성격은 호기심이 강하고 적극적이고 다혈질적·정열적인 반면, 인내심이 적고 성급하고 화를 잘 낸다. 그러나 그는 잘 다듬어진 신사다. 하지만 순간적 위기상황에서 체질은 때때로 드러나기 마련이라서 그는 조급하고 성급한 마음에 실수를 저지르고 어쩌다가 경솔하게 처신하기도 했다. 그는 대중집회장에서도 시비를 거는 비판적 시민과 현장에서 언쟁을 벌인 적도 있다. 그는 어느 날 그를 비판하는 한 시민의 말을 그 자리에서 바로 반박했는데, 그 시민이 "의원은 시민을 대변하는 사람이 아니냐?"고 다시 대들었다. 그러자 그는 막바로 "나는 당신을 대변하지 않아!"라고 되받아치며 화를 냈다고 한다. 그의 이런 성급한 즉흥적 언행들은 구설에 오를 정도였다. 그러나 그는 실수할 때를 제외하면 아주 인자하고 화합적이고 정의로운 진보주의자다. 이 모든 장단점을 종합할 때, 두말할 것 없이 바이든은 소양인이다. 그는 부인과 두 자식을 잃는 가족적 비극과 수난 속에서, 그리고 대권 도전의 거듭된 참담한 실패 속에서도 '자신을 정련精練하고 수신한' 끊임없는 자기긍정의 소양인이다.

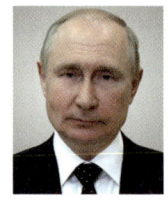
푸틴

러시아의 푸틴 대통령은 음지에서 일하는 구舊소련 정보기관인 KGB 출신인 데다 공개석상에서 말수가 적고 호리호리하면서도 격투기 같은 강인한 운동을 즐기며 자기 수하와 직책을 맞바꿔가면서 대통령과 총리직을 오르내린 '그야말로 엽기적인' 정치행각으로 세계인의 눈총을 사면서도 이를 무시한다. 그리고 그는 정치적 카리스마로서 러시아 소음인대중들 중 정치적으로 덜 깬 집단들에 확고하게 뿌리박은 지지를 맘껏 만끽한다. 이런 점들을 다 고려할 때 그는 소음인이다. 그가 서구와 미국의 반대에도 일으킨 우크라이나 전쟁은 그의 정치적 운명을 가를 것이다.

2. 중국: 소양인 우세의 다多체질 국가

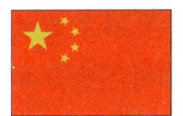 91.5%를 차지하는 한족漢族을 중심으로 55개 소수민족들로 구성된 14.5억 명 인구를 가진 방대한 나라 중국은 북방문화·중원문화·양자강문화·남방문화 등 문화가 다양하고 기후대도 다양하여 세계에서 가장 화려하고 문화적으로 가장 세련된 문화국가다. 동시에 중국인은 백화제방百花齊放의 문화적 창조성과 다양성, 제자백가諸子百家 등 수천 년에 걸쳐 누적된 다양한 독창적 사상과 철학, 그리고 도연명의 「귀거래사歸去來辭」, 소동파의 「적벽부赤壁賦」, 이태백의 「장진주사將進酒辭」 등에서처럼 '구만리장천九萬里長天', '수염이 삼천 장'과 같은 과장과 허풍이 가득하며 하늘을 나는 듯이 장쾌하고 호방한 시문과 서예, 그리고 미술품을 자랑한다. 중국 소양인들의 과심夸心이 잘 표출된, 인공물로 여겨지지 않을 정도로 장대한 1만 2,700리의 만리장성, 서안西安의 진시황 병마용갱兵馬俑坑, 72만 평방미터의 웅장하고 세련되고 정교한 9,999칸 건물의 광대한 자금성, 산동성 연태烟台의 봉래각蓬萊閣처럼 술 취한 '인간적' 신선神仙들을 모신 도처의 장대한 신선사당 등 문화유적과 세련미와 장엄미를 겸비한 건축작품들을 보면, 중국문화는 통쾌한 허풍과 하늘을 나는 장쾌한 과장, 장엄한 스케일을 특징으로 보여준다.

또한 중국인은 동양에서 가장 창의적이고 개방적인 민족이자 혁명적인 민족이다. 중국은 스스로 창조적 문물과 예술을 산출한 창조의 원천이자 가장 개방적인 민족으로서 세계의 모든 문물을 받아들여 새로운 것을 지어내는 문화와 문명의 용광로다. 동시에 중국은 빈번하게 역성혁명易姓革命을 일으키고 또 역성혁명이론을 발전시키고 중시해온, 미국·프랑스와 같이 혁명적인 나라다. 말하자면, 중국은 혁명성과 음식문화의 다양성 면에서 '동양의 프랑스'인 것이다. 이런 까닭에 조홍식은 뛰어난 관찰력으로 수다스러움, 세계적 음식문화, 빈

번한 혁명 등에서 중국과 프랑스의 공통점을 지적하고 있다.[66] 중국의 왕조들은 이 혁명적 민족성 때문에 2000년 역사 속에서 가장 오래 존속한 왕조조차도 수명이 200-300여 년을 넘지 못할 만큼, 짧으면 13-14년도 안 될 만큼 예외 없이 단명短命했다. 우리나라 왕조들은 한 번 개국하면 대개 그 수명이 500년(고려와 조선)을 가고 길면 1000년에 가까운 것(신라 992년)과 아주 대조적이고, 일본 왕조는 1000년을 가는 것과도 아주 대조적이다.

혁명적 민족성으로 인해 중국왕조는 유별나게 단명했다. 이 점은 중국사 전체를 고찰하면 즉각 부각된다. 무력으로 중국을 통일하여 마침내 550여 년 동안 지속된 춘추전국 시대를 종식시킨 시황제始皇帝의 진秦나라(BC 221-BC 207년)는 통일제국을 세운 지 14년 만에 멸망했고, 진나라를 이은 유방劉邦의 한漢나라(BC 202-BC 5년)는 200년을 채우지 못하고 왕망王莽에게 국권을 빼앗기고, 왕망의 신新나라(BC 5-AD 10년)도 14년 몇 개월 만에 망했다. AD 25년에 건국된 후한後漢도 200년을 채우지 못하고 AD 220년에 멸망했다. 남북조 시대를 종식시키고 중국을 다시 통일한 수隋나라(581-618년)는 80년을 채 채우지 못하고 멸망했고, 수를 멸망시킨 당唐나라(618-907년)도 300년을 채우지 못하고 망했다. 당나라 이후의 혼란기를 정리하고 강남 지역

---

66) 참조: 조홍식, 『똑같은 것은 싫다 - 조홍식교수의 프랑스 문화 이야기』(서울: 창작과 비평사, 2000), 68-69쪽. 그러나 조홍식은 "수다스러운 민족은 뛰어난 감각의 혀를 가지고 있어 훌륭한 음식문화를 만들어내는 자질을 지니고 있는 것 같다"고 잘못 적고 있다.(69쪽) 프랑스인과 중국인들은 '뛰어난 감각의 혀' 때문에 음식을 잘 만드는 것이 아니다. 음식은 혀로 만드는 것이 아니라 상상력, 손, 눈짐작으로 만든다. 혀의 미각은 미맹(味盲) 수준이지만 말재주와 함께 상상력, 손재주, 눈짐작이 뛰어난 소양인들이 음식을 잘 만든다. 프랑스와 중국은 이런 소양인이 압도적인 나라이기 때문에 무궁무진한 음식문화를 발전시켰다. 뛰어난 미각을 지닌 소음인은 음식을 제일 미세하게 즐기지만 상상력, 손재주, 눈짐작이 없어 음식 만드는 재주는 형편없다. 독일, 일본 등 '소음인의 나라'는 빵·햄·사시미·스시 등 몇 종류의 음식을 미세하게 변형시켜 발전시켰지만 음식문화의 다양성은 현저히 떨어진다.

을 평정한 송宋나라(960-1277년)는 북송과 남송의 수명을 합해도 수명이 317년밖에 되지 않았다. 송나라는 외형상 왕조의 수명이 가장 긴 장수長壽 왕조로 간주될 수 있으나, 실은 명실상부한 강남 통일국가의 위상을 과시했던 개봉開封의 북송北宋은 신라 김씨金氏(愛新覺羅)가 이끈 여진족의 금金나라가 침입해 황제를 포로로 잡은 정강靖康의 변變(1126년)으로 166년 만에 망했었고, 북송조의 일부가 남쪽으로 도망하여 임안臨安(오늘날 항주 땅)에 세운 남송南宋도 몽골의 침입으로 151년 만에 망했다. 북송과 남송을 별개의 나라로 보면 둘 다 150년 남짓의 단명 왕조들이었던 셈이다. 송과 동시대에 호북湖北지방을 통일한 요遼나라(916-1125년)도 금나라의 침입으로 200여 년 만에 멸망했다. 또 몽골족이 세운 원元나라(1216-1368년)는 152년 만에 주원장朱元璋의 농민군에 의해 멸망했고, 주원장이 세운 한족漢族의 명明나라(1368-1636년)는 만주족에게 262년 만에 멸망했다. 그리고 한자로 '신라를 사랑하고 잊지 말라'는 뜻의 애신각라愛新覺羅씨(만주어 발음으로 '金氏')가 이끈 만주족이 세운 청淸나라(1636-1912년)는[67] 손문孫文의 신해혁명辛亥革命에 의해 276년 만에 멸망했다. 홍수전洪秀全이 남경을 도읍으로 세운 태평천국(1851-1864년)은 13년 만에 망해 중국역사상 가장 단명한 왕조가 되었다.

청나라가 망한 뒤 전개된 중국의 현대사도 군벌, 국민당, 공산당, 서구 및 일제 침략세력 등 여러 세력의 지배권이 연이어 뒤바뀐 변화무쌍한 역사다. 파란만장한 중국 현대사에서 궁극적 승자인 지금의 중화인민공화국은 1세기 동안 두 번의 사회혁명(1912년 신해혁명과 공산당의 공산혁명)과 네 번의 처절한 대내외 전쟁(장제스의 북벌, 공산당을 '대장

---

67) 금(金)나라도 세운 적이 있는 만주족(여진족)의 왕족은 성이 '애신각라(愛新覺羅)', 만주어 발음으로 읽으면 '김씨(金氏)'인데, 이들은 신라 마지막 왕자 '마의 태자'의 후손들이라는 설이 유력하다.

정'으로 내몬 소비전掃匪戰, 항일전쟁, 1949년 국공國共내전) 등 지구상의 어떤 국민도 겪지 못한 엄청난 혁명적 대격변을 거쳐 건설되었고 정치적 극좌광란(문화대혁명)을 이겨내고서야 비로소 개혁·개방 정책을 통해 안정과 성장의 길로 들어섰다.

또한 중국인은 개혁적이고 창조적이다. 중국인들은 혁명으로 기존 체제를 뒤엎기 전에 먼저 끊임없이 개혁을 추진하고 새로운 것을 만들고 창조한다. 오늘날도 중국인의 개혁·개방정신은 한없이 드높다. 용감하게 탐구하고 예리하게 혁신하며 적극적으로 개척하고 있는 것이다.[68] 또한 중국인들은 탁월한 재능과 총명한 지혜로써 5천 년의 찬란한 황하문화를 창조했으며 문학·예술·철학·의학·천문·역법·과학기술 등 각 부문에서 모두 뛰어난 성과를 거둬 인류문명 발전에 지대한 공헌을 했다.[69] 오늘날도 원자탄과 인공위성을 가진 중국은 과학기술 면에서 결코 후진국이 아니다. 20세기에 잠시 과학기술에서 뒤쳐졌던 중국이 21세기에는 중국 국내와 세계에 흩어져 연구하고 있는 중국인 천재과학자들을 바탕으로 중화中華 과학기술 시대를 다시 개창할지도 모른다는 전망도 나오고 있다.

동시에 중국 민족은 소양인답게 정의와 더불어 절개를 중시하고 자존심이 강한 민족이다. 중국인들은 대장부 의식과 절개의식이 강해 장쾌한 호연지기를 자랑으로 삼는 쾌남아요 정의파들이다. 중국인들은 결코 깐죽대거나 꼬장거리지 않는다. 맹자가 "부귀할 때 음탕하지 않고 빈천할 때 이리저리 흔들리지 않고 위세의 힘에 굴복하지 않는 것을 대장부라 한다(富貴不能淫 貧賤不能移 威武不能屈 此之謂大丈夫)"고 말했듯이[70] 중국인들은 대장부 의식이 강하고 손익에 흔들지 않는 기

---

68) 참조: 이두만, 『중국인의 의식구조』(서울: 아세아문화사, 1997), 138-146쪽.
69) 참조: 이두만, 『중국인의 의식구조』, 169-174쪽.
70) 『孟子』「滕文公下」(6-2).

개를 중국인의 진정한 인격으로 중시한다. 중국의 고인古人들이 칭송한 호연지기는 실은 기개를 가리키는 것이다.[71] 이 대장부다운 기개는 동서남북 오랑캐의 침략에 대해서든 용감하게 맞서 중국을 지켜 온 기본정신이다.

또한 중국인은 현실적 유용성을 사물판단의 준거로 삼는 현세적이고 실용주의적인 민족이다.[72] 중국인들은 사변적 경향도 강하지만 이런 속에서도 실리적인 관심이 우세하고 현실감각과 미래구상이 뛰어나다.

중국인들의 사고방식은 굉장히 현실적·현세적·실용적이다. 중국의 토착종교인 도교道敎는 현세구복 신앙으로서 내세관이 희박하다. 도교신자들은 돈·장수·자식·번영만을 빈다. 중국인들은 자고로 하늘에는 특별한 관심을 두지 않고 현실에만 치중한 삶을 살았으며 현세에서 불로장생과 무병장수를 추구해 왔다. 따라서 이들은 쓸데없고 쓸모없는 생각과 행동은 멀리한다.[73] 이런 까닭에 중국인들은 실리를 추구하는 장사와 상업을 중시했다. 중국인의 상술은 동남아에 산재한 화상華商을 통해 알 수 있듯이 세계적으로 유명하다.[74]

하지만 중국 사회의 저변에는 저 변화무쌍하고 파란만장한 역동성과 현세적 실용주의가 두드러진 중국과는 판이하게 다른 정반대의 중국이 엿보인다. 느리고 태만하며 구태의연한 것을 잘 견디는 '만만디(慢慢的)' 또는 '만만라이(慢慢來)' 정신,[75] 놀음에 탐닉하는 유별난 도박풍조, 말없이 우직하게 일하는 근면성, 와신상담臥薪嘗膽의 참을성

---

71) 참조: 이두만, 『중국인의 의식구조』, 32-46쪽.
72) 참조: 『두산백과사전』, '중국의 주민' 항목.
73) 참조: 김인호, 『중국의 이해』(서울: 세종출판사, 1997), 132쪽.
74) 참조: 김인호, 『중국의 이해』, 133쪽.
75) 참조: 『두산백과사전』, '중국의 주민' 항목. 또는 이벤허, 『중국인의 생활과 문화』(서울: 김영사, 1994), 30쪽.

과 지구력,[76] 문화전통을 잘 보존하고 부단히 이어가는 강한 전통주의 등이 그것이다. 공적인 관계가 아니라 개인적 대인관계상의 친분, 즉 인간관계에서 틀어지면 좀처럼 화해할 수 없는 성정, '연줄'을 일컫는 '관시(關係)'를 중시하고 인간관계에서 신용을 가장 중요한 덕목으로 삼는 것[77]도 정반대의 중국 모습이다.

전면에 부각되는 중국의 화려한 색깔감각과 다양한 음식문화, 문화적 다양성, 개방성과 문화적 포용성,[78] 창조성, 혁명성, 현세성, 사변성과 결부된 실리성과 현실감각에 근거한 미래구상 능력 등을 우선 고려하면, 중국인들은 개방적·창의적이고 현세적이며 혁신적인 소양인과 사변적이고 혁명적인 태양인이 어우러진 국민이다. 여기서 시력이 좋고 말재간이 뛰어나고 말 많고 수다스런 소양인이 구성비에서 압도적이다. 시력 좋고 손재주가 탁월한 소양인이 고대로부터 중국인의 대부분을 차지해 왔다는 명제는 중국인들이 시각예술인 미술에서 역사적으로 뛰어날 뿐 아니라 글씨조차도 최고의 미술로 만든 독특한 서예를 발전시켰다는 점에서 움직일 수 없는 증거를 발견한다. 중국은 글만이 아니라 글씨 자체를 잘 쓰고 못 쓰는 것을 기준으로 사람을 평가하는 나라다. 중국은 '신언서판身言書判'이라는 말이 있듯이 필적으로 사람을 평가하기 때문이다. "필적을 인격의 과학적 지표로 간주하여" 필적을 보고 사람을 알아보는 지구상의 또 다른 나라인 프랑스도[79] 소양인 국가다.

소양인은 싫증을 잘 내서 게을러지기 쉽고, 게으름 때문에 목욕과

---

76) 참조: 이벤허, 『중국인의 생활과 문화』, 37쪽.
77) 참조: 『두산백과사전』, '중국의 주민' 항목.
78) 참조: 김인호, 『중국의 이해』, 122쪽.
79) Nick Yapp/Michel Syrett, *Xenophobe's Guide to France* (London: Oval Project Ltd, 1993). 닉 얍/미첼 사이렛, 「프랑스문화이야기」, 77쪽. 유시민 편저, 『유럽문화이야기 - 영국·프랑스·독일편』(서울: 도서출판 푸른 나무, 1998), 77쪽.

청소를 잘하지 않아 지저분하고, 말재간이 뛰어나고 수다스럽다. 중국인은 소양인답게 청결을 중시하지 않아 불결하다. 이것을 기름으로 볶거나 튀기는 중국음식이나 황사의 탓으로 돌리는 사람도[80] 있으나 이것은 그릇된 것이다. 프랑스인도 목욕을 잘 하지 않고 또 청결하지도 않다. 중국의 불결성은 프랑스인과 마찬가지로 소양인 체질 탓인 것이다.

1980년대 유행한 중국어 '깐따산'이라는 말은 '한담閑談', 즉 토론·방담·회화 등을 뜻한다. 중국인들은 식사 후 친구들과 시사문제에서 가정문제까지 자유로운 주제로 한담을 즐긴다. 이 '깐따산'을 통해 중국인들은 친밀감과 따스함을 느끼고 상호간의 이해를 촉진시킨다. 또 이 '깐따산'을 통해 정보와 의견을 모으기도 하고 새로운 각성과 착상을 얻기도 한다. 또 '깐따산'을 통해 중국인들은 프랑스인들처럼 개인의 인격·취향·재간·지식을 표현하기도 하고 재치와 위트를 표현하기도 한다. 중국인들에게 '깐따산'은 하나의 생활유희다.[81]

'깐따산'은 이렇게 긍정적 측면도 있지만 부정적 측면도 있다. 또한 중국인들은 프랑스, 이탈리아 사람들과 쌍벽을 이룰 만큼 엄청난 수다쟁이들이다. 중국인들은 아무 데서나 크게 웃어 젖히고 잡담과 수다로 소란을 떤다.[82] 둘만 모이면 잡담이 끊이지 않고 근무시간에도 일할 생각도 없이 잡담을 늘어놓는다.[83] 중국인들은 식탁에서도 온갖 잡담을 주고받으며 떠들썩하게 먹는다. 식탁에서 이들은 한국사람이라면 귀가 먹먹해서 도저히 앉아있을 수 없을 정도로 떠든다.[84] 모든 중국음식점은 소음으로 아수라장이다. 또 '깐따산'은 낭설·험담·헛소

---

80) 참조: 김인호, 『중국의 이해』, 130쪽.
81) 참조: 이두만, 『중국인의 의식구조』, 249-251면.
82) 참조: 김인호, 『중국의 이해』, 131쪽.
83) 참조: 김인호, 『중국의 이해』, 424-425쪽.
84) 참조: 김인호, 『중국의 이해』, 435쪽.

문을 널리 퍼뜨리기도 한다. 또한 '깐따산'은 끝없는 수다로 흘러 시간을 낭비하게 만든다.[85]

중국 태양인은 한국에 비해 상대적으로 많지만 중국내 다른 체질들과 비교하면 역시 소수로 느껴진다. 소양인이 지배적인 가운데 태양인이 타국보다 상대적으로 많기 때문에 중국은 점술이 크게 성행한다. 이것은 중국공산당의 미신추방 정책에도 불구하고 여전하다. 미래를 중시하고 미래에 대한 걱정이 많은 소양인들은 점을 많이 보고 신비주의적인 태양인들은 미래를 내다보는 주역·음양오행설·사주(명리학)·도참·풍수지리 등 많은 점술을 창안했다.

소양인은 물욕이 없다. 따라서 소양인이 다수인 중국인들은 겸허를 중요한 생활덕목으로 받든다.[86] 안빈낙도安貧樂道는 중국인의 도덕적 저력이자 여유다. 소동파蘇東坡가 "음식에 고기가 없을망정 거처에 대나무가 없어야 되겠는가?"라고 말했듯이 곧고 속이 비고 잘 휘어지지만 부러져 극단으로 쏠리지 않는 절개·겸허·유연성의 미덕을 상징해온 대나무는 중국인들에게 사랑을 받아 왔다.[87]

동시에 종종 대륙적 기질로 오해되는[88] 태음인적인 '만만디' 정신, 근면성과 참을성[89], 전통주의, 도박풍조 등 다른 특징들을 고려하면 태음인도 상당히 많은 나라다. 그러나 이 태음인들은 한족漢族 고유의 체질이 아니라 북적北狄(북방오랑캐와 만주족), 즉 '되놈들'의 체질이다. 만주족들은 태음인의 구성비가 평균보다 높은 북한지방의 체질 구성에도 영향을 미친 바 있다. 또 '관시'와 신용·신의를 중시하는 중

---

85) 참조: 이두만, 『중국인의 의식구조』, 252-253쪽.
86) 참조: 이두만, 『중국인의 의식구조』, 62쪽.
87) 이벤허, 『중국인의 생활과 문화』, 107쪽.
88) 『두산세계대백과』의 '중국의 주민' 항목에서도 '만만디'를 대륙적 기질로 오해하고 있다.
89) 김인호, 『중국의 이해』, 125쪽.

국인들, "여름에는 뱀탕, 겨울에는 개고기만 먹을 수 있다면 맞아 죽어도 좋다"고 할 정도로 개고기와 뱀요리를 즐기는 광동廣東 일대의 중국사람들,[90] 차(茶)문화를 즐기는 안휘·복건·절강성 등 남방의 중국인은 소음인적 특징을 보인다. 중국에서 북경중심의 북방지역의 물에 석회질이 많아 남방에서 북방으로, 상류층의 기호품에서 일용품으로, 약용시품에서 음료로 확산된 차는 본래 남방의 소음인만이 애용하던 음료였다.[91] 사계四季가 희미하고 더운 중국남방에는 더위에 잘 견디는 소음인들이 많이 산다.

중국은 한족의 피를 바탕으로 만주족 등 북방오랑캐, 그리고 주변 4방 이민족의 유입으로 이루어진 혼성국민인 점에서 체질적으로도 태양인·소양인·태음인이 혼성될 수밖에 없는 국민이다. 중국에서 2-3일 중국인들의 체형을 관찰해 본 경험을 바탕으로 짐작해 보면, 중국인은 소양인이 절반(50%)을 상회하고, 태양인은 전체 구성비에서 차지하는 비율은 근소하나 중국에 풍운아·영웅·호걸·도인道人·선사仙師·고승高僧들이 많고 이를 찬양하는 문화가 두터운 점에서 태양인의 비율은 한국보다 최소 40배에서 최대 160배까지 높은 것(5%?) 같다. 그러나 태음인은 25-35%에 불과한 것으로 보인다. 소음인은 눈에 잘 띄지 않는 것으로 보아 아마 10-20% 이하일 것으로 추정된다. 중국인의 이런 체질구성은 한국의 체질구성(태음인 40%, 소음인 35%, 소양인 25%, 0.05-0.12%의 태양인)과 비교하면 거의 정반대로 뒤집힌 양상이다. 음인陰人이 75%에 달하는 한국과 달리 중국인은 양인陽人(소양인+태양인)이 55%를 상회하는 소양인 우세의 나라인 것이다.

양인陽人이 우세하기 때문에 시끄럽고 들뜬 중국인의 의상·주택·거

---

90) 김인호, 『중국의 이해』, 418쪽.
91) 참조: 이재정, 『중국사람들은 어떻게 살았을까』 (서울: 지영사, 2000), 63-70쪽.

리를 지배하는 일상적 색상은 **빨간색**이다. 검은색, 파란색, 흰색, 노란색은 화끈하고 용감한 소양인과 과단성 있는 태양인을 안정시켜 건강에 유익하게 작용하나, 빨간색은 화끈한 소양인과 과단성 있는 태양인을 더욱 화끈하게 흥분시키는 색이다. 중국인 소양인들은 자신의 건강에는 반하지만 체질적으로는 서로 통하는 빨간색으로 중국을 도색하여 마치 이열치열以熱治熱하는 격이다. 중국인은 소양인에게 해로운 빨간색을 지구상에서 제일 좋아하는 민족이다. 따라서 중국은 늘 들뜨고 밝고 화려하다. 중국인들이 불과 20여 년 사이에 중국의 역사적·사상적 맥락과 전통이 완전히 다른 서구 공산주의의 붉은 이념에 그렇게 쉽게, 그리고 깊이 젖어들어 단기간 내에 공산혁명을 완수한 것도 이 빨간색과의 체질적 연속성과 무관하지 않다. 중국인의 일상적 홍색紅色 선호는 명절날만 색동옷을 입고 평일에는 흰옷을 입던 조선인이나 오늘날도 소수의 여성을 제외하고는 흑백의상과 회색의상을 즐겨 입는 한국인과 다르고 빨강 등 유채색을 두려움에서 기피하는 일본인과 아주 다르다.

  소양인의 탁월한 손재주 덕택에 통상 북경요리·상해요리·광동요리·사천요리로 사분四分되는 중국의 음식문화는 최고로 다양하고 수준 높다. 뱀·개구리·도롱뇽·원숭이골·곰발바닥·삵·물방개·제비집·호랑이·코끼리 등 중국음식의 재료를 보면 진짜 "중국인들이 네 발 달린 것 중 먹지 않는 것은 책걸상뿐이고 날아다니는 것 중 안 먹는 것은 비행기뿐"이라는 우스갯소리가 실감난다. 이 점에서 중국과 견줄만한 나라는 "동물의 몸뚱이 중에서 프랑스 사람이 먹지 못하는 부위는 없다"는 말이 딱 들어맞는 프랑스밖에[92] 없다. 하지만 중국음식이 아무리 다양해도 소양인이 압도적으로 많은 주방장과 음식점 고객에게

---

92) 얍/사이렛, 「프랑스문화이야기」, 58쪽.

유익한 요리인 오리고기와 돼지고기 요리가 제일 흔하고 제일 많은 사랑을 받는다. 청경채를 곁들인 돼지삼겹살 요리, 북경오리 요리, 돼지기름으로 튀기거나 볶은 야채 또는 두부 요리 등은 중국요리의 백미이다. 소양인적인 중국인들은 특히 돼지비계 살을 종종 먹어야 하고 또 아주 좋아한다. 한국에서 장기체류한 중국인은 돼지비계 살을 한동안 먹지 못해 기운을 차릴 수 없다고 토로할 정도다.[93] 상해와 산동지방을 중심으로 태양인들에게 유익한 중국 해물요리도 수준급이다. 중국인들은 소금과 함께 돼지기름에 살짝 튀긴 배추와 청경채 또는 배추를 소금에 절여 발효시킨 '딤채(우리나라 배추김치의 원조가 되는 중국김치)'를 즐겨 먹는다. 배추, 청경채 등 푸른 야채는 태양인과 소양인에게 유익한 채소이기 때문이다. 태음인·소음인들이 좋아하는 쇠고기와 닭고기 요리는 아무래도 중국인들에게 부차적인 요리다. 또 중국 사상인四象人 중 가장 정력이 부족한 소양인이 많아서 그런지 중국음식에는 정력을 보강하는 음식이 많다.

중국음식은 사천음식을 제외하면 부드럽고 달콤하며 맵지 않다. 매운맛은 소양인과 태양인의 취약한 대·소장大小腸에 해롭고 그렇지 않아도 몸에 열이 많은 소양인과 태양인의 체열을 더욱 가열시킨다. 따라서 소양인과 태양인이 많은 중국인들은 체질적으로 매운 음식을 기피할 수밖에 없다. 따라서 중국음식에는 사천음식을 제외하면 한국인이 좋아하는 고추나 일본인들이 좋아하는 후추와 와사비는 많이 쓰이지 않는다.

중국음식은 화교華僑를 통해 전 세계로 퍼져나가 세계인의 애호를 받으며 프랑스·이탈리아음식과 자웅을 다툴 정도로 세계의 식생활을 풍요롭게 하는 데 크게 기여했다. 미국·유럽·동남아 등지에 전파된 중

---

93) 참조: 이재정, 『중국사람들은 어떻게 살았을까』, 34쪽.

국음식은 주로 부드럽고 달콤한 광동요리와 상해요리다. 특히 광동요리는 원숭이골수·제비집·상어지느러미·뱀·개고기 등 재료의 다양성으로 유명하다. 반면, 청나라 말에 한국에 전파되어 동네음식으로 한국화된 중국음식, 즉 청요리는 주로 상해요리의 영향권에 속하는 산동山東요리를 바탕으로 하고 있고 여기에 간혹 매콤한 사천요리의 영향도 섞여 있는 형국이다. 그러나 1960년대 이래 한국의 고급호텔을 중심으로 발전된 중국음식은 동남아에서 들어온 광동요리와 상해요리를 바탕으로 하고 있다.

하늘을 나는 상쾌한 허풍과 장쾌한 과장, 스케일이 큰 장대한 구상을 특징으로 하는 호방한 중국문화는 하늘로 치솟는 과단성 있는 의지와 웅장한 정신을 지닌 태양인의 체질적 특징과, 창의적 멋과 과장, 그리고 미래지향적 상상력이 풍부한 소양인의 체질적 특징이 뒤섞인 문화다. 이것은 대국적 기질의 소산으로 오해되는 경우가 많으나, 실은 대륙적 기질과는 무관한 것이다. 중국보다 더 큰 땅을 가진 러시아와 인도인들은 중국처럼 허풍스럽고 장쾌하고 스케일 큰 문화유산을 완전 결여하고 있기 때문이다.

중국인들은 소양인과 태양인의 수적 우세로 인해 민족성이 개방적이고 평화적이다. 중국인들은 낯설고 이질적인 것에 대해 아주 관대하고 관용적이다. 중국인은 대인관계에서 도량이 넓어야 한다고 가르치고 배운다. 가령 "재상의 뱃속은 그 속에서 노를 저을 수 있을 정도 넓어야 한다." 또 중국민족은 다른 민족의 문화를 겸용하고 다같이 포용해야 한다. 중국인들은 응당 두터운 덕성과 바다 같은 흉금으로 세상만물을 받아들인다. 중국민족의 이 '겸용병포兼容幷包' 정신은 타문화에 대해 바다같이 넓은 개방성과 포용력으로서 경제·정치·문화·종교 등 각 방면에 적용된다. 소양인이 수적으로 압도하는 중국

인은 모든 것을 받아들여 소화하여 자기 것으로 만드는 '열린 민족'인 것이다.[94]

　중국인은 소양인답게 탐욕과 침략을 모르고 끊임없이 화목과 평화를 추구한다. 평화주의 정신이 중국인들의 심리 속에 얼마나 뿌리 깊게 박혀 있는지는 화목을 위해 중용지도中庸之道를 따르는 중국인의 생활방식을 보면 알 수 있다. 중국인의 평화주의 정신은 동방의 대지 위에 축조된 견고한 장성長城과 같은 것이다. 중국은 속방屬邦들의 내정과 외정에 간섭하지 않고 형식적·상징적 종주宗主관계에 만족하며 수천 년 동안 주변국과 평화롭게 잘 지내 왔다.[95] 소음인이 소수라서 탈심奪心이 거의 없는 중국인은 스스로 여진족·거란족·몽골족·만주족·일본으로부터 침략을 받았을지언정 영토강점을 목적으로 주변국을 침략한 적이 없다. 주변국에 대한 중국의 무력행사는 영토강점을 위한 '침략'이 아니라 늘 변방의 거듭된 도발을 견디다 못해 징벌할 목적으로 수행하는 '정벌征伐'이었다.

　중국인들은 소음인이 가장 적은 체질구성상 잔인한 짓을 차마 하지 못하는 불인지심不忍之心, 널리 베푸는 것을 좋아하는 측은지심惻隱之心(동정심), 불평등과 인간차별에 대해 분개하는 수오지심羞惡之心(정의감)이 강한 민족이다. 예를 깎듯이 차리고 양보하고 사양하는 공경지심恭敬之心 또는 사양지심辭讓之心은 부차적이다. 중국인은 체질구성상 소음인이 가장 적기 때문에 시비(선악), 또는 잘잘못을 분별하는 시비지심是非之心은 가장 취약한 편이다. 중국인들은 소음인의 체질적 기질인 폭력숭배에 빠지지도 않는다. 또 스스로 잔학행위를 자행한 적도 없다. 요약하면 중국은 기본적으로 예지禮智의 덕성보다 인의仁

---

94)　이두만, 『중국인의 의식구조』, 56-61쪽.
95)　이두만, 『중국인의 의식구조』, 132-137쪽.

義의 덕성을 더 중시하고 폭력과 강권을 멀리하는 숭문주의적崇文主義的 문화민족이다.

중국 민족은 소음인이 수적으로 아주 열세인 까닭에 잔학하고 폭력적인 민족도 못되지만 동시에 동일한 체질적 이유에서 강인하고 끈기 있는 국민도 아니다. 중국은 오랜 역사 속에서 강대한 나라였음에도 여진·거란·몽골·만주족·일본 등 외적의 침략에 의외로 쉽사리 무너져 기십 년 또는 기백 년 동안 이민족의 지배를 받곤 했다. 중국인들은 외적의 침략에 끈질기게 대항하여 외침을 막아내거나 끊임없는 레지스탕스 투쟁을 전개, 외적을 몰아낸 적이 없는 민족이다. 중국인들은 침략자들을 물리치지 못하면 수적 우위와 문화적 우위를 바탕으로 침략자들을 포용·동화하는 교화敎化의 길을 택했다.

수천 년 동안 중국인의 정신을 지배한 공자의 인仁 사상, 그리고 맹자의 인정론仁政論과 역성혁명론은 폭력과 강권의 기능을 정당방위 수준으로 축소시키고 도덕적 교화와, 천명에 반하는 폭정의 철폐를 위한 혁명을 중시하는 정치철학이다. "인자는 적이 없으니 백리의 땅만 있으면 주변을 복속시켜 왕이 될 수 있다(仁者無敵 百里可王)", "잔적인殘賊人은 일부一夫라고 부르니 주紂는 일부로서 주살되었다(殘賊之人謂之一夫. [...] 紂一夫紂)"고 말하는 공맹의 정치철학은 태양인의 체질적 중도의 인애와 넘치는 정의의 덕목과 소양인의 체질적 중도의 정의와 넘치는 인애의 덕목을 그대로 표현하고 있는 것이다. 중국인들은 공맹의 인정론과 혁명론에 체질적으로 깊이 동조하며 폭력과 무력을 멸시하며 인의仁義를 중시하고, 이 인의가 무너져 기존의 틀 안에서 회복할 수 없을 때에는 지체 없이 혁명의 기치를 들고 가차 없이 폭정을 때려부수고 새 나라를 세웠다. 중국인들은 상냥하나 친절하지 않다. 또는 처음에 인정이 많지만 때때로 문제에 부딪히면 인정머리 없이 객관적인 자세를 보인다. 또는 같은 말이지만 처음에 천진하고 잘 웃지만 나중에 오래 만날수록 단호하고 과단성 있는 마음을 접하게 된다. 이것은 때로 대국적大國的 성향으로 오해되지만 실은 대국적 성향이 아니라 태·소양인의 체질적 성향이다.

태·소양인이 우세한 중국은 비록 19-20세기 '산업화'에는 뒤졌지만 원래 18세기까지 세계적 산업국가였다. 중국은 무형無形의 창의적 아이디어, 정보, 문화적·미학적 가치가 결정적인 역할을 하는 '정보화' 시대에 앞서나갈 확률이 매우 높다. 21세기에 중국이 봉착하는 큰 난제는 영토가 광대하고 인구가 많은 대국들이 피할 수 없는 극심한 지역 간 불균등발전과 정보격차(digital devide)다. 이 난제를 잘 극복한다면 중국은 19세기 수준의 낡은 산업화 단계에서 단번에 초일류의 지식정보국가로 도약하는 비약적인 정보화 과정에서 정치적 혼란을 경감할 수 있을 것이다. 그렇지 않다면 지역간·계층간 격차의 확대와 함께 이를 참지 못하는 소양인들의 의분이 폭발하면서 중국은 경제발전을 교란할 만큼 걷잡을 수 없는 정치적 격랑과 국가분열에 휘말릴 위험이 있다.

중국 국민 안에는 한국인과 일본인에 비해 인성仁性이 넘치고 과단성 있는 태양인이 많기 때문에 중국에서는 광대한 나라 전체를 통일할 체질적 역량을 가진 훌륭한 국가지도자 감이 빈번히 배출된다. 그런데 중국의 태양인 지도자와 일반 국민간의 부합여부는 체질들 간 상생·상극관계를 분석해 봐야만 알 수 있다. 중국인 가운데 25-35%의 태음인은 태양인과 상극관계에 있다. 60%의 태·소양인은 태양인과 상당히 잘 또는 별 탈 없이 부합된다. 나머지 10-20%의 소음인은 태양인과 상생관계에 있다. 따라서 태음인 25-35%를 제외한 65-75%의 중국인은 태양인 지도자의 지도에 비교적 순응하는 관계에 있다. 게다가 태양인 지도자와 상극관계에 있는 태음인 집단도 지도자에게 무력으로 대드는 체질이 아니다. 중국은 태양인 지도자가 통치하기에 상당히 적합한 나라다. 주기적으로 사분오열되는 거대한 중국이 얼마 지나지 않아 유방·조광윤·주원장 등 혁명적 풍운아를 중심으로 통일을 이루어내는 과정이 반복되어 온 것은 태양인 지도자와 중국 국민 간의 부합관계를 반증하는 것이다. 거대한 영토와 인구가 하나의 국가라는 관념을 유지하며 통일과 혁명을 지속적으로 성공시키며 강대한 나라로 살아온 기적 같은 사실史實은 무엇보다도 중국인의 체질구성 덕택일 것이다.

3. 인도: 사상인을 네 카스트로 둔갑시킨 태·소음인 우세 국가

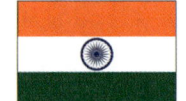

북방의 아리안족과 남방의 드라비다족으로 구성된 13억 명이 넘는 인도인은 매우 신비주의적이며 종교적인 민족이다. 특히 BC 12세기경부터 이미 "자연에 대한 외경, 그리고 추상적·관념적 실체들에 대해 신성神性을 부여한" 베다를 창출한 아리안족은 "독특한 명상적 기질"을 지닌 민족이었다.[96] 인도는 우상과 물신物神, 엄격한 금기와 계율, 금욕과 요가, 난행難行과 고행의 이미지로 뒤덮인 나라다. 상층 인도인은 지나치게 사변적, 명상적, 관조적, 철학적인 반면, 하층 인도인들은 자학적일 정도로 참을성이 강하고 선대로부터 세습된 카스트와 직종에서 근면하게 살아간다. 이 하층민들의 이런 민족성에 주목하면 인도인의 80%가 신봉

---

96) 정병조, 『印度哲學思想史』(서울: 경서원, 1993), 16쪽.

하는 힌두교[97]가 참을성이 강하고 행동은 느리지만 꾸준히 일하는 소를 종교적 우상으로 삼은 것은 우연이 아닌 것 같다. 인도인의 근면함은 일찍이 서양에도 잘 알려져 있었다. 가령 막스 베버는 "힌두교적 수공업자는 주지하다시피 지극히 근면한데, 특히 이슬람교를 믿는 인도 수공업자보다 훨씬 더 근면한 것으로 보인다"고 말하고 있다.[98]

힌두교의 윤회사상에 따르면, 사람은 죽은 뒤에도 저승으로 가지 않고 이승으로 되돌아와 환생한다. 하층 카스트는 자학적自虐的 충직성으로 현재의 천한 신분을 끝까지 살아내면 죽은 뒤에 상층신분으로 격상되어 환생還生한다. 현재의 상층 카스트는 선행을 하면 같은 상층 카스트로 환생하고 악하게 막살면 등급이 낮은 카스트나 불가촉不可觸 천민으로, 심지어 짐승으로 환생한다. 죽은 뒤 짐승으로 환생하여 괴로움을 받는 길, 즉 '축생도畜生道'는 육체적으로 죽은 뒤 사람영혼으로서도 끝나는 것, 즉 또 죽는 것이므로 '다시 죽는 것(Wiedertod)'을[99] 뜻한다. "힌두교의 두 가지 교리적 기본전제"로서 인도인의 의식세계를 지배하는 이 윤회·업보(삼사라·카르만) 사상은[100] 하층신분의 반역과 혁명적 봉기를 막아 현재의 직분에 충실케 하고 상층신분의 흔들림 없는 지배를 보장하는 점에서 세계관적으로 '절대보수주의'로 작용한다.

힌두교리적 윤회설과 업보론에 따를 때 "바로 개인의 카스트적 처지는 우연적인 것이 아니다". 따라서 "서양의 사회개혁가들과 더불어 전통주의적 유교에 공통된 '탄생의 우연성'이라는 사회비판적 관념은 인도에 완전 결여되어 있다. 개인은 전생前生에서 자신의 행동으

---

97) 참조: 『두산세계대백과사전』, "인도" 편, '주민' 항목의 '종교'란.
98) Max Weber, *Gesammelte Aufsätze zur Religionssoziologie* II (Tübingen: J.C.B. Mohr Verlag, 1988), 112쪽.
99) Weber, *Gesammelte Aufsätze zur Religionssoziologie* II, 118쪽.
100) Weber, *Gesammelte Aufsätze zur Religionssoziologie* II, 117쪽.

로 자업자득한 카스트 안에서 태어난다." 그리하여 "제대로 된 독실한 힌두교도는 부정不淨한 카스트에 속하는 자의 보잘것없는 처지와 관련하여 특히 전생에서 저지른 많은 죗값을 갚아야 한다는 생각만 가질 것이다. 그리고 이면裏面에서 부정한 카스트의 구성원은 무엇보다도 카스트계율상 모범적인 삶을 통해 환생 시에 자신의 사회적 미래 기회를 개선할 수 있는 기회도 생각하는 것이다."[101] 힌두교의 이런 교리는 카스트제도를 영구적으로 보장해주었다.

  카스트제도의 영구존속을 보장하는 이 힌두교적 절대보수주의와 전통주의는 만약 이 카스트제도에 의해 굴종된 처지에 있는 하층카스트들(수드라와 불가촉천민)이 목숨 걸고 저항했다면 유지될 수 없었을 것이나, 인도사회에서는 하층카스트에 의한 혁명적 변혁과 반란이 일어난 적이 거의 없었다. 이 점에 주목하면 인도 카스트제도의 안정성은 분명 절대보수적인 지배이데올로기에만 근거하는 것이 아니라 수천 년 영겁의 세월 동안 이 지배체제를 거부하지 않고 감내해 온 하층카스트의 체질적 특성(은근, 끈기, 인내심, 지구력 등)에도 근거하는 것이다. 절대보수주의와 전통주의를 신봉하고 반항을 모르는 인도 하층카스트들의 주된 체질은 '거처'에 강해 '현재' 시제時制에만 경도되어 있고 겁심怯心이 지나쳐 체제에 저항하는 투쟁에 나서지 못하는 태음인과, 과거로부터 내려오는 전통적 권위에 절대 복종하는 소음인일 것이다. 체질적으로 과거지향적인 소음인은 오래된 전통적 권위체와 폭력질서에 순종적이다. 따라서 소음인은 까마득하게 오래된 카스트제도의 지배신분에 매우 순종적이다. 게다가 소음인 대중이 체질적 상생관계 때문에 태양인 브라만에게는 더 순종적일 수 있다. 인도 카스트사회의 불변적 안정성은 체질상 현재에만 관심을 갖고 절대보수주의를 선

---

101) Weber, *Gesammelte Aufsätze zur Religionssoziologie* II, 120쪽.

호하는 태음인과, 전통적 권위를 거스르지 않는 소음인이 하층카스트의 주력체질이었던 데에도 기인하는 것이다. 하층카스트의 태음인 대중과 '선택적 친화성 관계'에 있는 교리적 절대보수주의는 카스트제도를 영구화하고 근대화를 가로막아 인도를 여전히 근대와 전근대가 혼재된 과도기 상태에 붙들어 놓고 있는 것이다.

카스트caste는 포르투갈어 'casta(계급)'에서 유래한 어휘로 인도어가 아니라 영어다. 카스트는 대체로 인도 말로는 '바르나'라고 한다.[102] 바르나는 리그베다의 창조신화에 등장하는 계급제도로서 원래 '색깔'을 뜻했다. 바르나가 원래 '색깔'을 뜻하는 만큼 브라만은 흰색으로, 크샤트리아는 빨간색으로, 바이샤는 갈색으로, 수드라는 검은색으로 상징되었다.[103] 바르나제도는 상이한 바르나들 간에 혼인·식사·음식분배·사교 등 사회적 교류를 금한다. 바르나는 원래 정복민족과 피정복민족을 격리시키는 불가촉 관계를 중심 고리로 정복민족의 신분적 분화가 더해지면서 성립했다. 카스트제도는 오늘날도 제의祭儀·혼인·사교·식사·동업·조직결성 등 사회·문화적 관계에서는 여전히 결정적 역할을 하고 있다. 아직도 농업국가인 인도에서 아버지의 카스트는 혈통을 따라 자식 세대에 그대로 세습된다.

인도 카스트·바르나(四聖諦)의 네 계급은 주지하다시피 브라만·크샤트리아·바이샤·수드라다. 종교교습과 제의祭儀를 담당하는 브라만은 일견에 두뇌가 명석하고 신기가 넘치는 태양인, 튼튼한 팔로 창검을 들고 정사를 보는 왕족과 무사인 크샤트리아는 강한 팔과 어깨를 가지고 있고 기발하고 창의적이며 언변을 잘하고 용기를 좋아하는 소

---

102) '카스트'로 '바르나(四姓)'를 뜻하는 것이 아니라 '자띠'(직업가문)를 뜻하는 것으로 사용하는 학자들도 있으나, 한국의 전통관념상 여기서는 카스트로 사성('바르나')을 나타내고, '자띠'는 그냥 '자띠'로 부르기로 한다.
103) Stanly Wolpert, *India* (California: 1990). 스탠리 월퍼트(이창식·신현승 역), 『인디아, 그 역사와 문화』(서울: 가람기획, 1999), 203쪽.

양인, 튼튼하고 참을성 있는 허벅지로 의식주를 만들어 나르고 뛰어난 이재능력으로 재화를 팔고 사며 상공업을 하고 농사짓는 바이샤는 이재에 밝고 허벅지가 튼튼하고 은근한 지구력과 뚝심 있는 태음인, 발로 빨리 걷고 뛰며 심부름하고 늘 서서 움직이며 노비 역할을 하는 수드라는 강인한 다리와 발을 타고나고 끈기 있고 인내심이 강한 소음인이다. 그런데 리그베다에 의하면, 바르나는 태초의 인간 '푸루샤'의 후손들이고, 푸루샤의 수천 개의 머리에서는 브라만이 나왔고, 팔에서는 크샤트리아가 나왔고, 허벅지에서는 바이샤가, 그리고 발에서는 수드라가 나왔다고 한다.[104] 각 신분이 나오는 푸루샤의 이 신체부위가 태양인·소양인·태음인·소음인의 신체발달 부위와 거의 일치하는 것은 단순한 우연이 아닐 것이다. 리그베다가 푸루샤의 머리에서 나왔다고 얘기하는 브라만은 머리가 발달한 태양인으로 통하고, 팔에서 나왔다는 크샤트리아에는 손·팔·어깨 등이 발달한 소양인으로 통하고, 허벅지에서 나와 상공신분과 농업에 종사하는 바이샤는 허벅지와 엉덩이가 발달한 태음인 같고, 발에서 나와 위 세 계급에 노비로 봉사하는 수드라에는 발이 발달한 소음인 같다. 네 계급을 낳는 제각기 다른 푸루샤의 신체부위는 이와같이 동무 이제마의 사상체질론에서 상론된 신체발달 부위와 거의 일치한다. 고대로마인들이 자기사회의 신분구별을 머리·가슴·배·팔다리의 신체부위로 정당화했듯이 리그베다의 이 인간창조 신화 자체도 명상적·사변적 두뇌로 종교교습과 제의祭儀를 담당하는 종교신분(브라만), 튼튼한 팔로 창검을 들고 정사를 보는 왕족과 무사(크샤트리아), 튼튼하고 참을성 있는 허벅지로 의식주를 만들어 나르고 뛰어난 이재능력으로 재화를 팔고 사는 농부, 상공인 등 평민신분(바이샤), 그리고 강인하고 빠른 발로 빨

---

104) 월퍼트(이창식·신현승 역), 『인디아, 그 역사와 문화』, 201쪽.

리 걷고 뛰어야 하는 노비신분(수드라)을 머리·팔·허벅지·발 등 신체부위와 연결시키고 있기 때문이다.

　BC 1500년경 이란고원으로부터 북부인도를 정복하며 인도로 들어온 아리안족은 BC 10세기경 유목민족에서 농경민족으로 정착하면서 사제司祭를 중심으로 공고한 카스트사회를 확립했다. 카스트는 인종차이·직업차이·종교차이·음식차이·계급차이 등 여러 가지 차이에서 유래했다.[105] 브라만은 사회의 지도자로서 극진한 존숭尊崇을 받고 성직을 수행하는 사제, 즉 신관神官이다. 브라만은 베다의 정수가 담긴 무한의 힘('브라흐만')을 가진 자라는 뜻이다.[106] 이들은 한때 베다 천계주의天啓主義, 브라만 지상주의, 제식 만능주의 등 3대 강령으로 다른 카스트들에 대한 자신들의 우월성을 강조하고 견지했다.[107]

　브라만에서 분화된 크샤트리아(처음에는 '라즈뿌뜨'로 불림)는 정사政事와 군사軍事를 맡는 왕족과 무사귀족 신분이다. 크샤트리아는 '크샤트라(권력)'를 가진 자라는 말이다.[108] 바이샤는 원래 인도정복 이전에도 농·상·공업에 종사하던 아리안족의 자유로운 근로대중으로서 인도에 들어와 살면서도 이 업종을 도맡는 평민 카스트로 굳어졌다. '바이샤'는 '비슈(인민)'에서 변형된 말이다.[109] 오늘날 인도에서 엷은 계층으로나마 새로 형성되고 있는 중산층은 주로 이 바이샤 카스트에서 나오고 있다. 오늘날은 도시에서 잘 나가는 부르주아지 '바이샤'와 전통적 왕족·귀족 '크샤트리아' 간에 카스트차별이 거의 없어지다시피 했다는 말도 들리지만,[110] 겉으로만 그렇게 보일 뿐이고, 크샤트리아가 혼인관

---

105)　참조: 이광수,『인도문화 - 특수성과 보편성의 이해』(부산: 부산외대, 1999), 85쪽.
106)　이광수,『인도문화 - 특수성과 보편성의 이해』, 86쪽.
107)　정병조,『印度哲學思想史』, 27쪽.
108)　이광수,『인도문화 - 특수성과 보편성의 이해』, 86쪽.
109)　이광수,『인도문화 - 특수성과 보편성의 이해』, 86쪽.
110)　『두산세계대백과』의 "인도"편, 카스트제도 항목의 '바이샤' 항.

계에서 바이샤를 배제하는 현행관습에서 카스트차별은 오늘날도 현저히 드러나고 있다. 브라만·크샤트리아·바이샤의 세 신분은 청소년기에 '제2의 탄생', 즉 '성년식'에 해당하는 재생의식再生儀式인 '우빠나야나'를 거치기 때문에 '드비자(dvija)', 즉 '재생족再生族'이라 부른다.[111] 우빠나야나를 치르는 나이는 브라만, 크샤트리아, 바이샤의 순으로 빠르다. 브라만은 빠르면 8세부터 우빠나야나를 가질 수 있다.

수드라는 피부색이 검은 피정복민 드라비다족의 후예들로서 지배카스트에 신역身役을 바치는 노비출신이다. 마누법전에 의하면 수드라는 "어떠한 원망도 어떤 슬픔도 없이 늘 기쁜 마음으로" 상위의 세 신분에 봉사해야 한다. 고타마 법전에 의하면 상위의 세 계급과 성교를 하거나 신체적 접촉을 한 수드라는 성기절단이나 재산박탈의 가혹한 벌을 받는다. 또한 '하늘의 계시(天啓)'를 듣고 향유하고 진정한 정신적 인간으로 탄생하는 우빠나야나를 갖는 거룩하고 고답적인 종교생활이 수드라에게는 금지된다. 고타마 법전에 의하면 수드라는 '천계天啓'에서 나온 베다를 낭송하고 설교하는 것을 듣거나 따라하거나 암송해서는 안 된다. 베다를 들은 수드라는 쇳물이나 촛농을 귀속에 부어 귀머거리로 만들고, 베다낭송을 따라한 수드라는 혀를 잘라 벙어리로 만들고 베다를 다 암기하여 혼자 암송한 수드라는 몸을 두 동강으로 절단한다. 수드라는 종교적 성인입문식('우빠나야나')이 금지된 '에카자티(Ekazati)', 즉 '일생족一生族'으로서 어머니의 배에서 나온 그 상태로 성인이 되지 못한 채 유아幼兒 같은 육체적 욕구 차원에서 '유치한' 삶을 영위한다.

이 네 신분에도 속하지 못하는 불가촉不可觸천민은 역사적으로 바르나제도보다 나중에 발생했다. 이들은 바르나에 속하지 않기 때문

---

111) 이광수, 『인도문화 - 특수성과 보편성의 이해』, 86쪽.

에 인간이 아니라 인간세계와 동물세계 사이의 중간지대에 사는 불확실한 존재로 여겨졌다. 따라서 이들은 수천 년 동안 이름도 없었다. 전후에 간디가 '하리잔(신의 아들)'이라고 부르면서부터야 국가차원에서 공식적으로만 이 명칭으로 불리고 있을 따름이다. 이름도 없는 이 불가촉천민은 인도에서 가장 심한 차별을 받아 온 집단이다. 한때 어떤 지역에서는 그림자가 길어져 이들의 그림자가 부지불식간에 브라만의 몸에 드리울 위험이 있는 오후 3시 이후에는 도시의 출입이 금지되었고 또 어떤 지방에서는 이들의 목에 방울을 달아 이들의 방울소리가 마을 어귀에서 들리면 브라만들이 일제히 돌아서 눈을 가리거나 집으로 몸을 숨기고 창문을 내렸을 정도다. 문화사가들에 의하면, 불가촉천민은 아리안족이 정복사회를 남쪽으로 계속 확장하면서 만나게 된 산과 숲속의 미개한 야만적 원시부족들이었을 것으로 추정된다. 짐작컨대 아리안족은 이들을 매우 불결하고 각종 전염병 때문에 위생상 매우 위험한 존재로 여겼다.[112] 여기로부터 '불가촉'의 관념이 생겨났다. 이 불가촉천민까지 합하면 바르나는 엄격히 말하면 네 신분이 아니라 다섯 신분인 셈이다. 불가촉천민은 시신 염하기, 각종 동물시체 치우기, 산파 일, 피혁제조, 쓰레기통 청소 및 하수구 청소, 환자 적출물摘出物 처리, 빨래, 구두닦기 등 각종 천역賤役을 도맡아 처리해 왔다. 인도는 독립 후 차별철폐 특별법으로 이 불가촉천민에게 고급서비스업종, 의과대학 등의 진출에서 일정한 지분을 할당했으나 이것이 오히려 역설적으로 불가촉천민의 존재를 법적으로 확정하고 영구적으로 법제화하는 배리背理를 낳고 말았다.[113] 이런 배리 때문에 지금도 불가촉천민에 대한 차별은 변형된 형태로 여전하다.

---

112) 참조: 월퍼트(이창식·신현승 역), 『인디아, 그 역사와 문화』, 210쪽.
113) 월퍼트(이창식·신현승 역), 『인디아, 그 역사와 문화』, 200쪽.

이런 이유에서 인도독립 후 대중민주주의가 실시되면서 이 천민들 안에서도 "거의 잊힌 카스트"의 자발적 결속이 선거를 통해 되살아났다. 이로 인해 브라만 등 지배신분들이 피지배신분들의 수적 열세에 밀려 정치적으로 압도당하는 상황까지도 조성되었다.[114] 그럼에도 불구하고 오늘날 사회적 차원에서는 그 누구도 카스트 사성四姓과 천민 간의 상극적 위계와 불가촉관계를 의심치 않는다.

카스트는 힌두교가 결정하는 오염汚染인식을 중심으로 한 의식적儀式的 '정결淨潔'과 '부정不淨'의 관념으로 차별된다. 브라만은 정결하고 불가촉천민은 부정하다. 오염원과 접촉하는 것은 부정하다. 힌두교에 의하면 오염원은 시체·피·가죽·똥·때·머리카락·손톱·침·땀·정액 등이다. 시체 중에서는 소의 시체가 가장 큰 오염원이다. 이런 것들을 손대야 하는 신분은 부정하고 천하다. 반대로 정결을 발산하는 정원淨源은 살아있는 소, 살아있는 소의 생산물(우유·버터·요쿠르트·쇠똥·쇠오줌), 공기, 태양, 갠지스강, 베다 등이다.[115] 동물성 단백질이 결손될 때 뇌수가 미형성되거나 활발히 움직일 수 없다는 의학적 사실을 중시하면, 종교상 '정원淨源'으로 간주되는 우유와 유제품은 거의 뇌수만으로 살아가는 브라만들의 명상적·사변적 삶을 가능케 해 주는 유일한 동물성 단백질 원源인 셈이다. 힌두교에서 육류 가운데 우유와 유제품(버터·요구르트·치즈 등)만은 '정원'으로 분류하여 브라만의 육식금기 항목에서 빼는 것과, 우유(응유)를 넣거나 버터로 튀긴 '빡까'류의 음식의 경우에는 천한 계급의 사람이 요리한 음식이라도 브라만에게 '종교상'으로 식음食飮이 허용된 것은 태양인 체질 브라만계급의 체질음식과 긴밀히 연관된 것으로 보인다. 팔상체질론자 권도원에 의

---

114) 월퍼트(이창식·신현승 역), 『인디아, 그 역사와 문화』, 210-211쪽.
115) 참조: 이광수, 『인도문화 – 특수성과 보편성의 이해』, 89쪽.

하면, 태양인에게는 모든 육류가 건강에 해로운데, 오로지 우유만은 태양인의 두 체질 중 (금음인에 비해 수적으로 압도적인) 금양인에게는 무해한 음식으로서 대다수의 태양인에게 '보건상'으로 식음이 허용되는 음식이기 때문이다.

정결과 부정의식에 기초한 바르나 제도는 흑색 선주민先住民과 밀림 속 야만족들의 난동위험에 대한 정치적 공포와, 이들로부터 발원하는 의식주의 오염 및 역병疫病의 전염 위험에 대한 위생상의 공포에서 비롯되었다.[116] 그리하여 이 정결·부정의식을 바탕으로 서로 다른 계급은 결혼·놀이·사교·식사·흡연 등을 같이 하지 않는다. 그러나 일·업무·공식문화행사 등에서는 서로 접촉하고 동석한다. 물론 하녀와 같은 집에 동숙해도 괜찮으나 부엌에 들어가게 해서는 안 된다.[117] 인도에서 '깟짜' 음식은 우유와 응유를 넣어 만들거나 버터로 튀긴 '빡까' 음식과 달리 물이나 수증기로 끓이거나 찐 음식 및 구운 음식을 말한다. 상위 신분이 만든 '깟짜' 음식은 아래 신분에게 줄 수 있으나 거꾸로는 안 된다. 그러나 '정원淨源'인 우유를 넣거나 버터로 튀긴 '빡까' 음식은 예외다.[118] 이것은 오늘날도 변함이 없다.

바르나제도를 지탱하는 정결의식이 최하층계급인 선주민과 야만인의 난동과 오염에 대한 공포심에서 비롯된 것이라면, '자띠'[119]는 같은 계급의 성원들 간에도 직업과 유전인자에 수반될 수 있는 전염·중독·유전병 전이 등의 위험에서 유래했다. '출생'을 뜻했던 '자띠'는 가

---

116) 월퍼트(이창식·신현승 역), 『인디아, 그 역사와 문화』, 200쪽.
117) 이광수, 『인도문화 - 특수성과 보편성의 이해』, 90쪽.
118) 참조: 백좌흠·이광수·김경학, 『내가 알고 싶은 인도』(서울: 한길사, 연도미상), 117쪽; 이광수, 『인도문화 - 특수성과 보편성의 이해』, 90쪽.
119) 앞서 밝혔듯이 많은 전문가들은 '카스트'로 이 '자띠'를 의미한다. 참조: 이광수, 『인도문화 - 특수성과 보편성의 이해』, 83쪽; 월퍼트(이창식·신현승 역), 『인디아, 그 역사와 문화』, 199쪽. 그러나 이런 이해는 한국의 종래 카스트개념을 흔들기 때문에 '바르나(四姓制)'를 '카스트'로, '자띠'는 그냥 '자띠'로 부르고자 한다.

족보다 훨씬 크고 부족보다 작은 규모의 혈통·친족관계, 즉 일정한 직업과 결부된 큰 씨족가문을 가리킨다.[120] 인도 전역에서 바르나는 불가촉천민을 포함하여 다섯 위계로 구성된 반면, 자띠는 지역별 또는 부문별 직업과 직능에 따라 수천 개로 세분화된 신분제도다. 전국의 자띠 수를 정확히 알 수는 없으나 인도 전역을 대충 총괄해 보면 한 '바르나'에 대개 수백 개의 '자띠'가 있기 때문에 인도 전체의 자띠 수는 최고의 지위에 있는 브라만의 학자學者 자띠에서 시체를 치우고 청소를 하는 불가촉천민의 방기(Bhangi) 자띠에 이르기까지 2,000-3,000개쯤 되는 것으로 알려지고 있다.[121] 바르나의 다섯 범주는 제각기 자기 안에서 다시 수많은 자띠로 세분되기 때문에 가령 브라만도 지역에 따라 최정상의 교수·박사·베다설교자 자띠에서 최하위의 장례식집전執典 자띠(이른바 '마하 브라만')까지 다양하게 세분된 수백 종의 자띠를 자기 계급 안에 안고 있다. 자띠는 전염병·유전병·음식중독 등에 대한 공포에서 비롯되었기 때문에 혼인·식사·끽연 등을 같이 하는 것을 엄격히 규제, 차별한다. 일상적으로 서로 다른 카스트와 접촉하기보다 같은 카스트내의 다른 자띠들과 관계하는 빈도가 월등히 높고 또 혼인·식사 등 일상사를 구체적으로 지배하기 때문에 인도인의 일상적 경험에서 바르나는 한낱 추상적 대大범주로 느껴지는 반면, 자띠는 현실생활의 위계질서를 구체적으로 규제하는 "진정한 카스트"처럼 느껴진다.[122]

  그러나 여기서는 인도의 문화탐구가 본래의 목적이 아니라 인도인의 체질분석이 주제이므로 세분된 자띠보다 인도인 전체의 직업적 활동분야와 음식문화를 전반적으로 보여주는 큰 범주인 '바르나(카스트)'

---

120) 월퍼트(이창식·신현승 역), 『인디아, 그 역사와 문화』, 199쪽.
121) 이광수, 『인도문화 - 특수성과 보편성의 이해』, 83쪽.
122) 월퍼트(이창식·신현승 역), 『인디아, 그 역사와 문화』, 200쪽.

를 중시하고자 한다. 오늘날 브라만은 인도 전체인구에서 7%(약 7,000만 명), 불가촉천민은 18%(약 1억 8,000만 명)를 차지하고 있다. 크샤트리아와 바이샤를 합한 중간신분의 인구비율은 빈민층을 대변하는 수드라의 인구비율과 엇비슷하다.[123] 즉, 각각 37% 정도 된다. 따라서 이를 바탕으로 추정, 정리하면 브라만 7%(7,000만 명), 왕족 및 귀족인 크샤트리아는 약 10%(1억 명) 정도, 바이샤는 약 27%(2억 7,000만 명), 수드라는 약 37%(3억 7,000만 명), 불가촉천민은 18%(1억 8,000만 명)이다. 말하자면 인도 국민은 지배신분 17%(브라만 7%, 크샤트리아 10%), 평민계급(바이샤) 27%, 피지배계급(수드라+불가촉천민) 55%로 구성되어 있다.

아리안족이 흑해와 카스피해 북쪽의 온대지방과 냉대지방에 걸쳐 살던 호전적 유목민족이었던 점을 바탕으로 추측하면 인도를 정복한 아리안족은 종교적·명상적·풍운아적인 태양인과 의롭고 용감한 '타고난 전사'인 소양인을 소수의 '지배집단'으로 하고, 겁이 많아 전사로서는 부적합하나 이재理財에 밝은 다수의 태음인과 지배질서에 순종적이고 육체적으로 강인한 소수의 소음인을 '생산자대중'으로 하는 다多체질 종족이었을 것이다. 이에 반해 인도를 정복하기 이전에 인도에 살던 선주민先住民인 드라비다 흑인들(수드라)과 밀림 속의 원주민(불가촉천민)은 캘커타를 통과하는 북회귀선(북위 23°27분)을 기준으로 북쪽보다는 남쪽으로 더 길게 뻗쳐 있는 인도지역의 찌는 더위 때문에 더위에 잘 견디는 소음인과 태음인이 주종을 이루었을 것이다.

아리안족의 정복과 이주 및 드라비다족과 야만족의 피정복을 통해 발생한 카스트는 정복민의 지배계급과 피정복민 간에 자연적으로 존재할 수밖에 없었던 커다란 체질차이를 고려하고 동시에 정복민족 내부에서의 기존신분(브라만·크샤트리아·바이샤)의 분화를 야기한 체질

---

123) 월퍼트(이창식·신현승 역), 『인디아, 그 역사와 문화』, 212-213쪽.

적 원인(서로 다른 인지능력, 윤리적 능력, 직관감각, 재주, 기질, 관심의 차이)을 고려할 때 인도의 엄격한 카스트 구분은 상극적 체질대립 때문에도 더욱 공고화되었다고 봐야 한다. 성직자인 브라만은 애당초 천시天時에 밝고 신기神氣가 넘쳐 사변적 명상과 관조, 신비적 사고경향이 강한 태양인일 것이고, 정사와 군사를 보는 크샤트리아는 애당초 말재주와 글재주가 뛰어나고 세상의 여론을 잘 읽고 기획을 잘 하며 팔과 어깨 등 상체가 발달하여 창검에 능하고 유별나게 용감하여 싸움을 '타고난' 전사戰士인 다수의 소양인과 문무겸비의 풍운아적 면모를 가진 소수의 태양인이 주를 이루었을 것이다. 상공업활동과 물질적 육체노동을 전담하는 바이샤와 인고와 천대에 내던져진 수드라 및 불가촉천민은 대체로 소음인과 소수의 태음인이었을 것이다. 이렇게 볼 때 브라만은 바이샤와 피지배대중(수드라+불가촉 천민)을 이루는 태음인과 체질상 상극관계이고, 대체로 소양인이 집중된 크샤트리아는 피지배대중의 절반에 육박하는 소음인과 체질적으로 상극관계다. '상극'은 서로 간에 모든 의사소통이 왜곡되고 의사소통이 진행될수록 불가사의하게 불신만 누적되어 한 사회 안에서 공존이 불가능할 정도의 관계, 즉 차라리 남남으로 사는 것이 나은 관계를 말한다. 말하자면 인도에서는 가장 높은 신분인 브라만이 인도국민의 주력체질인 태음인과 상극이라서 동포애적 공동체를 꾸릴 수 없고, 권력을 가진 신분인 크샤트리아가 나머지 소음인 하층대중과 상극이라서 동포애적 공동체를 꾸릴 수 없는 것이다. 두 지배계급의 체질과 두 피지배집단의 체질 간의 상극 관계는 브라만과 하층 소음인 간 및 크샤트리아와 하층 태음인 간의 대각對角관계의 체질적 상생相生 측면에 의해 얼마간 상쇄되어 인도가 하나의 큰 공동체로 재생산될 수 있었던 것으로 보인다.

카스트는 '신분내 혼인' 원칙을 통해 영구히 재생산되는 고정불변의 것이지만 역사 속에서 적잖은 변화도 겪었다. 수천 년에 걸쳐 차례로 인도를 침입해 들어 온 여러 정복자들은 스스로 카스트제도를 수용하여 거듭 크샤트리아로 정착함으로써 크샤트리아계급이 수적으로 늘어났다. 일부 바이샤들은 몰락하여 수드라로 강등되기도 했고, 일부 수드라는 몰락하여 집단적으로 불가촉천민으로 떨어지기도 했다.[124] 또한 근현대에도 돈을 벌어 재력을 확보한 하층 카스트들이 육식을 금하고 크샤트리아의 생활양식을 받아들일 것을 집단적으로 결의하고 브라만의 재가를 얻어 크샤트리아로 상승한 불가촉천민('노니야')도 있고, 목우牧牛를 하는 수드라 신분의 아히르(Ahir) 자띠는 축산업 및 유제가공업과 피혁산업의 발전 속에서 큰 재력을 이루자 전국적 단체를 조직, 자신들의 이름을 '야다브(Yadav)'로 개명, 크샤트리아로 등록했고, 가죽을 다루는 '짜마르(Chamar)'라는 불가촉천민도 피혁산업으로 돈을 벌어 '자따브(Jatab)'라는 고급스런 산스크리트어 이름을 달고 크샤트리아로 상승했다. 이것은 자신의 새 이름을 산스크리트 어휘에서 빌려와 카스트상승을 도모하기 때문에 이른바 "산스크리트화"라고 불린다.[125]

이러한 카스트의 역사적 변동과 산스크리트화 현상에도 불구하고 각 바르나의 체질구성은 큰 변동이 없다고 봐도 될 것이다. 이러한 변동은 전체 바르나 구조에서 보면 수적으로 미미한 데다 특정 바르나로 새로 상승하는 자들은 대개 이 특정 바르나에 속한 기존 멤버들과 체질적으로 유사한 소수집단이었을 개연성이 매우 높다. 정복

---

124) 참조: 월퍼트(이창식·신현승 역), 『인디아, 그 역사와 문화』, 86-87쪽; 백좌흠·이광수·김경학, 『내가 알고 싶은 인도』, 118-119쪽.
125) 이광수, 『인도문화 - 특수성과 보편성의 이해』, 106-108쪽; 백좌흠·이광수·김경학, 『내가 알고 싶은 인도』, 119-200쪽.

을 통해 크샤트리아로 상승하는 자들은 어차피 문무겸비의 극소수의 태양인적 풍운아들과 다수의 용감한 소양인 전사들이었을 것이다. 모든 것이 정체된 보수적 인도사회에서 재력을 좀 모았다는 구실로 집단행동을 통해 크샤트리아로의 편입을 감행하는 자들도 육식이 해로워 채식을 즐기는 태양인이거나 태양인의 어식·채식주의(pescevegetarianism)를 거의 그대로 따라할 수 있는 소양인들이기 쉽다. 이것은 전후 산업발전 속에서 막대한 재력을 비축한 하층신분의 자띠 가운데에는 죽었다 깨어나도 육식금지의 계율을 준수할 수 없는 체질적 육식주의자들이라서 육식을 포기하느니 차라리 차별을 감내하는 편이 낫다고 생각하여 산스크리트화를 거부한 집단도 있음을 보면 간접적으로 입증된다.

　이것을 전제로 인도의 체질을 분석하면, 채식만을 하는 브라만은 거의 다 체질상의 채식·어식주의자인 태양인이고, 크샤트리아는 돼지·달걀 등 매우 한정된 한두 가지 육류를 제외하고 곡류·야채·어패류를 유익한 음식으로 즐기는 거지반 체질적 채식·어식주의자인 다수의 소양인과 체질적 채식주의자인 극소수의 태양인이 섞여 있고, 경제활동을 전담하며 물질적 이재와 육식을 밝히는 바이샤는 육식을 위주로 해야 하는 압도적 다수의 태음인, 돼지고기만 빼고 닭과 개고기를 비롯한 거의 모든 육류를 즐기는 소수의 소음인, 그리고 극소수의 소양인이 뒤섞여 있을 것이다. 수드라와 불가촉천민은 대부분 (소음인의 경우 돼지고기 이외의) 모든 육류를 맘껏 즐기며 강인한 소음인이거나 소같이 일하는 태음인이다. 이것을 인구비로 환원하면 브라만이 인구의 7%이므로 태양인은 이보다는 조금 많은 10% 안팎이다. 이 수치만으로도 인도는 세계에서 태양인이 가장 많은 나라인 셈이다. 소양인은 크샤트리아가 약 10%이므로 아래 바이샤에서 소양인 비율을 약간 보태는 대신 크샤트리아에 들어 있는 일부 태양인 멤버의 비율을 빼면 더하기와 빼기가 상쇄되어 약 10% 정도 될 것이다. 같은 방법으로 추정하면 태음인은 바이샤, 수드라, 불가촉천민을 합하여 약 45%, 소음인은 약 35%에 달할 것으로 보인다. 따라서 인도는 수적으로 압도적인 태·소음인(80%)이 나라의 색깔과 톤을 규정하는 나라다. 한국의 사상의학자들에 의해 소로 비유되는 태음인은 인도가 종교적으로 숭배하는 정원淨源인 소와 무관치 않은 것으로 보인다.

이러한 체질구성에 대한 비율추산은 종교적으로 육식을 금하는 계율이 엄히 존재하지만, 브라만, 일부 크샤트리아 등 소수의 상층계급만이 이를 준수하고 대중적으로는 육식을 즐기고 산바·카레 등 태음인과 소음인에게만 유익한 식품들을 주식으로 삼는 인도음식문화에서도 간접적으로 입증된다. 브라만은 태양인들이라서 육식을 하면 건강을 잃고 채식을 하면 무병장수하기 때문에 유목민 출신임에도 종교적 계율로 육식을 금하고 채식을 위주로 할 수밖에 없었을 것이다. 그러나 이 '육식금지'의 종교적 계율은 돼지고기·오리고기 등 소수의 육류 이외의 대다수 육류가 몸에 해로운 소양인만이 일부 따라할 수 있는 계율일 뿐, 인도인구의 압도적인 다수(80%)를 차지하는 태·소음인들은 체질적 육식주의자들로서 '죽었다 깨도' 지킬 수 없는 계율이다. 따라서 태음인과 소음인들은 종교적 부정不淨의 낙인을 감수하더라도 또 가령 대다수가 육식을 하지 않는 크샤트리아로의 '산스크리트화'의 기회가 있다고 하더라도 이 길을 거부하고 체질대로 육식을 즐기고 무병장수하는 길을 택하고 있다. 그리하여 계율로 육식을 금하는 힌두 국가에서 세계의 어떤 나라보다도 1인당 더 많은 육류를 소비하는 아이러니컬한 표리부동의 음식문화가 전개되는 것이다.

인도의 브라만 채식주의자들은 심한 경우 달걀도 안 먹고 생선도

안 먹는다. 그러나 이런 극단적 채식주의자라도 우유를 넣어 만들고 버터로 튀긴 각종 '빡까' 음식과 우유와 각종 유제품은 일용식으로 즐긴다. 따라서 이 '극단적' 채식주의자들도 엄격한 의미에서의 순수한 채식주의자들(vegetarians)로 볼 수 없다. 또한 이런 극심한 경우를 제외하면 채식주의자들도 공식적으로 우유와 버터 튀김 외에도 달걀, 일부 생선 등을 먹는다. 동시에 자신의 높은 바르나 때문에 채식을 강요받는 체질적 육식주의자(태·소음인)들은 양고기·염소고기·닭고기·말고기·돼지고기·야생동물·생선 등 각종 육식을 즐기고 알게 모르게 쇠고기도 많이 먹는다. 인도에서 채식주의자들은 브라만, 크샤트리아, 일부의 바이샤뿐이다. 이 채식주의자들, 특히 체질적 육식주의자인 태음인과 소음인이 많은 바이샤계급 소속의 채식주의자들은 식물성·동물성 단백질 부족 때문에 건강을, 특히 뇌수건강을 잃을 위험이 높기 때문에 (1) 콩류음식, (2) 우유, 우유차, '기'(ghee; 우유를 졸여 만든 응유凝油), 요구르트, 요플레 등 각종 유제품과 (3) 빡까류 음식에서 보충하거나[126], 몰래 또는 공개적으로 육식을 즐긴다.

   이에 반해 육식주의자들은 소수의 크샤트리아, 다수의 바이샤, 수드라, 불가촉천민 등 브라만을 제외한 모든 계급의 성원들로 구성되어 있다. 또한 먹는 육류도 쇠고기를 포함하여 다양하다. 생선도 잘 먹는다. 그러나 힌두교에서 신성한 소를 잡아 쇠고기를 먹는 것 자체가 오염된 낮은 지위를 뜻하기 때문에 대부분의 육식주의자들은 쇠고기 대신 각종 유제품, 빡까 음식, 양고기, 닭고기, 달걀, 오리고기, 생선 등을 먹는다. 일부 불가촉천민 위원회에서는 최근 신분상승을 꾀하며 쇠고기 육식을 금한 경우도 있지만, 도합 5억 5,000만 명에 육박하는 대부분의 수드라와 불가촉천민은 쇠고기도 가리지 않는다.

---

126) 백좌흠·이광수·김경학, 『내가 알고 싶은 인도』, 83쪽.

인도에서 가장 애용하는 육류는 염소고기, 양고기, 닭고기, 일부 생선 등 태음인과 소음인의 체질식품들이다. 인도의 고기요리는 염소·양고기, 닭고기, 생선 등을 온갖 향신료와 양념을 넣고 푹 끓여낸 요리다. 인도에서도 육식은 부유한 지주나 자영농만이 자주 할 수 있는 특권이다.[127] 고대로부터 불가촉천민은 쇠고기를 먹고 기력과 건강을 유지했다. 브라만들은 불가촉천민이 죽은 시체를 처리하는 모습을 보고 이들이 시체에 오염되었다고 생각했을지 몰라도 1,000종이 넘는 자띠로 구성된 불가촉천민들은 인도인들이 금기시하는 쇠고기를 먹음으로써 건강을 유지해 올 수 있었던 것이다.[128]

　그러나 크샤트리아계급에 집중된 소양인의 비율이 약소한 데다 상층계급의 체면상 육식금지 계율을 어느 정도 지켜야 하기 때문에 돼지고기 육식은 (돼지비계 기름을 즐기는 벵골지방을 제외하면) 거의 미미한 편이고 돼지고기는 천시된다. 게다가 이슬람교도들에게는 돼지고기가 이슬람교 율법상의 금기음식이고,[129] 대부분의 힌두교도들도 돼지고기를 오염위험이 높은 더러운 고기로 생각한다.[130] 이것은 태음·소음인이 75%에 달하는 한국에서 돼지고기 먹는 것을 "잘먹어 봐야 본전"으로 생각하는 한방보건상의 통념과 통하는 데가 있다. 돼지고기가 태음인에게는 쇠고기보다 못하지만 그래도 나름대로 유익한 육류일지라도 돼지비계는 소화력이 약한 태음인의 위에 큰 부담을 준다.

---

127) 백좌흠·이광수·김경학, 『내가 알고 싶은 인도』, 83-84쪽.
128) 월퍼트(이창식·신현승 역), 『인디아, 그 역사와 문화』, 215-216쪽.
129) 부패하면 식중독과 토사광란을 일으키는 돼지고기의 식용을 율법으로 금지하는 이슬람교는 돼지고기가 건강에 큰 해를 미치는 체질인 소음인들이 주로 사는 '역사(熱沙)의 땅' 중동에서 발생했다. 또 이슬람교는 주로 중앙아시아, 동남아시아 등 주로 소음인 거주지역으로 전파되었다. 따라서 돼지고기 식용을 율법으로 금하는 이슬람교는 애당초 돼지고기를 거의 유일하게 유익한 육류로 즐기는 '소양인의 나라들'로는 전파될 수 없었고 앞으로도 없을 것이다.
130) 이광수, 『인도문화 – 특수성과 보편성의 이해』, 178쪽.

또 돼지고기는 소음인에게 거의 유일하게 해로운 육류다.

　내륙에서는 생선을 잘 몰라 먹을 줄 모르고 또 생선 비린내 때문에 기피한다. 하지만 인도 해안지방에서는 생선을 널리 먹는다. 다만 새우는 인도 전역에서 기피대상이다.[131] 권도원 박사의 분류에 입각할 때 새우는 태음인과 소음인에게 해로운 대표적인 해산물이기 때문인 것으로 보인다. 인도에서 모든 주류는 먹어서는 안 될 부패음식으로 간주한다.[132] 술은 제의(祭儀)에서도 사용되지 않는다. 이것은 제의를 담당하는 브라만인 태양인과 태음인적 주력대중이 둘 다 체질상 음주를 하면 건강을 잃고 수명을 단축하는 사상인들이기 때문이다.

　인도 인구의 80%를 차지하는 태음인과 소음인에게 유익한 산바와 카레는 국민음식이다. 산바는 한국의 된장찌개와 비슷한 콩 요리다. 프라이팬에 '달(dal)'이라는 인도 콩을 많이, 그리고 가지와 토마토를 약간 넣고 버터를 녹이고 겨자를 넣어 튀긴 것을 익힌 '달' 냄비에 쏟아 붓고 산바 파우더(고추, 후추, '달', 코코넛 등을 볶아 만든 것)와 함께 끓여 만든다.[133] 콩으로 범벅을 하는 약간 매운 음식인 산바는 콩을 '구원의 식품'으로 삼는 태음인에게 좋은 음식이다. 또 겨자·고추·후추 등 각종 매운 양념이 든 콩 음식은 소음인에게도 매우 좋다. 콩은 소음인에게 해로운 식품이 아니고 겨자·고추·후추 등은 유익한 식품이기 때문이다.

　권도원에 의하면, 카레는 소양인에게는 해로운 음식이나 소음인에게는 전형적으로 유익한 음식이다. 카레('국물'이라는 뜻)를 만드는 주재료인 카레 파우더는 소음인에게 유익한 후추·고추·생강·겨자 등 매운맛의 향신료, 마근·회향·정향 등 향미·울금·샤프란·진피 등 노란색 감, 역시 소음인에게 유익한 육계·계피·마늘·파·파프리카 등 매운 양

---

131) 이광수, 『인도문화 - 특수성과 보편성의 이해』, 178쪽.
132) 이광수, 『인도문화 - 특수성과 보편성의 이해』, 179쪽.
133) 참조: 『두산세계대백과』, "인도요리" 항목.

념 등을 섞어 만든 혼합향신료다.[134] 이것에 우유를 졸여 만든 응유 '기', 돼지기름(lad), 양기름, 고추기름, 겨자기름, 땅콩기름, 유채기름, 야자기름 등 여러 기름 가운데 어느 것을 넣느냐에 따라 카레 맛이 결정된다.[135] 돼지기름은 벵골만 연안지방에서만 쓴다. 이 기름 섞은 카레 파우더에 물을 붓고 콩·시금치·무 등 야채를 넣어 끓이면 카레수프이고 이것을 양고기·닭고기 등 육류나 생선에 묻혀 굽거나 튀기면 카레구이다. 인도에서는 이런 식으로 넣는 재료를 바꿔가며 100여 종의 카레음식이 만들어진다. 이것은 소음인에게 매우 유익한 음식이고 태음인에게도 맛있는 별미가 된다.

인도는 모든 체질이 다 즐기는 쌀밥과, 태음인과 소음인이 즐기는 곡류인 밀가루 빵을 주식으로 한다. 전병처럼 얇은 밀가루 빵으로 '짜빠띠' 또는 '로띠'가 있고, 이것을 버터로 구운 '빠라타', 기름에 튀긴 '푸리', 발효시킨 '난(nan)' 등이 있다.[136]

① 브라만 등 최상층을 중심으로 국민의 소수만이 육식금기 계율을 지키는 채식계율, ② 돼지고기에 대한 거의 전반적인 천시, ③ 태·소음인에게 유익한 양고기와 닭고기의 국민적 애용, ④ 태음인에게 유익한 우유 및 유제품의 전全카스트적 애용, ⑤ 태·소음인에게 유익한 매콤한 콩요리와 카레요리 등을 주요식품으로 삼는 인도 음식문화 등, 이 다섯 가지 음식문화적 특징은 바로 태·소양인의 수적 열세와 태·소음인의 압도적 우세를 보여주기에 충분하다. 음식문화를 매개로 한 카스트제도의 이러한 체질론적 분석은 인도의 정치적 리더십과 국민성을 파악하는 중요한 통로를 제공해 준다.

---

134) 참조: 『두산세계대백과』, "카레 파우더" 항목.
135) 이광수, 『인도문화 - 특수성과 보편성의 이해』, 181쪽.
136) 참조: 『두산세계대백과』, "인도음식" 항목; 백좌흠·이광식·김경학1997, 84면, 그리고 이광수1999, 178쪽.

태음인은 소처럼 참을성이 강하고 느리되 근면하다. 사상四象의학자들은 보통 태음인을 소로 비유한다. 인도가 일하는 소를 우상으로 모시는 것도 인구의 45%에 달하는, '묵묵히 일하며 현재의 거처와 현생을 중시하는' 태음인 체질에서 유래한 것으로 볼 수 있다. 태음인은 체질적으로 '거처'에 능해 현재를 중시하고 코앞의 현실을 끝까지 보수保守하려는 성향을 지닌다. 전생에서 현생으로, 그리고 현재의 현생에서 미래의 현생으로, 따라서 이승에서 이승으로의 환생을 믿고 화신化身(아바타)을 중시하고 내세來世를 중시하지 않는 힌두교의 윤회사상은 철저히 현재 시제와 현세를 지향하는 태음인적 사상인 것이다. 현재의 부정不淨하고 천한 카스트를 끝까지 살아내면 상층 카스트로 환생할 수 있다는 힌두교적 윤회사상의 절대적 현세보수 경향은 앞서 분석했듯이 지배카스트의 기득권과 태음인의 체질적 성향이 확고하게 결합되어 형성되었다. 베버는 이 점을 다음과같이 분석하고 있다.

> 어떤 직업전환도, 어떤 기술전환도 제의적祭儀的 타락을 초래하는 것으로 보는 계율은 자신으로부터 경제적·기술적 혁신을 낳거나 자신의 한복판에서 이런 혁신의 최초 발아만이라도 가능케 하기에 분명 적합하지 않았다. 수공업자의 본래 강한 전통주의는 이로 인해 극단적으로 고조되었고 선대제先貸制의 토대로부터 산업노동을 조직하려는 상업자본의 모든 시도들은 서양에서보다 훨씬 강한 저항에 부딪혔다. 상인들 자신은 어느 곳에서도 자기 안에서 근대적인 자본주의 노동조직을 만들어내지 못하는 동양 특유의 상인신분의 동맹조직들 안에 의식적儀式的으로 폐쇄된 채 남아있었다.[137]

---

137) Weber, *Gesammelte Aufsätze zur Religionssoziologie* II, 111쪽.

베버의 이 말이 그의 다른 말들처럼 얼마나 엉터리인지 알 수 없으나, 교리적 절대보수주의와 계율적 전통주의는 직업·관행·기술 등의 교체와 변화를 가로막아 전후에도 인도의 산업화를 전면적으로 좌절시켰던 것이다.

인도의 대중적 생활태도와 관습은 대체로 태음인적 특징을 띠고 있다. 인도의 하층카스트에서 전래되어 온 농한기의 자학적 '고행'과 '순례' 풍습도 참을성이 강한 태음인 체질과 잘 어울린다. 인도가 힌두교에 절어있는 철두철미 종교적인 나라이면서도 도양에 대해 편견으로 가득 찬 베버도 인정할 만큼[138] 오랜 기간 동안 거의 절대적인, 아무튼 근대 이전 서양 어느 곳에서보다 훨씬 더 큰, 다른 종교·철학 교설敎說들에 대한 관용을 보여주는 것도 태음인의 관대하면서도 온화한 기질과 무관하지 않을 것이다. 하지만 불가촉천민인 '하리잔'에게서 나타나는 강인함에서는 소음인의 체질도 엿보이는 것 같다.

인도의 소양인은 중국보다 훨씬 적다(약 10% 정도). 하지만 인도의 태양인은 중국의 태양인(5%)보다도 많다(10%). 따라서 인도는 태양인이 세계에서 가장 많은 나라다.[139] 소를 숭배하며 쇠고기 섭취를 금하고 나아가 돼지고기를 천시하는 경향을 보이는가 하면 심지어 육식 자체를 멀리하고 채식을 위주로 하는 인도인의 힌두교적 터부와 계율은 온갖 육류, 특히 쇠고기가 몸에 해로워 동물성 단백질을 우유와 어류에서 섭취하거나 채식을 위주로 할 수밖에 없는 브라만과 크샤트리아 지배신분의 태양인·소양인적 섭생법칙과도 무관치 않은 것이다.

---

138) Weber, *Gesammelte Aufsätze zur Religionssoziologie* II, 116쪽.
139) 연상원은 인도는 소양인이 많고 특히 태양인은 어느 나라보다 많다고 말한다. 연상원, 『음양오행으로 본 체질』(서울: 다나출판사, 1996), 132쪽. 인도가 타국에 비해 태양인이 많다는 말은 기본적으로 맞는 말이다. 하지만 인도에 소양인과 태양인이 많은 것처럼 말하는 것은 인도국민의 체질적 구성의 관점에서 보면 그릇된 것이다. 전체 국민 안에서 태양인과 소양인은 제각기 10% 안팎에 지나지 않기 때문이다.

인도는 태양인과 상극관계에 있는 태음인이 일반 국민의 절대다수 이기 때문에 인도에서 태양인은 체질관계상 태양인과 상극관계에 있는 태음인 대중을 이끌 수 없고 따라서 혁명적 지도력을 발휘할 수 없다. 태양인과 태음인, 소양인과 소음인이 상극적 배척관계에 있는 점을 상기하면, 인도의 브라만과 바이샤 간의 카스트적 격리 및 크샤트리아와 수드라(+불가촉천민) 간의 격리는 교리적 절대보수주의와 마찬가지로 태양·태음 간 및 소양·소음 간 상극관계라는 체질 요인도 내포하고 있는 것이다. 지배집단인 태양인과 피지배대중인 태음인(바이샤와 일부 수드라)의 체질적 상극관계도 엄격한 불가촉적 신분관계의 제도화를 촉진시켰다는 말이다.

이러한 상극관계 때문에 태음인이 태양인을 따르지 않아 태양인은 인도에서 태음인이 다수인 인도국민을 정치적으로 이끄는 혁명적 풍운아 노릇을 한 적도 없다. 간디도 브라만 출신이 아니라 라지코트(Rajkot) 소소공국의 총리 카바 간디를 아버지로 둔 크샤트리아 출신이지만, 사상과 행동에서 위선적이고 성적 정력이 강하고 성적으로 엽기적인 인물이었음을 볼 때 결코 태·소양인은 아니었다. 대신 태양인 브라만은 '천시'를 잘 읽고 '신기'가 탁월한 자신의 또 다른 명상적·신비주의적 장기를 발휘, 상극관계에 있는 태음인 대중을 저만치 접촉할 수 없는 사회적 위치로 떼어놓은 채 이들을 정신적으로 깔고 뭉개는 종교적 압제자로 군림한다.

이로 인해 인도에서는 모든 혁명철학도 정치적 리더십을 담은 정치이데올로기로 나타나거나 기능하지 못했다. 혁명적으로 카스트제도를 부정하고 보편적 인간평등을 주창, 공맹철학과 함께 동양에서 세계주의적 면모의 보편적 휴머니즘 조류를 창조하고 쾌락에 대한 탐닉과 고행의 양극단을 부정하고 독창적이기 그지없는 팔정도八正道

의 중도中道 이념을 주창한 석가모니 부처는[140] 전체 일생을 조감할 때 태양인이었음이 틀림없다. 하지만 부처는 정치적 리더십으로 압제를 타도한 혁명적 풍운아가 아니라 어디까지나 민중의 깨달음을 중심에 놓고 광대무변廣大無邊, 무시무종無始無終의 종교적 리더십을 발휘하는 명상적 종교지도자였다. 게다가 석가모니의 불교는 얼마 지나지 않아 카스트제도에 갇힌 인도인들에 의해 배척당해 인도 땅으로부터 완전 구축되었다. 대신 인도 밖의 아시아에서는 그의 가르침이 크게 번창하여 세계인의 사랑을 받는 보편종교가 되었다.

간디 같은 반영反英 민족지도자도 겉으로 경건한 반反정치적 성직자의 풍모를 띠었지만 실제로 경건하지 않고 지저분한 사람이었고 또 민중을 이끄는 혁명적 풍운아도 아니었다. 간디는 민중의 선두에 서서 반영反英투쟁을 고무하고 민중을 적극적·공세적

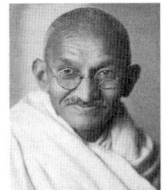

간디

반제反帝민족혁명투쟁으로 이끈 것이 아니라 소처럼 겁 많고 비겁하고 참을성이 강한 태음인 대중과 순종적이고 수줍어하고 끈기 있는 소음인 국민에게 체질적으로 가장 적합한 전술인 비폭력·무저항·비협조라는 소극적 부작위와 뚝심과 끈기의 '버티기' 투쟁노선으로 인도인을 해방으로 이끌었다. 하지만 간디는 말년에 인도가 힌두교의 인도와 이슬람교의 파키스탄으로 분리되어 독립하는 것을 거부하며 독립·건국운동에서 이탈했고 끝내 현실을 초월하려는 종교적 독선 때문에 1947년 인도독립기념식에도 불참했다. 간디는 힌두교와 이슬람교의 화해를 고집하다 대다수 인도 지식인층으로부터 거부를 당했고 빈민가에서는 돌 세례를 맞았으며, 끝내는 광신적인 힌두교도에 의해 암살당하는 비극을 맞았다. 간디는 사후 특정종교에 사로잡히지 않는

---

140) 정병조, 『印度哲學思想史』, 67-69쪽.

숭고한 세계주의적 휴머니즘 때문에 세계의 성인聖人으로 떠올랐으나 인도사회에서 그에 대한 평가는 아주 짠 편이다. 그리고 그의 사상과 사회운동은 일관성이 없었고, 그의 사생활은 난잡했다. 간디는 사회운동을 했지만, 노동자들에게는 자본가계급을 위해 봉사하는 부르주아 지식인에 불과했다. 그는 1917년 파업권이 없는 노동조합결성 지원을 자본가들에게 제의해서 구자라트 주의 노동운동을 침체시킨 죄악을 저질렀다. 이것은 적극적 노동운동으로 노동권을 쟁취해 나간 봄베이의 노동자들과는 반대되는 행동이었다. 또한 1935년에는 가족 임금제도(가족 중 한 명이 실직 시 다른 가족의 임금을 인상하는 제도)를 받아들여, 힘없는 여성과 노인노동자들이 해고당하게 했다. 제1차 세계대전 때에는 전쟁에 협력하면 인도를 독립시켜주겠다는 영국의 회유에 현혹되어 인도의 참전에 관여했는데, 이것은 그의 비폭력주의와 배치되는 짓이었다. 참고로 비폭력주의는 대국인 인도 실정에는 부합할 수 있지만 약소국의 독립운동으로는 적합하지 않을 수 있어 실제로 많은 식민지 나라들이 이를 채택하지 않았다. 그리고 사생활은 지저분하고 엽기적이었다. 간디 스스로 성욕을 자제하는 것이 '칼날 위를 걷는 것과 같다'라고 고백할 정도로 성욕을 참지 못했다. 그는 환갑이 넘어도 끊이지 않는 몽정을 속죄한답시고 발가벗은 수 명의 여성들과 함께 자기도 했다. 새색시에게 몸으로 자신의 몸을 따뜻하게 해 줄 것 부탁했는데, 알몸으로 간디의 몸을 데워 주었던 대부분의 여성들은 다른 여자들에 대한 질투심이 있었지만 간디로부터 받는 사랑을 잃어버릴까 봐 두려워서 거절하지 못하고 요구를 들어주었다. 어린 소녀들과 성교한 일도 고백했다. 또한 그는 자신의 증손녀뻘 되는 친족인 마누 간디와도 섹스를 했다. 그는 구약성서 열왕기 1장 1-4절에 나오는 서양의 회춘법인 스네미티즘(Shunamitism)을 신봉했다. 이런저런 일들은 1990년대에야 알려지면서 비판의 도마에 올랐다. 경건한 성직자의 외적 풍모 속에서 감춰진 간디의 이런저런 민낯은 정력이 약한 태·소양인 체질의 발로가 아니라, 자신을 절대선으로 전제하고 남들을 가르치고 혼내지만 실은 스스로 매우 위선적이고 표리부동하고 심지어 엽기적으로도 흐를 수 있고 정력이 강한 유일한 체질, 즉 소음인 체질의 발로다. 간디의 성인聖人 행세는 위선적으로 자신을 거룩하게 꾸미는 외양에 지나지 않았던 것이다.

인도가 낳은 위대한 민족시인 타고르는 간디와 달랐다. 그는 청년시절 전공인 법률공부를 그만두고 닥치는 대로 문학작품을 탐독하다가 문학인이 되었다. 그는 내면세계를 신비적 언어로 노래한 시인이자 사변적 철학자이고 음악가이자 화가였다. 이 점에서 타고르는 필경 태양인이었으나, 민중을 이끄는 풍운아를 흉내내지도 못했다. 민중의 대부분이 그러는 타고르를 우습게 알고 무시하는 태음인이었기 때문이다. 그는 현실정치를 외면, 어디까지나 우주의 오묘한 철리哲理와 인간의 내면세계를 노래하는 경

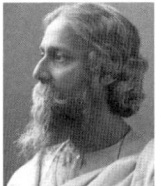

타고르

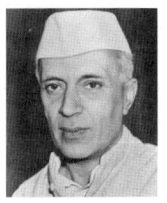

네루

건한 종교적 심성의 시인으로 남았을 뿐이다. 타고르가 벵갈어로 쓴 시문은 당시 고전적 산스크리트어로 문학을 하던 인도 문인들한테서는 경멸을 당했다. 반면, 세계인들로부터는 노벨문학상을 수상할 만큼 사랑을 받았다.

이들과는 반대로 예외적으로 소양인 민족지도자였던 네루만이 현실정치를 전적으로 긍정하고 치밀한 정치적 사무(비전의 기획·실행) 능력을 발휘, 오늘날의 인도를 건국하여 초대 총리가 되었다. 소양인 네루는 석가모니·간디·타고르와 달리 자신과 체질적 상생관계에 있는

태음인 대중인 인도국민으로부터 열렬한 사랑을 받았다. 나아가 그는 냉전시대 비동맹세력을 이끌어 세계인의 사랑을 받는 세계적 정치가로 부상했다.

간략히 하자면 인도에서 난세에도 혁명아로 나설 수 없는 태양인은 브라만 카스트의 성직자로서 체질적 천시 감지능력과 신기를 발휘해 강력한 초현실적 사변세계를 구축하여 현실을 신비화하고, 체질적으로 가까이하기 싫은 태음인 하층대중을 불가촉 관계로 격리시켜 종교적으로 지배한다. 브라만 신분과 일부 크샤트리아 신분에 분포되어 있는 태양인은 태음인과의 상극관계 외에 스스로 지배집단이기 때문에도 어차피 혁명적 변혁을 이끌 수 없다. 개혁과 혁명을 좋아하여 늘 들썩이며 뒤집어엎으려는 성급한 소양인도 중국과 일본에 비해 턱없이 소수인 데다 대부분 지배카스트(크샤트리아)에 속하는 기득권 세력이라서 현실을 개혁할 힘도 의지도 없다. 난세에는 네루 같은 소양인이 상생관계에 있는 태음인 대중의 열렬한 지지로 강력한 정치적 리더십을 구축할 수 있으나 카스트를 분쇄하는 선까지 나가는 근본적 '사회혁명'을 일으킬 수는 없었다.

한편, '거처'에 강해 변화를 원치 않는 자학적, 보수적이고 겁 많은 태음인은 수적으로 압도적이지만 종교화되더라도 물질을 경시하지 못한다. 이런 까닭에 태음인은 특정종교의 신자가 되더라도 체질적 장기長技 중에 하나인 '주책'(이재 능력)의 발휘에 방해받지 않는다. 물질을 부질없는 것으로 보는 초월적 유심론唯心論을 배운 힌두교도적 태음인은 체질을 발휘해 축재蓄財에 열의를 보인다. 그러나 태음인은 기본적으로 겁쟁이라서 축재가 일정한 고도에 이르면 이를 가로막는 사회적·정치적 장애물이 나타나더라도 이를 제거하려고 나서지 못한다. 따라서 태음인은 사태추이를 지켜보다 기회주의적으로 이 장애물을 제거하려고 떨쳐나선 정치가나 혁명가들을 지지하든지 말든지 한다. 이래서 인도의 상공인·농부인 바이샤 카스트는 인도에 침입해 들어오기 이전부터 지배카스트 크샤트리아를 변함없이 따랐던 것이다.

이런 이유에서 인도는 오랜 세월 동안 영혼의 반복적 윤회 외에 혁명도 개혁도 없는 '영겁회귀永劫回歸의 땅'이었고, 전후 세기 동안에도 근대적 법률과 전근대적 현실 간의 격차만 확대되고 있을 뿐이고, 변화와 발전이 거의 이루어지지 않은 '시간이 멈춘 땅'으로 남아 있다. 전후 인도에서 공산당·사회당 등 군소 혁신정당들의 모든 변혁시도는 "그 어떤 노동조합 조직도 그 어떤 본격적인 파업도 불가능하게 만든 노동자들의 카스트적 분열성"에[141] 가로막혀 한낱 극렬좌익지식분자들의 '찻잔 속의 태풍'으로 끝났다. 극심한 빈곤에도 불구하고 인도에서는 사회혁명은커녕 사회개혁도 추진할 수 없다. 인도에서 폭력갈등은 빈부집단 간의 수직적 계층갈등이나 보혁갈등이 아니라 늘 힌두교와 타종교 간의 수평폭력일 뿐이다.

물질에 대해 초월적인 인도는 지난 반세기 동안 산업화에 실패, 빈곤문제를 해결하지 못했다. 방글라데시(21세기 초 1인당 GDP 600달러 안팎)와 더불어 12억의 인도는 아시아의 최빈국(21세기 초 1인당 GDP 1,200달러 안팎)에 속한다. 인구의 74% 이상이 아직도 농촌에 거주하는 인도[142]는 여전히 농업국가로 남아 있다.

그런데 IT와 제4차 산업혁명 시대에 들어서면서부터는 인도에 새로운 발전가능성이 엿보이고 있다. 주로 태·소양인(국민의 20%)으로 구성된 지배카스트들이 체질상 발휘하는 사변적 사고력(태양인)과 창의적 상상력(소양인)은 지식·정보화 시대에 딱 들어맞는 체질적 능력이

---

141) Weber, *Gesammelte Aufsätze zur Religionssoziologie* II, 113쪽.
142) 참조: 『두산세계대백과』, "인도" 항목, '인도의 도시와 촌락' 편.

기 때문이다. 인도에서 대학에 진학하는 사람들은 거의 다 브라만과 크샤트리아 집안의 자제들이다. 따라서 태·소양인으로 추정되는 바로 이 대학생과 대졸인력이 인도 정보산업의 견인차가 되어 지식정보화에서 인도를 세계적 수준으로 끌어올리고 있다. 21세기 초 인도는 미국 실리콘 밸리와 한국의 디지털 업계로 최고급 IT인력을 수출하는 지식·정보국가로 떠올랐다. 인도가 이 기회를 잘 활용하기만 한다면 지식정보화에서는 세계일류국가로 발전할 수 있는 충분한 체질역량을 갖추었다고 말할 수 있다. 20%의 태·소양인만 있으면 정보화를 주도하기에 충분하기 때문이다. 그러나 근대국가로 도약하는 것은 거의 불가능할 것이다. 인민을 신분제와 성차별로부터 자유롭고 평등하게 만들어 새로이 결속시키는 '국민형성'이 인도에서 그 공고한 카스트제도와 이것으로 보장되는 가부장제에 의해 가로막혀 있기 때문이다.

4. 영국: 태음·소양 양兩체질의 보혁상생 국가

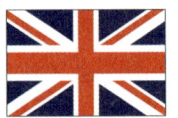

19세기말부터 오늘에 이르는 영국은 전통주의의 토대 위에서 극우파시즘과 극좌혁명주의의 좌우극단주의를 배제, 합리적 보수주의와 혁신주의를 절묘하게 조화시킨 보혁상생保革相生·보혁화합保革和合의 나라이자 '신사의 나라'이다. 영국의 보혁세력은 상극적 격돌로 국력을 탕진한 것이 아니라 전통주의를 바탕으로 보혁을 절묘하게 화학적으로 결합하여 국력을 증폭시켜 세계의 정치발전을 선도해 왔다. 19세기 말 이래 영국은 현상現狀(status quo)을 유지·보수하려는 '점잖은' 태음인 신사

가 추정상 50-55%로 다수를 차지하고, 혁신적·진취적 소양인은 35-40% 정도로 과반에 못 미치는 열세 속에서 대등한 비중을 보인다. 이것은 런던에서 길 가는 영국인들의 체형을 3-4일만 관찰해서도 대강 짐작할 수 있다.

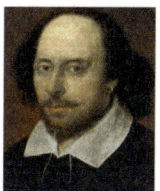
셰익스피어

관습중시 등 보수적 세계관을 대변한 에드먼드 버크, 히틀러와도 타협을 추구하여 영국에 정치적 대실패를 안겨준 우유부단한 아더 네빌 체임벌레인 수상, 민심을 읽지 못하고 영국의 유럽공동체 가입을 주장하다 총선거에서 패배한 에드워드 히스 수상, 미국의 신자유주의적·신보수적(네오콘적) 레이거노믹스를 복제해 소위 '영국병'을 치유한다고 떠들었던 대처와 메이저 등은 영국의 태음인 모습이다. 반면, 문학적 상상력이 용솟음쳤던 셰익스피어, 근대적 계급분열에 정면으로 맞서 부유층에 대한 세금증액과 사회보장체계의 기초를 확립하고 상원개혁과 하원의 우월권를 확정한 의회법을 관철시킨 로이드 조지 수상, 재미있는 미셀러니 수필과 『걸리버 여행기』로 영국인과 세계인을 즐겁게 한 조나단 스위프트(윌리엄 템플 경의 집사였음), 에세이와 기상천외의 아이디어와 잘나고 멋진 창의적 언행과 재담으로 살다 간 버나드 쇼, 멋진 궤변과 용감한 지성을 자랑했던 버틀런트 러셀, 아마추어 화가로서 그림도 잘 그리고 노벨문학상을 탈만큼 글도 잘 쓰지만 적과 전쟁의 추이(세희)를 읽는 감지능력에서 탁월하고 용감했으며 정치에서도 자기 소신대로 보수당

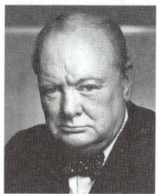
처칠

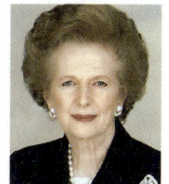
대처

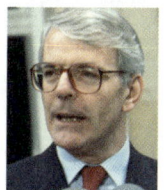
메이저

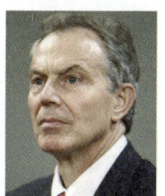
블레어

과 재야를 넘나들며 보수당원이면서 노동당의 지지로 영국 총리직에 오른 윈스턴 처칠, 말 잘하고 총명한 토니 블레어 영국 노동당 총재 등은 영국의 소양인 모습이다. 영국은 태음인과 소양인을 주력체질로 삼아 태음인의 수적 우세 속에서 두 체질이 비등하게 어우러진 국민이라서 국가 차원에서 보혁화합의 정치적 중용에 도달해 있는 모습이다. 영어에서 독일어처럼 곧이곧대로 발음하지 않고 묵음으로 처리하는 것이 적지 않되 그래도 프랑스어에서처럼 많지 않다는 점도 영국적 중용지도中庸之道의 한 표현일 것이다.

영국인은 종족적으로 기원전에 브리튼 섬에 이주하여 살던 원주민 켈트족과 4-5세기경 침입한 앵글로색슨, 주트, 데인, 11세기에 영국을 정복한 노르만 등 여러 게르만족이 뒤섞여 있다. 이러한 이질적 종족구성은 오늘날에도 심각한 지역분열의 배경이 되고 있다. "대브리튼과 북에이레의 통합왕국(The United Kingdom of Great Britain and Nothern Ireland)"이라는 긴 공식국명을 가진 영국은 잉글랜드·스코틀랜드·웨일스·북에이레 등 네 지역으로 구성되어 있다. 독자적 관습법을 가진 510만 명의 스코틀랜드인은 켈트족으로서 유럽의 커다란 민속집단에 속한다. 이 중 켈트어를 쓰는 사람은 8만 명, 스코틀랜드 인구의 2%에 불과하고 나머지 약 350만 명은 14세기에 형성된 사투리 영어인 랠런어(Lallan)를 사용한다.[143] 스코틀랜드인들은 경제적인 이유에서 남부의 잉글랜드에 대해 강한 반감을 갖고 있다. 이로 인해 분리독립을 주장하는 지역당인 '스코틀랜드민족당(SNP)'이 총선거에서 한때(1995년) 최고 27%까지 득표했고, 스코틀랜드의 분리독립을 지지하는 주민의 지지율은 35%에서 50%를 오르내릴 정도였다.[144] 브렉시

---

143) Klemens Ludwig, *Ethnische Minderheiten in Europa* (München, 1995), 91-92쪽.
144) Ludwig, *Ethnische Minderheiten in Europa*, 94쪽.

트가 벌어진 2019년부터도 다시 유럽연합에 남기를 원하는 스코틀랜드인들은 분리독립 운동을 시작했다. 물론 스코틀랜드의 다수의견은 노동당이 대변하고 노동당은 SNP의 6-7석을 제외하고 이 지역의 의석을 거의 싹쓸이해왔다. 말하자면 노동당은 스코틀랜드와 웨일스, 그리고 이 지역 출신 주민들을 기반으로 하는 지역정당이나 다름없다. 노동당은 잉글랜드에서 거의 의석을 얻지 못하고 있기 때문이다.

웨일스의 지역적 소외의식도 스코틀랜드와 유사하다. 12세기에 잉글랜드의 에드워드 1세가 '켈트족의 땅' 웨일스를 정복한 이래 영국의 황태자가 웨일스어를 말하고 공식적으로 '웨일스공'으로 칭해지는 것을 웨일스인들은 영광으로 생각하지만, 과거에는 이를 기만과 능욕으로 느꼈었다.[145] 전후 잉글랜드에 대한 웨일스인들의 지역적 반감은 경제적인 이유에서 다시 매우 심각해졌다. 이 때문에 웨일스 출신 정치인들의 중앙정계 입문은 전통적으로 보수당 중심의 지역패권적 권력집단에 맞선 대항정당인 휘그(자유당, 노동당)를 통해 이루어져 왔다. 웨일스는 영국 총리와 노동당 총재를 배출했다. 맨체스터에서 태어났으나 모국어 웨일스어 '킴리스(Kymrish)'를 쓰며 1차 세계대전 및 전후에 영국수상을 지낸 자유당의 데이비드 로이드 조지(David Lloyd George)와, 1980년대 영국 노동당 총재를 지낸 닐 키녹(Neil Kinock)이 그들이다. 웨일스지역의 23개 의석은 1925년 창당된 웨일스 지역당 '플레드 킴루(Plaid Cymru)'가 보통 2-3개 의석을, 나머지는 노동당이 싹쓸이했다.[146] 웨일스인들은 19세기 중반까지만 해도 90%가 매우 어려운 캘트어인 '킴리시'를 사용했으나, 오늘날은 290만 웨

---

145) Klemens Ludwig, *Europa zerfällt. Völker ohne Staaten und der neue Nationalismus* (Reinbek bei Hamburg, 1993), 78쪽.
146) Martin Boden, *Nationalitäten, Minderheiten und ethnische Konflikte in Europa* (München, 1993), 125쪽.

일스 인구의 20%도 이 언어를 쓰지 않는다.

　이러한 종족적·경제적 이유에서 영국의 지역감정은 한국보다 훨씬 심각하다. 남부인들은 런던 바로 위의 포터스 바(Potters Bar)보다 북쪽에 사는 주민들은 "성질이 사납고 시뻘건 털북숭이 얼굴을 가진 준準야만인"이라고 믿고 어린이들에게도 이것을 가르친다. 반면, 북부에서는 "저 아래 사는 것들은 멍청하고 아무거나 집어넣어 만든 개떡같은 음식을 먹고 중요한 문제를 다루면서도 언제나 허황된 생각을 한다"고 믿어 의심치 않는다.[147]

　지역분열과 종족적 이질성이 뒤엉킨 영국의 이러한 분열상이 거의 태음인과 소양인의 두 체질로만 구성된 영국인의 체질구성과 어떤 연관을 맺고 있는지는 확실하게 입증할 수 없다. 다만 추정상 오늘날 스코틀랜드인, 웨일스인, 에이레인으로 나눠진 켈트족들은 허치슨·흄 등 그 지역출신 사상가들의 진보적 지향성과 혁신성으로 보아 소양인이 많은 것 같다. 중유럽과 북유럽을 원原주거지로 하는 게르만들 가운데 영국에 침입하여 이곳에 주저앉아 터를 잡거나 고향으로 돌아가지 않은 게르만들도 대체로 과거의 고향을 잘 잊고 돌아보지 않는 소양인이거나, 아무 데서나 삶의 터전을 잡고 눌러앉아 살만큼 '거처'에 강한 태음인들이었을 것으로 추정된다. 반면, 동북아의 왜구들처럼 영국과 유럽의 해안지대와 강 연안을 두루 침략하고 약탈한 후에 본토(스칸디나비아와 독일)로 귀향한 게르만과 바이킹 노르만인들은 소음인일 개연성일 높다. 주지하다시피 소음인은 대외적 침략·약탈적 탈심奪心과 탐심貪心이 강하고 지리에 밝아('지방'의 감지능력이 탁월해) 여러 곳을 떠돌기를 좋아하고 남의 땅을 침략하며 대외 정복을 일삼되,

---

147) Antony Miall, *Xenophobe's Guide to the United Kingdom* (London: Oval Project Ltd, 1993). 앤터니 마이올, 「영국문화이야기」, 6쪽. 앤터니 마이올(유시민 편역), 『유럽문화이야기. 영국·프랑스·독일』(서울: 푸른나무 1998).

고향을 잊지 않고 고향으로 돌아오는 과거회귀 성질이 있고 좋은 기억력으로 과거를 낭만화하는 '식견'이 빼어나다. 따라서 영국에서는 소음인의 비율은 10%를 밑돌 정도로 미미하고, 크롬웰 같은 태양인은 극소수로 보인다. 영국의 보혁화합 추세는 필경 영국인의 양대체질인 태음과 소양의 체질적 상생·화합관계를 반영하는 것이다.

　전 세계의 정치사에서 프랑스·스페인·조선·중국 등 모든 나라의 정적들은 패배한 상대 정적들을 죽이거나 유배 보내는 식으로 물리적으로 제거했다. 그러나 영국에서만큼은 권력을 잡은 정치세력이 패배한 정치세력을 물리적으로 제거하지 않고 의회 내에 야당으로 남겨두고 자신들을 비판하는 것을 견디는 근대적 여야 정당제를 창조해 냈다. 이것이 영국인들의 정치적 '천재성'이라면 더 할 말도, 더 연구할 것도 없을 것이다. 그러나 이 '천재성'이 다른 나라 사람들에게는 없고 영국인에게만 있다고 본다면, 이것은 세계인을 깔보는 것이다. 이런 이유에서 근대적 여야 정당제도의 창조는 영국인들의 '천재'가 아니라, 영국인들의 '체질'에 기인한다고 봐야 할 것이다. 국민이 태음인과 소양인의 두 체질로만 이루어진 영국에서 태음인들은 주로 보수당에 집결하고 소양인들은 자유당(후에 노동당)에 집결했고 이런 이유에서 양당은 체질적 상생관계에 따라 여야의 지위가 바뀌더라도 상대를 귀엽게 봐주게 된 것으로 생각된다. 이것은 의심하는 사람이라면 다른 설명을 내놓을 수 있어야 하겠지만, 내놓은 다른 설명이 기껏해야 다시 영국의 '정치적 천재성'이라면 반론으로서의 설득력이 전혀 느껴지지 않을 것이다.

　지역분열과 종족분열이 뒤엉킨 영국의 인구구성은 따라서 다시 체질을 따라 갈리면서 독특한 정치적 스펙트럼을 보여준다. 체질적 다수파인 태음인 정치인들은 대개 토리(보수당)로 집결하는 반면, 소양인 정치인들은 주로 휘그(자유당과 이를 이은 노동당)에 집결해 왔다. 이 정당들에 대한 지지층도 유사한 체질적 분단을 보인다. 따라서 현대영국에서 태음인이 체질적 다수파이고 소양인이 소수파인 한에서 보수당은 노동당보다 더 빈번하게 선거에서 이길 수밖에 없고, 역사적으로 보수당의 집권기간이 노동당의 집권기간보다 더 긴 것으로 나타난다. 보수당의 집권 동안에 누적된 병폐와 실정, 역사적 정체停滯상태가 지나쳐 일부 태음인 유권자조차도 개혁지지에 동참하게 될 때에야 비로소 자유당과 노동당의 집권기회가 열렸다. 이런 까닭에 노동당의 집권은 '핀치히터'가 타석에 서는 것 같은 빈도로 이루어지고 이마저도 보통 4년 단임으로 끝난다. 1900년에 탄생한 영국 노동당이 집권한 기간은 20세기 100년 동안 단 20년에 불과했다. 보수당은 무려 16년을 내리 집권하는 경우도 있었던 반면, 노동당의 집권은 거의 다 단임單任으로 끝났다. 노동당이 예외적으로 연임한 경우에도 임기를 다 채운 경우가 없었다.[148] 따라서 스코틀랜드 출신 소양인 변호사인 블레어가 이끄는 노동당정부가 1997년에 이어, 2001년에 재집권한 것은 역사상 예외에 속하는 큰 사건인 셈이다. 보수당과 노동당 간의 집권 기간의 이런 현격한 불균형은 "근본변혁"을 꺼리는 영국 태음인대중의 상대적 수적 우위에도 기인하는 것이다. 물론 부분적으로 그것은 "근본변혁"의 교리와 신화, 과거지향적 육체노동자 우선주의, 노조구속성, 시대착오적 국유화 노선 등에 대한 노동당의 좌익보수주의에 대한 집착에 기인하기도 한다.[149] 그러나 이것은 여기서 논외로 하자.

프랑스와 조선에서는 적대적인 당파들이 반대정파들을 역적으로

---

148) 참조: 이철희, 『디브리핑』(서울: 운주사, 2002), 222쪽.
149) 이철희, 『디브리핑』, 223쪽.

몰고 처형, 귀양, 추방 등 물리적 방법으로 서로를 제거했고 뜻이 있다는 선비들은 이구동성으로 당파싸움을 규탄했던 반면, 세계에서 유일하게 영국은 '토리'와 '휘그'라는 당파를 오히려 긍정적 요소로 제도화하여 대립된 정당들이 공존하는 근대적 정당정치 체제를 발전시켰다. 이러한 역사적 예외사실도 영국 국민이 체질적 상생관계에 있는 태음인과 소양인으로민 구성되어 있다는 유일한 영국적 체질구성과 무관치 않을 것이다.

영국인들이 태음인과 소양인의 이중적 체질구성으로 인해 예리한 문화연구가들조차도 영국인의 기질과 풍속을 묘사하면서 두 부류의 영국인들의 상반된 체질을 동일한 영국인의 양면성으로 잘못 기술하는 실수를 범한다. 그러나 이 양면성은 동일한 영국인의 '양면성'이 아니라, 영국 태음인 부류와 영국 소양인 부류가 제각기 보여주는 상반된 체질적 모습으로서 영국 국민의 '양兩체질성'일 뿐이다.

영국인들은 태음인이 다수이기 때문에 대체로 과묵하고 무뚝뚝하다. 영국인들은 대부분 "감정을 드러내는 일이 거의 없고" 또 "불편과 인내를 감수하면서 답답할 만큼 표현을 안 하기 때문에 인생의 희로애락에 무관심해 보인다". 게다가 "영국인들은 직접적인 의사 표시를 주저하기 때문에 외국인이 이해하기 더욱 어렵다". 그리고 이들은 "자기네 전통을 완고하게 고수하면서 외부 세계에서 일어나고 있는 변화와 발전을 거들떠보지도 않은 채 자기 방식대로 일을 처리한다".[150] 또한 태음인이 지배하는 관계로 영국 어린이들은 "침묵은 금이다", "빈 수레가 요란하다"는 따위의 진부한 훈계를 귀에 못이 박히도록 들으며 자란다. 이렇게 자란 아이들이 커서 다시 벙어리·장님·귀머거리 행세를 하고 감정이 없는 현명한 원숭이가 되어도 "영국에서

---

150) 마이올, 「영국문화이야기」, 7쪽.

는 전혀 이상할 것이 없다".[151] 태음인적 영국인들은 "빙 둘러 말하는 데 비상한 재능을 가져"[152] 여간해서 "직설적으로 말하는 법이 없고 말을 빙빙 돌리는가 하면 하려고 하는 말을 다 끝맺지도 않으며"[153], "말이 도무지 분명치 않고 정작 말하고 싶은 것을 말하지 않고 정반대로 말하는 경우도 드물지 않다."[154] 따라서 "솔직한 대화를 잘 하지 못하고 학교 문턱에도 가보지 못한 사람도 편하게 쓸 수 있는 은유법을 엄청나게 개발해 냈다."[155] 태음인들은 체질적으로 겁이 많아 직설적 표현을 쓰면 의견충돌이 생길까 봐 매우 두려워하기 때문이다.

영국에서 텔레비전은 어느 나라나 마찬가지로 인기가 높다. 하지만 영국인들은 대체로 청력과 시력이 약해 구어口語와 다채로운 영상을 기피하나, 소리 나지 않는 '글'은 빨리 알아먹지도 못하면서도 눈에 띄기만 하면 무턱대고 읽어대려고 하는 태음인의 체질성향상 신문에 더 집착한다.[156]

그러나 이 과묵하고 무뚝뚝한 태음인 영국인들과 완전히 다른 부류의 영국인들이 있는데, 이들은 상반된 소양인적 성향과 행태를 보인다. 이런 영국인은 우선 언어생활 면에서 은유적이지 않은 유머, 즉 "화끈한 맛"이 나는 유머에 능하고[157], 아이러니와 조크를 좋아한다.[158] 또 "남을 씹는" 일은 이들의 "오락"이다[159]. 물론 정확히 말하면 '모든' 영국인의 오락으로 보면 과장이다. 이것은 기껏 소양인 영

---

151) 마이올, 「영국문화이야기」, 9쪽.
152) 마이올, 「영국문화이야기」, 19쪽.
153) 마이올, 「영국문화이야기」, 36쪽.
154) 마이올, 「영국문화이야기」, 81쪽.
155) 마이올, 「영국문화이야기」, 82쪽.
156) 참조: 마이올, 「영국문화이야기」, 67쪽.
157) 마이올, 「영국문화이야기」, 35쪽.
158) 마이올, 「영국문화이야기」, 37쪽.
159) 마이올, 「영국문화이야기」, 82쪽.

국인의 오락에 불과하다. 태음인들은 체질상 결코 남을 씹지 않는다.

영국의 당명이 '보수당'과 '노동당'이라고 해서 둘 다 "노골적이고" 도전적인 이름인 양 오해하면[160] 안 된다. 태음인의 수적 압도로 인해 변화를 꺼리는 영국사회에서 '보수적(conservative)'이라는 말은 안정감과 신뢰감을 주는 듣기 좋은 말이고 '보수당(Conservative Party)'이라는 당명은 다른 나라에서와 달리 득표요인이다. 따라서 보수당이라는 명칭은 결코 노골적·도전적 당명이 아니라, 현실순응적인, 즉 지극히 태음인다운 이름에 지나지 않는다. 반대로 진보 분위기가 팽배하는 나라라면, 이런 당명은 결코 나타나지 않았을 것이기 때문이다. 미국, 독일, 프랑스, 이탈리아와 한국에서는 '보수당'이라는 당명은 감표 요인이다. 그래서 '공화당', '기민당', '자민당' 식의 우회적인 명칭으로 보수 색깔을 감추는 것이 통례다. 그러나 영국에서 '노동당(Labour Party)'은 자신들이 '노동해' 먹고 사는 사람들임을 화끈하게 드러내고 보수당에 주먹을 한 방 날리는 식의 도전적이고 노골적인, 즉 지극히 소양인다운 당명이다.

영국 국민의 체질적 상반성은 언어생활에서 끝나지 않는다. 가령 태음인은 늘 지나침이 없고 무게 잡는 모범생 타입이다. 이런 측면 때문에 영국인들은 대개 "평생을 모범생 반장처럼 살고"[161], "내심 자기의 못난 점이 드러날까 겁을 내면서도 겉으로는 다른 사람보다 잘난 것처럼 보이게 하려고 무진 애를 쓴다."[162] 또 "너무 지나치는 것을 싫어한다". 영국인은 늘 중도적인 것에서 벗어나지 못한다. (자신들이 이렇게 늘 '중도'에 묶여있기 때문에 '정치적·철학적' 중도 노선에 별 관심이 없다.) 감정표현, 돈 얘기, 야한 농담 등을 해도 되지만 노골적으로 하거나 지나치게

---

160) 마이올, 「영국문화이야기」, 77쪽.
161) 마이올, 「영국문화이야기」, 8쪽.
162) 마이올, 「영국문화이야기」, 16쪽.

하면 안 된다.[163] 이들은 태음인다운 체질대로 애인을 뺏기는 것보다 게임에서 지는 것을 더 분하게 생각할 정도로 경쟁심과 우김질이 매우 강하지만, 지나치다는 말을 듣지 않으려고 감정을 숨긴다.[164]

이런 부류의 영국인들은 "로맨틱한 것을 실용성과 상식에 대한 위협쯤으로 간주"하므로 낭만과 사랑을 모른다.[165] 나아가 이들은 섹스도 "내면의 적"으로 여기며 "섹스문제만 나오면 갑자기 말문을 닫아 버리고" 겸연쩍어 "대책 없이 더듬거리고, 성적 충동이 존재한다는 사실조차 부정하고 싶어 하는 속성 때문에 섹스를 토론이나 학문적 연구의 주제로 삼지 않는다."[166] 그야말로 태음적 모습이다. 그러나 문화평론가 마이올(A. Miall)은 이것을 17세기에 이미 타도된 크롬웰과 그 추종자들의 청교도주의 탓으로 돌리고 있다[167]. 그런데 이것은 아주 그릇된 평가다. 왕정복고와 영국성공회의 부활 이래 영국에서 공화주의적 청교도주의는 철저히 청산되었기 때문에 영국인의 실용주의 및 섹스테마 기피경향과 관련하여 400년 전의 청교도 혁명을 들먹이는 것은 설득력이 없다. 사랑을 쓸데없이 심각하게 만들고 섹스테마를 터부시하고 섹스라는 말이 나오면 당황해서 '버벅대는' 것은 실은 태음인의 체질적 '점잔빼기(위의)' 때문에 일어나는 일이다.

그러나 이런 태음인적 영국인들의 성性문화에 의해 탄압받는 소양인 부류의 영국인들은 숨어서나마 정반대로 행동한다.

- 그들은 문틈으로 남의 침실을 엿보는 것을 취미로 삼는다. 그러다가 들키면 체면이 말씀이 아니기 때문에 소심한 사람은 섹스에 관

---

163) 마이올, 「영국문화이야기」, 10쪽.
164) 마이올, 「영국문화이야기」, 11쪽.
165) 마이올, 「영국문화이야기」, 21쪽.
166) 마이올, 「영국문화이야기」, 22-23쪽.
167) 마이올, 「영국문화이야기」, 22쪽.

한 글을 읽는 것으로 만족한다. 영국신문에 '침실 스토리'가 넘쳐나고 유명인사의 사소한 스캔들이 흥미진진한 각색을 거쳐 등장한다. 일요일 오후가 되면 사도마조키즘 기사를 읽느라고 도색잡지에 코를 처박고 있는 영국인이 참으로 많다. 하지만 영국인의 취향에 맞고 또 가장 안전한 것은 수영복 차림의 미녀가 등장하는 야한 그림엽서일 것이다.[168]

이런 부류의 영국인들은 "섹스를 진지하게 받아들이기보다 낄낄거리며 바라보기 좋아한다".[169] 이런 영국인은 사랑에 대해 쓸데없이 심각하게 접근하고 섹스주제를 터부시하는 부류와 완전히 다른 소양인 부류인 것이다.

영국의 태음인 대중의 이재본능과 실용적 자세 앞에서는 "문화도 사치다"[170]. 영국인들은 즐길 만한 '음식문화'를 발전시키지도 못했을 뿐더러 음식은 문화가 아니라 "육체를 움직이기 위한 연료"에[171] 불과하다. 또 옷은 패션이 아니라 "오로지 추위를 피하기 위해 필요한" 것이다[172]. 영국 젠틀맨의 의상에 흔한 어두운 갈색이나 회색은 전형적 영국시골 색깔이다. 따라서 새 옷을 사도 전혀 새것처럼 보이지 않는다. 캐주얼을 살 때도 영국인들은 어울리는 옷이 아니라 편한 옷을 고른다. 어떤 디자이너도 옛날 옷 같은 짧은 바지를 좋아하는 영국인의 기호를 바꿀 수 없다. 또 대부분의 영국인들은 문화예술가가 되기보다는 관객과 소비자의 위치에 있기를 즐긴다. 이것은 지배적 태음인 부류의 영국인들이 문화를 사치로 여겨 '지나치면 위험하다'고 생

---

168) 마이올, 「영국문화이야기」, 23-24쪽.
169) 마이올, 「영국문화이야기」, 24쪽.
170) 마이올, 「영국문화이야기」, 67쪽.
171) 마이올, 「영국문화이야기」, 52쪽.
172) 마이올, 「영국문화이야기」, 20쪽.

각하기 때문이기도[173] 하고 체질상 문화·예술·패션에 소질이 없고 음식솜씨도 없기 때문이다.

그러나 시력이 약해 시각예술에 대해 무감각하고 가늠과 솜씨가 없어 음식을 문화 수준으로 발전시킬 줄 모르는 태음인들의 반反문화적 환경 속에서도 영국 소양인들은 질식당하지 않고 패션에 관한 감각을 점차 높여가고 외국 패션에도 날이 갈수록 눈길을 주고 있다. 이들의 움직임으로 지금은 영국인들의 "선線과 스타일에 대한 감각"도 점차 "바뀌고 있다"[174].

또한 소양인이 반에 육박하는 만큼 영국에는 기발한 아이디어로 사람들을 웃기거나 즐겁게 만들려는 괴짜들도 많다. 가파른 언덕에서 굴러떨어지는 시합이 있질 않나 자동차 엔진을 단 마차를 타고 피아노를 연주하며 영국을 일주하는 귀족이 있다. 태음인들의 무료함에 지친 소양인들이 이처럼 '기발한 발광'을 하면 태음인들은 비교적 관대히 봐주거나 흥미로워하는 편이다. 그러나 이 별난 짓이 지나치면 영국식 관습을 침해하기 때문에 비난을 들을 수도 있다.[175]

영국인은 태음인이 다수이므로 "천성적으로 시간을 잘 지키지 않고"[176] 느긋하여 기차도 연착이 다반사이고, 대체로 모범운전사들이고, 동전의 이면이지만 기본적으로 "관대한 민족"이다[177]. 영국인들은 소수집단이 겸손히 살기만 하면 모든 소수집단을 친절하게 대한다. 외국인과 함께 사는 데 익숙하고 너그럽다.[178] 또한 태음인이 많아

---

173) 마이올, 「영국문화이야기」, 68쪽.
174) 마이올, 「영국문화이야기」, 21쪽.
175) 마이올, 「영국문화이야기」, 28-29쪽.
176) 마이올, 「영국문화이야기」, 69쪽.
177) 마이올, 「영국문화이야기」, 30쪽.
178) 마이올, 「영국문화이야기」, 30쪽.

영국은 "(신사적) 예의범절의 나라"다.[179] 아무리 격의 없는 사이라 해도 함부로 신체접촉을 해서는 곤란하다.[180]

태음인은 실용성을 중시하고 현재를 중시하고 소양인은 현실감각이 뛰어나나 미래를 중시한다. 따라서 영국에서 점술은 미래에 대한 관심이 낮은 태음인의 우세로 인해 국민적 현상은 아니지만 미래를 먹고사는 소양인의 비중으로 인해 상당히 융성하다. 점술산업도 비교적 발달되어 있다. 그러나 영국인의 태음인 부류든, 소양인 부류든 둘 다 현재 코앞의 현실과 현세를 경시하는 신비적 종교에 탐닉하지 않는다. "영국인은 신앙심 깊은 민족이 아닌"[181] 것이다. 현세의 덧없음을 가르치는 가톨릭 등 모든 종교는 결코 영국인을 사로잡지 못한다. 영국성공회는 신도들에게 예배에 참석할 의무도 지우지 않고, 신도들도 실제로 예배에 별로 참석하지 않는다. 영국인의 눈에 교회는 사람을 위해 만들어진 것이다. 이런 까닭에 영국인들은 영국 내에 숱하게 많은 회교사원, 유대교회, 절, 개신교회 등이 증명하듯이 다른 종교에 대해서도 가장 관대한 민족이다. 영국인들은 종교를 기분전환 거리로 보기 때문이다. 따라서 열광적으로 종교를 믿는 사람들을 멀리한다.[182]

태음인들은 사상인 중 '거처'에 제일 강하다. 따라서 대다수의 영국인들은 손수 자기 거처를 만들고 꾸미는 것을 좋아한다. 이들은 집과 정원을 손질하는 데 광적으로 매달린다. 영국에서는 연장과 원예품을 파는 가게가 번창한다.[183] 그러나 태음인은 솜씨가 없으므로 난방, 수도관 등 가내 설비들을 뜯어고치거나 바꾼답시고 자주 큰 사고를

---

179) 마이올, 「영국문화이야기」, 30쪽.
180) 마이올, 「영국문화이야기」, 31쪽.
181) 마이올, 「영국문화이야기」, 63쪽.
182) 마이올, 「영국문화이야기」, 64쪽.
183) 참조: 마이올 「영국문화이야기」, 38-42쪽.

쳐 설비를 망가뜨린다. 이때는 전문수리공을 불러 와 고치지만 그래도 또다시 뚝딱거린다.[184]

태음인은 위장胃腸이 약해 음식을 잘 소화하지 못하고 변을 보는 것이 시원스럽지 않고 변을 보고 나서도 사르르 아픈 복통이 자주 일어나고 겉으로 점잔빼기 위해 늘 속으로 긴장해 있어 신경성 변비에 시달린다. 특히 낯선 곳으로 여행하거나 남의 집에서 잠자리를 하는 경우에는 잠도 설치고 변도 보지 못한다. 반면, 소장小腸이 취약한 소양인은 높은 체열體熱로 인해 변비가 잦고 몸에 열이 많아 이불을 차고 자다가 아랫배(소장)가 자주 아프다. 이런 이유에서 "아주 어릴 때부터 영국인은 내장기관이 꾸준하게 운동할 수 있도록 항상 주의해야 한다는 교육을 받으며 자란다". 영국인들은 아침에 쾌변을 보지 못하면 일진이 나쁜 것으로 생각할 정도다. 또 변비는 영국인의 국민적 질병이다.[185] 영국의 태음인과 소양인은 변비의 원인과 양상은 다르지만 둘 다 변비를 달고 살기 때문이다. 영국의 태음인들은 내면적 긴장으로 인해 '신경성 변비'에 시달리고, 영국의 소양인들은 높은 체열 때문에 대·소장大小腸의 과도한 수분흡수로 인한 변비에 시달린다.

대부분의 영국인(태음인)들은 더운 물속에 몸을 담그고 아낌없이 비누를 쓰며 목욕하는 것을 즐긴다. 이에 반해 일부 영국인(소양인)들은 목욕을 좋아하지 않고 간단한 샤워로 만족한다.[186] 영국인의 목욕문화도 체질에 따라 점차 이원화되어 있는 것이다.

영국인들은 건강 유지를 위해 평소 운동량을 많이 필요로 하고 육체적 인내심이 강한 태음인이 다수라서 육체적인 고통이 따르는 도전과 극기훈련을 좋아한다. 비바람 치는 날 장거리 도보행군을 하거

---

184) 참조: 마이올, 「영국문화이야기」, 39쪽.
185) 마이올, 「영국문화이야기」, 55쪽.
186) 마이올, 「영국문화이야기」, 58쪽.

나 먼 오지를 여행하는 관광상품을 잘 이용한다.[187] 또한 "영국인들은 모든 종류의 스포츠를 좋아한다. 어린 아이 때부터 스포츠가 얼마나 중요한지 교육을 받는다."[188] 태음인들은 운동으로 많은 땀을 빼야만 건강을 유지할 수 있기 때문이다. 그러나 영국인들은 태음인의 수적 우세로 운동을 좋아하는 것으로 나타나지만 스포츠 실력이 뛰어난 것은 아니다. 그래도 영국인들은 소양인도 많기 때문에 "스포츠에 관한 한, 대단히 열정적이어서 시간과 장소를 가리지 않고 고래고래 악을 쓴다".[189] 말하자면 육체적 극기훈련을 좋아하는 영국인과, 스포츠 응원물결 속에서 고래고래 악을 쓰는 영국인은 동일인물이 아니라, 태음인과 소양인의 두 부류 인물들인 것이다.

앞서 서술했듯이 근대사회는 '태음인과 소양인의 체질동맹 체제'다. 근대가 빛(light)과 지식정보(knowledge & information)로 세상을 밝히는 '계몽(Enlightenment)' 시대라면 근대는 바로 시력과 관찰력, 말재주와 글재주, 손재주와 솜씨, 창의력과 발명정신, 호기심과 실험적 모험정신이 뛰어난 소양인의 시대다. 동시에 근대가 자본축적과 근면을 본질로 하는 자본주의 시대라면, 근대는 이익타산·수치·이재理財 등의 '주책籌策'에 밝고 대면협상과 흥정에 탁월하며 찬찬히 근면하게 일하고 여간해서 속마음을 드러내지 않고 재산을 잘 모으는 은근한 태음인의 시대다. 따라서 주로 태음인과 소양인이 비등하게 우세하고 태양인과 소음인이 미미한 영국 국민은 근대에 대번영을 구가하도록 체질적으로 '준비된 민족'이었다는 것을 알 수 있다.

소양인은 재물 욕심이 전무하여 수전노를 멸시하고 인색한 구두쇠를 조롱하고 경제적 여유만 있으면 기분에 따라 남들에게 잘 베푸는

---

187) 참조: 마이올, 「영국문화이야기」, 44-45쪽.
188) 마이올, 「영국문화이야기」, 47쪽.
189) 마이올, 「영국문화이야기」, 47쪽.

기분파이다. 태음인은 재물 욕심을 부려 타산적으로 이익을 꾀하되 비인간적인 '탐심貪心'과 '탈심奪心'으로까지 극화시키지는 않는 구두쇠, 좋게 말해 '이재형理財型 인물'이다. 영국인은 대부분 이런 기분파와 점잖은 이재형 인물로 구성되어 있다. 강한 탐심 때문에 수전노가 되기 쉬운 소음인은 영국에서 희소한 체질이다. 이러한 이유에서 영국인들은 자발적 의연금으로 민간 자선단체와 구빈기금, 그리고 사설 장학제도를 고도로 발전시켰고, 프랑스·이탈리아·미국 등지의 소양인 국민보다는 덜하지만 수전노에 대해 강한 국민적 경멸감을 드러낸다. 수전노 스크루지 할아버지 이야기, 셰익스피어의 베니스 상인 샤일록 이야기 등은 수전노를 흡사 '근대 휴머니즘의 적敵' 또는 '근대국가의 적'으로까지 묘사하고 있다. 수전노에 대한 영국의 이런 적대의식은 굴비를 밥상 위에 매달아 놓고 밥 한술 뜨고 굴비 한 번 쳐다보도록 했다는 한국의 '자린고비' 이야기에서 묻어나는 우스개와는 판이 다른 것이다.

19세기 말부터 지금까지 현대 영국은 '중조의 나라' 또는 조용하고 점잖은 '신사의 나라'로 간주되어 왔다. 또 영국인들도 에드먼드 버크(Edmond Burke)가 프랑스혁명을 비판한 이래 늘 스스로를 혁명과 무관한 나라로 생각해 왔다. "혁명은 도버해협 건너편에 있는 '교활한 프랑스인'더러 자기 등을 찌르라고 뒤를 보여주는 짓이나 다름없다고 굳게 믿고 있고", 이런 사고방식 때문에 탁월한 영국 문화평론가조차도 "영국에서는 혁명이 한 번도 없었던 것"으로 완전히 착각한다.[190] 하지만 19세기 이전의 봉건후기와 근세 초 영국은 정반대로 세계에서 가장 과격하고 요란하며 변화무쌍한 혁명의 나라였다. 17세기에서 19세기 초에 걸친 시기의 영국은 정치·사회·경제분야에서 상

---

190) 마이올, 「영국문화이야기」, 77쪽.

상을 초월하는 정치변혁, 처절한 유혈내전, 국왕처형, 청교도혁명과 공화국 수립, 크롬웰의 군사독재, 무혈의 왕정복고, 오랫동안 유혈이 낭자했던 명예혁명, 산업혁명 등을 통해 세계사를 100년 이상 앞질러 나간 '시민혁명과 산업혁명의 나라'였던 것이다. 17-18세기 영국은 19세기 말 이후와 반대로 혁신적·혁명적 소양인이 점잖은 태음인보다 더 많았던 것이다. 그 비율은 가령 소양인 55% 대 태음인 35% 정도이지 않았을까 생각한다.

그렇다면 18세기 말부터 19세기 초반 사이에 영국은 '혁명의 나라'에서 점차 '신사의 나라'로 둔갑한 것이다. 국민성의 이런 대변동은 영국인 중 주로 흥분 잘 하고 성미 급한 소양인들이 17세기 초부터 19세기 말까지 종교(청교도)탄압, 청교도혁명의 종식과 크롬웰 공화국의 붕괴, 왕정복고, 대귀족에 의한, 대귀족을 위한, 대귀족들의 명예혁명, 전통적 봉건잔재와 숨 막히는 보수주의, 자본주의적 착취와 실업을 견디지 못해 미주美洲와 호주濠洲로 지속적으로 대거 이주함으로써 영국 국민의 태음인·소양인 비율이 뒤집혔기 때문에 일어난 것으로 보인다.

영국귀족들이 이미 13세기에 궁지에 몰린 존 왕을 압박하여 얻어낸 마그나카르타나 14-16세기 절대주의 시대로부터 영국인이 애호하는 로빈 후드 의적義賊설화 등에 주목하면, 17세기 이전에도 과거 영국인은 대체로 불의와 압제에 대한 저항과 항거, 봉기와 반란의 민족, 즉 소양인적 성향이 강한 민족이었음을 알 수 있다. 그런데 특히 17세기는 이 소양인적 혁명 성향이 정치적 압제에 대항하여 폭발, 최고조에 달한 시기였다. 왕권신수설王權神授說을 강요하는 스튜어트왕조의 절대군주인 찰스 1세에 대한 '권리청원'과[191] 의회주권 요구문

---

191) '권리청원'(The Petition of Right)은 ① 과세와 공채발행의 국회동의, ② 불법적 체포

제로 시발된 청교도혁명은 의회파와 왕당파간의 1차 내전(1642-45년)과 독립파와 장로파간의 2차 내전(1648-49년)으로 전개되었다. 올리버 크롬웰이 이끈 청교도 의회파는 이 혁명전쟁에서 왕당파와 장로파를 차례로 물리치고 승리했고, 반란죄를 물어 찰스1세를 처단하고 왕 없는 귀족공화국(1649-60년)을 수립했다. 크롬웰 이후 다시 군주정을 부활시켰다가 대귀족들이 막후에서 야합해 종교적인 이유에서 네덜란드 프로테스탄트 오렌지 공 윌리엄과 그 군대를 불러들여 가톨릭 군주 제임스 2세를 다시 내쫓는 명예혁명(1688-1689)을 통해 '권리장전'(1689년)을[192] 관철시켰다. 말하자면 17세기 영국인들은 45년 동안 5년에 걸친 두 번의 혁명전쟁과 두 번의 무력혁명, 그리고 국왕의 처단과 11년간의 공화제적 실험통치 등을 감행했고, 이를 통해 미국독립혁명과 프랑스대혁명보다 100-150년 앞질러 혁명들을 일으키고, 근대적 기본인권과 시민참정권의 싹들을 틔웠다. 17세기 영국의 이 과격하고 급진적인 혁명사를 기억한다면, 아마 어느 누구도 100여 년 뒤 프랑스혁명정부의 루이 16세 처형을 과격행위로 탄핵한 에드먼드 버크의 프랑스혁명 비판에 결코 동조하지 않을 것이다.

그러나 17세기의 이 처절하고 영광스런 영국혁명의 진행과정과 명멸한 인물 및 주의 주장의 스펙트럼을 자세히 뜯어보면, 압도적 다수를 차지한 소양인의 기세만이 독점적으로 역사무대를 휩쓴 것은 아니었다. 관용정신으로 중도를 회복하려하거나 혁명의 와중에서 겁나

구금 금지, ③ 군인의 민간숙영 금지, ④ 민간인에 대한 군법재판 금지 등을 규정, 주권을 국왕에서 의회로 이동시키는 혁명적 문서이다.
192) '권리장전(The Bill of Rights)'은 ① 의회의 동의 없는 왕명과 그 집행의 불법화, ② 의회동의 없는 과세의 불법화, ③ 상비군 징집 및 유지의 의회동의, ④ 자유청원권 보장, ⑤ 자유선거권 보장, ⑥ 의회 내 언론자유 보장, ⑦ 과잉처벌 및 보석금 금지 등을 골자로 규정함으로써 왕을 최종적으로 '의회 내 왕(the King in the Parliament)'으로 만들어 절대주의를 종식시키고 시민헌정을 완성했다.

고 두려워 때로 현상現狀을 적절한 선에서 유지하는 타협주의 노선을 걷다가 찰스 1세를 극비리에 석방해 제2차 내전을 일으켜 패배함으로써 국왕의 처형을 초래하는 대형사고를 자초한 태음인들의 상당한 입김도 느껴지고, 격변 속에서 소량의 태양인적 풍운도 느껴진다.

우선 혁명의 주력인 청교도들은 캘빈주의자들이었다. 따라서 청교도들은 교단의 위계체제, 의식(儀式)절차, 신비적 기적보다 '성경책'과 '말씀'을 중시하고 성직자의 매개 없는 '하나님과의 1대 1 직접대화'로서의 기도와 함께 부지런히 일하고 금욕적으로 사는 프로테스탄트들이었다. 프로테스탄트들은 대개 체질적으로 침묵보다 웅변과 대화를 좋아하고 말재주, 글재주, 손재주가 뛰어나며 사심이나 욕심이 없고 솔직하고 직선적이어서 일체의 표리부동과 번문욕례繁文縟禮를 싫어하는 소양인들이 주류를 이루었을 것이다.

물론 청교도집단의 수뇌부에는 태양인들도 끼어 있었을 것이다. 가령 청교도 혁명의 지도자 올리버 크롬웰(Oliver Cromwell, 1599-1658)은 태양인이었던 것으로 보인다. 그는 젠트리 가문 출신으로서 케임브리지대학에서 법학을 공부하면서 청교도주의의

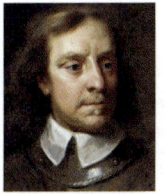

크롬웰

영향을 강하게 받고 이미 20살 무렵 신앙에 눈뜨고 '회심回心'의 경험과 함께 '신으로부터 선택받은 사람으로서의 자각'을 얻었다.[193] '천시에 밝고 신기에 강한' 신비주의적 인물이었다. 또한 그는 법률가 겸 정치가(케임브리지 지역구의 하원의원)이자 여러 전투에서 큰 전과를 거둔 청교도혁명군의 대장군으로서 문무文武 양방면에 능한 비범한 인물이요, 영국역사상 최초로 귀족공화국을 건국하고 장로교파 의원들을 내쫓은 뒤 자기가 지명한 사람들로 구성한 지명의회(Barebone's

---

193) 『두산세계대백과』, "크롬웰" 항목.

Parliament)도 해산하고 통치장정(Instrument of Government)을 제정해 자신의 신형군(New Model Army)에 속한 수평파들(Levellers)의 평등요구도 물리치고 호국경護國經(Protectorate)에 올라 군사독재를 수립한 독재자였고, 1657년 그에게 주어진 왕위王位를 거부하고[194] 후계자를 두지 않을 만큼 가계·친족·측근 등 사적 당여黨與보다 공공을 앞세우는 사심 없는 풍운아였다. 이런 사실들을 종합하면 크롬웰은 필경 태양인이었다.

17세기 청교도혁명의 우여곡절 속에서는 태음인적 터치도 강력하게 느껴진다. 1628년 76살 무렵 에드워드 코크(Edward Coke)는 노구를 이끌고 주권을 국왕에서 의회로 이동시킨 '권리청원'을 고래의 자유권을 확인하는 방식으로, 그것도 '청원'의 형식으로 기초했고, 의회도 이 혁명적 법률문서를 바로 '청원' 형식으로 통과시켰다. 급박한 충돌 상황에서도 과거의 전통으로부터 권리를 구하고 '청원'이라는 타협적 형식을 취한 것은 전통과 현상現狀을 유지하는 가운데 변화를 추구하는 중도보수적 접근법으로서 매우 태음인적이다.

태음인의 이런 타협주의적이고 우유부단한 지그재그 노선은 제2차 내전의 직접적 원인이기도 하다. 제1차 내전에서 승리한 의회파들은 독립파·수평파·장로파로 분열되어 있었다. 독립파는 하층신분 출신 군간부들로 구성되었고, 수평파는 병사들 사이에 영향력을 갖고 그 사회적 지지기반을 수공업자층에 두었다. 이에 반해 장로파는 런던 대상인과 귀족층에 지지기반을 두었다. 장로파는 근본적 변화가 두려워 국왕과의 타협을 추구한 반면, 크롬웰의 독립파는 국왕을 방벌하는 노선을 취했다. 이 때문에 양 정파는 극심하게 대립했다. 장로파는 체포된 국왕과 내통하고 스코틀랜드의 장로파와 결탁하여 국왕을

---

194) 참조: 『두산세계대백과』, "크롬웰" 항목.

빼내 잔존하던 왕당파와 합세해 제2차 내란을 일으켰다. 이에 크롬웰 중심의 독립파는 수평파와 손잡고 장로파 군대를 격파하여 국왕을 다시 생포, 내전의 재발을 막기 위해 1649년 의회 재판을 통해 국왕을 처형했다. 이 제2차 내전은 태음인들이 우유부단한 타협주의적 지그재그 노선을 가지 않았다면 피할 수 있었던 불필요한 전쟁이었다. 우유부단한 태음인적 행동 때문에 일어난 이 전쟁은 끝내 왕의 목숨을 앗아간 정치비극으로 귀착되고 말았다.

또한 영국인들이 크롬웰의 사망과 함께 귀족공화국을 폐하고 처형된 찰스 1세의 아들을 권리청원에 대한 서명을 조건으로 왕(찰스 2세)으로 맞아들여 왕정을 부활한 것도 청교도혁명주의에 대한 태음인적 두려움과 현실타협주의의 발로다. 프랑스로 망명한 뒤 루이 14세의 슬하에서 길러진 찰스 2세는 가톨릭이었다. 그를 계승해 왕위에 오른 제임스 2세도 가톨릭이었다. 따라서 제임스 2세는 가톨릭과 유대교까지 포용하는 종교적 관용정책을 폈다. 1688년의 명예혁명은 가톨릭 군주 제임스 2세를 몰아낸 개신교 대귀족들의 종교전쟁적 쿠데타였다. 개신교 대귀족들의 이 쿠데타는 현상유지적 태음인의 체취가 물씬 풍긴다. 왜냐하면 이 쿠데타는 '토리'와 '휘그'가 제임스 2세가 왕자를 낳자 가톨릭 치세의 영구화에 두려움을 느끼고 비밀리에 야합해서 네덜란드 총독 오렌지 공 윌리엄과 메리 부처에게 군대를 이끌고 '영국의 자유와 권리'를 수호하기 위해 영국으로 귀국할 것을 요청하는 대귀족들의 초청서를 공동으로 발송하는 것을 계기로 발생했기 때문이다. 토리는 그간 의회 내에서 왕당파 노릇을 하며 제임스 2세를 지지했었던 반면, '휘그'는 원래부터 제임스 2세를 반대해왔다. 이러던 토리·휘그 대귀족들이 왕자의 탄생과 함께 싸움을 멈추고 갑자기 '야합'한 것이다. 때를 노리고 있던 윌리엄 부처는 의회의 요청을 받아들여 1만 5,000명의 네덜란드군을 이끌고 영국에 상륙해 길목의 소규모 영국군을 쳐부수며 런던으로 진격했고 제임스 2세도 이 혁명군에 맞서 대규모 군대를 출병시켰다. 그러나 국왕군 사령관은 내전의 공포와 패전의 두려움 때문에 윌리엄에게 투항하고 말았다. 덕분에 영국 전역을 군사적 긴장으로 몰아넣던 무력대치가 해소되고 제임스 2세가 혁명군의 묵인 속에서 프랑스로 망명함으로써 혁명은 무혈혁명으로 종결되는 듯했다. 그러나 태음인의 체질적 두려움과 타협주의가 빚어낸 무혈혁명은 곧 다음 단계에서 길고 긴 유혈내전의 원인이 되었다. 제임스 2세의 방벌에 반대하는 스코틀랜드 하일랜드와 에이레(기톨릭 국가)의 제임스 2세 추종세력들인 재커바이트들(Jacobites)은 반기를 들었고, 제임스 2세는 6,000명의 프랑스 군대를 이끌고 아일랜드에 상륙했다. 이로 인해 대규모 내전(Williamite War)이 발발했다. 아일랜드에서 유혈은 1692년까지 계속되었고, 스코틀랜드에서 유혈은 1745년까지 56년 동안 간헐적으로 계속되었다. 명예혁명의 태음인적 타협은 길고긴 유혈내전을 초래했던 것이다.

정치혁명의 시기가 끝나고 18세기 말부터 개시된 영국의 산업혁명도 창의력·아이디어·발명·혁신에 뛰어난 소양인과 이재('주책')에 뛰어난 태음인의 자본축적 능력의 결합 작품이었다. 18세기 말에서 19세기 초까지 영국에서는 하그리브스와 아크라이트의 방적기, 카트라이트의 역직기力織機, 와트의 증기기관, 제너의 종두법(1776), 심프슨의 클로로포름 마취법, 던롭의 타이어, 벨의 전화기(1876), 플레밍의 페니실린(1928), 로버트 왓슨-와트(Robert A. Watson-Watt, 1892-1973)의 레이더(1935), 프랭크 휘틀(Frank Whiltte, 1907-1996)의 제트엔진(1930) 등 셀 수 없는 발명이 줄을 이었다. 발명가들에는 발명품들이 공작의 산물이라서 영국에서 보기 드문 소음인들도 얼마간 끼어 있었을 것이다. 아무튼 이들이 창안한 이 발명품들은 속속 산업에 투하되어 태음인의 장기長技인 이재와 자본축적의 새로운 수단이 되었고, 기발한 발명능력과 차분한 축적능력이 하나로 합쳐 새로운 생산양식, 즉 공장제 산업자본주의를 열었다. 영국은 공자철학과 중국의 징치제도를 받아들여 경제와 정치 양면에서 다시 '사상혁명'의 시대를 개막했다. 영국은 18세기말과 18세기 초의 존 로크의 정치적 자유주의, 18세기 중후반의 데이비드 흄과 아담 스미스의 자유시장주의와 도덕철학, 19세기 초의 데이비드 리카도의 경제적 자유주의는 계몽주의를 일으켜 전 세계의 경제사상과 정치사상을 일신시켰고 이후에도 세계의 사상계를 주조했다.[195] 이 정치사상·경제이론 분야에서도 소양인들과 태음인들이 다시 두각을 나타내

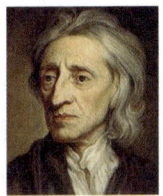
존 로크

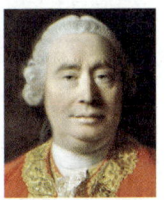
데이비드 흄

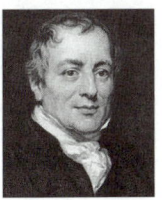
데이비드 리카도

었을 것이다. 명예혁명기의 급진적 소수파를 이끈 중국애호가 존 로크는 분명 소양인이었고, 중도를 좋아하고 중국의 유생들을 동경하며 천재적 명석함을 발휘했던 데이비드 흄도 소양인이었고,『국부론』(1776)을 쓸 정도로 이재감각과 이해타산이 뛰어났지만 겁이 많아 자신의 고향선배 흄의 유언(종교사 원고의 출판 부탁)도 집행하지 못하고 차일피일 미루었던 아담 스미스는 태음인이었다.『정치경제와 과세

---

[195] 영국과 서구가 공자철학과 중국 정치제도를 받아들여 계몽주의를 일으켜 서구사상과 국가를 근대화한 역사적 사실에 대한 본격적 탐구는 참조: 황태연,『패치워크 문명의 이론』(파주: 청계, 2016);『공자철학과 서구 계몽주의의 기원(1·2)』(파주: 청계, 2019);『17-18세기 영국의 공자 숭배와 모럴리스트들(상·하)』(서울: 넥센미디어: 2020);『근대 프랑스의 공자열광과 계몽철학』(서울: 넥센미디어: 2020);『근대 독일과 스위스의 유교적 계몽주의』(서울: 넥센미디어: 2020);『공자와 미국의 건국(상·하)』(서울: 넥센미디어: 2020);『유교적 근대의 일반이론(상·하)』(서울: 넥센미디어, 2020).

의 원리(*On the Principles of Political Economy and Taxation*)』(1817)를 써서 노동가치설을 주창하고 지대·이윤론과 자유무역의 비교우위론을 전개한 창의적 경제학자였던 포르투갈계 유대인 데이비드 리카도(David Ricardo, 1772-1823)는 퀘이커 여성과 눈이 맞아 가출하고 종교문제로 아버지와 의절했고 워털루 전투에 투자하는 예지적 투기 능력을 발휘해서 일확천금을 한 뒤 바로 시골로 은퇴했다가 의석을 매관買官해 하원에 진출해서 죽기 4년 전까지 자유교역과 의회개혁 및 형법개정을 위해 개혁가로 활동했고 노예를 영국민의 오점으로 보는 노예제 폐지론자였다. 이 여러 가지 점들을 보아 리카도는 아담 스미스와 달리 분명 소양인이었다.

18세기 말부터 19세기 중반까지 100년간 진행된 산업혁명은 질풍노도처럼 돌진하여 기술과 산업생산력은 크게 진보시켰으나, 정치적 진보는 다시 시들해져 정치사회적 제도가 혁신적 역동성을 잃었고 엎치락뒤치락하는 종교탄압과 자본주의적 착취와 계급차별은 점차 극심해졌기 때문에 신대륙에서 정치적·사회적 자유와 풍요를 찾기 위해 많은 사람들이 미국으로 이민을 떠났다. 19세기 초 헤겔도 동시대인의 관찰로써 "청교도·성공회신도·가톨릭신도들은 끊임없는 쟁투에 빠져들어 하나가 주도권을 쥐었다 싶으면 곧 다른 하나가 주도권을 쥐었기 때문에 낯선 세계에서 종교의 자유를 찾기 위해 많은 사람들이 이민을 떠났다"는 말로 서유럽에서 신대륙으로의 인구의 대이동을 확인해주고 있다.[196] 영국의 소양인들은 다시 불평불만·저항·개혁·이민의 움직임의 선두에 섰다. 그러나 이것은 절망적 기계파괴운동에 이어 개량주의적 차티스트 청원운동으로 표출되었는가 하면,

---

196) Gottfried Wilhelm Friedrich Hegel, *Vorlesungen über die Philosophie der Geschichte*, 111쪽. Gottfried W. F. Hegel, Werke, Bd. 12 (Frankfurt am Main: Suhrkamp, 1986).

1620년 메이플라워호에 탄 청교도들처럼 영국을 박차고 신대륙으로 쇄도하는 민족 대이동으로 나타났다. 18세기와 19세기에 경기퇴조기와 공황기마다 주기적으로 분출되어 미주와 호주로 이동한 이주민들은 기천만 명에 달했다. 이주민들은 대개 영화 '타이타닉'의 주인공들 같은 소양인들이었다. 영국의 소양인들이 당시 영국의 살벌하고 발가벗은 자본주의 사회에서 이러한 출구를 찾지 못했다면, 아마 칼 마르크스가 예견한 사회주의 혁명이 러시아가 아니라 영국에서 제일 먼저 발발하여 그의 예견대로 순식간에 '세계혁명'으로 확산되었을 것이다. 그러나 영국인들은 신대륙의 기회가 있었으므로 '혁명의 길'을 택할 필요가 없었고, 신대륙에서 새로운 꿈을 이루기 위해 정치적 압제와 자본주의적 착취를 피해 영국을 영원히 떠나는 '이민의 길'을 택했다. 미련 없이 '헬 영국'을 버린 이 영국인들은 대개 의분이 강하고 흥분을 잘 하고 과거와 과거의 것들에 미련이 없는 대신 과감하고 미래 비전이 가장 강렬한 소양인들이었다. 이로 인해 이 시대에 영국에서는 소양인들이 썰물처럼 신대륙으로 빠져나가 영국 내의 소양인 비중은 급감할 수밖에 없었다.

이 1차 대규모 이민 물결에 이어 1820-1930년간에 진행된 2차 이민 물결 때에는 5,000만 명의 유럽인이 신대륙으로 이동했고,[197] 이 중 영어를 쓰는 북미·호주·남아프리카 등으로 이주한 유럽인은 거의 다 영국인들이었다. 이 1-2차 이주 물결을 거치면서 영국은 소양인의 급속한 감소로 점차 태음인이 다수를 차지하는 '신사의 나라'로 변했다. 20세기 영국은 이제 소양인의 변혁 지향성이 아니라 태음인의 전통주의적 현상유지 성향이 지배하는 나라가 되었다. 그리하여 소양

---

[197] 참조: Alfred W. Crosby, *Ecological Imperialism* (Cambridge: Cambridge University Press, 1986). 독역본: *Die Früchte des weißen Mannes: Ökologischer Imperialismus 900-1900* (Frankfurt am Mian: Campus, 1991), 12쪽.

인의 혁명주의가 태음인의 수적 우세 때문에 거듭거듭 '희석되고 중도화되어' 태음인의 '중도보수주의'와 화합할 수 있는 중도개혁주의 또는 진보적 중도주의로 변했다. 이로써 영국은 절묘한 보혁조화의 나라가 된 것이다. 이 덕택에 영국은 두 번의 세계대전, 러시아혁명, 독일과 동유럽의 군주제 붕괴와 노동자혁명, 스페인내란, 독일 나치즘과 이탈리아 파시즘의 반혁명, 희랍과 포르투갈의 군사쿠데타, 남구 국가들의 극렬한 좌우대결, 중국 및 동남아의 공산화 혁명이 폭풍처럼 몰아친 20세기 내내 좌우극단의 그 어떤 급진주의 공세에도 흔들리지 않은 채 전통과 안정을 유지하는 가운데 부단히 개혁을 추진해온 유일한 '중용의 나라'로 남았다.

세계사를 100여 년 앞질러 나아간 영국인들은 상냥하고 진취적인 소양인 이미지가 늘 공존함에도 18세기와 19세기의 세기전환기 무렵에 태음인들이 벌써 다수가 되어 있었다. 이런 까닭에 과묵해진 영국인들은 19세기 초에 이미 외국인들에게 무게잡고 무뚝뚝하며 유럽의 후진국민들을 속으로 멸시하는 것처럼 비쳤다. 영국인들의 이 무게잡고 위엄 떠는 태도와 무뚝뚝한 기질은 우월감이 추가된 태음인적 체질('위의'와 과묵함)의 표현이다. 이것은 영국인의 국민성에 대한 칸트의 기술에서 잘 드러난다. 칸트는 세기가 바뀌는 1798-1800년 『실천적 관점에서의 인간학』에서 "점잔빼는 성격"을 영국 국민의 "일반적 특질"로 규정하면서 영국인은 오로지 자기들만이 "국내의 자유를 보증하는 진정한 시민적 헌정체제를 자랑할 수 있다고 믿고 외래적인 모든 것을 멸시하는 성향을 갖고 있다"고 말하는가 하면,[198] 동시에 심지어 "자부심에 찬 투박성(*stolze Grobheit*)"을 영국인의 특징적 성

---

[198] Kant, *Anthropologie in pragramatischer Hinsicht*, 659쪽.

격으로 규정하고 있다[199].

칸트의 다른 설명도 다 영국인의 태음인적 체질과 관련된 것들이다. 칸트는 "자발적으로 채택한 원칙을 견지하고 어떤 규칙이든 규칙으로부터 일탈하지 않을 강직한 심지心志가 사람에게 무게를 부여해 주므로 이러한 성격을 만들어야 한다는, 즉 이러한 성격을 가진 체해야 한다는, 오랜 가르침과 선례를 통해 습득된 주의主義"를 영국인의 성격으로 규정하기도 한다. 그러나 이 '주의'도 "오랜 가르침과 선례"를 통해 획득된 후천적인 기질이 아니라 실은 영국 태음인의 '생득적' 체질이다. 주지하다시피 태음인은 참을성과 지구력이 강하고 무슨 일이든 마음먹기가 어렵지만 한 번 뜻을 세우면 끝까지 밀고 나가 완수해내고 또 속으로 겁이 나면서도 짐짓 아무렇지 않은 듯 '무게 잡는' 체질이기 때문이다.

칸트는 영국인의 "이런 성격이 바로 프랑스 국민의 성격과 가장 대립되는 것"이라고 말한다. 그는 영국인이 다른 민족들과 사교를 가능케 하는 "일체의 상냥함을 포기하고 단지 존경만을 바라는 데다 각자 자기 생각대로만 살고자 한다"고 비판한다.[200] 이제마가 "지위"를 바라는 것을 태음인의 한 특질로 보았지 않았던가![201] 이 말은 당시 영국인이 외국인들에 대해 무뚝뚝하고 투박할 정도로 거만하게 무게 잡으며 동시에 한 등급 더 높은 지위의 인물로 대우받으려고 했다는 것을 뜻한다. 뒤떨어진 다른 나라에 대한 지위 높은 체하는 거만한 행세는 폐쇄적 민족주의로 나타나기도 한다. "영국인은 동포를 위해서는 어떤 민족도 예전에 알지 못한 방대한 자선단체를 세우지만, 저 영

---

199) Kant, *Anthropologie in pragramatischer Hinsicht*, 659쪽.
200) Kant, *Anthropologie in pragramatischer Hinsicht*, 663쪽.
201) 이제마는 "(태음인처럼) 겁 많은 나자(懦者)는 늘 지위를 바란다(懦者恒欲地位)"고 말했다. 이제마, 『격치고』「독행편」, 341쪽.

국인의 땅에서 운명에 떠밀려 곤궁에 빠진 이방인은 쓰레기 더미 위에서 늘 생명을 잃을 수 있다. 이방인은 영국인이, 아니 인간이 아니기 때문이다." 동시에 – 지금은 독일인도 영국인 못지않게 개인주의적이지만 – 평생 독일이라는 후진국의 북해 연안도시인 쾨니히스베르크에서만 살았던 칸트는 후진국인의 심정에서 영국인이 너무 개인주의적이라고 비판한다. "자기 돈으로 식사를 하는 경우에 영국인은 자기의 조국에서도 고립되어 지낸다. 자기 돈으로 먹을 때는 음식점 식탁에서 먹기보다 별실에서 혼자 먹고자 하는 것이다."[202] 그러나 이것은 영국인의 특유한 민족적 기질이 아니라 개인주의화된 근대사회 구성원들의 일반적 특질이다. 칸트는 이처럼 잘못 파악한 영국인과 프랑스의 갈등관계의 원인을 상인들의 경쟁관계에서만 찾고 있다.

- 영국인들은 모든 길과 숙박업소들을 혐오스럽다고 소리쳐 욕하려는 목적에서만 프랑스 등 이국異國을 여행하기 때문에 숙박업소에서 집결하여 늘 자기들끼리만 뭉쳐 다닌다. 그런데 프랑스인이 일반적으로 영국 국민을 사랑하고 존경심에서 칭송하지만, 그럼에도 (자기 나라에서 밖으로 나오지 않은) 영국인이 프랑스인을 증오하고 멸시하는 것은 참 이상한 일이다. 그 까닭은 (영국인이 논란의 여지 없이 프랑스인보다 우월한 것으로 보이기 때문에) 이웃 간의 적수성敵手性이 아니라, 가장 탁월한 입지를 차지할 의도에서 같은 민족의 상인들 간에도 아주 비사교적이게 만드는 상업정신에 있다. 두 민족이 양편의 해안을 바라보면 서로 가깝고 다만 (물론 바다라고도 부를 수 있는) 해협에 의해서만 서로 분리되어 있지만, 두 민족의 상호 적수성은 양자의 반목 안에서 다양하게 변하는 정치적

---

202) Kant, *Anthropologie in pragramatischer Hinsicht*, 666쪽.

특성을 야기한다. 그리하여 한쪽에는 위구심危懼心이 있고, 다른 쪽에는 증오가 있다. 이것은 한쪽에서 자기제어를 의도하고 다른 쪽에서 타자他者들의 지배를, 그렇지 않다면 섬멸을 의도하는 두 종류의 불일치다."[203]

여기서 칸트는 영국과 프랑스의 역사적 반목관계, 프랑스인의 일방적 영국사랑, 영국인들의 이상한 프랑스 멸시와 증오 등 여러 현상을 '상업정신'에서 설명하고 있다.

그러나 이것은 근본적으로 그릇된 것이다. 진정한 상업정신은 시장의 등가교환 원리에 따른 경쟁을 마다하지 않지만, 등가교환의 원리 자체를 파괴하는 상대방에 대한 "지배"나 "섬멸" 같은 극단적 행동은 결코 추구하지 않기 때문이다. 또한 상업정신은 프랑스인들이 영국인에게 구박받으면서도 변함없는 '일방적' 영국예찬과 짝사랑도 설명할 수 없다. 더구나 프랑스인들이 일방적 '영국예찬'과는 너무나도 대비되게 상업적 경쟁자도 아닌 독일인을 거부하는 정서적 분위기는 아예 설명할 길이 없다. 그들의 '영국사랑'과 대조되는 독일인에 대한 프랑스인들의 '무관심'과 '거부감' 때문에 독일인인 칸트는 질투심에서인지 영국인의 성격과 태도를 과장해 비판하고 있는 것 같다. 가령 영국인의 기질과 관련해 '비사교성', '멸시', '증오', '섬멸' 등의 용어를 쓰는 것은 지나친 것이다. 영국인들은 가령 쓸데없이 살살대지도 않지만 그렇다고 '비사교적'이지도 않기 때문이다. 반대로 영국인들은 평소 말수가 적지만 사교와 사회생활의 명수다.[204] 또 영국인들은 유럽에서 다른 나라 사람들을 지배한 적은 있지만 '증오'하거나 '섬

---

203) Kant, *Anthropologie in pragramatischer Hinsicht*, 664-665쪽.
204) 참조: 『두산세계대백과』, '영국'편 '영국의 생활' 항목.

멸'한 적은 없다.

　따라서 여기서도 다측면적 설명력을 가진 것은 '상업정신'이 아니라 다시 사상체질이다. 태음인과 소양인은 체질상 최적의 상생·화합 관계에 있다. 이로 인해 '소양인의 나라' 프랑스의 프랑스인들은 태음인이 다수인 영국인들을 좋아하고 또 당시는 모든 면에서 영국이 선진국이었기 때문에 더욱 좋아했다. 반대로 영국 태음인들은 속으로 프랑스인들을 좋아하면서도 우월감에서 후진국 프랑스의 프랑스인들에 대해 무게 잡고 점잔빼고 지위 높은 척 이들을 얕보았다. 그럼에도 체질상 경박하기 쉬운 자신의 결점을 잘 아는 프랑스인들은 영국인들이 무게를 잡으면 잡을수록 더욱 이들을 좋아했다. 반대로 소양인과 소음인은 체질상 상극관계에 있다. 따라서 소양인인 프랑스인들은 상극관계에 있는 '소음인의 나라' 독일을 정서적으로 멀리할 수밖에 없었다. 두 나라는 이웃나라임에도 역사적으로 늘 앙숙관계에 있으면서 여러 차례 큰 전쟁을 치렀고 서로 적대했다. 반대로 프랑스는 식민지 쟁탈과정에서 영국과 자잘한 충돌을 자주 겪었지만, 제1·2차 세계대전 같은 큰 전쟁에서는 영국과 동맹을 맺고 독일의 침공을 물리쳤고 평소 군사적으로 영국과 가깝게 지냈다. 이런 3국 관계는 지금도 많이 변하지 않았다.

　거의 태음인과 소양인의 두 체질로만 구성된 영국인들은 체질상 사변적 논리와 지나친 추상성과 관념성을 싫어하고 지식과 행동이 합일되는 경험과 실증성, 구체적 현실성과 즉흥·즉물적 현장성, 타산성과 합리성을 좋아하며, 안정성과 확실성, 불변성과 전통성, 점진성 속의 혁신성, 창의성, 시적 상상력을 좋아한다. 영국인의 철학은 홉스·로크·흄·스미스 등의 철학이 보여주듯 선험적先驗的 사변성을 멀리하고 가장 혁신적인 논리의 주의주장조차도 전통과 경험으로부터 도출해내는 실사구시實事求是의 경험주의와 실증주의 방법으로 특징지어진다. 또 영국인의 '삶의 시제時制'는 과거가 아니라 현재(태음인)와 미래(소양인)이다. 따라서 영국인들은 소음인적 복고주의와 거리가 멀되 '전통'을 고안해 계승하려는 전통주의와 보수주의와 동시에 미래주의를 지향한다. 영국인들은 늘 '전통'을 친숙하게 재구성하고 다시 발명해 최대한 미래로 보존해 나가려고 애쓴다. 영국사회의 각 분야에는 이러한 태음인과 소양인의 체질적 성향이 뒤섞여 혼재하거나 용해되고 혼합되어 있다.

 흔히 영국인들은 쓰던 것을 그냥 계속 쓰고 있는 것을 그냥 있는 그대로 놓아두듯 친숙한 전통을 애호하지만 뭔가를 바꾸려면 어쭙잖은 변화가 아니라 철저한 합리화를 추진한다. 따라서 영국에는 불합리해진 전통 및 재래식 제도와 함께 역설적으로 너무나도 합리적이고 탈脫권위주의적인 제도, 혁신적인 발명정신과 창의적인 기풍이 공존한다. 가령 한편으로 군주제와 귀족제도가 여전히 잔존하고 사무직원은 19세기 이래 지금도 중절모에 까만 신사복을 입고 여전히 우산을 가지고 다닌다. 판사는 변함없이 가발을 쓰고 19세기 이래 전통에 따라 일요일에도 극장 문은 닫혀있다. 21세기에도 사람들은 우측으로 통행하고, 중산층과 노동자들은 술집을 아직도 제각기 다른 문으로 드나들 정도로 전통적 신분의식에 갇혀있다.[205] 그러나 동시에 영국인들은 용도가 폐기된 군주제와 귀족제를 현대적으로 재활용하고 있다. 가령 군주의 의미와 지위를 절대부동의 상징적 가치중심으로 전용轉用해서 단합강화와 사회안정을 위해 적극 재활용하고, 귀족칭호를 사회공헌자들의 보훈報勳에 재활용하고 있다. 동시에 영국인들은 매우 창의적이고 합리적이다. 세계최초로 음속音速의 제트기를 발

---

205) 참조: 『두산세계대백과』, '영국'편의 '영국의 생활' 항목.

명하고 세계첨단의 항공산업을 발전시켰으며 역사상 최초로 원자력 발전소를 건설했다. 영국의 의원은 선거구와 런던 의사당 사이 구간의 교통편만을 무임승차할 수 있고, 철도 및 버스회사 종업원들도 거주지와 근무지 사이 구간의 교통편만을 무임승차할 수 있다.

　태음인과 소양인의 공고한 체질동맹을 반영하는 이러한 중도개혁주의적 보혁협치協治는 영국의 사회생활 전체를 관통한다. 영국은 경제적 자유주의의 발상지이면서 동시에 역설적으로 '요람에서 무덤까지'의 철저한 사회복지제도의 발상지다. 영국인은 신사다우면서도 태음인과 소양인의 단단한 체질적 화합 속에서 결코 전장戰場에서는 물러서지 않는 놀라운 태음인의 인륜적 연대윤리, 소양인의 용기와 애국적 열정을 가졌다. 영국인들은 전시戰時에도 암시장을 만들지 않을 만큼 애국심이 강하나 동시에 수적으로 압도적인 태음인답게 지독히도 이해타산적인 실리주의와 이재능력을 바탕으로 영국을 경제대국으로 발전시켰고 전 세계의 금융자본을 주무를 만큼 이재에 밝은 금융강국을 만들었다. 전통적 위계질서에 순응하면서도 정치의식이 매우 높아 처칠정부, 대처정부처럼 공이 많은 정부도 문제가 생기면 즉각 교체한다. 영국인들은 철저한 개인주의자이면서도 '더불어 사는' 사회생활과 품위 있는 사교에 아주 능하다.

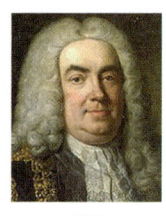

월폴

　보혁협치는 18세기 초반 월폴(Robert Walpole; 1675-1745) 총리에 의해 의원내각제가 확립된 이래 영국의 정치원리가 되었다. 토리·휘그 양당제, 그리고 20세기 초 이래의 보수·노동 양당제는 영국인의 대부분을 체질적으로 양분하는 태음인과 소양인의 묘한 화합관계를 반영한다고 말할 수 있다. 태음인과 소양인은 모든 면에서 서로 반대되고 대립되는 능력과 성정을 보이지만 역설적이게도 가장 화합적인 체질인 것처럼, 영국의 보수정당과 혁신정당은 그 이념적 지향이 상반된 정당일지라도 20세기 초의 교조주의적 전투성을 극복한 이래 어떤 나라에서보다도 비적대적이고 상보적相補的인 적수로서 동업자 관계를 맺고 있다. 보수당에는 대체로 보수적인 태음인 정치인이 모여 있고 앵글로색슨이 집중 거주하는 잉글랜드 지역 태음인 대중의 이익과 정서를 대변하는 반면, 노동당에는 노동자 출신 여부와 무관하게 혁신적 소양인이 더 많이 집결되어 있고 스코틀랜드·웨일스·북에이레 지역의 켈트인과, 이농·실업으로 인해 이런 지역에서 잉글랜드로 이주한 켈트인 집단의 이익과 정서를 대변한다. 따라서 보수당 당수는 대체로 볼드윈·체임벌린·이든·맥밀런·히드·캐머룬 등 잉글랜드 출신 태음인이 많았던 반면, 노동당 당수는 애틀리·윌슨 등을 예외로 치면 주로 데이비드 L. 조지와 닐 키녹 등 웨일스 출신과 맥도널드·존 스미스·토니 블레어 등 스코틀랜드 출신 소양인이 많았다. 태음인의 수적 우세를 반영하여 20세기 초 이래 보수당의 통치기간은 노동당의 통치기간보다 2배 이상 길었다. 물론 영국 보수당의 당수는 예외적으로 활달하고 과감한 소양인인 경우도 있었다. 보수당 소속 용감한 '철의 여인' 마가렛 대처, 존 메이저, 테레사 메이, 보리스 존슨 총리 등은 소양인으로 보인다.

프랑스인들은 뛰고 나서 생각하고 독일인들은 뛰기 전에 생각하고, 영국인들은 뛰면서 생각한다는 말이 있다. 이 말은 영국인이 생각과 행동을 현재의 현장에서 일치시키는 현실주의적 지행합일知行合一— 성정의 태음인이 순간적인 아이디어를 발빠르게 행동으로 옮기고 나서 그럴싸한 논리적 의미를 부여하는 체질적인 '선행후지先行後知' 성정의 소양인을 수적으로 압도함을 반증해 준다. 영국 국민은 아무튼 논리와 생각만 앞서고 열정과 행동은 결여된 소음인적 관념철학, 관념소설, 추상적 클래식음악 등을 좋아하지 않고 또 전혀 발전시키지 않았다.

태음인은 사상인 중 가장 타산적이고 실리적이어서 문화·예술적 직업과는 거리가 멀기 때문에 영국인의 예술성은 소양인을 통해서만 발휘되어 왔다. 따라서 영국에서는 소양인의 뛰어난 시력과 말재간, 그리고 기발한 착상과 현실감각이 결정적 역할을 하는 시와 (논픽션에 가까운) 현실주의적 소설, 회화, 영화가 발달했다.

태음인은 수치·이해利害감각이 강하지만 수리능력은 취약하고, 소양인은 수치감각도 수리능력도 약하다. 따라서 영국국민 안에서는 정제된 음률과 박자들로 수리적으로 정교하게 구성되는 클래식 음악이 인기가 없고 또 발달하지도 못했다. 클래식음악 분야의 작곡가도 거의 없다. 이로 인해 영국은 헨델·바하·베토벤·슈베르트·모차르트 등 기라성 같은 독일 작곡가들과 견줄 만한 작곡가를 단 한 명도 배출하지 못했다. 오페라와 발레도 전무했고, 지금 조금씩 보이는 오페라나 발레는 최근의 수입품이다.

차라리 영국의 팝송이 수치·수리에 약하되 즉흥성에 강한 소양인들의 체질에 딱 들어맞는 음악장르다. 팝송은 곡의 수리적 구성이 단순하고 가사歌詞의 시적詩的 형식과 내용, 그리고 가수의 즉흥적 표정과 몸짓이 결정적 역할을 한다. 게다가 팝송은 악보를 가급적 정밀하게 재현再現하는 클래식 연주와 달리 가수의 독특한 음색·기분·현장의 분위기에 따라 악보를 즉흥적으로 신축伸縮하여 부를 수 있다. 따라서 영국은 오늘날도 영국의 소득증대에 이바지하고 있는 비틀즈·카펜터·에스비워너비·조지 마이클·앤 바리 등 세계적 팝 가수들을 배출했다. "세계를 제패한 유명한 팝 가수의 행렬"과 "유명한 클래식 작곡가의 전무"라는 너무나도 선명한 존부차이는 영국 국민의 소양인적 면모와 소음인의 태부족이라는 체질 상황을 그대로 반영하는 것으로 보인다.

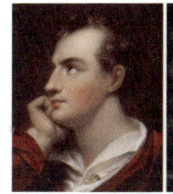 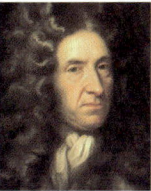 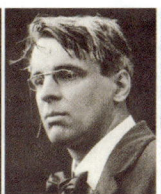 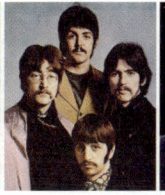 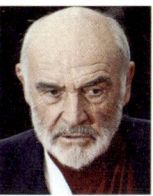

바이런　　　디포　　　예이츠　　　비틀즈　　　숀 코네리

　번뜩이는 착상과 말재간을 생명으로 삼는 시詩 분야에서는 소양인이 반에 육박하는 나라답게 드라이든·셰익스피어·밀턴·블레이크·바이런·셸리·키츠·워즈워스·예이츠 등 기라성 같은 시인들을 배출했다. 영국을 '대문호의 나라'로 만들어 준 셰익스피어의 희곡도 소설이라기보다는 실은 일종의 시문詩文이다. 영국 비평가 아놀드는 "시야말로 영국의 영광이다"고 평한 바 있고, 프랑스 비평가 텐은 "영국 시보다 나은 시는 없다"고 극찬한 바 있다. 시 이외의 문예 분야에서 두각을 나타내는 장르는 추상적·관념적 세계가 아니라 구체적·현실적 인간세계를 다루는 소설과 수필이다. 이 분야에서는 초서·브론테 세 자매·디킨스·도일·처칠·조이스·헉슬리·그래함 그린·서머싯 몸 등 수많은 세계적 문호들을 낳았다. 세계적으로 유명한 삼류소설가이자 악덕자본가로는 『로빈슨 크루소의 모험(1·2·3)』을 쓴 다니엘 디포가 있다. 물론 시와 소설을 도맡은 영국 소양인 문학가들 중 1923년 예이츠가 시로 노벨문학상을 받았고, 1953년 처칠이 에세이 『제2차 세계대전』으로 노벨문학상을 받았고, 1983년 윌리엄 골딩이 소설 『파리대왕』으로 노벨문학상을 수상했다. 영국의 노벨문학상 수상자가 3명에 불과한 것은 영국 소양인이 40-45%에 불과하기 때문으로 보인다. 이 비율은 소양인이 70-80%에 달하는 프랑스의 절반에 불과한 수준이다.

　미술과 영화는 소양인의 뛰어난 시력과 색상감각 없이는 발전할 수 없는 예술분야다. 영국인들은 풍경화·초상화 등 구상具象회화 분야에서 뛰어난 역량을 보인다. 이 분야에서는 18-19세기 초의 시인이자 화가인 블레이크와 컨스터블의 풍경화, 중국과 극동의 동양화를 변형시킨 콕스와 터너의 수채화 등이 유명하고, 20세기에는 헨리 무어의 조각, 해밀턴의 팝 아트 등이 두각을 나타냈다. 그러나 순수미술이 이재理財와 거리가 먼 예술분야인데다 영국에서 소양인이 수적으로 열세이기 때문에 영국의 미술계는 '소양인의 나라들' 프랑스·이탈리아·스페인 등에 밀릴 수밖에 없었고, 따라서 세계적 유명작가를 많이 배출하지 못했다. 차라리 이재와 예술이 결부된 영화 분야에서 영국인들은 수준 높은 사회비평 영화와 재미있는 세계적 흥행물을 만드는 데 탁월한 역량을 발휘했다. 사회비평적 희극영화의 거장 찰리 채플린의 코미디 영화, 영화사상 최대의 흥행물인 007영화 시리즈와 이것으로 잘 알려진 대중소설가 이안 플래밍, 세계적인 배우 숀 코네리, 제임스 본드, 본드 걸 등은 한때 세계 영화계를 제패한 바 있다. 영국의 영화산업은 그간 '소양인의 나라'인 미국의 할리우드 영화산업에 많이 밀렸지만, 그래도 여전히 저력을 보이고 있다.

영국의 스포츠 실력은 손재간과 팔·어깨의 힘으로 하는 특정 종목을 제외하면 상대적으로 저조한 편이다. 소양인은 상체의 손·팔·어깨가 강하고 재간이 있지만 하체가 약하고 허리·다리·발에 재간이 없다. 반대로 태음인은 손·팔·어깨 등 상체가 약하고, 하체의 허리와 허벅지는 강하고, 다리와 발의 재간도 상당하지만 소음인의 강인하고 정교한 다리와 발에 비할 바가 아니다. 이런 까닭에 영국은 세계최대 규모의 축구산업이 발전되어 있는 축구 종주국이면서도 축구가 '세계의 스포츠'로 보편화되면서부터 월드컵에서는 딱 한 번(잉글랜드 1966) 우승했다. 소음인이 미미하기 때문이다. 게다가 지역대립으로 잉글랜드와 스코틀랜드가 한 팀을 만들어내지 못하고 각각 월드컵에 나간다. 이 때문에 2018년까지 영국은 두 번 4강에 진출하는 데 그쳤다. 세계 각국의 축구실력이 향상된 오늘날, 영국은 8강 내지 16강 그룹에 뒤처져 있다. 그 대신 손으로 하는 스포츠는 소양인의 역할로 매우 발전되어 있고 세계 선두를 달리고 있다. 미국 야구의 원조인 크리켓과, 주로 손과 어깨로 하는 미식축구(American football)의 원조인 럭비는 영국 고유의 스포츠 경기다. 또 테니스·골프 등은 세계 선두그룹에 들어 있고, 하키·핸드볼·배구 등에서도 영국인들은 두각을 나타낸다.

5. 러시아: 소음·소양 양兩체질의 보혁상극 국가

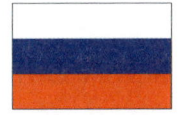
1798년 칸트는 18세기말 세 차례의 분할로 인해 소멸했던 폴란드에 대해서 "자연적 성향(natürliche Anlagen)" 개념을 "이제 더 이상 적용할 수 없고" 러시아에 대해서는 이 개념을 쓰기에 "아직 부적합하다"고 말하고 있다.[206] 이것은 러시아의 슬라브 민족이 당대까지도 수많은 이민족들과 뒤섞여 있어 독자적 기질과 특성을 보여주지 못하고 있었다는 것을 뜻한다. 하지만 러시아가 진보적이면서도 동시에 복고로 돌아가 진보의 성과를 다 무효화시키는 행정을 반복한 '진보와 복고의 상쇄'의 허무한 역사는 러시아 민족이 소양인과 소음인을 주축으로 구성된 민족이라는 추정을 가능케 한다.

러시아인들은 상당수가 매우 진취적·혁신적· 미래지향적·유럽지향적인 서구주의를 보이는 반면, 또 다른 상당수는 보수성을 넘어 복고적·반동적·과거지향적이고 서구적대적이며 슬라브주의적 성향을 보

---

206) Kant, *Anthropologie in pragramatischer Hinsicht*, 670쪽.

인다. 또 일부 국민은 주변국과 이민족에 대해 매우 개방적이고 평화적인 반면, 다른 일부는 극단적으로 폐쇄적이고 침략적이어서 유별날 정도로 줄기차게 주변영토를 정복했고 심지어 '동쪽을 점령하라'는 뜻의 블라디보스토크(Владимір)를 넘어 알래스카까지 진출했다가 알래스카를 헐값에 미국에 매각해야 할 정도로 세계최대의 영토를 장악했다. 러시아의 일부 국민은 매우 명랑하고 쾌활한 반면, 다른 일부는 너무 얌전하고 침울하다. 러시아 국민의 소양인 집단과 소음인 집단은 이와 같은 대조적 모습을 보이며 그간의 러시아 역사에서 급진적 진보와 퇴보를 교대시켜왔다. 거리에서의 러시아인들의 체형관찰과 문화적 이미지 체험에 의하면, 러시아는 소음인 50-55%, 소양인 40%, 태음인 등 기타 태음인 5-10% 정도로 짐작된다. 러시아의 우세한 소음인 성향은 러시아의 수학·정밀과학·생리학 등 과학 분야 및 작곡·발레 등 음악분야의 뛰어난 성과와 업적, 침략·정복의 역사, 가족주의 문화, 음침함, 러시아어의 특성(여섯 가지로 극심한 러시아어의 기계적·수학적 격변화 문법, 독일어처럼 거의 철자 그대로 발음하는 고지식한 발음법칙, 명사의 여성·남성·중성 등 고지식한 성性 구분 등)에서 확인된다.

체질상 소양인과 소음인이 상극관계이기 때문에 러시아의 국내 역사는 이 두 체질 간의 상쟁사相爭史나 다름없다. 러시아는 영국 같은 '보혁협치의 나라'가 아니라 '보혁상쟁의 나라', 즉 혁명과 반동이 극단적으로 교차하는 극심한 보혁갈등으로 국력을 탕진하고 시간을 허송해온 나라다. 러시아는 역사적 진보와 퇴보를 반복, 모든 노력을 도로徒勞에 돌리거나 부지불식간에 진보를 퇴행으로 둔갑시켜 놓기 일쑤여서 역사적 시간을 허송할 위험이 큰 나라다. 1917년 볼셰비키혁명과 1993년 자본주의 복고 사이의 76년은 러시아 역사 안에서 두 체질 간의 상극적 대결로 야기된 가장 전형적인 역사적 허송세월에 속한다.

러시아에는 정교적正敎的 신비주의와 종교적 신비주의에 기댄 푸가초프·스텐카라친 등 풍운아들의 농민반란에서 보이듯이 질풍처럼 일어났다가 장렬하게 바람처럼 사라지는 태양인도 없지 않고, 또 가끔 태음인의 모습도 나타난다. 하지만 태양인과 태음인은 수적 희소성으로 인해 러시아 국민성의 본질적인 특징을 규정짓지 못하고, 잘 눈에 띄지도 않는다.

19세기 러시아 역사에서 서구주의자(Westnizers)와 슬라브주의자(Slavophils)의 사상적 대립투쟁은 특히 소양인과 소음인의 상극적 체질갈등을 극명하게 보여 준다. 차아다예프·벨린스키·게르첸·바쿠닌 등 "러시아를 유럽의 일부로 간주"하는[207] 무신론적인 서구주의자들은 "개인의 권리를 숭상하고"[208] 러시아의 근대화를 옹호하며 18세기 표트르(Пётр, 1672-1725, 재위 1682-1725) 대제와 예카테리나 2세(Екатерина II, 1729-1796, 재위 1782-1796)의 서구화 정책을 러시아민족의 발전적 전환점으로 높이 평가하고 러시아의 구원을 위해 19·20세기에도 한층 더 서구화·산업화·민주화해야 한다고 주장했다.[209] 이와 정반대로 키레옙스키·호마꼬프·악사코프·사마린·도스토예프스키 등 정교적正敎的 슬라브주의자들은 서구를 "사악한 독소"로 간주하고[210] "서구적 이성의 합리주의"를 "모든 악의 근원"으로 보며 '서구화'와 '근대화'를 문화적, 정신적 타락으로 거부하고 "러시아가 서구와는 다르게 독자의 길을 가야 한다"고 주장했고 "러시아정교의 우월성과 역사적 사명을 기초로 러시아 발전방향을 제시하며"[211] 표트르 대제의 서구화 정책을 러시아의 "건강하고 자연적인 발전을 저해할" 정도로 "신

---

207) 김수희, 『러시아문화의 이해』(서울: 신아사, 1998), 143쪽.
208) 김수희, 『러시아문화의 이해』, 142쪽.
209) 이덕형, 『러시아 문화 예술 - 천년의 울림』(서울: 성균관대학교 출판부, 2001), 303쪽.
210) 김수희, 『러시아문화의 이해』, 143쪽.
211) 이덕형, 『러시아 문화 예술』, 301쪽.

성한 사명의 거부"가 가득 찬 것으로 혹평하고,[212] 표트르 대제 이전의 순수한 슬라브정교정신과 문화를 복원해야만 러시아를 구원하고 부흥시킬 수 있다고 주장했다. 즉, "정교적 사랑과 형제애, 자유를 근간으로 농민공동체를 세우고 이 공동체 속에서 합리성·강제·필요성이라는 서구문명의 병폐를 치유하고 조화로운 삶을 추구해야 한다"는[213] 것이다. 말하자면 슬라브주의자들은 단순한 보수주의적 '수구파守舊派'가 아니라, 원시정교正敎를 사실史實과 달리 턱없이 미화한 "인식오류"에 빠져 "이상적 유토피아를 과거 속으로 투영하고",[214] 서구화 이전의 과거 러시아를 복원하려는 복고·반동주의자들이었다.[215] 그러나 이들은 자기주장과 모순되게도 샤또브리앙의 기독교낭만주의라는 서구사상의 영향을 받거나[216] 독일낭만주의와[217] 쉘링철학의 논리를 차용했다.[218]

체질적 관점에서 이것을 정리하면 서구주의자들은 미래를 이상화하는 러시아인의 소양인적 특성을 대변하는 반면, 복고·반동적 슬라브주의자들은 낭만적으로 과거를 미화하는 소음인적 특성을 반영하고 있다. 따라서 러시아의 역사는 이 두 체질의 불가해한 갈등으로 인해 서방을 향한 '개방과 폐쇄'의 반복으로 펼쳐졌다. 소련 붕괴 이후 러시아에는 고르바초프와 옐친 체제에서 잠시 서구개방의 훈풍이 불었으나, 푸틴이 장악한 지금의 러시아는 다시 반反서방으로 돌아서 찬바람이 불고 있다.

---

212) 김수희, 『러시아문화의 이해』, 142-143쪽.
213) 이덕형, 『러시아 문화 예술』, 301쪽.
214) 이덕형, 『러시아 문화 예술』, 303쪽.
215) 이덕형, 『러시아 문화 예술』, 305쪽.
216) 김수희, 『러시아문화의 이해』, 142쪽.
217) 이덕형, 『러시아 문화 예술』, 303쪽.
218) 이덕형, 『러시아 문화 예술』, 301쪽.

러시아에서 이러한 세계관적 상쟁으로 표현된 소양·소음체질의 상극적 갈등은 18세기 이래 러시아 역사 안에서 '혁명과 반동'의 유별나게 험악하고 유혈이 낭자한 대립투쟁사로 분출되었다. 혁명과 개혁의 소양인적 정치사政治史는 표트르 대제와 예카테리나 여제女帝의 대大개혁, '데카브리스트의 반란', 알렉산더 2세의 농노해방과 1881년 암살, 1905년 혁명, 1917년 2월 혁명과 10월 혁명 및 혁명내전 등 연속 세 차례의 연쇄혁명, 노동자·농민정권의 수립(1923), 흐루시초프의 스탈린 격하, 고르바초프의 서구지향적 페레스트로이카와 글라스노스치, 보수파 쿠데타에 맞선 모스크바시민봉기(1990), 소련붕괴(1993), 러시아공화국의 성립 등으로 숨가쁘게 펼쳐졌다. 뛰어난 전략가인 레닌은 전형적인 소양인이고 번뜩이는 명석함 속에 인정 많은 성정을 지닌 부하린, 번뜩이는 아이디어와 불같은 열정을 지닌 트로츠키 등 볼셰비키 혁명지도자들은 대체로 소양인들이었던 반면, 스탈린은 레닌이 비밀서한에서 지적했듯이 '관료주의적' 사고경향을 지닌 소음인적 인물이었다.

이에 반해 소음인적 반동의 정치사는 18세기 대大개혁에 대한 조직적 반발과 복고조치, 슬라브주의적 반격, 로마노프왕조 말기 알렉산더 3세의 시대착오적 반동, 백군의 반혁명, 서구지향적 볼셰비키들의 '반反서구적 변질' 미스터리, 소음인 스탈린의 권력장악과 스탈린주의적 소련의 반反서구주의, 1990년 공산당 보수파의 쿠데타, 소음인 대통령 푸틴과 러시아의 우경화 추세, 러시아정교의 부활과 복고적 러시아 장악, 극우세력의 급격한 강화 등으로 펼쳐졌다. 러시아의 이런 역사적 극우반동화 추세를 야기하는 인적 토대는 스탈린·브레즈네프·푸틴 등의 소음인 정치지도자, 소음인 자연과학자, 음악가, 그리고 방대한 소음인적 관료, 그리고 이들을 떠받치는 대중이었다. 옐친

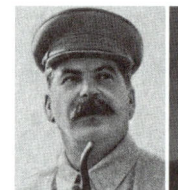 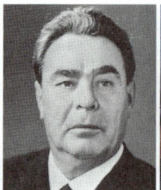 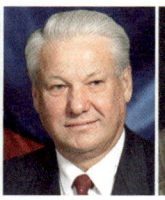 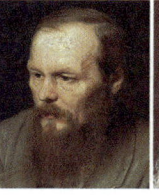 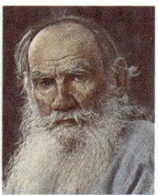

스탈린　　브레즈네프　　옐친　　도스토예프스키　　톨스토이

은 예외적으로 태음인이었다.

　사회·문화·예술·스포츠 면에서도 소양인의 특질과 소음인의 특질이 여지없이 발휘되고 있다. 소양인이 국민의 절반에 육박하는 만큼 어찌 보면 러시아사회는 일단 '혁명적 사회'다. 사회적 기풍은 한편으로 늘 혁신적이고 역동적이며 개방적이고 명랑하다. 말재주와 글재주가 뛰어난 소양인이 많은 나라인 만큼 러시아는 문학에서 주콥스키·릴레프 등 데카브리스트, 푸쉬킨·레르몬토프·네크라소프 등 시인과, 크릴로프·고골리·게르첸·톨스토이·투르게네프·체호프·체르니셰프스키·마야코콥스키·고리키·파스테르나크(노벨상) 등 기라성 같은 대문호를 배출했다. 예외적으로 도스토예프스키와 솔제니친(노벨상)은 엽기성이나 신비주의를 보이는 소음인 문호들이다. 그리고 러시아는 20세기 최고의 인문학자이자 언어학자인 미하일 바흐친도 낳았는데, 그는 언어학자인 한에서 틀림없이 소양인이다. 나아가 색깔에 밝은 소양체질 덕택에 미술 분야에서는 19세기부터 세계적으로 알려진 곤차로프·말레비치·칸딘스키·샤갈·가보·로드첸코·타틀린 등 모더니스트와 아방가르드 화가들이 활발히 활동했고, 영화분야에서는 쿨레소프·푸도브킨·에이젠슈테인·타르콥스키 등 세계적으로 주목받는 감독들이 배출되었다. 소양인이 상체가 발달했으므로 러시아 스포츠에서는 손·팔·어깨를 많이 활용하는 체조·배구·핸드볼·펜싱 등의 운동분야에서 두각을 나타냈다.

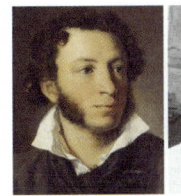 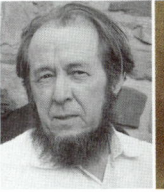 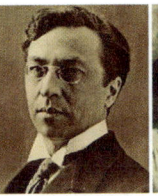 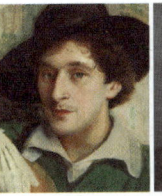 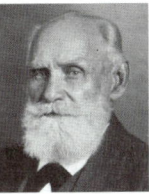

푸시킨　　솔제니친　　칸딘스키　　샤갈　　파블로프

　동시에 러시아국민의 절반 이상이 소음인인 만큼 사회적 분위기는 침울하고 폐쇄적이고, 사상과 기풍 면에서는 주기적으로 과거로 돌아가려는 강력한 반동·복고주의가 되살아나고 소음인적 국가주의와 관료주의가 미만하다. 제정 러시아의 지속적인 관료화와 부패, 그리고 소련의 전면적인 관료화와 융통성 없는 관료주의적 체제마비는 별도의 설명을 요하지 않는다. 동시에 주지하다시피 소음인적 탈심과 탐심의 발로인 침략적 팽창주의도 러시아의 중요한 정치성향이다.

　러시아민족은 소음인이 많으므로 대체로 끈기 있고 소양인도 만만치 않으므로 용감하다. 나폴레옹을 물리친 대불對佛전쟁(제1차 애국전쟁)과, 나치침략을 무찌른 스탈린그라드 전투로 상징되는 대독對獨전쟁(제2차 애국전쟁)은 러시아 소음인들의 강인한 끈기와 강단, 그리고 소양인의 무용武勇을 증명하는 역사적 전쟁들이다. 또한 러시아인들은 소음인적 끈기로 맹렬한 한파를 견디는 강인한 심리와 특유한 체력을 발전시켜 추운 동토지대에서 문명을 이룬 민족이기도 하다.

　소음인이 뛰어난 수리적 재능을 포함하는 '경륜'을 지닌 만큼 절반의 인구가 소음인으로 채워진 러시아는 수많은 수학자와 자연과학자들을 배출했고 독자적 기술공학을 발전시켰다. 비非유클리드 기하학인 '로바쳅스키기하학'을 창시한 수학자 로바쳅스키, 주기율표를 창안한 화학자 멘델레예프, '파블로프의 조건반사'이론을 창시한 생리학자 파블로프(노벨상), 장내세균의 소화작용과 노화의 연관에 관한 연구를 개척한 생물학자 메치니코프, '생명권(*biosphere*)'과 '지성권(*noosphere*)' 이론 등 '지구화학(*geochemitry*)'을 창시한 블라지미르 베르나드스키, 수소폭탄을 만든 사하로프(노벨상) 등 기라성 같은 과학자들이 다 러시아가 낳은 학자들이다.[219] 또한 러시아는 독자적 기계문명을 개척하여 세계최초의 인공위성 '스프트니크(спутник)'를 발사하고 우주항공과학과 우주항공산업을 선도할 만큼 기계공학도 고도로 발전시켰다.

러시아는 수학·자연과학 분야와 마찬가지로 탁월한 수리적 두뇌를 요구하는 음악 분야에서 수많은 '음악의 거장들'을 배출했다. 무소르그스키·발라키레프·보로딘·림스키코르샤코프·라흐마니노프·스트라빈스키·차이코프스키·루빈스타인·타네예프·스크랴빈·쇼스타코비치·카발레프스키 등 세계적인 작곡가들은 그 수에 있어서 독일과 어깨를 나란히 할 정도다.

엉덩이와 정교한 다리·발 등 하체가 발달한 소음인이 절반에 달하는 러시아는 발·다리와 허벅지·엉덩이를 주로 쓰는 신체예술인 무용 분야에서 안나 파블로바·아돌프 볼름·바슬라프 니진스키 등 세계적인 발레리나들을 배출했고 또 볼쇼이 등 세계적 발레단을 가지고 있다. 마루운동인 무용체조 분야에서는 단연 세계 수위를 마크하고 있다. 스피드 스케이팅 분야에서도 세계를 석권하고 피규어스케이팅·아이스발레 분야에서는 세계에서 독보적 지위에 있다.

러시아인은 소양인과 소음인의 두 축으로 구성되었기 때문에 소양인과 소음인이 부부로 만날 확률이 가장 큰 나라다. 소양인과 소음인의 체질적 상극·배척관계를 상기하면, 소양·소음인의 결혼확률만큼 러시아 가정은 취약할 수밖에 없다. 이런 까닭에 러시아는 생활 수준

---

219) 참조: 이덕형, 『러시아 문화 예술』, 455-459쪽.

에 비해 이혼율이 너무 높은 편이다. 이혼사유가 조혼으로 인한 배우자에 대한 무지, 남자의 불성실과 방종, 성적 불만, 경제적 이유 중 어느 것이든 러시아의 이혼율은 공식통계로 50%, 비공식통계로는 70%에 달해[220] 단연 세계 최고수준이다. 이 높은 이혼율에 조응해서 재결합 빈도도 높고 헤어지고 만나기 쉬운 '동거'형태도 늘어난다. 이에 따라 기정윤리와 성(性)윤리도 러시아에 특유한 자유로운 형태로 형성되게 된다.

러시아가 상극체질로 구성되어 있기 때문에 오랜 러시아 연구자들의 러시아 기질 연구도 흔히 일관성이 없고 앞뒤가 상반된 기술과 묘사가 많아 갈피를 못 잡게 만든다. 동일한 연구자가 러시아인을 진정으로 평화적이고 호방하고 명랑하며 상냥하고 사교성이 있고 대화·술자리·노래를 아주 좋아하는 사람들로 묘사하면서도, 동시에 정반대로 진정으로 침략적이고 음습하고 비밀이 많고 예의바르고 참을성이 대단하고 체면을 중시하는 사람들로 묘사한다.[221] 또 어떤 연구자는 러시아 기질의 체질적 이중구조를 심지어 자기성찰이 부족한 자의 자기분열로 오해한다.

- 러시아인들은 자기네가 호방하고 관대하며 평화를 사랑할 뿐만 아니라 진실한 민족이라고 생각한다. 그런데 러시아인들은 1991년 공산정권이 무너지고 비밀문서들이 공개되었을 때 소련군대가 정말로 서구침략 계획을 세웠다는 사실을 알고 너무 놀라서 입을 다물지 못했다.[222]

---

220) 배광옥, 『러시아, 춥기만 합니까?』(서울: 도서출판 두남, 2000), 90쪽.
221) 배광옥, 『러시아, 춥기만 합니까?』, 87-88쪽.
222) Elisabeth Roberts, *Xenophobe's Guide to Russia* (London: Oval Project Ltd., 1994), 엘리사베츠 로버츠(유시민 편역), 『동유럽이야기 – 러시아·헝가리·폴란드』(서울: 푸른나무, 2000), 3쪽.

러시아인이 무의식중에 저지른 자신의 자기기만적 행각에 대해 놀라는 것처럼 묘사되고 있는 이 기술은 실은 러시아 소양인들이 체질상 자기와 완전히 상반된 러시아 소음인들의 은밀한 침략의도를 나중에야 알고 놀라는 내용인 것이다.

　러시아민족이 소양·소음인 체질이 혼성되어 있는 까닭에 여러 러시아 안내서들은 러시아 국민의 절반인 소양인의 특징을 러시아인 일반의 특징으로 과장하는 대목도 있고, 반대로 소음인적 측면을 러시아인 일반의 기질로 과장하는 대목도 있다. 가령 "러시아인은 게으르고 또 결과를 미리 생각하지 않고 일을 저지르는 경향이 있다"는 러시아인의 단점은[223] 하던 일에 곧 싫증을 느껴 뒤로 나자빠지거나 게으름을 피우는 소양인의 '나심懶心'과 '경박성'을 지칭한 것으로서 '모든' 러시아인의 특징이 아니라 러시아 소양인대중만의 특징이다. 또 "근거도 없이 일이 잘 될 것"이라고 믿는다는 낙천적 미래비전의 기질도[224] 러시아인 일반의 기질이 아니라 러시아 소양인만의 기질이다. 러시아 소음인들의 프랑스 혹평에도 아랑곳하지 않고 러시아인들이 프랑스인을 문화인으로 보고 배우려고 하고[225] 태음인이 많은 영국인들에게 심리적으로 끌린다고 하는 것도 러시아 소양인들만의 심리다. 또 "일단 잡담을 시작하면 끝낼 줄 모르고"[226] "쉬지 않고 떠들지만" 다리가 약해 "걸으면서 대화하는 것이 불가능에 가까우며" 거짓말을 습관으로 삼고,[227] 내일의 인생무상人生無常을 미리 느끼며

---

223) 로버츠, 『동유럽이야기 - 러시아·헝가리·폴란드』, 3쪽.
224) 로버츠, 『동유럽이야기 - 러시아·헝가리·폴란드』, 3쪽.
225) 참조: 로버츠, 『동유럽이야기 - 러시아·헝가리·폴란드』, 6쪽.
226) 로버츠, 『동유럽이야기 - 러시아·헝가리·폴란드』, 9쪽.
227) 로버츠, 『동유럽이야기 - 러시아·헝가리·폴란드』, 11쪽.

오늘을 즐기자고 부추기고[228] "유머감각이 뛰어나며"[229] 언어유희를 아주 즐기는 것도[230] 결코 러시아인 일반의 특징이 아니라, 단지 러시아 소양인만의 특징이다.

반대로 "질서, 근면, 철저함, 깨끗한 마무리와 같은 독일적 특성에 넋을 빼앗기는" 러시아적 성향과[231] 프랑스인을 "변덕스럽고 믿을 수 없는 괴상한 족속으로 규정하는" 러시아인들의 관점은[232] 결코 러시아인 일반의 성향과 관점이 아니고 – 한국인 중에 일본을 부러워하며 일본을 배워야 한다고 주장하는 사람들처럼 – 러시아 소음인들만의 성향이고 관점이다. 또 양순하면서도 인내심이 강하고 끈기 있으며 강인하고[233] 몇 백 년 동안 동일한 주제로 질기게 논쟁하며[234] 비밀과 염탐에 집착하고[235] 친한 사이가 아니면 "쓸데없는 수다를 떨지 않고" 몇 분의 대화에서도 "인생의 의미를 들먹이며 철학적 토론을 벌이는" 것은[236] 러시아 소음인들만의 특징이다. 이처럼 소양인과 소음인의 체질적 이중구조는 외국인이 보기에 러시아인의 야누스적 이미지를 각인하고 있는 것이다.

소양인이 반절에 가깝다는 것은 점술도 그만큼 발달되어 있다는 것을 뜻한다. 볼셰비키정부가 점술을 미신으로 몰아 추방했을지라도 러시아에서 점술은 소양인들 때문에 사라지기는커녕 상당히 널리 범국민적 차원으로 유포되어 있다.

---

228) 참조: 로버츠, 『동유럽이야기 – 러시아·헝가리·폴란드』, 16쪽.
229) 로버츠, 『동유럽이야기 – 러시아·헝가리·폴란드』, 42쪽.
230) 로버츠, 『동유럽이야기 – 러시아·헝가리·폴란드』, 85쪽.
231) 로버츠, 『동유럽이야기 – 러시아·헝가리·폴란드』, 5쪽.
232) 로버츠, 『동유럽이야기 – 러시아·헝가리·폴란드』, 6쪽.
233) 참조: 김수희, 『러시아문화의 이해』, 179-181쪽.
234) 로버츠, 『동유럽이야기 – 러시아·헝가리·폴란드』, 9쪽.
235) 로버츠, 『동유럽이야기 – 러시아·헝가리·폴란드』, 32-33쪽.
236) 로버츠, 『동유럽이야기 – 러시아·헝가리·폴란드』, 82쪽.

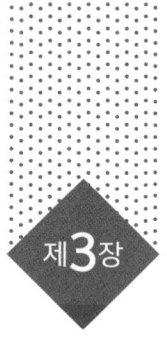

제3장

소양인의 나라

'소양인의 나라'는 세계를 주도해온 나라들로서 대표적으로 미국·프랑스·이탈리아·스페인이다. 소양인은 눈의 시력과 색깔과 모양을 보는 시각視覺, 세회世會(여론의 흐름) 읽기, 재간(말·글·손·일재간), 미래를 향한 기획능력(사무)이 뛰어나고, 화끈하며 개방적이고 바깥일을 좋아하며 바깥세상에서 승리를 추구하며 미래에 산다. 따라서 소양인은 바깥에서 마음대로 활동하기 위해 자유를 가장 중시하고 과심誇心이 있어 아주 높고 거대하고 웅장한 것을 보고 보여주기를 좋아한다. 그래서 '소양인의 나라'에는 높은 에펠탑과 거창한 개선문이 세워지고, 광대한 플라자가 있고, 웅장한 건물들이 즐비하며, 거대한 '자유의 여신'상이 서있고, 하늘을 찌르는 마천루가 있다.

소양인은 폐장과 가슴, 목과 목청, 얼굴과 머리, 팔과 어깨 등의 상체부위가 발달해 있다. 따라서 소양인의 나라에서는 야구·아메리칸풋볼·골프·농구·배구·탁구·권투·펜싱 등 상체운동이 발생했고 탁월한 운동선수들을 배출했다. 또 가슴과 목청이 발달한 '소양인의 나라'

의 사람들은 목소리가 크고 두세 사람만 모여도 늘 왁자지껄 시끄럽다. 또한 가창력이 좋아서 가요가 발달했고 세계적으로 유명한 가수들을 무수히 배출해왔다. 미국에는 세계를 주름잡는 대중가요 '팝송'과 '재즈'와 '랩'이 발달해 있고, 세계적 팝가수로는 루이 암스트롱, 에바 캐시디, 놀랍게도 시적 가사로 노벨문학상(2016)을 수상한 밥 딜런, 레이디 가가, 마돈나, 브리트니, 잭슨, 몬로, 코모, 크리스티, 윌리엄스 등 셀 수 없이 많다. 프랑스에는 대중가요로 샹송(Chanson)이 발달했고, 가수로는 영원한 샹송가수 에디트 피아프가 세계적으로 유명하고, 오늘날은 미셸, 폴나레프, 이브 몽탕, 우드키드, 갱스부르, 조르디, 노라 아르네제더, 파라디, 바르도, 조나탕, 코티아르, 알리제, 아자니 등 무수하다. 이탈리아에는 국민가요로 칸초네가 있고, 국민가수 루치아노 파바로티, 미나, 갈라, 엘리사 등이 세계적으로 유명하다. 스페인에는 국민가요 칸시온이 있고, 세계적으로 유명한 국민가수로는 플라치도 도밍고, 로살리아, 훌리오 이글레시아스, 이사벨 판토하(Isabel Pantoja) 등이 있고, 판토하의 'Marinero de Luces'와 'Asi fue'는 세계적으로 알려진 스페인 국민가곡이다.

    소양인은 동시에 – 결코 '가족적'이지는 않지만 – 아주 '가정적'이다.[237] 소양인은 체질상 '가정적'일 수밖에 없다. 소양인은 거처가 없거나 불안정하면 바깥일도 제대로 하지 못하고 정서적 파탄에 봉착하는 성정이기 때문에 가정의 원만함과 생계안정에 특별히 신경을 쓰기 때문이다. 소양인은 거처안정에 실패하면 정서적으로 파탄하여 생업을 포기하고 떠도는 노숙자나 떠돌이가 되고 만다. 또 소양인은 거처가 안정되어 있으면 밖으로만 돌며 외승外勝을 추구하거나 때로

---

237) '가정적'이라는 말은 배우자 및 자식과의 사랑과 가족의 생계유지에 특별한 가치를 두고 때때로 가정의 일을 돌볼 줄 아는 것을 뜻한다. 이에 반해 '가족적'이라는 말은 가족에만 매달려 살고 가족적 육친(肉親)밖에 모른다는 뜻이다.

역마살 성향과 방랑기放浪氣를 보이지만 반드시 주기적으로 집으로 돌아온다. 소양인은 싫증을 잘 내고 끈기가 없어 늘 들썩거리고 새로운 것을 좇아 하던 일과 직업을 자주 바꾸는 경향이 있다.

거의 소양인만 모여 사는 나라의 국민들은 명랑하고 경쾌하며 개방적이고 기상천외하게 창의적이며, 화끈하고 흥분을 잘하는 다혈질이고, 재치와 위트가 넘치고 수다스럽고 시끄럽다. 물론 이 수다는 소음인들처럼 친한 사람들끼리만 나누는 왁자지껄한 수다를 넘어 연단·무대·방송 등 각종 공개석상에서의 재담·수다·오두방정으로 펼쳐진다. 동시에 생업을 자주 바꾸는 역마살 가진 사람과 여기저기를 떠돌며 살아가는 방랑자들이 많다. 이런 국민들은 마케팅·정치·실용발명, 말·글의 예술과 시각예술에서 아주 뛰어난 기량을 자랑한다.

'소양인의 나라'는 소양인이 정의롭고 용감하기 때문에 필요에 따라 혁명을 이끌 리더십이 쉽사리 수립되고 또 성공적으로 혁명을 완수하는 나라다. 세계사를 주도한 모든 혁명과 반혁명은 이런 나라에서 벌어졌다. 미국의 독립혁명과 시민공화국 수립, 남북전쟁과 노예해방, 프랑스대혁명과 프랑스공화국의 인권선언, 혁명내전, 나폴레옹의 혁명적 유럽원정, 7월혁명, 2월혁명, 파리코뮌, 영웅적 레지스탕스, 나폴레옹군의 침입을 격퇴한 스페인민중의 영웅적 게릴라전쟁, 스페인의 좌파혁명정부 수립, 프랑코의 극우 군사쿠데타, 역사상 최초의 '국제적 내전(international civil war)'의 선례가 된 스페인내란, '민족국가'의 형성에 최초의 세계사적 모델을 제공한 이탈리아의 민족혁명과 민족통일, 무솔리니의 로마진군과 세계최초의 극우혁명, 다시 세계최초의 반反파쇼 빨치산투쟁을 통한 국민해방과 무솔리니 처형 등은 이러한 소양인 국가의 혁명적 성향을 증언한다. 또 이 소양인 국가에서는 워싱턴·프랭클린·제퍼슨·링컨·셰스(Sieyes)·콩도르세·로베스피에르·당통·미라보·나폴레옹·카부르(이탈리아) 등 세계사적 의미를 갖는 진보적 혁명지도자를 배출했는가 하면 성급하고 과격한 궤변가 무솔리니·프랑코 등 파쇼 괴수魁首들도 낳았다.

또 소양인이 많은 나라는 소양인이 손재간이 많기 때문에 요리 중심의 음식문화가 아주 높이 발달했다. 중국보다 소양인이 많은 미국·프랑스·이태리·스페인 등은 중국 이상으로 세계의 음식문화를 풍요롭게 만든 대표국가들이다. 중국은 중국요리로 세계를 석권했고, 프랑스는 카페·레스토랑·풍미요리·요리기법·요리사, 그리고 포도주로, 이탈리아는 피자와 스파게티로, 스페인은 파에야(paella)로, 미국은 패스트푸드·패밀리레스토랑·청량음료(콜라·환타·사이다)로 세계를 제패했다.

인구의 70% 이상이 소양인이고 나머지 30% 미만의 인구가 태음인·소음인·태양인 등 기타 체질로 구성된 나라는 여기서 '소양인의 나라'로 정의한다. 이런 '소양인의 나라'는 미국·프랑스·이탈리아·스페인 등이 대표한다. 이 '소양인의 나라들'은 본질적으로 창의성·즉흥성·실용성·개성·멋·맛·솜씨·경쾌·화끈함·경박성·수다·미래지향·용기·자기희생·의연義捐, 그리고 탐욕과 인색에 대한 경멸 등에서 문화적 유사성과 공통성을 보여준다. 소양인이 지배하는 나라인 만큼 이런 나라에서는 위와 같은 소양인적 기질과 능력의 표현이 ― 가령 한국 소양인이 수적으로 압도적인 태·소음인의 포위로 인한 사회적 위축감 때문에 체질표출을 자유롭게 할 수 없는 것과 반대로 ― 완전히 자유롭게 만개한다. 하지만 이런 소양인 나라들 간에도 소양인 이외 나머지 30%에 육박하는 인구의 체질구성과 우세한 체질의 비율이 나라마다 다르고 자연적 풍토와 역사도 다르기 때문에 독특한 문화적 색깔 차이를 보여주고 있다.

1. 미국: 미래비전과 실용성을 중시하는 '소양인의 나라'

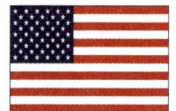 미국의 다양한 인종과 문화를 두고 '용광로'냐 '샐러드 바'냐 하는 논란이 있지만, 미국은 용광로도 아니고 샐러드 바도 아니다. 여러 야채재료를 '실용주의'라는 하나의 소스로 버무려놓은 '커다란 한 접시의 샐러드'라는 표현이[238] 더 적중하는 것 같다. 그러나 동시에 미국은 '아메리칸 드림'의 시대가 끝나고 계급분단이 인종과 문화를 초월하여 강하게 규정하는 계급사회이기도 하다. 따라서 미국은 이제 '한 접시의 샐러드'로도 볼 수 없는 나라다.[239] 하지만 미국 국민은 인종적으로, 그리고 계급적으로 분단되어 있음에도 불구하고 적어도 체질적으로는 통일된 국민이다. 150여 년 전에 강제로 끌려온 흑인·쿨리(중국인 육체노동자) 등 소수를 제외하고는, 미국의 주류집단은 오래전 서구 봉건사회의 사회적 억압과 성공회·개신교·가톨릭의 종교갈등과 종교탄압에 반발하여 자발적으로 이주해 온 이민세대의 후손들이다. 따라서 이민세대와 그 후손들은 주지하다시피 대개 영화 『타이타닉』의 남자 주인공 같은 전형적 소양인들일 수밖에 없었을 것이다.

영국·프랑스·캐나다·남미제국은 독일·한국·일본처럼 혈통을 국적취득 원칙으로 삼는 '민족국가'가 아니라 자기 국가 안에 거주한 기간(1-5년)을 국적취득 원칙으로 삼는 '국민국가'로서 이주민을 적극적으로 받아들이는 이른바 개방적 '이민국가'였다. 그런데 미국은 이 나라들보다 더 개방적인 이민국가였다. 과감하게 고국을 박차고 영국·프랑스·이탈리아·네델란드·덴마크·스웨덴·스페인·아일랜드 등지에서

---

238) 최연홍, 『마돈나에서 클린턴까지』(서울: 도서출판 한세, 1995), 19쪽.
239) Bill O'Reilly, *The O'Reilly Factor* (2000). 빌 오레일리(손희승 역), 『좋은 미국, 나쁜 미국, 멍청한 미국』(서울: 서울문화사, 2001), 11-29쪽.

미지의 신대륙으로 삶의 터전을 옮긴 사람들과 그 후손들은 대개 개성적이고 창의적이며 성급하고 용감하며 미래의 비전에 살고 비전에 죽는 소양인들이었을 것이다. 이것은 미국인들이 8년 독립전쟁(1775-1783년), 4년 남북전쟁(1861-1865년) 등 유혈낭자한 장기내전을 감행하여 독립쟁취, 사상초유의 근대 시민공화국 건국, 노예제 폐지 등 세계사적 위업을 선도적으로 이룩했는가 하면 서부를 향한 끊임없는 호기심과 정열적 활약으로 프런티어를 개척하고 용감하게 수많은 전투를 벌여 프랑스·멕시코·인디언을 구축해 오늘의 광대한 영토를 이룬 역사에서도 간접적으로 입증된다.

소양인들은 허풍스럽게 신세계에서 크게 성공할 꿈을 꾸며 자발적으로 이역만리로 이민을 감행할 강력한 미래비전과 용기를 가졌고 과거에 대한 미련이 없어 옛 고향을 되돌아보지도 않고 한번 떠난 고향을 돌아가지도 않는 체질이다. 미국의 '실용주의'는 바로 뛰어난 현실감각과 강력한 미래지향성을 지녔으나 무일푼으로 미지의 세계에 홀로 뛰어든 이민자의 세계에서 일순一瞬의 쓸데없는 형이상학적 말장난도 즐길 여유가 없이 생존과 성공을 위해 불철주야 미래로 질주할 수밖에 없었던, 그리고 지금도 자본주의적 경쟁 속에서 여전히 그렇게 질주할 수밖에 없는 소양인들의 생활철학이자 인생철학이다. 미국정신의 핵심에 속하는 '실용주의'는 바로 생존투쟁과 성공을 위해 고국을 떠나 이역만리로부터 이민 온 소양인의 철학인 것이다.

물론 미국에 소양인만 살고 있지는 않다. 강제로 끌려와 살아남은 흑인들 중에는 모진 차별과 압박도 견디어내는 강인한 소음인들이 많이 섞여 있고, '톰 아저씨' 같은 인내심이 강하고 착한 태음인들이 간혹 없지 않고, 미국의 법조계·학계·회계·경리의 세계를 장악한 유대인도 대부분 소음인이고, 그 밖에 1차 세계대전 후 정치적 탄압과 빈곤

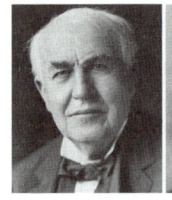
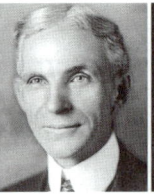
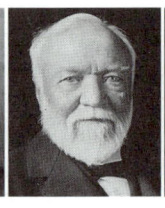
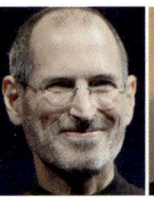
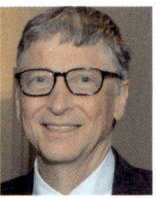

에디슨　　헨리 포드　　카네기　　스티브 잡스　　빌 게이츠

에 쫓겨 뒤늦게 이주해 온 중구와 동구 출신 이민도 압도적 다수가 소음인과 태음인이었을 것이다. 그럼에도 미국은 실용주의 철학과 풀턴·모르스·벨·에디슨·라이트형제·빌게이츠·스티브잡스 등의 실용적 창의가 결합된 '창조적 자유경제'에서 속도감과 현장감이 높은 영상으로 세계를 정복한 할리우드영화·TV시리즈·애니메이션 등 시각적 대중예술, 세계인을 사로잡은 재즈와 로큰롤, 브로드웨이 뮤지컬 등 즉흥적 대중음악, 대흥행을 구가하는 미식축구·아이스하키·농구·골프·테니스·권투 등 상체上體를 쓰는 스포츠에 이르기까지 모든 측면에서 소양인적 성정性情이 압도적으로 지배하는 '소양인의 나라'다.

미국인들은 대다수가 소양인인 까닭에 시각과 시력이 뛰어나지만 순수예술을 하는 화가가 되기보다 돈벌이가 좋은 영화인이 되거나 돈을 많이 벌어 유럽 유명화가의 미술작품을 사들일 수 있는 부자가 되고자 한다. 미국인들의 이런 실용주의는 미국의 기술과학과 문예·예술, 나아가 매스컴조차도 최종적으로 돈벌이 수단으로 만들었다. 이 때문에 역설적이게도 오늘날 미국은 가장 부강한 나라, 나아가 첨단과학·기술의 나라, 그리고 IT강국이자 문화산업 강국, 그리고 언론자유국이 되었다. 이처럼 미국은 상스럽고 천박하다고 말하려다 보면 어느 덧 세계에서 가장 위대한 나라의 모습으로 저만치 달아나 있다.

사물의 가치를 현재와 미래의 용도(쓰임새와 쓸모)로 측정하는 미국의 실용주의는 소양인적 미래지향성에서 나오는 비전의 실용주의다.[240] 미래지향의 비전은 변화지향성을 낳고, 변화지향성은 개인의 삶과 사회적 가치를 과거가 아니라 현재의 쓸모와 미래의 '잠재적' 쓸모에 의해 평가하는 미래지향적 실용주의를 낳기 때문이다. 따라서 미국문화에는 복고주의가 전무하다. 반대로 미국은 '미래학(Futurology)'이라는 새로운 학문을 열었고, 다니엘 벨·앨빈 토플러·피터 드리거 등의 미래학은 미국과 세계에 향도적 미래비전을 제공해 온 점에서 매우 위력적이다. 미국인들은 1930년대의 대공황 속에서도 미래에 대한 기대와 희망을 잃지 않았고, 오늘날도 '현재'를 늘 '미래의 아웃라인(Outline)' 정도로 간주한다.[241] 혹자는 이런 미래지향적 태도와 미래지향적 실용주의가 기독교적 내세론來世論이나 자본주의의 "거친 현실로부터 내일을" 설계하는 개척자적인 전통, 그리고 진화론에서 나오는 것으로 말하고 있으나[242] 이는 설득력이 없다. 기독교니 자본주의니 진화론이니 하는 것들은 미국에만 있는 것이 아니라 유럽·아시아·남미 제국諸國에도 그대로 적용되는 것이므로 미국의 특징일 수 없기 때문이다. 특히 기독교적 미래지향성과 진화론은 미국에서 가장 취약하다. 청교도의 교조적 복음주의 종파들이 오늘날도 가장 강력하게 진화론을 부정하고 창조론을 설파하고 있고 미국의 복음주의 기독교는 미래지향성을 띠기보다 극우보수적 정치지향성을 띠기 때문이다. 따라서 미래지향적 실용주의는 기독교·자본주의·진화론과 전혀 관계가 없고, 소양인들의 미래지향적 성정과 신세계에서의 이주민의 실리주의적 생존투쟁이 결합된 산물인 것이다.

미국인들은 미국의 역사가 짧기 때문에 때로 수천 년의 역사를 가

---

240) 참조: David Nye, *Contemporary American Siciety* (1990). 데이비드 나이(임찬빈 역),『현대의 미국사회』(서울: 탐구당, 1994), 267쪽.
241) 참조: 나이(임찬빈 역),『현대의 미국사회』, 265쪽.
242) 나이(임찬빈 역),『현대의 미국사회』, 265쪽.

진 문명권에 대해 특유의 열등감을 느끼며 경외감을 표한다.[243] 또 미국인들도 미래만 생각하는 것이 아니라 유년시절을 돌이켜 보며 노스탤지어에 젖기도 한다.[244] 그러나 이것은 다만 결핍감과 상실감의 표현일 뿐이고 과거로 되돌아가려는 소읍인적 복고주의와 무관한 것이다. 미국인들은 기본적으로 복고적 낭만주의를 거부하고 어디까지나 미래지향적이며, 미국독립혁명 시점부터 유럽의 구舊세계로부터 정치적·문화적으로 탈피하려고 기를 쓰며 '미국예외주의(American exceptionalism)'를 지향하고 이 미국예외주의의 내용을 공자철학과 중국정치제도로 채웠다.[245]

아무튼 미국의 실용주의 생활철학에서 인생과 사회를 지배하는 가치는 현재와 미래의 쓰임새와 쓸모로 측정되기 때문에 미국에서는 철학과 문학보다는 실생활에 좀 더 쓸모가 있는 자연과학과 공학이 중시되고 나아가 이론적 자연과학보다 이것을 응용하여 실용품을 개발하고 운영하는 '공학기술'을 더 중시한다. 미국인들의 이런 경향은 이미 1830년대 미국을 관찰한 토크빌(Alexis de Tocqueville)에 의해서도 갈파된 바 있다.[246] 미국시민들은 대부분이 19세기 이래 단 한 명의 이론적 과학자나 클래식 예술가도 알지 못한다. 미국의 국민적 영웅은 이론적 과학자가 아니라 이 이론과학을 적용하여 실용품을 개발해낸 로버트 풀턴(1806년 증기선 개발), 새뮤얼 모르스(화가, 1837년 전신기와 모르스 부호 발명), 알렉산더 벨(1876년 전화 발명), 발명왕 토마스 에디슨, 라이트 형제, 자동차의 왕 헨리 포드, 빌 게이츠, 스티브 잡스와 같은

---

243) 나이(임찬빈 역), 『현대의 미국사회』, 267쪽.
244) 나이(임찬빈 역), 『현대의 미국사회』, 265쪽.
245) 참조: 황태연, 『공자와 미국의 건국(상·하)』(서울: 넥센미디어: 2020), 27-68쪽.
246) 참조: Alexis de Tocqueville, *Über die Demokratie in Amerika*, Zweter Teil von 1835·1840 (Zürich: Reclam, 1987), 62-72쪽.

인물들인 것이다.[247]

실용주의는 물건의 겉모양을 경시하고 그것의 기능적 작동을 중시한다. 과학과 기술을 우대하고 실용에 더 가까이 있는 '기술'을 '과학'보다 더 우대하는 미국인들은 과학·기술의 실용적 가치를 경제적 가치로 이해하고 이 점에서 실용주의를 미국 자본주의와 직결시킨다. 미국인들은 실용적 가치와 실용 추구를 방해하는 형이상학·관념주의·허례허식·번문욕례繁文縟禮 등에 전혀 관심을 보이지 않는다. 따라서 미국에서는 시집·순수소설·철학 책 등은 팔리지 않는다. 반면, 대중소설·만화·요리책, 자동차수리·주택개조·투자에 관한 책, 건강·체조 관련 서적들이 잘 팔린다.[248] 실용적인 태도는 생활의 모든 측면에 반영되어 습관화되어 있다. 가령 미국에서는 4명의 명사가 연설하면 단상에 의자를 3개만 놓는다. 한 사람의 연설이 끝나면 연설하러 일어나는 다음 사람의 빈 의자에 앉으면 되기 때문이다.[249] 미국의 실용주의는 이렇듯 천박하다고 말할라치면 즉각 철저한 합리성으로 입막음을 하는 것이다.

미국인의 소양인적 미래지향성은 실용주의와 직결된 변화지향성을 낳는다. 그러나 미국인들이 기대하는 변화는 급진적 변화가 아니라 점진적 변화, 즉 개혁이다. 방대한 영토를 가진 미국 같은 대국大國에서 거대하고 과감한 개혁의 급격하고 커다란 성공이란 실용주의 관점에서 보면 가능하지도 않고 또 실속 있는 것도 아니다. 이 때문에 미국인들은 차라리 이러한 과감한 개혁프로젝트를 통해 이루어질 약간의 개혁성과에 애당초 더 많은 가치를 부여하고 점진적이고 작은 변화의 누적을 더 알차게 생각한다. 미국은 대국이라서 서서히 움

---

247) 나이(임찬빈 역), 『현대의 미국사회』, 267쪽.
248) 참조: 최연홍, 『마돈나에서 클린턴까지』, 19-22쪽.
249) 김희철, 『내가 만진 미국 코끼리』(서울: 도서출판 자작나무, 1999), 98쪽.

직이기 때문에 미국인들은 허풍스런 큰 개혁공약을 곧이곧대로 믿지 않고 이 공약으로부터 약간의 변화를 기대하는[250] 실용주의적 정신을 발휘한다. 미국인은 과감하고 거대한 개혁 프로젝트를 일단 긍정적으로 평가하고 실패하더라도 이 프로젝트 자체에 의미를 부여하는 다른 소양인적 국민인 프랑스인과 유사한 면이 있다.

개인주의는 개인의 기본권을 존중하는 근대사회의 기본특징이다. 그러나 프랑스인과 마찬가지로 미국인들은 독특한 자기감정과 개성적인 자기표현에 집착하는 소양인이므로 국가를 부차적인 것으로 볼 정도로 개인주의를 무정부주의 차원으로까지 극화시킨다. 이로 인해 공동체 의식은 쉽사리 무너지고 주어진 공동체 내에서 반복적 경험과 만남을 거듭거듭 뛰어넘어 새로운 경험과 새로운 만남을 찾는다. 미국인들은 새로운 경험과 새로운 친구에 대해 개방적이다.[251]

미국인들은 이런 무정부적 개인주의가 소양인의 고유한 '나심懶心'과 결합하면서 권태·싫증·공허감을 느끼게 되어 거듭거듭 새로운 것을 추구하게 만든다. 이로 인해 불안정하게 느껴질 정도로 이 일을 하다 팽개치고 바로 새 일을 찾고 또 즉흥적으로 새 일을 시작하며 새것을 찾아 이곳저곳을 떠도는 불안정한 이동과 방랑의 삶을 산다. 토크빌은 1840년대에 이미 이러한 미국인의 모습을 정확히 포착하고 있다.

> 미국에서 사람들은 늙은 날을 보낼 집을 정성 들여 지어 지붕머리를 얹는 중에 집을 팔아버린다. 그는 과수원을 가꾸다가 과수원의 열매를 맛볼 수 있을 때쯤이면 과수원을 빌려주어 버린다. 그리고 들을 개간했다가 곡식이삭을 거두는 일은 타인에게 넘겨 버린다. 그런가

---

250) 최연홍, 『마돈나에서 클린턴까지』, 25쪽.
251) 참조: 나이(임찬빈 역), 『현대의 미국사회』, 27쪽.

하면 직업을 잡았다가 곧 포기해버린다. 한곳에 정착했다가 욕망이 변해 다른 곳으로 이사하러 곧 멀리 떠나간다. 만약에 개인적인 일들이 잠깐 쉴 틈을 준다면 그는 즉각 정치의 소용돌이 속으로 뛰어든다. 노동으로 꽉 찬 한 해가 끝나 연말에 한가로운 시간이 생기면 억누를 수 없는 호기심에 떠밀려 미국의 광활한 국경 안에서 여기저기를 산책 삼아 쏘다닌다. 그리하여 사람들은 단지 스스로를 자신의 행복으로부터 좀 더 잘 멀어지게 하려는 단순한 목적에서 2-3일 동안에 500마일을 주파하기도 한다. 마침내 죽음이 찾아와 그를 정지시킬 때까지는 줄곧 달아나는 행복의 헛된 추구에 지칠 줄 모른다. 맨 먼저 놀랄 일은 바로 풍요의 한 복판에서 그렇게 많은 행복한 사람들에게서 보이는 이러한 보기 드문 부단함이다. 물질적 향유에 대한 선호를 미국 사람들의 행위에서 드러나는 이러한 숨겨진 동요의 주요인이자 그들이 우리에게 매일 생활의 모범으로 보여주는 이러한 불안정의 주요인으로 간주하지 않을 수 없다.[252]

　토크빌의 이 압축된 묘사 속에는 항상 들썩거리고 몸을 놔두려 하지 않는(恒欲擧而不欲措) 소양인의 기세, 빠르고 날랜 거동('慓銳')과 화급함, 자기가 하던 일에 금방 싫증을 내며 다른 일을 찾는 소양인의 '나심懶心', 그리고 시작은 거창하지만 얼마 지나지 않아 관심을 잃고 일을 용두사미로 끝내는 소양인의 뚝심 부족, 일과 직업을 자주 바꾸는 소양인의 떠돌이 성향과 체질적 '역마살'이 잘 표현되어 있다. 늘 들썩거리고 날래고 빠른 거동, 싫증, 공허감, 역마살과 방랑 속에서 미국인들은 소양인답게 집 바깥에서 승리를 추구하고 빠른 템포로 삶을 살며 범상한 것에 싫증 내며 소양인의 즉흥적 창의성으로 끊임

---

252) Tocqueville, *Über die Demokratie in Amerika*, Zweter Teil, 201쪽.

없이 새것을 찾고 만들어내며 새로운 기계, 새로운 장치에 몰두한다. 이렇듯 서부로 가는 포장마차에 의지한 삶처럼 불안정하고 가변적이고 새로운 시작으로 가득 찬 미국적 삶은 휘트먼의 「내 자신의 노래(Song of Myself)」, 마크 트웨인의 『허클베리핀의 모험』, 집에서 멀리 떨어진 곳에서 쉴 새 없이 뭔가를 추구하는 헤밍웨이의 주인공들, 파소스(John D. Passos)의 '계속적 방랑'의 이상 등으로 자주 묘사되었다.[253]

빠른 변화와 늘 새로운 시작으로 불안정한 미국적 삶으로부터 미국 문화의 많은 측면이 도출되고 또 설명된다. 우선 미국인들은 정착지가 곧 이동을 위한 출발지로, 새것이 곧 헌것으로 둔갑하고 행복감 위에 공허감이 덮치는 모순 속에서 살아간다. 미국인은 극단적으로 개인주의적이면서 모순되게도 스포츠와 기업문화에서는 팀웍을 강조하고 팀플레이를 중시한다. 미국인들은 지독한 개인주의자들이면서도 매년 연말연시 인산인해를 이루는 뉴욕 타임스퀘어 광장의 군중 속에 자기를 익사시키고,[254] 다소 무정부적인 가운데서도 질서를 강조한다. 또 컴퓨터 같은 첨단 기계문명을 지극히 좋아하면서도 늘 전원田園과 산속으로 물러나 사는 것을 꿈꾼다.[255]

소양인들은 현실감이 아주 강해 여간해서는 태양인들처럼 현실을 떠날 정도로 신비주의에 빠지거나 종교에 탐닉하지 않는다. 따라서 현실생활이 지나치게 현세적 물질주의로 경도되거나 황폐한 정신상황과 심리적 궁지에 내몰리더라도 대부분의 소양인은 세속적 '시민종교(civil religion)'를[256] 강화하는 '도덕재무장' 운동에 동참하거나 가

---

253) 참조: 나이(임찬빈 역), 『현대의 미국사회』, 253-256쪽.
254) 최연홍, 『마돈나에서 클린턴까지』, 25쪽.
255) 참조: 나이(임찬빈 역), 『현대의 미국사회』, 263-264쪽.
256) '시민종교'는 교회에서 정기적으로 예배를 볼 정도로 독실한 종교적 신앙심이 아니라, 교회에 나가지 아니하되 "그런 짓을 하면 하늘로부터 죄를 받는다", "양심의 가책을 받는 짓을 하면 하늘이 용서치 않을 것이다" 등 시민사회 차원에서 공유된 세속

족들이 종교적 공휴일에 꼬박꼬박 모여 파티를 하는 정도로 그친다. 하지만 이에 만족하지 못하는 소수의 소양인들은 현실생활이 정신적으로 황폐해지면 황폐해질수록 현실에 더욱 격렬하게 반발, 광적狂的으로 종교적 신비주의에 집착한다. 이런 까닭에 미국인들은 물질만능주의적이고 실용주의적이며 세속적인 반면, 일부 미국인들은 광적으로 종교에 매달리는 것이다. 미국에서는 종교의 자유를 규정한 '세속적 헌법'에도 불구하고 대통령이 취임선서에서 기독교의 신과 성경책에 맹세하고 셀 수 없이 많은 개신교 종파와 부흥예배·기도가 세계에서 가장 크게 번창하며 때로 '인민사원' 등 각종 광신적 사교邪敎가 일어나 엄청난 가정들을 파괴하고 수많은 인명을 앗아가기 때문이다. 일찍이 토크빌은 철저히 물질적인 미국 사회에서 일부 미국인들이 초물질적·초감성적인 것에 대해 지나치게 집착하는 이유를 잘 설명하고 있다. 그에 의하면 무한한 것에 대한 욕망, 불멸의 것에 대한 사랑 등 정신적 충동은 인간의 본질에 속한 것이라서 억제하거나 왜곡시킬 수는 있어도 파괴할 수는 없다. 그리하여 "대다수 인류의 정신이 물질적 재화에 대한 추구에 탐닉하면, 다른 일부 인간들의 영혼 속에서는 놀랄만한 반작용이 일어난다는 사실을 목도할 수 있다. 육체의 너무 협소한 질곡 속에 머물러 있다는 공포감 때문에 이들은 전력으로 정신세계 속으로 몸을 던지게 된다. 따라서 오로지 현세적인 것에만 사로잡힌 사회에서 소수의 개별적인 인간들이 하늘의 시선에만 헌신하고자 한다면 그것은 놀라운 일이 아니다. 단지 물질적 복지에만 신경 쓰는 국민 속에서 신비론의 교설이 곧 일취월장하지 않는다면 오히려 나는 놀랄 것이다."[257] 말하자면 토크빌은 일부 미국

화된 신비적 확신을 가리킨다. 루소의 개념이다.
257) Tocqueville, *Über die Demokratie in Amerika*, Zweter Teil, 198쪽.

인의 지나친 종교적 탐닉과 광신을 지나친 물질만능주의에서 기인하는 사회저변의 정신적 반작용으로 분석하고 있다.

미국인들은 쾌재를 부르며 경쾌하게 기쁨을 느끼다가도 아무 일 없이 가만히 있게 되는 순간 공허감에 휩싸여 깊은 권태와 고독감 속으로 곤두박질치는 소양인다운 정서상태를 지니고 있다. 미국에서는 "조용한 곳에 차를 주차시키고 웃통을 벗어제친 채 햇볕을 쬐면서 글자 그대로 멍하니 서 있는 미국인들의 모습"이 자주 보인다. 광대한 자연 속에서 이런 미국인들의 모습은 참 "외롭다". 아니, 미국인들은 아예 이런 외로움을 "즐기는 것 같기도 하다". 영화 속에서 근사하게 보이지만 실제로는 사람 구경하기 힘든 곳에서 오직 소와 자연만을 상대로 외롭게 살았던 카우보이들처럼 "쾌활한 미국인의 가슴 한편에는 결국 이러한 카우보이의 고독이 있는" 것이다.[258]

소양인들은 빠르고 날래서 밥도 빨리 먹어치운다. 빠른 변화와 새로운 시작으로 가득 찬 질주하는 도시 속에서 미국인들은 소양인답게 허례허식 없이 세계에서 가장 빠른 속도로 식사를 한다. 미국인들은 공식적 식사를 하더라도 식사는 결코 한 시간 이상 걸리지 않으며 의례도 예의도 차리지 않는다.[259] 미국인들은 달리면서도 끼니를 때우고 때와 장소를 가리지 않고 음식을 먹는다. 미국인들은 조찬회의·오찬회의 식式으로 일과 식사를 섞어놓고, 빨리 먹는 것에 익숙하여 오히려 한가로이 식사하는 것에 짜증을 낸다. 미국인들은 훌륭한 음식을 먹기 위해 식사하기보다 시간 절약을 위해 식사하는 것처럼 보일 정도다.[260] 이 때문에 미국에는 핫도그·햄버그·샌드위치·치킨·피자 등 패스트푸드와 패스트푸드 체인이 한국 다음의 세계최고 수준으로

---

258) 홍성중, 『아메리칸 블루』 (서울: 도서출판 명경, 1996), 112쪽.
259) 참조: 나이(임찬빈 역), 『현대의 미국사회』, 259쪽.
260) 참조: 나이(임찬빈 역), 『현대의 미국사회』, 257-260쪽.

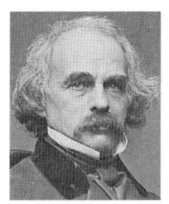

호손

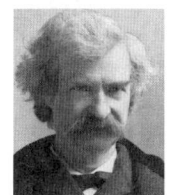

마크 트웨인

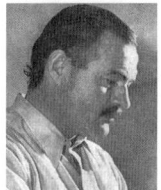

헤밍웨이

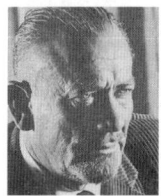

스타인벡

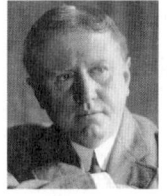

오 헨리

발달했고, 24시간 문을 여는 레스토랑과 카페가 없는 도시가 없다. 미국전역의 슈퍼마켓은 보통 자정까지 문을 연다.

패밀리레스토랑 체인은 세계 최고다. 그리고 콜라·환타·사이다 등 청량음료가 세계최고 수준으로 발달하여 한국을 제외한 전 세계를 제패했다.(한국의 청량음료시장은 '칠성사이다'가 70% 이상 석권하고 있다.) 미국에서는 소양인의 체질을 반영하여 돼지고기가 쇠고기보다 더 많이 소비된다. 따라서 돼지고기값이 쇠고기값보다 더 비싸다. 이것은 소음인이 소양인보다 많은 한국과 정반대 상황이다.

미국의 문화예술은 소양인의 체질이 그대로 반영된 대중화·세속화·현장감·속도감의 네 가지 특징에 의해 지배된다. 미국의 문화예술은 고답적이고 고전적이고 우아한 것을 대중화시키고 종교적이고 성스럽고 경건하고 고상한 것을 세속화시키며, 여기에 현장감과 속도감을 추가한다.

머리를 아프게 하고 사람을 고문하는 유럽의 무겁고 고답적인 문학과 소설은 미국에서 성공·멜로·공상·추리·탐정·첩보·범죄·전쟁을 다루는 '빨리 읽히는' 가벼운 대중소설이나 영화 대본으로 바뀌었다. 에머슨·소로·휘트먼·(에밀리)디킨슨·나다니엘 호손·멜빌·마크 트웨인·스토우·싱클레어·파운드·엘리어트·헤밍웨이·루이스·패소스·포크너·스타인벡·오 헨리·업다이크·피츠제널드 등 쟁쟁한 문예작가들을 배출한 미국문학은 완전히 대중문화의 그늘에 가려져 있다.[261] 3억 명의 나라 미국에서 미국 문단은 겨우 20만 명의 독자로 지탱되고 있다. 이로 인해 순수문학을 발표할 지면은 매우 비좁다. 미국에서 시인은 더 굶주린다. 순수문학 소설도 그렇지만 시는 대중에게 철저히 외면당하고 있어 시집이 한국에서처럼 수십만 부가 팔리는 일은 미국에서 전혀 기대할 수 없다.[262] 이 때문에 시인은 보통 다른 직업을 가지고 있으면서 아마추어 시인으로서 시를 쓰고 있는 형편이다.

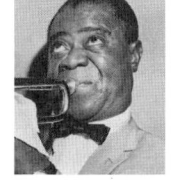

루이 암스트롱

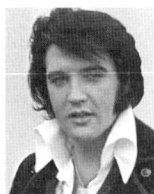

엘비스 프레슬리

미국에서 고전음악은 저도 모르게 몸을 흔들게 만드는 빠른 박자의 경쾌한 대중음악으로, 고상한 성악은 빠르게 흥얼대는 즉흥적 팝송으로, 우아하게 폼 잡는 오페라는 생생한 현장감이 가득한 뮤지컬로, 문화는 이윤을 내는 문화산업으로, 종교는 예배와 기도를 현장감 있게 전국으로 생중계하는 종교산업으로 대중화, 세속화된다. 대중문화·대중예술이 바로 미국의 문화예술인 것이다. 고상하고 깊고 고답적인 음악성과 미묘한 영혼의 흐름을 담은 중유럽·동유럽의 정교한 소음인적 음악은 미국에서 인기가 없다. 대신 미국인들은 소양인 체질대로 쉴 새 없이 몸을 흔들어 박자를 맞추는, 경쾌하고 쉬운 즉흥적 노래를 발전시켰다. 미국의 재즈는 부르기 쉽고 듣기 쉬운 즉흥적인 노래로서 루이 암스트롱과 듀크 엘링톤의 재즈에서 정점을 이룬다. 블루스는 흑인의 애환이 담긴 목화밭 노래에서 나왔고, 미국 남부의 가난한 백인촌놈들로부터는 컨트리음악이 나왔다. 재즈·블루스·컨트리음악을 바탕으로 온갖 폼을 다 잡고 즉흥

---

261) 최연홍,『마돈나에서 클린턴까지』, 98-106쪽.
262) 최연홍,『마돈나에서 클린턴까지』, 102-103쪽.

적 오두방정으로 몸을 흔들어대는 엘비스 프레슬리, 척 베리(Chuck Berry), 록뮤지컬 『지저스 크라이스트 슈퍼스타』, 노래한다기보다 즉흥적 몸짓박자만 선보이는 것 같은 마이클 잭슨, 거의 전나全裸로 연기하듯 노래하는 마돈나의 록이 등장한다. 이들의 록 공연장은 늘 인산인해를 이루고 이들은 가수를 넘어 거대한 문화산업가이자 미국의 영웅, 세계의 슈퍼스타가 되었다. 이처럼 미국의 대중음악은 경박하다 싶으면 어느덧 위력적인 위용威容을 뽐낸다.

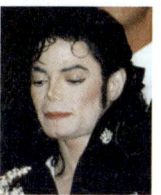
마이클 잭슨

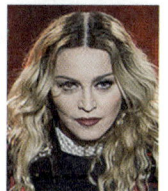
마돈나

시력과 시각이 발달한 소양인은 색상·그림·빛살·영상·형상에 강하여 미술·디자인·영상예술 분야로 많이 진출한다. 그러나 재능 있는 미국 소양인들은 프랑스인들처럼 화가를 지망하지 않는다. 순수 미술작품에 매달리는 것으로는 배고프고 성공하더라

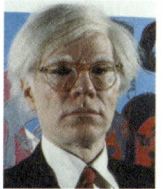
앤디 워홀

도 떼돈을 버는 것과는 거리가 있기 때문이다. 물질적·미래지향적 실용주의자들인 미국 소양인들은 대신 잘하면 떼돈을 벌 수 있는 대중적인 영화분야를 지망하거나 화가보다, 앤디 워홀(Andy Warhol, 1928-1987)과 상업미술가와 팝 아티스트·산업디자이너나 패션디자이너를 선호한다. 그리하여 미국인들은 영화산업을 세계최강으로 발전시켜 헐리우드시대를 열었다. 스필버그의 『쥬라기공원』의 수익이 한국의 1년 자동차 수출의 수익과 맞먹는 문화산업의 시대를 개창開創한 것이다.

미국의 대중음악·영화·디자인은 모두 자본주의 산업의 원리인 투자와 이윤의 원리로 만들고 팔고 수익을 분배한다. 아무리 좋은 작품도 돈이 되지 않으면 만들지도 팔지도 않는다.

미국에서는 스포츠도 거대한 문화산업이다. 웬만한 프로구단은 다 슈퍼대기업이다. 프로 스포츠선수들은 다 백만장자들이다. 미국에서는 상체가 발달한 소양인들이 잘하는 스포츠만이 번창하고 프로경기로 자리잡고 있다. 튼튼한 상체(정확하고 강한 손·팔·어깨·목·가슴 등)을 가진 미국 소양인들의 세계에서는 발과 허리보다 주로 손과 팔, 그리고 어깨를 쓰는 미식축구와 아이스하키, 손과 팔을 많이 쓰는 농구·야구·골프·권투·테니스 등의 스포츠만이 발달했다. 이런 소양인 스포츠들은 '소양인의 나라' 미국에서 모두 다 대인기 속에 흥행중이고 엄청난 돈과 수익을 몰고 다닌다.

반면, 소양인들은 하체가 약하고 부실하기 때문에 미국인들은 발과 온 몸을 쓸 수 있되 손을 쓰면 '반칙'으로 모는 축구를 이해하지 못한다. 따라서 미국에서 축구는 전혀 인기가 없어 프로흥행이 안 된다. 아마 발만 써야 하는 한국 족구나 말레이시아 족구인 세팍타크로에 대해서는 질겁할 것이다.

야구는 특히 소양인적인 스포츠다. 야구에는 소양인만이 가질 수 있는 강하고 정확한 손·팔·어깨가 필요하다. 또 소양인이 가장 탁월하게 해내는 정확한 판세파악·예측·전략기획이 있어야 한다. 하지만 동시에 공이 전방의 금을 넘어가면 대박이 터져 한 방

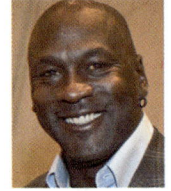

마이클 조던

에 넉 점까지도 날 수 있는 - '예상'과 '전략'을 벗어나는 - 불가측적 행운의 한탕주의 요소가 있다. 이것은 소양인의 흥미를 극대화시키기에 족하다. 또 야구에는 용감한 소양인에게만 적합한, 목숨 건 '도루盜壘'가 있다. 마이클 조던이라는 농구영웅을 낳은 프로 농구도 화끈하게 빠른 템포를 좋아하고 멀리 그리고 정확하게 잘 던지는 소양인들의 나라에서 대인기를 구가하고 있다. 농구는 전광석화 같은 '속

도전'[263]과 투구投球의 정확성을 생명으로 하기 때문이다.

소양인들은 뛰어난 말재주와 글재주('재간')를 타고났다. 친밀한 사석에서만 재치 없는 말로 수다를 떠는 소음인과 달리 소양인은 공사석을 가리지 않고 재치 있는 말과 위트로 수다를 떨고 이유가 많아 따지기를 좋아한다. 미국의 순수문학이 그러한 냉대 속에서도 그런대로 유지되어온 것도 바로 이 말새주와 글재주 때문이다. 또한 19세기 초 제레미 벤담이 확인해 주듯이 백화제방百花齊放의 자유언론이 세계에서 제일 먼저 등장하여 만개한 나라이고,[264] 오늘날도 제일가는 언론자유국이자 세계제일의 매스컴산업 강국이다. 미국에서는 다시 이 언론·방송 등 매스컴 산업도 자본주의적 수익성의 원칙에 따라 경영된다.

미국 언론과 방송은 미지의 것에 대한 호기심이 많아 '새소식'을 갈망하는 미국의 소양인적 문화를 반영하여 많은 지면과 시간을 뉴스보도에 할애한다. 심지어 CNN처럼 24시간 뉴스만을 송출하는 방송들도 있다. 또한 미국인들은 유머러스하고 재치 있는 말장난을 즐기는 수다스런 소양인들이라서 미국방송에는 재치문답으로 수다 떠는 인기 토크쇼가 많다.

소양인들은 제 잘난 맛에 살고 자기를 드러내고 싶은 자기과시욕('과심')이 강하며 무슨 일이든 간섭해야만 직성이 풀리는 체질이다. 따라서 특히 아무나 끼어들어 발언하고 간섭할 수 있는 공동체의 일이라면 미국인들은 발 벗고 나선다. 그러나 미국인들은 프랑스인들처럼 밥먹듯 매일 시위를 벌이는 식으로 나서는 것이 아니라 시민자원봉사로 나선다. 미국은 국민의 50%에 육박하는 사람들이 하나 이상의 자원봉사를 하고 있는 것에서 알 수 있듯이 시민들의 자원봉사와

---

263) 참조: 최연홍, 『마돈나에서 클린턴까지』, 85-86쪽.
264) 참조: Jeremy Bentham, *An Essay on Political Tactics*. J. Bentham, *The Works of Jeremy Bentham*, Vol. 2 (New York: 1962).

시민운동이 세계에서 가장 발달된 나라다. 이런 이유에서 시민봉사 및 시민운동 관련법도 미국이 가장 발달되어 있다.

앞서 소양인들은 '가족적'이지는 않지만 '아주 가정적'이라고 말한 바 있다. 소양인들은 언제든 돌아와 쉴 집이 있으면 주로 집과 동떨어진 바깥세상에서 승리를 추구하지만 특별한 날이거나 바깥에서 쟁취한 성과가 있으면 반드시 집으로 되돌아온다. 미국인들은 식구들끼리 대륙을 가를 정도로 서로 멀리 떨어져 지내는 경우도 흔하다. 그러나 추수감사절과 크리스마스가 돌아오면 온 가족이 가정으로 돌아와 모인다. 멀리 떨어진 가족들은 가정으로 돌아오기 위해 비행기를 타고 대륙을 횡단하기도 하고 자동차를 몰고 대륙간 고속도로를 주파하기도 한다. 각지에서 모여든 식구들은 이때 가족의 의미를 음미하고 칠면조고기를 먹으며 과거를 회상하고 그가 지낸 삶 속에서 겪은 경험과 무용담을 털어놓고[265] 노획물과 전과戰果들을 자랑한다.

태양인은 물욕을 모르고 박시제중, 활인제세活人濟世를 위해 사는 타고난 인자仁者다. 소양인은 이 인정 면에서 태양인보다 지나쳐서 공公을 위해 자기를 희생하고 기꺼이 자기재물을 출연出捐하는 과도한 인자다. 따라서 소양인은 태양인과 더불어 탐욕자·수전노·인색한 吝嗇漢을 가장 경멸한다. 미국 교육은 샤일록이나 스크루지 같은 수전노를 경멸하도록 가르친다. 나아가 미국의 입지전적 거부들은 거의 다 중산층과 서민대중에 대해 깊은 애정을 가진 진보주의자들이며 평생 모은 재산을 장학재단이나 자선사업을 통해 사회로 환원하는 것을 전통으로 삼는 박애주의자들이다.

2만 5,000개에 달하는 미국의 사회사업 단체들은 1986년 한 해 510억 달러를 모금했고, 1984년 한 해 미국의 거부들은 덴마크와 노르웨

---

265) 참조: 최연홍, 『마돈나에서 클린턴까지』, 25쪽.

이의 GNP를 능가하는 616억 달러에 달하는 개인기부금을 헌납했다. 20세기의 가장 유명한 자선사업가는 누구도 부자로 태어나거나 부자로 죽을 수는 없다는 단순한 생각에서 2,800여 개의 도서관을 짓는 등 다양한 사회사업을 벌인 철강왕 앤드류 카네기일 것이다.[266] 심지어 록펠러, 에드워드 케네디, 카네기가家, 빌게이츠 등 거부들은 2001년 아들 부시가 재산세 폐지를 공약으로 내걸고 집권하자 "재산세 폐지가 부의 사회적 순환을 막는다"는 이유에서 재산세 폐지를 반대하는 서명운동을 벌여 입법을 무산시켰을 정도다. 미국의 입지전적 거부들은 가난했던 시절을 잊지 않는 의리 있는 소양인 부자들인 것이다.

소양인들은 미래에 살고 미래에 대한 걱정이 많으며 미래를 미리 알고 싶어 안달한다. 이로 인해 미국에서는 각종 점성술이 프랑스만큼이나 성업 중이다. 첨단과학의 나라에서 심지어는 레이건 대통령의 부인 낸시 여사 등 대통령부인도 백악관에서 점을 보다가 언론에 들켜서 구설수에 휘말릴 정도다.

2. 프랑스: 소양인적 멋과 맛, 창의와 광명의 나라

프랑스는 전형적 중앙집권 국가일 뿐만 아니라 파리를 중심으로 한 '일-드-프랑스(Ile-de-France)' 지역이 기타지역에 대해 지역패권을 행사하는 나라다. 지리적으로 현저히 치우쳐진 북쪽에 위치하는 일-드-프랑스는 제조업과 상업, 기타 초현대적 경제부문이 집중되어 있고, 프랑스 전체 인구의 52%가 살고 있으며 프랑스 총매출고의 77%를 차지한

---

266) 참조: 나이(임찬빈 역), 『현대의 미국사회』, 227-8쪽.

다.²⁶⁷⁾ 따라서 센강 하구와 남쪽의 마르세이유를 잇는 대각선 아래쪽에 위치한 서남부의 브르타뉴·옥시타니·코르시카 지역은 전통적으로 프랑스대혁명 이래 한국의 충청도, 전라도, 제주도와 같은 전형적인 소외지역들이었고 이로 인해 1970년대 들어서면서부터는 이 소외지역에서 누적된 불만이 폭발, 격렬한 지역주의적 저항이 일어났다. 프랑스는 – 지역갈등을 '망국병'으로 개탄하며 식자(識者)인 양하는 데 이골이 난 '무식한' 한국 지식인들의 망상적 현실인식과 정반대로 – 한국과는 비교가 안 될 정도로 영국, 스페인만큼이나 지역적으로 불평등하고 지역분열이 극심한 데다 최소 12개 방언집단과 적어도 16개 민속집단이 살고 있다.²⁶⁸⁾ 말하자면 유럽에서 가장 중앙집권적인 프랑스는 뜻밖에도 라틴족(갈리아 원주민, 오끄족, 코르시카족 등)·게르만족(프랑크·노르만·고트족 등)·켈트족·바스크족 등이 혼성된 다인종·다민족국가인 것이다.

프랑스 국민은 이렇듯 다양한 인종과 민족으로 구성되어 있으나 체질로 보면 미국과 마찬가지로 소양인이 70%를 넘을 성싶은 '소양인의 나라'다. 그러나 이탈리아·스페인 등과 달리 미생물학·의학·미시물리학·기계공학(에펠탑을 보라)·첨단정밀공학 등에서 두각을 나타내온 점에서, 그리고 뜻밖에도 형식에 대한 집착, 인종적 순수성에 대한 집착과 복고적 민족·국수주의(19세기 이래 반동적 낭만주의, 고비노 등의 인종주의, 쇼비니즘, 독일점령 당시 프랑스 비시정권의 반유대 인종주의, 르펜의 민족전선 등), 역사적 운명에 대한 믿음 등 비주류의 흐름이²⁶⁹⁾ 프랑스사회

---

267) Adelheid Hense, "Der okzitanische Regionalismus - Reaktion auf 'internen Kolonialismus'?", 170쪽. Dirk Gerdes (편), *Aufstand der Provinz. Regionalismus in Westeuropa* (Frankfurt/New York, 1980).
268) Jürgen Nowak, *Europas Krisenherde* (Reinbek bei Hamburg, 1994), 149쪽.
269) 참조: Nick Yapp/Michel Syrett, *Xenophobe's Guide to France* (London: Oval Project Ltd, 1993). 닉 얍/미첼 사이렛, 「프랑스문화이야기」, 77쪽. 유시민 편저, 『유

일각에서 뚜렷한 흐름으로 이어져 온 점에서 소음인도 20%에 육박하는 것으로 보인다. 그러나 태음인의 비율은 거의 제로 퍼센트에 근하는 것으로 보인다.

　역사적으로 프랑스가 미국혁명을 직수입하여 대혁명(1789)·7월혁명(1830)·2월혁명(1848)·5월혁명(1968) 등 네 번에 걸친 연속적 시민혁명을 통해 시민민주주의를 유럽적 차원으로 전파시키고 심화시킨 것, 그리고 혁명과 진보 측면에서 19세기 이래 프랑스가 미국과 우호관계를 맺고 '자유의 여신'상을 미국에 선사하고 오랫동안 이 우호관계를 견지해온 것, 나아가 프랑스인들이 미국의 실용주의적 생활양식을 좋아하지 않을지라도 왠지 미국헌법과 법률이 마음에 들어 오랫동안 미국인들을 칭찬해 왔고 거꾸로 미국인은 프랑스의 생활양식과 문화예술을 까닭 없이 부러워하며 동경해 온 것은 프랑스인의 대다수가 미국과 기질적으로 통하는 소양인들이라는 사실과 무관치 않다.

　소양인은 측정하거나 분석해보지 않고도 눈썰미·눈대중(目測)·손대중으로, 또는 감感과 짐작으로 얼추 미루어 잡아 적소適所·적시適時·적량適量 등을 가늠해내는 직관감각(度量)과 말재주·글재주·손재주·이재주(재간), 세상의 변화와 판세 읽기(세회), 그리고 공적인 바깥일·미래·비전과 관련된 전략기획능력('사무')이 사상인 중 가장 뛰어나다. 동시에 소양인은 발랄하며 생기와 정열이 넘치고 잘난 체 잘하고 자랑하고 싶어 하며 뽐내고 과시하며 멋 부리고 허풍 치는 성정('과심')과 싫증·공허감('나심')이 강하고, 무게 잡을 줄(威儀)을 몰라 경박하고, 수치·손익·이재감각(籌策)이 없다. 또 쓸데없이 자존심을 내세우고 높은 콧대로 남을 무시하는 사람차별 심리(矜心)가 없고, 독선적 전횡심리도 없으며, 고집과 오기, 질투와 시샘, 인색과 욕심(擅心·奪心·貪心)은 거의

럽문화이야기 - 영국·프랑스·독일편』(서울 도서출판 푸른 나무, 1998).

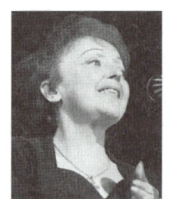

에디트 피아프

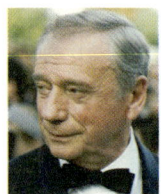

이브 몽탕

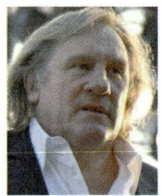

제라르 르파르디외

없을 뿐만 아니라, 오히려 이를 경멸하며 겉모습의 강한 면모와 달리 인정이 많다.

따라서 프랑스인들은 제 잘난 맛에서 살고 계산 없는 기분파들처럼 멋을 잘 부리고 멋있는 삶을 좋아하며 스타일에 죽고 스타일에 산다. 이들은 집단적으로나 개인적으로나 또 도덕적으로도 자기네가 세상의 어떤 다른 민족보다 잘났다고 믿고 '프랑스 스타일로' 사는 것을 인생의 중대사로 여긴다. 프랑스사람들은 세련된 생활양식을 자랑한다. 일찍이 칸트도 "마음 편하게 세련된 교류를 향한 성향"을 프랑스사람의 뛰어난 특징 가운데 하나로 지적한 바 있다.[270] 프랑스인은 발랄하고 활기차며 정력적이고 예측키 어려울 만큼 충동적이고 엉뚱한 기분파이고 겉모습은 세련미가 있고 아주 말쑥하다.[271] 프랑스인들은 늘 멋있는 삶을 동경한다. 이들은 로스탕(Edmond Rostand) 소설에 나오는 허풍쟁이 시라노 드 베르제락(Cyrano de Bergerac)처럼 되었으면 좋겠다는 '은밀한 소망'을 품고 있다. 가스코뉴 지방 출신 시라노는 누가 자기를 비웃으면 언제든지 한 방 날릴 준비가 되어 있고, 엄청난 솜씨의 검객이자, 한없이 감미로운 시심詩心을 지닌 시인이며, 보답 없는 사랑을 위해 목숨을 바칠 수도 있는 열정적 연애쟁이다. 시라노는 실패한 인생을 살지만 명예를 지키며 죽었기 때문에 '멋진 죽음'을 맞은 '멋진 놈'이다. 또 프랑스인들은 영화『시라노』(1991)의 주연을 맡은 제라르 드파르디외도 공공연히 아주 좋

---

270) Kant, *Anthropologie in pragramatischer Hinsicht*, 661쪽 각주.
271) 얍/사이렛(유시민 편저), 「프랑스문화이야기」, 1쪽.

아한다. 미국인들처럼 프랑스인들은 이브 몽탕, 에디트 피아프, 드파르디외와같이 밑바닥 생활에서 시작하여 정상에 오른 인생대역전의 '멋진' 입지전적 인물들을 사랑한다.[272] 프랑스인들은 소양인답게 최신유행과 첨단패션을 선도한다. 이들은 인생이란 활기차고 변화가 빠르고 최신유행에 살아야 한다고 생각한다. 최신의 것은 늘 이전 것보다 좀 더 멋지기 때문에 언제나 최신의상·최신유행어·최신영화·최신기계를 좋아한다. 그러나 '한물간 것'을 '무의미한 것'과 동일시한다.[273] '최신이라는 것'도 며칠 못 가서 방금 나온 '최신'에 밀려 어쩔 수 없이 한물간 것으로 전락하는 가운데 프랑스인들은 공허감과 허무를 느끼기 때문이다.

프랑스인들은 밝고 경쾌한 마음으로 섹스를 대하고[274] '친구 딸'만 뺀 모든 종류의 이성異性과[275] 열정적으로 사랑을 나눈다.[276] 프랑스사람들은 만일 이 세상에 달콤한 '애인'이나 '정부情婦'라는 것이 없다면 인생이 맛도 없고 멋도 없다고 생각한다. 이런 까닭에 프랑스에서는 정치인의 사생활을 절대 문제 삼지 않는다. 프랑스에서는 가령 남자 정치인 치고 애인이나 정부가 없는 사람이 없다. 정치인이 여자든 남자든 애인이 있다고 소문이 나면 오히려 선거에서 확실히 보너스 표를 받을 수 있다. 프랑스사람들은 다른 나라에서 정치인의 이성異性편력이 스캔들이 되고 정치공방의 대상이 되는 것에 대해 이해하기 힘들다는 반응을 보인다.[277]

---

272) 얍/사이렛, 「프랑스문화이야기」, 11-12쪽.
273) 얍/사이렛, 「프랑스문화이야기」, 13쪽.
274) 얍/사이렛, 「프랑스문화이야기」, 56쪽.
275) 프랑스사람들은 '친구의 딸'을 범하는 것만은 비열한 짓으로 규탄한다. 참조: 얍/사이렛, 「프랑스문화이야기」, 56쪽.
276) 참조: 얍/사이렛, 「프랑스문화이야기」, 23쪽.
277) 참조: 얍/사이렛, 「프랑스문화이야기」, 76쪽.

프랑스에서 멋과 패션이 모든 것을 지배한다는 법칙은 음식에도 그대로 통용된다. 요리예술의 왕좌는 '보기 좋은 음식'에 주어진다. 프랑스 음식은 맛있는 음식이자 '멋있는 음식'이기도 한 것이다. 천성적으로 시각視覺과 색상감각이 뛰어난 프랑스사람들의 음식은 모양과 색깔도 뛰어나기 때문이다. 위胃보다는 보는 즐거움을 위해 절묘하게 잘라놓은 조그만 음식조각들을 보면 '재료의 한계'를 극복한 '스타일의 승리'에 감탄하지 않을 수 없다.[278] 소양인답게 국민들의 일재간과 손재간이 탁월한 프랑스는[279] 중국·이탈리아·스페인과 더불어 음식문화의 세계최고봉을 자랑한다. 음식 솜씨는 가히 중국인과 자웅을 견줄 만하다. 동물생식기·창자·돼지족발(pied de porc), 거위 간肝 등 동물의 몸뚱이 중에서 못 먹는 부위가 없고 '푸와그라(fois gras)'(거위 간 요리), '에스카르고(escargo)'(달팽이 요리), '튀르프(truffes)'(해변솔밭 모래 속에서 자라는 송로松露버섯), 청국장이나 독일 '슈팅크캐제(Stinkkäse)'보다 더 지독한 냄새를 풍겨 '악마의 좌약'으로 불리는 치즈 '블래뜨 다벤느(Boulette d'Avesnes)'까지 요리도 다양하다.[280] 프랑스사람들에게 인생을 멋지게 만들어 주는 것은 바로 좋은 레스토랑에서 '맛있고 멋진' 프랑스음식을 먹는 것이다. 아니, 근사한 레스토랑이나 훌륭한 요리사의 음식점에서 맛있는 음식을 즐기는 것은 영적 체험이고 종교의식과 같은 것이자,[281] 획일성을 피해 제각기 다른 섬세한 미각을 충족시키는 의식儀式이다[282]. 따라서 프랑스는 레스토랑의 천국이다. 전국

---

278) 참조: 얍/사이렛, 「프랑스문화이야기」, 24면
279) 칸트도 프랑스사람의 특징적 장점으로 "탁월한 재능"을 들고 있다. 참조: Kant, *Anthropologie in pragramatischer Hinsicht*, 661.
280) 참조: 얍/사이렛, 「프랑스문화이야기」, 58-59쪽.
281) 참조: 얍/사이렛, 「프랑스문화이야기」, 56쪽.
282) 조흥식, 『똑같은 것은 싫다』 (서울: 창작과비평사, 2000), 10쪽.

어느 도시를 가도 각종 레스토랑이 즐비하다.[283] 음식은 프랑스인들의 영원한 토론주제이다. 또 프랑스인들은 가령 구운 쇠고기나 특정한 버섯을 아무 소스에나 찍어먹는 등 음식을 제대로 먹지 않는 것을 보면 '야만'으로 간주하고 즉각 먹는 법을 가르치려는 독재자로 돌변한다.[284] 프랑스사람은 소양인답게 포도주·맥주 등 비교적 알코올 도수가 낮은 술을 좋아한다. 프랑스인이라면 특히 포도주에 대해 일가견이 있고 맥주도 즐긴다.[285]

요리재료의 다양성 면에서 프랑스요리는 중국요리에 필적한다. 프랑스사람은 달팽이·거위간·동물생식기·개구리·말고기·송로버섯 등 무엇이든 먹는다. 프랑스의 1인당 말고기 소비량은 미국의 송아지고기 소비량보다 더 많은 1인당 4파운드(1.78kg)에 달한다. 과거에는 기근과 전쟁 때 심지어 개고기도 먹었다. 보불전쟁 때인 1870년경 프랑스사람들은 고양이고기, 쥐고기와 함께 개고기를 대량으로 일용했으며 파리에 개고기정육점이 있었다. 당시 『클로니끄 드 세주르(*Clonique de Sejour*)』라는 신문은 "개고기는 껍질을 잘 벗겨 잘 조미하여 소스를 치면 맛있다"고 보도하고 있다. 파리의 개고기정육점은 1910년까지도 남아 있었다. 프랑스의 파리 북부지방에서는 지금도 개고기를 요리해 먹는 사람들이 있고 타히티 섬에서는 원주민들이 별미로 애용한다.[286] 그럼에도 프랑스의 한 퇴역 여배우가 한국의 개고기 식용을 비난하는 것은 무식하고 맹추 같은 행동이다. 프랑스에서 개고기 식용이 점차 줄거나 대부분의 지역에서 완전히 사라진 것은 영향력을 잃은 가톨릭교의 영향 때문이 아니다. 개고기가 '소양인

---

283) 참조: 조흥식, 『똑같은 것은 싫다』, 69쪽.
284) 얍/사이렛, 「프랑스문화이야기」, 58쪽.
285) 참조: 얍/사이렛, 「프랑스문화이야기」, 59쪽.
286) 참조:『한국인과 개고기』인터넷 사이트(http://ok.ac.kr/~ang/)의 "프랑스의 개고기 식용". 여기에는 1910년 당시 프랑스 파리의 개고기정육점 사진도 소개되어 있다.

의 나라' 프랑스에서 점차 자취를 감춘 것은 우선 프랑인의 대부분을 차지하는 소양인에게 아주 해로운 식료이기 때문에, 그리고 20세기에 프랑스사람들의 생활수준이 높아졌기 때문이었다.

역시 소양인답게 프랑스인들은 다양한 프랑스요리 가운데 그래도 중국인처럼 소양인에게 유익한 돼지스테이크, 삼겹살, 돼지족발 등 돼지고기와 오리(속을 채운 오리 요리), 거위 등을 가장 즐겨먹고[287] 또 가장 잘 요리한다.

가령 독일·한국·일본의 여성들은 페미니즘이나 사회운동에 눈뜨면 화장化粧과 멋진 의상을 거부하고 맨 얼굴에 남장男裝에 가까울 정도로 아무렇게나 걸쳐 입은 옷차림새와 헤어스타일을 하고 가급적 남성적인 모습을 보이려고 한다. 이에 반해 프랑스 여성들은 페미니즘을 신봉하더라도 소양인답게 결코 여성다움과 아름다움을 포기하지 않는다.[288] 소총에 깃발을 치켜들고 바리케이드를 뛰어넘더라도 복숭아처럼 탐스런 젖가슴이 다 드러날 정도로 반 이상 벗겨져 내린 얇은 상의上衣에 관능적 매력을 발산하는 '민중의 이끄는 자유의 여신' 마리안느(들라크루아의 그림)처럼 프랑스여성들은 사회운동과 권리의식 때문에 여성미女性美를 망치는 것이 아니라 오히려 더욱 여성다운 아름다움을 추구한다. 따라서 프랑스 여성들은 교육·취업·인사人事에서 남자와 똑같은 권리와 기회를 달라고 요구하지만, 좋은 아내로서든 멋진 애인으로서든 여성이 교묘하게 향유해온 전통적 여성권력을 포기할 생각은 전혀 없다. 프랑스여성들은 예나 지금이나 유혹의 대상이 되어 사랑의 고백을 듣고 싶어 하고, 멋들어지게 차려입고 주위의 남자들의 아첨을 유도하고 주위에 제구실을 하는 남자들이 있다는

---

287) 참조: 얍/사이렛, 「프랑스문화이야기」, 58쪽.
288) 참조: 얍/사이렛, 「프랑스문화이야기」, 9쪽.

사실에서 인생의 짜릿한 재미를 느낀다.[289]

또 프랑스인들은 음식만 잘 만드는 것이 아니라 소양인적 손재간과 시각視覺이 탁월하므로 중국인처럼 글씨도 멋지게 잘 쓰고 글씨를 멋지게 잘 쓰는 것을 인격표현의 '예술'로 간주한다. 소양인이 많은 중국에서 필체를 유교국가의 '서예書藝' 수준으로 올려놓고 '신언서판身言書判'의 사람평가 기준에서처럼 '글씨(書)'를 갈고 닦은 몸('身')이나 언어능력('言')보다는 못하지만 판단력('判')보다 더 중요한 잣대로 간주하듯이 프랑스에서도 글씨를 잘 쓰냐 못 쓰냐는 사람을 평가하는 중요한 척도다. 프랑스인들은 만나기로 약속한 사람의 글씨가 마음에 들지 않으면 약속을 취소하기도 하고, 심지어 사원채용에서도 지원자의 필체가 형편없으면 뽑지 않을 정도로 필체를 중시한다. 그들은 글씨를 마치 '인격의 과학적 지표'인 양 간주하는 것이다.[290]

보통 프랑스인들은 멋있게 차려입지만, 프랑스 정치인들은 특히 더 말쑥하고 멋있어야 한다. 프랑스 국민들이 정치인이라면 나이를 불문하고 '예외 없이' 스마트해 보이기를 바라기 때문이다. 프랑스사람들은 독일인과 일본인들처럼 '권력'을 야비하거나 더러운 것으로 보는 것이 아니라 반대로 멋있고 매력적인 것으로 본다. 프랑스 정치인들이 스마트해 보이는 것은 '멋있고 매력적인 권력'처럼 정치인도 이에 걸맞게 차려입어야 한다는 프랑스적 관념 때문인 것이다.[291]

프랑스는 이처럼 '멋의 나라'이자 동시에 밝은 '빛의 나라'다. 사상인四象人 중 시력이 가장 뛰어난 소양인들은 빛을 좋아하기 때문이다. 이런 까닭에 프랑스인들은 '진짜로 문명화된 민족'은 자기네들밖에 없다고 확신하며 자기네가 '문명의 빛'으로 '어둠의 타국들'을 비추

---

289) 참조: 얍/사이렛, 「프랑스문화이야기」, 24쪽.
290) 참조: 얍/사이렛, 「프랑스문화이야기」, 77쪽.
291) 참조: 얍/사이렛, 「프랑스문화이야기」, 75-76쪽.

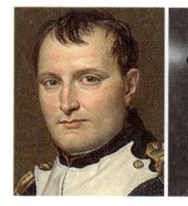 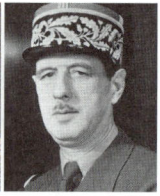

나폴레옹   드골

어 계몽啓蒙해야 한다는 사명감을 품고 있다. 프랑스사람들은 중요한 일이라면 무엇이든 다 자기네가 최고라고 생각한다. 그들은 이성異性을 잘 꼬시는 것을 자랑으로 여기고 제대로 요리된 스테이크 한 접시에서 자부심을 느끼며 포도주 한 병에서 세계최고라는 우월감을 느낀다. 루이 14세가 '태양왕(Le Roi Soleil)'으로 불린 것도 다 이유가 있는 것이다. 이처럼 르네상스 시대에서부터 나폴레옹을 거쳐 드골과 현 대통령에 이르기까지 프랑스 정치가들에게 프랑스는 언제나 어두운 프랑스 바깥을 비추는 '광명', '밝은 빛'이다.[292] 물론 이런 까닭에 프랑스사람들은 세계에서 인권을 앞장서 옹호해야 한다고 생각하는 박애주의자들이고 이방인에 대해 매우 개방적이다. 칸트는 일찍이 프랑스인의 이런 개방적 성격을 다음과같이 묘사하고 있다. 프랑스인은 "인간에게 우호적인 교류의 성향"을 특징적 장점으로 지니고 있어서 프랑스에서 "이방인은 이방인이라는 타이틀로서 이미 프랑스인의 보호를 받는다"는[293] 것이다.

프랑스인들은 소양인답게 빛과 더불어 색깔도 좋아하고 또 잘 식별한다. 이런 까닭에 프랑스는 다비드·세잔·고갱·드가·들라크루아·와토·쇠라·뒤프레·쿠르베·마네·모네·마티스·밀레·로댕 등 셀 수 없이 많은 화가와 조각가들을 배출했고, 고흐·샤갈·칸딘스키·피카소·달리·몬드리안 등 수많은 화가들을 세계 각지로부터 모여들게 만들었다. 한 마디로 지금까지 프랑스 화단이 곧 세계화단인 것이다.

또한 프랑스인들은 소양인답게 영상에도 강하다. 미국의 에디슨과

---

292) 참조: 얍/사이렛, 「프랑스문화이야기」, 2-4쪽.
293) Kant, *Anthropologie in pragmatischer Hinsicht*, 661쪽.

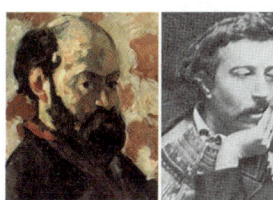 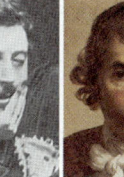 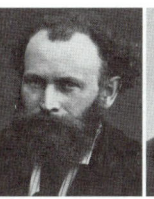 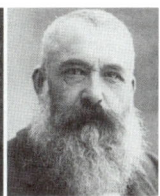

　세잔　　　고갱　　　다비드　　　마네　　　모네

　더불어 프랑스의 뤼미에르형제는 영화를 발명했고 프랑스는 미국과 함께 자부심을 갖고 무성영화 시대부터 영화를 새로운 문화산업 부문으로 발전시켰고 지금도 영화산업을 중시한다.[294] 프랑스, 특히 파리는 영화의 천국이다. 파리에만 수백 개의 영화관이 있다. 프랑스에는 칸느 영화제가 있고 라 페미스(La FEMIS)라는 영화학교가 있다. 프랑스 감독들은 대여섯 명의 배우와 일상생활의 소소한 주제를 가지고도 걸작을 만들어 내고, 프랑스인들은 이런 걸작을 보고 레스토랑에 몰려가 영화비평을 해댄다. 프랑스인들은 영화감독을 '작가'로 취급한다. 지금도 프랑스인들은 1930년대 영화 쟝 가뱅(Jean Gabin)의 『안개 낀 부두』를 생각한다. 이 영화에서 탈영병 쟝 가뱅은 프랑스인답게 악당들의 손에서 아름다운 처녀를 구해주고 '멋지게' 허무한 죽음을 맞는다.[295] 오늘날 영화관 방문객은 텔레비전 때문에 크게 줄었지만, 유달리 영화방영을 많이 하는 프랑스 텔레비전이 영화관을 대신해주기 때문에 영화산업 자체가 위축된 것은 아니다.

　프랑스사람들은 미국인들처럼 안방 영상시대를 개막한 텔레비전을 일상생활의 중심매체로 간주한다. 텔레비전은 뉴스매체이자 커뮤니케이션 매체이고 오락매체이자 매우 중요한 예술매체다. 프랑스 텔레비전은 뉴스·스포츠·정치토론·의사소통을 중개해주고, 흘러간

---

294) 참조: 얍/사이렛, 「프랑스문화이야기」, 45쪽.
295) 참조: 얍/사이렛, 「프랑스문화이야기」, 44-45쪽.

명화들을 방영하는 안방극장 노릇을 해 주기 때문이다.

화면과 그림에 강한 소양인다운 프랑스인들은 열성적 만화 팬이기도 하다. 모험을 그린 얇은 프랑스 만화 시리즈인 아스테릭스(Asterix), 뗑뗑(Tintin), 러키럭(Lucky Luck) 등은 유럽을 휩쓰는 인기만화다. 프랑스 정부는 이 만화저작권을 특허권으로 보호하고 만화에서만큼은 속어와 상소리도 봐준다. 문학작품에는 엄격한 프랑스어 기준을 적용하지만 만화에서는 이 기준을 완화해주는 것이다.[296] 이 때문에 다른 곳에서는 금지된 상스런 단어들이 만화 속에서는 현란하게 등장한다.

소양인의 '재간才幹'은 손재간을 뜻하기도 하지만 말재간을 뜻하기도 한다. 프랑스사람의 말재간은 물론 세계적이다. 프랑스인들은 친밀한 사석에서만 재치 없는 말로 수다를 떠는 소음인과 달리 공사석을 가리지 않고 재치 있는 말과 위트로 수다를 떨고 이유가 많아 따지기를 좋아한다. 프랑스사람은 하루종일 어디에서든 수다를 떠는 세계수준의 수다쟁이들이다.[297] 프랑스인들은 평소 재빠르게 아주 유머러스한 개그와 위트 있는 농담을 잘한다. 이들은 육체를 소재로 한 농담과 익살을 좋아한다. 프랑스 유머에서는 암묵적인 내용이 말로 표현되는 내용만큼 중요하다. 마치 연애를 할 때 조심스럽게 간접적으로 접근하는 것처럼 우회적으로 말장난을 시작하지만 결국에는 노골적인 끝내기 한방으로 폭소를 터뜨리게 만든다.[298] 이것은 은근히 미소 짓게 만드는 영국의 유머와 본질적으로 다른 것이다.

하지만 회화나 토론에서는 아주 진지하고 정열적이다. 한 번 국민적 토론이 벌어지면 '수다쟁이의 나라' 프랑스는 갑자기 '5,500만의 철학자의 나라'로 돌변한다. 이때 프랑스인에게는 '진지한 사람'으

---

296) 참조: 얍/사이렛, 「프랑스문화이야기」, 47쪽.
297) 참조: 조흥식, 『똑같은 것은 싫다』(서울" 창작과비평사, 2000), 63쪽.
298) 참조: 얍/사이렛, 「프랑스문화이야기」, 51쪽.

로 보이는 것이 매우 중요하다. 문학과 영화에서 특권과 사생활, 그리고 음식과 비준을 앞둔 조약문에 이르기까지 모든 주제에 걸쳐 진지한 토론이 도처에서 벌어진다. 이들은 집단적 토론을 통해 현대생활의 모든 측면을 철학적 현미경으로 검증하려는 식이다. 가령 1992년 마스트리히트 조약에 대한 국민투표 때 대다수 프랑스인들은 실제로 조약문 사본을 끙끙거리며 읽고 토론했다. 프랑스인은 모든 일에 간섭하고 깊은 토론을 벌여 결정하려고 하기 때문에 투덜거리다 결국 정부가 시키는 대로 따르는 영국인이나 정부권위에 잘 순종하는 독일인보다 다스리기 힘든 나라다.[299] 프랑스사람들은 자기의 지성이 깊다는 것을 과시하기 위해 회화하고 토론하는 방법을 어린 시절부터 훈련한다. 어릴 적부터 자기 생각을 여러 사람 앞에서 발표하도록 격려를 받고 일곱 살쯤 되면 너나없이 말만 잘하는 귀신이 된다.[300] 이 회화와 토론은 프랑스에서 '르 디스꾸르(le discours)'라고 부른다. 이것에 도통한 사람들은 대단한 존경을 받는데, 프랑스인들은 95%가 이런 부류에 속한다. 따라서 일반인들도 멋진 논리를 한두 개는 펼 수 있다는 긍지를 갖고 산다. 프랑스인들에게 '높은 문화 수준'이란 논쟁에서 상대방을 이기는 능력을 의미하고[301] 논객이란 '말하는 전사戰士'를 의미한다. 미셸 푸코는 근대사회에서 '말하는 주체'가 '논쟁적 주체'로, 아니 '전사적戰士的 주체'로 나타난다고 갈파한 바 있지만,[302] 이것은 근대의 일반적 특질이 아니라 프랑스에 국한된, 아니 소양인의 나라들(미국·프랑스·이탈리아·스페인)에 국한된 근대적 특질에 불과할 뿐이다. 프랑스인들이 벌이는 논쟁은 세계복싱 챔피언 타이틀전 못

---

299) 참조: 얍/사이렛, 「프랑스문화이야기」, 47쪽.
300) 참조: 얍/사이렛, 「프랑스문화이야기」, 29-30쪽.
301) 얍/사이렛, 「프랑스문화이야기」, 44쪽.
302) Michel Foucault, *Vom Licht des Krieges zur Geburt der Geschichte* (Berlin: 1986), 23쪽.

지않게 역동적이고 흥미진진하다.[303] 프랑스인들에게 언어는 '논쟁의 도구'로 그치는 것이 아니라 '품위구현 수단'이기도 하다. 프랑스에서 언어는 특정한 '양식樣式'을 갖출 때만 품위구현 수단으로 쓰일 수 있다.[304] 이 '양식'은 반드시 지켜야 하는 기존의 스타일일 수도 있고 자기의 고유한 스타일일 수도 있다. 이 '스타일'도 말공부와 훈련들을 통해서 체득한다.

프랑스인들은 소양인답게 대화할 때 남의 말을 잘 끊고 끼어든다. 이것은 상대방의 이야기를 잘 듣고 있으며 맞상대를 하고 싶은 만큼 흥미를 느낀다는 것을 보여주는 방식이다. 프랑스에서는 직업·연봉·결혼·아이 등 개인생활에 관련된 주제를 거론하면 대화 거부를 뜻하는 무례한 짓이다. 반대로 예술·문화·정치 이야기는 프랑스인의 흥미를 유발한다.[305] 프랑스인들은 이런 주제에 다 일가견이 있기 때문이다.

프랑스인들은 말로 다하지 못하면 마르셀 마르소의 유명한 무언극처럼 손발로도 말을 하는 선진적 '바디 랭귀지'를 창조해 냈다. 프랑스 사람들은 말할 때 눈·손·입술·어깨 등을 가만히 놓아두지 않는다. 공감하는 경우 손가락 끝에 입을 맞추고, 싫증이 나면 앞머리를 쥐어뜯고, 지겨우면 손등을 두드리고, 약오르면 입을 오므려 숨을 토해낸다.

이런 프랑스 생활의 회화적, 토론적 특징과 프랑스어의 회화적 장점 때문에 프랑스어는 세계 각국의 언어 속으로 확산, 침투해 들어갔다. 그리하여 아베끄·떼따떼(일대일)·랑데부·뉘앙스·갈랑떼리(호방함)·꼬께뜨(애교)·봉봉(사탕)·봉보야지(잘 다녀오세요) 등 프랑스 단어가 없으면 로맨스도 없을 지경이 되었고, 사보타지·아방가르드·마뇌버(책략)·매사커(*massacre*; 대학살)·뷰로·에스프리(정신)·에스프리 드 꼬르(연대

---

303) 얍/사이렛, 「프랑스문화이야기」, 44쪽.
304) 얍/사이렛, 「프랑스문화이야기」, 29쪽.
305) 참조: 얍/사이렛, 「프랑스문화이야기」, 81-82쪽.

의식)·에스피오나지·리에종·쿠데타·래쎄페르(laisser-faire)·페타꽁플리(fait accompli)·데탕트 등 프랑스어 쪼가리가 없으면 정치도 외교도 경제도 없어질 정도이며, 오믈렛·크루아상·레스토랑·뷔페·카페 등이 없다면 인류가 어찌 먹고살겠는가?

프랑스는 정치가 지배하는 국가다. 프랑스인들은 소양인답게 뛰어난 말재긴으로 토론을 잘하고, 따라서 말로 하는 '정치'가 '법'이나 '사법司法'보다 우위에 있다. 프랑스 사법체계는 피고와 원고의 주장의 '옳고 그름'을 따지는 '심판제도'라기보다는 중재와 조정 모델에[306] 가깝다. 따라서 법원의 재판과정은 실체적 진실 규명이 아니라 논리와 토론의 위력과 무력을 따져 서로를 끌고 당기는 일종의 '협상'으로 나타난다. 또한 프랑스에서 법조인은 정치인보다 하나 아래 등급으로 취급받는다. 위헌 여부를 따지는 헌법재판소나 대법원의 판사는 다 법조인들이 아니라 법을 잘 아는 국립행정대학 출신의 정치인들이 독차지하고 있기 때문이다. 결국 소음인이 두각을 나타내는 법조인들에게 남겨진 일은 지저분한 형사사건이나 소규모의 민사사건들뿐이다.[307]

이런 여러 가지 이유에서 칸트는 일찍이 프랑스인의 가장 두드러진 특징을 "여타 모든 국민들의 모범이 되는 대화감각"으로 규정했다. 칸트에 의하면 프랑스국민이 특히 낯선 사람들에게 "예절바르게 행동하는 것"도 이해관계 때문이 아니라 "마음을 함께 하고 싶은 감각적 욕구" 때문이다. 이 감각이 특히 여성들과의 교류와 관련되어 있기 때문에 "여성적 언어가 보편적 언어가 되었고", 이런 성향 때문에 프랑스인들이 서비스업에서 손님을 나긋나긋하게 대하고 남을 도우

---

306) 참조: 얍/사이렛, 「프랑스문화이야기」, 70쪽.
307) 참조: 조흥식, 『똑같은 것은 싫다』, 154-155쪽.

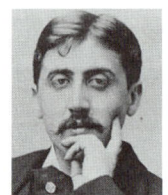

프루스트

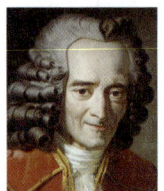

볼테르

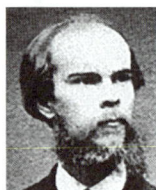

베를렌

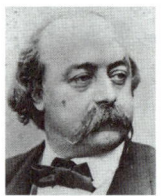

플로베르

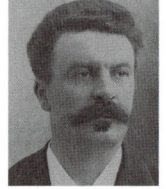

모파상

려는 호의와 "원칙에 입각한 보편적 인류애"가 충만하게 되고 결국은 국민 전체가 "상냥한" 국민이 되지 않을 수 없었을 것이라는 사실은 "전혀 논란의 여지가 없다"는 것이다.[308]

소양인답게 수다쟁이 프랑스인들은 미국인들처럼 수다를 떨 일이 없거나 일시적으로 할 일이 없어 가만히 있으면 바로 공허감과 외로움을 느낀다. 미국인들은 이 공허감과 무료함을 대자연 속에서 먼 곳을 보며 우두커니 서 있는 것으로 메우지만, 프랑스인들은 애완동물을 길러 이 생명체들과 어울림으로써 메운다. 프랑스에 애완동물들이 그토록 많은 것도 다 이 때문이다.

소양인의 '재간'은 말재간 이외에 글재간도 내포하기 때문에 프랑스는 '말의 나라'이자 또 '글의 나라'이다. 프랑스인들은 많은 문학인을 배출했고 또 국민 자체가 호흡이 긴 문학작품과 시를 자랑스럽게 생각한다. 특히 글쟁이이자 조울증 환자인 프루스트, 인도주의자이자 전과자인 볼테르, 시인이자 난봉꾼인 베를렌, 성당에서 파문당한 몰리에르, 딱 들어맞는 단어를 찾아 며칠을 소비하는 완벽주의 소설가인 플로베르, 모파상 등을 존경한다.[309] 프랑스는 음식과 미술만이 아니라 문학으로 세계를 제패했다. 문학도 프랑스가 문화로 세계를 지배하는

---

308) Kant, *Anthropologie in pragramatischer Hinsicht*, 662쪽.
309) 참조: 얍/사이렛, 「프랑스문화이야기」, 47-48쪽.

데 크게 기여한 분야인 것이다.[310]

　프랑스 신문은 멋진 글로 새 소식을 전해야만 생존할 수 있다. 프랑스인들도 미국인들처럼 오락보다 뉴스를 좋아한다. 따라서 신문은 의당 유치한 오락용 화보보다는 수준 높은 기사를 많이 담아야 하고 광고보다는 뉴스, 사소한 뉴스보다는 심각한 뉴스를 많이 실어야 한다.

　프링스인은 소양인답게 '재간'의 다른 측면인 일재간이 뛰어나고 예측·파악·비전·기획('事務')에 능하다. 이 일재간은 사람을 상대로 한 서비스·설득·전파·조정·통제나 사회 및 국면과 관련된 판세 읽기, 상황파악, 종이나 컴퓨터 모니터화면 위에서 하는 대책마련 및 기획, 아이디어 수립, 상황인식과 판단의 기록 및 정리, 스피치 또는 카피라이트 등 '일(*work*)'을 말한다. 프랑스인은 이런 일에 아주 능하고 이런 일을 제대로 못하는 사람을 보면 바로 병신취급을 한다. 따라서 프랑스에서는 무슨 일이든 "제대로, 똑바로, 확실히(*comme il faut*)" 해야 한다. 이 '확실히 제대로 하기' 원칙은 일·결혼식진행·식사법·주도(酒道)·요리법·편지격식 등 뭐에든 적용된다. 이런 까닭에 프랑스 남자들은 심지어 휴가지에서도 몸단장에 두 시간을 이상을 쓰고, 아내들은 땀을 뻘뻘 흘리며 점심을 코스로 마련하고 얼음에 채운 백포도주, 텐트 안의 적포도주 등 식사를 정말 '제대로' 준비한다. 아내는 남편의 게걸스런 식사가 끝나자마자 즉각 설거지를 해치운다.[311] 물론 사소한 일도 휴가와 마찬가지로 '제대로' 해야 한다. 프랑스에서는 전화번호를 잘못 눌렀다가는 얼굴이 화끈거릴 정도로 심한 욕을 먹는다.[312]

　소양인은 날래고 성급하고 과격하다. 또 항상 들썩거리고 몸을 잠시도 놔두려 하지 않고 바깥에서 승리를 추구한다. 자기가 하던 일에

---

310) 참조: 얍/사이렛, 「프랑스문화이야기」, 42쪽.
311) 참조: 얍/사이렛, 「프랑스문화이야기」, 35-36쪽.
312) 참조: 얍/사이렛, 「프랑스문화이야기」, 37쪽.

금방 흥미를 잃고 쉬 싫증을 내며 다른 일을 찾고 시작은 거창하지만 얼마 지나지 않아 관심을 잃고 일을 용두사미로 끝낸다. 이런 까닭에 칸트는 프랑스인의 회화 감각의 이면裏面으로서 "숙고된 원칙에 의해 제어되지 않는 발랄과 생동성(Lebhaftigkeit)", 밝은 이성의 관점에서 보면 "편하더라도 오래 견디지 못하는 경박성"(Leichtsinn), "이성마저도 위협하고 극한을 넘어" 국가의 모든 것을 뒤흔드는 "열정을 분출하는 전염성 높은 자유정신(Freiheitsgeist)"을 들고 있다.[313] 프랑스사람들은 집안에 갇혀 지내는 것을 못 견뎌하며, 여유 있게 모여 놀기를 좋아하고, 결혼식·잔치·축제 등 유쾌한 잔치판·춤판·사무실·레스토랑·공항라운지·오페라하우스·번화가·(사람들이 많이 모인)광장 등에서는 더없이 즐거워한다.[314] 프랑스인들은 종교적으로 '무종교'이면서도 가톨릭축일·부활절·성탄절·속죄일과 기타 종교적 연휴는 반드시 다 찾아 먹는다. 그래서 프랑스인들은 양심의 가책과 수치심을 강조하는 개신교보다 죄와 사함을 강조하는 카톨릭을 더 좋아한다. 죄를 짓고 나중에 사함을 받으면 되기 때문이다.[315]

   소양인들은 '나심懶心'이 지나쳐 반복과 획일성에 금방 싫증을 낸다. 이런 까닭에 프랑스사람들은 논리적 수미일관성을 중시하지만, 소음인의 장기長技인 초지일관성은 지겨워한다. 그리고 변화무쌍한 현대세계에서 소음인이 고집하는 '초지일관'을 사람을 지겹고 권태롭게 만드는 '미친 발광'으로 여기고, 심지어 "용서받을 수 없는 죄악"으로까지 단죄하려고 든다.[316] 또 교복이란 것이 존재하지 않을 정도로 똑같은 것, 획일적인 것을 싫어한다. 따라서 유니폼을 입은 경

---

313) Kant, *Anthropologie in pragramatischer Hinsicht*, 666쪽.
314) 참조: 얍/사이렛, 「프랑스문화이야기」, 2쪽.
315) 참조: 얍/사이렛, 「프랑스문화이야기」, 36쪽.
316) 얍/사이렛, 「프랑스문화이야기」, 9쪽.

찰, 군인, 사제들도 싫어한다. 이들은 자신의 자유를 포기한 사람들로 간주되기 때문이다. 프랑스인들은 여럿이 레스토랑에 가서 한국인들처럼 음식을 '통일시켜' 시키는 경우는 없고 셋이면 셋, 넷이면 넷, 열이면 열이 다 다른 음식을 시킨다.[317] 또 파리는 세계 패션의 중심지이지만 프랑스사람들은 확산된 유행을 잘 따르지 않고 제각기 최신의 방향으로 앞질러 나간다. 이런 이유에서 프랑스 시장에서 첨단패션의 의상이 히트하는 경우도 드물지만 기타 하이테크 신제품들이 보편적으로 확산되어 떼돈을 버는 식으로 히트하는 경우도 정말 드물다. 똑같은 것을 싫어하고 유행을 따르는 것을 개성 없는 천박성과 동일시하는 프랑스사람들의 소양인적 성향 때문에 생활과 일에 반드시 필요한 획기적 신제품들도 그 보급이 유별나게 더디다.[318] 또 프랑스사람들은 상대방의 말이 재미없거나 지겨우면 참지 않고 말없이 사라져 버린다. '엥떼레쌍(interessant)'한, 즉 '흥미로운 말을 재치 있게 하는' 것은 프랑스인들에게 대화와 수다의 절대적 전제조건인 것이다.[319] 이것은 상대방의 말을 끝까지 들어주는 것이 예의라고 배운 다른 나라 사람들에게는 매우 곤혹스런 일이다. 프랑스에서 '엥테레쌍한 수다'는 프랑스적 공동체로 받아들이고 이 사회적 관계를 재생산하는 일종의 의례儀禮인 것[320]이고 이 수다 면에서 프랑스인과 견줄 수 있는 동양의 유일한 민족은 중국민족이다.[321]

프랑스인들은 대개들 일을 용두사미로 끝내기 때문에 이 점에서는 서로 봐준다. 정치인들이 용두사미 모습을 보여도 이를 탓하지 않고 원래 계획의 과감성·기발함·기상천외함에 높은 점수를 준다. 프랑

---

317) 참조: 조흥식, 『똑같은 것은 싫다』(서울: 창작과비평사, 2000), 9-10쪽.
318) 조흥식, 『똑같은 것은 싫다』, 11-13쪽.
319) 조흥식, 『똑같은 것은 싫다』, 65쪽.
320) 조흥식, 『똑같은 것은 싫다』, 67쪽.
321) 참조: 조흥식, 『똑같은 것은 싫다』, 69쪽.

스사람들은 새로운 아이디어와 그 아이디어를 창안한 사람을 존경한다. 프랑스 정치인들은 지위고하를 막론하고 비용이 많이 들고 어리석기는 하지만 과감하고 상상력이 풍부한 프로젝트를 제안할 수 있다. 일단 이렇게만 해두면 그 프로젝트가 참담한 실패로 끝나는 경우에도 원래 대담하고 상상력이 풍부하다 보니까 그랬다는 식으로 폭넓은 지지를 받을 수 있다.[322] 프랑스 소양인들도 허풍('축心')이 심해서 심지어 불가능해 보이는 사업을 대담하게 밀어붙이는 허풍선이 같은 정치인도 좋아하고, 이 허풍선이가 사업을 추진하다 실수와 비리를 저지르더라도 이 사업이 원래 엄청난 허풍을 담고 있다면 눈감아 준다.[323]

프랑스인들은 독일 소음인들처럼 속도감을 즐기며 과속을 하지 않지만 성급하고 과격하기 때문에 과속운전 대신 난폭운전을 한다. 프랑스사람들은 핸들을 잡으면 누구나 아나키스트로 돌변, 위험한 미치광이 운전으로 프랑스인의 기질을 유감없이 발산한다. 이들에게 교통법규는 한가한 제안에 불과하다. 이러다 보니 주요 인터체인지에서는 차들이 북적거리고 엉켜 있고 운전자들은 남에게 막 욕하고 화를 낸다. 횡단보도는 노인도 봐주지 않을 만큼 위험하다.[324] 프랑스 도로는 대형 교통사고로 얼룩지고[325] 프랑스의 교통사고율은 늘 유럽에서 2위를 마크하는 이탈리아보다 훨씬 높고, 아우토반에서 일상적으로 시속 160킬로미터의 고속주행을 즐기고 시내 주행속도도 다른 나라의 고속도로 제한속도에 육박하는 독일보다도 월등히 더 높다. 이탈리아에서 연간 100만 명 중 122명이 교통사고로 사망하고, 독일

---

322) 얍/사이렛, 「프랑스문화이야기」, 17쪽.
323) 참조: 얍/사이렛, 「프랑스문화이야기」, 75쪽.
324) 얍/사이렛, 「프랑스문화이야기」, 33-34쪽.
325) 참조: 얍/사이렛, 「프랑스문화이야기」, 27쪽.

에서는 116명이 사망하는 반면, 프랑스에서는 153명이 교통사고로 사망한다.[326]

프랑스인들은 상술했듯이 남자는 길거리에서 머리를 빗지 않고 여자는 밖에서 화장을 고치지 않으며 아무리 더워도 길거리에서 옷을 벗지 않고 숙녀가 지나가면 모자를 벗는 등 에티켓을 엄격히 지키되, 매우 무례하다. 친구들 사이에서도 흔히들 면박을 주고 욕을 해댄다. 물론 이것은 남을 무시해서가 아니라 성질이 급해서 그러는 것이다. 소양인답게 화가 풀리면 뒤끝이 없다. 따라서 모질게 욕을 해대도 프랑스에서는 인간관계가 깨지지 않고 다음에 만나면 마치 아무 일도 없었던 것처럼 어울린다.[327] 프랑스 남자들은 에티켓을 그렇게 잘 지키는 반면, 동시에 담배를 피우다가 오줌을 누고 정원을 가꾸다가 또는 차를 수리하다가 오줌을 누고 말을 끌고 가다가도 또는 시멘트를 비비다가도 오줌을 누고, 길거리, 강·호수·바다·가로수·가로등·상점 뒤편·주유소뒤편·기차역 등 그야말로 아무 데나 오줌을 누며 심지어 지나가는 차에 대고서 오줌을 갈긴다.[328] 프랑스인들은 오줌을 누다가 혹 사람과 마주치면 에티켓은 밝아서 '봉주르(bonjour)' 또는 '본 뉘(bonne nuit)' 하며 인사를 한다. 소양인은 태양인처럼 야만스럽게 무례하고 방자한 비인鄙人은 아니지만, 본래 약간의 익힌 예의와 에티켓은 굳게 지키면서도 상당히 무례한 편이다. 따라서 길거리에서 오줌을 싸는 자신의 큰 무례에는 신경 쓰지 않고 인사 등 작은 예의는 깍듯이 차리는 것이다. 또 프랑스인들은 출근시간·약속시간·인터뷰 시간 따위를 제대로 지키는 일이 드물다. 그러면서도 따지기 좋아하

---

326) 조흥식,『똑같은 것은 싫다』, 99쪽. 다음도 참조: 얍/사이렛,「프랑스문화이야기」, 34쪽.
327) 참조: 얍/사이렛,「프랑스문화이야기」, 37쪽.
328) 얍/사이렛,「프랑스문화이야기」, 39쪽.

는 소양인답게 기차나 버스가 가장 먼 종착역에 2분만 연착해도 연신 항의를 해대고 따지며 문서와 편지 격식과 인사 등 사소한 에티켓 따위는 칼같이 지키는 것이다.[329] 유사하게 프랑스인들은 '권리'라는 의미의 '법(le droit)'은 엄밀할수록 좋다고 생각하고 이런 '법'은 대단히 신뢰하고 잘 지키지만, 주차·흡연·운전·위생과 관련된 '자질구레한'; 그러나 위반할 경우 커다란 사고를 유발할 수도 있는 각종 금지법규는 지키지 않고 적당히 무시해 버린다.[330] 그리하여 프랑스사람들은 심지어 횡단보도에 차를 주차하는 것을 무슨 권리로 알 정도다. 또 이들은 자기네가 규칙을 어길 권리가 있다고 확신한다. 자기네들이 어기는 규칙은 언제나 사소한 것이라고 자의적으로 생각하기 일쑤이기 때문이다.[331] 또 프랑스에서 음주운전은 다반사다. "한 잔은 괜찮아, 세 잔이면 왕창 깨지지!"라는 카피로 음주운전 방지 TV캠페인을 할 정도다. 게다가 대통령 취임식 때면 교통법규 위반자에 대한 사면을 대대적으로 실시한다.[332]

운동을 하지 않아도 몸의 순환과 분비가 활발하고 순환·분비상태가 좋은 소양인들은 평소 운동을 싫어한다. 프랑스 소양인들도 평소에 그렇다. 그러나 어쩔 수 없이 해야 할 때는 손과 어깨로 하는 운동을 잘한다. 프랑스인들은 소양인답게 럭비·농구·배구·테니스·요트 등 상체운동만을 한다.[333] 그 밖에 '투르 드 프랑스(프랑스 종주 사이클경기)'와 축구는 여럿이 볼 수 있어 그저 시끄럽고 도발적이니까 좋아한다. 발로 하는 운동인 이 축구와 사이클 경기는 프랑스인들이 잘해서가 아니라 밝고 빠르고 도발적이고 시끄럽다는 이유만으로 프랑스에서 광

---

329) 참조: 얍/사이렛, 「프랑스문화이야기」, 28면 및 66-67쪽.
330) 참조: 얍/사이렛, 「프랑스문화이야기」, 28쪽.
331) 얍/사이렛, 「프랑스문화이야기」, 75쪽.
332) 조흥식, 「똑같은 것은 싫다」, 100-101쪽.
333) 얍/사이렛, 「프랑스문화이야기」, 54쪽; 조흥식 2000, 102쪽.

적인 인기 스포츠가 되었다.[334] 물론 발과 다리가 강하고 정교한 프랑스 소음인들은 주로 발과 다리로 하는 스포츠인 이 두 경기에서 유명 스타로 대성할 수 있다. 그러나 프랑스 국민 가운데 소음인은 소수이고 대다수 소양인들은 하체가 부실하다.

이런 까닭에 프랑스 순수혈통으로만 이루어진 프랑스 축구팀의 월드컵 실력은 프랑스인들의 요란한 응원열기에 비하면 그리 높지 않은 편이다. 따라서 프랑스 축구팀은 흑인 소음인 선수들을 많이 포함하고 있다. 흑인 선수들과 알제리·모로코출신 선수들로 보강된 프랑스 축구팀은 그간 일곱 번 4강에 올라 이 가운데 16회 월드컵(1998)과 21회 월드컵(2018)에서 두 차례 우승했다. 특히 1998년 이후 프랑스의 월드컵 우승은 프랑스혈통에 속하지 않는 알제리 출신 스타선수 지네딘 지단과 아프리카 흑인 출신 선수 패트릭 비에리라와 티에리 앙리 덕택이었다. 또 프랑스가 일곱 번 4강에 진출한 데에도 이민족 출신 선수들의 역할이 컸다. 소양인들은 하체가 부실하기 때문에 축구 같은 하체운동에 능하지 못하다. 따라서 프랑스는 하체가 강한 아프리카 흑인, 아랍 출신, 중·동유럽 출신 등 소음체질 외국선수의 수혈 없이는 축구에서 두각을 나타낼 수 없다.

주지하다시피 소양인들은 평소에 정열적으로 움직이고 들썩거리기 때문에 별도의 많은 운동을 필요치 않기 때문에 운동을 즐기지 않는다. 따라서 앞서 시사했듯이 프랑스인들도 운동을 별로 좋아하지도 않고 즐기지도 않는다. 프랑스 초·중·고등학교에서 체육시간은 1주일 2-3시간에 불과하고 학교에 운동부도 없다.[335] 교과목에는 아예 '체육'이 들어 있지도 않다. 관람이 아니라 직접 하는 운동은 예외적

---

334) 참조: 얍/사이렛, 「프랑스문화이야기」, 54-55쪽.
335) 참조: 조흥식, 『똑같은 것은 싫다』, 94쪽.

으로 젊은이들만이 즐기는 활동일 뿐이다.[336] 심지어 남성의 19%, 여성의 39%는 아예 스포츠방송도 전혀 보지 않는다.[337]

프랑스인들은 소양인답게 자기를 위해 투자하는 운동시간이나 목욕시간도 아까워할뿐더러, 매번 옷을 벗었다 입었다 하며 목욕하는 것을 귀찮아한다. 프랑스인들은 원래 뭐든 자기를 위해 하는 것에 아주 게으른 편이다. 이런 까닭에 프랑스인들은 소양인답게 유럽에서 목욕을 가장 적게 하고 프랑스의 비누사용량은 주변국에 비해 약소한 편이다.[338] 프랑스에서 "4인 가족이 한 달에 쓰는 비누의 양은 단 1장에 불과하기"[339] 때문이다. 이 덕택에 비눗물로 인한 프랑스연해沿海와 강물의 오염은 거의 감지되지 않는다. 이것은 유달리 씻어대는 소음인들이 많이 사는 독일·스위스 등 라인 강 연안국들에서 흘러나와 북해의 섬들을 감싸고 말라 있는 '비눗방울 산적山積'을 떠올리면 특기할 만한 것이다.

프랑스인의 마음속 깊은 곳에는 아나키즘(무정부주의) 성향이 도사리고 있다. 프랑스 소양인들은 미국인들처럼 자기 권리와 자유로운 개성에 대한 추구가 지나쳐 모두 아나키스트들 같다. 따라서 프랑스 사람들은 권력기관을 존중해 주는 듯하다가도 때로는 그 권위를 깡그리 무시한다.[340] 조직이나 조직생활도 좋아하지 않는다. 프랑스노동자의 노조 조직률은 8%에 지나지 않고, 이 노조마저도 공산당계열·사회당계열·중도계·기독교계 등으로 사분오열되어 무정부적으로 상

---

336) Alain Kimmel, *Vous avez dit France?: pour comprendre la société française* (Paris: 1992). 알렝 킴멜(김순경 외 6인 역),『프랑스를 아십니까?』(서울: 어문학사, 1998), 29쪽.
337) 킴멜(김순경 외 6인 역),『프랑스를 아십니까?』, 171쪽.
338) 참조: 조흥식,『똑같은 것은 싫다』, 93쪽.
339) 얍/사이렛,「프랑스문화이야기」, 64쪽.
340) 참조: 얍/사이렛,「프랑스문화이야기」, 75쪽.

호 갈등한다.

　프랑스인들은 매일 시끄럽게 수다와 야단법석을 떨며 속도전법으로 살아가지만 이와 완전히 상반되게도 미국인들처럼 늘 전원생활을 동경한다. 시끄러운 도시를 좋아하는 내적 성향을 가진 소양인이 시끄러운 곳을 찾는다면 이것은 무의식적 동종요법同種療法(homeopathy)일 것이고, 시끄러운 것을 밝히는 소양인이 한적한 전원을 동경한다면 이것은 대증요법對症療法(allopathy)으로 보인다. 프랑스인들은 루소로 거슬러 올라가는 이 무의식적 대증요법으로 정신의 균형을 회복하기 위해 도시 한복판에서 너나없이 시골의 전원생활을 꿈꾸고 가슴 한구석에는 순수한 농민 정서를 한 조각씩 가지고 있다. 이런 정서에서 프랑스인들은 격렬하기로 유명한 프랑스농민시위도 기꺼이 용인해 준다. 프랑스의 높은 지적·문화적 성과는 이러한 전원적 동경을 기반으로 이루어진 것이라 해도 과언이 아니다. 다른 선진자본주의국가들이 돈벌이되는 사업에만 관심을 가져 가치와 문화를 다 파괴했지만 프랑스는 이런 바탕 위에서 유럽문화의 원천을 보존하고 구원할 수 있었던 것이다.[341]

　소양인은 아무리 못났어도 다른 사람들의 지능知能의 높낮이, 즉 슬기로움과 어리석음을 분간할 줄 안다("人之知愚亦知之也"). 소양인은 지능이 뛰어난 사람인지 덜떨어진 사람인지를 잘 간파하여 지능이 있는 사람에게는 칭찬을 아끼지 않는 반면, 멍청한 사람에게 면박을 준다. 소양인은 마음씨 좋은 사람이나 부지런한 사람보다 머리가 좋은 수재와 지혜로운 천재를 가장 높이 평가한다. 따라서 혁명과 격동으로 점철된 프랑스인들의 인생에서 불변적으로 중요한 가치를 지니는 것은 바로 지성·학위와 학술기관에서 나온 것들이다. 프랑스인

---

341) 얍/사이렛, 「프랑스문화이야기」, 14-16쪽.

들은 지능, 지성, 학술 등과 관련된 것들이라면 어떤 것이든 대단히 존경한다. 프랑스는 미국과 쌍벽을 이룰 만큼 '능력주의 사회', 특히 두뇌능력, 즉 지능 중심의 사회인 것이다. 프랑스인에게는 두뇌가 가장 중요하다. 이들이 중시하는 것은 다 두뇌의 산물이다.[342] 베르나르 베르베르(Bernard Berber)가 인간의 뇌를 가지고 그

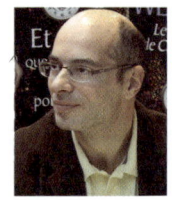
베르나르 베르베르

렇게 재미있고 특이한 과학소설을 쓴 것도 다 이런 배경과 무관치 않을 것이다. 프랑스인들은 별도로 토론연습을 해서 지성을 과시한다. 프랑스 학부모들은 자식이 대학입학 자격시험에 붙기만 한다면 무슨 짓이든 할 용의가 있다. 이 시험에 합격하면 지능 있는 교양인의 대접을 받지만, 떨어지면 "무식한 미국놈"과 같은 천대를 받는다.[343]

따라서 프랑스 여자들은 미인으로 대접받으려면 몸과 정신이 다 섹시해야 한다. 프랑스 남자들은 여자의 뛰어난 지성에서도 성적 흥분을 느끼기 때문이다. 프랑수와즈 도비네 드 맹트농(루이 14세의 정부), 마담 드 퐁파두르(루이 15세의 정부) 등 과거 프랑스 국왕의 정부들은 적당히 아름다운 미모美貌를 가진 여성들에 불과했을지라도 나라를 다스리는 일에 대해 국왕보다 더 뛰어난 지능과 더 많은 지식을 가지고 국왕의 총애를 독차지했던 것이다. 말하자면 프랑스에서는 미인이라면 의당 똑똑해야만 하는 법이다.[344] 프랑스에서는 얼굴만 예쁘다고 미인인 것이 아니다. 마음씨만 곱다고 여자가 아니다. 어떤 여인이 얼굴은 그저 봐줄 만한 정도에 지나지 않더라도 최고의 지성을 갖추면 최고 미인이다. 말하자면 뇌가 섹시한 '뇌섹녀'가 지성미를 갖춘 최고 미인인 것이다. 어떤 여성이 그저 얼굴만 예쁘고 멍청하다면 프랑스

---

342) 참조: 얍/사이렛, 「프랑스문화이야기」, 17쪽.
343) 얍/사이렛, 「프랑스문화이야기」, 70쪽.
344) 참조: 얍/사이렛, 「프랑스문화이야기」, 25쪽.

남자들은 이런 여성을 '비계 덩어리'로 느껴 하룻밤 가지고 논 후 버리고 만다. 거꾸로 프랑스 여성들도 지능을 가장 중요한 기준으로 삼아 남자들을 선택한다. 프랑스 여성들도 머리회전이 빠르고 센스와 재치가 있는 똑똑한 남자를 좋아한다. 또 상상력을 자극하는 창조적 대화를 재미있게 이끌어 가는 남자한테 감탄한다. 말하자면 뇌가 섹시한 남자 '뇌섹남'한테 감탄한다. 그래서 프랑스 남자들은 여자 앞에서 좋은 말을 멋지게 써먹고 멋지게 수다를 떨기 위해 독서를 많이 하고 좋은 구절을 외워둔다.[345] 프랑스에서 욕을 무지하게 잘하는 프랑스인들이 가장 자주 쓰는 심한 욕이 '바보'와 '등신'을 뜻하는 '콩나르(connard)'와 '콩(con)'인 것도[346] 프랑스인의 지능중시 경향에서 유래하는 것이다.

역사적으로 프랑스에서 민주화가 진행되면서 세습 특권과 부, 그리고 신분차별에 대한 거센 비판 속에서 나타난 사회가 바로 '능력중심사회'이기 때문에 지능이 우수한 사람을 우대하고 머리 나쁜 사람을 차등하는 풍조가 저절로 형성되어 정당화되었다. 능력 중에서 '지능'은 가장 중요한 인간적 능력이자 인간임을 특징짓는 능력으로 '오해'된다. 따라서 프랑스에서는 어떤 차별도 용인되지 않지만 지능개발의 평등한 조건을 전제로 지능차이로 인한 인간차별만은 완전히 정당화된다. 지능은 현실 속에서 '학력學力'으로 표현된다. 프랑스에서는 학력이 사회적 지위 획득의 유일하게 정당화된 수단이다. 기타의 방법으로 획득된 지위는 부정한 것으로 간주될 정도다. 프랑스 교육체계에서는 월반과 낙제가 상당히 일반화되어 있고,[347] '엘리트'를 길러내는 엘리트학교들이 일찌감치 국가의 개입으로 전공별로 서열

---

345) 조흥식, 『똑같은 것은 싫다』, 9-10쪽.
346) 참조: 얍/사이렛, 「프랑스문화이야기」, 83쪽.
347) 조흥식, 『똑같은 것은 싫다』, 135쪽.

화되어 있으며, 국립행정대학(ENA: Ecole Nationale d'Administration), 파리정치대학(Institut d'Etudes Politique de Paris), 고등사범학교(Ecole Normale Superieure), 고등상과대학(HEC, Hautes Etudes Commerciales), 공과대학(Ecole Polytechnique), 토목공과대학 '뽕 제 쇼쎄(Ponts et Chausees)', 광산대학 '민(Mines)', 통신공과대학 '텔레콤(Telecom)', 항공대 '쉬파에로(Sup Aero)' 등 분야별로 국가엘리트를 기르는 일류 명문대학을 세웠다. 프랑스에서 일류대 학연은 엘리트 네트워킹의 주요기제다. 엘리트의 특권은 상상할 수 없을 정도로 엄청나다. 주간지에 엘리트학교는 등수가 정해져 있고 그 등수는 취업 시 연봉액을 결정한다. 가령 이공계 최고의 명문 '에콜 폴리테크니크' 공과대학 출신의 신입사원 연봉은 3만 유로(약 3,300만 원), 상경계 명문 고등상과대학은 2만 7,000유로(약 3,000만 원)인 반면, 지방 이공계 고등공업대학 출신의 연봉은 1만 5,000유로, 지방의 툴루즈 상대商大는 1만 2,700유로밖에 안 된다.[348] 이에 대한 비판논리는 용납되지 않거나 부정한 방법을 도입하려는 음모로 비친다.

영국·독일 등 유럽나라, 미국·일본·한국 등지에서도 프랑스와 마찬가지로 학력은 사회적 지위 획득에 결정적인 역할을 하지만, 이런 나라들에서는 엘리트교육에 대항하는 학벌철폐 논리가 늘 병존하고 심지어 한국과 일본의 일부 대기업에서는 학력과 무관하게 고용하거나 인사카드에서 학력란을 없앤 기업들도 있다. 또 '덩달이 언론들'은 이런 무식한 학력철폐를 혁명적인 것으로 찬양한다. 심지어 한국에서 소음인 대통령인 DJ는 '학벌 없는 사회'를 공약으로 내걸었고 김대중정부 시절 한완상 부총리 겸 교육부장관조차도 국무회의에서 '학력을 없애는' 교육개혁을 보고하여 물의를 일으킬 정도였다. 프랑스

---

348) 참조: 조홍식 2000, 123쪽.

이외의 나라에서는 대졸사원 봉급은 같은 회사에서 일류대 출신이든 삼류대 출신이든 가리지 않고 동일하다. 그러나 프랑스에서 이런 것은 용납될 수 없다. 프랑스국민들은 일류대, 즉 그랑제콜(Grandes Ecoles) 출신들이 권력과 명예를 장기간 독점하는 것을 당연한 것으로 간주한다. 그것은 세습적 특권과 부에 기초한 것이 아니라 개인의 땀과 눈물의 결정체인, 따라서 인류가 높이 평가해야 할 지능과 학력에 기초했기 때문이다. 엘리트들이 누리는 권력과 명예는 소양인답게 사람의 지능을 잘 알아보는 대부분의 프랑스인들에게 공화국 정신에 따라 평등한 기회가 주어진 조건(프랑스의 모든 교육은 무상교육임)에서 엘리트들이 훌륭한 능력을 보인 결과로 간주된다. 선발된 인재가 사회를 이끌어나가는 것이 지당하다는 것이다.[349] 엘리트는 '시험'으로 선발하기 때문에 프랑스에서 '시험'은 공화국의 성패, 아니 승패를 가르는 핵심적 국가제도다. 프랑스에서는 대학교수도 시험으로 뽑는다. 시험은 일정 점수 이상이면 자격을 인정해 주는 '엑자망(examen)'과 소수정원을 선발하는 '콩쿠르(concours)'로 나뉜다. 프랑스에서 시험이란 모든 사람이 공정하게 참여하여 새로운 신분과 서열을 배정받는 의식儀式으로 간주될 정도다.[350] 따라서 '시험'을 서구에 고유한 근대 기율권력의 도구로 규정한 미셸 푸코의 관점은[351] 다른 나라에로까지 일반화될 수 없는 프랑스적 특징과 유관한 것으로 봐야 할 것이다. 그리고 프랑스의 그러한 시험제도는 서구에 고유한 것이 아니라, 학업을 평가하고 학교입학 자격을 결정하고 공무원을 임용하는 데 쓰인 극동의 '과거科擧' 시험에서 유래했다.

---

349) 조흥식, 『똑같은 것은 싫다』, 129쪽.
350) 조흥식, 『똑같은 것은 싫다』, 134쪽.
351) Michel Foucault, *Überwachen und Strafen. Die Grburt des Gefängnisses* (Frankfurt am Main: Suhrkamp, 1977), 238쪽.

능력 면에서 사회경제적·정치적 바깥일의 기획과 실행(事務)을 탁월하게 해내고 기질 면에서 밖에서 이기는 것(外勝)에 관심을 집중하는 소양인들은 자기 가족만 생각하며 사는 '가족주의'와 대극對極에 있는 인물 유형이지만 체질상 '거처'에 가장 취약하므로 '가정'은 매우 중시한다. 즉, 소양인은 지극히 '가정적'이다. 따라서 프랑스인들도 대단히 '가정적'이다. 프랑스에서도 피는 물보다 확실히 진해서 가정에서 아이들은 무척 사랑받고, 연장자는 존경을 받고, 젊은이는 촉망을 받는다. 프랑스 가정의 식구들은 상부상조를 잘한다. 프랑스에서 조부모나 숙부모는 아주 가까운 곳에 살아야 마땅하다. 휴일, 토론, 식사, 잔치 등에는 노인부터 아이들까지 3대를 다 초대하여 어울린다. 3대가 레스토랑이나 파티장소에서 함께 어울리는 것은 프랑스인의 인생에서 가장 중요한 즐거움 가운데 하나다. 프랑스에서 이런 행사에 초대하지 않는 것은 더할 나위 없는 심한 처벌에 해당한다.[352] 프랑스 가족사랑은 이탈리아인들보다는 못하지만 미국인들보다는 진하다. 시골풍의 전통적 가족결속 방법은 여전히 유효하다. 프랑스에서 할머니를 집안에 가두어두는 것은 큰 죄악으로 간주된다. 젊은이들은 당연히 노인을 공경하고 돌봐주어야 한다.[353] 또 프랑스 노인들은 같이 살면서 젊은이들의 노인부양비를 줄여주고 아이들을 돌봐줌으로써 나름의 역할을 찾는다. 프랑스 부모들은 자식이 파리로 입학시험을 치르러 가면 정신적 지원을 위해 휴가를 내고 파리로 올라온다. 또 자식이 파리에서 자취를 하면 엄마는 반찬을 만들어 정기적으로 날라다 주고, 가급적 주말마다 자식을 고향으로 불러 내린다. 이런 부모·자식 관계는 학생 때만 유지되는 것이 아니라 자식이 결혼한 뒤

---

352) 참조: 얍/사이렛, 「프랑스문화이야기」, 29-30쪽.
353) 참조: 얍/사이렛, 「프랑스문화이야기」, 32쪽.

에도 지속된다.[354]

 소양인답게 프랑스인들은 미국인만큼 '실용일변도적'이지는 않지만 그래도 아주 실용적인 국민이다. 프랑스인들은 새로운 이론, 새로운 기술이 개발되면 즉각 실용화한다.[355] 1980년대에는 세계에서 가장 훌륭한 전화국 서비스 시스템을 개발했다. 프랑스 텔레콤은 5분 안에 전화를 설치해 주고 항목별 진화요금 영수증을 보내준다. 또 세계에서 가장 빠른 초고속열차인 TGV를 개발했다.

 소양인은 생동감이 넘치고 정열적이고 정의롭고 용감하다. 따라서 프랑스인들은 운동경기응원·시험준비·토론·진리·바리케이드·혁명·시위·영예·애국심·요리·예술 등 무슨 일에든 정열적으로 몰입하고 정신을 팔지 않으면 인생의 맛을 느끼지 못한다.[356] 또한 프랑스사람들은 생동감이 넘쳐 끊임없이 사회의 변화를 추구한다. 칸트는 일찍이 프랑스인의 이런 특징을 지적하며 "프랑스사람은 생동감이 넘쳐 가끔 건전할 수도 있지만, 때로 목을 부러뜨릴 수도 있는 변화로 기울어지는 경향을 보이고, 늘 국민적 유흥이나 관심거리에 동참한다"고 말했다.[357] 또 프랑스인은 매우 정의롭고 용감하여 목숨 걸고 혁명·시가전·혁명전쟁에 수도 없이 과감하게 뛰어들었고, 제2차 세계대전의 독일점령 기간에는 처절한 레지스탕스 운동을 벌여 노르망디 상륙작전을 돕고 이후 후퇴하는 독일군에게 치명적 타격을 가했다.

 또 소양인들은 이유가 많고 따지기를 좋아한다. 세계에서 중국을 제외하고 프랑스보다 혁명을 많이 한 나라는 없다. 소양인답게 불평불만·신경질·성화·화냄이 많은 프랑스인들은 전통적으로 시위를 매

---

354) 조흥식, 『똑같은 것은 싫다』, 53쪽.
355) 참조: 얍/사이렛, 「프랑스문화이야기」, 73쪽.
356) 참조: 얍/사이렛, 「프랑스문화이야기」, 80쪽.
357) Kant, *Anthropologie in pragramatischer Hinsicht*, 661쪽.

우 즐긴다. 심지어 경찰들도 시위를 벌인다. 프랑스에서 시위는 일종의 '축제'다. 프랑스인들은 매우 반항적·저항적이고, 떼를 지어 거리로 뛰쳐나가 불평불만을 소리 높여 외치고 난동을 부려야만 직성이 풀리는 국민이다.[358]

소양인들은 탐욕과 침략적 탈심을 증오하고 재물과 사치품에 사로잡히지 않는다. 소양인답게 프랑스인들이 제일 싫어하는 인물형은 소음인의 타락형인 '수전노'다. 그들은 재물손실을 들어 시위를 비난하는 행위를 치졸한 손익계산서로 민주주의의 고귀한 정신을 오염시키는 '수전노' 같은 행동으로 본다. 영국에 수전노를 경멸하고 '인류의 적'으로 규탄하는 문예작품 『베니스의 상인』이 있다면, 프랑스에는 아예 노골적인 제목을 단 몰리에르의 소설 『수전노』가 있다.[359] 프랑스 부자들은 미국 부자들만큼 적극적인 박애주의자들은 아니지만 수전노의 모습과도 거리가 멀고 호화판과도 거리가 먼 매우 검소한 생활인들이다. 이들은 짙은 색 옷을 입고 짙은 색 차를 몬다. 짙은 색깔의 집에서 살며, 짙은 색 포도주를 마시며, 어두운 곳에서 사람을 만난다. 역시 짙은 색의 빌라에서 휴가를 보낸다. 프랑스 갑부들은 타국의 부자들과 달리 보석·스포츠카·명품 등에 신경 쓰

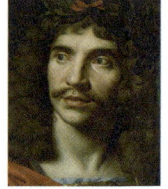

몰리에르

지 않는다. 이보다는 호젓한 고급동네의 저택에 담쟁이덩굴이 얽힌 높은 벽을 둘러치고 조용히 사는 것을 더 좋아한다. 프랑스 부르주아지는 최고를 누릴 여유가 없는 사람들을 결코 비웃지 않는다. 다만 이들을 잘 모르는 체할 뿐이다.[360]

프랑스에도 앞서 밝혔듯이 일각에는 열세하지만 소음인적인 문화

---

358) 참조: 조흥식, 『똑같은 것은 싫다』, 237-248쪽.
359) 조흥식, 『똑같은 것은 싫다』, 246-247쪽.
360) 참조: 얍/사이렛, 「프랑스문화이야기」, 25-26쪽.

가 엿보인다. 프랑스에도 15-20%에 가까운 소음인들이 살고 있기 때문이다. 프랑스사회의 주변부에서 줄곧 사라지지 않고 이어지는 인종주의·쇼비니즘(알퐁스 도테 류의)·국수적 민족주의·외국인혐오증·문서형식주의·역사집착 등[361] 사람차별의 문화와 정서는 소음인적 요소들이다. 프랑스에서 소양인에게는 아주 해롭고 소음인에게 무병장수를 보장해주는 개고기를 20세기 초까지도 식용한 프랑스인들이 있었고 심지어 파리장들도 개고기를 식용했으며 파리 한복판에 구육狗肉을 파는 푸줏간이 있었다는 역사적 사실과, 지금도 프랑스 북부지방에서는 개고기를 애용하고 있는 사실은 프랑스에도 소음인이 상당한 비율로 존재한다는 것을 증명한다. 혁명과 격동의 프랑스 사회의 저변에서 이런 소음인들은 변화를 반기지 않으며 전통에 충실하게 살아간다.[362] 인기단편 『마지막 수업』을 쓴 알퐁스 도테, 인종주의 이론을 만든 고비노, '민족전선'을 이끄는 르펜 등은 모두 소음인일 것이다. 프랑스 소

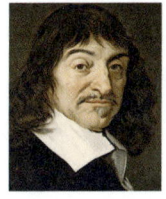
데카르트

음인 중 가장 유명한 소음인은 아마 철학자 데카르트일 것이다. 데카르트는 모방과 표절에 귀신이었고 수학에 탁월한 천재였다. 그를 역사적으로 유명하게 만든 "나는 생각한다, 고로 나는 존재한다(cogito ergo sum)", 즉 "나는 회의한다, 고로 나는 존재한다"는 『방법서설』의 핵심명제는 아우구스티누스의 '신의 존재'의 증명논리의 중간대목에서 등장하는 "나는 틀렸다면 나는 존재한다(si fallor sum; if I mistake, there I am)"는 명제를 거의 그대로 표절한, 원본보다 더 완벽한 복제품이다. 그러나 표절꾼 데카르트는 해석기하학을 개발하여 수학발전에 결정적으로 기여했다. 데카르트의 귀신같은 표절 수법과 뛰

---

361) 참조: 얍/사이렛, 「프랑스문화이야기」, 4면, 6쪽.
362) 얍/사이렛, 「프랑스문화이야기」, 35쪽.

어난 수리능력은 그가 남의 것을 탐내서 **빼앗고** 조직적·논리적(수리적) '경륜'이 있는 소음인이라는 움직일 수 없는 증거다.

프랑스 소음인들은 정교하고 정밀한 기계장치를 책임지고 있다. 프랑스는 에펠탑·원자력발전·핵무기·핵잠수함·미사일·전투기·콩코드·우주항공·TGV·첨단통신망을 만들어낸 뛰어난 엔지니어들이 있다. 프랑스 소음인들 안에서는 파스퇴르(1867년 백신 발명, 그러나 최초의 백신 천연두 접종은 중국에서 유럽으로 전해졌음[363]), 퀴리 부부(1895년 라듐 발견), 드브로이(1924년 물질파 발견) 등 미시세계 분야의 정밀과학자들도 다수 배출되었다.

프랑스의 행정도 소음인체질의 인물들이 장악하고 있다. 이 때문에 프랑스 행정체계는 기계적 정밀성과 고지식성 측면에서 독일과 자웅을 다툰다. 따라서 프랑스 우체국·철도역·관세청·시청·여행사·경찰관서·학교 등 도처에서 관료주의가 판을 친다. 소음인들이 빚어내는 이 고지식한 정밀기계적 관료주의에 대해 수적으로 우세한 프랑스 소양인들은 갖은 기만전술을 창안해서 관료들을 물 먹이는 방법으로 대처한다.[364]

소양체질의 프랑스사람들은 체질 간 상극·상생의 원리에 따라 태음인과 소양인으로 구성된 영국인을 좋아하는 반면, 체질적 상극관계인

---

[363] 16세기 초 이래 중국에서 실시되던 천연두의 접종과 서천(西遷)에 관해서는 참조: Joseph Needham, "Science and China's Influence on the World", 238쪽 이곳저곳에서. Raymond Dawson (ed.), *The Legacy of China* (Oxford·London·New York: Oxford University Press, 1964·1971); 황태연, 『공자철학과 서구 계몽주의의 기원』, 593쪽. 에드워드 제너의 종두법은 중국의 전영두접종 시술을 모방해 1796년에야 나왔다. 그러나 제너의 종두법 이전에 중국의 종두법은 유럽에 알려져 있었다. 가령 덴마크의 근대적 대개혁(1770-1772)을 추진한 내과의사 요한 슈트루엔제(Johann Struensee, 1737-1772)는 자신에게 먼저 천연두백신을 접종해 성공한 다음, 덴마크 왕자에게 접종해서 그의 병을 완치했다. 이것은 2012년 개봉된 덴마크 영화「로얄 어패어」에서도 진지한 주제로 취급된다.

[364] 얍/사이렛, 「프랑스문화이야기」, 73쪽.

'소음인의 나라' 독일과 일본을 싫어하고 경멸한다. 프랑스사람들이 일본인들처럼 평소에는 말없이 일만 하거나 자기 이익이 걸리면 꼬장꼬장 따지고 들다가 모이기만 하면 취하여 소리 지르고 거칠어지는 독일인들을 아주 혐오한다는 것은 더 설명할 필요가 없겠다. 프랑스사람들은 같은 이유에서 일본인도 싫어한다. 심지어 드골 대통령은 1960년 프랑스를 방문한 일본 수상을 가리켜 "내가 트랜지스터 장사꾼을 꼭 만나야 하나?"고 되물었다고 전해진다. 그리고 1990년대에 크레쏭 국무총리는 "개미처럼 일하며 사는 일본인들은 우리와 다른 사람들"이라고 발언하여 외교문제를 일으켰다.[365] 하지만 프랑스인과 일본인은 체질적으로 다를 뿐만 아니라 서로 경멸하는 상극관계에 있는 사람들이기 때문에 크레쏭 총리의 말인즉슨 옳은 말이다.

3. 이탈리아: 멋진 소양인 배우들의 나라

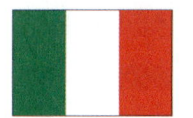

이탈리아는 1861년 뒤늦게 통일된 나라로서 지역주의가 뿌리 깊다. 따라서 월드컵 축구를 하거나 외국에 나가 살 때나 스스로를 이탈리아인으로 생각할 뿐 평상시에 이탈리아인들은 특정지역 사람이라는 정체성만을 느끼며 산다. 자기고장이 제일 좋다고 생각하고 한국의 지방출신 사람들처럼 평생 밀라노, 로마, 토리노 등지에서 흩어져 살면서도 자신을 사르데냐사람·베니스사람·풀리아사람·폼페이사람 등으로 의식하는 지방의식인 '까스빠닐리스모(Caspanilismo)'가 이탈리아에서는 일차적인 것이다. 성공한 사업가나 정치인은 고향을 돌보고 고향에 베

---

365) 조흥식, 『똑같은 것은 싫다』, 275쪽.

풀고 고향사람들의 일자리를 책임져야 한다.[366] 전후의 현대 이탈리아는 더욱 분열하여 낙후한 남부, 사르데냐, 발전된 중부, 선진국 수준의 북부 등 지역적으로 갈기갈기 찢겨진 나라다. 이 네 동강 난 지역분할에 소지역주의 및 소수민족들의 자치운동이 첨가되면서 이미 '이탈리아의 파열'이 예고되었을 정도다.

민족구성에 있어 이탈리아는 단일민족이 아니라 5,700만 명의 이탈리아인 외에 독일어를 쓰는 독일인, 로만어를 쓰는 프리아울사람, 알바니아어를 쓰는 알바니아사람, 슬로베니어를 쓰는 슬로베니아사람, 프랑스어를 쓰는 프랑코프로벤시알사람 등 도합 250만을 상회하는 13개의 소수민족이 있다. 이들의 저항구호는 대부분 고유언어의 공식화나 지역적 자치권 요구로 나타난다. 그러나 이 언어인종적 갈등은 소수민족의 인구 점유율이 지극히 낮아 큰 정치적 변수가 되지 않거나 남부 티롤의 독일인처럼 이미 특수지역의 지위와 언어적 자치권 획득으로 이미 해결되었다.

이탈리아 사회와 정치에서 가장 중요한 분열은 역시 강력한 지역주의와 지역갈등이다. 진보세력들의 거점인 중부의 '적색' 지대는 이 남북 간의 지역갈등을 타협 봉합하는 중재자적 위치에 서 있다. 북부와 남부 간의 지역격차는 특히 1970년대에 더욱 심화되었다. 북부는 1970-80년대의 경제호황으로 엄청난 재력을 축적한 반면, 남부는 같은 기간에 자본형성이 불가능할 정도로 퇴락하는 '촌구석'으로 전락한 것이다. 이로 인해 농촌지대에 살던 남부 이탈리아인은 지속적으로 로마로, 아니면 북부 이탈리아로 또는 더 멀리 서유럽의 다른 나라로 일자리를 찾아 떠나갔고 남부의 '촌구석' 도시들은 마피아와 네

---

366) 참조: 마틴 솔리(Martin Solly), 「이탈리아문화이야기」, 2-6쪽. 유시민 편역, 『유럽문화이야기 II』(서울: 푸른나무, 1998).

오파시스트들이 판을 치는 절망적인 상황에 빠졌다. 이로 인해 한편으로는 남부의 특정지역에서 강력한 저항적 지역주의 운동이 일어났다. 이에 대항하여 부유한 북부지역은 중앙정부가 남부의 '농부와 마피아의 지역'의 경제적·정치적 요구에 너무 많은 양보를 한다고 생각하고,[367] 중앙정부로 들어가는 북부의 세금을 차단하기 위해 공공연한 분리주의를 내걸고 패권적 지역주의 운동을 시동시켰다. 이 북부의 패권적 지역주의의 정치적 동원력이 급강화되면서 1990년대 초에는 '이탈리아 국가보전의 위기'가 화제의 초점이 되기도 했다.

전후 중앙정부는 북부의 대大부르조아지, 북부패권신봉자들의 북부 노동대중, 로마 거주 남부 부재不在지주계층이 손잡은 정치적 3자 연합이 장악해 왔다. 북부 부르주아지와 남부의 부재지주는 전통적으로 정치적 가톨릭과 칼뱅주의를 이데올로기적 공통분모로 하여 기독교인들을 묶는 기독교민주당(DC)이 대변해 왔고 북부노동대중의 지역패권주의는 이탈리아사회당(PCI)이 대변해 왔다. 대개 로마로 나와 살기 때문에 부재지주화된 남부출신 '천석꾼·만석꾼들'과 이들의 자손이거나 친인척 관계에 있는 정치인들은 북부패권과 초기에 갈등을 빚다가 사회주의와 공산당의 정치적 부상에 놀라 결국 북부패권과 타협해 반공주의적 전후정치의 유지에 동참했다.

이탈리아 중남부지역은 인구가 3,550만 명(62.3%)에 달하지만 GNP 비율은 45%에 불과하다. 이에 반해 북부지역은 인구가 2,150만 명(39.7%)에 불과하지만 GNP의 55%를 차지하고 있다. 중부지역을 빼고 남부지역과 북부지역을 비교하면, 남부지역 주민의 1인당 GNP는 북부지역의 57%를 밑도는 수준이다. 그럼에도 불구하고 북부지역 사람

---

367) 이를 둘러싼 남북 이탈리아간의 말싸움에 관해서는 참조: 솔리, 「이탈리아문화이야기」, 12-13쪽.

들은 "중앙정부가 북부지역의 세금을 빼앗아 남부에 쏟아붓는다"고 비난한다.[368] 북부이탈리아인들은 100년 전과 마찬가지로 남부의 가난은 남부인의 게으른 천성과 범죄적 반역성향 때문이라고 생각하며 남부이탈리아인들을 차별한다. 북부인들은 남부인들을 호모나 비非EU 지역에서 들어 온 외국인과 같은 차원에 놓고 증오한다. 오늘날은 북부인들이 '고향에 돌아가 마피아하고나 싸워라'고 아예 남부인들에게 공개적으로 고함치는 상황이다. 남부는 1990년대 칼라브리아의 경우 실업률이 30%에 달했다. 이런 처지로 인해 남부에서는 온갖 형태의 비합법적 노동, 세금포탈, 부정부패가 벌어질 수밖에 없다.[369]

사실 재정적 측면에서 보면 로마의 중앙정부는 북부 은행가와 자본가들에 의해 매입되어 있는 상황이다. 중앙정부는 현재 약 2조 독일마르크(약 1조 달러)의 막대한 부채를 지고 있고, 이 부채에 대한 이자를 갚기 위해 매년 1,800억 독일마르크를 지출하고 있다. 그런데 이 국가부채의 채권은 지역적으로 완전히 불평등하게 분산되어 있다. 이 국채의 무려 80%를 북부지역의 자본가와 은행가가 소유하고 있다. 북부 부자들은 이 국채로부터 물가상승률과 연동된 평균 9.5% 이자율에 해당하는 순소득을 끌어내고 있다. 이것만 보아도 '남부는 북부의 부담'이라는 북부인들의 상투적 비방은 아무런 근거가 없는 것이다.[370]

이탈리아 남부의 지역차별은 사르데냐로 대표될 수 있다. 사르데냐는 다른 남부지역과 마찬가지로 약 140년 전(1861)에야 '이탈리아'로 통일되었다. 사르데냐는 다른 남부지역과 마찬가지로 중앙정부에 의해 혹독한 지역차별을 당해 왔다. 사르데냐 출신의 인구는 사르데냐 섬과

---

368) 『조선일보』(1996년 9월 17일자), 8쪽.
369) Klaus D. Lühn, "Italien: Der Palazzo wankt", 59쪽. *Sozialismus* 1/1993 (Hamburg).
370) Klaus-Dieter Lühn 1993, "Italien: Druck im Kessel", *in Sozialismus* 9/1993 (Hamburg), 71쪽.

전국 각지, 그리고 서유럽 및 미국에 흩어져 나간 사람들을 합하면 400만 명이 넘는다. 현재 사르데냐 섬에는 150만 명이 살고 있다. 원래 사르데냐 주민은 로마 제국 이전 수많은 정복민족들과 피가 섞이고 다시 로마제국 하에서 700년 동안 라틴민족과 뒤섞이면서 형성되었다.

사르데냐의 토속언어도 로마제국 치하에서 발전되어 나왔다. 이 언어는 오늘날 로만어 계통 안에서 독특한 위치를 차지한다. 사르데냐어는 많은 이탈리아인들이 이탈리아어의 방언으로 생각할 만큼 여러 면에서 이탈리아어와 동일하지만 마지막 잔존하는 남부 로만어인 점에서 방언 이상의 다른 측면도 많이 가지고 있기 때문이다.[371] 이탈리아어와 사르데냐어의 차이는 서울말과 제주도 토속어 간의 차이에 비유될 수 있다. 남부와 북부지역 간의 이러한 언어 차이로 인해 남부에서 제작한 영화를 북부에서 상영하려면 북부말로 더빙을 해야 할 정도다.[372]

또한 남부와 북부 간에는 음식도 다르다. 남부인들은 스파게티 류의 밀가루 음식인 파스타와 올리브기름을 주로 먹는다. 반면, 북부인들은 옥수수와 쌀, 버터를 주식으로 한다.[373]

전후에 공화국 이탈리아도 사르데냐를 군주국과 마찬가지로 차별했다. 로마는 더 많은 돈을 사르데냐 섬에 투자했지만 종속구조는 그대로 유지했다. 세금과 이윤은 다 북부로 갔다. 전후에 열린 새로운 투자부문에는 포르토 토레스의 석유정련소와 석유화학단지가 있다. 이 두 부문은 경기변동에 너무 민감해서 1970년대에는 엄청난 손실을 입었다. 이에 대한 대응으로 기업은 종업원을 대량 감축했다. 이런 까닭에 사르데냐 실업률은 20여 년 동안 이탈리아 최고기록을 매년 갱신하고 있다. 자연히 수많은 사르데냐사람들이 고향을 등지고

---

[371] Ludwig, *Ethnische Minderheiten in Europa*, 85-86쪽.
[372] 솔리, 「이탈리아문화이야기」, 13쪽.
[373] 솔리, 「이탈리아문화이야기」, 12-13쪽.

타지로 떠나갔다. 전후만 하더라도 50만 명이 사르데냐를 떴다. 이 중 대다수는 북부와 중부의 공업지대와 서유럽 인접국으로 나갔다. 물론 타지로 나간 사르데냐사람들은 다른 남부인들과 마찬가지로 타지에서도 출신지역 차별에 근거한 '문화적 수직분업'에 갇혀 최하층의 직업들에 몰려 차별받고 있다.

사르데냐사람들은 이윤율이 높은 부문인 관광업에 특히 거부감을 갖고 있다. 사르데냐에서 관광산업은 외지자본에 의해 이미 60년대부터 개발되었다. 관광투자자들 중 가장 큰 거물은 아랍에서 온 외국인거부 아가 칸(Aga Kahn)이란 자다. 이 자는 농업용으로 적격인 사르데냐 북동부 해안의 넓은 처녀지를 사들여 여기에 '스메랄다 해변(Costa Smeralda)'이라는 상호를 내걸고 세계의 대부호들을 위한 호화판 휴양지를 개장했다. 아가 칸은 겨우 기백만 달러를 투자하고 막대한 이윤을 거두어 갔다. 이런 까닭에 사르데냐사람들은 관광산업을 새로운 착취형태로 간주하고 있다.[374] 또한 사르데냐에 펼쳐진 군사시설도 사르데냐사람들에게는 못마땅한 대상이다. 정부가 1970년대 NATO에 사르데냐 땅의 일부를 팔고 임대한 사건은 사르데냐사람들의 격렬한 저항을 유발했다.

이에 반해, 수년 동안 줄곧 로마의 중앙권력은 상술한 대로 북부 칼뱅주의적 부르주아지를 대변하는 정치세력과 남부 부재지주 대가문 출신의 가톨릭 대정치가를 망라하는 기독교민주당과 북부의 일부 노동자 대중을 패권적 지역주의로 타락시켜 대변하는 사회당의 연립정권이었다. 기독교 민주당은 남부의 몽매한 농민들의 가톨릭신앙을 활용하여 남부에서 집중적으로 농민들의 지지를 확보함으로써 북부의 '패권적 지역주의'에 맞서는 남부의 '저항적 지역주의'의 반체제적

---

[374] Ludwig, *Ethnische Minderheiten in Europa*, 89쪽.

예봉을 완화하고 남부 지주출신 정치가들에게 가급적 많은 장관직을 배려함으로써 남부농민들을 대리 만족시켜 주었다. 이로써 기민당의 남부지주 출신들은 농민들의 지역주의적 불만을 다른 방향으로 돌려 남부주민들을 순순히 북부패권에 굴복시키는 일을 맡아 왔다. 기민당이 이런 정치적 역할을 하는 가운데 가장 핵심적으로 구사한 이데올로기적 논리는 '모든 종교를 반대하는 공산주의 무신론자들'의 집권 위험에 대한 반복된 강조와 반공주의였다. 이런 이유에서 세계적 공산체제의 압박과 침습에 위협받는 로마가톨릭 교황청도 소동구권의 위협을 이탈리아 공산당의 집권 위험과 결부시키는 강력한 반공주의적 홍보를 끊임없이 전개하여 줄곧 기민당을 도와주었었다. 그러나 기민당이 남부농민들의 지지를 확보하는 것은 가톨릭주의만을 매개로 한 것이 아니라 지방호족들에 대한 불법적 이권과 마피아의 매수자금에도 의존했다. '거룩한' 가톨릭주의는 '공산당을 막기 위해서라면' 어떤 불법이든 눈감아 주었다.

이렇게 유지되던 북부 자본주의의 반공주의적 지역패권 지배체제는 1980년대 말과 1990년 초에 벌어진 의외의 국제적 상황변화로 인해 급격히 동요하기 시작했다. 1985부터 소련이 페레스트로이카를 내걸고 체제개혁과 이데올로기 개혁을 시작하고 1990년 소동구권이 스스로 붕괴하자 기민당과 로마교황청의 반공주의가 갑자기 부질없는 것이 되고 말았기 때문이다. 게다가 이탈리아 공산당은 소련의 개혁노선에 맞춰 당 이데올로기를 변화시켜 1990년 전당대회를 통해 '신新노선'을 관철시키고 당명을 '좌익민주당(Partito Democratico della Sinistra: PDS)'으로 개명했다. 이렇게 되자 기민당과 교황청의 반공주의는 더욱 더 목표물 없는 빈말이 되고 만 것이다. 반공주의와 더불어 공산주의 위협이 사라지자 이전에 기민당과 사회당이 공산주의를 막는답시고 자행하고 은폐해 온 온갖 불법행위와 부정부패가 바야흐로 비판의 도마 위에 올랐다.

1990년대 초 기민당과 사회당의 부정부패 사건이 발단이 되어 터지기 시작한 여당 정치인들의 수많은 부정부패 및 마피아 관련 사건의 폭로와 사법처리 과정은 기민당의 안드레오티 수상, 사회당 당수 크락시 장관 등을 위시한 여당 고위정치인들을 줄줄이 감방으로 보내고 기민당과 사회당은 공중분해되었다.

당연히 로마의 북부패권적 중앙권력이 붕괴하자 북부 부르주아지와 주민들은 극도의 불안감에 빠져들었다. 이때부터 북부인들은 이전에 가톨릭주의와 반공주의의 베일로 위장했던 패권적 지역주의를 노골적으로 전면에 내걸기 시작했다. 1992년부터 바로 북부패권주의 정당 '북부동맹(Lega Nord)'의 비약적 성장은 이런 배경을 깔고 있는 것이다. 이때부터 북부동맹은 전 이탈리아인과 전 세계인의 관심으로 떠올랐다.

1992년 4월 5일 기민당-사회당 연정의 동요로 인해 앞당겨 실시된 총선의 득표상황에 대한 보도에서 다음 날 이탈리아 일간지들은 일제히 '북부에서 북부동맹의 대약진'이라는 제하의 일면 톱기사를 내보냈다. 이로 인해 이탈리아는 일대 충격에 빠져들었다. 움베르토 보시(Umberto Bossi) 당수의 북부동맹은 1990년 5월 롬바르디아동맹 등 북부의 여러 지역동맹들을 결집하여 결성된 풋내기 신생정당이었다.[375] 그런데 이 동맹이 처음 맞는 총선 결과 적어도 부부지역에서는 대약진을 보인 것이다. 북부동맹은 아직 당으로 결성되기 전 소그룹 형태로 선거에 참여하여 상원과 하원에서 겨우 1석을 점하고 있던 군

---

375) Sybille Steegmüller, "Mailand kann nicht New York sein", 59쪽. *Sozialismus*, 9/1992(Hamburg).

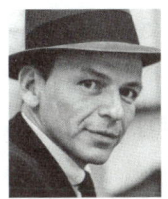

프랭크 시나트라

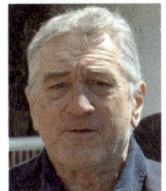

로버트 드니로

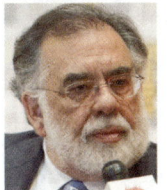

프란시스 포드 코폴라

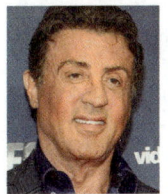

실베스터 스텔론

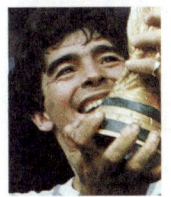

디에고 마라도나

소세력이었다. 그러나 당으로 결집된 뒤 이 북부동맹은 1992년 총선에서 전국 평균 8.7%의 득표율로 하원에서 도합 55석, 상원에서 8.2% 득표율로 23석을 차지한 것이다. 일거에 북부동맹은 기민당·좌익민주당·사회당 다음의 제4당으로 떠올랐다. 그리고 북부지역에서는 이 지역당이 기민당 다음의 두 번째 강력한 정당이 되었다. 이로 인해 북부패권의 국민적 헤게모니 하에 건국되고 유지된 이탈리아 근대국가는 건국 45년 만에 한때 일대 위기에 봉착하게 되었다. 국가는 지역적으로 사분오열되었고 중앙정부의 기존정당들은 공중분해되거나 재창당되어 첨예화된 지역분열에 따른 재편성을 겪었다.

평생 제노바에 살면서도 스스로를 밀라노사람으로 생각하고 또 타인들도 밀라노사람으로 부르는 이탈리아인의 뿌리 깊은 지역연고주의는 국제적 차원으로도 전화轉化되어 변형된 형태로 적용된다. 이탈리아인들은 외국으로 이민하여 이민 3-4대가 되어도 이탈리아 출신임을 자랑하고 이탈리아를 잊지 않고 이탈리아인으로 불리기를 바란다. 가령 이탈리아이름을 쓰는 미국인만 줄잡아도 이탈리아계 미국인은 2,000만 명을 넘어섰다. 그러나 이들은 프랭크 시나트라, 로버트 드니로, 프란시스 포드 코폴라, 실베스터 스텔론, 디에고 마라도나처럼 크게 출세하면 이탈리아의 어디 출신이라고 불러 주는 것을 더 좋아하고 '미국놈'이나 '아르헨티나사람'이기 이전에 '이탈리아인'으로 통하는 것

이다.[376)]

 이탈리아의 지연·학연·혈연 등 1차 집단적 연고주의는 한국의 그것들보다 비교할 수 없이 더 강력하다. 그러나 영미식의 차가운 합리화를 가로막는 이 연고주의가 강력히 지배한다고 해서 이것이 이탈리아가 세계에서 가장 부유한 나라 7개국인 G7의 일원으로서 번영하는 것을 방해하지는 않는다. 웬만한 이탈리아 가정은 TV와 비디오에 방마다 전화가 설치되어 있고 화장실에는 비데가 있으며 자동차를 두 대 이상 가지고 있다.[377)] 이탈리아의 재력은 1992년 유럽연합이 이탈리아 롬바르디아 지방을 유럽에서 가장 부유한 지역으로 발표할 정도로 정평이 나 있다.[378)] 이것은 지역주의 등 연고주의를 '망국병'으로 탄핵하는 한국의 '싸구려 지식인들'이 눈여겨봐야 할 대목이다.

 또 인종적 이질성 및 지역적 연고주의와 지역분열 때문에 체질분류가 불가능한 것도 아니다. 여러모로 이탈리아는 '소양인의 나라'이다. 이탈리아는 고대의 게르만 잔재와 북아프리카에서 넘어온 중세의 무어인, 그리고 최근 유입된 흑인들의 영향으로 소음인과 태음인의 기질이 근소하게 섞여 있지만, 어디까지나 열정적인 라틴 민족이 주류를 이루고 있는 나라이기 때문이다.

 외국인이 본 이탈리아인의 모습도 소양인의 능력과 성정에 거의 그대로 부합된다. "이탈리아인은 시끄럽고 열정적이고 재치있고" 여러 가지 면에서 "**빼어나고 창조적이지만 게으르고 거짓말을 잘한다**".[379)] 새치기를 하고 신호등을 무시하며 다른 차를 추월하는 '약삭**빠른 놈**'에게 존경의 눈길을 보내고 이러다가 경찰에 들키면 거짓말로 둘러

---

376) 참조: 솔리, 「이탈리아문화이야기」, 7쪽.
377) 솔리, 「이탈리아문화이야기」, 7쪽.
378) 솔리, 「이탈리아문화이야기」, 14쪽.
379) 솔리, 「이탈리아문화이야기」, 6-7, 25쪽.

대고 다들 그러려니 하는 분위기 속에서 거짓말이 탄로날 것에도 겁내지 않는다.[380] 또 이탈리아인은 유럽에서 탈세 챔피언이다.[381] 이로 인해 정부는 탈세를 감안하여 세율을 높여대는 통해 세율도 유럽 챔피언이다. 이탈리아 경제의 1/3은 지하경제이기[382] 때문이다.

이탈리아는 훌륭한 예술작품이 넘쳐나는 아름다운 나라, 사람들은 미국인, 프랑스인처럼 늘 유쾌하고 농담을 즐기고 "디자인, 패션, 음식에서 남다른 재능을 가지고 있는" 나라다.[383] 특히 이탈리아인들은 프랑스인들처럼 음식에 관한 한 둘째가라면 서러워할 민족이다. 이탈리아인들은 음식을 여럿이 먹는다. 이들은 식사준비에 한없이 정성을 쏟아 넣고, 2-5시간에 걸쳐 먹는다.[384]

또한 이탈리아는 아름다운 가곡과 칸초네로 유명한 나라다. 그러나 이탈리아인은 경륜이 부족하고 싫증이 많은 소양인답게 "무슨 일을 조직적으로 해내거나 줄을 서서 기다리는 일에는 소질이 없다".[385] 남자들은 "머릿기름을 반지르르하게 바른 머리"에 - 하체가 빈약한 소양인답게 - "엉덩이는 넓이가 9센티밖에 안 되는 날씬한 연애박사들"이다.[386] 이탈리아 남자들은 좌우간 섹스·사랑·여자 이야기로 엄청난 시간을 소비한다. 그러나 소양인답게 조루증이나 발기부전에 걸린 남자들이 도처에 널려 있고, 임포텐스가 전문적 통계치로 200만 명에 달한다. 또 '연애박사들'이라서 그런지 남자들은 여자들에게 '갈보'라는 뜻의 '푸타나(puttana)'라는 욕설을 퍼붓고, 여자들은 남자의 성적 무능

---

380) 참조: 솔리, 「이탈리아문화이야기」, 34쪽.
381) 솔리, 「이탈리아문화이야기」, 35쪽.
382) 참조: 솔리, 「이탈리아문화이야기」, 36쪽.
383) 솔리, 「이탈리아문화이야기」, 6-7, 25쪽.
384) 솔리, 「이탈리아문화이야기」, 53쪽.
385) 솔리, 「이탈리아문화이야기」, 6-7, 25쪽.
386) 솔리, 「이탈리아문화이야기」, 6-7쪽.

력을 들먹이는 '게이', '고자', '늙다리' 따위의 욕설을 퍼붓는다.[387]

　칸트는 일찍이 이러한 이탈리아인의 소양인적 성격을 "프랑스적 생동감(발랄함)과 스페인적 진지성(견고함)이 결합되어 있는" 유형으로 묘사하면서 "알프스에서 매력적 골짜기들을 내려다보는 전망이 한편으로 호연지기의 소재와 다른 한편으로 조용한 향락의 소재를 제공하는 만큼 이탈리아인의 미학적 성격은 열정을 담은 감각이다"고 말하고 있다. "여기에서 기질은 섞이거나 산만한 것이 아니라 고상한 것의 감지를 위한 감성의 분위기이고 이것은 그만큼 또 아름다운 것의 감지와 결합될 수 있는 것이다. 이탈리아인의 얼굴에는 감정들의 강력한 움직임이 드러나 그의 앞모습은 매우 인상적이다. 법정에서 변호인들이 변호하는 것을 보면 너무 열정적이어서 마치 연단에서 일종의 선언을 천명하는 것과 흡사할 정도."[388] 프랑스인과 스페인인의 기질이 결합된 것으로 이탈리아인을 규정하는 칸트의 논지는 우리가 미국·프랑스·이탈리아·스페인을 '소양인의 나라'로 보는 것과 기본적으로 상통하는 것이다. 따라서 이탈리아는 다른 소양인의 나라와 많은 공통점을 보여준다. 따라서 '소양인의 나라'로서는 당연한 사실들은 미국과 프랑스의 설명에서 유추하여 알 수 있는 것이라서 일일이 거론할 필요가 없겠다.

　프랑스인이 "대화감각"에서 탁월하다면 "이탈리아인은 예술감각에서 탁월하다. 프랑스인은 사사로운 개인적 유흥을 더 좋아하는 반면, 이탈리아인은 호화찬란한 열병식·행진과 성대한 연극·카니발·가면축제, 공공건물의 화려한 치장, 화필이나 모자이크 수공으로 그린 그림, 장대한 스타일의 로마의 고대 예술품 등 공공연한 유흥을 더 좋

---

387) 참조: 솔리, 「이탈리아문화이야기」, 39쪽.
388) Kant, *Anthropologie in pragramatischer Hinsicht*, 666쪽.

아한다. 이런 것들은 모두 보기 위한 것이요 큰 사회 안에서 보이기 위한 것이다."[389] 이탈리아인은 이처럼 나라는 작아도 중국 못지않게 그럴싸한 허풍과 장려하고 찬란한 아름다움을 갖춘 거대한 액션과, 보는 자를 압도하는 장대한 작품을 잘 만든다. 이탈리아는 수천 년 누적된 이런 예술작품과 행사로 가득 차 있다. 이탈리아의 이런 장려壯麗한 시각예술, 성대한 대형 이벤트, 장대하고 호화찬란한 문화는 모두 스스로의 호연지기浩然之氣를 예술적으로 함양하고 남과 스스로에게 자기를 부풀려 드러내 자신을 과시하며 내일 굶어죽어도 기죽지 않고 부강한 자 앞에서 허풍칠 줄 아는 소양인의 '과심夸心'이 소양인의 다른 장기인 탁월한 예술적 '재간' 및 뛰어난 시력과 결합된 종합적 기량의 산물이다.

소양인은 바깥일에 능하고 또 늘 바깥에서 이기려고 하는 성정을 가진 자이기 때문에 소양인에게는 사무·파티·축제 등 온갖 일이 다 '공무公務'다. 칸트의 저 "공적 유흥"이라는 말로 상징되는 이탈리아인의 유흥의 이러한 공적인 특징은 오늘날도 마찬가지다. 현대 이탈리아인의 생활문화에도 공적인 면이 많다. 따라서 공공건물과 공공장소는 매우 장대하고 화려한 반면, 가정집은 대체로 작고 소박하다. (이 점은 독일인의 가정집과 정반대다.) 소양인답게 거의 대부분 바깥으로 돌며 활동하는 판에 가정집을 불필요하게 크게 만들 필요가 없기 때문이다. 이탈리아인은 미국인이나 프랑스인 못지 않게 실용적인 국민이다. 이탈리아인에게 가정집은 배우가 잠깐 휴식을 취하거나 옷을 갈아입는 분장실 같은 곳에 지나지 않기 때문이다.[390]

하지만 이탈리아의 이러한 공적인 예술과 생활문화를 언급하면서

---

389) Kant, *Anthropologie in pragmatischer Hinsicht*, 666쪽. 강조는 인용자.
390) 참조: 솔리, 「이탈리아문화이야기」, 32쪽.

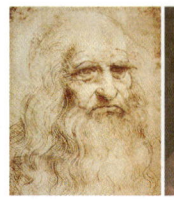 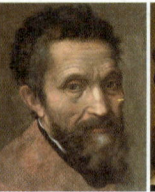 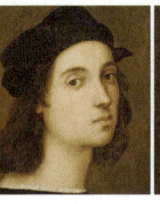 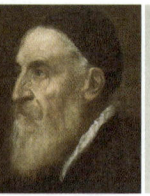 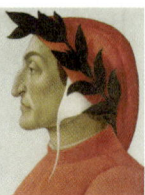

레오나르도 다 빈치   미켈란젤로   라파엘로   티치아노   단테

도 잊어서는 안 되는 것들이 있다. 중국혐오론자 칸트는 "수표·은행·복권의 발명"을 이기利근에 대한 이탈리아인들의 탁월한 관심과 능력을 입증해 주는 것으로 말한다. 그러나 복권은 유럽 차원에서는 모르겠으나 세계 차원에서 볼 때 '은행'과 '복권'은 전한前漢시대 이래 중국의 발명품이다. 중국의 이 은행상술은 17-18기에 유럽으로 전파되었다.[391] 칸트는 세상에 대해 제대로 아는 것도 별로 없으면서 모든 것을 아는 양 만물박사 행세를 하고 있다. 또 칸트는 말한다. 지금까지 언급된 "이런 것들은 다 좋은 면이다. 이래서 곤돌라사공과 빈민이 상류층에 대해 취해도 되는 자유와 같은 것이 있게 되는 것이다."[392]

아무튼 이탈리아인은 예술과 문화를 숭상한다. 또 이 예술과 문화가 이탈리아 국부의 주요원천이라는 것도 잘 안다.[393] 무엇이든 제대로 또는 영구적으로 작동할 필요가 없을지는 몰라도 아무튼 아름답게 만들어야 한다는 것은 칸트가 지적하고 있는 천부적 이탈리아 기질의 무조건적 요청이다. 발렌티노 옷, 피닌파리나 자동차, 베니스의 유리곤돌라, 파스타 요리 등 모든 일에서 아름다워야 한다.

---

391) 참조: 황태연, 『공자철학과 서구 계몽주의의 기원』, 462-465쪽; John M. Hobson, *The Eastern Origins of Western Civilization* (Cambridge·New York: Cambridge University Press, 2004·2008), 72쪽; 사마천, 『사기』「화식열전」, 1196-1197쪽; Lien-sheng Yang, *Money and Credit in China* (Cambridge, MA: Harvard University Press, 1952), 7, 81-82쪽; 黃鑒暉, 『山西票號史』(臺灣: 山西經濟出版社, 1992), 36-39쪽.

392) Kant, *Anthropologie in pragramatischer Hinsicht*, 666쪽.

393) 솔리, 「이탈리아문화이야기」, 47쪽.

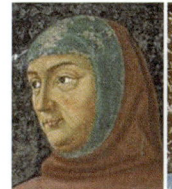 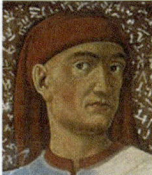 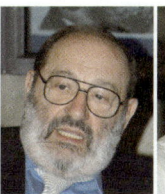 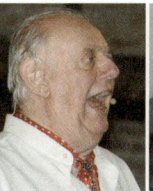 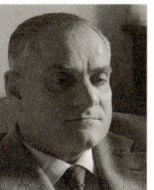

페트라르카　　보카치오　　움베르토 에코　　다리오 포　　모라비아

　　시력이 강하고 눈썰미가 뛰어나 색상을 잘 보며 말과 글, 그리고 이야기와 드라마를 사랑하는 '소양인 나라'답게 이탈리아는 레오나르도 다빈치·미켈란젤로 등 세계적으로 정평이 난 '화가의 나라'다. 이탈리아가 영화분야에서도 할리우드에 맞설 만한 수많은 명화를 생산하고 유명감독들을 배출해온 것은 더 설명을 요하지 않는다. 최근 활동 중인 거장 유명감독들로는 비토리오 데시카, 장뤽 고다르, 베르나르도 베르톨루치 등이 있다.

　　이탈리아인들은 글재간이 뛰어난 소양인이기 때문에 세계적 문인들도 즐비하다. 단테·보카치오·아리오스토 등 유명한 역사적 문인들 외에 그간 프리모 레비, 이탈로 칼비노, 알베르토 모라비아, 움베르토 에코, 다리오 포 등 많은 현대 작가들이 배출되었고 헤아릴 수 없이 많은 현대적 걸작들이 쏟아져 나왔다. 특히 네오리얼리즘을 창시하고 1990년 작고한 알베르토 모라비아는 무솔리니 치하에서 우화적으로 파시즘을 비판하는 소설로 각광을 받았고 전후에 그의 대표작들은 유명한 영화감독들에 의해 영화화되었다. 기호학자 움베르토 에코의 기호학적 소설 「장미의 이름」도 영화화되어 세계인을 즐겁게 한 바 있다. 그래도 이탈리아에서 가장 성공한 장르는 아마도 코미디일 것이다. 대표적 코미디로는 세계적으로 사랑받는 『피노키오』다.[394]

　　소양인답게 말재간이 뛰어나 대화와 토론·수다·농담을 좋아하고 또

---

394) 솔리, 「이탈리아문화이야기」, 52쪽.

'과심誇心'이 넘쳐 남에게 과시하고 자랑하고 잘 보이기를 좋아하는 오늘날의 이탈리아인은 손님을 맞아 대화를 나누고 떠들며 먹고 마시는 이탈리아식 사랑방 또는 응접應接공간은 크고 화려하게 꾸미는 반면, 손님들이 보지 않는 침실은 어둡고 누추하게 방치한다. 웬만한 이탈리아 가정에 하나씩 있는, 좋은 가구와 그림으로 치장된 이 접대용 응접실은 가족들에게 출입금지 지역으로 평소 때는 거의 사용하지 않는다.[395] 이탈리아인의 이런 특징적 생활문화는 루소와 칸트도 언급하고 있는 것을 보면 매우 오래된 전통이다. "루소가 지적하듯이 이탈리아인은 호화스런 방에서 수다를 떨고 잠은 쥐 굴 같은 데서 잔다. 그들의 대화공간(Conversationi)은 증권거래소를 방불케 한다. 이곳에서 이 집의 부인은 큰 사교집단에게 뭔가를 맛볼 것을 제공한다. 사람들은 여기저기 돌아다니면서 우정을 전제할 필요 없이 그날의 소식들을 서로 전달하고 여기서 고른 소수의 사람과 식사를 한다."[396] 모여서 풍유(allegia)를 섞어 웃고 떠드는 풍습은 오늘날도 여전하다[397].

침실은 엉망으로 방치하더라도 남에게 드러나는 응접실은 호화롭게 꾸미는 이탈리아인의 전통은 남에게 잘 보이려는 소양인다운 '과심'의 발동에서 나온 것이다. 오늘날의 이탈리아인도 여전하다 못해 부유해지면서 더 하는 측면이 있다. 이탈리아인은 '과심'과 함께 문예적 '글재간'이 뛰어난 소양인들이기 때문에 인생을 한 편의 연극이라고 생각하고, 영화 『시라노』의 주인공처럼 살기를 바라는 프랑스인들처럼 한편의 연극이나 영화처럼 살고 싶어 하며 연극이나 영화 속의 '벨라 피구라(bella figura; 멋진 인물)'처럼 남에게 잘 보이기 위해 생

---

395) 솔리, 「이탈리아문화이야기」, 32쪽.
396) Kant, Anthropologie in pragramatischer Hinsicht, 666-667쪽.
397) 참조: 솔리, 「이탈리아문화이야기」, 17쪽.

의 대부분을 보내기[398] 때문이다. 또한 19세기 풍의 오페라든 현대판 멜로드라마든 이탈리아에서는 다 대단한 인기를 누리고 일꾼이든 세탁소 아줌마든 누구나 오페라 아리아를 흥얼거린다. 이런 까닭에 누구든 작은 쇼 무대의 '벨라 피구라'로 만들어 주는 일본의 가라오케는 이탈리아에서 엄청난 붐을 일으켰다.[399]

또 이탈리아인들은 같은 이치에서 상황에 맞게 제대로 옷을 차려입는 일에 크게 신경을 쓴다. 역장은 역장처럼, 의사는 의사처럼, 교사는 교사처럼, 법조인은 법조인처럼, 운전사는 운전사처럼, 해변의 구조요원은 구조요원처럼, 운동선수는 운동선수처럼 멋지게 옷을 차려입어야 한다. 이것은 '벨라 피구라'의 기본임무이기 때문이다. 이 옷은 낡은 것이어서는 아니 되고 반드시 최신 패션이어야 한다. 이로 인해 이탈리아 가정의 다락방은 운동복과 장비로 늘 만원이다. 유행이 지난 것은 모두 다락방에 처박아 두기 때문이다.[400]

칸트는 말한다. "이탈리아의 아주 나쁜 면은 로마 탓이 아니라 양립수반제적兩立首班制의 정부형태 탓인, 칼질·강도질·암살자들의 성소聖所 도피, 사법관리들의 직무유기 등이다. 하지만 이것은 내가 전혀 책임질 수 없는 비난이다. 이것은 보통 자기들 것 외에 어떤 헌정체제도 좋아하지 않는 영국인들이 퍼트리고 다니는 비난이기 때문이다."[401] 그러나 이 '나쁜 측면'은 마피아로 계속 이어졌고 심지어 미국으로까지 수출되었다.

소양인들은 눈치가 빠르고 머리가 창의적이고 빨리 돌며 일재간이 뛰어나기 때문에 임기응변, 즉 '아랑기아리스(arrangiaris)'가 아주 강

---

398) 솔리, 「이탈리아문화이야기」, 15쪽.
399) 솔리, 「이탈리아문화이야기」, 47쪽.
400) 솔리, 「이탈리아문화이야기」, 15-17쪽.
401) Kant, *Anthropologie in pragramatischer Hinsicht*, 667쪽.

하다. 이탈리아인은 소양인답게 바로 이 임기응변의 도사다. 이탈리아인은 자고로 어떤 상황에서든 최선의 성과를 얻는 능력으로 국내외에 정평이 나 있다. 이탈리아에서는 이런 요령과 임기응변의 능력 없이 살아갈 수 없다.[402]

　이탈리아인은 대중이 몰려 북새통을 떠는 월드컵 등 축구에 광분하지만 요란스러움에 비하면 소양인적 하체부실로 발로 하는 축구는 잘하지 못한다. 이탈리아는 참가국이 적었던 2회 월드컵(1934)과 3회 월드컵(1938)을 연거푸 제패했고, 12·18회 월드컵(1982·2006)에서도 우승했다. 이탈리아는 네 차례 우승했는데 이 경우들을 포함하여 여섯 번이나 4강에 진출했다. 이 축구성적은 "엉덩이 넓이가 9센티밖에 안 되어" 오래 잘 뛰지도 못하는 소양인 이탈리아인의 업적이 아니라, 이탈리아인답지 않은 고대 게르만 정착민과 중세의 아랍계 무어인 및 최근의 아프리카 흑인 이주민과 그 후손들로 추정되는 소음인적 선수들을 다수 수용한 혼성팀의 업적이다. 평소 활동성이 높아 운동부족을 못 느끼는 통에 운동을 하지 않는 게으른 '소양인의 나라'답게 이탈리아 학교에는 프랑스처럼 체육시간이 거의 없다. 괜찮은 운동시설을 갖추고 있는 학교도 드물다. 직접 운동을 열심히 하는 사람도 볼 수 없다. 날렵하게 차려입고 조깅하는 사람이 가끔 보이지만 운동을 하기보다도 옷차림새를 뽐낼 뿐이다. 그러나 이탈리아인은 소양인으로서 손·팔·어깨·가슴 등 상체가 발달했고 손재주가 뛰어나기 때문에 수영·펜싱·조정·사격 등의 상체 운동에서 많은 세계 챔피언을 배출했다.[403]

　이승을 강조하는 종교와 거리가 먼 대신 '미래에 사는' 소양인답게

---

402) 참조: 솔리, 「이탈리아문화이야기」, 20-21쪽.
403) 참조: 솔리, 「이탈리아문화이야기」, 42쪽.

이탈리아인은 성직자들에게 무례하기 이를 데 없고 교황의 칙서는 무시해 버리면서도 이탈리아를 가톨릭국가라고 생각한다.[404] 그리고 미래에 대한 예견과 보장을 얻기 위해 점성술사와 무당을 찾아다니며 돈을 물 쓰듯 쓴다. 또 자기 몸과 집, 심지어 자동차에까지도 기도문과 부적을 붙인다.[405]

소양인의 미래 관심은 늘 미지(未知)의 것에 대한 강렬한 호기심으로 이끌어진다. 이 호기심은 소양인적 용기와 결합하면 세계사적인 위업을 달성하기도 한다. 세계사를 바꾼 15세기말 신대륙의 발견은 또 하나의 '소양인 나라'인 스페인의 한 영특한 여왕의 도움을 받은 2명의 이탈리아인, 즉 콜럼버스와 아메리고 베스푸치에 의해 이루어졌다. 지리상의 발견이 거의 다 이탈리아, 스페인, 포르투갈 등 소양인 나라들에 의해 이루어졌다는 것은 결코 체질과 무관치 않은 것이다.

소양인은 '거처'를 마련할 능력이 취약해서 아주 가정적이다. 소양인답게 이탈리아인은 아주 가정적이다. 이탈리아에서 가족은 핵가족이든 대가족이든 사회적·경제적·정치적 단위이다. 가족들은 어른을 공경하고 아이들을 끔찍이 사랑하고 남자들을 받든다. 아버지는 허세로 자기가 가장이고 자기가 결정을 내린다고 생각하지만, 실은 어머니가 가정의 중심이고 어려운 일을 도맡아 처리하고 중요한 결정을 내린다. 남자아이들은 여자아이와 달리 응석받이이고 상황에 대처하는 법을 배우려고 하지 않는다. 결과적으로 여자들은 유능해진다. 이런 까닭에 다음 세대에서도 이렇게 자란 여성이 어머니가 되어 동일한 가정이 재생산된다. 가족은 권력을 나누어 갖고 서로 돕는 네트워크이고 선물과 촌지가 오고가는 복합 통로다. 이탈리아인은 가

---

[404] 참조: 솔리, 「이탈리아문화이야기」, 63쪽.
[405] 참조: 솔리, 「이탈리아문화이야기」, 65쪽.

족의 기대를 저버리기 어렵고, 실제로 이런 짓을 하는 사람은 아주 드물다. 이런 까닭에 이탈리아에서는 가출 청소년을 거의 찾아보기 힘들다.[406] 이탈리아 남자들은 자기 어머니를 성모 마리아처럼 생각하며 자란다. 이탈리아 여성들은 가정의 실권을 거머쥐고 있으면서도 겉으로는 조용하고 순종적인 현모양처처럼 연기를 하며 밖에서 남자들이 허세를 부리고 허풍을 칠 수 있도록 남자들의 기를 살려 준다. 이로 인해 남자들은 독립적이지 못하고 여성에 종속적인 존재로 전락한다. 이로 인해 남자들은 성인이 되어서도 아버지에게 대드는 경우는 있지만 어머니에게 대드는 경우는 없다. 물론 남자아이는 어머니·이모·고모 등에게 예수보다 더 귀한 존재다.[407] 이 때문에 남자들은 가정을 떠나지 못한다. 남자들은 서른이 넘어서도 부모 집에서 함께 사는 것이 보통이다. 결혼하고서도 총각 때처럼 빨래 감을 싸들고 어머니한테 간다.[408]

　물론 이탈리아인은 아이들을 극진하게 보살핀다. 아이들은 어른처럼 차려입고 어른이 가는 곳은 어디나 다 따라다닌다. 노인들은 재정권과 친권을 쥐고서 아이들의 가정교육을 맡는다. 이런 이유에서 이탈리아 유치원은 '몬테소리(Maria Montessori)의 나라'답게 세계 최고다. 그러나 대학은 엉터리다.[409]

　소양인은 조직적으로 짜임새 있게 일하는 능력인 '경륜'이 없기 때문에 실수가 잦다. 이런 까닭에 이탈리아에서는 방송 프로그램이 시간표와 다르고 뉴스 진행자가 화면과 관계없는 멘트를 내보는 경우가 비일비재하다.[410] 허풍·열정·과격 때문에도 실수가 더 잦다.

---

406) 참조: 솔리, 「이탈리아문화이야기」, 26쪽.
407) 참조: 솔리, 「이탈리아문화이야기」, 27쪽.
408) 참조: 솔리, 「이탈리아문화이야기」, 28쪽.
409) 참조: 솔리, 「이탈리아문화이야기」, 82-83쪽.
410) 참조: 솔리, 「이탈리아문화이야기」, 48쪽.

그러나 이탈리아인들은 인정이 많아 차마 잔인한 짓이나 잔학행위를 저지르지 못한다. 이것은 역사 속에서도 입증된다. 이탈리아는 무솔리니 파시즘의 과격한 열정과 허풍에 떠밀려 '소음인의 나라'인 독일·일본과 동맹을 맺고 에티오피아를 침략하는 대실수를 저질렀다. 그러나 이탈리아의 국내 정치역학은 저 소음인 국가들과 매우 판이했다. 이탈리이 파시스트들은 히틀러가 무기공여의 대가로 강요한 유대인 청소도 흐지부지했고, 인정 때문에 독일군이나 일본군 같은 대량학살과 그 어떤 엽기적인 잔학행위도 차마 저지르지

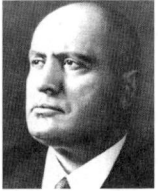

무솔리니

못했다. 또 이탈리아의 반反파쇼 게릴라들은 미군상륙 전에 저항활동을 개시하여 무솔리니를 체포·처형했다. 또 미군이 상륙하자 이탈리아 국민은 거리로 몰려나가 미군의 진주를 열렬히 환영했다. 이것은 정부가 항복할 때까지 현지 주민의 반反나치스·반파쇼 저항이 전무했고 항복 후에는 사람들이 미군의 진주에 비분강개하고 침묵을 지키며 지하실과 골방에 처박혀 나오지 않았던 '소음인의 나라' 독일·일본의 역사적 상황과 지극히 대조적이다.

이탈리아는 다른 '소양인의 나라'와 마찬가지로 아주 혁명적인 나라다. 소양인이 정의롭고 용감하기 때문에 이탈리아인들도 세계최초의 혁명을 주도했다. 이탈리아는 40년 동안 이탈리아반도의 수백 개 도시국가들을 차례로 뒤엎는 수백 번의 혁명을 통해 정치적 사분오열 상태를 종식시키는 최초의 장구한 민족혁명을 통해 민족통일을 완수하여 향후 '민족국가'의 형성에 세계사적 향도 노릇을 했고, 무솔리니의 로마진군과 최초의 '극우혁명(반혁명)'을 통해 세계적 파시즘의 기수 노릇을 했으며, 빨치산투쟁을 통해 무솔리니를 처형하고 이탈리아를 해방, 세계최초로 반反파쇼 해방투쟁의 첫발을 내디뎠다.

이런 역사적 사례들은 이러한 이탈리아 소양인들의 혁명적 성향을 웅변으로 증언하는 것들이다.

  소양인들은 탐욕을 증오한다. 이런 까닭에 이탈리아인은 프랑스인처럼 탐욕자·수전노·인색한을 경멸하고 욕한다. 그러나 프랑스인들처럼 수전노를 거창하게 '인류의 적'으로 낙인찍기보다는 위트 있는 농담으로 이탈리아의 특정지역 사람들을 스코틀랜드인보다 더 야비한 '짠돌이'로 조롱하는 식이다. 가령 어떤 제노바사람이 벽에 못을 박으려고 아들을 옆집에 보내 망치를 빌려오도록 시킨 이야기 말이다. 아들이 빈손으로 돌아와 옆집에서 망치가 어디 있는지 못 찾겠다고 그런다고 보고하자, 그 사람이 "빌어먹을 수전노 놈 같으니라고, 좋아 그럼 우리 망치를 가져오렴" 하고 말했다는 것이다.

4. 스페인: 용출하는 소양인적 '정열과 장엄미의 나라'

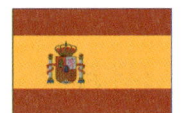
  스페인은 이탈리아 못지않게 소외지역들도 많고 지역갈등도 심한 나라다. 스페인은 동방무역을 한 지가 영국과 프랑스보다 오래되었고 또 이 국가들보다 오래된 통일국가지만, 18세기부터 다른 서구국가들에 비해 극동제국의 유교적 국가제도와 공자철학의 수용에 뒤떨어짐으로써 근대국가의 세계적 모델 노릇을 할 수 없었다. 지금은 경제적으로나, 정치적으로 한국보다 못한 나라로 드러나고 있다. 그리고 스페인은 다른 서유럽 나라들이 그렇듯이 패권지역과 차별지역들 간의 극심한 지역갈등으로 사분오열된 나라다. 이 지역갈등은 프랑코 치하에서 강행된 가차 없는 중앙집권화와 스페인의 중심지역인 '카스티야-만

차(Castilla-Mancha)'의 지역패권 추구로 인해 야기되었다. 군대와 정부의 주요관직과 관료조직은 이 카스티야-만차 지역 출신들로 채워졌고, 차별지역 사람들은 사회활동을 경제영역에 국한당하든가, 경제적으로 수탈당하는 '내부식민지'로 전락한 것이다. 이로 말미암은 지역갈등의 잠재적 폭발위험은 프랑코 생존 시 폭압에 의해 문화활동의 수준으로 짓눌려 있거나 폭탄테러에 한정되어 있었다. 그러나 1975년 프랑코가 사망한 뒤에는 대중적으로 폭발했다. 이때부터 급격히 가시화된 지역주의는 프랑코 이후 자유화, 민주화 과정에서 중앙정계의 가장 중요한 정치문제가 되었었다.

전 인구가 3,800만 명밖에 되지 않는 스페인에서 카탈로니아·바스크·안달루시아·갈리시아 등 소외지역의 주민은 도합 1,500만 명에 달한다. 표준어인 에스파냐(카스티야)어를 쓰든(안달루시아 지방), 아니면 약간 다른 언어를 쓰든(카탈로니아와 갈리시아 지방), 아니면 이것과 완전히 갈래를 달리하는 고유언어를 쓰든(바스크 지방), 언어와 관계없이 스페인의 지역갈등은 카스티야의 패권적 지역주의와 이에 대한 저항의 형태를 띠고 있다. 중앙집권적 독재체제 하에서 정치적 지역차별은 워낙 가차 없었다. 따라서 이것은 지역갈등의 주요원인이 되어 왔다. 이런 이유에서 정치적 탄압을 모면한 것을 다행으로 알고 지역주의적 저항을 전혀 보이지 않고 조용히 머물러 있는 극한적 빈곤지역이 있는 반면, 반대로 경제적으로 잘 살아도 가혹한 정치적 지역차별로 인해 거센 지역주의적 저항이 일어나는 지역도 있다. 특정지역에 대해 경제활동의 영역을 제한하는 경우에도 이러한 제한은 경제적 메카니즘을 매개로 설정되는 것이 아니라 직접 정치권력에 의해 설정되었기 때문이다.

스페인은 19세기 이래 공식적으로 50여 개 '지방(*provincia*)'으로 구성되어 있으나, 역사적 생활권으로는 10여 개의 '지역들(regions)'로 되어 있다. 이 중 중요한 지역은 수도 마드리드가 소재한 카스티야-만차와, 카스티야-레옹·카탈로니아·갈리시아·안달루시아·바스크 등이다.

안달루시아는 우리에게 스페인의 국민음식인 '파에야(paella)', 오페라『세빌리아의 이발사』, 그리고 '정열의 춤' 플라멩코를 떠오르게 하는 지방이다. 이 지역은 경제적으로 아주 낙후하다. 프랑코 사후 안달루시아는 자치지역이 되었고, 1980년 이래 이 지역의 이익은 사회당이 대변하고 있다.[411]

카탈로니아는 북동부에 위치해 있고 여기에서는 스페인어(카스티야어)가 아니라 스페인어 사촌인 카탈로니아어가 사용된다. 1980년대 중반 이래로 카탈로니아 자치지역은 카탈로니아 지역당인 '수렴과 통일(Convergencia i Unio; CiU)'당이 집권하고 있다.[412] 750-1,000만 명의 인구로 추산되는 카탈로니아는 유럽의 저항지역들 가운데 가장 자부심이 강하고 재력도 강하다. 카탈로니아는 현재 정치·경제적으로 강력한 지역이고 그 수도 바르셀로나에서는 1990년대 올림픽이 열렸었다. 카탈로니아는 1993년 중앙정부로부터 부가가치 조세권을 쟁취했다.[413]

갈리시아는 인구 250만 명을 웃도는 지역으로서 프랑코의 고향이다. 그러나 프랑코는 시칠리아 출신 나폴레옹처럼 카스티야 지역패권의 중앙집권주의를 무자비하게 추구한 장본인이다. 나폴레옹이 그랬듯이 그는 자기의 고향을 거의 돌아보지 않았다. 다만 갈리시아 출신 인사들을 측근과 중앙정계에 포진시키고 갈리시아 출신 사업가들

---

411) Dieter Nohlen/Edgar Geiselhardt, "Konstitutionsbedingung und Entwicklungsten- denzen der Regionalismen in Spanien", 131쪽. Dirk Gerdes (hrsg.) 1980, *Aufstand der Provinz* (Frankfurt/New York., 1980).
412) Ludwig, *Ethnische Minderheiten in Europa*, 61쪽.
413) Ludwig, *Ethnische Minderheiten in Europa*, 65쪽.

을 중앙 재계에 키워줌으로써 자신의 권력을 강화했다. 물론 갈리시아 지방의 중요관직은 프랑코의 하수인들로 다 채워졌다. 지금은 프랑코 시절 중앙에서 공보장관을 지낸 프랑코 측근이 이 지방 대통령직을 맡고 있다.[414] 따라서 오늘날 갈리시아의 정서는 사실 우리나라의 소위 'TK 정서'와 유사한 점이 있다. 1978년 민주헌법으로 갈리시아는 자치권을 획득했고 프랑코주의자들의 새로운 집결정당인 UCD의 아성이 되었다. 새로운 민주헌법 덕택에 오늘날 갈리시아인의 대다수는 갈리시아어를 다시 말할 수 있게 되었다. 현재 55%의 주민은 모국어처럼 갈리시아어를 유창하게 구사하고 90%의 주민은 적어도 갈리시아어를 이해한다.[415]

부단한 저항운동으로 유명한 바스크 지역은 스페인에서 카탈로니아와 쌍벽을 이루는 발전된 지역이다. 바스크어는 주변의 인구어印歐語뿐만 아니라 세계의 어떤 언어와도 구조적 유사성을 갖지 않는 유별난 언어이고 바스크족의 혈통도 주변 국가와 완전히 다르다. 지금도 바스크인들 가운데 소수(빌바오 지역 24.8%, 나바라 지역 9.9%)는 이 바스크어를 할 줄 안다.[416] 바스크족은 지금까지 학술연구에서 그 유래가 밝혀지지 않는, 마치 하늘에서 뚝 떨어진 '외계인들' 같은 족속이다. 다만 연구자들은 켈트족이 유럽으로 이동하기 전에 유럽에 살고 있었던 원주민이 아닌가 추정할 뿐이다. 아무튼 바스크인은 2000년 동안 동화되지 않았다.[417] 1975년 11월 20일에 프랑코가 사망하자 바스크 지역에서도 많은 것이 급변했다. 300만 명에 육박하는 바스크지방 거주민 중 바스크인은 200만 명에 달한다. 바스크지역은 1979년

---

414) Ludwig, *Ethnische Minderheiten in Europa*, 55쪽.
415) Boden, *Nationalitäten, Minderheiten und ethnische Konflikte in Europa*, 292쪽.
416) Boden, *Nationalitäten, Minderheiten und ethnische Konflikte in Europa*, 292쪽.
417) Jürgen Nowak, *Europas Krisenherde* (Reinbek bei Hamburg, 1995), 81쪽.

헌법개정으로 자치를 쟁취했고, 바스크어는 제2의 공식어가 되었다. 이와 함께 바스크어 신문과 잡지가 다시 발행되었다.

스페인들은 이렇게 지역적으로, 언어적으로 사분오열되어 있지만, 압도적인 다수를 차지하는 주류는 라틴민족으로서 혈통적 통일성을 갖고 있다. 극소수인 바스크족을 예외로 치면, 칸트가 스페인사람을 "유럽 피와 아랍(무어) 피의 혼합에서 생겨난" 사람으로 '무어 피'를 과장하고 있을지라도[418] 안달루시아 지방의 무어인 혈흔血痕은 어디까지나 구우일모九牛一毛에 불과한 것이다. 따라서 스페인도 정열적 라틴족의 체질적 공통성으로서 소양인이 압도적으로 우세한 특징을 보여준다. 스페인은 '소양인의 나라'인 것이다. 이러한 체질적 특징은 스페인의 정신적·기술적·육체적 기량과 풍속, 예술과 문화의 모든 면에서 확인된다.

칸트에 의하면 "스페인사람은 공사公私의 행동에서 얼마간의 장려壯麗함을 느끼게 해주는 바, 농민조차도 법적으로 복종하는 상전에게 자기의 존엄의 의식을 드러낸다. 스페인적인 위엄 있는 행동거지(Grandezza)와, 스페인의 대화언어 속에 들어 있는 호방한 말(Grandiloquenz)은 일종의 고귀한 민족적 자부심을 시사해 준다. 따라서 스페인사람들은 프랑스의 잘 알려진 경박한 방종심리와 완전히 거리가 멀다. 스페인사람은 중용적이고 법, 특히 오랜 종교의 법에 충심으로 복종한다."[419] 이것은 소양인의 '과심夸心'이 경박하게 흘러 과장, '허풍', 자기자랑으로 전락하는 것이 아니라 소양인의 화끈하고 용감한 개방적 심성과 종교적 충심을 통해 여과되고 정제整齊된 정신으로서 호방한 자기위엄과 자부심, 그리고 영웅적인 호연지기로 승

---

418) Kant, *Anthropologie in pragramatischer Hinsicht*, 665쪽.
419) Kant, *Anthropologie in pragramatischer Hinsicht*, 665쪽.

화된 모양새다. 이런 까닭에 스페인은 "조지 오웰과 헤밍웨이 같은 작가들에게 오후 나절 모래판에서 죽음과 사투를 벌이는 영웅적인 삶과 비극이 시소게임을 벌이는 곳"으로 비친 것이다.[420]

스페인사람들은 종교적이고 장중하지만, "이 장중함 때문에 (가령 노래하고 춤을 추며 곡식을 거둬들이는) 기쁜 날에 노는 것을 방해받지 않고, 한 여름날 저녁때 판당고(Fandango) 춤판이 유쾌하게 돌아가며 음악에 맞춰 길거리에서 춤추는 한가한 일꾼들이 빠지지 않는 것이다."[421] 소양인은 유쾌한 쾌남아이기 때문에 종교적 충실성에도 불구하고 본성대로 잘 논다. 스페인에는 바람둥이도 많고 숨겨놓은 애인도, 정부도 많다. 과거로 돌아가려는 시대착오적 이상주의자도 많고 춤으로 이성을 유혹하는 춤꾼도 많다. 스페인사람은 소양인답게 삶에 활력을 불어넣기 위해 변화 없는 윤리적 삶은 가끔 깨져야 한다는 도덕적 관점을 가지고 있다. 이런 까닭에 프랑스에서처럼 스페인에서도 부통령이 공개적으로 정부를 두고 있고, 장관이 이혼녀 애인과 결혼하기 위하여 본부인과 이혼한다. 국민은 그 삶의 권태가 오죽하겠거니 생각하고 이를 눈감아 준다.[422] 스페인은 "바람둥이 돈 후안", 시대착오적 "이상주의자 돈키호테", 그리고 춤으로 남자를 유혹하여 파멸시킨 "정열의 여인 카르멘을 낳은 땅"이요 "축제와 플라멩코와 투우가 이방인의 가슴을 때리는 나라"인 것이다.[423]

칸트에 의하면 스페인사람의 단점은 "외국인으로부터 배우지 않는다"는 것이다. "스페인사람은 다른 민족을 알고 배우기 위해 여행을 떠나는 일이 없어 과학 분야에서 좋이 수백 년 뒤떨어져 있다."[424] 스

---

420) 안영옥, 『스페인문화의 이해』(서울: 고려대출판부, 2000), 1쪽.
421) Kant, *Anthropologie in pragramatischer Hinsicht*, 665쪽.
422) 참조: 안영옥, 『스페인문화의 이해』, 303쪽.
423) 안영옥, 『스페인문화의 이해』, 1쪽.
424) Kant, *Anthropologie in pragramatischer Hinsicht*, 665-666쪽.

페인은 극동제국의 유교적 문화와 공자철학도 배우지 않았고, 결국 근대화에서 영국·미국·프랑스·독일·네덜란드 등의 서구제국에 뒤떨어지고 말았다. '스페인사람들이 외국여행을 하지 않는다'는 이 말은 유럽대륙이나 영국으로의 여행을 의미할 것이다. 당시 스페인은 중남미에 사로잡혀 유럽에 관심이 별로 없었던 것이 사실이다. 또한 유럽의 관점에서 보면 스페인은 최근까지도 피레네산맥 너머 이베리아반도에 갇혀 있었던 것이 사실이다. 그러나 칸트처럼 스페인사람들이 외국에 무관심하고 외국으로부터 배우지 않는다고 지나치게 일반화하는 것은 과장이다. 소양인은 늘 가만히 있지 못하고 들썩거리고 너무 심하게 '외승外勝'을 추구하는 체질적 성정과 미지의 이국적인 것에 대한 호기심 때문에 결코 폐쇄적으로 자기지역에 갇혀 살 수 없는 법이다. 스페인사람은 멕시코와 남미의 신대륙에 정신이 팔려 이국성異國性이 별로 없는 낡은 유럽대륙에 특별한 관심을 갖지 않았을 뿐이다. 그러나 스페인은 소양인적 성정을 십분 발휘하여 콜럼버스와 아메리고 베스푸치를 지원해 북미신대륙을 발견했고 이후 이국성이 넘치는 중남미와 필리핀 같은 외국으로 '너무 많이' 몰려나가 스페인어를 세계적 언어로 만들어 놓았다.

칸트는 또 "스페인사람은 일하지 않아도 되는 것에 자부심을 느끼고, 낭만적 정서상태에서 투우鬪牛싸움처럼 잔혹하고, 이러한 감각에서 부분적으로 유럽 바깥에서 온 출신성을 보인다"[425)]고 말한다. 스페인사람은 키가 작고 검은 머리카락에 불타는 듯한 눈초리를 가진 사람들로서 이탈리아사람처럼 너무 기고만장하여 허세를 떨고 멋진 의상으로 뽐내며 일보다 노래·춤·투우를 더 잘하는 것[426)]은 어느 정도 사

---

425) Kant, *Anthropologie in pragramatischer Hinsicht*, 665-666쪽.
426) 안영옥, 『스페인문화의 이해』, 303쪽.

실이다. 일에 대한 기피풍조는 노동을 천시하는 귀족층의 폭발적 증가로 인해 생겨난 귀족주의적 풍조로 보는 관점도 있으나,[427] 무엇보다도 반복적인 일에 곧 싫증을 내고 뒤로 나자빠지고 마는 소양인의 '나심懶心'의 표출로 봐야 할 것이다. 그러나 칸트가 '잔혹한' 투우를 유럽 바깥에서 온 무어인의 특성으로 보는 것은 그릇된 것이다. 투우하는 아랍 국가는 예나 지금이나 존재하지 않기 때문이다. 칸트의 억측과 반대로 투우는 아랍 풍습에서 유래한 것이 아니라 헤라클레스에게 소를 죽여 바치는 제물의식에서 유래했다.[428] 또 투우는 독일인들의 유대인학살에 비하면 결코 그렇게 '잔혹한' 것이 아니다. 그것은 다만 소양인적 정열과 용감성의 표현으로서 '목숨 건' 유희이고 "즐거움을 가장 많은 인파 속에서, 그리고 가장 시끄러운 와중에서 찾고" 또 "조용한곳을 싫어하는"[429] 소양인적 기질의 발로일 뿐이다. 소양인답게 스페인사람들은 미국인·프랑스인·이탈리아인처럼 바깥일을 좋아하여 "대부분의 시간을 집밖에서 보낸다".[430] 투우도 바깥에서 왁자지껄하게 시간을 보내는 유흥의 일종일 뿐이다.

소양인의 나라는 미술·영화·패션·디자인 등 시각예술의 나라다. 그러나 스페인은 현대 대중예술의 백미인 영화분야에서 프랑코 독재시기 동안 훌륭한 영화감독을 배출하지 못했다. 프랑코 사후에야 스페인 특유의 영화와 영화감독들이 나타나기 시작하고 있다. 스페인 영화는 화려하고 원색적인 색감과 소음, 대담한 욕망표현의 만화경, 강렬한 이미지, 풍부한 성적 판타지, 기묘한 우연의 연속 등 나름의 특색을 안고 있다. 유명한 감독들로는 미누엘 고메스 페레이라, 루이스

---

427) 안영옥, 『스페인문화의 이해』, 305쪽.
428) 참조: 안영옥, 『스페인문화의 이해』, 333쪽.
429) 안영옥, 『스페인문화의 이해』, 306쪽.
430) 안영옥, 『스페인문화의 이해』, 306쪽.

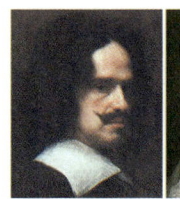 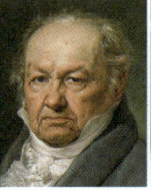 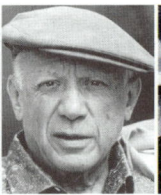 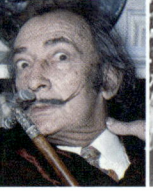 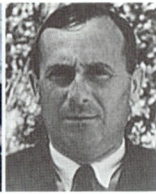

벨라스케스　　　고야　　　　피카소　　　　달리　　　　미로

부뉴엘, 비가스 루나, 페드로 알모도바르 등을 들 수 있다.[431] 역사가 긴 예술분야인 미술에서는 불멸의 세계적 작가들을 배출함으로써 일찍이 두각을 나타냈다. 벨라스케스·고야·피카소·미로·달리 등은 전세계적으로 잘 알려진 스페인 출신 화가들이다.

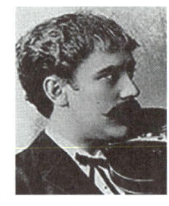

사라사테

또한 스페인에서는 불타는 정열과 감미롭고 슬픈 서정의 노랫가락이 많이 불린다. 플라멩코가 비애와 한을 피 토하듯 뱉어내는 정열의 노래이자 춤이라면, 파블로 데 사라사테(Pablo de Sarasate, 1844-1908)의 '치고이너바이젠'은 감미로운 서정의 가락에 속한다. 스페인에는 대사를 주로 하고 주요대목에서만 노래를 적당히 섞는 '사르수엘라'라는 오페레타도 있다. 이것은 소양인답게 "성미 급하고" 또 매사에 직설적인 것을 좋아하는 "스페인 기질"에 비춰볼 때 줄거리 전체를 노래하는 것은 지루하고 짜증나는 일이기 때문에 생긴 것이다.[432] 또한 세계에 퍼진 '기타'는 스페인에서 발명된 악기이고 또한 스페인의 국민악기이다.[433]

말재간이 뛰어난 소양인답게 스페인사람은 무엇이든 주제로 삼아 대화하고 토론한다. 스페인사람들은 프랑스·이탈리아사람들처럼 만나서 토론하고 수다를 떨려고 먹고 마시고 피우며, 이를 위해 수입의

---

431) 안영옥, 『스페인문화의 이해』, 280쪽.
432) 안영옥, 『스페인문화의 이해』, 261쪽.
433) 안영옥, 『스페인문화의 이해』, 267쪽.

1/3을 쓴다. 이들은 식대와 술값을 낼 때가 되면 한국인들처럼 서로 내려고 실랑이를 벌인다.[434]

스페인사람의 종합적 기질도 소양인의 바로 그것이다. 스페인사람들은 너무 쉽게 감정이 불타는 정열적 인간들이고 이 때문에 때로 과격하고 극단으로 돌진한다. 이 때문에 스페인은 사람이 죽든, 소가 죽든 죽음으로 끝나는 투우를 국기로 하고 있다. 또한 이러한 격정을 투우사의 멋진 의상과 뽐내는 자태에서 보듯 멋의 형식으로 포착하여 절묘한 미의 세계로 승화시켰다. 하지만 세계 동물애호가들의 국제적 항의 때문에 물론 투우는 오늘날 금지되었다.

스페인사람들은 프랑스인처럼 그들은 자기감정이 중요하기 때문에 자기의 개성을 신神으로 아는 개인주의자들이다. 또 관념과 사변을 멀리하고 눈으로 보고 손으로 만질 수 있는 사실을 중시한다. 추리나 논리적 체계도 중시하지 않는다. 따라서 스페인에서는 추리소설이 나오지 않고, 철학자가 적다.[435]

스페인도 파에야·마늘수프·카스테라·가스빠쵸·애저요리(생후 20일의 새끼돼지 요리)·돼지갈비구이·송아지스테이크·양갈비구이 등 세계에서 가장 다양한 음식문화를 가진 나라다.[436] 이것도 소양인 나라의 한 특징이다.

또한 스페인은 소양인 나라답게 '아주 가정적인' 나라다.[437] 이것은 미국·프랑스·이탈리아의 '소양인의 나라'와 일맥상통한다. 이런 나라들 못지않게 스페인에서는 점도 많이 보고 점쟁이들도 많다. 소양인들은 앞날에 대한 걱정이 많기 때문이다. 이제마는 "소양인은 늘 근

---

434) 참조: 안영옥,『스페인문화의 이해』, 306-307쪽.
435) 안영옥,『스페인문화의 이해』, 308-309쪽.
436) 참조: 안영옥,『스페인문화의 이해』, 339쪽.
437) 안영옥,『스페인문화의 이해』, 302쪽.

심 걱정이 있다(少陽人恒有懼心)"고 했다.

　스페인은 소양인의 나라답게 배구·농구·테니스 등과 같은 상체운동을 하면 잘 하지만, 정열적 춤과 활동으로 운동을 대신하고 보통은 프랑스인·이탈리아인·미국인들처럼 거의 운동을 하지 않는다. 스페인 사람들은 축구 등 하체운동에도 열광하나 소양인들이라서 잘 하지는 못한다. 스페인은 2006년까지 18회의 월드컵 경기 중 딱 한 번(1950년 제4회 월드컵에서) 4강에 진출했을 뿐이다. 그런데 2010년 남아공 월드컵에서는 흑인선수들을 보강한 스페인 축구팀이 월드컵 우승을 차지했다.

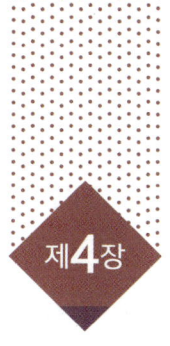

소음인의 나라

'소음인의 나라'는 소음인이 인구의 70%를 넘는 나라로 정의한다. 이런 기준에 따르면 소음인의 나라는 일본·독일·아랍제국이다. 물론 게르만 국가들인 오스트리아·스위스·네덜란드·덴마크·스웨덴·노르웨이 등도 '소음인의 나라'이나 독일을 취급하는 것으로 대신하거나 독일과 합쳐서 논의할 것이다.

'소음인의 나라'는 '축구의 나라', 철학자와 수학자의 나라, 자연과학자와 기술공학자의 나라, 미시물리학자와 정밀공학자의 나라, 작곡가의 나라, '표절·복제·모방천재의 나라'다. 동시에 소음인의 나라는 혁명이 배제된 차가운 나라다. 과거지향의 낭만적 정서가 지배하고 미래지향적 성향과 정열은 결여된 냉정한 '소음인의 나라'에서는 밑으로부터 혁명이나 개혁은 불가능하고 오로지 정부에 의한 '위로부터의 개혁'만이 가능하기 때문이다. 루터의 종교개혁을 마지막으로 17-19세기 전기간 동안 소음인이 지배하는 독일과 일본에서는 '찻잔 속의 태풍' 같은 지식인 중심의 작은 소요와 1848년의 프랑스 2월혁명을 모방한 '3

월 혁명'의 시도는 있었지만 이 '혁명'은 봉건세력의 반격에 부딪혀 좌절당했고, 이후의 '밑으로부터의 개혁들'도 다 실패했다.

　독일과 일본, 대부분의 중·동구권 국가들과 중동 이슬람국가들은 '반서방·반계몽·반합리'를 핵으로 하는 정치적 낭만주의·이슬람·신도神道 기치 아래 계몽주의·합리주의·인본주의·민주주의·공화주의·서구 생활양식 등 '서구적인 모든 것'의 침투를 저지하고 시민혁명을 탄압하는 반동복고의 보루로 기능했다. 이 나라들에서는 변화가 있다면, 그것은 오로지 영미와 프랑스의 선진 사상과 제도를 뒤늦게 복제, 모방하기 위한 "위로부터의 개혁"의 소산이었을 뿐이다. 특히 독일과 일본은 20세기 들어서자 나치즘·군국주의 등 온갖 엽기적 극우반동 세력의 요새로 변하여 인류문명과 세계주의적 보편가치를 파괴하고 무자비한 침략전쟁·집단학살·홀로코스트 등으로 무수한 인명과 인권을 유린하는 세계사적 만행을 자행했다.

　문화만이 아니라 역사도 체질에 의해 영향받기 때문에 이 천인공노할 만행의 역사도 사상체질론으로 설명할 수 있는 것이다. 히틀러 등 괴기스런 지도자의 출현도 소음체질의 국민과 불가분적 관계에 있다.

1. 일본: 소음인적 모방·축소·표절·엽기·과거조작의 나라

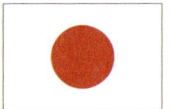
　　일본인들은 얼굴과 머리가 작고 하체, 특히 엉덩이가 적당하고 발과 다리가 강인하고 정교하게 움직이며, 전체적으로 아담하고 단정하다. 체격에 균형이 잡혀 있다.[438] 몸집이 작고 특히 머리와 턱이 작아 뼈드렁니가 많

---

438) 이것은 일본인들이 넘쳐나는 동경과 닛꼬(日光)에서 3일 동안의 체형관찰에 의해서

다. 여성의 경우 대체로 엉덩이는 상당히 발달되었으나 유방은 사라질 듯 작다. 정서적으로 매우 섬세하고 민감한 편이고, 고요하고 얌전하며 주관적이다. 이러한 특징들을 종합하면, 일본인들은 80-90% 이상이 소음인이다. 따라서 일본인은 거의 순수한 '소음인 민족'이라고 말할 수 있다. 그렇기 때문에 일본에서는 다른 체질들의 견제와 영향 없이 거의 순수히게 소음인적 문화와 소음인적 기교, 소음인 특유의 엽기가 만개해 있다.

물론 일본인들의 10-20%는 소양·태음인일 것이다. 그러나 소양인들은 일본의 지배적인 소음인 문화와 상극관계에 있기 때문에 일본에서 늘 열세를 면치 못하는 소수 비판세력에 지나지 않는다. 그러나 어떤 소양인 일본인들은 '일본의 양심'으로 통하며 국제적으로 활동한다. 친한파親韓派 일본인들은 주로 이들 가운데에서 나온다. 일본 소양인들 중에는 프랜시스 후쿠야마나 미키 데자키처럼 상극체질인 소음인이 판치는 일본을 버리고 미국으로 이민 가버린 사람도 있고, 심지어 호사카 유지(保坂祐二)처럼 한국으로 귀화해버린 사람들도 있다. 태음인도 있을 것이지만 일본에서는 매우 보기 드물다.

이들을 예외로 칠 때 일본의 일반적인 모습은 소음인 체질상 과거지향적이고 복고적이라서 시대착오적일 정도로 가업을 대대로 이어가는 것을 좋아하고, 늘 과거를 미화하다 못해 역사를 조작하기까지 한다. 또 시비지심是非之心의 진리추구욕과 준법정신이 강렬하고, 거짓을 미워하며, 세밀·세심·정밀·정치情致·정교하다. 나아가 일본인들은 소음인 체질상 권력·권위·규정規程에 대한 복종심이 강하고, 충성심·의리·절개가 세계에서 가장 세고 동시에 가장 끈기 있고 강인한 민

도 얼추 확인된다. 그러나 일본 소음인들은 소음인답게 아담하기는 하지만 미인, 미남이 많은 것은 아니다. 뻐드렁니가 나고 얼굴에 주근깨가 생긴 사람도 많고 피부가 거친 사람도 많기 때문이다.

족이다. 창의적 아이디어는 없으나 영리하고 기억력이 뛰어나고('識 見') '소교小巧'가 탁월하여 기교 있게 모방하고, '경륜'이 있어 배운 지식을 정교하게 체계화하는 능력이 추종을 불허하고, 소심하여 모든 것을 치밀하고 세심하게 생각하며, 모든 물건을 축소하고 작게 왜소화시켜 오밀조밀하게 만든다. 소음인은 색상을 잘 보지 못하는 대신 입맛이 발달되어 있고 단맛을 아주 좋아하고 담백한 맛에 자극적인 매운맛을 섞어먹는 것을 즐긴다.

목욕을 좋아하지 않는 소양인과 반대로 일본인들은 소음인답게 청결 욕구가 매우 강렬하고, 청결 기준이 까다로워 목욕을 좋아하고 비누를 많이 쓴다. 일본에는 목욕문화가 고도로 발전되어 있다. 일본에 온천이 발전되어 있고, 심지어 온천에 장기 숙박하며 생산되는 '온천문학'이 있는 것도 단순히 화산섬이라는 이유 때문만도 아니다. 일본인의 청결원리는 자신의 몸에서 끝나는 것이 아니라, 모든 생활공간에 적용된다. 일본의 주택·건물·호텔·가로·음식점 등 일본의 모든 공간은 아주 정갈하고 깨끗하다.

일본인들은 소음인답게 탁월한 시비지심, 논리성·수리성·정밀성·조직성('經綸'), 작고 미세한 것에 대한 정밀한 감각이 뛰어나다. 따라서 일본인들은 외국에서 들어온 기술제품들을 축소해 모방하거나 소음인적 감각에 맞게 개량하고 작은 기교(小巧)를 부려 더 편리한 제품을 만들어낸다. 또 일본 소음인들은 정밀하기 때문에 미세한 부품들로 이루어진 시계·카메라·가전제품·반도체 등 정밀기구와 정밀부품 분야에서 지금은 한국에 뒤졌지만 한때 세계에서 가장 탁월한 실력을 보여주었고, 지금도 저력은 남아있다. 일본에서 만들어진 신상품들은 거의 다 이런 차원의 것들이다.

자연스럽게 일본인들은 미립자와 유전자를 연구하는 미시물리학·

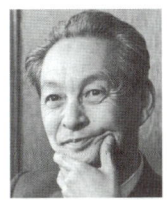
도모나가 신이치로

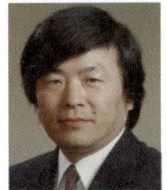
도네가와 스스무

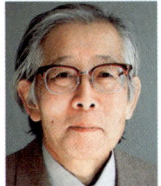
시라카와 히데키

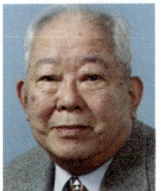
고시바 마사토시

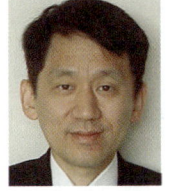
다나카 고이치

화학·생명·유전공학 분야에서도 세계적으로 뛰어난 재능을 보이고, 치밀한 논리성과 시비지심으로 법학과 사법司法제도도 고도로 발전시켰다. 또한 일본은 서양인들도 풀지 못한 오래된 수학적 난문難問을 풀어낼 정도로 훌륭한 수학자들이 많고, 미시물리학·화학·생리의학 분야에서는 1949년 유카와 히데키(湯川秀樹), 1965년 도모나가 신이치로(朝永振一郎), 1973년 에사키 레오나(江崎玲於奈), 1981년 후키이 겐이치(福井謙一), 1987년 도네가와 스스무(利根川進), 2000년 시라카와 히데키(白川英樹), 2001년 노요리 료지(野依良治), 2002년 고시바 마사토시(小柴昌俊), 다나카 고이치(田中耕一) 등 적잖은 노벨상 수상자들을 배출했다. 또한 일본은 기상천외의 아이디어로 기술적 돌파를 해내는 것은 아니지만 기술공학 분야에서도 독일과 자웅을 다툴 만큼 뛰어난 실력을 보여주고 있다.

일본인들의 소음인다운 모방과 복제 실력은 세계적으로 타민족의 추종을 불허한다. 이 점은 세계가 인정한다. 2002년 프랑크푸르트공항의 짐 찾는 곳(baggage claim)에서 직스트(Sixt)라는 자동차 렌트 회사는 다음과 같은 광고문구를 내걸었다. "Liebe Japaner, die neue Kopiervorlage ist da(친애하는 일본인들이여, 새로운 복제견본이 여기 나왔소이다)". 일본인들은 선진국을 돌며 우수한 물건과 제도를 다 모방하고 복제하여 진품보다 더 좋은 모조품을 '일제日製'로 만들어 내기 때문에 직스트 사는 자기들의 렌트카 체제의 우수성을 선전하기 위해 이런 문구를 내건 것이다. 그런데 모방·복제·모조와 관련하여 일본인들이 보이는 진정한 우수성과 탁월성은 이들이 진품을 복제해 모조품을 만들어내면 얼마 지나지 않아 원산지 시장을 성공적으로 역공할 정도로 늘 진품의 성능과 품질을 훨씬 능가하는 탁월한 세계적 복제품을 만들어낸다는 데 있었다. 그러나 이런 수준의 모조는 중국제품을 복제했던 17-18세기 서구인들도 해냈던 일이었다. '수입대체산업 입국'으로 멋지게 포장되는 서구인들의 이런 '짝퉁'생산의 전반적 성공으로 중국은 1780-90년대부터 1870-80년대까지 80-100년간 불황과 침체(소위 '가경-도광 불황')에 빠져들었었다.[439]

일본인들의 소음인적 수리감각은 추상적 클래식 연주음악의 음미吟味, 나아가 작곡과 관련된 직관감각을 포함한다. 이 때문에 '소음인의 나라' 일본은 세계적 클래식 음악 시장이다. 동시에 일본인들 중에는 세계적 작곡가로 떠오를 음악준재들이 많다. 세계를 제패한 음악이 서양음악이기 때문에 일본인들은 지금까지 이를 배우고 소화하느라 많은 시간을 소비했다. 이로 인해 일본은 지금까지 세계적으로 유명한 작곡가를 배출할 여력이 없었을 것이다. 그러나 향후에는 이를 기대해 볼 만하다.

일본인들은 스스로 오밀조밀하게 생겼을 뿐만 아니라 또한 그들의 거주 공간도 좁은 규격의 오밀조밀한 방으로 되어 있고, 거의 모든 음식점과 상점은 축소형이다. 건물은 작고 도로는 협소해 사통팔달의 대로大路는 아예 없다. 모든 물건과 건물은 조그맣고 깔끔하며, 피아彼我의 경계가 분명하다. 심지어 교수와 학생들 간의 종강파티에서도 더

---

439) 자세한 것은 참조: 황태연, 『유교적 근대의 일반이론(상·하)』 (서울: 넥센미디어, 2020).

치페이를 할 정도로 친구 간의 교류도 깍쟁이처럼 네 것 내 것이 확실하다. 커다란 현대식 건물도 내부공간을 작은 칸막이로 나누어 이른바 '하꼬방'으로 만들어 놓았다. 기본적으로 모든 집과 건물은 작은 '하꼬방'의 누층적 조립물이다. 유명한 라면집도 코딱지만 하고 라면집의 탁자와 의자도 앉아있기 민망할 정도로 '탁아용 비품' 같다. 이것은 지진피해를 줄이기 위한 것으로 오해해서는 아니 될 것이다. 지진피해를 감안했더라면 대형 고층건물 자체를 아예 짓지 않았을 것이나 일본의 어느 대도시나 훌륭한 내진耐震설계를 갖춘 고층건물이 다수 존재하기 때문이다. 여기서 우리가 주목하는 것은 일본인들이 이 대형 고층건물의 내부공간도 조그만 '하꼬방' 크기로 쪼개 쓴다는 것이다.

이런 장난감 같은 도시에서 서양인은 '걸리버 여행'을 하고 있는 느낌을 받고,[440] 한국인과 중국인들은 복창이 터질 만큼 답답함을 가눌 수 없다. 한국인들 중에는 오직 소음인들만이 일본의 이런 주택문화와 거리문화를 '검소하다'고 착각하며 호평할 뿐이다. 그러나 이제 일본인조차도 이런 협소한 생활구조로부터 벗어나고 싶어 한다. 혹자는 일본인들의 증가하는 해외여행 추세도 이것으로부터 설명할 정도다. "문화부문에서는 비좁고 더러운 도시와 황폐한 지방에서 탈출하고자 수백만의 국민들이 외국여행을 떠나고 있다"는 것이다.[441]

일본에서 스케일이 크고 웅장한 것이 있다면, 그것은 죽음과 관련된 것들뿐이다. 닛꼬日光의 도쿠까와 이에야쓰의 묘지궁전은 웅장하고 야스쿠니 신사도 나름대로 웅장하다. 이에 반해, 사람을 포함하여 산 것은 다 작고, 산 자들이 사용하는 모든 물건과 건물도 다 작은 것

---

440) 조나단 스위프트의 『걸리버 여행기』에서 걸리버가 간 곳은 일본이었다. 이것은 우연이 아니었을 것이다.
441) Alex Kerr, *Dogs and Demos. Tales from the Dark Side of Japan* (2001). 알렉스 커 (이나경 역), 『치명적인 日本』(서울: 홍익출판사, 2002), 10쪽.

이다. 과거의 죽음은 위대하게 만들고 현재의 삶은 왜소하게 만드는 이 엽기적 문화현상이야말로 소음인적 체질문화의 전형이 아니고 무엇이겠는가?

소음인적 일본인들은 발과 다리, 그리고 엉덩이가 발달하여 잘 걷는다. 소음인적 특성상 폐가 상당히 약한 일본인들은 장거리를 뛰면 쉽사리 숨이 가빠 오래 달리지 못하지만, 숨 가쁘지 않은 속도의 장거리 행군에서는 장거리를 방랑하듯 걷는 운동 '반더룽(Wanderung)'을 국민스포츠로 즐기는 독일인과 더불어 세계 최강이다. 통상 일본보병은 '독일병정'만큼이나 잘 걷고 산을 잘 탄다. 가도 가도 끝이 없는 중국대륙의 전역을 두 다리로 침략해서 점령해 들어간 일본보병은 독일병정과 함께 세계 최강의 보병이었다.

엉덩이·다리·발이 발달한 소음인 일본인들은 다리와 발로 하는 축구·단거리 육상·세팍타크로(족구) 등의 스포츠에 탁월하다. 그러나 일본인들은 패전 후 미국과 미군의 영향 하에 체질에 반하는 상체上體 스포츠인 야구와 골프만을 즐겼다. 그간 일본인들이 장기를 발휘할 수 있는 발·다리 스포츠인 축구는 미국의 영향으로 홀대를 당해 인기가 없어 별로 발전할 수 없었다. 일본인 체질에 안 맞는 이 골프와 야구는 일본 내에서 대중적 인기는 있으나 기량 면에서 세계적으로 두각을 나타내지 못했다. 그러나 일본인들은 1980년대 월드컵 축구에 눈뜨고 나서면서부터 축구를 본격적으로 육성해서 얼마 지나지 않아 세계축구에서 두각을 나타내기 시작했다. 이들은 아마 한국식 족구나 말레이시아 세팍타크로를 시작한다면 틀림없이 이 운동에서도 두각을 나타낼 것이다.

'상냥함'(싹싹하고[눈치가 빠르고 사근사근하고] 부드러움)과 '친절함'(아주 정겹고 고분고분함)이 다르다. 소양인은 상냥하나 친절하지 않은 반면,

소음인은 친절하나 상냥하지 않다. 일본인들은 소음인답게 상냥하지 않으나 친절하고 얌전하며 여성스럽다. 하지만 남모르게 음지에서 끔찍한 적대행위를 하고, 뒤에서 흉을 잘 본다. 일본인들의 은밀한 뒷담화는 장난이 아니다. 동시에 일본인은 평시에는 얌전하고 순종적이지만 사회적 위기상황이나 전시 또는 심리적 불안·강박상황에서는 극단주의에 취약하여 매우 폭력적으로 돌변히고 때로 엽기적 잔학성을 보이며 무모하게 '막가는' 성향이 있다.

일본인의 특유한 잔인성은 그들이 자랑으로 삼는 '아싸리' 기질에서도 잘 드러난다. 일본어를 일본사람보다 잘 구사했던 재일교포 수필가인 김소운金素雲(1907-1981)은 수필집 『목근통신木槿通信』에서 일본 정부가 1950-60년대에도 사무라이의 잔학행위 이야기와 관련된 '아싸리' 도덕을 초등학생들에게 가르치고 있었음을 증언하고 있다. 이야기인즉슨, 옛날에 두 아들을 가진 어떤 몰락한 사무라이가 가난한 집안에 누어 빈둥거리고 있었는데, 어느 날 동네 호떡장수가 두 아들의 멱살을 잡고 끌고 들어와 자기 호떡을 훔쳐 먹었다고 고함치는 소리를 들었다. 이에 모욕감을 느낀 사무라이는 사무라이 검을 빼들고 호떡장수와 두 아들을 다시 호떡집 앞으로 데리고 가서 선언하기를, "만약 내 아들들의 배를 갈라보고 호떡이 나오지 않으면 너와 네 식구를 다 죽이겠다"고 호통치고 검으로 즉석에서 두 아들의 배를 갈랐다. 그는 배를 갈라 호떡장수에게 호떡이 없음을 보여준 다음 호떡장수와 그 식구들을 집단학살했다. 일본인들은 한국사람들이라면 누구나 증상스럽고 잔인하다고 느낄 이런 잔학한 이야기를 '아싸리' 기질로 자화자찬하며 교과서에 실어 초등학생들에게 가르쳐 온 것이다. 이 사무라이의 행동이 잔학하기도 하지만 이따위 엽기적 이야기를 학교에서 가르치는 것은 더욱 잔인하고 불가사의한 엽기다. 이 점에서 일본인은 한국인과 분명 다르고 또 독일을 제외한 세계 어느 민족과도 너무 다른 '소음인 섬놈들'의 별종집단처럼 느껴진다.

　일본인들의 소음인적 침략성은 패전 후에도 은밀해졌을 뿐이고 사라지지 않았다. 야스쿠니신사나 메이지신궁 중심으로 잠복해 있던 신관神官들과 극우세력은 2012년부터 신新제국주의 조직인 '일본회의'로 결속하여 점차 득세하더니 2012년 마침내 아베신조(安倍晉三)를 총리로 당선시켜 신제국주의 정부를 세워 일본역사를 제국주의적 침략사관으로 수정하고 일본의 군국주의화를 꾀해왔다. 일본 극우단체 '일본회의'는 일본제국주의와 군국주의를 비판하는 전후의 자유민주주의적 역사해석을 전면적으로 부정하고 일제시대의 역사관을 복원하는 '역사전쟁'을 도발하고 일본제국주의의 부활을 획책하며, 일본 내 자유민주세력과 한국·중국·월남 등 주변국가들의 비판에 온갖 억지논리와 역사변조로 되받아치고 특히 한국에 대해서는 갖은 욕설과 함께 행동으로 경제공세를 가하고 혐한嫌韓선동, 외교적 무시와 문전박대 등을 자행하고 있다. 일본회의는 제각기 따로 발전되어 오던 극우단체들인 '일본을 지키는 모임'과 '일본을 지키는 국민회의'가 통합해서 1997년 5월 30일 창설되었다. 그리고 그 악랄한 '새 역사교과서를 만드는 모임(새역모)'은 이보다 4개월 먼저 극우 교수들에 의해 창립되었다. 새역모는 일본회의와 출발이 달랐으나, 곧 일본회의 등 우익단체와 우익정치인의 힘에 의존하며 일본회의 산하로 들어갔다. 그리하여 현재 '새역모' 임원과 일본회의 간부는 많이 중복된다.[442] 일본 각지에서 새역모 교과서 채택 저지운동이 확산되면서 새역모 회원 수가 2001년 이후 매년 감소하자 새역모는 다시 세勢를 키우기 위

---

442) 참조: 아오키오사무(이민연 역), 『일본회의의 정체』 (일본어 출판, 2016, 국역판, 서울: 율리시스, 2017·2019), 169쪽.

해 일본회의 산하로 기어들어간 것이다. 자민당은 2005년 1월 당 대회에서 '편향 교과서의 적정화'를 중점 정책으로 내걸고 새역모 지원 활동에 나섰다. 일본회의에는 매우 가공스런 측면과 아주 우려스런 측면이 결합되어 있다. 우선 '매우 가공스런 측면'은 일본회의가 소위 '원점회귀'를 통해 명치시대를 복원해 제국주의를 부활시키려는 하나의 동일한 목적에서 '극우정치세력'과 신또(神道) 중심의 '극우종교세력'이 결합한 통합체라는 점이다. 이렇게 종교와 하나가 된 극우세력은 아프가니스탄의 탈레반처럼 해체하거나 뿌리 뽑기 어렵고 지극히 폐쇄적이고 반인도적일 뿐만큼 극단적이기 때문에 매우 가공스럽다. '아주 우려스런 측면'은 일본회의가 지원하고 받드는 정치적 선봉장이자 일본회의의 일원인 아베신조 일본총리가 정치사상적 사유능력이 전무한 자로서 일본회의의 결정과 지시를 그대로 행동으로 옮기는 '행동대장' 수준의 인물이라는 것이다.[443] 아베가 행동대장에 불과한 인물이었기 때문에 일본회의의 독단적·독재적·극우적·폐쇄적 결정을 그대로 따라 실천했고, 일본회의의 주장과 요구대로 헌법에서 전쟁포기 조항을 폐기하고 자위대를 국방군으로 격상시키는 개헌을 추진해 전투가능한 자위대를 만들려고 날뛰며 한국공격과 중국과의 영토분쟁을 자행했다. 아베가 '행동대장'처럼 일본회의의 결정을 한 마디 이의 없이 차근차근 이행한 점은 실로 아주 우려스럽다. 아베가 정치사상적 사유능력이 전무한 자라는 사실은 그의 은사나 학창시절 동창들에 의해 이구동성으로 증언된다. 1950-60대 좌우대결이 일본대학가를 휩쓸 때도 아베는 어떤 쪽의 동아리에도 들어가지 못했다. 그가 중립적·중도적이라서가 아니라 어느 쪽의 정치사상도 이해할 수 없었기 때문이다. 일본회의는 2016년 현재 전국 243곳에 지

---

443) 참조: 아오키오사무(이민연 역), 『일본회의의 정체』, 229-231쪽.

부를 두고 있고, 아베를 비롯한 일본 내각각료와 총리측근의 대부분, 그리고 국회의원 204명이 참여하고 있다. 일본회의를 후원하는 최대 종교세력은 신사본청과 메이지신궁(明治神宮)이다. 신사본청은 전전에 내무성의 한 기관이었으나 맥아더 헌법에 의해 정치와 종교가 분리되면서 법인형태로 독립했다. 그러나 여전히 직원의 명함은 그전대로 '신관神官'이라고 한다. 신사본청은 일본 내 야스쿠니신사와 같은 거대 신사를 비롯한 8만여 개의 신사를 관리한다. 신관의 총수는 50만 명이 넘는다. 따라서 신사본청은 일본회의에 조직(인원동원)과 돈을 댄다. 신사본청은 스스로 '신도정치연맹'을 조직해 국회의원들을 관리하는데, 이 연맹에는 2016년 현재 304명의 국회의원(중의원 223명, 참의원 81명)이 가입했고, 아베내각의 각료 20명 중 17명이 신도정치연맹 회원이었다. 아베정권 자체가 신사본청과 일체一體였다고 해도 틀린 말이 아니다. 그러나 신사본청보다 더 큰 활동자금을 대는 일본회의의 진짜 자금줄은 메이지신궁이다. 이 신궁은 메이지 일왕 부처를 모신 특별신사다. 그런데 메이지신궁은 하라주쿠(原宿) 역 근처의 도심과 가까운 일등지에 광대한 경내와 부지 등 수십만 평의 땅을 소유하고 있다. 땅은 프로야구, 대학야구 본거지, 각종 구장으로 빌려주고, 수입 많은 메이지기념관, 신궁이 운영하는 회사들, 테니스클럽, 빙상스케이트장, 골프연습장, 예식장 등으로 쓰인다. 이것들이 다 소득원이고 하루 참배객이 100만이 넘는 신궁참배객의 헌금도 소득원이라서 메이지신궁은 연간 억만금을 벌어들인다. 그리고 1997년 일본회의가 창립되기 전에는 신궁의 후원금 지출이 거의 없었기 때문에 지금은 '억억 만금'이 신궁의 금고에 비축되어 있다.

  일본인들은 낯선 사람들 사이에서는 조용하지만, 친밀한 사람들과 어울려서는 저들끼리 지나치게 수다스럽고 왁자지껄하다. 그들은 옆 손님들에게 아주 방해가 될 만큼 큰소리로 시끄럽게 군다. 또 일본인들은 소음인답게 약자에게는 강하고 강자에게는 약하다. 또 그들은 '깍쟁이'처럼 네 것 내 것을 분명히 가르고 남에게 폐를 끼치려 하지 않지만 남에게 베풀지 않고 남의 것을 샘내고 빼앗으려는 탈심과 탐심이 강하여 대체로 수전노들이고, 대외적으로는 당연히 매우 침략적이다. 한국과 중국의 경우에 소음인의 이런 체질적 탐욕적·탈심적 특성은 다른 체질의 견제와 영향으로 다 표출되는 것은 아니지만, 거의 순수하게 소음인들로만 구성된 일본 국민의 경우에는 거침없이 표출되고 심지어 '애국심'으로 미화된다.

일본인들은 과거를 중시하고 과거를 미화하며 과거에 산다. 이것은 1,000년 묵은 천황제, 지금도 행락객들의 참배행렬이 그치지 않는 도쿠가와 이에야쓰(德川家康) 묘지궁전, 도요토미 히데요시(豊申秀吉) 묘지, 죽은 자의 위패를 모신 신사神社의 산재 등으로 나타나고 있다. 일본인들이 수백 년 전에 죽은 도쿠가와 이에야쓰의 닛꼬(日光) 묘지궁전에서 줄서서 손 씻고 제관祭官과 신녀神女의 안내로 오늘날도 분향하며 참배하는 것이나, 일반 일본인들만이 아니라 수상들까지 명치유신 과정에서 근대화를 위해 싸우다 죽은 전몰자의 위패로부터 태평양전쟁의 A급 전범자의 위패까지 합사合祀해 봉안하고 있는 야스쿠니신사(靖國神社)를 참배하여 국제적 물의를 빚는 것을 보면 이들이 확실히 엽기적 별종임을 알 수 있다. 고이즈미 준이치로(小泉純一郞) 전 총리(2001-2006)는 주변국과의 마찰에도 불구하고 야스쿠니신사 참배를 계속 강행했고, 심지어 2013-24년에는 아베 신조 전 총리도 야스쿠니참배를 했다. 이로 인해 한국·중국·미국

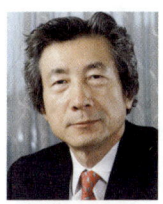

고이즈미 준이치로

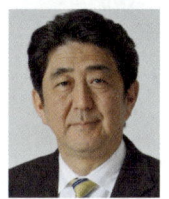

아베 신조

의 비판이 크게 일자 아베는 참배를 멈췄지만 매년 때가 되면 여전히 야스쿠니신사에 공물을 보내고 있다. 이것은 실로 국제적인 '엽기'로밖에 볼 수 없다. 한국 행락객들은 성웅 이순신을 모신 아산 현충사나 여주의 세종대왕 영릉英陵조차도 관광하면 모를까 참배하지는 않기 때문이다.

또 일본인들은 독일인들처럼 가업을 대대로 이어 가는 장인정신이 뛰어나다. 한국 지식인과 경제인 가운데에는 일본의 이 장인정신을 배우자고 열올리는 사람들이 있으나 장인정신은 전근대적인 수공업 정신인 데다 소음인적 직업정신이라서 한국인들과는 대체로 상치되는 정신이다. 한국인 중에는 35%에 해당하는 소음인들만이 이런 일본의 장인정신을 배우자는 목소리에 고개를 끄덕일 것이다. 그러나 나머지 65%의 한국인들은 장인정신의 주장에 대해 무관심하며 혀를 차거나 인터넷 초고속통신망 시대의 이런 주장을 '덜떨어진' 헛소리로 생각하여 매우 적대시한다.

일본인들이 법률·공학·과학기술·복제·모방 등 다른 일에는 그렇게 치밀한 정신으로 시비와 진리를 따져 정리를 잘 하면서도 엽기적으로 자기들의 과거사만큼은 그렇게 자주 왜곡·조작하는 것은 과거를 미화하려는 소음인의 과거지향적 정신에도 기인한다. 일본인들은 일본역사의 독자성과 장구성長久性을 꾸며내려고 일본열도에 구석기시대가 있었다는 억지 주장을 뒷받침하기 위해 심지어 구석기 시대 유물도 위조하여 명성을 얻은 자가 있는가 하면, 고려자기도 위조하여 진품으로 팔아먹는 자가 있고, 또 이런 것들을 폭로하여 '위조쟁이'들을 물 먹이고 '눈물의 사과'를 받아내는 등의 엽기적인 '진실공방'이 비일비재하다. 반복되는 이 기이한 '역사조작과 폭로' 해프닝들은 둘 다 소음인적 성향인 과거미화 성향과 극단적 시비지심의 충돌에서 빚어지는 것이다.

　소음인들은 과거와 과거의 것을 중시하기 때문에 일본인들은 체질적으로 신기술에 적대적인 기술보수주의자들이다. 한번 사들이거나 채택한 기술이나 기계는 가급적 오래 보존하며 응용하고 고쳐 쓰려고 할 뿐, 새로운 기계나 기술로 패러다임을 바꾸는 것을 원치 않는다. 일본인들은 골동품 같은 디지기, 30년 전의 가전제품, 50년 전의 공장기계 등을 이리저리 고쳐서 그대로 사용하고 이것을 검소한 것으로 높이 평가한다.

　그리하여 빠른 기술변동과 치열한 국제경쟁을 특징으로 하는 WTO 글로벌경제 시대, IT시대, 플랫폼자본주의 시대에 일본은 침몰하고 있다. 모든 가전제품은 한국과 중국에 밀렸고, 후지필름은 디지털카메라기술을 거부하고 필름을 고수하다가 말했고, 반도체산업은 한국의 삼성전자와 하이닉스에 패해 왜소화되었다. 일본의 조선造船산업은 일찍이 한국의 6대 조선회사에 의해 세계 3위로 밀렸고, 일본 자동차의 미국·유럽시장 등 국제시장도 한국 자동차에 의해 서서히 잠식당하고 있다.

　기술보수주의 국가 일본이 어떻게 아시아에서 앞장서 근대기술을 채택, 근대화를 선구적으로 성취했을까? 이것도 소음인의 체질적 특징에서 설명할 수 있다. 소음인은 전통적·물리적 힘의 질서를 중시하고 강자를 받들고 약자를 유린하려는 심리, 특히 하체와 발·다리의 강인한 체력, 체력중시·무력찬양 성향, 강박에 내몰리면 이해대립을 대화보다 폭력으로 해결하려는 신경증적 폭력주의 및 엽기적 자해행동 등을 보인다. 붓과 문인이 지배하던 동아시아에서 예외적으로 '칼의 문화'를 가진 일본은 전통적으로 칼·사무라이·부쉬도(武士道)를 숭상하며 1000년 넘게 봉건적 군사정권인 막부幕府체제를 정상적 정치질

서로 삼고 살아왔다. 또 일본인들은 강자를 숭상하고 약자를 무시·유린하려는 심리가 몸에 배어 있다. 이런 일본인들에게 서양 흑선黑船과 함포사격은 위압적인 것이었고, 이런 근대 무기에 직면하자 일본인들은 즉각 서구적 가치에 굴복, 서구의 근대기술 도입을 서둘러 추진했던 것이다.

막부시절 말엽인 1850년 서양 오랑캐에게 개항하려는 도쿠가와 바쿠후(德川幕府)를 제치고 "왕을 다시 받들어 오랑캐를 물리치자"고 일어났던 조슈(長州)·사쓰마(薩摩)번藩 중심의 '존왕양이尊王攘夷' 세력들이 교토(京都)를 향해 진군하던 중에 갑자기 "왕을 받들어 바쿠후를 전복시키자"는 '존왕도막尊王倒幕'으로 적대방향을 변경하고 에도(江戶)로 진군방향을 돌린 '역사적 엽기'는 무력과 강자를 숭상하는 '칼의 문화'를 극적으로 보여 준다. 조슈·사쓰마 사무라이들은 영국과 프랑스가 '흑선'을 몰고 와 함포사격으로 조슈와 사쓰마의 번도藩都를 초토화하자 '양이洋夷'의 군사력에 놀라 자신들의 슬로건을 즉각 '존왕도막'으로 바꿔 '양이'를 사부師父로 모시고 막부를 친 것이다. 동시에 이들은 서양 '오랑캐'를 갑자기 '사부님'으로 받들며 '위로부터의 개혁'인 메이지유신明治維新을 추진했다. 이것은 미국과 프랑스 해군의 두 번에 걸친 강화도 침공과 초토화에도 굴하지 않고 '척화斥和'의 깃발을 더 높이 올렸던 '붓의 문화'를 가진 '숭문崇文의 나라' 조선과 정반대되는 행로이다. '칼의 문화'와 무력을 숭상하던 일본은 서양의 군사적 강자에 즉각 굴복하고 곧바로 이를 수용한 반면, 조선은 군사적 강자에 굴하지 않고 사변적 정신의 선차성과 우월성을 내세우며 서양의 기술문명을 멸시했다. 조선과 상반되는 일본의 이 극적이고 엽기적인 전신轉身은 낙후하고 약한 아시아에서 벗어나 서양제국처럼 아시아제국을 경략대상으로 삼자는 후쿠자와 유키치(福澤有吉)의 히

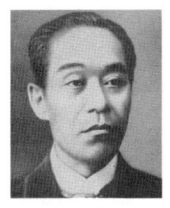
후쿠자와 유키치

스테리적 '탈아론脫亞論', 약한 아시아 이웃 나라를 무력으로 정복하여 이를 발판으로 서양과 대등해지자는 일본군부의 폭력적인 '대동아공영론', 전후의 은근한 경제적 '대동아공영론', 21세기 벽두 일본열도의 반反역사적·신제국주의적 우경화·군사대국화 주세 등으로 변형되며 면면히 이어지고 있다.

일본의 근대화는 기본적으로 서양의 군사력에 굴복, 서양의 군사기술을 배워 자신의 군사력을 키우기 위해 서양의 기술과 문명을 도입한 소음인적 취지를 담고 있었기 때문에 태생적으로 군국주의적인 것이었다. 이런 이유에서 전후에도 일본의 우파진영 내에서는 소음인적 엽기성의 산물인 '할복割腹문화'가 징그러운 '칼의 문화'의 신경증적 결정체結晶體로서 오래 남게 된다. 지금도 야쿠자로부터 결의에 찬 우파정치인, 점잖은 기업인, 노벨상을 탄 소설가에 이르기까지 부류를 가리지 않고 자기 잘못을 빌거나 울분을 토로할 때는 할복자살을 애용하고 구경꾼들은 할복을 '아싸리'로 칭송하는 것이다.

한편, 일본이 제2차 세계대전의 폐허를 딛고 빠른 속도로 전후복구를 하게 된 것은 소음인적 능력 및 심리구조와 무관하다. 그것은 전적으로 한국전쟁의 덕택이었기 때문이다. 독일의 빠른 전후복구가 루트비히 에르하르트(Ludwig Erhard) 경제장관의 탁월한 이론과 실천에도 힘입은 바 클지라도 독일의 '라인강의 기적'이 기본적으로 한국전쟁이 유발한 세계적 "한국전쟁 붐(Koreakrieg Boom)" 덕택이었듯이 한국과 가장 가까운 나라였던 일본의 빠른 전후복구는 더욱더 그랬다. 따라서 일본의 전후복구는 일본인의 문화적·정신적 능력의 산물도 아니요, 체질적 강점強點의 산물도 아니었다. 그것은 무엇보다도 한국인과 미국을 비롯한 16개 파병국의 군인들이 한국의 전장에서 흘린 피를 빨아먹고 큰 '승냥이 효과'였을 뿐이다. 그 후 일본경제는 다시 1965년과 1974년 사이에 치열하게 전개된 월남전을 배경으로 경제대국으로 도약했고, 한동안(1980년대 10년) 세계경제를 제패했다.

그러나 이제 스스로 전쟁국가도 아니고 또 주변국의 전쟁의 부수 효과도 활용하지 못하게 된 1990년대부터 일본은 소음인 특유의 기술보수주의와 함께 경제적 장기침체에 빠져들었고 2000년대 초 잠깐 회복되는 듯하더니 2008년 월가 발發 금융공황을 맞고 다시 침체에 빠져들었다. 외국인들이 긴자(銀座)에 설치된 현금인출기에서 비자카드로도 돈을 인출할 수 없고, 인터넷도 잘 연결되지도 않으며, PC방도 없는 21세기 일본은 세계 1위의 국가부채와 150조 엔의 은행부실, 연금기관의 연쇄부도, 5%대를 넘는 실업률, 도쿄의 스미다가와(隅田川) 강변에 끝없이 늘어선 노숙자 비닐하우스, 계속 낮아지는 국제신용등급, 한국에 뒤처진 국가경쟁력 등 경제적으로 문제 많은 나라가 되어가고 있다. 환율을 낮춰 수출을 증진하고 경기를 부양한 소위 '아베노믹스'도 한때 일본경기를 일으키는 환상을 야기했으나 전문가들의 예측대로 일본경제를 오히려 골병들게 하는 '마약처방'으로 드러났다.

아베 이전에도 일본지도자들은 다시 주변 아시아국가들을 무시하는 호전적 극우편향과 환상적 경제개혁 구호를 통해 돌파해보려고 했지만, 폭력에 의한 무참한 굴복 없이는 극복할 수 없는 완강한 체질적 혁신혐오증과 신기술 거부감 때문에 강제력을 동반하지 않는 개혁은 모두 실패했고, 마약처방 같은 개혁정책으로 전락했다. 가령 탈아론의 주창자인 후쿠자와 유키치가 세운 게이오(慶應)대학 졸업생인 고이즈미 준이치로 전 총리는 일본개혁의 환상을 타고 혜성처럼 나타났지만, 서양을 숭배하고 아시아 제국諸國을 무시하는 탈아론의 신봉자였다. 이것은 밑도 끝도 없는 그의 서구취향에도 그대로 나타난다. 그는 재즈와 할리우드 영화를 즐기고 포도주에도 일가견이 있었다. 그러나 그는 한국 배추김치만이 아니라 일본식 배추절임 '쓰께모토'까지도 폄하하는 등 동양의 전통문화 일반에 대한 강한 거부감을 숨기지 않는다.[444]

특히 지식·정보시대에는 창의적 발상과 아이디어, 톡톡 튀고 기발한 획기적 기획상품, 혁신적 구상과 과감한 실행, 도전적·모험적 가치관과 미래비전, 독창적 신新지식, 신속·정확한 정보, 빠른 변화를 따라잡고 선도하는 문화상품 등이 고부가가치의 국부를 창출하므로 소양인적 재능이 집중적으로 요구되는 점을 감안하면, 창의적 발상, 상궤를 벗어나는 혁신적 아이디어, 구태의연한 전통과 상식을 깨는 비범하고 비상한 감각과 이것의 과감한 실행을 체질적으로 싫어하는, 즉 낭만적으로 과거를 미화하고 죽음을 숭배하고 대를 잇는 장인정신을 찬미하는 일본의 소음인 국민들이 IT시대를 타고 현재의 절망적 상황을 돌파할 수 있을 것이라는 전망도 밝지 않다.

일본인들은 소음인 천성대로 고지식할 정도로 법과 질서를 잘 지킨다. 또 일본은 사법제도가 독일처럼 잘 발달되어 있고 법학 및 법조인 재능도 뛰어나 독일만큼 융통성 없고 기계적인 관료체제와 관료주의로 질식될 지경이다. 『치명적인 일본』의 저자 알렉스 커(Alex Kerr)는 말한다.

- 일본의 관료주의는 극히 교묘한 통제수단으로써 아래로는 산업에서 위로는 정치에 이르기까지 광범하게 영향을 미치는 바, 이에 경탄해 마지않는 서구 분석가들은 대체로 경외감 속에서 이 관료주의를 연구해 왔다. 미국과 유럽의 관료들은 정치, 지역공동체운동, 특

---

444) 참조: 『한국일보』, 2001. 10. 5일자, 3쪽.

히 정보의 자유를 강조하는 법과 관할 기업과 관련된 뇌물수수를 처벌하는 법에 의해 제약당한다. 중국 등 공산주의 국가에서는 관료들이 부패할 수는 있지만 결국 지배하는 것은 당이며 관리들은 정치국의 한 마디에 아무리 치밀한 계획도 일순간에 무너지는 광경을 흔히 목도한다. 그러나 일본은 다르다. 2차 세계대전 이후 거의 의식儀式 수준의 형식적 민주주의가 시행되어 관료체제에게 사회 전반의 구석구석을 장악할 통제력을 부여했다. 관료체제는 장관들을 외국의 압박으로부터 보호할 뿐만 아니라 일본 내의 정치체제를 초월하여 기능하도록 만들어 준다."445)

지금은 일본의 이 관료체제가 개혁을 가로막고 모든 창의를 질식시키는 최대의 장애물로 전락했다. 나아가 "일본의 관료주의는 외국의 영향력이 정부로 전달되는 것을 철저히 차단하고, 국민의 소리에 귀를 막아버렸고, 마치 불로 에워싸여 보호받는 브륀힐데처럼 잠만 자고 있다."446) 그리하여 정밀기계처럼 잘 작동하는 관료체제는 시대가 변하면 그 작동방향이 바뀌어야 함에도 불구하고 제지할 수 없이 파탄을 향해 사회경제적 현실을 점점 극단으로 몰고 간다. "일본의 관리장치는 매우 중요한 부품인 브레이크가 없다. 일단 한 방향으로 나아가기 시작하면 일본은 대부분의 나라에서 생각할 수도 없는 극단으로 치달을 때까지 그 길로만 곧장 나아간다."447) 알렉스 커는 일본 추락의 근본적 원인을 소음인의 융통성 없이 고지식한 성격을 제도적으로 체현한 관료주의에서 찾고 있다. "1910-1920년간의 다이쇼(大正) 르네상스 시대의 붕괴와 1990년대의 헤이세이(平成) 경기침체

---

445) 커(이나경 역), 『치명적인 日本』, 18쪽.
446) 커(이나경 역), 『치명적인 日本』, 19쪽.
447) 커(이나경 역), 『치명적인 日本』, 21쪽.

사이에는 아주 유사한 면이 있다. 두 경우 모두 융통성 없는 정부와 경직된 교육체제가 한 세대의 자유와 창조력을 완전히 질식시켰다. 2차 세계대전 당시 일본을 비상하게 했고 동시에 그들을 좌초시킨 메커니즘 - 통치엘리트의 팽창주의적 체제관리 - 이 오늘날도 똑같이 작용하고 있는 것이다."[448] 이 유사성 때문인지 영향력 있는 시사잡지 『신죠(新潮)』에 실린 「1990년대, 일본 또다시 전쟁에서 패하다」라는 제목의 기사는[449] 1930년대 다이쇼의 몰락 이후의 군국주의적 전쟁정책의 파국과 1990년대 경제적 세계경략의 실패를 비유적으로 잘 연계시키고 있다.

일본의 범죄율은 비교적 낮고, 특히 일본인들은 의사소통에서 소음인답게 시비가 분명하고 진실하기 때문에, 그리고 극단적 시비지심에서 늘 남의 말을 믿지 않고 늘 남을 의심하기 때문에 면전에서 뻔뻔스런 거짓말로 사기를 치거나 속임수로 사취하는 사기·사취범죄는 성공하기 어렵다. 그래서 범죄까지 가지 않는 테두리 안에서도 일본인들끼리 과장하거나 뻥치는 경우도 드물다. 일본은 기본적으로 소음인적 '불신사회'이기 때문이다. 그러나 남의 물건·명예·지위와 남의 아내와의 섹스를 탐내 안달복달하고 빼앗으려는 소음인적 탐심貪心과 탈심奪心이 강해 일본인들은 남의 물건을 슬쩍 도둑질하거나 강탈하고 몰래 남의 작품을 표절하고 각종 위조를 통해 남의 돈을 절취하려는 범죄와, 상대를 가리지 않는 반인륜적 성범죄는 상대적으로 높다. 범죄사회학에 의하면, '불신사회'에서는 경제사범 중에서 강·절도가 차지하는 비율이 사기범죄를 압도하는 반면, '신용사회'에서는 사기범죄율이 강·절도를 압도한다. 그리하여 세계적으로 대표적인 '불

---

448) 커(이나경 역), 『치명적인 日本』, 430-431쪽.
449) 커(이나경 역), 『치명적인 日本』, 18쪽.

신사회'인 일본에서는 경제사범 중 사기범죄가 차지하는 비율이 30%에 불과하고, 강·절도는 70%에 달한다. 하지만 '신용사회' 한국에서는 대부분의 사람들(태음인+소양인 65%)이 남을 잘 믿기 때문에 사기범죄율이 70%에 달하고, 강도·절도는 30%에 지나지 않는다.[450]

또한 일본인들은 소음인적 탈심과 탐심으로 인해 이웃나라의 땅·물산物産, 부녀자 등을 탐내고 이를 빼앗으려고 침략을 저지른다. 이 때문에 일본은 고대 이래 한반도와 중국에 대해 오랜 세월 왜구倭寇로서 침탈을 저질러왔다. 그리고 일본은 두 번에 걸쳐 한국을 침략하고, 만주사변, 중일전쟁, 태평양전쟁 등을 연쇄적으로 일으켰다.

탈심·탐심이 강한 소음인은 시기·질투심과 더불어 강자에게 약하고 약자에게 강한 체질심리 때문에 사람을 심히 차별한다. 자기보다 못 살거나 못난 사람 또는 출신신분이 낮은 사람은 철저히 깔보고 사회·경제적으로 자기보다 위에 있는 사람이나 왕족·귀족출신·유명가문 등 신분이 높은 사람에 대해서는 비굴할 정도로 깍듯하다. 일본인들은 봉건시대의 천민에 속했던 '부라쿠민(部落民)' 출신들을 지금도 혼인·친구·동업 등에서 차별한다. 일본인들은 기억하기 힘들 정도로 많은 부라쿠민 성씨들을 컴퓨터 프로그램으로 철저히 분류·파일화해 놓고 그 부라쿠민이 성씨를 바꾼 경우에도 이 프로그램을 이용해 원래의 부라쿠민 성씨를 추적·색출해낸다. 정말 21세기 정보화 시대에 벌어지는 엽기적 인간차별의 극치라고 할 만하다.

일본인들은 동일한 이유에서 소음인의 히스테리적 열등의식의 산물인 후쿠자와 유키치의 '탈아론'을 대체로 신봉한다. 일본인들은 탈

---

[450] 그런데 이영훈 등 신(新)친일파들은 한국 같은 '신용사회'에서 높을 수밖에 없는 사기범죄율을 들어 한국을 '거짓말하는 사회'로 규정하고, 일본 같은 '불신사회'에서 낮을 수밖에 없는 사기범죄율을 들어 일본을 '진실한 나라'로 찬양한다. 그야말로 '무식의 극치'다.

아론의 논리에 따라 일본보다 강한 서구를 흠모하는 반면, 자기 나라보다 약한 아시아 인방을 멸시하며 제국주의적 경략대상으로 간주한다. 나아가 일본인들은 자기들의 힘이 강해지자 서구국가를 차별하여 서구의 약소국은 무시하고 서구 강대국만을 대등한 상대로 여기는 경향을 보이고 있다. 이로 인해 일본은 종종 국제적 의무와 인류의 보편가치를 경시하고 아전인수격의 내부정서에 따라 대외정책을 농단하는 국수주의로 기울어 있다. 이로 인해 일본과 일본정치인들은 주변국과 끊임없이 마찰을 일으키고 거듭거듭 서구인들의 경계심을 야기한다.

일본인은 소음인적 탈심과 탐심으로 인해 대내외적으로 침략적·폭력적이고 국제적으로도 주변국에 대해 수전노처럼 인색하고 자기감정과 자기 분위기 속에 들어 사는 것을 좋아하는 점에서 매우 폐쇄적이고 배타적이다. 이로 인해 일본인들은 대외적으로 침략적이고, 대내적으로는 자기들의 이기적 논리와 특유한 감정에 사로잡혀 있다. 따라서 정서적으로 세계주의를 거부하며 경제적으로 아무리 풍요로워도 외국원조에 인색하고 폐쇄적으로 자기들끼리만 살아가려는 배외주의 성향을 보인다.

일본음식은 신경증적으로 깨끗하고 정갈하다. 그러나 판에 박은 듯 변화와 다양성이 없다. 음식은 싱겁고 담백하면서도 자극적이고 너무 달다. 가령 스시와 사시미는 깔끔하면서도 톡 쏘는 자극적 와사비를 곁들이고 기타 음식도 후추를 곁들인다. 소음인은 자극적인 것을 좋아하기 때문이다. 일본인들은 소음인답게 생선을 아주 좋아하고 장어와 은대구(메로)같이 기름기가 많은 생선을 아주 좋아한다. 손재주가 없고 판에 박힌 대로 행동하는 소음인의 나라이므로 음식솜씨와 음식의 다양성은 국제수준에 비춰보면 현격히 뒤떨어진다. 모찌·

당고·앙코·팥빙수 등은 너무 달고 라면·우동·오뎅·간장·된장·된장국 등도 모두 달짝지근하다. 우동·라면·오뎅 등 많은 일본요리에는 후추가 꼭 들어간다. 칠미七味 조미료에도 후추가 들어 있다. 일본음식이 아주 단 것은 신장이 크고 강한 소음인에게 웬만해서는 당뇨병을 유발하지 않기 때문인 것으로 보인다. 와사비와 후추를 애용하는 것은 이 자극적 향신료들이 소음인의 건강에 이로운 식품이기 때문이다. 하지만 일본인들은 고추를 싫어한다. 후추나 겨자와 달리 고추는 입 안에서만 맵고 마는 것이 아니라 장腸 안에서도 매운 기운을 발휘한다. 따라서 사상인 중 위장이 가장 약한 소음인들로 구성된 일본인들은 후추와 겨자를 즐기면서도 고추는 멀리하는 것이다. 이것을 감안하면 일본의 김치열풍도 일정한 한계가 있을 것임을 짐작할 수 있다. 일본에서 김치열풍은 위장이 강한 예외적 소음인이거나 소수의 소양인의 테두리에 국한된 것이기 때문이다.

  소음인은 미세한 맛을 정교하게도 잘 느끼고, 태양인과 소양인, 그리고 태음인이 잘 맛보지 못하는 미세한 맛을 즐긴다. 맛이 미약하고 미세하여 소음인을 제외하고 다른 체질의 사람들이 잘 알 수 없는 대표적인 맛은 물맛과 차 맛이다. 소음인들은 남녀를 가리지 않고 심지어 물맛을 구별해 내고 기억하여 찾아 마시며 이 물에 차를 타 마신다. 그래서 일본에는 다도茶道가 보편화되어 있다. 다도는 한국에서라면 소음인 가계에서나 있을까 말까 한 희소한 전통이거나 금욕적 산중 선사禪師들이나 즐기는 기호일 뿐이라는 사실을 상기하면, 다도는 일본인의 소음체질이 불변인 한 결코 사라지지 않을 일본 특유의 전통문화에 속한다. 또 소음인으로서 일본인들이 미세한 맛을 정확히 알고 즐길 줄 알기 때문에 일본에는 여러 재료와 향신료를 뒤섞어 끓인 중식·한식 같은 종합적 미각의 음식이 아니라 원재료 자체를 거의 그대로 즐길 수 있는 사시미·스시·육회·지리·우동 등의 음식이 일반적이다.

일본문학은 독일문학처럼 몽환적 낭만과 내면적 관념의 성격이 강하다. 따라서 일본문학에서는 프랑스·이탈리아문학이 자랑하는 기발한 구성, 밝고 아름다운 문체, 찬란하고 멋진 표현 등은 찾아보기 힘들다. 가와바타 야스나리(川端康成)는 1968년『설국雪國』으로 노벨문학상을 받았고, 오에 겐자부로(大江健三郎)는 1994년『만연원년萬延元年의 풋볼』로 노벨문학상을 타는 영광을 안았다. 그 밖에도 미시마 유키오(三島由紀夫), 아베 코보(安部公房) 등 세계적으로 알려진 문인들이 있다. 가와바타의『설국』은 온천장에서 벌어지는 게이샤와의 연애행각과 삼각관계의 비정한 내면적 심리를 미세한 관능적·몽환적·낭만적 묘사로 펼쳐 보이는 서정소설이고, 기타 작가들의 작품들은 극우이데올로기를 설파하는 것이거나 삶을 너무 신경증적으로 심각하게 철학화하는 작품들이다. 일본은 독일과 마찬가지로 문학을 너무 심각한 철학으로 둔갑시키는 나라로서 결코 '문예의 나라'는 아니다. 특이한 것은 일본인의 엽기적 폭력성이 문단에서도 예외가 아니라는 사실이다. 미시마 유키오는 1970년 "자위대는 각성하라"는 극우구호를 외치며 자위대본부를 습격하여 7-8명의 군수뇌들을 해친 뒤 할복자살했고, 노벨문학상 수상자인 가와바타 야스나리는 제자인 이 미시마를 따라 동일한 명분을 내걸고 할복자살했다.

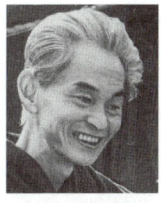
가와바타 야스나리

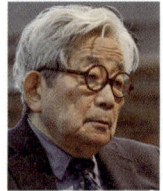
오에 겐자부로

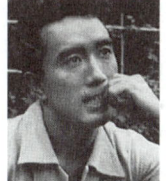
미시마 유키오

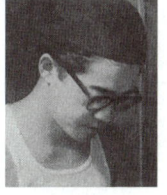
아베 코보

일본인이 거의 다 소음인인 한에서 일본에서는 유명한 화가나 영화감독이 나오기 어렵다. 소음인은 색상을 보는 눈이 나쁘기 때문이다. 이 때문에 깨끗한 일본도시의 색상은 우중충하다. 건물 내부와 주택내부의 인테리어도 감회색 또는 회색이 흔하고 심지어 커튼조차도 거의 다 무채색이다. 소음인들은 색상을 보는 눈도 박약하지만 색상과 명도가 높은 유채색을 쓰는 것을 틸까 봐 두려워한다. 빨강·노랑·흰색 등 밝은 색이 소음인인 일본사람들의 건강에 좋은 색이지만 일본인들은 게이샤로 비쳐질까 봐 겁이 나서 이런 색의 옷을 걸치지 못하고 집 안팎을 꾸밀 때도 이런 밝은 색을 피하는 것이다. 축제와 관혼상제 때 입는 옷들과 게이샤의 의상을 제외하면 일반 일본인들의 패션은 검은색과 감회색 등으로 우중충하다. 영상매체와 서구의 영향에 민감한 20대는 좀 다르지만 30대 이후의 일본인들은 빨강·분홍·노랑·파랑·꽃자주색 등 화려하고 색상 높은 색깔을 아주 두려워한다. 일본이 과학 분야에서와 달리 미술 분야에서는 단 한 명의 세계적 화가도 배출하지 못한 것은 일본인들이 체질적으로 시각視覺과 시력이 약한 소음인이기 때문이다. 특히 영화는 재미있는 말재주·글재주·색상·빛깔감각 등 소양인적 재주와 감각의 종합판이다. 따라서 영화는 소음인들에게 '불가능한' 예술이다. 미상불, 소음인적 일본인들이 만든 영화는 재미도 없고 심각한 분위기만 낼 뿐이고 깊이도 없고, 색조 면에서 너무 음침하고 엽기적이거나 단순·유치하다. 일본영화계가 지금까지 국경을 넘어 대박이 터지는 흥행물 하나 내지 못한 것도 다 소음인 체질 때문이다.

앞서 살펴본 바와 같이 공개장소에서 드러나는 일본인들의 행동과, 수신을 통해 품격을 갖춘 일본인들의 행동은 성실하고 정갈하고 준법적이다. 그러나 성실과 준법심리가 너무 지나쳐 대개의 일본인들은 소음인의 체질적 특징대로 융통성이 없고 고지식하다. 그들은 상황과 여건이 변했는데도 이미 정해진 규칙대로 또는 지시받고 배운 대로 움직이는 답답한 사람들이다. 이들이 얼마나 고지식한가는 태평양전쟁 패전 후에도 상관의 지시대로 남양군도 밀림 속에서 수십 년 동안 숨어 지내다 1970·1980년대에야 발견된 늙은 왜군들을 보면 잘 알 수 있다. 일본 시내버스들이 간혹 "유도리를 갖자"는 구호를 담은 플래카드를 달고 다니는 것을 보면, 일본인들조차도 자신들의 고지식함으로 인해 고통스러워함을 알 수 있다.

한편, 눈을 역사로 돌리면 일본인은 또 다른 소음인 민족인 독일민족과 나란히 인류에게 영원히 속죄해도 용서받지 못할 가장 천인공노할 반인도적 행위와 인권유린을 자행한 '엽기적 잔학 민족'이다. 세계사에 유례없는 조선황후 시해와 시신에 대한 반인도적 잔학행위, 독립을 외치는 조선인들에 대한 고문·학살, 한 달 새 1만 명에 달하는 만주 조선인을 칼로 살육한 1920년의 이른바 경신庚申대학살을 시작으로 6,066명의 재일조선인들을 집단학살한 1923년 관동대학살, 수십만 명의 중국민간인들을 대량살육한 1932년과 1937년의 1·2차 상해대학살, 35만 명의 중국민간인과 포로를 강간하고 살육한 1937-38년의 남경대학살 등 대학살 시리즈, 3,000여 명의 조선인·중국인 등을 살육한 731이시이(石井)부대의 세균병기 생체실험과 대對중국 세균전 자행, 조선과 동남아 식민지 처녀들을 일본군 위안부로 노예화한 위안소의 설치·운영 등 수많은 반인도적 잔학행위의 역사는 1,000만 명의 유대인과 집시를 가스실에서 학살한 독일인의 엽기적 잔학행위에 버금가는 것이다. 온 인류는 일본과 독일이라는 두 소음인 민족의 이 천인공노할 홀로코스트의 역사적 사실과 함께 이 소음인 민족들이 앞으로도 유사한 엽기적 잔학행위를 재범할 위험성을 결코 잊어서는 안 될 것이다. 또한 일본 좌익학생조직인 '전공투全共鬪'의 도 넘는 폭력투쟁, 저들끼리의 엽기적 산중전투, 적군파의 무력행동·테러·하이제킹 등도 독일 적군파(RAF)에서나 유사한 사례를 찾을 수 있는 좌익사회운동의 엽기적 타락상이다. 일본인의 소음인적 최고 엽기는 패전의 징후가 농후해진 태평양전쟁 말기에 20대 초반의 청년들로 자살폭격을 위한 '가미가제(神風)' 자살특공대를 만들어 실전에 투입한 것이다. 또한 1945년 6월 미군이 오키나와(沖繩)를 함락할 즈음에 일제는 오키나와 주민들에게 전원 자살하라는 명령으로 내려 무수한 사람들을 죽였고, 이 명령을 거역한 자들은 수류탄을 던져 모조리 살해해버렸다. 이로 인해 오키나와 전투가 끝난 뒤 파악한 바에 따르면 이렇게 학살당한 오키나와 사람들의 수가 전사자 수를 상회했다.

교양이 없어 품격을 갖추지 못한 일본인들의 행각과 비하인드스토리도 단순히 엽기적인 것이 아니라 너무나도 엽기적이다.[451] 일본열도는 지구상에서 소음인적 엽기가 가장 만발한 땅이라고 해도 과언이 아니다. 은밀하고 어두운 곳이나 품격이 낮은 사람들의 세계를 들여다보면 일본은 도착적이고 엽기적인 쾌락과 부도덕이 홍수를 이루고 세계에서 가장 상스럽고 엽기적인 포르노와 마약이 범람하는 나라이기 때문이다. 일본도日本刀를 숭상하는 야쿠자세계의 온존과 이에 대한 일반인들의 경외감정, 군복과 헬멧을 착용한 폭력적 극우집단의 상존常存과 증식 등을 통해 드러나는 엽기적 잔인성의 미화와 폭력의 찬양 및 향유, 남녀노소를 가릴 것 없는 엽기적 섹스의 찬미와 섹스중독 증세, 꼬리를 잇는 징그러운 엽기적 범죄의 빈발은 소름이 끼칠 정도다. 특히 섹스에 대한 극욕極慾이 넘치는 일본 여성들 가운

---

451) 일본인들의 엽기적 비하인드스토리에 대해서는 일본에서 17년을 살며 일본인들을 경험한 다음 한국 호스티스의 기록을 참조: 신영숙, 『오겡끼데스까(1·2)』(서울: 자유문학사, 2001).

데는 유부남, 자식과 자식의 친구, 딸의 애인, 미성년자 등 상대를 가리지 않고 섹스행각을 벌이는 섹스중독자, 야쿠자의 정부, 상습범죄자, 약물중독자들이 많다. 방송에서 공공연하게 '옷 벗기 경쟁'을 시키고 남녀의 이성편력을 자랑하도록 하고 친구의 엄마 또는 스승과 섹스를 하는 소년, 또는 친구의 아빠와 섹스를 하는 소녀를 공개 상담하는 쓰레기 같은 TV방송, 섹스에만 빠져 허우적대는 남녀들(미성년자와 20대 처녀의 동거, 중학생을 섹스파트너로 노리는 아줌마들, 부모뻘 되는 사람과 자식뻘 되는 사람 간의 만연된 섹스관계, 흑인들과의 섹스에 환장한 요코하마 등의 일본여자 떼 등), 방에 사람 키만큼 쓰레기를 쌓아놓고 사는 게으르고 더러운 일본 여성들, 길가는 여자들에게 입고 있는 팬티를 팔라고 추근거리는 남성들, 팬티와 브래지어를 보여주는 유행패션, 유모차를 끌고 다른 남자와 섹스를 하고 나이트클럽을 드나드는 주부들, 끊이지 않는 토막살인, 수백 명 단위의 폭주족, 거의 모든 탤런트들이 낸 수천 종의 누드사진첩, 흔해빠진 호스트바, 만연된 주부 접대부, 청소년들의 막가는 집단 섹스파티, 딸을 찔러 죽이는 기괴한 아버지, 아버지를 찔러 죽이는 태연자약한 딸, 보험금을 노려 아들을 죽이는 얌전한 엄마, 대중음식에 독극물을 탄 집단살해를 획책하는 성실한 주부, 유치원 어린이들을 집단 살해하는 또는 초등학교 교실에서 여러 어린이를 찔러 죽인 할아버지, 높은 자살률, 이웃 잘되는 꼴을 보지 못하는 풍조, 가혹한 사람차별, 여성의 몸을 부위별로 상품화하고 현장섹스를 공연하는 엽기적이고 잔인한 향락문화, 호스트바에 드나들며 남성접대부 얼굴에 오줌을 싸는 여성의원, 언니뻘 되는 여자의 음부에 불을 지르는 10대 소녀들 등 일본인들의 엽기적 행각은 이루다 열거할 수도 없다. 이런 것들은 대체로 한국이나 미국·영국·프랑스 등지에서는 예외적 한계현상인 것들이다.

일본인들은 소음인 천성대로 소수의 친밀한 사람들과 깊이 사귀고 잘 어울린다. 친한 사람들과 술좌석에서 어우러지면 옆 좌석에 전혀 신경 쓰지 않고 왁자지껄한 수다를 '끈질기게' 즐긴다. 그러나 낯선 사람이 1명만 끼어 있어도 소음인답게 얌전하고 조용해진다. 또 공개된 마당에 모여서도 일본인들은 서로 낯설기 때문에 '군중 속의 고독'이 실감날 만큼 조용하다. 그러다가 어떤 자가 우연히 지도자인 것처럼 행세하고 앞장서면 조용하고 얌전하던 군중들은 갑자기 열광하며 앞뒤 가리지 않고 로봇처럼 추종하여 이 사이비 지도자를 '영웅'으로 제조하고 스스로 폭력화된다.

과거를 중시하고 무력을 긍정하고 숭상하는 소음인은 범접犯接할 수 없는 오랜 전통주의적 권위와 무력에 기초한 강자의 권위에 순종하고 고통이 따르더라도 이 전통주의적 질서와 무력의 권위에 복종한다. 그러나 전통과 무력이 없는 권위는 무시한다. 나아가 소음인의 세계에서는 강자가 틈새를 보이면(힘이 빠지거나 무력행사의 명분을 잃으면) 주변과 하위의 권문세가나 무력집단들이 즉각 이전의 강자에게 기어올라 하극상을 자행한다. 이런 까닭에 일본인의 전체적 모습은 한편으로는 복종심이 강하면서도 다른 한편으로 순간 각종 모반(하극상·배신·변절·반역·반란)을 저지르는 국민으로 나타난다.

따라서 일본인의 정치적 성향은 소음인체질을 바탕으로 다음과 같이 종합될 수 있다.

첫째, 아무리 약한 중앙정부도 무력을 완전히 상실할 수는 없기 때문에 일본에서는 민중이 정부를 뒤집어엎는 혁명이나 시민들이 한국의 민주화운동처럼 정부에 맨손으로 도전하여 개혁을 압박하는 장기간의 '아래로부터의 개혁운동'이 전무하다.

둘째, 일본에서 가능한 개혁은 늘 정부가 내리먹이는 '위로부터의 개혁'일 뿐이고, 그것도 무력을 기반으로 '존왕도막' 노선과 명치유신처럼 천황 등 오랜 전통주의적 권위를 활용하는 권위주의적 정부의 개혁만이 성공할 수 있다.

셋째, 일본에서 중앙정부가 힘을 잃고 약한 모습을 보이면 아래의 경쟁적 권력집단들이 즉각 도전하는 하극상이 쉽사리 일어나고 결국 거듭거듭 내란에 빠져든다. 이로 인해 일본에서는 중앙권력이 약화되면 기존질서가 하루아침에 무너지면서 약육강식의 전국시대가 전개되곤 했다. 또한 막부시대 말기에도 조슈·사쓰마 번의 지방 권력집단들은 서양오랑캐의 무력을 얕보고 까불던 시점에 '존왕양이'를 기치로 중앙으로 진군하는 도중에, 양이의 위력과 막부의 무력無力이 드러나자 즉각 '존왕도막'으로 기치를 바꿔 걸고 막부를 치워버리고 서양 오랑캐를 스승으로 받들어 모시는 유신정부를 세웠던 것이다.

따라서 일본에서는 정부의 개혁도 반드시 전통과 무력을 바탕으로 해서만 성공할 수 있다. 명치유신 같은 국가개혁(1868)도[452] 천왕을 배경으로 활용한 중앙정부의 우세한 무력으로 보신(戊辰)전쟁(1868-1869)으로부터 세이난(西南)전쟁(1877)까지 무려 네 번에 걸친 경쟁적 무력집단들의 하극상적 내란을 진압하고 성공할 수 있었다. 중앙정부가 전통주의적 정통성을 바탕으로 단호하게 다른 권력집단의 저항을 무력으로 제압하면 일반 일본인들은 즉각 복종한다. 이에 더해 개혁의 결실과 해방의 효과가 대중에게 돌아갈 수 있는 개혁정책의 경우에는 '위로부터의 개혁'이 성공할 확률은 더욱 높다. 명치유신은 농민의 아들에게도 군인이 되고 장교가 될 기회를 제공한 신분해방과 군제개편, 농민에게도 배움의 기회를 준 학제개편, 부랑자와 유랑농

---

452) 일본인들은 과거를 중시하는 복고주의적 소음인답게 이 명치유신조차도 영어로는 "Meiji Restoration"(명치복고)으로 번역한다.

민에게도 일자리를 준 공업화, 반란에 대한 가차 없는 무력진압 등을 단행했다. 명치유신은 바로 전통적 권위와 단호한 무력행사를 대중의 사회적 해방 및 공업화 조치와 결부시킴으로써 성공했던 것이다.

그러나 일본의 명치유신은 그 본질이 '중국화'였고 일본이 수용한 '서구적'인 것은 서양무기·서양군제와 제국주의밖에 없었다. 그리고 명치유신을 통한 근대화는 출발점의 전前근대성과 전통세력의 여러 번의 무력저항으로 인해 아주 왜곡되고 심지어 퇴행적이기도 했다. 무진(戊辰)전쟁에서 서남전쟁까지 네 번의 내전을 동반한 일본 명치유신은 유혈낭자하고 요란했다. 그리고 오늘날 명치유신의 특이한 근대화 과정조차도 송대의 보편사적 근대화라는 의미에서의 '중국화'에 지나지 않았다는 해석이 일본역사학계의 정론으로 확립되었다.[453] 명치정부는 소음인정부답게 '서구화'의 간판을 걸고 '중국화'를 하는 국민기만을 저지른 것이다.

명치유신의 핵심적 근대화 개혁내용인 존왕(왕권확립)·폐번치현廢藩置縣(중앙집권화)·공무임용고시(고등문관시험)·번주藩主체제(대명大名제제) 폐지 등 소위 '서구화' 개혁은 송대에 이미 달성된 근대화와 내용적으로 중첩된다. 일본의 '근대화'가 유혈낭자하고 요란했던 것은 극동제국諸國에서 예외적으로 일본만이 '중국화'(유교화) 수준이 낮은 데다 '봉건제'로 퇴보해 있었기 때문이다.[454] 이것이 일본에 준비된 근대적 요소가 전무했다는 말은 아니다. 도쿠가와 막부는 봉건적 사회체제에도 불구하고 유교를 크게 진흥했고, 나가사키(長崎) 부근에서는 8대 쇼군 도쿠가와 요시무네(德川吉宗)의 유럽서적 금령 폐지(1720)로 소위 '난학蘭學'이 얼마간 확산되어 있었다. 이런 것들은 일본의 '준비된 근

---

453) 요나하 준(與那覇潤), 『중국화하는 일본』(서울: 페이퍼로드, 2013).
454) 요나하 준, 『중국화하는 일본』, 31-35, 75-76, 118-132쪽.

대화'의 맹아들이었다고 할 수 있다. 그럼에도 송·원·명·청대 중국과 조선에 비하면 일본의 '초기근대적' 요소들은 너무나 보잘 것 없었고, 차라리 일본은 봉건적 정치·사회·경제구조 때문에 전반적으로 '전근대'에 처해 있었다. 따라서 일본은 극동에서 예외적으로 '전근대'에서 '낮은 근대(초기근대)'를 건너뛰고 '높은 근대(고도근대)'로 비약하는 2단계 도약의 급격한 변혁을 감행해야만 했다. 이로 인해 일본의 근대화는 비약적이었을지라도 왜곡되었고, 심지어 기형적·퇴행적이었다. 명치유신은 이런 왜곡·퇴행으로 그친 것이 아니라 미진하고 불완전했다. 일본의 정치사회는 천황의 신격화, 종교탄압(불교 박해, 기독교 박멸), 신도神道의 국교 지정 등으로 전前근대화로 퇴행했고, 봉건적 다이묘(大名)와 사무라이를 '화족華族'과 '사족士族'으로 정리하는 과정에서 발생한 사신분四身分은 새로운 신분제로 귀결됨으로써 근대의 완성에 미흡하기 짝이 없었던 것이다. 또한 국가는 군국주의와 제국주의로 뒤틀렸다. 일본인들과 일본학계는 지금까지 무려 120여 년 동안 이런 왜곡되고 뒤틀린, 그리고 미흡하고 불완전한 변혁과 저런 '중국화'의 뒤섞인 진행을 '근대화'로 여기는 소음인다운 집단적 자기기만 속에 빠져 있었던 것이다.

　오늘날 민주화된 일본정부의 '위로부터의 개혁'은 개혁조치에 대한 권력집단들의 끈질긴 반발과 하극상을 분쇄할 수 없기 때문에 실패할 위험이 매우 높다. 일본의 민주정부는 오히려 다른 권력집단의 저항에 밀려 쫓겨날 위험이 있다. 특히 기존의 안정된 생활을 뒤흔들고 오히려 소득을 깎고 수백 개의 금융기관과 수천 개의 기업을 퇴출시켜 기존의 일자리를 없애야만 하는, 오늘날 요구되는 경제구조 개혁은 '소음인 민족'이 민주적 절차로 감당하기에는 너무 벅찬 것이다. 민주체제에서는 집단이기주의적 반발과 비판이 얼마든지 허용된다는 점과, 여론의 지지에만 의존하는 정부를 '약한' 정부로 간주, 즉각 하극상을 자행할 소지를 안고 있는 소음인적 성향을 고려하면, 일본에서 민주적 절차에 입각한 개혁은 거의 불가능에 가까운 일일 것이다.

따라서 일본에서는 경제개혁을 기치로 정권을 잡은 어떤 개혁총리든 그가 민주적 절차를 지키는 '약한 총리'인 한 일본대중의 소음인다운 하극상적 반발과 사생활주의적 무관심에 직면할 수밖에 없다. 물론 예외적인 일이지만 총리가 과단성 있는 태양인이라면 태양-소음인의 체질적 화합·상생관계에 따라 능히 일본대중을 열광적으로 매료시키며 위로부터의 개혁에 성공할 것이다. 하지만 일본에서 태양인은 거의 전무하다. 배추를 싫어하고[455] 주변국과의 마찰에도 불구하고 야스쿠니신사 참배를 계속 강행한 고이즈미 준이치로 일본총리는 소음인일 가능성이 매우 높다. 따라서 일본에서는 민주적 절차에 따라 국민의 기득권과 사생활 안정을 근본적으로 침해하며 추진해야 하는 경제개혁의 전도는 암울할 수밖에 없고 민주주의 시대에 일본 개혁정치가의 성공가능성도 그만큼 낮은 것이다. 90%이상의 압도적인 지지로 탄생한 고이즈미총리의 경제개혁도 1년이 되지 않아 실패한 것으로 평가받았다. 고이즈미의 지지도는 곧 40%대 이하로 추락했고 지지도 반등은 경제개혁과는 무관한 2002년 9월 17일 북일정상회담으로 가능했을 뿐이다. 아베의 '아베노믹스'도 '마약처방'에 불과했고, 아베정권마저도 2020년 8월 비리로 무너지고 말았다. 다만 이것은 아베의 병환으로 인한 사표로 포장했을 뿐이다.

일본의 20세기말 침체 및 21세기 개혁실패와 경제사회적 추락은 국민의 소음인적 체질과 이로 인한 세계관적 한계 때문이다. 전성철

---

[455] 소음인은 배추가 몸에 해로워 또 배추를 싫어한다. 고이즈미 총리는 한국 배추김치만이 아니라 '쓰께모토'(일본식 배추절임)도 싫어한다. 참조: 『한국일보』, 2001. 10. 5일자, 3쪽.

은 이 점을 이렇게 기술한다.

- 일본경제의 미스터리는 최고·최신의 경제학 기법을 총동원해 치료해도 나아지지 않는다는 데 있다.

이런 일본추락의 근본원인은 "사회적 역동성"의 결여인데, 이것은 외국인·외국제품·외국대학 학위·외국문화를 배격하는 일본의 배타성, 1980년대 최전성기에도 세계에 베풀 줄 모르고 자기 이익만을 챙긴 인색한 탐욕, 과거사 왜곡에 기인하는 바른 미래관 부재로 정보화·세계화·글로벌시장에 대한 적응 불능에서 유래하는 것이다.[456] 이 배타성·인색·과거왜곡(역사조작)이 다 소음인의 전형적 특징인 점을 고려하면, 전성철이 사상체질론의 도움 없이도 일본인의 몇 가지 체질적 한계를 정확히 짚어내고 있다.

일본은 창의성 있는 지식과 참신하고 기발한 아이디어, 신속한 정보, 아름다운 패션과 문화 등 무형의 자원이 경제력을 좌우하는 IT·지식기반 시대에 국민의 소음인적 체질상 추락을 계속할 위험이 있다. 2002년 초에 이미 일본은 국가경쟁력 평가에서 한국보다 세 등수나 뒤진 세계 30위로 밀려났고,[457] 『뉴욕 타임즈』는 2003년이면 국가신용등급에서도 한국에 뒤떨어질 것으로 분석했고,[458] 2020년 현재 한국은 국가신용등급에서 일본을 앞질렀다. 알렉스 커는 "내 개인적으로는 일본에게 거의 희망이 없다고 말하는 것이 나의 솔직한 심정일 것이다"라고[459] 말할 정도다.

---

456) 전성철, 「일본 추락의 진짜 이유」, 『중앙일보』, 2002. 4. 27일자.
457) 스위스 IMD(국제경영개발연구소), 『2002년 세계경쟁력연감』(2002. 4. 27).
458) *The New York Times*, 2002년 5월 4일자, "Korea Thrives by Shunning Japanese Ways".
459) 커(이나경 역), 『치명적인 日本』, 430쪽.

소음인이 과거를 중시해서 미화하고 현재와 미래도 과거화하고 미래에 관심이 없는 체질인 한에서 '소음인의 나라'인 일본에는 점술의 확산이 미미한 수준이다. 따라서 점집은 없지 않지만 찾아보기 힘들고, 한국·중국이나 서양에 비하면 점술가들도 많지 않은 편이다.

일본은 다시 소음인답게 무력을 숭상하고 대외침략을 추구하는 신新제국주의로 선회하고 있다. 이 '신新일제'의 총본산은 '일본회의'다. 아베 총리는 이 '일본회의'의 행동대장이었다. 2020년 9월 총리에 취임한 스가 요시히데(菅義偉)도 일본회의 소속이다. 그도 '일본회의'의 행동대장처럼 굴 것이다. 일본의 이 '신일제' 행각은 일본이 한국의 압도적 국력에 눌려 기가 죽지 않는 한 계속될 것이다.

그러나 이미 일본은 1인당 실질 국민소득에서 한국에 추월당했다. 이에 놀란 일본은 한국과 치열한 패권경쟁을 벌이고 있다. 일본정부는 2019년부터 벌인 경제왜란(무역 화이트리스트에서의 한국 제외 조치), 베를린 미테(Mitte)구區에 설치된 '평화의 소녀'상 철거 외교(2020. 10.), 한국을 G10에 초청하자는 미국 제안의 저지, 유명희 WTO사무총장 후보를 배제하려는 국제적 낙선운동(2020. 9.-11.) 등 사상초유의 온갖 악랄하고 사악한 대외정책을 펼쳤으나 모조리 한국에 연패했다. 너무 세심하고 지나치게 치밀하여 업무처리가 느리고 매사에 늑장을 부리며 약자에 강하고 강자에 약한 성정을 가진 '소음인의 나라' 일본은 소음인적 탈심과 사악성 때문에 2020년 기점으로 한국에 멀찌감치 추월당하고 말 것이고, 소양인이 조종간을 잡을 미래에는 한국 소양인(25%)의 '빨리빨리' 성정에 눌려 영원히 기를 펴지 못할 것이다.

2. 독일: 소음인적 낭만과 엽기적 잔학행위의 나라

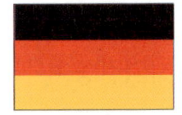
독일인은 독일에만 사는 것이 아니라 오스트리아와 스위스에도 산다. 독일·오스트리아·스위스는 독일인들이 다 세운 나라다. 또한 네덜란드·룩셈부르크·덴마크·스칸디나비아반도(스웨덴·노르웨이)에 사는 사람들은 모두 독일인과 가까운 게르만 혈통이기 때문에 모두 독일 영향권이다. 따라서 독일인과 그 문화에 대한 체질분석은 얼마간 주변국에도 그대로 적용된다.

독일인이 독일·오스트리아·스위스로 삼분되어 있다면, 독일 자체도 지역적으로 사분오열되어 있다. 제1차 세계대전 전 독일제국은 정치적으로뿐만 아니라 법제적으로도 전형적인 지역패권 국가였다. 이 당시 패권지역은 동부 독일의 프러시아였다. 프러시아 토지귀족인 '융커들'은 중앙의 황제·수상·관료체제·군부를 거의 다 장악했고 독일제국 내에 독자적인 별도의 나라인 프러시아 왕국은 베를린·드레스덴·라이프찌히·고데스베르크를 중심으로 발전된 막강한 산업생산력을 거의 독점하고 있었다.

그러나 이 지역패권 체제는 1,2차 세계대전과 사회주의 동독의 건국으로 와해되었다. 2차 세계대전 후 서독은 연방제를 채택, 지역적 정체성을 오히려 적극적으로 공인하여 한동안 지역갈등을 완화시키는 데 성공했다.

그러다가 1970년대 말부터 진행된 산업의 구조변동 및 군수산업의 확장과 함께 서독의 북부에 위치한 에센 및 쾰른을 중심으로 한 전통적인 '흑색산업' 지대가 사양화되고 남부지역의 바덴-뷔르템부르크주와 바이에른주가 자동차·항공산업·첨단산업·군수산업 부문에서 성장 일변도를 달리면서 남북간의 격차가 심화되는 일이 일어났다. 이 중 초보수적인 바이에른 지역은 1980년 중반을 기점으로 자치권 강화를 위해 중앙과 갈등을 빚기 시작한다. 또한 1990년 동독이 붕괴됨으로써 독일통일이 이루어지자 구 동서독인들 간의 동서 지역갈등이 심각한 양상으로 발전했다. 그리하여 80년의 역사적 세월 속에서 패권지역과 소외지역이 완전히 뒤바뀌는 꼴이 되어 새로운 지역갈등이 시작된 것이다. 과거 가톨릭 농촌지대였던 바이에른은 암암리에 패권을 추구하는 경제적 패권지역이 된 반면, 과거에 막강한 지역패권을 행사했던 프러시아 지역은 역으로 '내부식민지'로 전락해 가고 있다.

독일에서 새로운 지역갈등은 1970년대 세계적 대불황 이후 독일자본들이 위기탈출을 위하여 군수산업과 첨단산업에 자본을 집중 투자하여 기존의 지역적 산업분포가 불균형에 빠지면서부터 태동한다. 서독의 북부·중부지역은 대개 노동조합이 막강하고 사민당의 전통적 지배지역이기 때문에 독일자본들은 첨단산업에 대한 신규투자에서 북부지역을 기피하고 주로 남부독일에 첨단산업을 전개했다. 불황탈출을 위해 급팽창한 군수산업에 있어서는 자본도 북부독일을 피했지만, 사회민주적인 북부 주정부들도 군수산업의 입주를 원치 않았다. 반면, 보수적인 남부독일의 바덴 뷔르템부르크와 바이에른 주는 군수산업이고 뭐고 가리지 않고 적극적으로 유치했다. 특히 바이에른은 군수산업을 집중 유치하여 일거에 가장 부유한 산업지대로 떠올랐다. 이와 대조적으로 북부의 전통적인 흑색산업 지대는 사양화되었다.

경제적 상황이 이렇게 바뀌자 바이에른은 막강한 지역경제를 바탕으로 중앙정부에 순종하던 종전의 태도를 바꾸어 독자행보를 하기 시작했다. 바이에른 사람들은 그렇지 않아도 스스로를 독일인이기에 앞서 바이에른사람이라고 생각해 왔다.[460] 바이에른에는 이 지역의 지역정당인 초보수적 '기독교사회연합(CSU)'이 무려 80년간 지배하고 있다. 기독교민주연합(CDU)과의 정치협정에 따라 기사련은 바이에른 이외 지역에 당조직을 확대하지 않는 지역정당으로 남는 대신 기민련은 바이에른에 당조직을 전개하지 않고 중북부 지역정당으로 남기로 한 것이다. 이 기사련 지배의 바이에른 주는 연방헌법상 명칭만 인정되었을 뿐이지만 1980년부터는 '자유국(Freistaat)'임을 새삼 강조하고 외국 정치인의 초빙 시에 독자적인 국가國歌를 연주하기 시작했다.

게다가 바이에른의 당시 주지사였고 기사련의 당수였던 슈트라우스는 1985년 지역주의 운동이 활발한 서유럽의 여러 지역들을 모아 EC와 각국 중앙정부에 대한 국제적 압력단체로서 '유럽지역의회'을 결성하고 적극 참여했었다. 또한 스페인의 카탈로니아와 바스크 지역 및 영국의 스코틀랜드 지역 등의 다른 유럽 지역들과 양자간 수교를 맺었다. 분리주의가 강한 이 유럽 지역들과의 수교가 문제가 되자, 기사련은 '우리에겐 분리주의자들도 연합 상대로서 전혀 문제되지 않는다'는 공식입장을 정리하여 독일 여론에 맞서 왔다.[461]

바이에른은 유럽지역회의의 요구와 마찬가지로 'EC의 지역화'를 요구했다. 이에 따라 바이에른주와 기사련은 중앙정부에 대해 헌법 개정을 요구하며 논란을 벌였다. 독일 기본법 32조는 '외국과의 관계의 관장은 연방정부의 업무에 속한다'고 못박고 있다. 그러나 동시에 기본법은 연방정부에 의한 이 외교독점권의 행사를 주들의 대의기관인 '연방협의회(Bundesrat)'와 연계시키고 있다. 연방협의회는 주들의 대외적 이해관계를 연방에 반영함으로써 연방의 외교독점권을 제도

---

460) 서울대 독일학연구소, 『독일이야기 ② - 통일독일의 사회와 현실』(서울: 도서출판 거름, 2000), 68쪽.
461) Ludwig, *Ethnische Minderheiten in Europa*, 42쪽.

적으로 완화한다.

그러나 1997년 당시 바에에른 주정부는 주들의 배타적 입법권한과 관련된 사안의 관장은 주대표들에게 위임한다는 단서 규정을 헌법에 추가할 것을 요구했다.[462] 연방외무부와 연방의회 교섭단체 대변인들은 이에 강력 반대했지만, 북부의 노르트라인-베스트팔렌 주는 바이에른 주의 주장에 동조함으로써[463] 한때 지역갈등이 표면화되기도 했다.

구동독지역은 동독인이 서독의 막강한 부력과 사회복지를 선망하여 신속한 흡수병합을 원함으로써 서독과 통일되었다. 그러나 통일 후 얼마 지나지 않아 동독인들은 이렇게 조급하게 진행된 통일을 후회하기 시작했다. 통일이 되자 마자 서독 상품들이 동독으로 물밀듯이 밀려 들어가 동독경제를 일거에 도산시킴으로써 1997년 당시 동독인의 생활수준은 서독인의 60%에도 미치지 않았다. 또한 공산당 치하에서 경험해 보지 못한 실업은 동독인구 1,700만 명에서 120만 명이나 되었다.[464] 또한 동독인들은 사회문화적으로 가차 없이 차별받고 있다. 통일 이후 갑자기 사회하층에서부터 서독인을 '베시스Wesis'라고 부르고 동독인을 '오시스Osis'라고 부르는 신조어가 확산되더니 곧 보편적으로 사용되는 속칭으로 정착했다. 베시스는 똑똑하고 거드름 피우는 부유한 서독 지역 사람이라는 사회문화적 내용을 갖고 오시스는 '멍청하고 쩨쩨한 가난뱅이'라는 뜻으로 통용되고 있다. 서독사람을 '오시스 같다'고 하면 그것은 큰 욕설이 된다. 이 욕설을 서독인들은 동독지역 주민에게 매일 해대고 있는 것이다. 동독인의 상황은 경제적·정치사회적·심리적으로 '오갈이 든' 식민지의 바로 그것이다. 이에 더해 동독 전사회에 걸쳐 '인종교체'가 벌어졌다.

---

462) Ludwig, *Ethnische Minderheiten in Europa*, 42-43쪽.
463) Ludwig, *Ethnische Minderheiten in Europa*, 42쪽.
464) 『한겨레신문』, 1994년 10월 18일자 6쪽.

주요직책 및 고위직책에서 오시스는 다 떨려 났고, 이 자리에 베시스들이 대신 채워졌다. 오시스는 주로 최하위 직종에 집중되거나 실업자가 되는 경향이 강화되면서 사회적 분업체계가 내부식민지의 '문화적 수직분업'으로 개편된 것이다. 더 본질적인 문제는 정부의 인프라 투자 및 재정특혜에 힘입어 서독자본이 동독으로 이동하여 경제를 일으키더라도 동독에 새로 창업된 기업을 거의 모두 서독인이 소유하는 상황이라는 점이다. 전 동독 지역경제는 서독에 종속적으로 통합되었다. 1994년 10월 당시 이미 동독지역 사기업의 85%는 서독인들에게 넘어 갔다.[465] 그리하여 과거 독일제국 시절 패권지역이 전쟁과 공산정권 45년, 통일'사태'를 거쳐 독일에서 가장 소외되고 가장 빈곤한 지역으로 전락한 것이다.

상황은 남부와 북부가 갈린 데다 다시 동부와 서부가 갈등하는 꼴이다. 결국 봉건시대 400여 개의 제후국으로 분열된 이래 독일은 다시 지역적 사분오열 상황에 처한 것이다. 이런 상황은 대부분의 독일인들이 '지방'에 강하고 자기지역에 집착하고 또 울타리를 쳐 자기만의 아늑한 공간을 만들어 쏙 들어가 있기를 좋아하는 소음인들인 한에서 해소되기 어려울 것이다.

독일인의 다수가 소음인임은 거리에서 이들의 체형을 관찰해봐도 알 수 있고 이들의 문화를 살펴봐도 곧 알게 된다. 소음인은 시력이 약하고 색상을 잘 보지 못한다. 이런 까닭에 독일은 시각예술이 거의 발달하지 않았다. 화가로는 파울 클레 외에 세계적으로 알려진 독일인 화가가 없고,[466] 영화감독으로는 1920년대의 프리츠 랑, 현대의 라

---

465) 『한겨레신문』, 1994년 10월 18일자 6쪽.
466) 전문서적에서는 볼프강 슐츠, 한스 하르퉁, 빌리 바우마이스터, 에른스트 W. 나이, 프리츠 빈터, 오토 피이네, 귄터 위커, 하일츠 막, 게르하르트 리히터, 게오르그 바젤리츠 등 꽤 많은 미술가들과, 건축분야에서 전전에 알려진 '바우하우스' 양식의 대표자인 발터 그로피우스, 무트비히 M. 판 데어 로에, 시카고에서 활동하는 헬무트 얀이 거

이너 W. 파스빈더(⟨마리아 브라운의 결혼⟩, ⟨베를린 알렉산더 광장⟩, ⟨베로니카 포스의 열망⟩ 등의 감독), 볼프강 페터젠(⟨U보트⟩ 감독) 등이 영화전문가들 사이에 알려졌을 뿐, 세계무대에 대중적으로 알려진 영화감독이 없다. 독일영화는 흥행 면에서도 할리우드영화와 프랑스와 이탈리아 영화에 밀려 문화산업시대에 심각한 생존위기에 직면해 있다.[467]

소음인은 과거에 살기 때문에 미래에 별로 관심이 없다. 독일인들의 솔직한 심정은 여건만 허락되면 '현대화'니 '개혁'이니 하는 것들은 다 잊고 과거를 지향하는 낭만적 분위기 속에서 세상물정 모르고 낭만을 만끽하고 싶은 것이다. 독일·오스트리아·스위스는 진정한 '낭만의 나라'다. 따라서 독일에는 과거를 정리하는 역사학은 고도로 발달했으나 미래를 다루는 미래학이나 점성술은 프랑스나 미국처럼 인기를 누리지 못한다. 따라서 독일에서는 미래를 지향하는 혁명이나 개혁도 어렵다. 독일인은 자신들의 체질적 과거지향성 때문에 러시아인들처럼 복고적이고 전통적일 뿐 아니라 모든 혁신에 저항하는 매우 보수적 성향을 보인다. 혁신적 합리주의를 타산적 장사치 논리로 배격하는 이러한 '정치적 낭만주의'[468]는 거의 모든 독일인들의 영원한 정치이데올로기이다. 오스트리아 사람들도 이 점에서는 독일인에 뒤지지 않는다. 오스트리아 사람들은 "무언가를 현대화하려는 시도를 흔히 선량한 전통주의자들을 등쳐 제 배를 불리려는 수작으로 간주한다".[469]

론된다. 이관우, 『독일 문화의 이해』(서울: 학문사, 1997), 340쪽. 그러나 이들은 모두 대중적으로 알려진 바 없다.
467) 서울대 독일학연구소, 『독일이야기① - 독일어권 유럽의 역사와 문화』, 492-493쪽.
468) Friedrich Meinecke, *Weltbürgertum und Nationalstaat* (München, 1962), 58면 각주1.
469) Louis James, "Xenophobe's Guide to Austria". 루이스 제임스, 「오스트리아문화이야기」, 19쪽. 유시민 편역, 『유럽문화이야기 - 이탈리아·스위스·오스트리아편』(서울: 도서출판 푸른나무, 1998).

독일인들은 일본인들처럼 아버지가 장인적 가업이 있다면 아들이 대대로 가업을 이어간다. 소음인다운 기술보수주의에 빠져 새로운 것은 시도하지 않는다. 독일인들이 뭔가 새로운 것을 시도하고 새로운 것을 발명할 때는 전쟁준비를 위해 신무기를 개발할 때 외에 주변국에 비해 경제적, 기술적으로 너무 현격히 뒤떨어져 있을 때다. 그러나 독일인들은 뒤늦게 분발하여 먹고살 만해지면 다시 정치·경제발전과 기술진보에 대해 저항하는 분위기로 돌아선다. 이 때문에 통상 독일인들은 오래된 가구와 타자기, 그리고 각종 가전제품을 버리지 않고 계속 고쳐 쓰는 것을 자랑으로 알고, 심지어 텔레비전이 없는 집안도 많다. 이들은 기본적으로 새로운 기술과 기계에 적대적이다. 독일 녹색당의 녹색프로그램도 결코 21세기 미래를 여는 새로운 패러다임이 아니라 독일인 특유의 기술적대성 또는 기술보수주의의 표출에 불과한 것이다. 녹색당 프로젝트는 독일 바깥의 어느 나라에서도 독일 녹색당 정도의 성공을 거두지 못했음이 이를 입증해 준다. 또한 녹색당의 핵심명제들조차도 IT에 기초한 '지식·정보화'라는 새로운 기술·경제발전 패턴의 등장으로 죽은 명제가 되었다는 사실도[470] 이론적으로 녹색당의 프로그램에 은닉된 기술보수주의를 드러내준다. 녹색당의 정치적 리더십이 그래도 독일에서 긍정적 역할을 하는 것은 신기술을 적대하는 기술보수주의의 부정적 성향을 – 두 번의 패전을 경험한 나라의 절박한 가치이념인 – '평화주의'와 결부시키고 이것을 다시 숲을 신성시하는 독일 같은 나라에서 특히 예민한 '환경이념'과 한 묶음으로 만들었기 때문에 가능했다.

소음인은 다리가 튼튼하고 강인하여 잘 걷고 잘 뛰지만, 어깨와 팔

---

[470] 참조: Tai-Youn Hwang, *Herschaft und Arbeit* (Frankfurt am Main/Paris/New York: Peter Lang, 1992), 355-381. 또는 황태연, 『지배와 이성』(서울: 창작과비평, 1994), "내포적 재산업화와 환경" 절.

은 약하다. 이런 까닭에 독일인들에게 1814년 애국주의적 국민체육 운동으로 독일 최초의 - 새처럼 떠도는 도보여행운동인 - '반더포겔(Wandervogel)' 운동이 탄생한 이래 옛 길드도제들을 흉내내어 방랑자처럼 먼길을 걷는 '반더룽(Wanderung)'은 최고의 국민스포츠다.[471] 오늘날은 사이클, 스키도 국민 스포츠로 즐긴다. 이 때문에 잘 걷는 사람을 가리켜 '독일병정' 같다고 하는 말이 나올 정도다. 독일인은 발로 하는 운동인 축구를 아주 잘 한다. 월드컵 축구에서 독일은 열두 번 4강에 진출하여 여덟 번 결승까지 진출했고, 네 번(1954, 1974, 1990, 2014) 우승을 쟁취했을 만큼 축구에서 세계최강이고, 작은 게르만 국가들인 스위스·오스트리아·네덜란드·스웨덴도 도합 아홉 번 4강에 진출했다. 축구는 독일에서 가장 인기 있는 스포츠다. 독일축구연맹(DFB)은 620만 명의 회원을 갖고 있고 독일에는 2만 7,000명에 달하는 현역선수가 있다.[472] 프로축구 '분데스리가(Budesliga)'는 주말 관객과 시청자를 사로잡고 있으며, 수천 개의 아마추어 축구클럽에서는 회원들이 직접 축구경기를 갖는다.[473]

그러나 배구·핸드볼·하키·양궁·탁구 등 상체운동은 독일에서 인기가 없다. 테니스도 원래 대중적인 운동이 아니었다. 최근 테니스 게임중계가 가까스로 대중적 인기를 얻게 된 것은 순전히 보리스 베커·스테피 그라프·미하엘 슈티히 등 국제테니스대회 우승선수들 때문이다.[474]

소음인은 시비지심의 경제적 '지덕智德'이 지나치게 넘치고, '식견'과 '경륜'이 뛰어나기 때문에 논리·수리·개념의 조직화와 체계화에 강

---

471) 오한진, 『독일, 독일인, 그리고 유럽인』(서울: 도서출판 한울림, 2000), 107쪽.
472) 서울대 독일학연구소, 『독일이야기②』, 75쪽.
473) 이관우, 『독일 문화의 이해』, 94쪽.
474) Benjamin N. O. X. Barkow/Stefan Zeidenitz, *Xenophobe's Guide to Germany* (1993). 바르코프/자이데니츠(유시민 편역), 『독일문화이야기』(서울: 도서출판 푸른나무, 1998), 39쪽.

하다. 이 때문에 독일은 '논리의 체계'라 할 수 있는 철학과 법학을 고도로 발전시켰고, 푸펜도르프·라이프니츠·크리스티안 볼프·칸트·헤르더·피히테·헤겔·셸링·쇼펜하우어·니체·하이데거·훗설·야스퍼스·가다머·하버마스 등 수많은 위대하거나 극악한 세계적 철학자를 배출했고 수많은 법학자를 낳았다. 이 중은 푸펜도르프·라이프니츠·볼프·쇼펜하우어는 중국과 공자철학, 그리고 인도철학을 찬양하고 수용한 철학자들이고,[475] 칸트와 헤르더는 중국을 적대한 철학자들이다. 그러나 칸트를 비롯한 이 많은 독일철학자들은 새로운 창의적 철학원리를 선보이기보다 외국 것들을 들여와 나름대로의 방향으로 정리하고 체계화하는 데 탁월성을 보였다.

독일인들은 늘 너무 진지하고 심각하다. 그들은 모든 일을 너무 철학적으로 생각하고 대체로 농담을 모르고 농담을 하지 않으며 소음인답게 남의 농담마저도 이해하지 못하고 심각하게 생각한다. 요샛말로 '핵노잼들'이다. 대도시에서는 각지에서 소양인들이 많이 몰려와 살기 때문에 그래도 덜하지만 시골과 시골도시에서는 농담을 모르는 벽창호들로 가득하다. 그리하여 "베를린을 벗어나면 농담도 재미가 없어, 우스개를 하려는 사람은 서면으로 미리 신청을 해야

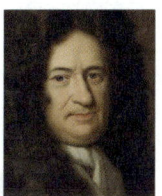
라이프니츠

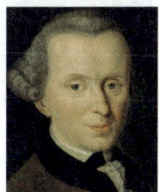
칸트

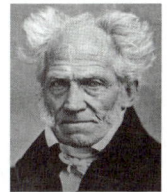
쇼펜하우어

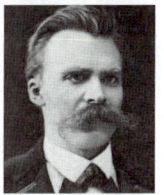
니체

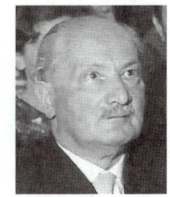
하이데거

---

475) 푸펜도르프와 라이프니츠·볼프에 대해서는 참조: 황태연,『근대 독일과 스위스의 유교적 계몽주의』, 26-336쪽. 쇼펜하우어에 대해서는 참조: 황태연,『근대 독일과 스위스의 유교적 계몽주의』, 31-41쪽.

할" 정도다.[476] 더구나 "그들은 인생의 근심걱정 거리를 가지고 농담거리로 삼는 것을 엄두조차 내지 못한다. 농담이나 유머 역시 매우 진지하게 받아들이지 않으면 안 되는 심각한 문제다."[477]

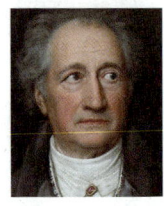
괴테

일반 독일인과 달리 괴테는 '정열적인' 사람으로서 소양체질이었던 것으로 보인다. 19세기에도 중국문화와 중국예절을 동경했던 괴테는 『젊은 베르테르의 슬픔』, 『파우스트』 등 주옥같은 소설과 시문을 토해내 독일인을 문학적 불명예에서 구했다. 괴테는 소양인이었기 때문에 독일 소음인대중과 체질적 상극관계에 놓여있었을 수밖에 없었고, 이런 까닭에 자주 평범한 독일인들의 지나친 시비지심과 심각한 관념적 기질을 원망하고 비판했다. 그는 『에커만과의 대화』에서 "독일인은 이상한 사람들이야!"라고 탄식하며 "그들은 심오한 사색과 이념들을 가지고 도처에서 진실을 찾고 있는데 이로 인해 오히려 인생을 어렵게 만들고 있다"고 비판했다(1827년 5월 6일). 이어진 대화(1828년 3월 12일)에서도 괴테는 자기 같은 소양인과 독일소음인 간의 절망적 상극관계를 절감하는 듯 "만일 독일인들이 철학보다 실천행위를 좋아하고 이론보다 실제를 중시하는 영국인들을 모방했다면 독일인에게도 한 조각 구원이 주어졌을지 모른다"고 안타까워했다.[478]

또한 독일은 라이프니츠·가우스 등 많은 천재적 수학자들을 낳았다. 또 수리를 바탕으로 자연과학과 기술공학을 발전시킨 천재적 자연과학자와 기술공학자들을 대거 배출해서 근대수학·자연과학·기술공학의 탄생과 고도화에 결정적으로 공헌했다.

---

476) 바르코프/자이데니츠(유시민 편역), 『독일문화이야기』, 10쪽.
477) 바르코프/자이데니츠(유시민 편역), 『독일문화이야기』, 1쪽.
478) 오한진, 『독일, 독일인, 그리고 유럽인』, 109쪽.

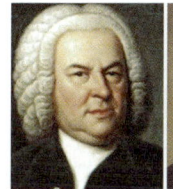 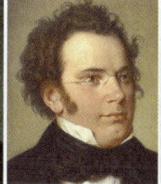 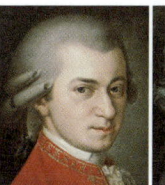 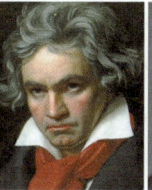 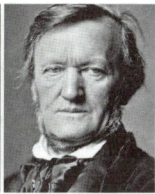

바하   슈베르트   모차르트   베토벤   바그너

 수리에 강한 사람은 음악성도 뛰어나다. 이런 상관관계로 독일은 세계를 향해 주옥같은 곡曲들을 쏟아낸 바하·브람스·베토벤·하이든·슈베르트·슈트라우스·모차르트·브루크너·바그너·말러·쇤베르크 등 위대한 작곡가들을 배출했다. 또 독일에는 베를린 필하모니·뮌헨 필하모니·라이프치히 게반트하우스 오케스트라·드레스덴 국립관현악단 등 많은 유명 오케스트라가 있고, 또 독일은 절대음감絶對音感을 자랑하는 헤르베르트 폰 카라얀·쿠르트 마주어·크리스토퍼 폰 도나니 등 세계최고의 지휘자를 배출했다. 또 독일은 아네-조피 무터(바이올린)· 루트비히 귀틀러(트럼펫) 등 세계최고의 연주자들을 낳았고, 베렌스·피셔-디스카우·호프만·콜로·슈라이어·프라이·모저 등 성악가도 배출했다.[479] 이 독일성악가들은 세계 차원에서 이탈리아 성악가들에 가려서 다 무명인사 꼴이다. 현장감과 즉흥성을 생명으로 삼는 대중음악 분야에서도 독일 안에서 알려진 가수들(우도 린덴베르크·클라우스 돌딩어·볼프 비어만 등) 중에 세계적으로 평가받는 가수가 전무하다.

 독일문학은 셰익스피어의 『리어왕』, 빅토르 위고의 『레미제라블』, 에밀리 브론테의 『제인 에어』처럼 인간의 흥미로운 운명과 인생사, 알찬 줄거리, 번뜩이는 아이디어와 표현을 담은 '스토리 강한 문학'이 아니라, 헤르만 헤세의 『데미안』과 『유리알유희』, 토

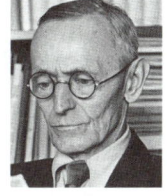

헤르만 헤세

---

479) 이관우, 『독일 문화의 이해』, 357쪽.

마스 만의 『마의 산』, 프란츠 카프카의 『심판』과 『성』 등에서 보이듯이 표현의 조탁성·세련미·참신성·재미와 거리가 멀고 스토리(줄거리)가 빈약하기 짝이 없으면서도 독자를 고뇌에 빠트리고 고문하는 관념 과잉의 '철학적 문학'이다. 독일문학은 니체가 말한 "얄팍한 심오성(seichte Tiefe)" 때문에 자신의 얄팍하고 천박함을 감추기 위해 불필요할 정도로 심각하고 너무 진지하다. 소음인은 체질적으로 논리와 관념이 넘치는 반면, 복잡한 것 속에서 핵심을 찾아 새롭고 매력적인 표현형식으로 간명화하고 이야기를 재치 있게 이끌어 가는 말재간과 글재간이 부족하기 때문이다.

독일인은 소음인답게 끈기 있고 강인하다. 또 정밀하고 고지식하다. 이런 까닭에 독일은 일찍이 중국의 관료제를 받아들여 기계처럼 작동하는 정밀한 관료체계를 발전시켰다. 오스트리아에서는 관료주의가 예술의 경지에 올라 있다.[480] 그런데 아무리 정밀하게 작동하더라도 수단에 불과한 이 관료체제 아래에는 "자기가 어디에 있는지, 어디로 가는지, 그리고 어떻게 여기까지 왔는지조차 분명하게 인식하지 못하는 하나의 민족이 웅크리고 있다".[481] 관공서의 일처리는 너무나 자기중심적이고 냉혹한 논리에 따라 이루어지기 때문에 때때로 극히 황당무계한 사태를 불러일으킨다.[482] 그들은 융통성 없이 정밀한 것을 좋아하기 때문에 "독일인들은 언제나 모든 세상살이를 남김없이 다스릴 수 있는 방책을 찾는다. 그래서 한편으로 질서와 제도, 국가와 중앙은행에 의지하면서, 다른 한편으로는 겁 많은 내면세계로 퇴각해 들어가 정신분석에 몰두하거나 문화의 상아탑 속에 숨어

---

480) 참조: 제임스, 「오스트리아문화 이야기」, 77쪽.
481) 바르코프/자이데니츠(유시민 편역), 『독일문화이야기』, 1쪽.
482) 참조: 제임스, 「오스트리아문화 이야기」, 78쪽.

지낸다."[483] 또 독일인의 소음인적 고지식함은 이것으로 그치지 않는다. 철자대로 발음하는 독일어 발음법, 기계적 격변화와 형용사·인칭 대명사 변화, 그리고 자연물과 인공물의 명칭에서 개념에 이르기까지 모든 명사를 고지식하게 남성·여성·중성으로 나누는 기계적인 성(性)구분에서도 드러난다.

소음인답게 '경륜'과 '지방'이 강한 독일인들은 세밀한 위계로 사람을 차별화한다. 내국인끼리도 신분을 세밀하게 구분하고 내국인과 외국인도 차별한다. 또 소음인 독일인들은 지위감각이 뛰어나 사람의 서열과 지위에 맞는 타이틀, 즉 칭호를 잘 만들어내고 즐겨 사용한다. 이 때문에 독일·오스트리아·스위스의 독일인은 이름 앞에 칭호(Titel)를 달고 싶은 욕구(Titelsucht)가 세계에서 제일 강하다. 가령 자이델이라는 사람이 박사학위를 두 개 받아 교수를 지냈고 현재는 국회의장을 하고 있다면, 이 사람은 "Herr Bundestagspräsident Professor Dr. Dr. Seidel""(국회의장 교수 박사 박사 자이델씨)"라 불린다. '석사(Magister; Diplom)' 학위도 예외가 아니다. 오스트리아에는 법률적으로 귀족작위가 1차 세계대전 후 폐지되었지만, 1910년판 공직일람표의 19개 타이틀 가운데 지금도 통용되는 것이 15개나 된다. 오스트리아에서도 말을 걸 때 이름 대신 타이틀을 쓰는 것이 바른 예법으로 간주된다.[484]

칸트조차도 독일인을 비판한다. 그에 의하면 평등원리에 입각해서가 아니라 이처럼 "우월성과 위계질서의 단계에 입각하여 자신을 여타 시민들과 더불어 괴로울 정도로 세분하도록 하고 이 위계의 도식으로 칭호(귀족과 대귀족, 혈통이 좋은 자, 혈통이 높고 좋은 자, 혈통이 높은 자)

---

483) 바르코프/자이데니츠(유시민 편역), 『독일문화이야기』, 1쪽.
484) 제임스, 「오스트리아문화 이야기」, 22쪽.

를 고안하는 데에 끝을 모르고 단순히 세세한 일에 얽매이는 옹졸함 때문에 스스로를 예종적으로 만드는 상당한 서열 욕구"는 독일인의 지독한 단점이다. 독일인이 이러한 모습을 보이는 것은 독일의 헌정제도 탓도 있지만 "이 세세한 일에 얽매이는 옹졸하고 고루한 형식 자체의 생성이 민족의 정신과 독일인의 자연적 성벽(性癖)에서 연유한다는 언급"을 숨겨서는 아니 된다. "지배하는 자와 복종해야 하는 자 간에 사다리를 놓고 이 사다리의 모든 단계에 합당한 영예의 등급을 부여하며 직업도 칭호도 없는 자는 아무것도 아닌 것으로 취급한다. 이런 것은 물론 이 칭호를 부여한 당사자인 국가에 무언가 이익을 가져다줄지 모르지만 다른 사람들의 비중 평가를 제한하라는 요구를 신민들 안에서 일으킨다. 그런데 이런 일은 다른 민족들에게 우스꽝스럽게 비치지 않을 수 없다. 그리고 이런 일은 실은 전체를 하나의 개념 아래 싸잡을 목적으로 서열을 나누는 욕구와 고통으로서 천부적 재능의 제한성을 드러내는 것이다."[485]

또 독일인들은 소음인답게 청결성에 집착한다. 따라서 이들은 목욕을 너무 자주, 오래 하고 비누를 1인당 1.5kg 이상 소모한다. 이 비누 소비량은 프랑스와 비교하면 두 배나 되는 양이다.[486] 따라서 일찍이 독일에는 온천이 일본만큼 많이 발달되었다. 바덴 뷔르텐베르크, 바덴바덴, 비스바덴, 바트 소트(Bad Sod), 바트 피벨(Bad Vibel) 등 도시 이름이 '목욕(Bad 또는 Baden)'이라는 단어를 달고 있는 경우가 많다. 라인강 하구의 북해 섬들이 마른 비누거품을 산처럼 뒤집어쓰고 있는 것은 다 이 때문이다.

집안청소에서 유대인과 집시들에 대한 인종청소에까지 이르게 되

---

485) Kant, *Anthropologie in pragramatischer Hinsicht*, 669-670쪽.
486) 참조: 바르코프/자이데니츠, 『독일문화이야기』, 64쪽.

는 독일인의 이 유별난 '청결욕'은 또 질서·정확성·완벽성 및 기계·시스템 등의 정확한 작동과도 상통한다. 질서는 독일인에게 순수성·바름·적확함을 뜻한다. 영어 'OK'라는 뜻으로 독일인들은 "알레스 인 오르드눙(Alles in Ordnung)"이라고 말하는데, 직역하면 "모든 것이 질서 속에 있다"는 뜻이다. '질서'가 이렇게 중요하기 때문에 기계가 제대로 작동하지 않으면 그것은 사회의 기본질서를 파괴하는 사건으로 받아들여질 수도 있다. 메르세데스벤츠·BMW·포르셰·아우디·오펠 등 독일 차는 다 이런 강박관념의 산물이다. 프랑스인과 반대로 '난폭운전자'가 아니라 체질적 '속도광'인 독일인들은 이런 차들을 몰고 제한속도 없는 아우토반이라는 독일내의 유일한 자유공간에서[487] 무제한적 속도감을 즐긴다. 이것은 오스트리아 사람들도 마찬가지다. 오스트리아 사람들도 아우토반에서는 마치 화풀이를 하러 나온 사람들처럼 돌변한다.[488] 독일 거리는 깨끗하고 집들은 언제나 막 칠한 것 같으며 쓰레기는 종류별로 분류되어 다른 통에 들어가 있다. 이 나라에는 '질서'가 있는 것이다.[489] 선과 악, 필연과 우연, 네 것과 내 것, 공과 사, 거짓과 진실 등은 난잡하게 뒤섞여서는 안 된다. 특히 진실과 거짓은 "어떤 대가를 치르더라도 가려내야 한다."[490] 이처럼 엄격하게 질서 잡힌 사회에서 자란 사람들은 권위주의적 인물이 복종과 충성을 요구하면 거기에 감히 대적할 용기를 내기 어려운 법이다. 막강한 권력과 강인한 의지를 가진 지도자는 대개 숭배를 받는다. 심지어 과대망상증 환자도 숭배를 받을 수 있다. 독일이 지금은 좀 변했다고 하지만 이 점은 달라지지 않았다. 권위적 인물의 비인격적 복사판인 '관계당국'은 독일시

---

[487] 바르코프/자이데니츠, 『독일문화이야기』, 67쪽.
[488] 참조: 제임스, 「오스트리아문화 이야기」, 40쪽.
[489] 바르코프/자이데니츠, 『독일문화이야기』, 11-13쪽.
[490] 바르코프/자이데니츠, 『독일문화이야기』, 13쪽.

민의 내면에 의존과 굴종이라는 본능을 자극한다.[491]

소음인답게 독일인들은 일본인처럼 독창성과 창의성이 부족하다. 대신 모방과 복제에 탁월하다. 독일인들은 영국의 경험주의와 프랑스의 합리주의를 체계화하고 종합한 칸트 이래 전통적으로 영국과 프랑스의 사상과 제도를 모방하여 원산지에서보다 더 철저하게 체계화·종합화하는 모습을 보여 왔다. 그러면서도 독일인들은 모방만은 일본인이 세계 최고라고 양보한다. 그러나 칸트는 일찍이 독일인의 모방 성향과 비창의성非創意性을 잘 알고 있었다. 칸트는 자기처럼 "모방 벽癖"과 "독창적인 자기 의견의 근소함"을 독일인의 특징적 단점으로 들고 있기[492] 때문이다.

또 독일인들은 아늑한곳에 쏙 들어가 있고 싶어 하는 소음인적 기질 때문에 사는 집의 내부를 잘 꾸며 안전한 피난처같이 아늑한 분위기(Geborgenheit & Gemütlichkeit)의 거처로 만드는 데 특별한 관심과 재능이 있다. 오스트리아 주부들도 독일 가정주부와 경쟁 속에서 결벽증 환자 못지않게 쓸고 닦고 정리정돈하는 데 열심이다.[493] 독일인과 오스트리아인들은 이 아늑한 공간에서 매우 사생활주의적이고 '가족주의적'인 삶을 영위한다. 그러나 집의 외양은 우중충한 모습으로 방치하다시피 한다. 독일인에게 집은 외승外勝하러 출격하기 위해 자신을 살찌우고 유대를 튼튼히 하며 즐기고 놀며 작전을 짜고 무장을 마련하는 삶의 기지基地다. 이것은 '가정'을 잠깐 쉬거나 화장을 고치는 곳으로 간주하고 집안을 초라하게 방치하는 이탈리아인들과 정반대다. 어떤 문인들은 독일인의 이런 특징을 독일의 음습하고 추운 기후 탓으로 돌리지만 이들이 미국 남부와 중남미로 이주해서도 유사한

---

491) 참조: 바르코프/자이데니츠, 『독일문화이야기』, 15쪽.
492) Kant, Anthropologie in pragramatischer Hinsicht, 669쪽.
493) 참조: 제임스, 「오스트리아문화 이야기」, 28쪽.

생활양식을 보이는 것을 보면 결코 기후 탓만은 아니다. 그것은 주로 아늑한 곳에 쏙 들어 숨어있고 싶어 하는 소음인의 체질적 '욕처欲處' 성정 때문인 것이다.

  독일인의 이러한 특징은 소음인적 체질에 부합된다. 이 점은 칸트도 간접 인정하는 것이다. 칸트는 "독일인의 성격이 이지理智와 결부된 점액질(Phlegma)이다"고 말한다. 칸트의 이러저런 독일인 묘사는 대체로 소음인과 일치한다. 이 책의 서론에서 필자는 이 점액질을 사상체질의 소음인에 해당하는 것으로 규정했다. 갈레누스의 4기질론에서 '점액질'은 "정서와 흥분이 느리고 인내심이 강하며 부드러우나 냉담하고 고집이 센 기질"을 가리키기 때문이다. 이 점액질의 관점에서 칸트는 독일인을 규정하기를, "독일인들은 성격이 좋다는 평판, 즉 진실성과 가정적 실내 지향성의 평판을 듣는데, 이것은 바로 영광榮光에 부적합한 성질이다"라고 말하고 있다.[494] 독일인들은 주택의 겉모양보다 실내를 잘 꾸며놓고 집안에서 지내는 것을 좋아한다.[495]

  일본인들은 무엇이든 축소시키고 싶어하는 축소지향의 성정을 보인다. 일본인들처럼 심하지는 않지만 유사하게 독일인들도 소음인답게 큰 것보다 작은 것을 좋아한다. 가정집의 방들은 너무 작게 나뉘어 있다. 독일어에는 사물을 귀엽게 축소시켜 부르는 축소형 어미도 -chen, -lein, -el, -le 등 다양하다.[496] 주말이면 시 변두리에 작은 오막살이가 붙어있는 코딱지 만한 '슈레버가르텐(Schrebergarten)' 또는 '클라인가르텐(Kleingarten)'이라는 주말농장에 가서 채소를 가꾸고 개집 같은 오막살이 안에서 잠을 잔다. 이것은 오스트리아 사람들도 마

---

494) Kant, *Anthropologie in pragramatischer Hinsicht*, 667쪽.
495) 조두환, 『독일문화기행』(서울: 도서출판 자연사랑, 2000), 164쪽.
496) 오한진, 『독일, 독일인, 그리고 유럽인』, 108쪽.

찬가지다.⁴⁹⁷⁾ 또한 독일인들은 고층건물을 싫어한다. 프랑크푸르트·베를린·함부르크 등 대도시에도 고층건물은 많지 않고, 100층을 넘는 미국이나 한국의 마천루(skyscraper)는 찾아볼 수 없다. 독일인들은 시계, 등산용 종합세트 칼 등 정밀기계 제조에 아주 뛰어나고, 특히 스위스사람들은 이 분야에서 세계적 명성을 자랑한다.

나아가 독일인들은 소음인답게 질서 바르고 규칙적이고 자신에게 엄격하다. 자식도 그렇게 엄격하게 가르친다. 우리의 이 소음체질적 설명은 칸트의 점액질론적 설명과 일치한다. "독일인은 모든 문명화된 민족들 가운데 가장 쉽사리 그리고 가장 항구적으로 지배질서에 순응하고", 또 "이미 도입된 질서에 관해 자세히 따져보지 않거나 스스로 어떤 질서를 생각해내지 않는 것도 아니지만" 그럼에도 불구하고 "도입된 질서에 대한 혁신욕망과 저항성향으로부터 가장 거리가 멀다".[498)] 또 독일인은 "자기 자식을 엄격하게 훈육하여 예의바른 사람으로 만들고, 혁신(특히 독립적인 정부개혁)에 간여하기보다는 질서와 규칙에 대한 자신의 성벽에 입각하여 자신을 압제한다."[499)]

칸트가 지적하고 있는 독일인의 이 질서·규칙지향·순종 등의 특질은 오늘날의 분석가들에 의해서도 그대로 지목되는 내용이다. 조두환은 말한다. "독일인들은 철저한 계획과 준비 없이도 훌륭한 아이디어가 생길 수 있다는 것은 물론 바람직스럽지도 않고 상상하기도 어렵다. 대부분의 독일인들은 창의성이 혼돈 속에서 나온다는 것을 인정하기보다는 차라리 창조적 발명을 포기하는 쪽을 택한다. 독일인은 법과 규칙을 잘 지킨다.[500)] 심지어 스탈린도 "독일에 혁명이 일어

---

497) 제임스, 「오스트리아문화 이야기」, 43쪽.
498) Kant, Anthropologie in pragramatischer Hinsicht, 667쪽.
499) Kant, Anthropologie in pragramatischer Hinsicht, 669쪽.
500) 조두환, 『독일문화기행』, 187쪽.

나지 않는 것은 그것이 법으로 금지되어 있기 때문이다"고 촌철살인의 유머를 뱉은 적이 있다. 자신이 소음인인 스탈린은 독일 소음인의 본성을 꿰뚫어 볼 줄 알았던 것이다. 독일에서 순종은 여전히 최상의 미덕이며, 이것을 의심하는 독일인은 여태까지 하나도 없었다. 순종은 질서와 의무에 너무나 잘 어울린다. 따라서 하이네는 "독일인의 노예성은 그들의 영혼 속에 들어 있다"고 갈파한 바 있다.[501] 여기서 '영혼'은 소음인 '체질'의 영혼을 말하는 것이다. 인간사를 복잡하고 어렵게 만드는 어떤 규칙이 있더라도 독일인은 소음인답게 이 규칙을 어기는 것을 혐오한다. 그래서 독일에서는 예나 지금이나 '명시적으로 허용되지 않았으면 모두 금지된 것'이다.[502] 하긴 독일은 공동주택에서 밤 10시 이후 샤워를 법으로 금지한 나라이니까. '허용되지 않은 것은 금지된 것'으로 생각하는 독일의 사고방식은 필자의 체험에서도 실감나는 사실이다. 여행 중 프랑크푸르트에서 필자의 딸이 생일을 맞아 우리가 베트남 음식점에서 촛불도 없이 케이크만 놓고 딸의 생일축하 노래를 부르려 하자 독일인 친구 한나는 겁을 내며 주인의 허가를 받기를 바랐다. 할 수 없이 주인의 '허가'를 구하자 베트남인들은 이 말을 오히려 오해해서 황송해하며 양초와 큰 접시들을 가져다주고 부족하지 않은지 되물었다. 한나는 아시아인들 간의 이 교류를 보고 입을 다물었다.

칸트에 의하면 "점액질은 좋은 의미로 보면 냉정한 사고思考, 목적추구에서의 끈기, 그리고 이와 관련된 불편을 견뎌낼 기질이기 때문에 가장 위대한 문화에 능한 모든 다른 민족들로부터 기대할 수 있는 것만큼 많은 것을 독일인의 바른 지성과 깊이 숙고하는 이성의 재능

---

501) 조두환,『독일문화기행』, 187쪽.
502) 바르코프/자이데니츠,『독일문화이야기』, 11쪽.

으로부터 기대할 수 있다. 다만 독일인이 아마 결코 프랑스인, 영국인, 이탈리아인과 동일하게 할 수 없을 위트와 예술감각의 분야는 제외한다."[503] "지속적 근면"이면 다 되고 "천재는 필요가 없는" 것에서 "독일인의 상식능력과 연관된 근면"은 독일의 좋은 측면인 것이다. 또 사교 면에서 독일인의 성격은 "겸손"이다.[504]

독일인에 대한 칸트의 이러한 설명은 우리의 체질론적 독일인 분석과 본질적으로 상통한다. 그러나 칸트는 다른 문화연구자들과 유사한 오류도 범하고 있다. 가령 대다수의 독일인들은 소음인이기 때문에 매우 폐쇄적이고 과거지향적·낭만적이다. 또 자민족自民族중심적이며 대외적으로 침략적이고 폭력문화를 숭상하는 경향이 있다. 이것은 미래로의 전진을 봉쇄하고 과거로 회귀하려는 독일의 정치적 낭만주의(politische Romantik), 민족주의적 폐쇄성과 오랜 침략의 역사, 그리고 나치스·네오나치스·스킨헤드 등의 폭력문화와 호전성, 유대인과 외국인에 대한 테러와 이를 고소해하는 다수 독일인의 심리에서 익히 입증된다. 또 독일인들은 일반적으로 폭력문화에 친숙하다. 때문에 "독일에서는 어떤 사고나 범죄 때문에 평생 후유증이 남을 만큼 큰 부상을 당하는 경우에도 큰 보상금을 받기 어렵다. 경찰은 폭행치상 같은 범죄는 그리 열성적으로 추적하지도 않는다."[505] 그러나 반대로 칸트는 독일인을 민족적 자부심이 결여된 세계주의자로 묘사한다. "독일인은 모든 나라와 모든 기후의 사나이고 쉽게 이민을 떠나고 자기의 조국에 정열적으로 구속당하지 않는다."[506] 또 "독일인은 다른 민족들보다 더 많이 외국어를 배우고 학식 면에서 대상大商이고

---

503) Kant, *Anthropologie in pragramatischer Hinsicht*, 667-668쪽.
504) 참조: Kant, *Anthropologie in pragramatischer Hinsicht*, 668쪽.
505) 바르코프/자이데니츠, 『독일문화이야기』, 52쪽.
506) Kant, *Anthropologie in pragramatischer Hinsicht*, 667쪽.

과학의 영역에서 나중에 다른 사람들에 의해 활용되는 많은 행적行績을 남겨 놓았다. 독일인은 아무런 민족적 자부심도 없고, 흡사 세계주의자처럼 자기의 고국에도 집착하지 않는다. 그러나 고국에서 독일인은 여느 민족처럼 이방인들을 융숭하게 대접한다."[507] 그러나 칸트의 이 말은 독일의 민족주의적 일탈, 유대인과 집시에 대한 나치스의 인종청소와 홀로코스트, 통일 이후 재현된 독일인들의 극심한 외국인 적대감, 네오나치스의 준동과 외국인 폭력행위 등을 떠올리면 대부분의 독일인과 무관한 것임을 느낄 수 있다.

특히 독일인들이 이방인과 손님을 "융숭하게(gastfrei)" 대접한다는 말은 특히 경험과 현실에 반하는 말이다. 독일인의 자기고백에 의하더라도 독일인들은 차라리 내 것 네 것 선긋기를 좋아하고,[508] 손님과도 이 선긋기를 너무 엄격히 집행한다. 독일인들은 돈에 관한 한 아주 짠 수전노들이다. 그럼에도 독일인들은 오스트리아인들을 '지독한 구두쇠'로 욕한다. 오스트리아 사람들도 독일인 못지않게 금전문제에서 쩨쩨한 구두쇠지만, 독일인의 오스트리아인 비난은 "금전문제에 관한 한 쩨쩨하기로 소문난 독일 사람들이 자기네들보다 더한 자린고비가 있다는 것을 폭로함으로써 일종의 자위를 얻기 위해 만들어낸 '신화'라고 할 수" 있다.[509] 독일인과 오스트리아인의 수전노 근성은 손님에 대해서도 그대로 적용되기 때문에 손님에 대한 '융숭한' 대접이란 대다수의 독일인과 인연이 없는 말이다.

이것은 필자의 경험을 말하는 것으로 얼마든지 실감 나게 증명할 수 있다. 필자와 필자의 아내와 어린 딸이 2002년 8월 7년 만에 독일 친구들을 방문했을 때의 일이다. 우리는 런던 사정 때문에 갑자기 일

---

507) Kant, *Anthropologie in pragramatischer Hinsicht*, 669쪽.
508) 바르코프/자이데니츠, 『독일문화이야기』, 6쪽.
509) 제임스, 「오스트리아문화 이야기」, 6쪽.

정보다 이틀 먼저 프랑크푸르트로 갈 수밖에 없는 상황에 처했다. 우리는 이틀 뒤 방문하기로 한 독일 친구 한나에게 전화하여 근처 호텔을 알아보고 예약해 줄 것을 부탁했다. 그런데 한나는 고지식하게 짜인 자기 계획에 집착하며 갑자기 왜 이틀 먼저 오려는가를 탓하듯 되묻고 기왕이면 런던에서 더 있다 오기를 바랐다. 우리는 다시 그럴 사정이 아님을 설명하고 호텔을 알아봐 줄 것을 청하자, 한나는 프랑크푸르트 박람회에 주말이라 어려울 것이라고 말했다. 우리는 다시 일단 알아 볼 것을 부탁했다. 얼마 뒤 다시 전화가 연결되었을 때 한나는 박람회도 없고 오히려 주말이라 저렴하고 깨끗한 호텔이 많다고 말했다. 알고 보면 이렇게 간단히 풀리는데도 한나는 의외로 빡빡하게 대했고, 이 때문에 우리는 기분이 언짢았다. 더구나 한나는 한국방문 때 필자의 집에서 숙식을 하고 필자 아내의 안내로 거의 공짜로 한국여행을 했기 때문에 그럴 수 없는 사이여서 우리는 더욱 불쾌했다.

 그러나 필자의 아내와 딸이 한나와 함께 프랑크푸르트에서 두 시간 반 떨어진 그녀의 고향 도시를 찾아 그녀의 아버지와 그녀의 애인 '한스'를 만났을 때 상황은 또 달랐다. 농담과 언어유희의 즐거움을 모르고 사소한 것을 따지거나 설명할 때 외에는 말이 없는 한나와 달리 그녀의 아버지는 말의 즐거움과 농담을 알았고 아주 융숭하게 손님들을 대접했다. 그러나 한나는 늘 내 것 네 것을 분명하게 선긋기를 좋아했고 손님에게 '너무나' 잘 해주려다 '선을 넘는' 아버지를 제지하는 일에나 관심을 집중했으며, 그의 애인 한스도 그녀의 아버지가 모두의 음식값, 커피값을 내주는 것에 "부당하다"는 둥 괴이한 반응을 보이며 더치페이로 자기 음식과 커피값만을 내려고 기를 썼다. 그러나 맛보는 데 일가견이 있어 10여 종류의 와인을 시음試飮으로 가려내는 대학 와인시음대회에 두 번이나 참가한 적이 있는 대학 어학강

사 한스는 단 한 번도 자기 돈으로 음식을 사줄 줄을 모르는 전형적인 탐인貪人이었다. 이미 프랑크푸르트에서 그는 필자로부터 중국요리를 얻어먹었기 때문에 필자의 아내와 딸에게 한턱을 내도 되는 사정이었으나 끝까지 짜게 굴었다.

반대로 늘 말장난을 좋아하고 유쾌한 '미하엘'에게 갑자기 전화했을 때 미하엘은 깜짝 반가워하며 다음 날 만나 술 한잔 하자는 우리의 제안을 흔쾌히 수락했다. 그리고 다음날 그와 그의 아내 구드룬과 자식, 한나를 포함해서 모두 7인이 필자의 초청으로 스페인 레스토랑에서 신나게 떠들고 마시고 먹었다. 그러나 구드룬은 그냥 '여성의 전화'에서 일한다고 해도 되는 데도 외국인 남자에게 마치 남자들이 다 강간범이나 되는 양 쓸데없이 노골적으로 자기 직장 명("강간당한 여성들의 전화")을 까놓았고 괴이하게 자기위주의 분위기를 지켰다. 그리고 그녀는 역시 자기 자식에게 까다롭고 엄격한 '독일 엄마'였다. 구드룬은 강간에 관한 필자의 농담도 심각하게 받아들이며 강간이나 죽음 등 심각한 일은 농담의 대상의 될 수 없는 양 나중에 헛소리를 했다.

그러나 7년 만에 전화통화가 된 임마누엘은 우리가 근처 카페에서 만날 것을 청하자 그는 대학교 면담실에서 자기 아내의 전화를 받아야 한다며 굳이 자기 면담실로 올 것을 요구했다. 그리하여 우리는 에어컨 꺼진 더운 면담실에서 차 한 잔도 없이 두 시간 동안 '7년 만의 대화'를 나누었다. 그러나 필자의 어린 딸이 지루해 하고 배고파해서 그에게 우리가 가져간 선물을 주고 그를 홀로 남겨 둔 채 나올 수밖에 없었다. 임마누엘이 카페 전화번호를 아내에게 알려주고 카페에서 만났더라면 배고픈 딸에게 먹을 것도 사주며 우리는 더 편하게 그리고 더 오래같이 있을 수 있었을 것이다. 늘 자기의 계획에서 한 치도 벗어나지 않으려 하고 핸드폰 등 새 기술을 멀리하는 융통성 없는 임마누엘의 고지식함과 불친절함에 필자와 아내는 속으로 참 기가 막혀 했다. 한나·한스·임마누엘·구드룬은 생각할수록 고지식하고 불친절하게 느껴진 반면, 한나 아버지와 미하엘은 늘 유쾌하여 손님과 외국친구들을 기꺼이, 때로는 너무나도 융숭하게 대했다. 한나·한스·임마누엘·크리스티나 등 네 사람은 소음인이고, 한나 아버지와 미하엘 두 사람은 독일인 가운데 소수파에 속하는 소양인이다. 전자는 자기계획 속에 갇혀 손님에게 선택의 자유를 주는 관점에서 손님을 대접할 줄 몰라 손님을 매우 불편하게 만든 반면, 후자는 손님 위주로 손님을 대하는 '융숭함(Gastfreiheit)'과 삶의 유쾌함이 뭔지 아는 사람들이었다. 따라서 독일인이 탈脫민족적이고 세계주의적이고 이방인에 대해 융숭하다는 칸트의 말은 대부분의 독일인들과는 인연이 없는 빈말인 것이다.

 따라서 칸트의 말은 시골 자기고향의 고지식한 반복적 생활을 피해 외국을 향해 열린 항구도시 쾨니히스베르크로 몰려든 소양인 독일인들을 보고 한 말일 것이다. 역사적으로 나폴레옹 진주시기의 '마인츠 공화국' 수립, 1848년의 3월혁명, 파울스키르헤의 프랑크푸르트 예비의회 소집 등 혁명운동을 간간이 벌였던 쾰른·본 중심의 라인강 중상류 유역과 독일 서남부지역의 독일인들 가운데에는 명랑한 소양인들이 비교적 많다.[510] 따라서 프랑크푸르트 등 중부지방과 북부지역, 그리고 옛 동독지역 등 독일 전지역에서 독일인을 관찰해 경험해본 체험기록에 의하면, 독일인 가운데 70%는 소음인이고 나머지 가운데 소양인은 적어도 20%수준에 육박하는 것으로 보인다. 나머지 10%는 태음인이고 여기에 베토벤 같은 미미한 수치의 태양인이 끼어 있는 것으로 추정된다. 따라서 외국인의 방문이 잦았던 칸트의 고향 쾨니

---

510) 오한진, 『독일, 독일인, 그리고 유럽인』, 102쪽.

히스베르크라는 국제적 항구도시에는 칸트같이 생계가 넉넉한 한에서 고향에 박혀 사는 소음인이 수적으로 지배하는 가운데서도 호기심 강하고 외부지향적인 소양인들이 여러 지방으로부터 비교적 많이 몰려들었을 것이다. 따라서 독일인을 탈脫민족적 세계주의자로 보는 칸트의 위 테제는 이 소양인적 독일인들의 관찰에서 나온 것을 독일인 전체로 일반화한 오류로 규정해야 할 것이다.

소음인은 기본적으로 고국과 고향을 떠나기 싫어하고 어쩔 수 없이 고국과 고향을 떠나는 경우에도 애향심이 강해[511] 반드시 다시 귀향하거나 타향에 영구히 정주하는 경우에는 폐쇄적으로 동향인끼리만 지내려고 한다. 독일인들의 이러한 소음인적 성향은 칸트도 다시 인정한다. "독일인은 외국으로 이민 가게 되면 언어의 통일성과 부분적으로는 종교의 통일성으로 자신을 하나의 민족으로 정주시키는 일종의 시민적 모임을 자기 동향인들과 결성한다. 이것은 조용한 윤리헌장의 보다 높은 관리체제를 갖추고 있어 근면·청결·근검절약 면에서 다른 민족들의 만남보다 탁월한 것으로 묘사된다."[512] '당여'에 강한 소음인들은 끼리끼리 모여 지내는 장기가 있다. 독일인들은 이 점에서 전형적이다. 현대 독일인도 이와 똑 마찬가지이다. "독일인은 동호인 모임을 좋아해서 세 사람만 모이면 클럽을 만든다. 단체로 어디로 놀러가는 사람들을 보면 무슨 클럽 소풍이구나 생각하면 십중팔구 맞다. 그래서 동호인 모임은 헤아릴 수 없이 많다."[513] 클럽은 회원과 비회원 사이에 금을 그어 '끼리끼리만 지낼 수 있는' 집단적 배타성을 조성해 주기 때문이다.

독일인은 소음인답게 매우 관념적이고 주관적이라서 자기만의 세

---

511) 오한진, 『독일, 독일인, 그리고 유럽인』, 120쪽.
512) Kant, *Anthropologie in pragmatischer Hinsicht*, 667쪽.
513) 바르코프/자이데니츠, 『독일문화이야기』, 40쪽.

계 속에 들어앉아 생각하고 느끼는 내면적·내향적 성격을 지녔다. "프랑스인은 끝없이 비상하는 자유로운 정신을 좋아하지만, 독일인의 영혼은 바닥 모를 심연과 같다."[514] 이로 인해 주관적 아집에 사로잡혀 고집스럽다. 동시에 독일에는 자기 속에 빠져 우울해지고 자살하는 사람이 많다. 따라서 독일의 자살률은 일본 수준이다. 오스트리아 사람들의 자살률도 마찬가지다. 철학자 비트겐슈타인의 두 형제, 물리학자 에른스트 마하와 시인 폰 호프만스탈과 슈니츨러의 아들들과 딸, 작곡가 구스타프 말러의 아들들, 물리학자 루트비히 볼츠만, 건축가 판 데르 눌, 화가 겸 작가 알프레드 쿠빈, 작곡가 알반 베르크와 후고 볼프 등 수많은 오스트리아 지식인들이 자살했다.[515] 오스트리아 술꾼들도 어느 정도 취하면 우울해하고 더러는 자살충동을 느낀다.[516]

동시에 개인적 자기세계에 갇혀 남들과의 공적인 의사소통에 인색하고 – 식구·애인·친구 등 친밀한 사람('黨與')과 만나는 사석에서는 온갖 사소한 일로 수다를 떨어대지만 – 공개석상이나 낯선 사람과의 조우에서는 말수가 적고 침울한 편이다. "독일 사람들은 세상이 뒤집어질 만큼 엄청나게 중요한 문제가 아니면 아예 말을 하지 않는다."[517]

독일인은 세상여론이나 평판이 아니라 내면성 또는 내향성(Innerlichkeit 또는 Innigkeit)에 바탕을 둔 주관적 확신을 중시하고 내면적 진실성에 바탕을 둔 사사로운 사귐('黨與')을 중시한다. 내면성만을 중시하는 독일인의 이러한 기질은 '아늑한' 사생활 추구와 결합하여 공론장(Öffentlichkeit)을 꺼리고 경시하는 방향을 취한다. 독일인은 자

---

514) 바르코프/자이데니츠, 『독일문화이야기』, 3쪽.
515) 제임스, 「오스트리아문화 이야기」, 51-52쪽.
516) 제임스, 「오스트리아문화 이야기」, 6쪽. 60쪽.
517) 바르코프/자이데니츠, 『독일문화이야기』, 51쪽.

기 속에 박혀 외부 또는 남과의 커뮤니케이션에 취약하고 이를 기피한다. 우편체계, 전화체계, 핸드폰, 인터넷 등 독일의 통신수단은 그 기술수준과 경영방법이 한국에 비해 형편없이 뒤떨어져 있고, 선택을 배제한 고정된 벨소리, 투박한 모양새, 아날로그 등 그야말로 원시수준이다.[518]

따라서 아늑하고 내면적인 시생활 추구, 토론과 공론장 기피성향 등으로 인해 독일인들은 칸트가 거듭 강조하듯이 공적 질서에 순종적이고 공적 현실을 개혁하는 데 거의 관심을 보이지 않는다. 따라서 독일에서는 '혁명'도, '밑으로부터의 개혁'도 다 불가능했던 것이다.

그런데 독일인의 이러한 주관적 내면성 또는 내향적 성격은 칸트가 완전히 간과하고 있는 독일인의 저 소음인적 폐쇄성 및 침략성과 결합하면, 공론장의 탄압, 나아가 반동적·반혁명적·반민주적 정조로 둔갑하거나 엽기적 폭력, 비인도적 만행, 침략전쟁으로 폭발할 수도 있다. 소음인의 내면성 또는 내향성은 안정된 상황에서는 아늑한 정서나 분위기로 나타나고 또 부드럽고 얌전한 겸손과 소박성으로 비친다. 그러나 위기나 궁지에 몰린 소음인의 내면성은 아무도 이해하거나 동조할 수 없는, 남을 완전히 무시하는 고집스런 심리적·병리적 자기정당화 논리에 바탕을 둔 엽기적, 신경증적 폭력으로 폭발할 수 있는 위험한 주관성이다. 이런 지적에 대해 독일출신 지식인은 다음같이 엄청나게 착각한다.

- 독일인들은 자기 자신에 대해 깊이 숙고하는 것을 두고 어떤 외국인이 자아도취라고 경멸한다면 그것은 그 사람이 천박하다는 확실한 증거라고 생각한다. 독일인이 냉혹하다는 불만도 역시 어디까지

---

518) 조두환, 『독일문화기행』, 168쪽.

나 오해의 산물에 불과하다. 독일 사람들은 더 높은 가치를 위해 헌신하고 내면적 자아의 요구를 충실히 따르다 보면 어쩔 수 없이 누군가에게 열 받게 만드는 법이라고 스스로를 위로한다.[519]

그러나 헤겔은 독일인의 이 위험한 소음인적 내면성을 게르만민족의 장기로 내세우고 세계사적 '절대정신'의 원초적 기반으로 자화자찬함으로써 독일민족에게 인종적 교만과 자기기만적 착각을 심어 주었다. 이것은 내면성의 엽기적 왜곡과 폭력화를 용이하게 해 주는 것이다. 헤겔은 변증법적 마술과 궤변을 통해 『법철학』에서 한낱 소음인적 주관성에 불과한 것을 "내면성(Innerlichkeit)"으로 미화해 세계사적 '화해'와 절대정신의 추상적 맹아로 격상시켜 놓고 이 화해의 완전한 실현을 게르만 민족들의 북방적 원리에 위임한다. 동시에 이 아늑한 내면성에 내포된 이 '화해의 맹아'의 실현은 주관적 자의의 야만적 만행을 거쳐야 함을 암시하여 나치스 게르만 치세의 천인공노할 반인류적 만행을 내다본 듯 미리 정당화해 놓는다.

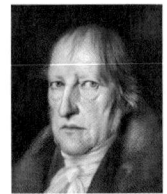
헤겔

- 자기 안으로 내몰린 정신은 자신의 절대적 부정성의 극단, 즉 즉자대자적으로 존재하는 전환점 속에서 내면적인 것의 무한긍정성, 말하자면 신적 본성과 인간적 본성의 통일의 원리, 즉 자기의식과 주관성 안에서 현상한 객관적 진리와 자유의 화해를 간파한다. 이 화해의 완수는 게르만 민족들의 북방적 원리에 위임된다.[520]

---

519) 바르코프/자이데니츠, 『독일문화이야기』, 9-10쪽.
520) Georg W. F. Hegel, *Grundlinien der Philosophie des Rechts*, §358. Georg W. F. Hegel, *Werke*, Bd. 7 (Frankfurt am Main: Suhrkamp, 1986).

나아가 "이 북방적 원리의 내면성은 모든 대립의 – 믿음·사랑·희망의 느낌으로 존재하는 – 아직 추상적인 화해와 해소로서 이 대립을 현실성과 자기의식적 이성으로 격상시키는, 즉 피안의 세계인 지성적 치세에 대하여 자유인들의 아늑함(Gemüt), 충직성, 협조관계로부터 출발하는 세속적인 치세로, 말하자면 주관성으로 인한 풍속의 난폭한 자의와 야만의 치세로 격상시키는 내용을 전개한다."[521] 이렇듯 헤겔은 게르만 민족의 소음인적 내면성 및 아늑한 사생활의 추구와 관련된 주관적 자의와 야만적 폭력을 시사하지만 모든 대립의 추상적 화해와 해소의 틀 속에 위치시키고 결국 이 자의와 폭력을 암암리에 무죄로 정당화한다.

나아가 헤겔은 『역사철학강의』에서 독일민족 등 순수한 게르만민족을 아늑한 내면성의 화신化身으로 묘사한다. 헤겔은 "옛 주거지에 남아 있던" 순수한 게르만민족과 혼혈민족을 구분하고, 독일과 스칸디나비아 민족들만을 "훼절되지 않은 내면성(ungebrochene Innigkeit)" 속에 자신을 유지해 온 순수한 게르만 민족으로 규정한다.[522] 헤겔은 이 "훼절되지 않은 내면성"에서 "게르만 민족이 자연적 전체성에 대한 감각을 지녔다"는 사실을 날조하고 이 감각을 "아늑함(Gemüt)"이라고 명명한다. "아늑함이란 정신의 감춰진, 무규정적인 전체성이고", 또 "아늑함은 부·영예 등의 특정한 목적이 없고 결코 객관적 상태와 관련된 것이 아니라 자기 자신의 보편적 향유로서의 전체적 상태와 관련된 것이다. 이 속에는 다만 형식적 의지로서의 의지와 아집으로서의 주관적 자유만이 존재할 뿐이다. 아늑함에는 어떤 특수성이든 중요하다. 아늑함은 어떤 특수성 속으로든 완전히 비집고 들어가기 때문이다. 그러나

---

521) Hegel, *Grundlinien der Philosophie des Rechts*, §359.
522) Georg W. F. Hegel, *Vorlesungen über die Philosophie der Geschichte*, 421쪽. Georg W. F. Hegel, *Werke*, Bd. 12 (Frankfurt am Main: Suhrkamp, 1986).

이것은 다시 특수한 목적의 규정성의 문제가 아니기 때문에 폭력적·악의적 정열 속으로의 고립에 이르지 않고, 악惡 자체에도 닿지 않는다. 아늑함 속에는 이러한 분리가 존재하는 것이 아니라 아늑함은 전반적으로 선의善意같아 보인다."[523] 이와같이 『역사철학강의』에서 헤겔은 적어도 『법철학』에서 암시하기라도 했던 "아늑함에 탐닉하는 내면성"에 내포된 '야만적 폭력화'의 위험을 아예 지워 버렸다.

따라서 나치 이데올로그들이 헤겔로부터 배워 유대인 인종청소와 홀로코스트·학살폭력·전쟁의 정당화논리를 짜깁기하는 것은 손쉬운 일이었고, 나치 이데올로그의 대다수가 헤겔을 추앙한 것은 어쩌면 당연한 일이었는지도 모른다. 헤겔에 대한 콤플렉스에서 헤겔을 배격한 칼 슈미트 등 일부 나치 이데올로그들조차도 국민정신의 부패를 막는 전쟁의 정신위생 증진 효과 등 헤겔의 폭력·전쟁 정당화 논리 등을 훔쳐 쓰곤 했다.[524]

독일민족과 일본민족은 둘 다 소음인 민족이다. 그런데 독일민족은 전쟁 중 저지른 엽기적 만행과 홀로코스트 면에서 일본민족을 양적으로나 질적으로 훨씬 능가했다. 이것은 여러 가지 근거로 설명할 수 있겠지만, 두 민족을 이끈 지도자의 체질적 차이로 얼마간 설명할 수 있다. 2차 세계대전 때 도죠 히데키(東條英機) 일본 군부내각 수반은

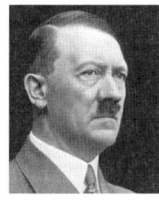
히틀러

그가 이끈 일본국민과 다름없이 신경증적 소음인이었던 반면, 히틀러는 태양인의 타락형으로서 광기 어린 '비인鄙人'이었다. 히틀러는 청소년기에 상당히 좋은 시각視覺과 시력 덕택에 색상을 볼 줄 알아 그림을 그렸고 또 직업으로 화가를 지망했다는 점

---
523) Hegel, *Vorlesungen über die Philosophie der Geschichte*, 422-423쪽.
524) 참조: 황태연, 「헤겔의 국가론과 정치철학」, 219-220, 233-234쪽. 『사상』(2000년 가을호).

(이것은 그가 적어도 '태·소음인'이 아니었다는 것을 뜻함), 귀가 '대단히' 밝아 음악에 심취해 신비적 민족음악가 바그너와 절친했고 그를 숭모崇慕했다는 점, 평생 결혼을 하지 않아 가족이 없었고 자살 하루 전날에야 애인 에바 브라운과 결혼할 정도로 사랑 등 '당여'를 경시했으나 전쟁과 정치, 폭동과 정치투쟁, 정당과 국가 등 공적 활동('交遇')에는 평생 진념힌 과단성 있는 폭동주의자(Putschist)였다는 점, 대중을 좌지우지할 정도로 대중과의 선동적 웅변에 능한, 언어유희적 리더십을 가진 대중연설가였다는 점 등 모든 면에서 태양인이었다. 그리고 그가 광적으로 행동하고 광기 어린 정책을 밀어붙인 것을 보면, 그는 태양인의 타락형인 '비인'이었다.

도죠 히데키와 일본국민의 결합은 동일체질적 결합이므로 그 화합 정도는 체질관계상 중간 정도였다. 그러나 체질간의 상생·상극관계에 따라 태양인 히틀러와 소음인 독일국민의 결합은 '찰떡궁합'이었다. 따라서 히틀러의 리더십은 소음인 국민의 히틀러에 대한 매혹과 도취로 인해 도죠 히데키의 리더십보다 더 강력했다. 따라서 압도적 다수가 소음인인 독일국민은 태양인 히틀러에 도취했고, 그 연설에 매료되어 열광적으로 히틀러를 숭배하고 그 지시를 받들었으며, 침략전쟁, 유대인·집시 등의 인종청소, 생체실험, 독가스에 의한 홀로코스트적 집단학살 등 무슨 일이든 저질렀던 것이다. 히틀러에 대한 20% 정도의 소양인 독일인들의 영웅적 저항투쟁은 서너 건 나타났지만 안타깝게도 모두 실패했다. 소양인의 수적 열세로 인해 모두 미수사건으로 끝난 것이었다.

독일민족의 엽기적 폭력성과 침략성을 억제하는 길은 말재간이 탁월한 소양인을 정치적으로 득세시키는 민주주의밖에 없다. 민주주의는 독일에서 새로운 것과 외국에 대해 늘 개방적이고 밝고 용감하고 정의로우며 토론을 좋아하는 소양인들을 전면으로 부상시켜 정치·사회·문화권력의 요소 요소를 점령하도록 해주었다. 전후에는 독일도 서구화와 민주화를 통해 발달한 공론장을 배경으로 브란트·라폰텐·슈뢰더 등 많은 소양인적 좌파지도자들이 국가최고지도자 대오로 올라섰고 용감한 소양인 좌파문화인들이 독일공론장의 발언권을 잡게 되었다. 이렇게 되면서야 비로소 독일은 충실한 나치 법학자 한스 글로프케가 아데나워 총리실의 차관급 고위직에 진출할 정도로 나치문화와 뒤엉켰던 독일 정치문화의 탈脫나치화를 진전시키고 과거의 반인도범죄들을 단호하게 탄핵하기에 이르렀다. 소양인 지도자들의 좌파적 리더십이 소음인대중의 심리경향에 대항추를 형성할 수 있게 된 것이다. 통일 이후 독일인들은 히틀러와 나치 이데올로기에 도취되어 기꺼이 자발적으로 유대인 처형자가 된 '평범한 독일인'의 범죄성 문제를 제기한 미국 정치학자 골드하겐의 『히틀러의 자발적인 망나니들(Hitler's Willing Executioner)』(1996)과 관련된 논쟁에 이어 새로운 김나지움 역사교과서들을 발행하기 시작했다. 오늘날 가장 많은 판매부수를 자랑하는 김나지움용 역사교과서 『우리가 역사를 만든다(Wir machen Geschichte)』는 마침내 나치스 핵심분자들만이 아니라 경찰·정규군·'평범한 독일인'까지 직간접적으로 가담한 홀로코스트의 전문적 연구성과를 포함시켜 공개하고 있다.[525]

그럼에도 불구하고 독일이 일본과 함께 70% 이상 압도적인 소음인 국가로 남아 있는 한, 소양인들을 정치권력에 많이 진출하게 만들고 또 이를 통해 스스로 강화된 민주주의조차도 압도적 소음인 심리에 의해 하루아침에 뒤집힐 수 있기 때문에 결코 튼튼하다고 할 수 없다.

---

525) 김유경, 「독일의 과거극복과 역사교과서」, FES-Informationn-Series (2002-04), 서울 프리드리히 에베르트 재단 주한 협력 사무소 (2002), 11쪽.

40% 이상의 '평범한 독일인들'이 외국인에 대한 네오나치스의 살인·방화·폭력행위를 고소하게 생각한다는 1990년대의 여론조사 보고서는 '평범한 독일인들'의 정치적 위험성을 더욱 뼈저리게 느끼게 한다. 바로 이 사실은 다른 분야에서는 그렇게 논리적으로 추리를 잘 하는 '독일인들'이 나치 때 유대인에 대한 폐쇄적 배척심리와 내향적 성격 속에서 '친숙했던 이웃의 끌려간 유대인들'의 운명을 논리적으로 추적하지 않고 눈감음으로써 나치스의 '최종해결(Endlösung)'이라는 천인공노할 범죄에 간접적으로 동참했던 상황을 이해할 수 있게끔 해준다. 따라서 우리의 사상체질론에 입각하면, 독일은 소음인이 인구의 압도적 다수를 차지하는 '소음인의 나라'로 남아 있는 한, 일본과 더불어 세계평화와 인권에 대한 잠재적 위협으로 간주되어야 한다. 따라서 독일정치는 아무리 평화롭고 민주주의적으로 진행되고 있다 할지라도 국내외의 민주주의자와 평화애호인 및 세계시민들에게 앞으로도 한동안 국제적 요주의要注意 대상으로 남아 있을 수밖에 없겠다.

독일이 통일되어 독일인들의 민족적 자부심이 커졌고, 시리아 난민들이 독일 지역으로 유입하고 누적되었고, 코로나가 창궐한 최근 연간은 독일지역이 위험해졌다. 2019년 9월 오스트리아 총선거에서 중도보수당 '오스트리아 민족당(Österreiche Volkspartei)'은 71석(16.7%)을 얻어 제1당이 되었고, 대독일주의를 내세우는 네오나치스 '자유당'은 31석을 얻어 제3당이 되었다. 자유당의 대독일주의를 거부하지만 자유당처럼 점점 더 우경화되어 난민유입에 반대하는 '민족당'은 2017년 26.%(51석)를 얻은 자유당과 연립해 집권했고, 2019년에는 녹색당(26석)과 손잡고 오스트리아에서 두 번째 정권을 장악했다. 오스트리아가 네오나치스화되는 것은 시간문제다. 독일도 지혜롭고 덕스런 소양인 메르켈 총리가 이끄는 좌우대연정으로 가까스로 네오나치스의 급성장 흐름을 차단하고 있는 실정이다. 메르켈이 고령으로 물러나고 난 뒤 독일도 위태로워졌다. 현재 네오나치스 정당으로 의심되는 '독일을 위한 대안(Alternative für Deutschland)'당이 연방의회에 진출해 80여 석을 차지해 독일정계를 긴장상태에 빠뜨렸다.

독일요리는 세계적으로 내놓을 것이 없다. 그러나 요리가 아닌 350가지가 넘는, '브로트(Brot)'와 '브뢰첸(Brötchen)'이라 불리는 빵, 1,500종류의 소시지, 햄, 치즈 등 기초식단은 그 종류가 무지하게 다양하고 그 품질도 세계 최고이다. '부르스트(Wurst)'라 불리는 다양한 소시지와, '슁켄(Schinken)'이라 불리는 다종다양한 베이컨은 각각 쇠고기와 돼지고기로 다 만들 수 있으나, 소음인들에게는 돼지고기가 건강에 해롭기 때문에 쇠고기로 만든 소시지와 햄, 그리고 치즈가 애호되고 값도 비싸다. 추정컨대 돼지고기로 만든 소시지와 햄은 20% 미만의 소양인들이 즐겨 먹는다. 소양인이 많은 남동쪽 바이에른 지방에서 소양인의 건강에 가장 유익한 돼지족발 구이 '쉬바이네학세(Schweinehaxe)'가 애호되는 것은 흥미롭다. '쉬바이네학세'는 한국의 돼지족발 요리에 비하면 맛이 없고 짜기만 할 뿐이다.

독일인들의 1인당 연평균 돼지고기 섭취량은 55kg(91.6근)에 불과하다.[526] 독일노동자들도 – 피에르 부르디외의 말대로 – 국제적으로 그렇듯이 저렴한 가격과 하층의 음식문화 면에서 돼지고기를 비교적 많이 먹을 것이다. 그러나 국제적으로 비교하면 육류 위주로 먹는 독일인의 평균 55kg(하루 150g, 한 달 4.5kg) 섭취는 턱없이 적게 먹는 편이다. 소양인은 체질상 건강을 유지하기 위해서 1회 1근(0.6kg) 정도 1주일에 3회 이상을 섭취해야 하므로 1년이면 93.6kg(156근) 이상을, 즉

---

[526] 따라서 독일인들이 돼지고기를 즐겨 먹는다는 그릇된 소문이 자자하다. 서울대 독일학연구소, 『독일이야기②』, 88쪽; 바르코프/자이데니츠, 『독일문화이야기』, 57쪽.

독일인보다 2배 이상을 먹어야 하기 때문이다. 그래도 55kg은 '소음인의 나라' 독일에는 많은 편이다. 만약 돼지고기 55kg 섭취가 20% 미만의 독일 소양인이 아니라 체질과 관계없이 저렴한 가격과 하층의 음식문화 때문에 소모되는 것이라면, 이것은 아마 독일인들의 건강에 심각한 문제를 일으키고 있을 게다.

독일인들은 소음인에게 좋지 않은 맥주를 과음한다. 독일에서 가장 즐겨먹는 음식은 소음인의 '구원의 식품'인 각종 닭고기 요리다. 특히 통닭 전기구이와 생맥주의 조합은 맛의 배합에서 그야말로 일품이다. 배합은 소음인에게 해로운 찬 맥주를 따뜻한 음식에 속하는 닭고기로 중화시켜준다. 독일인들이 호프 때문에 이뇨利尿와 위벽훼손의 부작용이 있는 맥주를 대중적 주류로 온 국민이 마시는 것도 흥미롭다. 독일에는 1,300개의 맥주양조장이 있고 독일의 맥주생산량은 미국에 이어 세계 2위다. 독일의 1인당 맥주소비량은 연간 140리터로 체코와 함께 세계공동 1위다.[527] 위장이 강하고 신장이 약한 소양인은 맥주를 과음하면 위장에는 이상이 없으나 신장기능과 배뇨에 불편을 겪는 반면, 신장이 강하고 위장이 약한 소음인은 신장과 배뇨에는 아무 지장이 없으나 호프가 위벽을 깎아 내리기 때문에 위장에 장애를 일으킨다. 특히 아주 찬 맥주일수록 더욱 문제를 일으킨다. 독일 소음인들이 맥주를 즐길 수 있는 것은 소음인에게 유익한 통닭구이·쇠고기스테이크 등 따뜻한 성질의 육류를 일상적으로 많이 섭취해 중화시키기 때문인 것으로 보인다. 그러나 맥주과음은 독일 소음인에게 빈번히 위장장애를 일으키고 있다. 이 때문에 독일에서는 많은 위장약이 소모되고 있다.

독일의 꿀과 로얄젤리는 특별한 보양제로 유명하다. 독일은 고품질

---

527) 김원, 『독일문화의 이해』(부산: 부산외국어대학교 출판부, 1999), 354쪽.

의 꿀을 대량으로 생산한다. 특히 슈바르츠발트(Schwarzwald) 지방은 세계적 꿀 산지이다. 독일인들은 꿀을 찬 버터와 함께 빵에 발라먹는다. 꿀과 버터가 입 속에서 녹아 합해지는 맛은 일품이다. 꿀은 소음인에게 아주 유익한 식품이다. 로얄젤리는 소음인에게 좋은 약제이나, 태양인과 소양인에게는 해로운 식료다.

독일인의 대부분을 차지하는 소음인은 내 것과 네 것이 일본인처럼 '너무' 분명하다. 일본에서는 사제지간에도 더치페이를 한다면, 독일에서는 동거하는 애인끼리도 더치페이를 한다. 독일 소양인은 이것을 고통스러워하고, 독일 소음인들은 금전계산에 체질적으로 취약하고 돈을 잘 쓰는 독일 소양인을 – 친구로 두든 애인으로 두든 – 허황되고 주제넘은 허풍선이나 금전적 한정치산자로 취급한다. 이 때문에 필자의 친구인 독일 소양인 '미하엘'은 독일인이 싫어 했다. 애인끼리 "더치페이를 하는 짓(getrennte Zählerei)"은 태음인들에게는 단지 혀를 찰 일이지만 소양인들에게 끔찍스러운 일이기 때문이다.

니체가 일찍이 "독일정신이 얕기(seicht) 때문에 흐리게(trübsal) 만들어 놓고 심오하다고(tief) 우긴다"고 가차 없이 비웃었음에도 불구하고 아직도 '평범한 독일인들'은 천박성을 심오성으로 착각하는 '독일정신'을 마음속에 품고 있다. 심지어 영국으로 귀화한 독일인도 베토벤을 '평범한 독일인'과 동일한 인물로 착각하며 이런 사실을 숨기지 않는다. "독일인들은 꿈꾸기를 좋아해서 스스로 몽환적 낭만파라고 생각한다. 물론 눈물을 쥐어짜는 남유럽 멜로드라마 풍의 낭만파는 아니다. 열정에 사로잡힌 창조적 천재를 꿈꾼다는 점에서도 그렇다는 말이다. 독일인이라면 그 누구나 조금씩은 '야성의 베토벤'이 숨어 있다. 숲 속을 배회하면서 산 너머로 지는 해를 보고 눈물을 터트리고 도저히 형상화할 수 없는 그 무엇을 표현해 보려고 몸부림치는 그런 천재의 그림자가 있다는 말이다. 그리고 이것이 바로 예술과 서정과 진리에 대해 무언가를 말하려고 할 때 어떻게든 드러내지 않으면 안 되는 '위대한 독일정신'이다."[528] 일찍이 칸트가 독일문화에는 천재성이 없음을 갈파했음에도 이런 말을 내뱉는 이 '평범한 독일인'에게는 베토벤의 위대한 태양인적 영웅정신이 소음인대중의 꾸며낸 '독일정신'과 같은 수준에 있는 것으로 격하된다. 그러나 '독일정신'은 외국문물을 배척할 정도로 배타적이고 – 잠자리를 같이 하는 애인과도 더치페이할 정도로 – 쩨쩨한 민족정신이다. 반면, 한때 프랑스혁명의 풍운아 나폴레옹을 숭모했던 베토벤의 '천시를 읽는' 천재적 정신은 '건강한 태양인'의 혁명적 세계정신인 것이다. "독일인이라면 그 누구나 조금씩은 '야성의 베토벤'이 숨어 있다"는 '평범한 독일인'의 이 속물적 자화자찬은 태양인 베토벤에 도취된 평범한 독일 소음인이 베토벤의 위대한 자유정신을 자기 것으로 착각한 데서 나온 것이다. 이 이 자기기만적 착각은 다시 소음인이 태양인과 체질상 상생관계라서 태양인을 흠모하고 무조건 추종하는 데서 생겨난다. 소음인 헤겔(1770-1831)은 예나에 침입한 '마상馬上의 황제' 나폴레옹을 보고 "세계혼(Weltseele)"이라고 찬양했고 죽을 때까지 이 입장을 바꾸지 않았던 반면, 동갑내기 베토벤(1770-1827)은 나폴레옹의 황제등극 소식을 듣고 분노해 '보나파르트'로 이름붙인 '영웅' 교향곡 3번의 이름을 '에로이카'로 고쳐버렸다. 나폴레옹의 행동에 대한 헤겔과 베토벤의 이 판이한 반응은 두 사람의 체질적 차이를 잘 보여줌과 동시에 헤겔의 단명한 명성과 베토벤의 영원한 명성의 차이가 왜인지도 잘 보여준다.

소음인 독일인들이 자신들을 베토벤 같은 위대한 사람으로 착각하는 이 자기기만은 바로 소음인이 불능인 공적 '교우'(여기에서는 베토벤

---

528) 바르코프/자이데니츠, 『독일문화이야기』, 5쪽.

과 음악 팬 간의 공적 관계)에서 역동지기逆動之氣 때문에 빠져든 소음체질적 '낭희浪喜'의 소산이다. 범인이 악성樂聖의 멜로디를 이해한다는 이유 하나만으로 '낭희'에 젖어 이 악성을 자신의 사사로운 '당여'로 착각하여 자신들을 이 악성과 동급同級의 위대한 천재로 오해하는 작태는 바로 소음인의 체질적 단점에 속하기 때문이다.

3. 이슬람제국諸國: 돼지고기를 율법으로 금하는 '소음인의 나라'

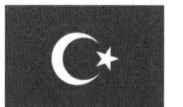

이슬람교는 적도를 중심으로 남회귀선(남위23도27) 이북지역과 북회귀선(북위23도27) 이남지역의 사이의 땅인 열대와 아열대 지역에 확산되어 있고 이 (아)열대지방에서 각국의 국교나 대중종교로 자리잡았다. 열대·아열대지역에 사는 무슬림의 총인구는 21억 명이고, 세계인구의 25%를 차지한다. 이슬람교가 이렇게 열대·아열대지역에서만 수용되어 지배하게 된 것은 분명히 율법으로 돼지고기와 술의 식음을 금하는 이슬람교의 음식계율 때문이다.

더운 기후에 부패하기 쉽고, 부패하면 식중독과 토사광란에 빠뜨려 사람의 생명을 앗아가는 돼지고기와, 아열대·열대지역에서 몸을 더 덥게 해 더위 먹게 하거나 소화불량과 술병에 빠뜨리는 모든 주류酒類는 소음인 체질에 치명적으로 해로운 식음食飮 품목이다. 따라서 열대·아열대지역에 집중적으로 많이 사는 소음인들에게 예나 지금이나 돼지고기 섭취와 음주의 금지는 구원의 율법일 것이다. 그러므로 돼지고기를 먹고 술을 마시는 것을 율법으로 금하는 이슬람교는 '소음인의 종교'다. 이슬람교가 돼지고기만 빼고 모든 육류를 허용하는 점

이슬람교의 세계적 분포

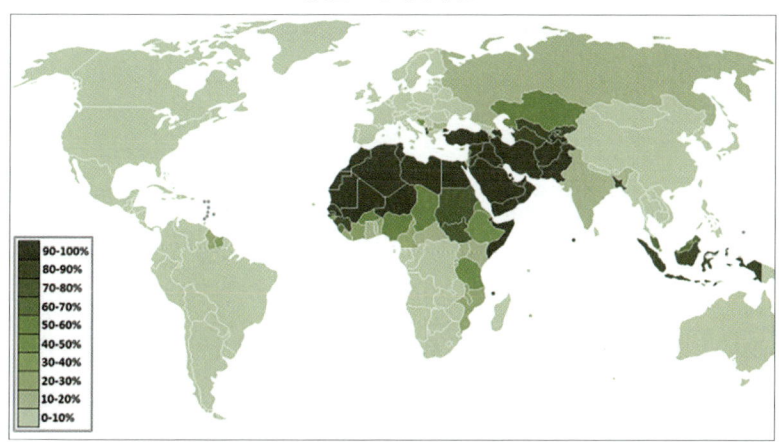

전세계 이슬람교도 가운데 수니파가 전체의 85%를 차지, 나머지는 시아파이다.

에 유의하면 이슬람교가 '소음인의 종교'라는 판단이 더욱 정확한 것임을 알 수 있다. 소음인은 돼지고기를 제외한 모든 육류를 즐기는 육식주의자이기 때문이다. 더욱 흥미로운 것은 중동지역에서 발생한 유대교도 돼지를 율법으로 금지하고 있다는 것이다. 따라서 유대교로부터 발생한 이슬람교는 대부분의 종교적 규정에서 유대교의 율법을 넘겨받았지만 특히 이 돼지고기 금지 율법도 그대로 넘겨받았다. 이것으로 보아 유대교도 틀림없이 '소음인의 종교'다. (그러나 유대교가 다른 민족들에게 전파되지 않은 것은 돼지고기 금률禁律 때문만이 아니라 이스라엘 유대인에 한정된 폐쇄적 민족종교의 '선민選民'교리 때문이다.)

열대·아열대지역에서 돼지고기는 쉽사리 부패하고, 부패한 돼지고기를 먹은 사람은 즉각 식중독에 걸려 토사광란에 빠지고 자칫 사망에 이를 수도 있다. 특히 소음인은 즉사할 수 있다. 육류 중 유일하게 돼지고기는 소음인에게 체질적으로 몸에 나쁜 '찬 음식'이고, 이런 까닭에 온전한 돼지고기를 먹어도 별로 좋을 것이 없는 소음인이 부패한 돼지고기를 섭취하면 식중독으로 사망하기 일쑤이기 때문이다. 따라서 소음인에게 부패한 돼지고기는 '절대금물'이다. 그러나 다른 태양·소양·태음체질은 부패한 돼지고기를 먹고 식중독에 걸리더라도 사망에 이르는 경우가 극히 드물다.

그리고 (아)열대지방에서 술을 마시면 마신 술이 일시적으로 몸을 데워 더위가 더 증폭되고 몸이 불덩이처럼 뜨거워진다. 이로 인해 열대지방에서 음주한 사람은 더위를 먹기 쉽다. 더위 먹는 것을 주하증注夏症이라고 한다. 주하증은 일단 걸리면 한 달 가까이 간다. 주하증에 걸린 사람은 장기간 음식 맛을 잃어 음식을 먹지 못해 기운을 잃는다. 체질적으로 위가 약한 소음인이 과음하면 이런 주하증에 더해 위하수증胃下水症(위무력증)에 걸리기 쉽다. 술은 섭취했을 때 일시적으로 몸을 뜨겁게 만들지만 술이 깰 때는 몸을 냉하게 하는 '찬 음식'이기 때문이다. 얼음과자·아이스크림·냉면·배추·돼지고기·술 등의 찬 음식은 소음인에게 위하수증을 일으켜 소화불량에 빠뜨린다. 위하수증에 걸리면 오랫동안 소화불량으로 음식을 섭취하지 못한다.

따라서 (아)열대지방에서 돼지고기와 술은 소음인에게 '쥐약'이나 다름없는 것이다. 그리하여 이슬람교는 돼지고기와 술의 식음을 율법으로 금지해버린 것이다.

특정한 음식과 종교적 섭생계율 간의 이런 상관관계를 보면 이슬람교는 (아)열대지역의 소음인들의 종교이고, 그 전파지역이 오직 남·북회귀선의 이북지역과 이남지역 사이의 열대·아열대 지방에 한정될 수밖에 없다는 것을 알 수 있다. 연중 맹렬한 태양이 내리쬐는 이 더운 열대·아열대지방은 더위도, 추위도 잘 견디는 소음인들의 거주공간이고, 소음체질의 인간은 이런 열대풍토에서 진화해 발생했다. 중앙아시아같이 북회귀선 이북에 위치한 내륙기후대의 이슬람교는 그

초원·사막지역의 주민들에게 전파된 것이 아니라 아열대지역의 이슬람교도들이 이 지역으로 이주하면서 가지고 들어간 것이다. 따라서 열대·아열대지방·아시아내륙의 소음인들에게 쥐약이나 다름없는 돼지고기와 술을 계율로 금하는 이슬람교는 그곳에 사는 소음인들이 쌍수를 들고 환영한 '절대구원의 종교'였다. 반면, 돼지고기를 좋아하고 가벼운 술을 사교와 회식의 필수적 동반자로 여기는 소양인과, 돼지고기도 마다하지 않을 만큼 모든 육류를 좋아하고 독한 술을 즐기는 태음인에게 음식도 마음대로 먹지 못하게 하는 이슬람교는 절대로 배격해야 할 '절대탄압의 종교'다.

아열대 지방의 남한계선과 북한계선으로부터 북회귀선과 남회귀선 너머로 이어지는 광대한 땅은 사시사철이 분명한 온대지방이다. 이 지방에는 더위와 추위를 둘 다 잘 견디지 못하고 서늘한 것을 좋아하는 소양인이 많이 살고, 그다음은 여러모로 무던한 태음인이 많이 살고, 소음인은 아주 적게 산다. 그러므로 이슬람교는 돼지고기를 비롯한 모든 육류와 각종 주류를 즐기는 온대지방으로 절대 전파될 수 없었고, 또 앞으로도 전파될 수 없을 것이다. 온대지방에 이슬람교도들이 있다면 그들은 중동·아프리카지역에서 이주한 사람들이거나, 그들이 그 지역 토박이라면 틀림없이 이슬람교의 돈육·주류 금지를 좋게 여길 수밖에 없는 '소음인들'일 것이다. 가령 프랑스인 중에서도 이슬람교로 개종한 사람들이 나오는데, 아마 다 소음인들일 것이다.

주지하다시피 이슬람교는 할랄(halal) 음식으로 유명하다. 이슬람교는 율법으로 할랄음식들만을 식음하는 것으로 허용한다. 아랍어로 '할랄'은 '허용할 수 있는'을 뜻한다. 그래서 이슬람교에서 허용할 수 있는 인간의 행동·언어·의상 등도 '할랄'이라고 한다. 이와 반대로 불허 음식과 불허의 것은 모두 다 '하람(haram)'이라고 한다. 이슬람교도들은 하람을 제외한 모든 식품을 먹을 수 있다. 이슬람의 이런 음식계율은 이슬람 율법인 샤리아(Shariah)에 따른다. 이 샤리아는 코란과 무하마드의 전승(hadith)에서 법학자들이 발전시킨 율법이다. '샤리아'는 사회공동체의 표준이 되는 법전일 뿐만 아니라, 인간과 공동체가 다같이 추구해야 하는 이상이며, 또 행위의 표본이다. 신이 주었다는 '샤리아'는 믿음과 의식뿐만이 아니고, 헌법·국제법·형법·민법 등 모든 법에서 인간생활의 모든 면을 통괄한다. 금지된 식품 '하람' 식품은 먼저 돼지고기와 돼지의 부위로 만든 모든 음식이다. 또한 동물의 피와 그 피로 만든 식품도 '하람'이다. 알라의 이름으로 도축되지 않은 고기도 금기음식이다. 도축하지 않고 죽은 동물의 고기, 썩은 고기, 육식하는 야생 동물의 고기 등도 하람이다. 개와 고양이와 같은 애완동물과 당나귀·노새·말과 같은 가축도 하람이다. 메뚜기를 제외한 모든 곤충도 '하람'이다. 그리고 이에 더해 술도 '하람'이다.

　이슬람교의 할랄·하람 구분은 유대교의 '코셔(Kosher; 합당한 음식)'와 '트라이프(Traif; 합당치 않은 음식)'의 구분을 차용한 것이다. 코란의 여러 음식규정 중 한 규정은 이렇다. "여기 금지된 것들이 있다. 죽은 짐승, 피, 돼지고기, 하느님 이외의 다른 것에게 제물로 바친 것, 목 졸라 죽인 짐승, 맞아 죽은 짐승, 떨어져 죽은 짐승, 뿔에 받혀 죽은 짐승, 야수에게 잡아먹힌 짐승이나 돌로 쳐 죽인 짐승.(5:3)"

　열대지방의 소음인들에게 특히 나쁜 돼지고기와 술을 제외한 기타 육류의 섭취에서는, 즉 소음인이 먹어도 몸에 좋은 어패류에서는 당연히 견해가 심히 엇갈려 서로 죽일 듯이 싸운다. 기본적으로 비늘이 있는 모든 물고기는 '할랄'이다. 일부 시아파는 비늘이 있는 물고기에 더해 새우를 '할랄'로 본다. 그러나 수니파는 모든 물고기를 '할랄'로 본다. 하나피(Hanafi) 학파는 새우·가재·게·조개를 포함하는 모든 갑각류를 '하람'으로 본다. 그야말로 중구난방이다.

그리고 이슬람교에서 먹도록 허용된 모든 고기도 최종적으로 이슬람식으로 도축되어야만 '할랄'이 된다. 이슬람교도 유대교처럼 동물이 신의 창조물이고 영혼을 갖고 있다고 생각하기 때문에, 인간은 신의 허락 없이 불필요하게 동물을 죽일 수 없다. 단지 식량을 얻기 위해서나 혹은 자신을 보호하기 위해서만 동물을 죽일 수 있다. 게다가 정결한 것과 부정한 것, 먹을 수 있는 것과 먹을 수 없는 것이 규율로 정해져 있기에, 식용을 위한 도축행위는 그런 규율을 따라야 한다. 이슬람식 도축규율은 짐승의 머리를 메카를 향해 눕히고 기도를 한 다음 고통을 없애기 위해 단칼에 목을 치고 모든 피를 다 빼는 방법이다. 반면, 이런 도축과정을 거치지 않은 고기는 '하람'이다. 그러나 코란의 어떤 규정도, 어떤 율법해설서도 돼지고기와 술이 왜 '하람'인지 설명하지 않고 있다. '설명'은 앞서 필자가 제시한, 풍토지리론과 사상체질론을 결합한 설명이 아마 유일하고 또 적확한 설명일 것이다.

상론한 이유에서 열대와 아열대 지방에 확산된 모든 이슬람국가는 이슬람교를 '구원의 종교'로 여겨 기꺼이 수용한 '소음인의 나라들'일 수밖에 없다. 이런 까닭에 일본과 독일 같은 '소음인의 나라들'이 보이는 엽기성도 두드러진다. 이슬람교도들도 '소음인의 나라' 일본의 '가미가제(神風)'라는 엽기적자살특공대처럼 엽기적 자살폭탄테러를 종종 지하드(聖戰)의 일환으로 활용한다. '성전(지하드)'이라는 전쟁개념은 엽기적일 뿐만 아니라 동시에 침략적이고 호전적인 소음인 체질의 발로다. 이 성전론은 중동에서 이슬람교도보다 먼저 일어난 또 다른 "금욕적 전쟁종교" 기독교의[529] '정전론正戰論(Bellum iustum)'과

---

529) Max Weber, Wirtschaft und Gesellschaft (Tbingen: J. C. Mohr, 1985), 345, 379쪽.

유사하다. 이 정전론은 기독교가 소양인이 지배하는 온대지방으로 전파되어 새로운 풍토에 적응하는 과정에서 11-12세기 십자군 원정에서 정점에서 달했다가 중세가 끝나면서 약화되었고 무차별전쟁론에 의해 분쇄되고 완전히 사라졌고, 오늘날은 합법적 전쟁론이 지배한다. 그러나 중동을 중심으로 남·북회귀선 안에 머무르는 이슬람세계에서 '지하드'는 여전히 펄펄 살아있다.

한편, 이라크·이란·시리아 지역에서는 독일에서 한때 광풍을 일으킨 니체의 '과학적 인종주의'와 『차라투스트라는 이렇게 말했다(*Also Sprach Zaratustra*)』의 초인超人이데올로기, 그리고 나치스의 인종주의 정치이데올로기가 오늘날도 수많은 추종세력을 거느리고 살아있다. 니체기 초인의 우상으로 삼은 '차라투스트라'는 중동지역에서 일어난 배화교拜火敎의 교주 '조로아스터'다.

중동의 무슬림이 좋아하는 약제도 매우 소음인적이다. 중국지역에서는 한국인삼이 날개 돋친 듯이 팔려나간다. 사우디아라비아 굴지의 종합무역·유통 업체인 알무타와 그룹의 슐레이만 알무타와 회장은 말한다. "한국 홍삼은 제 어머니를 비롯한 가족의 건강과 활력을 지켜준 신비의 의약품입니다. 그 효능을 보다 많은 중동 사람에게 알리고 제품을 보급하는 필생의 사업으로 삼으려고 합니다." 그는 한국인삼공사로부터 2012년까지 2,000만 달러어치의 홍삼제품을 수입하는 계약서에 서명하기 위해 한국을 찾았다. 그는 한국인삼공사가 2009년 6월 사우디아라비아 정부로부터 인삼 제품의 수출에 필요한 GMP(우수의약품 및 건강식품 제조시설) 인증을 한국업체 최초로 받아내는 데 상당한 역할을 하기도 했다.

그는 한국인 친구로부터 홍삼 선물을 받은 것을 계기로 홍삼무역을 하게 됐다. "2000년 의류 수입을 위해 한국을 방문했을 때 한국인 친구로부터 홍삼을 선물로 받았다. 지금은 돌아가신 어머니가 당시 당뇨로 고생하고 있었는데 홍삼을 드시고 기력을 찾는 것을 보았다. 그때부터 나와 온 가족의 건강증진을 위해 한국 홍삼을 복용하고 있다. 그러다 주변 사람에게 이를 많이 알리고 보급하고 싶다는 생각이 들었다. 게다가 이 정도 효능이면 상업적으로도 큰 가치가 있다는 판단도 했다. 그래서 무역에 뛰어들게 됐다." 그리하여 그는 한국인삼공사 홍삼제품이 사우디 정부로부터 GMP 인증을 받도록 적극적으로 뛰었다. "사우디에서는 인삼을 식품이 아닌 의약품으로 분류하고 있어 관련 외국업체가 관련 제품을 수출하려면 의약품 GMP인증을 받아야 한다. 미국·유럽 수준으로 까다로운 데다 알코올과 돼지고기 성분의 사용을 금지한 사우디 고유의 무슬림 원칙에도 따라야 한다. 중동 관습에 익숙하지 않은 외국인에게는 아주 힘든 관문이다. 그래서 2006년부터 중동의 의약품 등록 컨설턴트를 한국인삼공사에 보내주는 등 3년 동안 협력을 해왔다. 인증을 받아야 나도 수입을 할 수 있지 않은가."

그는 인삼을 걸프 전 지역에 공급할 계획이다. "우선 프랜차이즈 약국을 통해 한국 인삼을 걸프 지역에 공급할 생각이다. 그다음 단계로 여성 방문판매요원을 가가호호 투입해 한국인삼의 품질과 효능을 널리 알릴 생각이다. 이슬람권에서 가정 건강은 여성의 책임인 데다 집안에서 여성 모임이 많아 이런 마케팅이 필요하다. 마지막으로 한국의 정관장 전문매장 같은 인삼·홍삼 전문 매장을 중동 곳곳에 설치하는 것이 꿈이다. 사우디에서 성공하면 중동 전역에 인삼·홍삼을 보급할 생각이다."

그는 옛날 고려를 방문했던 아라비아 상인의 후예다. "2009년의 한국방문이 2000년 이후 이번이 25번째 방문이다. 이젠 고향에 오는 느낌이다. 무역하기 좋아서 특히 마음에 든다. 나는 상인집안의 후예다. 수백 년 전 고려에 무역을 하러 왔던 아라비아 상인의 후손인지도 모른다."[530)]

슐레이만 알무타와는 인삼이 자기 몸에 아주 좋으니까 한국도 고향처럼 아주 좋아하게 된 것 같다. 이 점에서 그는 중동의 다른 이슬람교도들처럼 소음인임이 틀림없다. 소양인과 태양인은 인삼을 먹기는커녕 냄새도 싫어하고 태음인은 인삼을 본동만동하기 때문이다. 결론적으로, 이슬람국가들은 모두 다 '소음의 나라'다. 그렇기 때문에 특징적인 부분에서 독일인과 일본인들이 보이는 엽기성을 노정하고 그 엽기적 정치이데올로기를 아직도 추종하고 있는 것이다. 또한 녹용과 더불어 소음인의 몸에 아주 좋은 인삼을 저렇게 좋아하는 것이다. 이슬람국가들이 모두 '소음의 나라'이기 때문에 개별국가를 일일이 분석하는 것은 무의미하다. 이슬람국가들이 아무리 특이하게 보이더라도 모조리 '소음인의 나라'라는 것만 알아도 그 나라들의 일반적 '민족성' 또는 '국민성'의 공통성을 추리해낼 수 있기 때문이다.

---

530) 「온 가족이 한국 홍삼 복용」, 『중앙일보』, 2009년 7월 31일자.

책을 마치며

세계적 리더십의 체질적 향방

 미래학자들에 의하면 21세기에는 정치·경제·사회·문화적으로 엄청난 세계사적 변동이 일어난다. 예상되는 전대미문의 이러한 변동 속에서 과연 어떤 나라가 세계사적 주도권을 잡고 정치·경제·문화·사회 분야에서 이른바 '세계적 리더십'을 행사할 것인가? 이 세계사적 물음은 주로 각국의 국민성과 국내적 리더십에 집중된 지금까지의 논의가 도달하는 자연스런 물음일 것이다.

 이런 세계사적 물음에 대해 19세기 초 헤겔은 19·20세기의 '세계적 리더십'이 내면성의 원리를 가장 순수하게 간직한 가장 순수한 게르만들인 독일인과 스칸디나비아인 중심의 '게르만의 나라(*das germanische Reich*)'가 행사할 것으로 예견했다. 그러나 이 예견과는 정반대로 독일과 오스트리아는 문명을 발전시키는 리더가 된 것이 아니라 두 번의 세계대전과 반인도적 홀로코스트로 문명을 파괴하는 범죄국가들이 되었고 두 번에 걸친 참담한 패전국으로 전락한 반면, 스칸디나비아의 스웨덴은 나치스 독일과 결별했고, 노르웨이는 히틀러 독일과 싸웠다.

　19세기 혁명의 시대에 세계사를 이끈 나라들은 '게르만'이 아니라, '순수한' 게르만과 무관한 앵글로색슨 영국·미국, 프랑크족 프랑스, 라틴족 이탈리아였다. 영국은 민주주의와 산업혁명에 앞서갔고, 미국은 역사상 최초의 근대국가로서 '민주공화국'을 건국하고, 독립혁명과 남북전쟁을 치러 자유와 평등 이념을 세계에 확산시키고, 프랑스는 미국에 이어 시민혁명을 유럽 전역으로 전파했다. 이탈리아는 1860년 민족혁명을 통해 분열된 소국들을 분쇄하고 최초로 영국·프랑스와 대등한 '민족국가'를 창건함으로써 전 세계에 '민족통일국가'의 전범이 되었다. 20세기 전반에는 영국·미국·프랑스, 그리고 뜻밖에도 볼셰비키 러시아가 세계사적 지도력을 행사했다. 20세기 후반에는 세계적 정치력·군사력·경제력 면에서는 단연 미국이, 그리고 대중문화·예술 면에서 미국·프랑스·이탈리아가 지도국가로서 세계문화를 이끌었다. 한때는 중국도 중국혁명의 성공과 모택동사상을 통해 아시아와 여타 세계에서 혁명적 지도력을 행사했다. 영국과 미국의 국민은 게르만으로부터 오래전에 갈라진 일파인 앵글로색슨족, 게르만족의 '내면성'을 전혀 모르는 아일랜드·스코틀랜드·웨일스의 켈트족과 프랑스 브레타뉴 지방에서 건너온 켈트족, 프랑스·이탈리아·스페인 등지에서 들어온 라틴족 등이 뒤섞인 혼성국민이다. 따라서 영국과 미국은 헤겔의 '게르만의 나라'와 거리가 멀다. 또 게르만적 '내면성'을 경멸하는 프랑스와 이탈리아는 고대의 민족이동기에 흘러든 소수의 게르만족 외에 게르만족과 인연이 없는 나라들이다. 또 게르만의 '내면성'에는 진짜 까막눈인 중국은 아예 피부색을 달리하는 동양인들이다. 따라서 헤겔의 예견은 거의 다 빗나간 것이다.

　19세기 이래 세계사는 '태음인과 소양인의 나라'인 영국, '소양인의 나라'인 미국·프랑스·이탈리아, '소양인과 태음인의 나라'인 중국, '소양인과 소음인의 나라'인 러시아 등이 주도했다. '소음인의 나라' 인 '게르만의 나라'가 아니라 '소양인의 나라(미국, 프랑스, 이탈리아)'와 '소양인과 태음인이 엇비슷한 나라(영국과 중국)'가 지금까지 근현대의 세계사를 주도해 왔다. '소양인과 소음인 간의 상극관계에 시달리는 나라 러시아도 소양인 덕에 한때 세계사를 주도했으나 곧바로 벌어진 소음인적 변질로 인해 세계사의 걸림돌로 전락했다. 아무튼 소양인이 아주 많거나 압도적으로 많은 나라들이 한때나마 세계사를 주도한 셈이다.

그런데 21세기의 발전방향을 짚어 볼 때, 소양인과 '소양인의 나라'가 세계사를 주도하는 추세는 더욱 단순화될 것으로 보인다. 지금 세계의 발전추세는 소양인의 인지능력과 직관감각, 그리고 소양인의 성정과 관심으로만 해결할 수 있는 과제들을 던져주고 있기 때문이다. 경제적으로는 이미 '글로벌 시장'의 세계경제 체제가 성립했다. 1995년의 세계무역기구(WTO)와 다자간투자협정(MAI)으로 '경제적 글로벌화'가 관철된 것이다. 글로벌 세계경제의 출현으로 재화·노동력·자본이동을 가로막던 국가 간 무역장벽이 낮아져 세계적 무한경쟁이 벌어지고 있다. 이제 시골구석의 국내 생산자도 지구 저편의 외국 생산자와도 경쟁해야 한다. 또한 두뇌·소프트웨어 중심의 지식기반화가 급진전되고 있다. 지식기반 경제는 (1) 지식경제의 급성장으로 정보·통신 서비스산업, 첨단기술 관련 제조업, 금융·보험·바이오헬스·이차전지(+베타전지)·미래차·교육·문화산업 등이 확장일로에 있고, (2) 문화·관광산업·게임·웹툰산업이 전략산업으로 부상하고, 호텔숙박·식음·의류산업 등의 패션화·미학화·문화화·정보화가 급진전되고, (3) 심지어 건설·토목산업도 정보·자동화와 패션화·미학화를 겪으며, (4) 공해다발 산업이던 전통적 제조업과 중화학 공업도 지식정보화, 자동화되고 이를 통해 규모가 '축약(*miniaturing*)'되고 있다. 또한 (5) 농수산업도 정보·자동화되고 게놈프로젝트와 생명공학기술을 통해 생명공학화를 겪고 있다. 요약하면 근력·장치(하드웨어) 중심의 자원기반 경제는 퇴조하고, 경제구조는 대기업이 주도하던 대량생산·대량소비 체제에서 대기업과 벤처·중소기업이 쌍두마차로 이끄는 IT, 5G·6G 통신기술 , AI·사물인터넷 , 바이오헬스, 2차전지·미래차 위주의 '그린 경제체제'로 전환되고 있다.

정치사회적으로는 가치변동과 이념변화가 밀어닥쳤다. 지식·정보화로 화이트칼라 신新중산층이 대중화되고 고용구조 변동과 함께 사회·정치적 가치도 변했다. 블루칼라 서민층은 수적으로 퇴조하고 있다. 그리하여 물질적 가치에서 탈脫물질적·정신적·문화적 가치로의 '주도가치의 대전환'이 대중적으로 일어나 대중의 가치의식이 바뀌고 있다.

이에 따라 국부國富는 '무형화無形化' 방향으로 변화한다. 정보화·자동화와 녹색혁명으로 의식주·기구·장치 등 유형有形의 '물건' 생산에 필요한 인력이 20%선 이하로 축소되는 한편, 대중의 가치변동과 함께 국부의 주도부분은 무형의 비물질적·정신적·문화적·미학적·지적 고부가가치의 질적 축적으로 전환되었다. 또 개인들은 태음이 능한 '소유(*ownership*)'를 통해서보다, 소양인이 능한 '점유(*possession*)'를 통해서, 즉 '인터넷'의 '접속(*access*)'·'검색'과 모바일 기기의 '클릭'에 의해 가능해진 물질적 대상과 빅데이터의 사용을 통해서 부자가 되기가 더 쉽다.

이리하여 정치적으로는 신중산층을 위한 '새 정치(New Politics)' 개념이 등장하여 보혁대결 정치는 염증을 일으키는 구시대 정치로 전락했다. 서구 좌파정당들은 당노선을 신중산층 정당의 중도개혁주의로 '중도화'하고 당조직을 개혁했다. 구좌파의 '좌익보수주의'와 신新우익의 '우익보수주의'를 뛰어넘으려는 '제3의 길'의 '급진적 중도주의(radical centrism)', '진보적 중도주의', 또는 '신중도(Die Neue Mitte)' 등의 '새 정치' 노선이 등장하여 좌우정책을 통합하는 개혁을 추진했다.

세계적 차원에서는 '세계정치(global politics 또는 cosmopolitics)'가 불가피해졌다. 사회·문화적 세계화로 세계시민사회(global civil society)가 출현하여 세계적 공론장公論場이 형성되고 있다. 위성통신·인터넷·모바일 등 통신기술의 발달로 지식·정보 분야에서 국경이 무력화되고 세계적 언론매체가 급성장했다. 또한 국제적 차원에서 교통발달과 세계화로 경제교류가 급팽창하고, 국경을 넘나드는 인적 교류가 급증했다. 국제적으로 활동하는 민간·시민단체(NGOs)도 급성장하고, IOC·Amnesty International·Greenpeace 등 세계민간·시민단체가 5만여 개로 증가했다. 그리고 세계정치 차원에서 지구를 다스리려는 G7, G10, G20의 국제적 거버넌스 기구가 등장했다.

이에 따라 국가도 전통적 '영토국가(territorial state)'에서 '프런티어국가(frontier state)'로의 형태변화를 겪고 있다. 경제적·사회적·문화적 세계화로 '국경(border)'은 '프런티어(frontier)'로 바뀌었다(A. Giddens). '국경'은 국내외를 가르는 경계선이 분명한 고정·고착된 '폐쇄적 영토계선'을 말하는 반면, '프런티어'는 경제적·사회적·문화적 진출과 개척의 정도에 따라 끊임없이 미개척지로 확장되는 '가변적 경계선'으로서 국내외 관념이 막연하고 불분명한 '열린 개척방면'을 가리킨다. 따라서 인간의 활동분야별로 수많은 프런티어가 생겨난다. 위성방송·통신·인터넷 등의 등장으로 국경의 정보차단 장치는 더이상 기능하지 못하고, 경제적 세계화는 국경의 시장폐쇄 기능을 더욱 무력화시키고 있다. 이제 개인들의 인터넷 접속과 검색을 통해 확장되는 국경 없는 '빅데이터 프런티어'도 부상했다.

'국경'이 '프런티어'로 변함에 따라 국경을 신성시하는 폐쇄적 '영토국가'도 점차 사라지고 새로운 '프런티어 국가'가 부상한 것이다. 따라서 인구와 영토가 적은 나라도 창의적 지식·문화를 바탕으로 전 세계를 '프런티어'로 삼는 '강국'이 될 수 있는 시대다. 따라서 '강대국'은 옛말이 되었고, '강소국'이라는 말도 이제 낡은 말이 되었다. 오직 대소大小의 크기를 무시하는 '강국'이라는 말만이 있을 뿐이다. 가령 육종·화훼생산 분야에서 전 세계는 네덜란드의 '프론티어'이고, 네덜란드는 육종·화훼종자를 두고 '지적 로얄티'를 받는 세계적 농업강국強國이다.

또한 국가제도는 세계주의적 적응·변모를 요구받는다. 주권단위의 보호주의적·폐쇄적 민족경제는 더 이상 존속이 불가능하고 국가경쟁력을 갖춘 개방형 국민경제만이 살아남을 수 있다. 모든 국가표준 제도는 세계화 조치를 통해 세계표준 제도와 일치되어야 한다. 민족국가는 인류보편의 가치와 규범을 존중하는 세계주의적 국가로 전환된다. 나아가 과거의 소모적·사후적 '복지국가'는 소멸하고 복지제도개혁을 통해 세계화·지식경제화·고용구조변동·가치변동·고령사회 등 여러 가지 근본적 변화에 부응하는 '행복국가'가 요구되고 있다.

한편, 민주주의와 탈냉전은 이제 전 대륙으로 관철되었다. 소련·동유럽 공산독재는 해체되어 민주화되었고, 아프리카에서 만델라가 승리했고, 아프리카의 일당독재 체제도 연쇄 붕괴했다. 중남미와 동아시아에서도 권위주의 체제가 퇴조하고 민주화가 달성되었다. 2001년 미국에 대한 9·11테러 이래 세계는 냉전이 아니라 반反테러전쟁에 의해 지배되고 있다.

이와 함께 새로이 '세계적 민주화'가 요구되고 있다. 선진국 사람들에 의해 주도되던 UN·WTO·IMF·World Bank·ILO·UNESCO·UNCED·UNCSD·UNDP 등 5,300여 개 정부 간·비정부 간 세계관리기구들의 영향력이 증대하면서 '세계관리(global governance)'의 역할과 관련해 '세계적 민주주의(cosmopolitan democracy)'가 요구되고 있다. 따라서 '세계관리기구들'을 민주화하는 문제가 새로이 제기되었다. 동일한 취지에서 인권법의 국제사법적 강제집행을 위한 '국제형사재판소'가 설치되었다.

이러한 세계적 변화 속에서 제국주의·반제항쟁 시대는 역사적 종식되고 시대정신은 세계주의를 표방하고 있다. 선진국에서 두뇌중심의 지식기반 산업화가 진행됨에 따라 인력과 자원 수요가 격감하여 후진국의 인력과 자원에 대한 선진국의 관심이 낮아지고 남북무역이 가파르게 퇴조했다. 반면, 세계무역은 대부분 OECD 역내무역에 집중되었고 이로써 '제국주의적 수탈'이라는 마르크스-레닌주의 명제는 근거를 상실했다. 게다가 세계적 활동반경을 갖는 자본들의 국적성(nationality)이 모호해지고 이로 인해 어떤 나라의 자본이 후진국의 노동을 착취한다거나 후진국 자본을 수탈한다는 식의 제국주의 명제가 불가능해졌기 때문이다. 개발도상국은 반제·반외세 노선이 아니라 오히려 투자유치를 위한 세계주의적 시장개방과 투자환경 개선 정책을 추진하고 외자유치경쟁에 승리해야만 국부를 창출하고 지킬 수 있다. 개도국의 반외세 정서는 이제 '애국적' 정서가 아니라 '해국적害國的'인 정서로 전락한 것이다.

민주화·시장화·세계화·지식정보화·그린화로 요약되는 이러한 세계사적 대변동 속에서 성공하기 위해 필수적 능력과 정서적 자질은 흐름을 읽는 탁월한 눈의 '세회' 인지능력, 역사변동을 가늠하되 신비주의로 떨어지지 않을 정도로 상당한 귀의 '천시天時' 인지능력, 각종 프로젝트와 마케팅을 기획할 탁월한 '사무' 능력과 일재간(재간), 눈대중·손대중·어림짐작 등의 가늠(度量)능력, 개방적 외향성과 호기심, 창의적 아이디어 안출 및 발명 능력, 빠른 변화를 따라잡고 주도할 즉흥성과 임기응변 능력, 한물간 과거의 것과 현재의 성취에 대한 빠른 싫증, 늘 들썩이며 새로운 것을 구상해내는 지칠 줄 모르는 상상력, 사회의 패션화·미학화·영상화·가상화假像化와 문화산업을 주도할 미학적 시각視覺·시력과 글·말재주·손재주, 집착으로 치우치지 않는 일시적 집중력과 정열적 활동성, 용기와 투지·경쟁심, 쓸데없이 무게 잡지도 않고 자기연민과 자기내면 속에 사로잡히지도 않는, 즉, 넓고 크게 봐서 여유 있는 자세를 갖고('恢恢然'), 남을 상냥하게 대할 상당한 '교우交遇' 능력 등이다. 이 능력과 자질은 전적으로 소양인의 능력과 자질이고, 부분적으로는 태양인의 능력과 자질이기도 하다. 19·20세기가 태음인과 소양인의 체질동맹시대였다면, 21세기는 소양인이 단독으로 또는 수적으로 극소한 태양인의 보완으로 무대를 주름잡는 시대가 되기 쉽다.

따라서 이것을 세계적 차원으로 옮겨놓으면, 미국·프랑스·이탈리아·스페인 등 '소양인의 나라들'이 21세기의 '세계적 리더십'을 구사할 개연성이 매우 크다.

소양인이 상당히 많고 국내적 체질화합도가 높은 중국·영국·러시아 등 '제2진陣의 나라들'은 그 뒤를 따를 것이다. 중국·영국·러시아는 열거순서로 '소양인의 나라들'의 세계적 리더십을 잘 소화하여 따라잡고 또 자기네 나라들보다 못한 나라들에게 스스로 얼마간 이런 리더십을 구사할 가능성이 있다. 물론 이 세 나라 가운데 대내적 어려움으로 21세기 대도약과 세계적 리더십 구사에 실패할 확률이 높은 나라는 소양인과 체질적 상극관계에 있는 소음인이 절반에 달하는 러시아이다.

21세기를 주도할 제3진陣은 소양인이 적어도 인구의 25%에 달하고 체질적 상생관계에서 이를 지원할 태음인들이 대중적으로 많은 (40%) 한국과, 소양인과 태양인이 합해서 20% 정도에 달하고 체질적 상생관계에서 각각 이들을 지원할 대·소음인들이 대중적으로 많은 인도이다. 한국과 인도 두 나라 가운데서는 한국 소양인이 약간 수적으로 우세하기 때문에 세계적 리더십 형성에 한국이 인도보다 약간 더 유리하다.

기술혁신을 거부하는 과거지향적인 독일·일본 등 '소음인의 나라'는 지금과 같은 대약진의 시대에 세계적 리더십을 잃기 쉽다. 그러나 소양인이 일본보다 많은 독일(약15-20%)이 일본을 앞지를 것이다. 이런 관점에서 한국은 일본과 독일을 둘 다 앞지르고 영국과 다툴 것이다. 이 경쟁은 영국은 한국보다 소양인이 많으나 한국 국민의 평균 IQ(106)가 영국(99)보다 훨씬 높기 때문이다. 이 IQ 관점에서는 한국이 1인당 실질소득에서 미국·프랑스·이탈리아·스페인(99)도 능가할 수 있을 것이다.

돼지고기 식용을 종교율법으로 금하고 적대시하는 소음인의 땅인 중동의 여러 나라들도 원유 등 지하자원이 상대적으로 힘을 잃는 21세기 IT·5G 시대에는 20세기보다 뒤처질 것이다. 독일·일본·중동제국 등 '소음인의 나라'에서는 얼마간 소양인이 있다손 치더라도 소양인의 창의적·미래지향적 아이디어가 소양인과 체질적으로 상극관계에 있는 압도적 소음인 대중들에 의해 압살당하기 쉽다. 그래도 이런 나라들 가운데서 소양인이 조금이라도 더 많은 나라(독일)가 그렇지 못한 나라(일본·회교국가들)보다 나을 것이다.

사상체질
四象體質

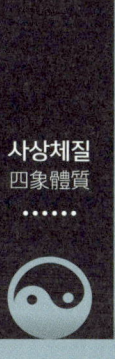

東醫壽世保元

이제마 著

東醫壽世保元 序
제1장 ｜ 性命論
제2장 ｜ 四端論
제3장 ｜ 擴充論
제4장 ｜ 臟腑論
제5장 ｜ 醫源論
제6장 ｜ 少陰人 病證論
제7장 ｜ 少陽人 病證論
제8장 ｜ 太陰人 病證論
제9장 ｜ 太陽人 病證論
제10장 ｜ 廣濟設
제11장 ｜ 四象人 辨證論

사람과
세계가
보인다

東醫壽世保元 序

觀夫天地人理 惟一生氣之化機 而謂其養生之化源 曰元也 謂其立德而保元者 曰道也 合而名之 曰太極 分而名之曰三極. 太極生兩儀 兩儀生四象 三極 大同之理氣也. 所以天行四時 地定四方 人殊四象 而各有消長盈虛之理 化成應變萬殊之氣. 究其保養生性之道德 則唯一之元 故謂之萬殊一理也, 是以 兩儀三極四象五行之性 雖殊而其養生一元之理 則一也. 以其用之所分性理而論 則四象之人心 從殊喜怒哀樂 四偏之感情 竟爲五行之賊 故臟腑之病根 所殊也, 以其體之所合生元而論 則一理之太極 專係保養優劣 二道之修功 終成三極之級 故氣形之治法 大同也. 人能誠正中和其性情 則無論四象之人 而不啻無病 乃亨壽福富貴 而名與天齊 故謂其心曰天心 而心神曰天君也 聖人立極之道德 所以謂治心之良醫也. 不能誠正中和其性情者 其四偏所感之百病 莫不本乎四象 而竟致六極之禍 然 病人則旣昧治病大要 是治心之道 而治病之醫 則又不知病本乎四象. 故釀成古今天下之慘禍 而無不束手歸咎於命. 此乃東武李公濟馬氏之所深憂懼而著此書之大旨也. 噫! 十三經傳之聖賢道德 非不亹亹 而終難救其不能治心者之病矣. 上自炎軒 下至壽三世醫藥之道與術 非不高明 而至於四象人病之不可以一方通治者 明矣豈非古今聖賢之所遺憾者哉. 槪東醫壽世保元之書 則其立言 雖簡而治心治病之大要 兼以易知 則究其功澤于世者 豈止於十三經 及炎軒三世之書而已哉. 先生 以聖智之姿 生於東國季世 而老竟不遇 不能行聖人之大道 故其公世之功澤 雖止于此書 而若使天下之人人 一遵此訓 則亦可以立將來人極于萬億年 而永享无量大康福矣. 讀此書者 愼莫但謂東醫之術書 而錯認先生 是眞治病之東醫 精究大康之道于書中 則可覺天國 不在於別處矣. 先生 歿於舊韓光武四年庚子 而其翌歲 門人諸氏 爲明先生公世之明德 而始刊此書 間得重板 而永讀者益衆 則是書之將普及于環球 不矢智者而可測. 挽近 京城小安洞普及書館主金容俊氏 素以婆心 深慨此書之不能多刊 而不能廣先生之功澤 不顧刊費之浩大 而旣始刊後 謂余嘗受薰陶之澤於先生之門 而要余檢正及序其事 余以何人徒處蔑學 而敢辭哉. 非不知筆之僭妄 而爲述先生之遺志耳 推希僉君子之厚恕焉.

大正三年 上元月 誠堂 韓敎淵 序

❖ 제1장 性命論(1-1~1-37)

1-1. 天機有四 一曰 地方 二曰 人倫 三曰 世會 四曰 天時.
1-2. 人事有四 一曰 居處 二曰 黨與 三曰 交遇 四曰 事務.
1-3. 耳聽天時 目視世會 鼻嗅人倫 口味地方.
1-4. 天時極蕩也 世會極大也 人倫極廣也 地方極邈也.
1-5. 肺達事務 脾合交遇 肝立黨與 腎定居處.
1-6. 事務克修也 交遇克成也 黨與克整也 居處克治也.
1-7. 頷有籌策 臆有經綸 臍有行檢 腹有度量.

1-8. 籌策不可驕也 經綸不可矜也 行檢不可伐也 度量不可夸也.
1-9. 頭有識見 肩有威儀 腰有才幹 臀有方略.
1-10. 識見必無奪也 威儀必無侈也 才幹必無懶也 方略必無竊也.
1-11. 耳目鼻口 觀於天也 肺脾肝腎 立於人也 頷臆臍腹 行其知也 頭肩腰臀 行其行也.
1-12. 天時大同也 事務各立也 世會大同也 交遇各立也 人倫大同也 黨與各立也 地方大同也 居處各立也.
1-13. 籌策博通也 識見獨行也 經綸博通也 威儀獨行也 行檢博通也 才幹獨行也 度量博通也 方略獨行也.
1-14. 大同者天也 各立者人也 博通者性也 獨行者命也.
1-15. 耳好善聲 目好善色 鼻好善臭 口好善味.
1-16. 善聲順耳也 善色順目也 善臭順鼻也 善味順口也.
1-17. 肺惡惡聲 脾惡惡色 肝惡惡臭 腎惡惡味.
1-18. 惡聲逆肺也 惡色逆脾也 惡臭逆肝也 惡味逆腎也.
1-19. 頷有驕心 臆有矜心 臍有伐心 腹有夸心.
1-20. 驕心驕意也 矜心矜慮也 伐心伐操也 夸心夸志也.
1-21. 頭有擅心 肩有侈心 腰有懶心 臀有欲心.
1-22. 擅心奪利也 侈心自尊也 懶心自卑也 欲心竊物也.
1-23. 人之耳目鼻口 好善無雙也 人之肺脾肝腎 惡惡無雙也 人之頷臆臍腹 邪心無雙也 人之頭肩腰臀 怠心無雙也.
1-24. 堯舜之行仁 在於五千年前 而至于今 天下之稱善者 皆曰堯舜 則人之好善 果無雙也, 桀紂之行暴 在於四千年前 而至于今 天下之稱惡者 皆曰桀紂 則人之惡惡 果無雙也, 以孔子之聖 三千之徒受教 而惟顏子三月不違仁 其餘日月至焉而心悅誠服者 只有七十二人 則人之邪心 果無雙也, 以文王之德 百年而後崩 未治於天下 武王周公 繼之然後大行 而管叔蔡叔 猶以至親作亂 則人之怠行 果無雙也.
1-25. 耳目鼻口 人皆可以爲堯舜 頷臆臍腹 人皆自不爲堯舜 肺脾肝腎 人皆可以爲堯舜 頭肩腰臀 人皆自不爲堯舜.
1-26. 人之耳目鼻口 好善之心 以衆人耳目鼻口論之 而堯舜未爲加一鞭也, 人之肺脾肝腎 惡惡之心 以堯舜肺脾肝腎論之 而衆人未爲一少鞭也 人皆可以爲堯舜者 以此. 人之頷臆臍腹之中 誣世之心 每每隱伏也 存其心養其性 然後 人皆可以 爲堯舜之知也, 人之頭肩腰臀之下 罔民之心 種種暗藏也 修其身立其命 然後 人皆可以爲堯舜之行也 人皆自不爲堯舜者 以此.
1-27. 耳目鼻口之情 行路之人 大同於協義 故好善也 好善之實 極公也 極公則亦極無私也, 肺脾肝腎之情 同室之人 各立於擅利 故惡惡也 惡惡之實 極無私也 極無私則亦極公也, 頷臆臍腹之中 自有不息之知 如切如磋 而驕矜伐夸之私心 卒然敗之 則自棄其知 而不能博通也, 頭肩腰臀之下 自有不息之行 赫兮喧兮 而奪侈懶竊慾心 卒然陷之 則自棄其行 而不能正行也.
1-28. 耳目鼻口 人皆知也, 頷臆臍腹 人皆愚也 肺脾肝腎 人皆賢也 頭肩腰臀 人皆不肖也.
1-29. 人之耳目鼻口 天也 天知也, 人之肺脾肝腎 人也 人賢也 我之頷臆臍腹 我自爲心 而未免愚也 我之免愚 在我也 我之頭肩腰臀 我自爲身 而未免不肖也 我之免不肖 在我也.
1-30. 天生萬民 性以慧覺 萬民之生也 有慧覺則生 無慧覺則死 慧覺者 德之所由生也.
1-31. 天生萬民 命以資業 萬民之生也 有資業則生 無資業則死 資業者 道之所由生也.

1-32. 仁義禮智 忠孝友悌 諸般百善 皆出於慧覺 士農工商 田宅邦國 諸般百用 皆出於資業.

1-33. 慧覺 欲其兼人而有教也 資業 欲其廉己而有功也 慧覺私小者 雖有其傑 巧如曹操 而不可爲教也 資業橫濫者 雖有其雄 猛如秦王 而不可爲功也.

1-34. 好人之善 而我亦知善者 至性之德也 惡人之惡 而我必不行惡者 正命之道也 知行積 則道德也 道德成 則仁聖也 道德非他 知行也 性命非他 知行也.

1-35. 或曰 擧知而論性 可也 而擧行而論命 何義耶. 曰 命者 命數也 善行 則命數自美也 惡行 則命數自惡也 不待卜筮而可知也 詩云 永言配命 自求多福 卽此義也.

1-36. 或曰 吾子之言 曰 耳聽天時 目視世會 鼻嗅人倫 口味地方 耳之聽天時 目之視世會 則可也 而鼻何以嗅人倫 口何以味地方乎. 曰 處於人倫 察人外表 黙探各人 才行之賢不肖者 此非嗅耶. 處於地方 均嘗各處 人民生活之地利者 此非味耶.

1-37. 存其心者 責其心也 心體之明暗 雖若自然 而責之者淸 不責者濁 馬之心覺 點於牛者 馬之責心 點於牛也 鷹之氣勢 猛於鴟者 鷹之責氣 猛於鴟也 心體之淸濁 氣宇之強弱 在於牛馬鴟鷹者 以理推之而猶然 況於人乎. 或相倍蓰或相千萬者 豈其生而輒得茫然不思 居然自至而然哉.

❖ 제2장 四端論(2-1~2-26)

2-1. 人禀臟理 有四不同 肺大而肝小者 名曰太陽人 肝大而肺小者 名曰太陰人 脾大而腎小者 名曰少陽人 腎大而脾小者 名曰少陰人.

2-2. 人趨心慾 有四不同 棄禮而放縱者 名曰鄙人 棄義而偸逸者 名曰懦人 棄智而飾私者 名曰薄人 棄仁而極慾者 名曰貪人.

2-3. 五臟之心 中央之太極也 五臟之肺脾肝腎 四維之四象也 中央之太極 聖人之太極 高出於衆人之太極也 四維之四象 聖人之四象 旁通於衆人之四象也.

2-4. 太少陰陽之臟局短長 四不同中 有一大同 天理之變化也 聖人與衆人 一同也 鄙薄貪懦之心地淸濁 四不同中 有萬不同 人欲之闊狹也 聖人與衆人 萬殊也.

2-5. 太少陰陽之短長變化 一同之中 有四偏 聖人所以希天也 鄙薄貪懦之淸濁闊狹 萬殊之中 有一同 衆人所以希聖也.

2-6. 聖人之臟四端也 衆人之臟亦四端也 以聖人一四端之臟 處於衆人萬四端之中 聖人者 衆人之所樂也, 聖人之心無慾也 衆人之心有慾也 以聖人一無慾之心 處於衆人萬有慾之中 衆人者 聖人之所憂也.

2-7. 然則天下衆人之臟理 亦皆聖人之臟理 而才能亦皆聖人之才能也 以肺脾肝腎 聖人之才能 而自言曰 我無才能云者 豈才能之罪哉 心之罪也.

2-8. 浩然之氣 出於肺脾肝腎也 浩然之理 出於心也 仁義禮智 四臟之氣 擴而充之 則浩然之氣 出於此也 鄙薄貪懦 一心之慾 明而辨之 則浩然之理 出於此也.

2-9. 聖人之心 無慾云者 非淸淨寂滅 如老佛之無慾也 聖人之心 深憂天下之不治 故非但無慾也 亦未暇及於一己之慾也 深憂天下之不治 而未暇及於一己之慾者 必學不厭而教不倦也 學不厭而教不倦者 卽聖人之無慾也 毫有一己之慾 則非堯舜之心也 暫無天下之憂 則非孔孟之心也.

2-10. 太陽人 哀性遠散而怒情促急 哀性遠散 則氣注肺而肺益盛 怒情促急 則氣激肝而肝益削 太陽之臟局 所以成形於肺大肝小也.

小陽人 怒性宏抱而哀情促急 怒性宏抱 則氣注脾而脾益盛 哀情促急 則氣激腎而腎益削 小陽之臟局 所以成形於脾大腎小也.

太陰人 喜性廣張而樂情促急 喜性廣張 則氣注肝而肝益盛 樂情促急 則氣激肺而肺益削 太陰之臟局 所以成形於肝大肺小也.

少陰人 樂盛深確而喜情促急 樂盛深確 則氣注腎而腎益盛 喜情促急 則氣激脾 而脾益削 少陰之臟局 所以成形於腎大脾小也.

2-11. 脾氣直而伸 肺氣栗而包 肝氣寬而緩 腎氣溫而畜.

2-12. 肺以呼 肝以吸 肝肺者 呼吸氣液之門戶也 脾以納 腎以出 腎脾者出納水穀之府庫也.

2-13. 哀氣直升 怒氣橫升 喜氣放降 樂氣陷降.

2-14. 哀怒之氣上升 喜樂之氣下降 上升之氣 過多則下焦傷 下降之氣 過多則上焦傷.

2-15. 哀怒之氣順動 則發越而上騰 喜樂之氣順動 則緩安而下墜 哀怒之氣 陽也 順動則順而上升 喜樂之氣 陰也 順動則順而下降.

2-16. 哀怒之氣逆動 則暴發而竝於上也 喜樂之氣逆動 則浪發而竝於下也 上升之氣逆動而竝於上 則肝腎傷 下降之氣 逆動而竝於下 則脾肺傷.

2-17. 頻起怒而頻伏怒 則腰脇頻迫而頻蕩也 腰脇者 肝之所住着處也 腰脇迫蕩不定 則肝其不傷乎. 乍發喜而乍收喜 則胸腋乍闊而乍狹也 胸腋者 脾之所住着處也 胸腋闊狹不定 則脾其不傷乎. 忽動哀而忽止哀 則脊曲忽屈而忽伸 脊曲者 腎之所住着處也 脊曲屈伸不定 則腎其不傷乎. 屢得樂而屢失樂 則背䯋(隹+首)暴揚而暴抑也 背䯋(隹+首)者 肺之所住着處也 背䯋(隹+首)抑揚不定 則肺其不傷乎.

2-18. 太陽人 有暴怒深哀 不可不戒 少陽人 有暴哀深怒 不可不戒 太陰人 有浪樂深喜 不可不戒 少陰人 有浪喜深樂 不可不戒.

2-19. 皐陶 曰都 在知人 在安民 禹曰吁 咸若時 惟帝 其難之 知人則哲 能官人 安民則惠 黎民懷之 能哲而惠 何憂乎驩兜 何遷乎有苗 何畏乎巧言令色孔壬.

2-20. 三復大禹之訓 而欽抑之 曰帝堯之喜怒哀樂 每每中節者 以其難於知人也 大禹之喜怒哀樂 每每中節者 以其不敢輕易於知人也. 天下喜怒哀樂之暴動浪動者 部出於行身不誠 而知人不明也 知人 帝堯之所難 而大禹之所吁也 則其誰沾沾自喜乎 蓋亦益反其誠 而必不可輕易取舍也.

2-21. 雖好善之心 偏急而好善 則好善必不明也 雖惡惡之心 偏急而惡惡 則惡惡必不周也 天下事 宜與好人做也 不與好人做 則喜樂必煩也 天下事 不宜與不好人做也 與不好人做 則哀怒益煩也.

2-22. 哀怒相成 喜樂相資 哀性極則怒情動 怒性極則哀情動 樂性極則喜情動 喜性極則樂情動 太陽人 哀極不濟 則忿怒激外 小陽人 怒極不勝 則悲哀動中 少陰人 樂極不成 則喜好不定 太陰人 喜極不服 則侈樂無厭 如此而動者 無異於以刀割臟 一次大動 十年難復 此死生壽夭之機關也 不可不知也.

2-23. 太少陰陽之臟局短長 陰陽之變化也 天稟之已定 固無可論 天稟已定之外 又有短長 而不全其天稟者 則人事之修不修 而命之傾也 不可不愼也.

2-24. 太陽人怒 以一人之怒 而怒千萬人 其怒 無術於千萬人 則必難堪千萬人也. 少陰人喜 以一人之喜 而喜千萬人 其喜 無術於千萬人 則必難堪千萬人也. 少陽人哀 以一人之哀 而哀千萬人 其哀 無術於千萬人 則必難堪千萬人也. 太陰人樂 以一人之樂 而樂千萬人 其樂 無術於千萬人 則必難堪千萬人也.

2-25. 太陽少陽人 但恒戒哀怒之過度 而不可强做喜樂 虛動不及也 若强做喜樂 而煩數之

則喜樂不出於眞情 而哀怒益偏也, 太陰少陰人 恒戒喜樂之過度 而不可强做哀怒 虛動不及也. 若强做哀怒 而煩數之 則哀怒不出於眞情 而喜樂益偏也.

2-26. 喜怒哀樂之未發 謂之中 發而皆中節 謂之和 喜怒哀樂未發 而恒戒者 此非漸近於中者乎. 喜怒哀樂 已發而自反者 此非漸近於節者乎.

❖ 제3장 擴充論(3-1~3-17)

3-1. 太陽人 哀性遠散而怒情促急 哀性遠散者 太陽之耳 察於天時 而哀衆人之相欺也 哀性非他 聽也, 怒情促急者 太陽之脾 行於交遇 而怒別人之侮己也, 怒情非他 怒也.
少陽人 怒性宏抱而哀情促急 怒性宏抱者 少陽之目 察於世會 而怒衆人之相侮也 怒性非他 視也, 哀情促急者 少陽之肺 行於事務 而哀別人之欺己也 哀情非他 哀也.
太陰人 喜性廣張而樂情促急 喜性廣張者 太陰之鼻 察於人倫 而喜衆人之相助也 喜性非他 嗅也, 樂情促急者 太陰之腎 行於居處 而樂別人之保己也, 樂情非他 樂也.
少陰人 樂性深確而喜情促急 樂性深確者 少陰之口 察於地方 而樂衆人之相保也 樂性非他 味也, 喜情促急者 少陰之肝 行於黨與 而喜別人之助己也, 喜情非他 喜也.

3-2. 太陽之耳 能博於天時 而太陽之鼻 不能廣博於人倫, 太陰之鼻 能廣博於人倫 而太陰之耳 不能廣博於天時 少陽之目 能廣博於世會 而少陽之口 不能廣博於地方, 少陰之口 能廣博於地方 而少陰之目 不能廣博於世會

3-3. 太陽之脾 能勇統於交遇 而太陽之肝 不能雅立於黨與, 少陰之肝 能雅立於黨與 而少陰之脾 不能勇統於交遇, 少陽之肺 能敏達於事務 而少陽之腎 不能恒定於居處, 太陰之腎 能恒定於居處 而太陰之肺 不能敏達於事務.

3-4. 太陽之聽 能廣博於天時 故太陽之神 充足於頭腦 而歸肺者大也, 太陽之嗅 不能廣博於人倫 故太陽之血 不充足於腰脊 而歸肝者小也. 太陰之嗅 能廣博於人倫 故太陰之血 充足於腰脊 而歸肝者大也, 太陰之聽 不能廣博於天時 故太陰之神 不充足於頭腦 而歸肺者小也. 少陽之視 能廣博於世會 故少陽之氣 充足於背膂 而歸脾者大也, 少陽之味 不能廣博於地方 故少陽之精 不充足於膀胱 而歸腎者小也. 少陰之味 能廣博於地方 故少陰之精 充足於膀胱 而歸腎者大也 少陰之視 不能廣博於世會 故少陰之氣 不充足於背膂 而歸脾者小也.

3-5. 太陽之怒 能勇統於交遇 故交遇不侮也 太陽之喜 不能雅立於黨與 故黨與侮也, 是故 太陽之暴怒 不在於交遇 而必在於黨與也. 少陰之喜 能雅立於黨與 故黨與助也, 少陰之怒 不能勇統於交遇 故交遇不助也, 是故 少陰之浪喜 不在於黨與 而必在於交遇也. 少陽之哀 能敏達於事務 故事務不欺也, 少陽之樂 不能恒定於居處 故居處欺也, 是故 少陽之暴哀 不在於事務 而必在於居處也. 太陰之樂 能恒定於居處 故居處保也, 太陰之哀 不能敏達於事務 故事務不保也, 是故 太陰之浪樂 不在於居處 而必在於事務也.

3-6. 太陰之交遇 可以怒治之 而黨與不可以怒治之也 若遷怒於黨與 則無益於黨與 而肝傷也. 少陰之黨與 可以喜治之 而交遇不可以喜治之也 若遷喜於交遇 則無益於交遇 而脾傷也. 少陽之事務 可以哀治之 而居處不可以哀治之也 若遷哀於居處 則無益於居處 而腎傷也. 太陰之居處 可以樂治之 而事務不可以樂治之也 若遷樂於事務 則無益於事務 而肺傷也.

3-7. 太陽之性氣 恒欲進而不欲退 少陽之性氣 恒欲擧而不欲措
太陰之性氣 恒欲靜而不欲動 少陰之性氣 恒欲處而不欲出.

3-8. 太陽之進 量可而進也 自反其材而不莊 不能進也.
　　 少陽之擧 量可而擧也 自反其力而不固 不能擧也.
　　 太陰之靜 量可而靜也 自反其知而不周 不能靜也.
　　 少陰之處 量可而處也 自反其謀而不弘 不能處也.
3-9. 太陽之情氣 恒欲爲雄 而不欲爲雌 少陰之情氣 恒欲爲雌 而不欲爲雄
　　 少陽之情氣 恒欲外勝 而不欲內守 太陰之情氣 恒欲內守 而不欲外勝.
3-10. 太陽之人 雖好爲雄 亦惡宜雌 若全好爲雄 則放縱之心 必過也.
　　　少陰之人 雖好爲雌 亦惡宜雄 若全好爲雌 則偸逸之心 必過也.
　　　少陽之人 雖好外勝 亦宜內守 若全好外勝 則偏私之心 必過也.
　　　太陰之人 雖好內守 亦宜外勝 若全好內守 則物慾之心 必過也.
3-11. 太陽人 雖至愚 其性 便便然猶延納也 雖至不肖 人之善惡 亦知之也.
　　　少陽人 雖至愚 其性 恢恢然猶式度也 雖至不肖 人之知愚 亦知之也.
　　　太陰人 雖至愚 其性 卓卓然猶敎誘也 雖至不肖 人之勤惰 亦知之也.
　　　少陰人 雖至愚 其性 坦坦然猶生疎也 雖至不肖 人之能否 亦知之也.
3-12. 太陽人 謹於交遇 故恒有交遇生疎人 慮患之怒心 此心出於秉彝之敬心也 莫非至善
　　　而輕於黨與 故每爲親熟黨與人所陷 而偏怒傷臟 以其擇交之心 不廣故也.
3-13. 少陰人 謹於黨與 故恒有黨與親熟人 擇交之喜心 此心出於秉彝之敬心也 莫非至善
　　　而輕於交遇 故每爲生疎交遇人所誣 而偏喜傷臟 以其慮患之心 不周故也.
3-14. 少陽人 重於事務 故恒有出外興事務之哀心 此心出於秉彝之敬心也 莫非至善 而不
　　　謹於居處 故每爲主內做居處人所陷 而偏哀傷臟 以其重外 而輕內故也.
3-15. 太陰人 重於居處 故恒有主內做居處之樂心 此心出於秉彝之敬心也 莫非至善 而不
　　　謹於事務 故每爲出外興事務人所誣 而偏樂傷臟 以其重內 而輕外故也.
3-16. 太陰之頷 宜戒驕心 太陰之頷 若無驕心 絶世之籌策 必在於此也.
　　　少陰之臆 宜戒矜心 少陰之臆 若無矜心 絶世之經綸 必在於此也.
　　　太陽之臍 宜戒伐心 太陽之臍 若無伐心 絶世之行檢 必在於此也.
　　　少陽之腹 宜戒夸心 少陽之腹 若無夸心 絶世之度量 必在於此也.
3-17. 少陰之頭 宜戒奪心 少陰之頭 若無奪心 大人之識見 必在於此也.
　　　太陰之肩 宜戒侈心 太陰之肩 若無侈心 大人之威儀 必在於此也.
　　　少陽之腰 宜戒懶心 少陽之腰 若無懶心 大人之材幹 必在於此也.
　　　太陽之臀 宜戒竊心 太陽之臀 若無竊心 大人之方略 必在於此也.

❖ 제4장 臟腑論(4-1~4-17)

4-1. 肺部位 在秖(隹+首)下背上 胃脘部位 在頷下胸上 故背上胸上以上 謂之上焦
　　 脾部位 在膂 胃部位 在膈 故膂膈之間 謂之中上焦
　　 肝部位 在腰 小腸部位 在臍 故臍腰臍之間 謂之中下焦
　　 腎部位 在腰脊下 大腸部位 在臍腹下 故脊下臍下以下 謂之下焦.
4-2. 水穀 自胃脘而入于胃 自胃而入于小腸 自小腸而入于大腸 自大腸而出于肛門者 水穀
　　 之度數 停畜於胃 而薰蒸爲熱氣 消導於小腸 而平淡爲冷氣 熱氣之輕淸者 上昇於胃
　　 脘 而爲溫氣 冷氣之質重者 下降於大腸 而爲寒氣.
4-3. 胃脘通於口鼻 故水穀之氣 上昇也 大腸通於肛門 故水穀之氣 下降也 胃之體 廣大而

包容故水穀之氣 停蓄也 小腸之體 狹笮而屈曲 故水穀之氣 消導也.

4-4. 水穀溫氣 自胃脘而化津 入于舌下 爲津海 津海者 津之所舍也 津海之淸氣 出于耳而爲神入于頭腦而爲膩海 膩海者 神之所舍也 膩海之膩汁淸者 內歸于肺 濁滓 外歸于皮毛 故胃脘與舌耳頭腦皮毛 皆肺之黨也.

4-5. 水穀熱氣 自胃而化膏 入于膻間兩乳 爲膏海 膏海者 膏之所舍也 膏海之淸氣 出于目而爲氣 入于背䯒而爲膜海 膜海者 氣之所舍也 膜海之膜汁淸者 內歸于脾 濁滓外歸于筋 故爲與兩乳目背䯒筋 皆脾之黨也.

4-6. 水穀涼氣 自小腸而化油 入于臍 爲油海 油海者 油之所舍也 油海之淸氣 出于鼻 而爲血 入于腰脊而爲血海 血海者 血之所舍也 血海之血汁淸者 內歸于肝 濁滓外歸于肉 故小腸與臍鼻腰脊肉 皆肝之黨也.

4-7. 水穀寒氣 自大腸而化液 入于前陰毛際之內 爲液海 液海者 液之所舍也 液海之淸氣 出于口而爲精 入于膀胱而爲精海 精海者 精之所舍也 精海之精汁淸者 內歸于腎 濁滓外歸于骨 故大腸與前陰口膀胱骨 皆腎之黨也.

4-8. 耳 以廣博天時之聽力 提出津海之淸氣 充滿於上焦 爲神而注之頭腦 爲膩 積累爲膩海 目以廣博世會之視力 提出膏海之淸氣 充滿於中上焦 爲氣而注之背䯒爲膜 積累爲膜海 鼻 以廣博人倫之嗅力 提出油海之淸氣 充滿於中下焦 爲血而注之腰脊 爲凝血 積累爲血海. 口 以廣博地方之味力 提出液海之淸氣 充滿於下焦 爲精而注之膀胱 爲凝精 積累爲精海.

4-9. 肺 以鍊達事務之哀力 吸得膩海之淸汁 入于肺 以滋肺元 而內以擁護津海 鼓動其氣 凝聚其津 脾 以鍊達交遇之怒力 吸得膜海之淸汁 入于脾 以滋脾元 而內以擁護膏海 鼓動其氣 凝聚其油 腎 以鍊達居處之樂力 吸得精海之淸汁 入于腎 以滋腎元 而內以擁護液海 鼓動其氣 凝聚其液.

4-10. 津海之濁滓 則胃脘以上昇之力 取其濁滓 而以補益胃脘 膏海之濁滓 則胃以停 畜之力 取其濁滓 而以補益胃, 油海之濁滓 則小腸以消導之力 取其濁滓 而以補益小腸 液海之濁滓 則大腸, 以下降之力 取其濁滓 而以補益大腸.

4-11. 膩海之濁滓 則頭以直伸之力 鍛鍊之而成皮毛 膜海之濁滓 則手以能收之力 鍛鍊之而成筋, 血海之氶滓 則腰以寬放之力 鍛鍊之而成肉, 精海之濁滓 則足以屈强之力 鍛鍊之而成骨.

4-12. 是故 耳必遠廳 目必大視 鼻必廣嗅 口必深味 耳目鼻口之用 深遠廣大 則精神氣血 生也淺近狹小 則精神氣血 耗也. 肺必善學 脾必善問 肝必善思 腎必善辨 肺脾肝腎之用 正直中和 則津液膏油 充也 偏倚過不及 則津液膏油 燥也.

4-13. 膩海藏神 膜海藏靈 血海藏魂 精海藏魄.

4-14. 津海藏意 膏海藏慮 油海藏操 液海藏志.

4-15. 頭腦之膩海 肺之根本也, 背䯒之膜海 脾之根本也, 腰脊之血海 肝之根本也, 膀胱之精海 腎之根本也.

4-16. 舌之津海 耳之根本也, 乳之膏海 目之根本也, 臍之油海 鼻之根本也, 前陰之液海 口之根本也.

4-17. 心爲一身之主宰 負隅背心 正向膻中 光明瑩澈 耳目口鼻 無所不察 肺脾肝腎 無所不忖 頷臆臍腹 無所不誠 頭手腰足 無所不敬.

❖ 제5장 醫源論(5-1~5-9)

5-1. 書曰 若藥不瞑眩 厥疾不瘳 商高宗時 已有瞑眩藥驗 而高宗至於稱歎 則醫藥經驗 其來已久於神農黃帝之時 其說可信於眞也 而本草素問 出於神農黃帝之手 其說不可信於眞也 何以言之. 神農黃帝時 文字無應 後世文字 撓漓例法故也. 衰周秦漢以來 扁鵲有名 而張仲景具備得之 始爲成家著書 醫道始興 張仲景以後 南北朝隋唐醫繼之 而至于宋 朱肱具備得之 著活人書 醫道中興 朱肱以後 元醫 李杲 王好古 朱震亨 危亦林繼之 而至于明 李梴 龔信 具備得之 許浚具備傳之 著東醫寶鑑 醫道復興. 蓋自神農黃帝以後 秦漢以前 病證藥理 張仲景傳之 魏晉以後 隋唐以前 病證藥理 朱肱傳之 宋元以後 明以前 病證藥理 李梴 龔信 許浚傳之 若以醫家勤勞功業 論之則 當以張仲景 朱肱 許浚爲首 而李梴 龔信次之.

5-2. 本草 自神農黃帝以來 數千年世間流來經驗 而神農時有本草 殷時有湯液本草 唐時有孟詵食療本草 陳藏器本草拾遺 宋時有龐安常本草補遺 日華子本草 元時有王好古湯液本草.

5-3. 少陰人病證藥理 張仲景 庶幾乎昭詳發明 而宋元明諸醫 盡乎昭詳發明 少陽人病證藥理 張仲景 半乎昭詳發明 而宋元明醫 庶幾乎昭詳發明 太陰人病證藥理 張仲景 略得影子 而宋元明諸醫 太半乎昭詳發明 太陽人病證藥理 朱震亨 略得影子 而本草略有藥理.

5-4. 余生於醫藥經驗 五六千載後 因前人之述 偶得四象人臟腑性理 著得一書 名曰壽世保元. 原書中 張仲景所論 太陽病 少陽病 陽明病 太陰病 少陰病 厥陰病 以病證名目而論之也 余所論 太陽人 少陽人 太陰人 少陰人 以人物名目而論之也 二者不可混着 又不可厭煩然後 可以探其根株 而採其枝葉也. 若夫脈法者 執證之一端也 其理在於浮沈遲數 而不必究其奇妙之致也. 三陰三陽者 辨證之同異也 其理在於腹背表裏 而不必究其經絡之變也.

5-5. 古人 以六經陰陽 論病 故張仲景 著傷寒論 亦以六經陰陽 該病證 而以頭痛 身疼 發熱 惡寒 脈浮者 謂之太陽病證, 以口苦 咽乾 目眩 耳聾 胸脇滿 寒熱往來頭痛 發熱 脈弦細者 謂之少陽病證, 以不惡寒 反惡熱 汗自出 大便秘者 謂之陽明病證, 以腹滿時痛 口不燥 心不煩而自利者 謂之太陰病證, 以脈微細 但欲寐口燥 心煩而自利者 謂之少陰病證, 以初無腹痛 自利等證 而傷寒六七日 脈微緩手足厥冷 舌卷囊縮者 謂之厥陰病證 六條病證中 三陰病證 皆少陰人病證也, 少陽病證 卽少陽人病證也, 太陽病證 陽明病證 卽少陽人 少陰人 太陰人病證 均有之 而少陰人病證居多也. 古昔以來 醫藥法方 流行世間 經歷累驗者 仲景採摭而著述之 蓋古之醫師 不知心之愛惡所欲 喜怒哀樂偏着者爲病 而但知脾胃水穀 風寒暑濕觸犯者爲病 故其論病論藥全局 都自少陰人脾胃水穀中出來 而少陽人胃熱證藥 間或有焉 至於太陰人太陽人病情 則全昧也.

5-6. 岐伯曰 傷寒一日 巨陽受之 故頭項痛 腰脊强 二日 陽明受之 陽明主肉 其脈挾鼻絡於目 故身熱目疼而鼻乾 不得臥也 三日 少陽受之 少陽主膽 其脈循脇絡於耳 故胸脇痛而耳聾 三陽經絡 皆受其病 而未入於臟 故可汗而已 四日 太陰受之 太陰脈 布胃中 絡於嗌 故腹滿而嗌乾 五日 少陰受之 少陰脈 貫腎絡於肺 繫舌本 故口燥 舌乾而渴 六日 厥陰受之 厥陰脈 循陰器而絡於肝 故煩滿而囊縮 三陰三陽 五臟六腑 皆受病 榮衛不行 五臟不通則死矣.

5-7. 兩感於寒者 必不免於死 兩感於寒者 一日 巨陽少陰俱病 則頭痛 口乾而煩滿 二日 陽明太陰俱病 腹滿 身熱 不飮食 譫語 三日 少陽厥陰俱病 耳聾 囊縮而厥水漿不入口

不知人 六日死 其死 皆以六七日之間 其愈 皆以十日已上.
5-8. 論曰 靈樞素問 假托黃帝 異怪幻惑 無足稱道 方術好事者之言 容或如是 不必深責也. 然 此書 亦是古人之經驗 而五臟六腑 經絡針法 病證修養之辨 多有所啓發 則實是醫家 格致之宗主 而苗脈之所自出也. 不可全數其虛誕之罪 而廢其啓發之功也. 蓋 此書 亦古之聰慧博物之言 方士淵源修養之述也, 其理有可考 而其設不可盡信.
5-9. 岐伯所論 巨陽少陽少陰經病 皆少陽人病也, 陽明太陰經病 皆太陰人病也, 厥陰經病 少陰人病也.

❖ 제6장 少陰人 病證論

1. 少陰人 腎受熱表熱病論(6-1~6-51)

6-1. 張仲景 傷寒論 曰 發熱 惡寒 脈浮者 屬表 卽 太陽證也.
6-2. 太陽傷風脈 陽浮而陰弱 陽浮者 熱自發 陰弱者 汗自出 嗇嗇惡寒 淅淅惡風 翕翕發熱 鼻鳴乾嘔 桂枝湯主之..
6-3. 危亦林 得效方 曰 四時瘟疫 當用香蘇散.
6-4. 龔信醫鑑 曰 傷寒 頭痛身疼 不分表裏證 當用藿香正氣散.
6-5. 論曰 張仲景所論 太陽傷風 發熱惡寒者 卽 少陰人 腎受熱表熱病也, 此證 發熱惡寒而無汗者 當用桂枝湯 川芎桂枝湯 香蘇散 芎歸香蘇散 藿香正氣散 發熱惡寒而有汗者 此亡陽初證也, 必不可輕易視之 先用黃芪桂枝湯 補中益氣湯 升陽益氣湯 三日連服 而汗不止 病不愈 則當用桂枝附子湯 人蔘桂枝附子湯 升陽益氣附子湯.
6-6. 張仲景 曰 太陽病 脈浮緊 發熱無汗而衄者 自愈也.
6-7. 太陽病 六七日 表證因在 脈微而沈 反不結胸 其人如狂者 以熱在下焦 小腹當滿 小便自利者 下血乃愈 抵當湯主之.
6-8. 太陽病 身黃發狂 小腹硬滿 小便自利者 血證 宜抵當湯 傷寒 小腹滿 應小便不利 今反利者 以有血也.
6-9. 太陽病不解 熱結膀胱 其人如狂 血自下者 自愈 但小腹急結者 宜攻之 宜桃仁承氣湯.
6-10. 太陽病外證 未除而數下之 遂下利不止 心下痞硬 表裡不解 人蔘桂枝湯主之.
6-11. 論曰 此證 其人如狂者 腎陽困熱也, 小腹硬滿者 大腸怕寒也. 二證俱見 當先其急 腎陽困熱 則當用川芎桂枝湯 黃芪桂枝湯 八物君子湯 升補之 大腸怕寒 則當用藿香正氣散 香砂養胃湯 和解之 若外勢包裹冷 而毒氣中結於內 惑將有養 虎遺患之弊 則當用巴豆丹 下利一二度 因以藿香正氣散 八物君子湯 和解而峻補之.
6-12. 張仲景所論 下焦血證 卽 少陰人 脾局陽氣 爲寒邪所掩抑 脊間陽氣未能透表 而腎局陽氣 爲邪所拒 不能直升 連接於脾局 鬱畜膀胱之證也. 其人如狂者 其人難言也, 如見鬼狀者 恍惚譫語也 太陽病表證 因在者 身熱煩惱 而惡寒之證 間有之也, 太陽病外證 除者 身熱煩惱 而惡寒之證 都無之也, 此證 益氣而升陽 則得其上策也, 破血而解熱 則出於下計也. 太陽病外證 未除而數下之 遂下利不止云云者 亦可見 古人之於此證 用承氣湯 則下利不止 故遂變其方 而用抵當桃仁湯耳. 太陽病外證 未除則 陽氣其力 雖有鬱抑 猶能振寒 而與寒邪相爭於表也 若外證盡除 則陽氣其力不能振寒 而遂爲窮困縮伏之勢也, 攻下之藥 何甚好藥 而必待陽氣窮困縮伏之時 而應用耶. 人蔘桂枝湯 不亦晩乎.

6-13. 張仲景 曰 婦人傷寒發熱 經水適來斷 晝日明了 夜則譫語 如見鬼狀 此爲熱入血室 無犯胃氣及上二焦 必自愈.
6-14. 陽明病 口燥 嗽水 不欲嚥 此必衄 不可下.
6-15. 陽明病 不能食 攻其熱 必噦 傷寒嘔多 雖有陽明 不可攻 胃家實 不大便 若 表未解 及有半表者 先以桂枝柴胡和解 乃可下也.
6-16. 論曰 右諸證 當用藿香正氣散 香砂養胃湯 八物君子湯.
6-17. 張仲景 曰 陽明之爲病 胃家實也. 問曰 緣何得陽明病. 答曰 太陽病 發汗 若下 若利小便者 此 亡津液 胃中乾燥 因轉屬陽明 不更衣 內實 大便難者 此名陽明病也.
6-18. 傷寒 轉屬陽明 其人濈然微汗出也.
6-19. 傷寒 若吐 若下後 不解 不大便五六日 至十餘日 日晡所發潮熱 不惡寒狂言 如見鬼狀 若劇者 發則不識人 循衣摸床 惕而不安 微喘直視 脈弦者生 脈濇者死.
6-20. 論曰 秦漢時醫方治法 大便秘燥者 有大黃治法 無巴豆治法 故張仲景 亦用大黃 大承氣湯 治少陰人 太陽病轉屬陽明 其人濈然微汗出 胃中燥煩實 不大便五六日 至十餘日 日晡發潮勢 不惡寒 狂言 如見鬼將之時 而用之則神效 若劇者 發則不識人 循衣摸床 惕而不安 微喘直視 用之於此 則脈弦者生 脈濇者死 蓋此方 治少陰人 太陽病轉屬陽明 不大便五六日 至十餘日 日晡發潮勢 不惡寒 可用 而其他則不可用也 仲景 知此方 有可用不可用之時候 故亦能昭詳 少陰人 太陽陽明病證候也. 蓋仲景 一心精力 都在於深得 大承氣湯 可用時候 故不可用之是候 亦昭詳知之也 仲景 太陽明病藥方中 有桂枝湯 人蔘桂枝湯 得其彷佛 而大承氣湯 則置人死生於茫無津涯之中 必求大承氣湯可用之時候 而待其不大便五六日 日晡發潮熱 狂言時 是豈美法也哉. 蓋少陰人病候 自汗不出則非不弱也 大偏秘燥 則胃實也 少陰人 太陽陽明病 自汗不出 非不弱者 輕病也 大偏雖硬 用藥則易愈也 故大黃 枳實 厚朴 芒硝之藥 亦能成功於此時 而劇者 猶有半生半死 若用八物君子湯 升陽益氣湯 與巴豆丹 則雖劇者 亦無脈弦者生 脈濇者死之理也. 又太陽病表證 因在時 何不早用溫補升陽之藥 與巴豆 預圖其病 而必待陽明病 日晡發潮熱 譫言時 用承氣湯 使人半生半死也.
6-21. 許叔微 本事方 曰 一人 病傷寒 大便不利 日晡發潮熱 手循衣縫 兩手撮空 直視喘急 諸醫皆走 此 誠惡候 仲景 雖有證而無法 但云 脈弦者生 脈濇者死 謾且救之 與小承氣湯一服 而大便利 諸疾漸退 脈且微弦 半月愈.
6-22. 王好古 海藏書 曰 一人 傷寒 發狂欲走 脈虛數 用柴胡湯 反劇 以蔘芪歸朮陳皮甘草煎湯一服 狂定 再服 安睡而愈.
6-23. 醫學綱目 曰 嘗治 循衣摸床者 數人 皆用大補氣血之劑 惟一人 兼瞤振脉代 遂於補劑中 略加桂 亦振止脈和而愈.
6-24. 成無己 明理論 曰 潮熱屬陽明 必於日晡時發者 乃爲潮熱也. 陽明之爲病 胃家實也 胃實則譫語 手足濈然汗出者 此大便已硬也 譫語有潮熱 承氣湯下之 熱不潮者 勿服.
6-25. 朱震亨 丹溪心法 曰 傷寒壞證 昏沉垂死 一切危急之證 好人蔘一兩 水煎一服而盡 汗自鼻梁上出 涓涓如水.
6-26. 論曰 右論 皆以張仲景 大承氣湯 始作俑 而可用不可用時候 難知 故紛紜多惑 而始知張仲景之不可信也. 張仲景 大承氣湯 元是殺人之藥 而非活人之藥 則大承氣湯不必擧論 此胃家實病 不更衣發狂證 當用巴豆全粒 或用獨蔘八物君子湯 或先用巴豆後用八物君子湯 以壓之.
6-27. 張仲景 曰 陽明病 外證 身熱 汗自出 不惡寒 反惡熱.

6-28. 傷寒陽明病 自汗出 小便數 則津液內竭 大便必難 其脾爲約 麻仁丸主之.
6-29. 陽明病 自汗出 小便自利者 此爲津液內竭 大便雖硬 不可攻之 宜用蜜導法 通之.
6-30. 陽明病 發熱汗多者 急下之 宜大承氣湯.
6-31. 李梴 醫學入門 曰 汗多不止 謂之亡陽 如心痞胸煩 面靑膚瞤者 難治 色黃手足溫者 可治. 凡汗漏不止 眞陽脫亡 故謂之亡陽 其身必冷 多成痺寒 四肢拘急 桂枝附子湯 主之.
6-32. 嘗治 少陰人 十一歲兒 汗多亡陽病 此兒 勞心焦思 素證有時以泄瀉爲憂 而每飯時 汗流滿面矣 忽一日 頭痛發熱 汗自出 大便秘燥 以此兒 素證泄瀉爲憂 故頭痛身熱 便秘汗出之熱證 以其反於泄瀉寒證 而曾不關心 尋常治之 以黃芪 桂枝 白芍藥等屬 發表矣 至于四五日 頭痛發熱不愈 六日平明 察其證候 則大便燥結 已四五日 小便 赤澁二三匙 而一晝夜間 小便度數 不過二三次 不惡寒而發熱 汗出度數 則一晝夜間 二三四次不均 而人中則或有時有汗 或有時無汗 汗流滿面滿體 其證可惡. 始覺汗多 亡陽證候 眞是危證也, 急用巴豆一粒 仍煎黃芪桂枝附子湯 用附子一錢 連服二貼 以 壓之 至于末刻 大便通 小便稍淸而稍多. 其翌日 卽得病七日也 以小兒附子太過之 慮 故以黃芪桂枝附子湯 一貼 分兩日服矣 兩日後 其兒 亡陽證又作 不惡寒 發熱汗 多而小便赤澁 大便秘結如前 面色帶靑 間有乾咳 病勢比前太甚 其日卽得病九日也 時則巳時末刻. 急用巴豆一粒 仍煎人蔘桂枝附子湯 用人蔘五錢 附子二錢 連二貼 以壓之 至于日晡 大便始通 小便稍多而色赤則一也 又用人蔘桂枝附子湯 人蔘五錢 附子二錢 一貼服矣 至于二更夜 其兒 側臥而頭不能擧 自吐痰一二匙 而乾咳仍止. 其翌日 又用人蔘桂枝附子湯 人蔘五錢 附子二錢 三貼 食粥二三匙 每用藥後 則身 淸冷 無汗 小便稍多 而大便必通. 又翌日 用此方二貼 食粥半碗有餘 身淸冷 自起坐 房室中 此日 卽得病十二日也. 此三日內 身淸冷 無汗 大便通 小便淸而多者 連用附 子二錢 日二貼之故也. 至于十三日 又起步門庭 而擧頭不能仰面 懲前小兒附子太 過之慮 用黃芪桂枝附子湯 用附子一錢 每日二貼服 至于七八日 頭面稍得仰擧 而面 部浮腫 又每日二貼服 至于七八日 頭面又得仰擧 而面部浮腫亦減. 其後 用此方每 日二貼服 自得病初 至於病解 前後一月餘 用附子 凡八兩矣.
6-33. 張仲景 曰 陽明病 有三病 太陽陽明者 脾約 是也 正陽陽明者 胃家實 是也 少陽陽明 者 發汗利小便 胃中燥煩實 大便難 是也.
6-34. 論曰 張仲景所論 陽明三病 一曰 脾約者 自汗出 小便利之證也 二曰 胃家實者 不更 衣 大便難之證也 三曰 發汗利小便 胃中燥煩實者 此亦胃家實也 其實 非三病也 二 病而已. 仲景 意脾約云者 津液漸竭 脾之潤氣 漸約之謂也 胃家實云者 津液已竭 胃 之全局 燥實之謂也. 中古戰國秦漢之時 醫家單方經驗 其來已久 汗吐下三法 始爲 盛行 太陽病表證因在者 或以麻黃湯發汗 或以猪苓湯利小便 或以承氣湯下之 承氣 湯下之 則下利不止之證作矣 麻黃湯 猪苓湯 發汗利小便 則胃中燥煩實 大便難之證 作矣 仲景 有見於此 故以脾約之自汗出 自利小便者 脾之潤氣漸約 亦將爲胃燥實之 張本矣 然 脾約自脾約也 胃家實自胃家實也 寧有其病 先自脾約而後 至於胃家實之 理耶.
6-35. 胃家實 脾約二病 如陰證之太陰少陰病 虛實證狀 顯然不同 自太陽病表證因在時 已 爲兩路分岐 元不相合. 太陽病表證因在 而其人如狂者 鬱狂之初證也 陽明病胃家實 不更衣者 鬱狂之重證也 陽明病 潮熱 狂言 微喘直視者 鬱狂之末證也 太陽病 發熱 惡寒 汗自出者 亡陽之初證也 陽明病 不惡寒反惡熱 汗自出者 亡陽之重證也 陽明 病 發熱汗多者 亡陽之末證也 蓋鬱狂證 都是身熱 自汗不出也 亡陽證 都是身熱 自

汗出也.

6-36. 陰證 口中和而有腹痛泄瀉者 太陰病也. 口中不和而有腹痛泄瀉者 少陰病也. 陽證 自汗不出而有頭痛身熱者 太陽陽明病 鬱狂證也. 自汗出而頭痛身熱者 太陽陽明病 亡陽證也. 陰證之太陰病 陽證之鬱狂病 有輕證重證也. 陰證之少陰病 陽證之亡陽病 有險證危證也. 亡陽少陰病 自初痛 已爲險證 繼而爲危證也.

6-37. 亡陽病證 非但觀於汗也. 必觀於小便多少也. 若小便淸利而自汗出 則脾約病也 此險證也. 小便赤澁而自汗出 則陽明病 發熱汗多也. 此危證也. 然 少陽人裏熱證 太陰人表熱證 亦有汗多 小便赤澁者 宜察之 不可誤藥.

6-38. 胃家實病 其始焉 汗不出 不惡寒但惡熱 而其病垂危 則濈然微汗出潮熱也. 濈然微汗出潮熱者 表寒振發之力 永竭故也. 胃竭之候也. 脾約病 其始焉 身熱汗自出 不惡寒 而若其病垂危 則發熱汗多而惡寒也. 發熱汗多而惡寒者 裏熱撐支之勢 已窮故也. 脾絶之候也.

6-39. 張仲景 曰 厥陰證 手足厥冷 小腹痛 煩滿 囊縮 脉微欲絶 宜當歸四逆湯.

6-40. 凡厥者 陰陽氣不相順接 便爲厥 厥者 手足逆冷 是也.

6-41. 傷寒 六七日 尺寸脉微緩者 厥陰受病也 其證 小腹煩滿而囊縮 宜用承氣湯 下之.

6-42. 六七日 脈至皆大 煩而口噤 不能言 躁擾者 必欲解也.

6-43. 朱肱 活人書 曰 厥者 手足逆冷 是也. 手足指頭微寒者 謂之淸 此疾爲輕 陰厥者 初得病 便四肢厥冷 脈沈微而不數 足多攣.

6-44. 傷寒六七日 煩滿囊縮 尺寸俱微緩者 足厥陰經受病也. 其脈微浮爲欲愈 不浮爲難愈 脈浮緩者 必囊不縮 外證 必發熱惡寒 爲欲愈 宜桂麻各半湯. 若尺寸俱沉短者 必囊縮 毒氣入腹 宜承氣湯下之. 速用承氣湯 可保五生一死. 六七日 脈微浮者 否極泰來 水升火降 寒熱作而大汗解矣.

6-45. 諸手足逆冷 皆屬厥陰 不可汗下 然 有須汗須下者 謂手足雖逆冷 時有溫時 手足掌心 必煖 非正厥逆 當消息之.

6-46. 李梴 曰 舌卷厥逆 冷過肘膝 小腹絞痛 三味蔘萸湯 四順湯主之 囊縮 手足乍冷乍溫 煩滿者 大承氣湯主之..

6-47. 論曰 張仲景所論 厥陰病 初無腹痛下利等證 而六七日 猝然而厥 手足逆冷 則此非陰證之類也. 乃少陰人 太陽傷風 惡寒發熱 汗自出之證 正邪相持日久 當解不解 而變爲此證也. 此證 當謂之太陽病厥陰證也 此證 不必用當歸四逆湯 桂麻各半湯 而當用 蔘萸湯 人蔘吳茱萸湯 獨蔘八物湯 不當用大承氣湯 而當用巴豆.

6-48. 凡少陰人 外感病 六七日 不得眞汗而死者 皆死於厥陰也. 四五日 觀其病勢 用黃芪桂枝湯 八物君子湯 三四五貼 豫防可也.

6-49. 朱肱 曰 厥陰病消渴 氣上衝心 心中疼熱 飢不欲食 食則吐蚘.

6-50. 龔信 曰 傷寒 有吐蚘者 雖有大熱 忌下 凉藥犯之 必死. 盖胃中有寒 則蚘不安所而上膈 大凶之兆也. 急用理中湯.

6-51. 論曰 此證 當用理中湯 日三四服 又連日服 或理中湯 加陳皮 官桂 白何首烏.

6-52. 重病危證 藥不三四服 則藥力不壯也 又不連日服 則病加於少愈也. 或病愈而不快也. 連日服者 或日再服 或日一服 或日三服 或二三日連日服 或五六日連日服 或數十日連日服 觀其病勢 圖之.

2. 少陰人 胃受寒裏寒病論(7-1~7-70)

7-1. 張仲景 曰 太陰之證 腹滿而吐 食不下 自利益甚時 腹自痛.
7-2. 腹滿時痛 吐利不渴者 爲太陰 宜四逆湯 理中湯 腹滿不減 減不足言 宜大承氣湯.
7-3. 傷寒 自利不渴者 屬太陰 以其臟有寒故也 當溫之 宜用四逆湯.
7-4. 太陰證 腹痛自利不渴 宜理中湯 理中丸 四順理中湯丸 亦主之.
7-5. 論曰 右證 當用理中湯 四順理中湯 四逆湯 而古方草剏 藥力不具備 此證 當用白何烏理中湯 白何烏附子理中湯 腹滿不減 減不足言者 有痼冷積滯也 當用巴豆而不當用大承氣湯.
7-6. 張仲景 曰 病發於陰而反下之 因作痞 傷寒 嘔而發熱者 若心下滿不痛 此爲痞 半夏瀉心湯主之 胃虛氣逆者 亦主之.
7-7. 下後 下利日數十行 穀不化 腹雷鳴 心下痞硬 乾嘔心煩 此乃結熱 乃胃中虛 客氣上逆 故也 甘草瀉心湯主之.
7-8. 太陰證 下利淸穀 若發汗 則必脹滿 發汗後 腹脹滿 宜用厚朴半夏湯.
7-9. 汗解後 胃不和 心下痞硬 脇下有水氣 腹中雷鳴 下利者 生薑瀉心湯主之.
7-10. 傷寒 下利 心下痞硬 服瀉心湯後 以他藥下之 利不止 與理中湯 利益甚 赤石脂禹餘粮湯主之.
7-11. 論曰 病發於陰而反下之云者 病發於胃弱 當用藿香正氣散 而反用大黃下之之謂也. 麻黃大黃 自是太陰人藥 非少陰人藥 則少陰人病 無論表裏 麻黃大黃 汗下元非可論. 少陰人病 下利淸穀者 積滯自解也 太陰證 下利淸穀者 當用藿香正氣散 香砂養胃湯 薑朮寬中湯 溫胃而降陰 少陰證 下利淸穀者 當用官桂附子理中湯 健脾而降陰.
7-12. 藿香正氣散 香砂六君子湯 寬中湯 蘇合元 皆張仲景 瀉心湯之變劑也 此所謂靑於藍者 出於藍. 噫 靑雖自靑 若非其藍 靑何得靑.
7-13. 張仲景 曰 傷寒陰毒之病 面靑身痛 如被杖 五日可治 七日不治.
7-14. 李梴 曰 三陰病深 必變爲陰毒 其證 四肢厥冷 吐利不渴 靜踡而臥 甚則咽痛鄭聲 加以頭痛頭汗 眼睛內痛 不欲見光 面脣指甲靑黑 身如被杖 又此證 面靑白黑 四肢厥冷 多睡.
7-15. 論曰 右證 當用人蔘桂枝湯 人蔘附子理中湯.
7-16. 張仲景 曰 傷寒直中陰經 初來無頭痛 無身熱 無渴 怕寒踡臥 沈重欲眠 脣靑厥冷 脈微而欲絶 惑脈伏 宜四逆湯 四逆者 四肢逆冷也.
7-17. 論曰 嘗治 少陰人 直中陰經 乾霍亂關格之病 時屬中伏節候 少陰人一人 面部氣色 或靑或白 如彈丸圈 四五點成團 起居如常 而坐於房室中倚壁 一身委靡無力而但欲寐 問其這間原委 則曰 數日前 下利淸水一二行 仍爲便閉 至今爲兩晝夜 別無他故云 問所飮食 則曰 食麥飯云 急用巴豆如意丹 一半時刻 其汗 自人中穴出而達于面上 下利一二度 時當日暮 觀其下利 則靑水中 雜穢物而出 終夜 下利十餘行 翌日平明至日暮 又十餘行下利 而淸穀麥粒 皆如黃豆大 其病 爲食滯 故連三日 絶不穀食 日所食 但進好熟冷一二碗 至第三日平明 病人面色則無不顯明 而一身皆冷 頭頸墜下 去地二三寸而不能仰擧 病證更重 計出無聊 仔細點檢 病人一身 則手足膀胱腰腹 皆如冰冷 臍下全腹 堅硬如石 而胸腹上中元 熱氣熏騰 炙手可熱 最爲可觀. 至第五日平朝 一發吐淸沫 而淸沫中 雜米穀一朶而出 自此 病勢大減 因進米飮聯服數碗 其翌日 因爲粥食 此病在窮村 故未暇溫胃和解之藥.
7-18. 其後 又有少陰人 一人 日下利數次 而仍下淸水 全腹浮腫 初用桂附藿陳理中湯 倍加人蔘 官桂 各二錢 附子二錢 或一錢 日四服 數日後 則日三服 至十餘日 遂下利淸

穀 連三日三四十行 而浮腫大減.

7-19. 又少陰人 小兒一人 下利靑水 面色靑 氣陷如睡 用獨蔘湯 加生薑二錢 陳皮 砂仁 各一錢 日三四服 數日後 下利十餘行 大汗解.

7-20. 盖少陰人 霍亂關格病 得人中汗者 始免危也 食滯大下者 次免危也 自然能吐者 快免危也, 禁進粥食 但進好熟冷 或米飮者 扶正抑邪之良方也 宿滯之彌留者 得好熟冷 乘熱溫進 則消化無異於飮食 雖絶食二三四日 不必爲慮.

7-21. 張仲景 曰 少陰病 脈微細 但欲寐.

7-22. 傷寒 欲吐不吐 心煩 但欲寐 五六日 自利而渴者 屬少陰 小便色白 宜四逆湯.

7-23. 少陰病 身體痛 手足寒 骨節痛 脈沈者 附子湯主之.

7-24. 下利腹脹滿 身體疼痛 先溫其裏 乃攻其表 溫裏 宜四逆湯 攻表 宜桂枝湯.

7-25. 論曰 右證 當用官桂附子理中湯.

7-26. 張仲景 曰 少陰病 始得之 反發熱 脈沈者 麻黃附子細辛湯主之.

7-27. 少陰病 一二日 口中和 背惡寒 宜附子湯.

7-28. 少陰病 二三日 用麻黃附子甘草湯 微發之 以二三日無證 故微發汗也 無證 謂無吐利厥證也.

7-29. 下利 脈沈而遲 其人 面小赤 身有微汗 下利淸穀 必鬱冒汗出而解 病人必微厥 所以然者 其面戴陽 下虛故也.

7-30. 少陰病 脈細沈數 病爲在裏 不可發汗 少陰病 但厥無汗 而强發之 必動其血 或從口鼻 或從目出 是爲下厥上渴 難治.

7-31. 論曰 張仲景所論 太陰病 少陰病 俱是少陰人胃氣虛弱泄瀉之證 而太陰病泄瀉重證 中平證也, 少陰病泄瀉 危證中險證也. 人 但見泄瀉同是一證 而易於尋常做圖 少陰病泄瀉 尋常做圖 則必不免死. 蓋太陰病泄瀉 大腸之泄瀉也 少陰病泄瀉 胃中之泄瀉也 太陰病泄瀉 溫氣逐冷氣之泄瀉也 少陰病泄瀉 冷氣逼溫氣之泄瀉也.

7-32. 少陰病 欲自愈 則面小赤 身有微汗 必鬱冒汗出而解 故古人有見於此 少陰病 但厥無汗者 亦以麻黃 强發汗 欲其自愈 而反動其血 從口鼻出故 於是乎 始爲戒懼 凡少陰病 不敢輕易用麻黃 而少陰病 始得之一二日 二三日初證 以麻黃附子甘草湯 微發之也 然 麻黃爲少陰病害藥 則雖二三日初證 必不可用麻黃發之也 此證 當用官桂附子理中湯 或以桂枝 易官桂.

7-33. 少陰病初證 因爲險證 繼而爲危證 此病初證 早不辨證而措置 則危境也 凡腹痛自利 無口渴 口中和者 爲太陰病 腹痛自利 而有口渴 口中不和者 爲少陰病 有身體痛骨節痛表證 此則表裏俱病 而大腸寒氣 必勝胃中溫氣而上升也 太陰病 無身體痛骨節痛表證 此則裏病表不病 而胃中溫氣 猶勝大腸寒氣而下降也.

7-34. 張仲景 曰 少陰病 自利純靑水 心下痛 口燥乾者 宜大承氣湯.

7-35. 朱肱 曰 少陰病 口燥咽乾而渴 宜急下之 非若陽明 宜下而可緩也.

7-36. 李杲東垣書 曰 少陰證 口中辨 口中和者 當溫 口中乾燥者 當下, 少陰證 下利辨 色不靑者 當溫 色靑者 當下.

7-37. 李梴 曰 舌乾口燥 或下利淸水 譫語便閉 宜小承氣湯 脣靑 四肢厥冷 指甲靑黑 宜薑附湯.

7-39. 論曰 下利靑水者 欲下之 則當用巴豆 欲溫之 則當用官桂附子理中湯 下利靑水 仍爲便閉者 先用巴豆 後用薑朮寬中湯.

7-39. 嘗見 少陰人十歲兒 思慮耗氣 每有憂愁 一二日則必腹痛泄瀉 一二日 用白何烏理中湯 二三四貼 或甚則附子理中湯 一二貼 則泄瀉必愈矣 忽一日 此兒 心有憂愁 氣度

不平數日 故豫治次 用白何烏理中湯 二貼 則泄瀉因作 下利靑水 連用六貼 靑水不止 急附子理中湯 六貼 靑水變爲黑手 又二貼 黑手泄瀉 亦愈又二三貼調理 以此觀之 則下利靑水者 病人 有霍亂關格而後 成此證也 此證當用巴豆 破積滯痼冷 自是無疑. 此兒 十歲冬十二月 有下利靑水病 十一歲春二月 又得亡陽病.

7-40. 朱肱 曰 躁無暫定而厥者 爲藏厥.

7-41. 李梴 曰 藏厥者 發躁無休息時 發熱七八日 脈微 膚冷而躁 或吐或瀉 無時暫安者 乃厥陰眞藏氣絶 故曰藏厥. 仲景 無治法 而四逆湯 冷飮救之 又少陰病 厥而吐利發躁者 亦不治而 三味蔘萸湯救之.

7-42. 論曰 少陰人 喜好不定而計窮力屈 則心煩躁也 少陰病傷寒 欲吐不吐 心煩 但欲寐者 此非計窮力屈者之病乎. 蓋喜好者 所慾也 何故 至於計窮力屈 而得此少陰病乎 何不用君子寬平心乎. 然 初證傷寒 欲吐不吐 心煩 但欲寐者 早用藥 則猶可免死也. 其病 至於躁無暫定而厥 則勢在極危也 豈不可憐乎. 此證 當用蔘萸湯 四逆湯 官桂附子理中湯 吳茱萸附子理中湯.

7-43. 朱肱 曰 病人 身冷 脈沈細而疾 煩躁而不飮水者 陰盛隔陽也 若飮水者 非此證也, 厥陰病 渴欲飮水者 小小與之 愈.

7-44. 成無已曰 煩謂心中鬱煩也 躁謂氣外熱躁也 但煩不躁 及先煩後躁者 皆可治 但躁不煩 及先躁後煩者 皆不可治. 先躁後煩 謂怫怫然 更作躁悶 此陰盛隔陽也. 雖大躁欲於泥水中臥 但水不得入口 是也, 此 氣欲絶而爭 譬如燈將滅而暴明.

7-45. 李梴 曰 傷寒 陰盛隔陽 其證 身冷反躁 欲投井中 唇靑面黑 渴欲飮水復吐 大便自利黑水 六脉沉細而疾 或無脈 陰盛隔陽 大虛證也 宜霹靂散 又曰 厥逆煩躁者 不治.

7-46. 論曰 此證 當用官桂附子理中湯 吳茱萸附子理中湯 或用霹靂散.

7-47. 藏厥與陰盛隔陽病情 大同小異 俱在極危 如存一髮 措手難及 若論此病之可治 上策莫如此證未成之前 早用官桂附子理中湯 吳茱萸附子理中湯.

7-48. 凡 觀少陰人病 泄瀉初證者 當觀於心煩與不煩, 心煩則口渴而口中不和也, 心不煩則口不渴而口中和也. 觀少陰人病 危證者 當觀於躁之有定無定也, 欲觀之有定無定 則必占心之範圍 有定無定也, 心之範圍綽綽者 心之有定而躁之有定也, 心之範圍耿耿者 心之無定而躁之無定也. 心雖耿耿忽忽 猶有一半時刻 綽綽卓卓 則其病可治 可治者 用薑附而可效也.

7-49. 凡少陰人泄瀉 日三度重於一二度也, 四五度重於二三度也, 而日四度泄瀉則太重也 泄瀉一日輕於二日也, 二日輕於三四日也, 而連三日泄瀉則太重也. 少陰人平人 一月間 或泄瀉二三次 則不可謂輕病人也, 一日間 乾便三四度 則不可謂輕病人也. 下利淸穀者 雖日數十行 口中必不燥乾 而冷氣外解也, 下利淸水者 腹中必有靑水也, 若下利黃水 則非淸水 而又必雜穢物也.

7-50. 張仲景 曰 傷寒七八日 身黃如梔子色 小便不利 腹微滿 屬太陰 宜茵蔯蒿湯 傷寒 但頭汗出 餘無汗 劑頸而還 小便不利 身必發黃.

7-51. 李梴 曰 天行疫癘 亦能發黃 謂之瘟黃 殺人最急 宜瘴疸丸.

7-52. 論曰 右證 當用茵蔯橘皮湯 茵蔯附子湯 茵蔯四逆湯 瘴疸丸 或用巴豆丹.

7-53. 醫學綱目 曰 但結胸 無大熱者 此爲水結 但頭汗出 名曰水結胸 小半夏湯主之.

7-54. 龔信 曰 寒實結胸 無熱證者 宜三物白散.

7-55. 論曰 右證 當用桂枝半夏生薑湯 赤白何烏寬中湯 三物白散 或用巴豆丹.

7-56. 少陽人病 心下結硬者 名曰結胸病 其病可治也, 少陰人病 心下結硬者 名曰藏結病 其病不治也. 醫學綱目 醫鑑所論 水結胸 寒實結胸證藥 俱是少陰人太陰病 而與張仲景茵蔯蒿湯證相類 則此病 想必非眞結硬於心下 而卽痞滿於心下者也. 張仲景 瀉心湯證 傷寒下利 心下痞硬 汗解後 心下痞硬云者 亦皆痞滿於心下 或臍上近處結硬也. 而非眞結硬於心下者也 若少陰人病 而心下右邊結硬則不治.

7-57. 張仲景 曰 病有結胸 有藏結 飮食如故 其狀如何. 曰按之痛 寸脈浮 關脈沈 名曰結胸也. 何謂藏結. 曰如結胸狀 飮食如故 時時下利 寸脈浮 關脉細小沈緊 名曰藏結 舌上白胎者 難治 病人胸中 素有痞 連在臍傍 引入小腹 入陰筋者 此名藏結 死.

7-58. 朱宏 曰 藏結 狀如結胸 飮食如故 時時下利 而舌上白胎 歌曰 飮食如常 時下利 更加舌上白胎 時 連臍腹痛 引陰筋 此疾 元來死不醫.

7-59. 論曰 嘗見 少陰人一人 心下右邊結硬 百藥無效 與巴豆如意丹 反劇 搖頭動風 有頃而止 數月後 死 其後 又有少陰人一人 有此證者 用巴豆丹 面上身上有汗而 獨上唇人中穴左右邊 無汗 此人 一周年後 亦死. 凡少陰人 心下結硬 有此證者 目睹四五人 或半年 或一年 針灸醫藥 無不周至 而個個無回生之望 此卽藏結病 而少陰人病也.

7-60. 張仲景 曰 黃疸之病 當以十八日爲期 十日以上宜差 反劇爲難治. 發於陰部 其人必嘔 發於陽部 其人振寒而發熱.

7-61. 諸疸 小便黃赤色者 爲濕熱 當作濕熱治 小便色白 不可除熱者 無熱也 若有虛寒證 當作虛勞治.

7-62. 腹脹滿 面萎黃 躁不得睡.

7-63. 黃家日晡時 當發熱 反惡寒 此爲女勞得之 膀胱急 小腹滿 一身盡黃 額上黑 足下熱 因作黑疸. 腹脹如水狀 大便黑 或時溏 此女勞之病 非水也 腹滿者 難治.

7-64. 朱肱 曰 陰黃 煩燥 喘嘔不渴 宜用茵蔯橘皮湯 一人 傷寒發黃 脉微弱 身冷 次第用藥 至茵蔯四逆湯 大效 一人 傷寒發黃 脈沈細遲無力 次第用藥 至茵蔯附子湯 大效.

7-65. 醫學綱目 曰 濕家之黃 色暗不明 一身不痛 熱家之黃 如橘子 一身盡痛.

7-66. 王好古 曰 凡病 當汗而不汗 當利小便而不利 亦生黃.

7-67. 朱震亨 曰 黃疸 因食積者 下其食積 其餘 但利小便 小便利白 其黃自退.

7-68. 李梴 曰 黃疸十日以上 入腹 喘滿煩渴 面黑者 死.

7-69. 王叔和 脈經 曰 黃家寸口脈 近掌無脈 口鼻冷 黑色 並不可治.

7-70. 論曰 陰黃 卽少陰人病也 當用朱氏茵蔯橘皮湯 茵蔯四逆湯 女勞之黃 熱家之黃 利小便之黃 想或非少陰人病 而余所經驗 未嘗一遇黃疸而治之 故未得仔細裏許然 痞滿 黃疸 浮腫 同出一證 而有輕重 若欲利小便 則乾薑 良薑 陳皮 靑皮 香附子 益智仁 能利少陰人小便 荊芥 防風 羌活 獨活 茯苓 澤瀉 能利少陽人小便.

3. 少陰人 泛論(8-1~8-24)

8-1. 論曰 發熱惡寒者 爲太陽病 發熱不惡寒者 爲陽明病 太陽陽明之 發熱形證一也 而惡寒不惡寒之間 相去遠甚而 陽氣之進退强弱 泰山之比岡陵也 自利而不渴者 爲太陰病 自利而渴者 爲少陰病 太陰少陰之 自利形證一也 而渴不渴之間 相去遠甚 而冷氣之聚散輕重 雲夢之比瀦澤也 是故 藿香正氣散 香砂養胃湯之證勢 平地駿馬之病勢也 獨蔘八物湯·桂附理中湯之證勢 太行短節之病勢也 若使一天下少陰人稟賦自 自知其病之陽明少陰證 如太行之險路 得之可畏 救之不易 攝身療病 戒懼謹愼之道 若有大路然而不迷 則其庶幾乎.

8-2. 太陽病汗出 熱氣卻寒氣之汗出也 陽明病汗出 寒氣犯熱氣之汗出也 太陰病下利 溫氣逐冷氣之泄瀉也 少陰病下利 冷氣逼溫氣之下利也.

8-3. 少陰人病 有二吉證 人中汗 一吉證也 能飮水 一吉證也.

8-4. 少陰人病 有二急證 發熱汗多 一急證也 下利淸水 一急證也.

8-5. 少陰人病 有六大證 一曰 少陰病 二曰 陽明病 三曰 太陰病 陰毒證也 四曰 太陽病 厥陰證也 五曰 太陰病 黃疸證也 六曰 太陽病 胃家實證也.

8-6. 發熱汗出 則病必解也 而發熱汗出 而病益甚者 陽明病也 通滯下利 則病必解也 而通滯下利 而病益甚者 少陰病也 陽明少陰 以邪犯正之病 不可不急用藥也 惡寒汗出則病不盡解也而 惡寒汗出而 其病半解半不解者 厥陰之漸也 腹痛下利 則病必盡解也 而腹痛下利 而其病半解半不解者 陰毒之漸也 陰·陰毒 正邪相傾之病 不可不預用藥也 發熱一汗而 病卽解者 太陽之輕病也 食滯一下而 病卽解者 太陰之輕病也 太陽·太陰之輕病 不用藥而亦自愈也, 發熱三日 不得汗解者 太陽之尤病也 食滯三日 不能化下者 太陰之尤病也 太陽太陰之尤病 已不可謂輕證 而用藥二三貼 亦自愈也 發熱六日 不得汗解 食滯六日 不能化下者 太陽太陰之胃家實黃疸病也 太陽太陰之胃家實黃疸 正邪壅錮之病 不可不大用藥也.

8-7. 太陽太陰之病 六七日 或成危證 或成重證 而十日內 必有險證 陽明少陰之病 自始發已爲重證 而二三日內 亦致險證 是故 陽明少陰之病 不可不察於始發也 太陽太陰之病 不可不察於四五日間也.

8-8. 太陽太陰之病 病勢緩而 能曠日持久故 變證 多也 陽明少陰之病 病勢急而 不能曠日持久故 變證 少也. 蓋陽明少陰病 過一日而 至二日則 不可不用藥也 太陽太陰病 過四日而至五日 則可不用藥也, 太陽太陰之厥陰陰毒 皆六七日之死境也 尤不可不謹也.

8-9. 陽明太陽之危者 獨蔘八物湯 補中益氣湯 可以解之 而病勢危時 若非日三四服而 又連日服則 難解也 少陰太陰之危者 獨蔘附子理中湯 桂附藿陳理中湯 可以解之 而病勢危時 若非日三四服而 又連日服 則難解也. 病勢極危時 日四服 病勢半危時 日三服 病勢不減則 日二服 病勢少減 則二日三服 而 一日則一服 一日則二服 病勢大減 則日一服 病勢又大減 則間二三四五日一服. 蓋有病者 可以服藥 無病者 不可以服藥 重病可以重藥 輕病不可以重藥 若輕病好用重藥 無病者 好服藥 臟氣脆弱 益招病矣.

8-10. 膏粱 雖則助味 常食則損味 羊裘 雖則禦寒 常着則攝寒 膏粱羊裘 猶不可以常食常着 況藥乎. 若論常藥之有害 則反為百倍於全不服藥之無利也. 蓋有病者 明知其證 則必不可不服藥 無病者 雖明知其證 必不可服藥 歷觀於世之服鴉片烟 水銀 山蔘 鹿茸者 屢服則無不促壽者 以此占之 則可知矣.

8-11. 少陰人 吐血 當用獨蔘八物湯 咽喉痛 當用獨蔘官桂理中湯.

8-12. 嘗見 少陰人 飮食倍常 口味甚甘 不過一月 其人 浮腫而死 少陰人食消 卽浮腫之屬 而危證也, 不可不急治 當用芎歸蔥蘇理中湯.

8-13. 嘗見 少陰人浮腫 獐肝一部 切片作膾 一膾盡 連用五部 其病卽效 又有少陰人 服獐肝一部 眼力倍常 眞氣湧出 少陰人虛勞病 服獐肝一部 其人 吐血而死.

8-14. 嘗見 少陰人浮腫 有醫 敎以服海鹽自然汁 日半匙 四五日服 浮腫大減 一月服 永爲完健 病不再發.

8-15. 嘗見 少陰人咽喉痛 經年不愈 有醫 敎以服金蛇酒 卽效 金蛇酒 卽金色黃章蛇釀酒者也.

8-16. 嘗見 少陰人痢疾 有醫 敎以服項赤蛇煎湯 卽效 項赤蛇 去頭斷尾 納二疊紬囊中 藥缸內 別設橫木 懸空掛之 用水五碗 煎取一碗服. 二疊紬囊 懸空掛煎者 恐犯蛇骨故也 蛇骨有毒.

8-17. 嘗見 少陰人 痢疾 有醫 教以大蒜三顆 淸蜜半匙 同煎 三日服 卽效.
8-18. 嘗見 少陰人 乳傍近脇 有漏瘡 歷七八月 瘡口不合 惡汁常流 有醫 教以山蔘·熊膽末 各一分 傅之 卽效 又少陰人 一人 滿身有瘡 以人蔘末 塗傅卽效.
8-19. 嘗見 少陰人 乳傍近脇 發內癰 有醫 教以火針取膿 醫曰 內癰外證 惡寒發熱 似傷寒 而 有痛處也 察其痛處 明知有膿 則不可不用火針.
8-20. 嘗見 少陰人 背癰 有醫 教以火刀裂瘡 醫曰 火刀裂瘡 宜早也 若疑訝而緩不及事 則 全背堅硬 悔之無及.
8-21. 嘗見 少陰人 半身不遂病 有醫 教以服鐵液水 得效.
8-22. 嘗見 少陰人小兒 腹瘧病 有醫 教以瘧病將發之早朝 用火煆金頂砒 極細末六理 生 甘草湯 調下 卽效 醫曰 砒藥 必金頂砒然後 可用 而又火煆然後 可用也 必不可過六 理而 又不可不及六理也 過六理則 藥毒太過也 不及六厘 則瘧不愈也. 此藥 屢試屢 驗 而有一服愈後 瘧又再發者 又用之 則其病 益甚而危 蓋此藥 可以一服 不可再服 云. 聽醫言而究其理 則一服愈 而瘧不再發者 皆少陰人兒也 一服愈而瘧又再發者 皆非少陰人兒也 有少陰人兒 腹瘧病難治者 用此藥 尋常瘧 不必用此不祥之藥. 少 陰人 尋常間日瘧 惡寒時 用川芎桂枝湯 二三貼則 亦無不愈 又腹中實滿 而大便硬 瘧發者 亦可用巴豆.
8-23. 百藥 莫非善藥 而惟少陰人信砒藥 太陰人瓜蒂藥 最爲惡藥也 何哉. 少陰人信砒藥 百病用之皆殆 而祇有治瘧之一能者 亦有名無實 不無危慮 萬不如桂枝 蔘 白芍藥 三四服之治瘧 則此非天下萬害無用之藥乎. 太陰人瓜蒂藥 百病用之皆殆 而祇有治 痰涎壅塞之一能者 亦有名無實 不無危慮 萬不如桔梗麥門冬 五味子 三四服之 治痰 涎壅塞 則此非天下萬害無用之藥乎. 此二藥 外治可用 內服不可用.
8-24. 嘗見 少陰人 中氣病 舌卷不語 有醫 針合谷穴 而其效如神 其他諸病之藥 不能速效 者 針能速效者 有之 蓋針穴 亦有太少陰陽四象人 應用之穴 而必有升降緩束之妙 繫是不可不察 敬俟後之謹厚而好活人者.

4. 張仲景 傷寒論 中少陰人病 經驗設方 二十三方

- 桂枝湯　　　　　桂枝 3錢, 白芍藥 2錢, 甘草 1錢, 薑 3片, 棗 2枚
- 理中湯　　　　　人蔘 白朮 乾薑 各2錢, 甘草灸 1錢
- 薑附湯　　　　　乾薑 1兩, 附子並炮 1枚 剉取 5錢 水煎服, 附子生用 名曰 白通湯.
- 四順理中湯　　　人蔘 白朮 乾薑 甘草灸 各2錢
- 人蔘桂枝湯　　　甘草灸 桂枝 各1錢8分, 白朮 人蔘 乾薑 各1錢5分
- 四逆湯　　　　　甘草灸 6錢, 乾薑炮 5錢, 生附子 1枚 剉分二貼 水煎服.
- 厚朴半夏湯　　　厚朴 3錢, 人蔘 半夏 各1錢5分, 甘草 7分5里, 薑 7片
- 半夏散　　　　　製半夏 甘草灸 桂枝 各2錢
- 赤石脂禹餘粮湯　赤石脂 禹餘粮 各2錢5分
- 附子湯　　　　　白朮 4錢, 白芍藥 白茯苓 各3錢, 炮附子 人蔘 各2錢
- 麻黃附子細辛湯　麻黃 細辛 各2錢, 附子炮 1錢
- 麻黃附子甘草湯　麻黃 甘草 各3錢, 附子炮 1錢
- 當歸四逆湯　　　白芍藥 當歸 各2錢, 桂枝 1錢5分, 細辛 通草 甘草 各1錢
- 半夏瀉心湯　　　半夏製 2錢, 人蔘 甘草 黃芩 各1錢5分, 乾薑 1錢, 黃連 5分, 生薑 3 片 棗 2枚

- ■ 生薑瀉心湯　　　生薑 半夏 各2錢, 人蔘 乾薑 各1錢5分, 黃連 甘草 各1錢, 黃芩 五分, 棗 3枚
- ■ 甘草瀉心湯　　　甘草 2錢, 乾薑 黃芩 各1錢5分, 半夏製 人蔘 各1錢, 棗 3枚
- ■ 茵蔯蒿湯　　　　茵蔯 1兩, 大黃 5錢, 梔子 2錢 先煎茵蔯 減半 納二味煎 又減半 服日 二 小便當利 色正赤 腹漸減 黃從小便去也
- ■ 抵當湯　　　　　水蛭 虻蟲 竝炒去足翅 桃仁留尖 各10枚, 大黃蒸 3錢
- ■ 桃仁承氣湯　　　大黃 3錢, 桂心 芒硝 各2錢, 甘草 1錢, 桃仁留尖 10枚
- ■ 麻仁丸　　　　　大黃蒸 4兩, 枳實 厚朴 赤芍藥 各2兩, 麻子仁 1兩5錢, 杏仁 1兩2錢5 分 爲末蜜丸 梧子大 空心 溫湯下 50丸
- ■ 蜜導法　　　　　老人虛人 不可用藥者 用蜜熬 入皂角末少許 稔作錠子 納肛門卽通
- ■ 大承氣湯　　　　大黃 4錢, 厚朴 枳實 芒硝 各2錢 水二大盞 先煎枳朴 至一盞 乃下大 黃煎 至七分 去滓 入芒硝 再一沸 溫服
- ■ 小承氣湯　　　　大黃 4錢, 厚朴 枳實 各1錢5分 剉作一貼 水煎服

5. 宋·元·明 三代醫家 著述中 少陰人病 經驗行用要藥 十三方 巴豆藥 六方

- ■ 十全大補湯

  人蔘 白朮 白芍藥 甘草灸 黃芪 肉桂 當歸 川芎 白茯苓 熟地黃 各1錢, 薑 3片, 棗 2枚
  ○ 此方 出於王好古海藏書中 治虛勞.
  ○ 今考更定 此方 當去 白茯苓 熟地黃 當用 砂仁 陳皮.

- ■ 補中益氣湯

  黃芪 1錢5分, 甘草灸 人蔘 白朮 各1錢, 當歸 陳皮 各7分, 升麻 柴胡 各3分, 薑 3片, 棗 2 枚
  ○ 此方 出於李杲東垣書中 治勞倦虛弱 身熱而煩 自汗倦怠.
  ○ 今考更定 此方 黃芪 當用 3錢 而當去 升麻 柴胡 當用 藿香 蘇葉.

- ■ 香砂六君子湯

  香附子 白朮 白茯苓 半夏 陳皮 厚朴 白豆蔻 各1錢, 人蔘 甘草 木香 縮砂 益智仁 各5分, 薑 3片, 棗 2枚
  ○ 此方 出於龔信醫鑑書中 治不思飮食 食不下 食後倒飽.
  ○ 今考更定 此方 當去 白茯苓 當用 白何首烏.

- ■ 木香順氣散

  烏藥 香附子 靑皮 陳皮 厚朴 枳殼 半夏 各1錢, 木香 縮砂 5分, 桂皮 乾薑 甘草灸 各3分, 薑 3片, 棗 2枚
  ○ 此方 出於龔信萬病回春書中 治中氣病 中氣者 與人相爭 暴怒氣逆而暈倒也 先以薑 湯救之 甦後用此藥.

- ■ 蘇合香元

  白朮 木香 沈香 麝香 丁香 安息香 白檀香 訶子皮 香附子 蓽撥 犀角 朱砂 各2兩, 朱砂半 爲衣 蘇合油 入安息香膏內 乳香 龍腦 各1兩, 右細末 用安息香膏幷煉蜜 搜和千搗 每一 兩 分作40丸 每取2~3丸 井華水 或溫水下.
  ○ 此方 出於局方 治一切氣疾 中氣 上氣 氣逆 氣鬱 氣痛.
  ○ 許叔微 本事方 曰 凡人 暴喜傷陽 暴怒傷陰 憂愁怫意 氣多厥逆 當用此藥 若槩作中 風治 多致殺人.

○ 危亦林 得效方 曰 中風 脈浮身溫 口多痰涎 中氣 脈沈身凉 口無痰涎.
○ 今考更定 此方 當去 麝香 犀角 朱砂 龍腦 乳香 當用 藿香 茴香 桂皮 五靈脂 玄胡索.

■ 藿香正氣散
藿香 1錢5分, 紫蘇葉 1錢, 厚朴 大腹皮 白朮 陳皮 半夏 甘草 桔梗 白芷 白茯苓 各5分, 薑 3片, 棗 2枚
○ 此方 出於龔信醫鑑書中 治傷寒.
○ 今考更定 此方 當去 桔梗 白芷 白茯苓 當用 桂皮 乾薑 益智仁.

■ 香蘇散
香附子 3錢, 紫蘇葉 2錢5分, 陳皮 1錢5分, 蒼朮 甘草 各1錢, 薑 3片, 葱白 2莖
○ 此方 出於危亦林得效方書中 治四時瘟疫.
○ 局方曰 昔有一老人 授此方 與一人 令其合施 城中大疫 服此皆愈.

■ 桂枝附子湯
附子炮 桂枝 各3錢, 白芍藥 2錢, 甘草灸 1錢, 薑 3片, 棗 2枚
○ 此方 出於李梴醫學入門書中 治汗漏不止 四肢拘急難以屈.

■ 茵蔯四逆湯
茵蔯 1兩, 附子 乾薑竝炮 甘草灸 各1錢
○ 治陰黃病 冷汗不止.

■ 茵蔯附子湯
茵蔯 1兩, 附子炮 甘草灸 各1錢
○ 治陰黃病 身冷.

■ 茵蔯橘皮湯
茵蔯 1兩, 陳皮 白朮 半夏 生薑 各1錢
○ 治陰黃病 喘嘔不渴. 右三方 出於朱肱活人書中.

■ 三味蔘萸湯
吳茱萸 3錢, 人蔘 2錢, 薑 4片, 棗 2枚
○ 治厥陰證 嘔吐涎沫 少陰證 厥冷煩躁 陽明證 食穀欲嘔 皆妙.

■ 霹靂散
附子 1枚 炮過 以冷灰 培半時取出 切半箇 細剉 入臘茶 1錢 水一盞 煎至6分 去渣 入熟蜜半匙 放冷服之 須臾躁止 得睡汗出 差.
○ 治陰盛隔陽證. 右二方 出於李梴醫學入門書中.

■ 溫白元
川烏炮 2兩5錢, 吳茱萸 桔梗 柴胡 石菖蒲 紫菀 黃連 乾薑 肉桂 川椒炒 赤茯苓 皂角灸 厚朴 人蔘 巴豆霜 各5錢 右爲末 煉蜜和丸 梧子大 薑湯下 3丸 或 5丸 至7丸.
○ 此方 出於局方 治積聚 癥癖 黃疸 鼓脹 十種水氣 九種心痛 八種痞塞 五種淋疾 遠年瘧疾.
○ 龔信醫鑑曰 婦人 腹中積聚有似懷孕 羸瘦困弊 或歌哭如邪祟 服此藥 自愈. 久病服之 則皆瀉出蟲蛇 惡膿之物.

■ 瘴疸丸
茵蔯 梔子 大黃 芒硝 各1兩, 杏仁 6錢, 常山 鱉甲 巴豆霜 各4錢, 豆豉 2錢
右爲末 蒸餠和丸 梧子大 每3丸 或5丸 溫水送下.
○ 此方 出於危亦林得效方書中 一名 茵蔯丸. 治時行瘟疫 及瘴瘧 黃疸 濕熱病.

■ 三稜消積丸

三稜 蓬朮 神麴 各7錢, 巴豆和皮入米同炒黑去米 靑皮 陳皮 茴香 各5錢, 丁香皮 益智仁 各3錢, 右爲末 醋糊和丸 梧子大 薑湯下 30~40丸.
　○ 此方 出於李杲東垣書中 治生冷物不消滿悶.

■ 秘方化滯丸
三稜 蓬朮並煨 各4錢8分 半夏麴 木香 丁香 靑皮 陳皮並去白 黃連 各2錢5分, 巴豆肉醋 浸一宿熬乾 6錢, 右爲末 以烏梅末 入麵少許 煮作糊和丸 黍米大 每服 5~7丸 至10丸, 欲通利 則以熱湯下 欲磨積 則陳皮湯下 欲止泄 則飮冷水.
　○ 此方 出於朱震亨 丹溪心法書中 理一切氣 化一切積 久堅沉痼 磨之自消 暴積乍留 導之立去 奪造化 有通塞之功 調陰陽 有補瀉之妙.

■ 三物白散
桔梗 貝母 各3錢, 巴豆去皮心熬硏如脂 1錢, 右爲末 和勻白湯 和服半錢 弱人減半 或吐 或利不利 進熱粥一碗 或利不止 進冷粥一碗.

■ 如意丹
川烏炮 8錢, 檳榔 人蔘 柴胡 吳茱萸 川椒 白茯苓 白薑 黃連 紫菀 厚朴 肉桂 當歸 桔梗 皂角 石菖蒲 各5錢, 巴豆霜 2錢5分, 右爲末 煉蜜和丸 梧子大 朱砂爲衣 每5丸 或7丸 溫水下.
　○ 專治瘟疫 及 一切鬼崇. 右二方 出於李梴醫學入門書中
　○ 論曰 右巴豆六方 卽 古人之各自置方 各自經驗而此六方 同是一巴豆之力 則所用 亦無異而同歸於一也. 蓋巴豆 少陰人病之必不可不用 而又不可輕用 必不可浪用 而又不可疑用之藥 故聯錄六方 備述經驗 昭明其理者 欲其用之必中 而不敢輕忽也.

6. 新定 少陰人病 應用要藥 二十二方

■ 黃芪桂枝附子湯
　桂枝 黃芪 各3錢, 白灼藥 2錢, 當歸 甘草灸 各1錢, 附子炮 1~2錢, 薑 3片, 棗 2枚

■ 人蔘桂枝附子湯
　人蔘 4錢, 桂枝 3錢, 白灼藥 黃芪 各 2錢, 當歸 甘草灸 各 1錢, 附子炮 1~2錢, 薑 3片, 棗 2枚

■ 升陽益氣附子湯
　人蔘 桂枝 白灼藥 黃芪 各2錢, 白何烏 官桂 當歸 甘草灸 各1錢, 附子炮 1~2錢, 薑 3片, 棗 2枚

■ 人蔘官桂附子湯
　人蔘 5~10錢, 官桂 黃芪 各3錢, 白灼藥 2錢, 當歸 甘草灸 各1錢, 附子炮 2~2.5錢, 薑 3片, 棗 2枚
　○ 右四方 皆亡陽危病藥也. 亡陽病人 小便白而多 危有餘地 則用附子1錢, 日再服 小便赤而少 危無餘地 則用附子2錢 日二三服 病在將危 用1錢 病在免危 用1錢 病在調理 亦1錢 日再服.

■ 升陽益氣湯
　人蔘 桂枝 白灼藥 黃芪 各2錢, 白何烏 官桂 當歸 甘草灸 各1錢, 薑 3片, 棗 2枚

■ 補中益氣湯
　人蔘 黃芪 各3錢, 甘草灸 白朮 當歸 陳皮 各1錢, 藿香 蘇葉 各3~5錢, 薑 3片, 棗 2枚

■ 黃芪桂枝湯

桂枝 3錢, 白灼藥 黃芪 各2錢, 白何烏 當歸 甘草灸 各1錢, 薑 3片, 棗 2枚
- 川芎桂枝湯
  桂枝 3錢, 白灼藥 2錢, 川芎 蒼朮 陳皮 甘草灸 各1錢, 薑 3片, 棗 2枚
- 芎歸香蘇散
  香附子 2錢, 紫蘇葉 川芎 當歸 蒼朮 陳皮 甘草灸 各1錢, 忽白 五莖, 薑 3片, 棗 2枚
- 藿香正氣散
  藿香 1錢5分, 紫蘇葉 1錢, 蒼朮 白朮 半夏 陳皮 靑皮 大服皮 桂皮 乾薑 益智仁 甘草 各5分, 薑 3片, 棗 2枚
- 八物君子湯
  人蔘 2錢, 黃芪 白朮 白灼藥 當歸 川芎 陳皮 甘草灸 各1錢, 薑 3片, 棗 2枚
  ○ 本方 以白何首烏 易人蔘 則名曰 白何首烏君子湯
  　本方 用蔘芪 各1錢 加白何首烏 官桂 各1錢 則名曰 十全大補湯
  　本方 用人蔘 1兩 黃芪 1錢 則名曰 獨蔘八物湯
- 香附子八物湯
  香附子 當歸 白灼藥 各2錢, 白朮 白何烏 川芎 陳皮 甘草灸 各1錢, 薑 3片, 棗 2枚
  ○ 嘗治 婦人思慮傷脾 咽乾舌燥 隱隱有頭痛 神效.
- 桂枝半夏生薑湯
  生薑 3錢, 桂枝 2錢, 半夏 白灼藥 白朮 陳皮 甘草灸 各1錢
  ○ 治虛寒嘔吐 水結胸 等證.
- 香砂養胃湯
  人蔘 白朮 白灼藥 甘草灸 半夏 香附子 陳皮 乾薑 山査肉 砂仁 白豆蔻 各1錢, 薑 3片, 棗 2枚
- 赤白何烏寬中湯
  白何首烏 赤何首烏 良薑 乾薑 靑皮 陳皮 香附子 益智仁 各1錢, 棗 2枚
  ○ 治四肢倦怠 小便不快 陽道不興 將有浮腫之漸者 用之.
  　本方 加 厚朴 枳實 木香 大腹皮 各五分 則又有通氣脈之功力 雖浮腫已成者 安心靜慮 一百日而日再服 則自無不效之理.
  　本方 以人蔘 易赤何首烏則 名曰 人蔘白何烏寬中湯
  　以當歸 易赤何首烏則 名曰 當歸白何烏寬中湯.
  ○ 古方 有乾薑 良薑 靑皮 陳皮 等分 作湯丸 名曰 寬中湯 嘗治 少陰人 小便不快 陽道不興 四體倦怠 無力者 用之 必效 百發百中 又寬中丸 本方 加 五靈智 益智仁 各一錢 則 治腹痛 神效.
- 蒜蜜湯
  白何烏 白朮 白灼藥 桂枝 茵蔯 益智仁 赤石脂 罌粟穀 各1錢, 薑 3片, 棗 2枚, 大蒜 5根, 淸蜜 半匙
  ○ 治痢疾.
- 鷄蔘膏
  人蔘 1兩, 桂皮 1錢, 鷄 1首. 濃煎服 或以胡椒 淸蜜 助滋味 無妨.
  ○ 此方 自古有方 治瘧疾痢疾 神效. 嘗治久瘧 先用巴豆 通利大便 後數三日 連用 鷄蔘膏 快應. 桂皮 或以桂心 代用.
- 巴豆丹
  巴豆 1粒 去殼取粒 溫水吞下 全粒 或半粒 仍煎湯藥

○ 以煎藥時刻 巴豆 獨行腸胃間 太半用力然後 服湯藥 則湯藥 可以與巴豆同行 通快腸胃 升提其氣也, 再煎湯藥 大便通後 又連服之. 巴豆全粒 下利 半粒 化積.
- 人蔘陳皮湯
 人蔘 1兩, 生薑 砂仁 陳皮 各1錢, 棗 2枚
 ○ 本方 慢以炮乾薑 易生薑 又加桂皮 1錢 則尤有溫胃逐冷之力. 以本方 嘗治 未周年 小兒 陰毒慢風 連服數日 病快愈矣 病愈後 更不服藥 再發不治.
- 人蔘吳茱萸湯
 人蔘 1兩, 吳茱萸 生薑 各3錢, 白灼藥 當歸 官桂 各1錢
- 官桂附子理中湯
 人蔘 白朮 乾薑炮 官桂 各2錢, 白灼藥 陳皮 甘草灸 各1錢, 附子炮 1~2錢
- 吳茱萸附子理中湯
 人蔘 白朮 乾薑炮 官桂 各2錢, 白芍藥 陳皮 甘草灸 吳茱萸 小茴香 破故紙 各1錢, 附子炮 1~2錢
- 白何烏理中湯
 白何首烏 白朮 白芍藥 桂枝 乾薑炮 各2錢, 陳皮 甘草灸 各1錢
- 白何烏附子理中湯
 白何首烏 白朮 白芍藥微炒 桂枝 乾薑炮 各2錢, 陳皮 甘草灸 附子炮 各1錢
 ○ 有人蔘 則用人蔘 無人蔘 則用白何首烏.
 白何首烏 與人蔘 性味相近 而淸越之力不及 溫補之力過之 不無異同之處 險病危證 人蔘二錢以上 不可全恃白何首烏代用 古方經驗不多 藥材性疎故也 然 此一味 必不可遺棄於補藥中 而古方何人飮 用白何首烏五錢 治瘧病.
 ○ 右 少陰人藥 諸種 附子炮用 甘草灸用 乾薑炮用 或生用 黃芪灸用 或生用.
 ○ 窮巷僻村 病起倉卒 雖單方 猶百勝於束手無策
 陽明病 雖單黃芪·桂枝·人蔘·芍藥 亦可用
 少陰病 雖單附子·芍藥·人蔘·甘草 亦可用
 太陽病 雖單蘇葉·葱白·黃芪·桂枝 亦可用
 太陰病 雖單白朮·乾薑·陳皮·藿香 亦可用
 爲先用單方而 一邊求得全方則 必無救病失機之理 然 當用全方中 所有之藥 不當用 全方中所無之藥

❖ 제7장 少陽人 病證論

1. 少陽人 脾受寒表寒病論(9-1~9-45)

9-1. 張仲景 曰 太陽病 脈浮緊 發熱惡寒 身痛不汗出 而煩躁者 大靑龍湯主之
9-2. 論曰 發熱惡寒 脈浮緊 新通不汗出 而煩躁者 卽 少陽人 脾受寒表寒病也 此證 不當用大靑龍湯 當用荊防敗毒散.
9-3. 張仲景 曰 少陽之爲病 口苦 咽乾 目眩.
9-4. 眩而口苦 舌乾者 屬少陽.
9-5. 口苦 耳聾 胸滿者 少陽傷風證也.
9-6. 口苦咽乾 目眩耳聾 胸脇滿 或往來寒熱而嘔 屬少陽 忌吐下 宜小柴胡湯和之.

9-7. 論曰 此證 不當用小柴胡湯 當用荊防敗毒散 荊防導赤散 荊防瀉白散.
9-8. 張仲景 所論 少陽病 口苦咽乾 胸脇滿 或往來寒熱之證 卽 少陽人 腎局陰氣 爲熱邪所陷 而脾局陰氣 爲熱邪所壅 不能下降 連接於腎局 而凝聚膂間 膝固因滯之病也. 此證 嘔者 外寒包裡熱 而挾疾上逆也. 寒熱往來者 脾局陰氣 欲降未降而或降 故寒熱或往或來也. 口苦 咽乾 目眩 耳聾者 陰氣囚滯膂間 欲降未降 故但寒無熱 而至於耳聾也. 口苦 咽乾 目眩者也 耳聾者 重證也, 胸脇滿者 結胸之漸也 脇滿者 猶輕也 胸滿者 重證也. 古人之於此證 用汗吐下三法 則其病輒生譫語壞證 病益危險 故仲景變通之 而用小柴胡湯 淸痰燥痰 溫冷相雜 平均和解 欲其病不轉變而自愈 此法 以汗吐下三法 論之則可謂近善而巧矣 然 此小柴胡湯 亦非平均和解 病不轉變之藥 則從古斯今 得此病者 眞是寒心矣. 耳聾胸滿 傷風之病 豈可以小柴胡湯 擬之乎. 噫 後來 龔信所製 荊防敗獨散 豈非少陽人表寒病 三神山不死藥乎. 此證 淸裏熱而降表陰 則痰飮自散 而結胸之證 豫防不成也. 淸痰而燥痰 斷無益於陰降痰散 延拖結胸 將成而或別生奇證也.
9-9. 朱肱 曰 凡發汗 腰以上 雖淋漓而腰以下 至足微潤 則病終不解.
9-10. 論曰 少陽人病 無論表裏病 手足掌心有汗 則病解 手足掌心不汗 則雖全體皆汗 而病不解.
9-11. 少陽人 傷寒病 有再痛三痛 發汗而愈者 此病 非再三感風寒 而再痛發汗 三痛 發汗也. 少陽人 頭痛腦強 寒熱往來 耳聾胸滿 尤甚之病 元來如此 表邪深結 至於三痛然後 方解也 無論初痛再痛三痛 用荊防敗毒散 或荊防導赤散 荊防瀉白散 每日二貼式 至病解而用之 病解後 又用十餘貼 如此則自無後病而完健.
9-12. 張仲景 曰 少陽證 㴜㴜汗出 心下痞硬滿 引脅下痛 乾嘔短氣 不惡寒 表解裏未和也 宜十棗湯 若合下不下 令人脹滿 遍身浮腫.
9-13. 傷寒 表未解 醫反下之 膈內拒痛 手不可近 心下滿而硬痛 此爲結胸 宜大陷胸湯.
9-14. 渴欲飮水 水入卽吐 名曰水逆 五笭散主之.
9-15. 杜壬 曰 裏未和者 蓋表與燥氣 壅於中焦 故頭痛 乾嘔 汗出 痰隔也 非十棗湯 不治
9-16. 龔信 曰 心下硬痛 手不可近 燥渴譫語 大便實 脈沈實有力 爲大結胸 大陷胸湯下之 反加煩燥者死. 小結胸 正在心下 按之則痛 宜小陷胸湯.
9-17. 論曰 右張仲景 所論三證 皆結胸病 而膈內拒痛 手不可近 燥渴譫語者 結胸之最尤甚證也. 陰水水入卽吐 心下痞硬滿 乾嘔短氣者 次證也. 凡結胸病 皆藥入口 輒還吐 惟甘遂末入口 口涎含下 因以溫水 嗽口而下 則藥不還也. 嘗治結胸 用甘遂散 溫水調下 五次輒還吐 至六次不還吐 而下利一度 其翼日 又水還吐 又用甘遂 一次快通利而病愈 凡結胸 無非險證 當先用甘遂 仍煎荊防導赤散 以壓之 乾嘔短氣 而藥不還吐者 不用甘遂 但用荊防導赤散 加茯苓 澤瀉 各 一錢 二三服 又連日報 而亦病愈. 燥渴譫語者 尤極險證也. 急用甘遂 仍煎地黃白虎湯 三四貼 以壓之 又連日報地黃白虎湯. 張仲景 曰 傷寒表未解 醫反下之云者 以大承氣湯下之之謂也 非十棗陷胸下之之謂也. 然 十棗陷胸 不如單用甘遂 或用甘遂天一丸 結胸 甘遂末 例用三分 大結胸 用五分. 龔信所論 燥渴譫語 煩躁死者 若十棗湯下後 因以譫語證 治之 連用白虎湯 則煩躁者 必無不治之理.
9-18. 甘遂 表寒病 破水結之藥也 石膏 裏熱病 通大便之藥也. 表病可用甘遂 而不可用石膏 裏病 可用石膏 而不可用甘遂. 然 揚手擲足 引飮泄瀉證 用甘遂 痺風膝寒 大便不通證 用甘遂.
9-19. 少陰人 傷寒病 有小腹硬滿之證 少陽人 傷寒病 有心下結胸之證 此二證 俱是表氣

陰陽虛弱 正邪相爭 累日不決之中 裏氣亦秘澁不和 而變生此證也.

9-20. 李子建 傷寒十勸論 曰 傷寒腹痛 亦有熱證 不可輕服溫煖藥. 又曰 傷寒自利 當觀陰陽證 不可例服 溫煖及止瀉藥.

9-21. 朱震亨 曰 傷寒陽證 身熱脈數 煩渴引飮 大便自利 宜柴苓湯.

9-22. 盤龍山老人 論曰 少陽人 身熱頭痛泄瀉 當用猪苓車前子湯 荊防瀉白散 身寒腹痛泄瀉 當用滑石苦蔘湯 荊防地黃湯 此病 名謂之亡陰病.

9-23. 少陽人 身熱頭痛泄瀉 一二日 或三四日 而泄瀉無故自止 身熱頭痛不愈 大便反秘者 此 危證也 距譫語 不遠.

9-24. 泄瀉後 大便 一晝夜間 艱辛一次滑利 或三四五次 小小滑利 身熱頭痛因存者 此便秘之兆也. 譫語前 有此證 則譫語當在數日 譫語後 有此證 則動風必在咫尺.

9-25. 少陽人 忽然有吐者 必生奇證也 當用荊防敗毒散 以觀動靜 而身熱頭痛泄瀉者 用石膏無疑 身寒復痛泄瀉者 用黃連 苦蔘無疑 .

9-26. 嘗見 少陽人兒 生未一週年 忽先一吐而後泄瀉 身熱頭痛 揚手擲足 輾轉其身引飮泄瀉 四五六次 無度數者 用荊防瀉白散 日三貼 兩日六貼然後 泄瀉防止身熱頭痛淸淨 又五六貼而安.

9-27. 少陽人 身熱頭痛 揚手擲足 引飮者 此 險證也, 雖泄瀉 必用石膏. 無論泄瀉有無 當用荊防瀉白散 加黃連 瓜蔞 各一錢 或地黃白虎湯.

9-28. 凡少陽人 有身熱頭痛 則已非輕證 而兼有泄瀉 則危險證也 必用荊防瀉白散 日二三服 又連日服 身熱頭痛 淸淨然後 可免危險.

9-29. 少陽人 身寒腹痛泄瀉 一晝夜間 三四五次者 當用滑石苦蔘湯 身寒腹痛 二三晝夜間 無泄瀉 或艱辛一次泄瀉者 當用滑石苦蔘湯 或用熟地黃苦蔘湯.

9-30. 嘗見 少陽人 恒有腹痛患苦者 用六味地黃湯 六十貼而病愈 又見少陽人 十餘年 腹痛患苦 一次起痛 則或五六個月 或三四個月 一二個月 叫苦者 每起痛臨時急用滑石苦蔘湯 十餘貼 不痛時 平心靜慮 恒戒哀心怒心 如此延拖 一週年而病愈 又見少陽人 少年兒 恒有滯證痞滿 間有腹痛腰痛 又有口眼喎斜 初證者 用獨活地黃湯 一百日內 二百貼 使之平心靜慮 恒戒哀心怒心 一百日而身建病愈.

9-31. 古醫 有言頭無冷痛 腹無熱痛 此言非也 何謂然耶. 少陰人 元來冷勝 則其頭痛 亦自非熱痛 而卽冷痛也. 少陽人 元來熱勝 則其腹痛 亦自非冷痛 而卽熱痛也. 古醫 又言 汗多亡陽 下多亡陰 此言是也, 何謂然耶. 少陰人 雖則冷勝 然 陰盛隔陽 敗陽外遁 則煩熱而汗多也. 此之謂亡陽病也. 少陽人 雖則熱勝 然 陽盛隔陰 敗陰內遁 則畏寒而泄下也, 此之謂亡陰病也. 亡陽亡陰病 非用藥 必死也 不急治 必死也.

9-32. 亡陽者 陽不上升而反爲下降 則亡陽也. 亡陰者 陰不下降而反爲上升 則亡陰也. 陰盛隔陽於上 則陽爲陰抑 不能上升於胸膈 下陷大腸 而外遁膀胱 故背表 煩熱而汗出也, 煩熱而汗出者 非陽盛也, 此所謂內氷外炭 陽將亡之兆也. 陽盛隔陰於下 則陰爲陽壅 不能下降於膀胱 上逆背膂 而內遁膈裏 故腸胃畏寒而泄下也, 畏寒而泄下者 非陰盛也, 此所謂內炭外氷 陰將亡之兆也.

9-33. 少陰人病 一日發汗 陽氣上升 人中穴先汗 則病必愈也, 而二日三日 汗不止 病不愈 則陽不上升 而亡陽無疑也, 少陽人病 一日滑利 陰氣下降 手足掌心先汗 則病必愈也, 而二日三日 泄不止 病不愈 則陰不下降 而亡陰無疑也. 凡亡陽亡陰證 明知醫理者 得病前 可以預執證也, 得病一二日 明白易見也, 至于三日 則雖愚者 執證亦明若觀火矣, 用藥 必無過二三日矣. 四日則晚矣, 五日則臨危也.

9-34. 少陰人 平居 裏煩汗多者 得病則必成亡陽也, 少陽人 平居 表寒下多者 得病則必成

亡陰也 亡陽亡陰人 平居 豫治補陰補陽 可也 不可至於亡陽亡陰 得病臨危然後 救病也.

9-35. 少陰人 病愈之汗 人中先汗而一次發汗 胸膈壯快而活潑 亡陽之汗 人中或汗或不汗 屢次發汗 胸膈悶躁而下陷也. 少陽人 病愈之泄 手足掌心先汗而一次滑泄 表氣淸寧而精神爽明 亡陰之泄 手足掌心不汗 屢次泄利 表氣遜寒而精神鬱昌.

9-36. 少陰人胃家實病 少陽人結胸病 正邪陰陽 相敵而相格 故日久而後 危證始見也 少陰人亡陽病 少陽人亡陰病 正邪陰陽 不敵而相格 故初證 已爲險證 繼而因爲危證矣 譬如用兵 合戰交鋒 初一日合戰 正兵爲邪兵所敗 折正兵幾許兵數 二日 又戰又敗 又折幾許數 三日 又戰又敗 又折幾許數 以三日交鋒觀之 則將愈益戰 而愈益敗 愈益折矣. 若四日復戰 五日復戰 則正兵之全軍覆沒 可知矣 所以用藥 必無過三日也.

9-37. 盤龍山 老人者 李翁所居地 有盤龍山 故 李翁者謂盤龍山老人也. 此書中 論曰 二者無非盤龍山老人之論 而此章 特擧盤龍山老人者 蓋亡陽亡陰 最是險證 而人必尋常視之 易於例治 故別以盤龍山老人 提擧警呼 而警覺之也.

9-38. 亡陰證 古醫別無經驗 用藥頭話 而李子建 朱震亨書中 若干論及之 然 自無明的快驗 蓋此類 從古以來 殺人孟浪甚速 未暇經驗獵得裡許故也.

9-39. 張仲景 曰 太陽病不解 轉入少陽者 脇下硬滿 乾嘔不能食 往來寒熱者 尙未吐下 脈沈緊者 如小柴胡湯 若已吐下 發汗譫語 柴胡湯證罷 此爲壞證 宜壞法治之.

9-40. 傷寒 脈弦細 頭痛發熱者 屬少陽 不可發汗 發汗則譫語.

9-41. 嘗治 少陽人 傷寒發狂譫語證 時則乙亥年 淸明節候也. 少陽人一人 得傷寒 寒多熱少之病 四五日後 午未辰刻 喘促短氣 伊時經驗未熟 但知少陽人應用藥 六味湯最好之理 故不敢用他藥 而祇用六味湯一貼 病人喘促 卽時頓定 又數日後 病人 發狂譫語喘促 又發 又用六味湯一貼 則喘促 雖少定 而不如前日之頓定矣 病人 發狂連三日 午後喘促 又發 又用六味湯 喘促略不少定 有頃 舌卷動風 口噤不語 於是而始知六味湯之無能爲也. 急煎白虎湯 一貼 以竹管 吹入病人鼻中下咽 而察其動靜 則舌卷口噤之證不解 而病人腹中微鳴 仍以兩爐煎藥 荏苒灌湯 數三貼後 病人腹中 大鳴放氣出焉 三人扶持病人 竹管吹鼻灌藥 而病人氣力益屈强 三人扶持之力 幾不能支當矣 又荏苒灌鼻 自未申時 至亥子時 凡用石膏八兩 末境 病人腹中大脹 角弓反張之證出焉 角弓反張後 少頃 得汗而睡 翌日 平明 病人又服白虎湯一貼 日出後 滑便一次而病快愈. 愈後 有眼病 用石膏黃栢末 各一錢 日再服 七八日後 眼病亦愈. 伊時未知大便驗法 故不察大便之秘閉幾日 然想必此病人 先自表寒病 得病後 有大便秘閉而發此證矣.

9-42. 其後 又有 少陽人 一人 得傷寒 熱多寒少之病 有人敎服雄肉湯 仍成陽毒發斑 余敎服白虎湯 連三貼 而其人只服半貼 數日後 譫語而病重 病家怒急 顚倒往觀 則病人外證昏憒 已有動風之漸 而耳聾譫語 舌上白苔 藥囊 祇有石膏一斤 滑石 一兩 而無他藥 故急煎石膏一兩 滑石一錢 頓服 而其翌日 又服石膏一兩 滑石 一錢 此兩日 則大便皆不過一晝夜 至于第三日 病家以過用石膏歸咎 故一日不用石膏矣 至于第四日 病家祇急 顚倒往觀 則病人大便秘閉 兩夜一晝 而語韻不分明 牙關緊急 水飮不入 急煎石膏二兩 艱辛下咽 而半吐半下咽 少頃牙關開 而語韻 則不分明如前 又連用石膏一兩 其翌日 則以午後動風 藥不下咽之慮 故預爲午前用藥 以備動風 而又五六日用之 前後用石膏 凡十四兩 而末境 發狂數日 語韻宏壯而病愈 數月然後 方出門庭.

9-43. 其後 又有 少陽人一人 初得頭痛身熱 表寒病八九日 其間 用黃連 瓜蔞 羌活防風等

屬 病勢少愈 而氷不快袪矣 仍爲發狂三日 病家以尋常例證視之 而祇用黃連 瓜蔞等 屬 又譫語數日 始用地黃白虎湯一貼 其翌日 午後動風 急煎地黃白虎湯 連三貼 救急而艱辛下咽 其翌日 則白虎湯 加石膏一兩 午前用之 以備動風 而連三日用之 病人自起坐立 能大小便 病勢此前 快甦快壯矣 不幸病加於少愈 慮不周於完治 此人竟不救 恨不午前 祇用白虎湯二貼 以備動風 而午後全不用藥以繼之也. 以此三人病觀之 則發狂譫語證 白虎湯 非但午前用藥 以備動風而已矣 日用五六貼 七八貼 十餘貼 以晝繼夜則好矣 不必待譫語後而用藥 發狂時 當用藥可也 不必待發狂後而用藥 發狂前 早察發狂之漸 可也.

9-44. 其後 又有 一少陽人 十七歲女兒 素證 間有悖氣 食滯腹痛矣 忽一日 頭痛寒熱食滯 有醫 用蘇合元三箇 薑湯調下 仍爲泄瀉 日數十行 十餘日不止 引飮不眠 間有譫語證 時則己亥年 冬十一月 二十三日也 卽夜 用生地黃 石膏 各六兩 知母三兩 其夜泄瀉度數減半 其翌日 用荊防地黃湯 加石膏四錢 二貼連服 安睡而能通小便 荊防地黃湯 二貼藥力 十倍於知母白虎湯 可知矣. 於是 每日用此藥間貼 晝二貼連服 夜二貼連服 數日用之 泄瀉永止 頭部兩鬢有汗 而病兒譫語證 變爲發光證 病家驚惑 二晝夜疑不用藥 病勢遂危 頭汗不出 小便秘結 口嚼冰片 不省人事 爻象可惡矣 勢無奈何 以不得已之計 一夜間 用荊防地黃湯 加石膏一兩 連十貼灌口 其夜小便通三碗 狂證不止 然知人看面 稍有知覺 其翌日 又用六貼 連五日 用四五六貼 發狂始止 夜間或霎時就睡 然不能久睡便覺 又用三四貼 連五日 頭頂兩鬢有汗 而能半時刻就睡 稍進粥飮少許. 其後 每日荊防地黃湯 加石膏一錢 日二貼用之 大便過一日則加四錢 至于十二月二十三日 始得免危 能起立房室中 一朔內 凡用石膏 四十五兩. 新年正月十五日 能行步一里地 而來見我 其後 又連用荊防地黃湯 加石膏一錢 至于新年三月.

9-45. 論曰 少陽人病 以火熱爲證 故變動甚速 初證不可輕易視之也. 凡少陽人表病有頭痛 裏病有便秘 則已爲重證也. 重病 不當用之藥 一二貼誤投 則必殺人 險病危證 當用之藥 一二三貼不及 則亦不救命.

2. 少陽人 胃受熱裏熱病論(10-1 ~ 10-28)

10-1. 張仲景 曰 太陽病 八九日 如瘧狀 發熱惡寒 熱多寒小 脈微而惡寒者 此陰陽俱虛 不可更發汗 更下 更吐 面色反有熱色者 未欲解也 不能得小汗出 身必痒 宜桂麻各半湯.

10-2. 太陽病 似瘧 發熱惡寒 熱多寒小 脈微弱者 此亡陽也 身不痒 不可發汗 宜桂婢各半湯.

10-3. 論曰 此證 大便不過一晝夜而通者 當用荊防瀉白散 大便過一晝夜而不通者 當用地黃白虎湯

10-4. 張仲景 曰 陽明證 小便不利 脈浮而渴 猪苓湯主之.

10-5. 三陽合病 頭痛面垢 譫語變遺尿 中外俱熱 自汗煩渴 腹痛身重 白虎湯主之.

10-6. 論曰 陽明證者 但熱無寒之謂也 三陽合病者 太陽少陽陽明證 俱有之謂也. 此證 當用猪苓湯 白虎湯 然 古方猪苓湯 不如新方猪苓車前子湯之俱備 古方白虎湯 不如新方地黃白虎湯之全美矣 若陽明證 小便不利者 兼大便秘燥 則當用地黃白虎湯.

10-7. 朱肱 曰 陽厥者 初得病 必身熱頭痛 外有陽證 至四五日 方發厥 厥至半日 却身熱 蓋熱氣深 方能發厥. 若微厥 却發熱者 熱深故也 其脈雖伏 按之滑者 爲裏熱 或飮水 或

揚手擲足 或煩躁不得面 大便秘 小便赤 外證多昏憒 用白虎湯.

10-8. 論曰 少陽人 裏熱病 地黃白虎湯爲聖藥 而用之者 必觀於大便之通不通也 大便 一晝夜有餘而不通 則可用也 二晝夜不通 則必用也. 凡少陽人大便 一晝夜不通 則胃熱已結也 二晝夜不通 則熱重也 三晝夜不通 則危險 一晝夜八九辰刻 二晝夜 恰好用之 無至三晝夜之危險 若譫語證 便秘 則不可過一晝夜.

10-9. 少陽人 胃受熱 則大便燥也 脾受寒 則泄瀉也 故 亡陰證 泄瀉二三日 而大便秘 一晝夜 則淸陰將亡 而困境也 胃熱證 大便三晝夜不通而汗出 則淸陽將竭 而危境也.

10-10. 少陽人 大便不通病 用白虎湯三四服 當日大便不通者 將爲融會貫通 大吉之兆也 不必疑惑 而翌日 又服二三貼 則必無不通

10-11. 少陽人 表裏病結解 必觀於大便 而少陽人大便 頭燥尾滑 體大而疏通者 平時 無病者之大便也 其次 大滑便 一二次 快滑泄 廣多而止者 有病者之病快解之 大便也 其此 一二次 尋常滑便者 有病者 病勢不加之大便也 其次 或過一晝夜 有餘不通 或一晝夜間 三四五次 小小滑利者 將澁之候也 非好便也 宜豫防.

10-12. 少陰人 裏寒病 臍腹冷證 受病之初 已有腹鳴泄瀉之機驗 而其機甚顯 則其病執證 易見 而用藥已早也 少陽人 裏熱病 胸膈熱證 受病之初 雖有胸煩悶燥之機驗 而其機不甚顯 則執證難見 而用藥太晚也 若使少陽人病 胸煩悶燥之驗 顯然露出 使人可覺 則其病已險 而難爲措手矣. 凡少陽人表病 有頭痛 則自是表病 明白易見之初證也 若復引飮 小便赤 則可畏也 泄瀉揚手擲足 則大畏也 少陽人裏病 大便 過一晝夜有餘而不通 則自是裏病 明白易見之初證也 若復大便 過三晝夜不通 則危險矣. 背癰 腦疽 脣瘇 纏喉風 咽喉等病 受病之日 已爲危險證也 陽毒發斑 流注丹毒 黃疸等病 受病之日 已爲險證也 面目口鼻牙齒之病 受病之日 皆爲重證也. 凡少陽人表病 有頭痛證 則必用荊防敗毒散 裏病 有大便過一晝夜不通證 則用白虎湯.

10-13. 王好古 曰 渴病有三 曰消渴 曰消中 曰消腎 熱氣上騰 胸中煩躁 舌赤脣紅 此渴 引飮常多 小便數而少 病屬上焦 謂之消渴 熱蓄於中 消穀善肌 飮食倍常 不生肌肉 此渴 亦不甚煩 小便數而甛 病屬中焦 謂之消中 熱伏於下 腿膝枯細骨節 疼 飮水不多 隨卽尿下 小便多而濁 病屬下焦 謂之消腎. 又有 五石過度之人 眞氣旣盡 石勢獨留 陽道興强 不交精泄 謂之强中 消渴輕也. 消中甚焉 消腎尤甚焉 若强中 則其斃可立而待也.

10-14. 朱震亨 曰 上消者 舌上赤裂 大渴引飮 白虎湯主之 中消者 善食而瘦 自汗 大便硬 小便數 黃連猪肚丸主之 下消者 煩渴引飮 小便如膏 腿膝枯細 六味地黃湯主之.

10-15. 醫學綱目 曰 渴而多飮 爲上消 消穀善肌 爲中消 渴而尿數 有膏油 爲下消

10-16. 危亦林 曰 因耽嗜色慾 或服丹石 眞氣旣脫 熱邪獨盛 飮食如湯消雪 肌膚日削小便如膏油 陽强興盛 不交精泄 三消之中 最爲難治.

10-17. 論曰 消渴者 病人胸次 不能寬遠闊達 而陋固膠小 所見者淺 所欲者速 計策鶻突 意思艱乏 則大腸淸陽 上升之氣 自不快足 日月耗困 而生此病也. 胃局 淸陽上升 而不快足於頭面四肢 則成上消病 大腸局淸陽上升 而不快足於胃局 則成中消病 上消者爲重證 而中消倍重於上消 中消自爲險證 而下消倍險於中消. 上消 宜用凉膈散火湯 中消 宜用忍冬藤地骨皮湯 下消 宜用熱地黃苦蔘湯 尤宜寬闊其心 不宜膠小其心 關闊則所欲必緩 淸陽上達 膠小則所欲必速 淸陽下耗

10-18. 平心靜思 則陽氣上升輕淸 而充足於頭面四肢 此元氣也 淸陽也 勞心焦思 則陽氣下陷重濁 而鬱熱於頭面四肢也 此火氣也 耗陽也.

10-19. 危亦林 曰 消渴 須防發癰疽 忍冬藤 不拘多少 根莖花葉 皆可服.

10-20. 李杲 曰 消渴之疾 能食者 末傳 必發腦疽背瘡 不能食者 必傳中滿鼓脹.
10-21. 東醫醫方類聚 曰 消渴之病 變成發癰疽 或成水病 或雙目失明.
10-22. 論曰 癰疽眼病 皆是中消之變證也 中消自爲險證 則上消當早治 中消必急治也 下消則濱死.
10-23. 王好古 曰 一童子 自嬰至童 盜汗七年 諸藥不效 服凉膈散 三日病已.
10-24. 論曰 少陽人 大腸淸陽 快足於胃 充溢於頭面四肢 則汗必不出也 少陽人汗者 自是陽弱也 而服凉膈散已 則此病卽上消 而其病輕也.
10-25. 東醫醫方類聚 曰 夫渴者 數飮水 其人 必頭面眩 背寒而嘔 因virt故也.
10-26. 龔信 曰 凡陰虛證 每日午後 惡寒發熱 至晚 亦得微汗而解 誤作瘧治 多致不救.
10-27. 遜思邈 千金方書 曰 消渴 宜愼者 有三 一飮酒 二房勞 三鹹食及麪 能愼此三者 雖不服藥 亦可自愈.
10-28. 論曰 上消中消 裏陽升氣 雖則虛損 表陰降氣 猶恃完壯 故其病雖險 猶能歲月支撑者 以此也 若夫陰虛午熱 飮水 背寒而嘔者 表裏陰陽 俱爲虛損 所以爲病尤險 與下消 略相輕重 然能善攝身心服藥 則十之六七尙可生也 不善攝身心服藥 則百之百必死也. 此證 當用獨活地黃湯 十二味地黃湯.
10-29. 易之需 九三爻辭 曰 需于泥 致寇至 象曰 需于泥 災在外也 自我致寇 敬愼 不敗也. 以此意而做之 曰 陰虛午熱 背寒而嘔 其病雖險 然死尙在外也 能齊戒 其心 恭敬其身 又服好藥 不死也.

3. 少陽人 泛論(11-1~ 11-23)

11-1. 少陽人病 中風 吐血 嘔吐 腹痛 食滯痞滿 五證 同出一屬 而自有輕重 浮腫 喘促 結胸 痢疾 寒熱往來 胸脇滿 五證 同出一屬 而自有輕重.
11-2. 少陽人中風 半身不遂 一臂不遂 末如何之疾也. 重者必死 輕者猶生 間以服藥 安而復之 待其自愈 而不可期必治法之疾也.
11-3. 少陽人 吐血者 必蕩滌剛愎偏急 與人竝驅爭塗之 淡食服藥 修養如釋道 一百日 則可以少愈 二百日 則可以大愈 一周年 則可以快愈 三周年 則可保其壽. 凡吐血 調養失道 則必再發 再發則前功 皆歸於虛地 若再發者 則又自發日計數 一百日少愈 一週年快愈 若十年 二十年調養 則必得高壽.
11-4. 凡少陽人 間有鼻血少許 或口鼻 痰涎中有血 雖細微 皆吐血之屬也 又口中暗有冷涎逆上者 雖不嘔吐 亦嘔吐之屬也. 少年有此證者 多致夭折 以其等閒任置故也. 此二證 必在重病險病之列 不可不豫防服藥 永除病根然後 可保無虞.
11-5. 中風 受病太重 故治法不可期必 吐血 受病猶輕 故治法可以期必 中風吐血 調養爲主 服藥次之 嘔吐以下 腹痛 食滯痞滿 服藥調養 則其病易愈.
11-6. 中風嘔吐 宜用獨活地黃湯 吐血 宜用十二味地黃湯.
11-7. 浮腫爲病 急治則生 不急治則危 用藥早 則容易愈也. 用藥不早 則孟浪死也. 此病外勢平緩 似不速死 故人必易之 此病實是急證 四五日內 必治之疾 謾不可以十日論之也. 浮腫初發 當用木通大安湯 或荊防地黃湯 加木通 日再服 則六七日內 浮腫必解 浮腫解後 百日內 必用荊防地黃湯 加木通二三錢 每日一二貼 用之 以淸小便 以防再發 再發難治 浮腫初解 飮食尤宜忍飢而小食 若如平人大食 則必不免再發 大畏小便赤也. 小便淸則浮腫解 小便赤則浮腫結.
11-8. 少陽人 中消者 腹脹則必成鼓脹 鼓脹不治. 少陽人鼓脹病 如少陰人藏結病 皆經歷

　　　　　五六七八月 或周年而竟死 蓋少陰人藏結 表陽溫氣 雖在幾絶 裡陰溫氣 猶恃完壯
　　　　　少陽人鼓脹 裡陽淸氣 雖在其絶 表陰淸氣 猶恃完壯 故皆經歷久遠而死也.
11-9. 少陽人 傷寒喘促 先用靈砂一分 溫水調下 因煎荊防瓜蔞等藥用之 則必無煎藥時刻
　　　遲滯救病
11-10. 靈砂藥力急迫 可以一再用 而不可屢用. 蓋救急之藥 敏於救急而已 藥必湯服然後
　　　充滿腸胃 能爲補陰補陽.
11-11. 痢疾之此結胸 則痢疾爲順證也, 而痢疾之謂重證者 以其與浮腫相近也, 嘔吐之 此
　　　腹痛 則嘔吐爲逆證也, 而嘔吐之謂惡證者 以其距中風不遠也.
11-12. 少陽人痢疾 宜用黃連淸腸湯
11-13. 少陽人瘧病 有間兩日發者 卽勞瘧也 可以緩治 不可急治 此證瘧不發日 用獨活地
　　　黃湯二貼 朝暮服 瘧發日 預煎荊防敗毒散二貼 待惡寒發作時 二貼連服 一月之內
　　　以獨活地黃湯四十貼 荊防敗毒散二十貼 爲準的 則其瘧 必無不退之理.
11-14. 少陽人 內發咽喉 外腫項頰者 謂之纏喉風 二三日內 殺人最急 又上脣人中穴瘇 謂
　　　之脣瘇 凡人中左右遠近處一指許發瘇 雖微如粟粒 亦危證也, 此二證 始發而輕者
　　　當用涼膈散火湯 陽毒白虎湯 重者 當用水銀熏鼻方 一炷熏畢 而項頰汗出則愈. 若
　　　倉卒 無熏鼻藥 則輕粉末一分五厘 乳香 沒藥 甘遂末 各五分和勻糊丸 一服盡.
11-15. 少陽人小兒 食多飢瘦 宜用蘆薈肥兒丸 忍冬藤地骨皮湯.
11-16. 嘗見 少陽人 肩上有毒瘇 火熬香油灌瘡 肌肉焦爛 而不知其熱 有醫 教以牛角片 置
　　　火炭上 燒而熏之 煙入瘡口 毒汁自流 其瘡立愈.
11-17. 嘗見 少陽人 七十老人 發腦疽 有醫 教以河豚卵 作末 傅之 其疽立愈. 河豚卵至毒
　　　虫犬食之則立死 掛於林木間 烏鵲不敢食.
11-18. 嘗治 少陽人 蛇頭瘡 河豚卵 作末少許 點蒼藥上傅之 而一日一次 易以新末 傅藥
　　　五六日 病效 而新肉急生 而有妬肉 因以磨刀砥末傅之 妬肉立消而病愈 又用之於
　　　連珠痰 多日傅之者 必效 用之於爲炭火所傷 與狗咬蟲咬 無不得效.
11-19. 嘗治 少陽人 六十老人 中風一臂不遂病 用輕粉五厘 其病輒加 少陽人 二十歲少年
　　　一脚微不仁痺風 用輕粉甘遂龍虎丹 二三次用之 得效.
11-20. 嘗治 少陽人 咽喉 水醬不入 大便不通三日 病至危境 用甘遂天一丸 卽效.
11-21. 嘗治 少陽人 七十老人 大便四五日不通 或六七日不通 飮食如常 兩脚膝寒無力 用
　　　輕粉甘遂龍虎丹 大便卽通 後數日 大便又秘 則又用 屢次用之 竟以大便 一日一度
　　　爲準 而病愈 此老 竟得八十壽.
11-22. 嘗見 少陽人 當門二齒齦縫血出 頃刻間數碗 將至危境 有醫教以火熬香油 以新綿
　　　點油 乘熱灼齒縫 仍爲血止.
11-23. 嘗見 少陽人一人 每日 一次梳頭 數月後 得口眼喎斜病 其後 又見少陽人 日梳得喎
　　　斜病者 凡三人 蓋日梳 少陽人禁忌也. 嘗見 太陰人 八十老人 日梳者 老人自言曰
　　　日梳極好 我之日梳 已爲四十年云.

4. 張仲景 傷寒論中 少陽人病 經驗設方 十方

- ■白虎湯　　　　　石膏 5錢, 知母 2錢, 甘草 7分, 粳米 半合
- ■豬苓湯　　　　　豬苓 赤茯苓 澤瀉 滑石 阿膠 各1錢
- ■五苓散　　　　　澤瀉 2錢5分, 赤茯苓 豬苓 白朮 各1錢5分, 肉桂 5分
- ■小柴胡湯　　　　柴胡 3錢, 黃芩 2錢, 人蔘 半夏 各1錢5分, 甘草 5分

- ■ 大靑龍湯　　　　　石膏 4錢, 麻黃 3錢, 桂枝 2錢, 杏仁 1錢, 甘草 1錢, 薑 3片, 棗 2枚
- ■ 桂婢各半湯　　　　石膏 2錢, 麻黃 桂枝 白灼藥 各1錢, 甘草3分, 薑 3片, 棗 2枚
- ■ 小陷胸湯　　　　　半夏製 5錢, 黃芩 2錢5分, 瓜蔞 大者 4分之 1
- ■ 大陷胸湯　　　　　大黃 3錢, 芒硝 2錢, 甘遂末 5分
- ■ 十棗湯　　　　　　莞花微炒 甘遂 大戟炒 等分爲末, 別取大棗十枚 水一盞煎至半盞去 棗調藥末 强人一錢 弱人半錢服 大便利 下水 以粥補之.
- ■ 腎氣丸　　　　　　六味地黃湯 加五味子一味

5. 元·明 二代醫家 著述中 少陽人病 經驗行用要藥 九方

- ■ 凉膈散
  連翹 2錢, 大黃 芒硝, 甘草 各 1錢, 薄荷 黃芩 梔子 各5分
  ○ 此方 出於局方 治積熱煩燥 口舌生瘡 目赤頭昏.
  ○ 今考更定 此方 當去 大黃 甘草 黃芩

- ■ 黃連猪肚丸
  雄猪肚 1個 黃連 小麥炒 各5兩, 天花粉 白茯笭 各4兩, 麥門冬 2兩, 右爲末 入猪肚中 封口安甑中蒸爛搗 作丸 梧子大.
  ○ 此方 出於危亦林得效方書中 治强中證.
  ○ 今考更定 此方中 麥門冬一味 肺藥也. 肺與腎 一升一降 上下貫通 腎藥五味中 肺藥一味 雖爲贅材 亦自無妨 不必苟論.

- ■ 六味地黃湯
  熟地黃 4錢 山藥 山茱萸 各2錢 澤瀉 牧丹皮 白茯笭 各1錢5分
  ○ 此方 出於虞博醫學正傳書中 治虛勞
  ○ 今考更定 此方中 山藥一味 肺藥也

- ■ 生熟地黃丸
  生乾地黃 熟地黃 玄蔘 石膏 各1兩 糊丸 梧子大 空心茶淸下 50-70丸
  ○ 此方 出於李梴醫學入門書中 治眼昏.

- ■ 導赤散
  木通 滑石 黃柏 赤茯笭 生地黃 山梔者 甘草梢 各1錢 枳殼 白朮 各5分
  ○ 此方 出於龔信萬病回春書中 治尿如米泔色 不過二服 愈.
  ○ 今考更定 此方 當去 枳殼 桔梗 川芎 人蔘 甘草

- ■ 肥兒丸
  胡黃連 5錢 使君子肉 4錢5分, 人蔘 黃連 神麯 麥芽 山査肉 各3錢5分 白茯笭 白朮 甘草灸 各3錢 蘆薈煆 2錢5分 右爲末 黃米糊和丸 菉豆大 米飮下 20-30丸.
  ○ 治小兒疳積.
  ○ 今考更定 此方 當去 人蔘 白朮 山査肉 甘草 而使君子一味 未能經驗的 知藥性 故不敢輕論.

- ■ 消毒飮
  牛蒡子 2錢 荊芥穗 1錢 生甘草 防風 各5分
  ○ 治痘不快出 及胸前稠密 急用三四服快透 解毒神效. 右三方 出於龔信醫鑑書中.
  ○ 今考更定 此方 當去 甘草

- ■ 水銀熏鼻方

黑鉛 水銀 各1錢 朱砂 乳香 沒藥 各5分 血竭 雄黃 沈香 各3分 右爲末 和勻 捲作紙燃七條 用香油點燈 放床上 令病人 放兩脚包住 上用單被 通身蓋之 口噤涼水 頻換則不損口 初日用三條 後日每用一條 熏鼻.
○ 此方 出於朱震亨丹溪心法書中 治楊梅天疱瘡 甚奇.
○ 論曰 水銀 破積熱 清頭目 制陽回陰於下焦 爲少陽人抑陽扶陰藥中 無敵之藥 而秪可用之於當日救急之用 不可用之於連日補陰之用者 以其拔山扛鼎之力一擧 而直搗大敵之巢穴 再擧則敵已解散 反有倒戈之患故也. 纏喉風 必用之藥.
○ 少陽人 一脚不遂 兩脚不遂者 輕粉末五厘 或一分 連三日服 無論病之瘥不瘥 必不過三日服 又不過日服五厘 或一分 謹風冷 愼禁忌. 一臂不遂 半身不遂 口眼喎斜 不可用 用之必危.
○ 急病 可以急治 緩病 不可以急治 輕粉劫藥 不可銳意用之 以望速效. 緩病 緩愈然後可謂眞愈 緩病速效 則終必更病難治 有連三日用之者 有間一二三日服 連三次用之者.
○ 嘗見 少陽人 咽喉病 眼鼻病 脚痺病 用水銀連三四日 或熏鼻 或內服 病愈者 病愈後一月之內 必不可內處冷外觸風 尤不可任意洗手洗面 更着新衣梳頭也. 犯此禁者 必死 又不可冷室 冷室則觸冷而猝死 又不可燠室 燠室則煩熱開牖 觸風而亦猝死 此皆目擊者也. 一人 病愈十餘日 更着新衣而猝死 一人 病愈二十日後 梳頭而猝死 一人 咽喉病熏鼻 初日二條 翌日一條 當夜室觸風而猝死. 時俗 服水銀者 忌鹽醬者 以醬中有豆鼓 能解水銀毒故也. 然毒藥解毒 容或無妨 則不必荷忌鹽醬.

6. 新定 少陽人病 應用要藥 十七方

- 荊防敗毒散
  羌活 獨活 柴胡 前胡 荊芥 防風 赤茯苓 生地黃 地骨皮 車前子 各1錢
  ○ 治頭痛 寒熱往來者 宜用.
- 荊防導赤散
  生地黃 3錢, 木通 2錢, 玄蔘 瓜蔞仁 各1錢5分 前胡 羌活 獨活 荊芥 防風 各1錢
  ○ 治頭痛 胸膈煩熱者 宜用.
- 荊防瀉白散
  生地黃 3錢, 茯苓 澤瀉 各 2錢 , 知母 石膏 羌活 獨活 荊芥 防風 各1錢
  ○ 治頭痛 膀胱勞躁者 宜用.
- 猪苓車前子湯
  茯苓 澤瀉 各2錢, 猪苓 車前子 各1錢5分, 知母 石膏 羌活 獨活 荊芥 防風 各1錢
  ○ 治頭腹痛 有泄瀉者 宜用.
- 滑石苦蔘湯
  茯苓 澤瀉 滑石 苦蔘 各2錢, 川黃連 黃柏 羌活 獨活 荊芥 防風 各1錢
  ○ 治腹痛 無泄瀉者 宜用,
- 獨活地黃湯
  熟地黃4錢, 山茱萸 2錢 ,茯苓 澤瀉 各1錢5分, 牧丹皮 獨活 防風 各1錢
  ○ 治食滯痞滿者 宜用.
- 荊防地黃湯
  熟地黃 山茱萸 茯苓 澤瀉 各2錢, 車前子 羌活 獨活 荊芥 防風 各1錢

○ 咳嗽 加前胡, 血證 加玄蔘 牧丹皮, 偏頭痛 加黃連 牛蒡子, 食滯痞滿者 加牧丹皮, 有火者 加石膏, 頭痛煩熱 與血證者 用生地黃, 加石膏者 去山茱萸.
○ 荊芥 防風 羌活 獨活 俱是補陰藥 荊防 大淸胸膈風 羌獨 大補膀胱眞陰.
○ 無論 頭腹痛 痞滿 泄瀉 凡虛弱者 數百貼用之 無不必效 屢試屢驗.

■ 十二味地黃湯
　熟地黃 4錢, 山茱萸 2錢 白茯苓 澤瀉 各1錢5分, 牧丹皮 地骨皮 玄蔘 拘杞子 覆盆子 車前子 荊芥 防風 各1錢

■ 地黃白虎湯
　石膏 5-10錢, 生地黃 4錢, 知母 2錢, 防風 獨活 各1錢

■ 陽毒白虎湯
　石膏 5-10錢, 生地黃 4錢, 知母 2錢, 荊芥 防風 牛蒡子 各1錢
○ 治陽毒發斑 便秘者 宜用.

■ 涼膈散火湯
　生地黃 忍冬藤 連翹 各2錢, 山梔子 薄荷 知母 石膏 防風 荊芥 各1錢
○ 治上消者 宜用.

■ 忍冬藤地骨皮湯
　忍冬藤 4錢, 山茱萸 地骨皮 各2錢, 川黃連 黃柏 玄蔘 苦蔘 生地黃 知母 山梔子 枸杞子 覆盆子 荊芥 防風 金銀花 各1錢
○ 治中消者 宜用.

■ 熟地黃苦蔘湯
　熟地黃 4錢, 山茱萸 2錢, 白茯苓 1錢5分 澤瀉 知母 黃柏 苦蔘 各1錢
○ 治下消者 宜用.

■ 木通大安湯
　木通 生地黃 各5錢, 赤茯苓 2錢 澤瀉 車前子 川黃連 羌活 荊芥 防風 各1錢
○ 治浮腫者 宜用.
險病 治終用藥 當至百餘貼, 黃連 澤瀉 爲貴材 則貧者 或去連澤.

■ 黃連淸腸湯
　生地黃 4錢, 木通 茯苓 澤瀉 各2錢, 猪苓 車前子 川黃連 羌活 防風 各1錢
○ 治痢疾者 宜用.
去木通二錢 加荊芥一錢 淋疾者 宜用.

■ 朱砂益元散
　滑石 2錢, 澤瀉 1錢, 甘遂 5分, 朱砂 1分, 右爲末 溫水 或井華水 調服. 夏月滌署 宜用.

■ 甘遂天一丸
　甘遂 1錢 輕粉 1分, 和勻糊丸 分作 10丸 朱砂爲衣
○ 作丸乾久 則堅更難和 每用時 以紙二三疊包裹 以杵搗碎 作蠱末三四五片 口含末因 飮井華水和下 候三四辰刻內 不下利 則再用二丸 下利三度爲適中 六度爲快預煎米 飮 下利二三度 因進米飮 否則氣陷 而難堪耐.
○ 治結胸 水入還吐 甘遂一錢 輕粉五分 分作十丸, 則名曰 輕粉甘遂龍虎丹 輕粉 甘遂 各等分 作十丸 則名曰 輕粉甘遂雌雄丹 輕粉一錢 乳香 沒藥 甘遂各五分 分作三十丸 則名曰 乳香沒藥輕粉丸
○ 輕粉發汗 甘遂下水 輕粉藥力 一分則快足 五厘則無不及 甘遂藥力 一分五厘則快足 七八厘則無不及. 輕粉甘遂 自是毒藥 俱不可輕易過一分用之 斟酌輕重 病欲頭腦滌

火 則輕粉爲君 病欲胸膈下水 則甘遂爲君
○ 少陽人藥 諸種 不可炮灸炒煨用.

❖ 제8장 太陰人 病證論

1. 太陰人 胃脘受寒表寒病論(12-1~12-13)

12-1. 張仲景 曰 太陽傷寒 頭痛發熱 身疼腰痛 骨節皆痛 惡寒無汗而喘 麻黃湯主之. 註曰 傷寒 頭痛身疼腰痛 以至牽連 百骨節俱痛者 此太陽傷寒 榮血不利故也.

12-2. 論曰 此卽太陰人傷寒 背 表病輕證也 此證 麻黃湯 非不當用 而桂枝甘草 皆爲蠹材 此證 當用麻黃發表湯.

12-3. 張仲景 曰 傷寒四五日而厥者 必發熱 厥深者 熱亦深 厥微者 熱亦微. 傷寒厥四日 熱反 三日復厥 五日厥多熱少 其病爲進 傷寒發熱四 厥反 三日厥少熱多 其病當自愈.

12-4. 論曰 此謂之厥者 但惡寒不發熱之謂也 非手足厥逆之謂也. 太陰人 傷寒表證 寒厥 四五日後 發熱者 重證也 此證 發熱 其汗必自髮際 而始通於額上 又數日後 發熱而 眉稜通汗 又數日後 發熱而顴上通汗 又數日後 發熱而脣頤通汗 又數日後 發熱而胸 臆通汗也 而額上之汗 數次而後 達於眉稜 眉稜之汗 數次而後達於顴上 顴上之汗 數次而後 達於脣頤 脣頤之汗 不過一次 而直達於胸臆矣. 此證 首尾幾近二十日 凡 寒厥六七次 而後病解也 此證 俗謂之長感病. 凡太陰人病 先額上眉稜有汗 而一汗 病不解 屢汗病解者 名曰長感病.

12-5. 太陰人病 寒厥六七日 而不發熱不汗出 則死也. 寒厥二三日 而發熱汗出 則輕證也 寒厥四五日而發熱 得微汗於額上者 此之謂長感病 其病爲重證也. 此證原委 勞心焦 思之餘 胃脘衰弱 而表局虛薄不勝寒 而外被寒邪所圍 正邪相爭之形勢 客勝主弱 譬 如一團孤軍 困在垓心 幾於全軍覆沒之境 先鋒一隊 倖而跳出快圍一面 僅得開路 後 軍全隊 尙在垓心 將又屢次力戰然後 方爲出來 則爻象正是凜凜之勢也. 額上通汗者 卽先鋒一隊 決團跳出之象也 眉稜通汗者 卽前軍全隊 決團全面 氣勢勇敢之象也 額 上通汗者 中軍半隊 緩緩出圍之象也. 此病 汗出眉稜 則快免危也 汗出顴上 則必無 危也.

12-6. 太陰人汗 無論額上 眉稜上顴上 汗出如黍粒 發熱稍久而還入者 正強邪弱 快汗也 汗出如微粒 或淋漓無粒 乍時而還入者 正弱邪强 非快汗也.

12-7. 太陰人 背部後面 自腦以下有汗 而面部髮際以下 不汗者 匈證也 全面皆有汗 而耳 門左右 不汗者 死證也. 大凡太陰人汗 始自耳後高骨 面部髮際 大通於胸臆間 而病 解也. 髮際之汗 始面死也 額上之汗 僅免危也 眉稜之汗 快免危也 顴上之汗 生路寬 闊也 脣頤之汗 病已解也 胸臆之汗 病大解也. 嘗見 此證 額上汗 欲作眉稜汗者 寒厥 之勢 不甚猛也 顴上汗 欲作脣頤汗者 寒厥之勢甚猛 至於寒戰叩齒 完若動風 而其 汗直達兩腋 張仲景所云 厥深者 熱亦深 厥微者 熱亦微 蓋謂此也 此證 寒厥之勢 多 日者 病重之勢也 寒厥之勢 猛峻者 非病重之勢也.

12-8. 此證 京畿道人 謂之長感病 咸鏡道人 謂之四十日痛 或謂之無汗乾病 時俗所用荊防 敗毒散 藿香正氣散 補中益氣湯 個個誤治 惟熊膽 雖或盲人直門 然 又連用他藥 病 勢更變 古人所云 病不能殺人 藥能殺人者 不亦信乎. 百病加減之勢 以凡眼目觀之 固難推測 而此證又有甚焉 此證之汗 在眉稜顴上時 雖不服藥 亦自愈矣 而病人招醫

妄投誤藥 則顴上之汗 還爲額上之汗 而外證寒厥之勢 則稍減矣 於是焉 醫師自以爲 信藥效 病人亦自以爲得藥效 又數日誤藥 則額上之汗 又不通而死矣 此證 當以汗之 進退 占病之輕重 不可以寒之寬猛 占病之輕重 張仲景 曰 其病當自愈云者 豈非珍 重無妄之論乎. 然 長感病無疫氣者 待其自愈 則好也 而瘟病疫氣重者 若明知證藥 無疑 則不可尋常置之 待其勿藥自愈 恐生奇證.

12-9. 論曰 太陰人病 寒厥四日而無汗者 重證也 寒厥五日而無汗者 險證也 當用熊膽散 或寒多熱少湯 加蠐螬五七九個 大便滑者 必用乾栗 薏苡仁等屬 大便燥者 必用葛根 大黃等屬 若額上眉稜上有汗 則待其自愈 而病解後 用藥調理 否則恐生後病

12-10. 嘗治 太陰人 胃脘寒證瘟病 有一太陰人 素有怔忡 無汗氣短 結咳矣 忽焉又添出一 證 泄瀉數十日不止 卽表病之重者也 用太陰調胃湯 加樗根皮一錢 日再服 十日 泄 瀉方止 連用三十日 每日流汗滿面 素證亦減 而忽其家五六人 一時瘟疫 此人緣於 救病 數日不服藥矣. 此人 又染瘟病瘟證 粥食無味 全不入口 仍以太陰調胃湯 加升 麻 黃芩 各一錢 連用十日 汗流滿面 疫氣少減 而有二日大便不通之證 仍用葛根承 氣湯五日 而五日內 粥食大倍 疫氣大減而病解 又用太陰調胃湯 加升麻 黃芩 四十 日調理 疫氣旣減 素病亦完.

12-11. 結咳者 勉强發咳 痰欲出不出而或出 曰結咳 少陰人結咳 謂之胸結咳 太陰人結咳 謂之頷結咳.

12-12. 大凡瘟疫 先察其人素病如何 則表裏虛實可知已 素病寒者 得瘟病則亦寒證也 素 病熱者 得瘟病則亦熱證也 素證輕者 得瘟病則重證也 素證重者 得瘟病則險證也.

12-13. 有一太陰人 素病 咽嗌乾燥 而面色青白 表寒或泄 蓋咽嗌燥者 肝熱也 面色青白 表 寒或泄者 胃脘寒也 此病 表裏俱病 素病之太重者也. 此人得瘟病 其證自始發日 至 于病解 二十日 大便初滑或泄 中滑末乾 每日二三四次 無日不通 初用寒多熱少湯 病解後 用調理肺元湯 四十日調理 僅僅獲生. 此病始發 大便 或滑或泄 而六日內 有額汗眉稜汗顴汗 飮食起居 有時如常 六日後 始用藥 七日 全體面部 髮際以下 至 于脣頣 汗流滿面 淋漓洽足 而汗後 面色帶靑 有語訥證 八日九日 語訥耳聾 而脣 汗還爲顴汗 顴汗還爲眉稜汗 汗出微粒 乍出乍入 而只有額汗 呼吸短喘矣 至于十 日夜 額汗還入 而語訥耳聾尤甚 痰涎壅喉 口不能喀 病人自以手指 探口拭之而出 十一日 呼吸短喘尤甚 至于十二日 忽然食粥二碗 斯時 若論其藥 則熊膽散 或者可 也 而熊闕材 自念此人今夜必死矣. 當日初昏 呼吸暫時少定 十三日鷄鳴時 髮際有 汗 十四日 十五日 連三日 粥食二三碗 額汗眉稜汗顴汗 次次發出 面色脫靑 十六日 臆汗始通 稍能喀痰 語訥亦愈 至于二十日 臆汗數次大通 遂能起立房中 諸證皆安 而耳聾證則自如也, 病解後 用藥調理四十日 耳聾目迷自袪.

2. 太陰人 肝受熱裏熱病論

13-1. 朱肱 曰 陽毒 面赤斑 斑如錦紋 咽喉痛 唾膿血 宜葛根解肌湯 黑奴丸. 陽毒及壞傷寒 醫所不治 精魄已竭 心下尙煖 斡開其口 灌黑奴丸 藥下咽 卽活.

13-2. 李梴 曰 微惡寒發熱 宜葛根解肌湯 目疼鼻乾 潮汗閉澁 滿渴狂譫 宜調胃承氣湯. 熱 在表則目疼不眠 宜解肌湯 熱入裏則狂譫 宜調胃承氣湯.

13-3. 龔信 曰 陽明病 目疼 鼻乾 不得臥 宜葛根解肌湯.

13-4. 三陽病深 變爲陽毒 面赤眼紅 身發斑黃 或下利黃赤 六脈洪大 宜黑奴丸.

13-5. 論曰 右諸證 當用葛根解肌湯 黑奴丸.

13-6. 靈樞 曰 尺膚熱深 脈盛燥者 病瘟也.
13-7. 王叔和 曰 瘟病脈 陰陽俱盛 病熱之極 浮之而滑 沈之散澁.
13-8. 脈法 曰 瘟病二三日 體熱 腹滿 頭痛 食飮如故 脈直而疾 八日死 瘟病四五日頭痛 腹滿而吐 脈來細而强 十二日死 八九日 頭身不痛 目不赤 色不變而反利脈來澁 按之不足 擧時大 心下堅 十七日死.
13-9. 龔信曰 瘟病 穰穰大熱 脈細小者 死 瘟病 下利痛甚者 死.
13-10. 萬曆丙戌 余寓大梁 瘟疫大作 士民多斃. 其證 增寒壯熱 頭面項頰赤腫 咽喉腫痛 昏憒 余發一秘方 名二聖救苦丸 大黃四兩 猪牙皂角二兩 麵糊和丸 菉豆大 五七十丸 一服卽汗 一汗卽愈 稟壯者 百發百中, 皂角 開關竅 發其表 大黃 瀉諸火 通其裏.
13-11. 感四時不正之氣 使人痰涎壅盛 煩熱 頭疼身痛 增寒壯熱 項强睛疼 或飮食如常 起居依舊 甚至聲啞 或赤眼口瘡 大小腮腫 喉痺 咳嗽稠粘 噴嚏.
13-12. 論曰 右諸證 增寒壯熱 燥澁者 當用皂角大黃湯 葛根承氣湯 頭面項頰赤腫者 當用皂角大黃湯 葛根承氣湯 體熱腹滿自利者 熱勝則裏證也 當用葛根解肌湯 寒勝則表證而太重證也 當用太陰調胃湯 加升麻 黃芩.
13-13. 嘗治 太陰人 肝熱熱證瘟病 有一太陰人素病 數年來 眼病時作時止矣 此人得瘟病 自始發日 用熱多寒少湯 三四五日 大便或滑或泄 至六日 有大便一日不通之證 仍用葛根承氣湯 連三日 粥食大倍 又用三日 疫氣大減 病解後 復用熱多寒少湯 大便燥澁 則加大黃 一錢 滑泄太多 則去大黃 如此調理二十日 其人完健.
13-14. 此病始發 嘔逆嘔吐 昏憒不省 重病矣 末境 反爲輕證 十二日而病解.
13-15. 一太陰人十歲兒 得裡熱瘟病 粥食全不入口 藥亦不入口 壯熱穰穰 有時飮冷水 至于十一日 則大便不通 已四日矣. 怔忡譫語 曰有百蟲萬室 又有鼠入懷云 奔遑匍腹 驚呼啼泣 有時熱極生風 兩手厥冷 兩膝伸而不屈 急用葛根承氣湯 不憚啼泣 强灌口中 卽日粥食大倍 疫氣大解 倖而得生.
13-16. 此病 始發四五日 飮食起居如常 無異平人矣 末境反爲重證 十七日而病解.
13-17. 內經 曰 諸澁枯涸皺揭 皆屬於燥.
13-18. 論曰 太陰人 面色靑白者 多無燥證 面色黃赤黑者 多有燥證 蓋肝熱肺燥而然也.
13-19. 嘗治 太陰人 燥熱證 手指焦黑癍瘡病 自左手中指 焦黑無力 二年內 一指黑血焦凝過掌心 而掌背浮腫 以刀斷指矣 又一年內 癍瘡遍滿全體 大者如大錢 小者如小錢 得病已爲三年 而以壯年人 手力不能役勞一半刻 足力不能日行步三十里 以熱多寒少湯 用藁本二錢 加大黃一錢 二十八貼用之 大便治滑 不過一二日 又秘燥 又用二十貼 大便不甚滑泄 而面部癍瘡少差 手力足力 稍快有效矣 又用二十貼 其病快差.
13-20. 靈樞 曰 二陽結 謂之消 飮一溲二 死不治. 註曰 二陽結 謂胃及大腸 熱結也.
13-21. 扁鵲難經 曰 消渴脈 當得緊實而數 反得沈濡而微者 死.
13-22. 張仲景 曰 消渴病 小便反多 如飮水一斗 小便亦一斗 腎氣丸主之.
13-23. 論曰 此病 非少陽人消渴也 卽太陰人燥熱也 此證 不當用腎氣丸 當用熱多寒少湯加藁本 大黃.
13-24. 嘗治 太陰人 年五十近衰者 燥熱病 引飮小便多 大便秘者 用熱多寒少湯 用藁本二錢 加大黃一錢 二十貼得效矣 後一月餘 用他醫藥五貼 此人更病 復用熱多寒少湯 加藁本 大黃 五六十貼 用藥時間 其病僅僅支撐 後終不免死 又嘗治 太陰人 年少者 燥熱病 用此方 三百貼 得支撐一周年 此病亦不免死 此人得病 一周年 或間用他醫方 未知緣何故也. 蓋燥熱 至於飮一溲二 而病劇則難治. 凡太陰人 大便秘燥 小便

13-25. 此病 非必不治之病也 此少年 得病用藥一周年後 方死 蓋此病原委 侈樂無厭 慾火外馳 肝熱大盛 肺燥太枯之故也. 若此少年 安心滌慾一百日而用藥 則焉有不治之理乎. 蓋自始病日 至于終死日 慾火無日不馳故也. 諺曰 先祖德澤 雖或不得一一個報 而恭敬德澤 必無一一不受報 凡無論某病人 恭敬其心 蕩滌慾火 安靜善心 一百日 則其病無不愈 二百日 則其人無不完 恭敬德澤之個個受報 百事皆然 而疾病尤甚.

13-26. 危亦林 曰 陰血耗竭 耳聾目暗 脚弱腰痛 宜用黑元丹.

13-27. 凡男子 方當壯年 而眞氣猶怯 此乃禀賦素弱 非虛而然 滋益之方 群品稍衆 藥力細微 難見功效 但固天元一氣 使水升火降 則五臟自和 百病不生 宜用拱辰丹.

13-28. 論曰 此證 當用黑元丹與拱辰丹 當歸 山茱萸 皆爲蠹材 藥力未全 欲收全力 宜用拱辰黑元丹 鹿茸大補湯.

3. 太陰人 泛論(14-1~14-12)

14-1. 太陰人證 有食後痞滿 腿脚無力病 宜用拱辰黑元丹 鹿茸大補湯 太陰調胃湯 調胃升淸湯.

14-2. 太陰人證 有泄瀉病 表寒證泄瀉 當用太陰調胃湯 表熱證泄瀉 當用葛根蘿葍子湯.

14-3. 太陰人證 有咳嗽病 宜用太陰調胃湯 鹿茸大補湯 拱辰黑元丹.

14-4. 太陰人證 有哮喘病 重證也 當用麻黃定喘湯.

14-5. 太陰人證 有胸腹痛病 危險證也 當用麻黃定痛湯.

14-6. 太陰人小兒 有泄瀉十餘次無度者 必發慢驚風 宜用補肺元湯 豫備慢風.

14-7. 太陰人 有腹脹浮腫病 當用乾栗蠐螬湯 此病極危險證 而十生九死之病也 雖用藥病愈 三年內不再發然後 方可論生 戒侈樂 禁嗜慾 三年內 宜恭敬其身 調養愼攝 必在其人矣.

14-8. 凡太陰人病 若待浮腫已發而治之 則十病九死也 此病不可以病論之 而以死論之可也. 然則如之何其可也. 凡太陰人 勞心焦思 屢謀不成者 或有久泄久痢 或痲病小便不利 食後痞滿 腿脚無力病 皆浮腫之漸 已爲重險病 而此時以浮腫論 而湯滌慾火 恭敬其心 用藥治之 可也.

14-9. 太陰人證 有夢泄病 一月內 三四發者 虛勞重證也 大便秘一日 則宜用熱多寒少湯 加大黃一錢 大便每日不秘 則加龍骨 減大黃 或用拱辰黑元丹 鹿茸大補湯. 此病 出於謀慮太多 思想無窮.

14-10. 太陰人證 有卒中風病 胸臆格格 有窒塞聲 而目瞪者 必用瓜蔕散 手足拘攣 眼合者 當用牛黃淸心丸. 素面色黃赤黑者 多有目瞪者 素面色靑白者 多有眼合者 面色靑白而眼合者 手足拘攣 則其病急危也 不必待拘攣 但見眼合而素面色靑白者 必急用淸心丸 古方淸心丸 每每神效 目瞪者 亦急發而稍緩死 眼合者 急發急死 然 目瞪者 亦不可以緩論 而急治之.

14-11. 牛黃淸心丸 非家家必有之物 宜用遠志 石菖蒲末 各一錢 灌口 因以皂角末三分 吹鼻. 此證 手足拘攣而項直 則危也 傍人以兩手 執病人兩手腕 左右撓動兩肩 或執病人足腕 屈伸兩脚 太陰人中風 撓動病人肩脚 好也 少陽人中風 大忌撓動病人手足 又不可抱人起坐 少陰人中風 傍人抱病人起坐 則可也 而不可撓動兩肩 可以徐徐按摩手足.

14-36. 中毒吐瀉 宜用麝香.

4. 張仲景 傷寒論中 太陰人病 經驗設方藥 四方

- 麻黃湯　　　　　麻黃 3錢 桂枝 2錢 甘草 6分 杏仁 10枚 薑 3片 棗 2枚
- 桂麻各半湯　　　麻黃 1錢5分 白芍藥 桂枝 杏仁 各1錢 甘草 7分 薑 3片 棗 2枚
- 調胃承氣湯　　　大黃 4錢 芒硝 2錢 甘草 1錢
- 大柴胡湯　　　　柴胡 4錢, 黃芩 白芍藥 各2錢5分, 大黃 2錢, 枳實 1錢5分
  ○ 治少陽轉屬陽明 身熱不惡寒 反惡熱 大便硬 小便赤 譫語 腹脹 潮熱

5. 唐·宋·明 三代醫家 著述中 太陰人經驗行用要藥 九方

- 石菖蒲遠志散
  石菖蒲 遠志 右爲細末 每服一錢 酒飮任下 日三 令人耳目聰明.
  ○ 此方 出於孫思邈千金方書中.
- 調中湯
  大黃 1錢5分 黃芩 桔梗 葛根 白朮 白芍藥 赤茯苓 藁本 甘草 各1錢
  ○ 治夏發燥疫 口乾咽塞.
  ○ 今考更定 此方 當去 白朮 芍藥 茯苓 甘草
- 黑奴丸
  麻黃 大黃 各2兩, 黃芩 釜底煤 芒硝 竈突墨 樑上塵 小麥奴 各1兩, 右爲末 蜜丸彈子大 每1丸 新汲水和服 須臾振寒 汗出而解.
  ○ 陽毒及壞傷寒 醫所不治 精魄已渴 心下尙煖 幹開其口 灌藥下咽 卽活.
  ○ 右二方 出於朱肱活人書中.
  ○ 今考更定 此方 當法 芒硝
- 生脈散
  麥門冬 2錢 人蔘 五味子 各 1錢 夏月代熟水飮之 令人氣力湧出.
  ○ 今考更定 此方 當去 人蔘.
- 樗根皮丸
  樗根白皮 爲末 酒糊和丸.
  ○ 治夢遺 此藥性 凉而燥 不可單服.
  ○ 右二方 出於李梴醫學入門書中
- 二聖救苦丸
  大黃 4兩, 猪牙皂各 2兩, 麵糊和丸 菉豆大 50-70丸 一服卽汗 一汗卽愈.
  ○ 此方 出於龔信萬病回春書中 治天行瘟疫.
- 葛根解肌湯
  葛根 升麻 黃芩 桔梗 白芷 柴胡 白芍藥 羌活 石膏 各1錢, 甘草 5分
  ○ 治陽明病 目疼 鼻乾 不得臥
  ○ 今考更定 此方 當去 柴胡 芍藥 羌活 石膏 甘草.
- 牛黃淸心丸
  山藥 7錢, 甘草炒 5錢, 人蔘 蒲黃 神麴炒 各2錢5分, 犀角 2錢, 大豆黃卷炒 肉桂阿膠炒 各1錢7分, 白芍藥 脈門冬 黃芩 當歸 白朮 防風 朱砂水飛 各1錢5分, 柴胡 桔梗 杏仁

白茯笭 川芎 各1錢3分, 牛黃 1錢 2分, 羚羊角 龍腦 麝香 各1錢, 牛黃 8分, 白薇 乾薑炮 各 7分, 金箔 140箔 內40箔爲衣, 大棗 20枚 蒸取肉 硏爲膏, 右爲末 棗膏入煉蜜和勻 每 一兩 作10丸 金箔爲衣 每取1丸 溫水和下.
○ 治卒中風 不省人事 痰涎壅塞 精神昏憒 言語蹇澁 口眼喎斜 手足不遂 等證.
○ 右二方 出於龔信醫鑑書中.
○ 今考更定 此方 當去 白朮 人蔘 甘草 神麯 肉桂 阿膠 芍藥 當歸 川芎 乾薑 大 棗 淸蜜 柴胡 茯笭 雄黃 朱砂.

■ 麻黃定喘湯
麻黃 3錢, 杏仁 1錢5分, 黃芩 半夏 桑白皮 蘇子 款冬花 甘草 各1錢 白果去殼碎炒 21箇
○ 黃色歌曰 諸病原來有藥方 惟愁齁喘難當 病人遇此 仙藥服後 方知定喘湯
○ 此方 出於龔信萬病回春書中 治哮喘神方.
○ 今考更定 此方 當去 半夏 蘇子 甘草.

6. 新定 太陰人病 應用要藥 二十四方

■ 太陰調胃湯
薏苡仁 乾栗 各3錢, 蘿葍子 五味子 麥門冬 石菖蒲 桔梗 麻黃 各1錢
■ 葛根解肌湯
葛根 3錢, 黃芩 藁本 各1錢5分, 桔梗 升麻 白芷 各1錢
■ 調胃升淸湯
薏苡仁 乾栗 各3錢, 蘿葍子 1錢5分, 麻黃 桔梗 麥門冬 五味子 石菖蒲 遠志 天門冬 酸棗 仁 龍眼肉 各1錢
■ 淸心蓮子湯
蓮子肉 山藥 各2錢, 天門冬 麥門冬 遠志 石菖蒲 酸棗仁 龍眼肉 柏子仁 黃芩 蘿葍子 各 1錢, 甘菊3分
■ 麻黃定喘湯
麻黃 3錢, 杏仁 1錢5分, 黃芩 蘿葍子 桑白皮 桔梗 麥門冬 款冬花 各1錢, 白果炒黃 21箇
■ 麻黃定痛湯
薏苡仁 麻黃 蘿葍子 杏仁 石菖蒲 桔梗 麥門冬 五味子 使君子 龍眼肉 柏子仁 各1錢, 乾 栗 7箇
■ 熱多寒少湯
葛根 4錢, 黃芩 藁本 各2錢, 蘿葍子 桔梗 升麻 白芷 各1錢

■ 寒多熱少湯
薏苡仁 3錢, 蘿葍子 2錢, 麥門冬 桔梗 黃芩 杏仁 麻黃 各1錢, 乾栗 7箇
■ 葛根承氣湯
葛根 4錢, 黃芩 大黃 各 2錢, 桔梗 升麻 白芷 各 1錢
本方 加大黃 2錢則 名曰 葛根大承氣湯
減大黃 1錢則 名曰 葛根小承氣湯
■ 調理肺元湯
麥門冬 桔梗 薏苡仁 各2錢, 黃芩 麻黃 蘿葍子 各1錢
■ 麻黃發表湯

桔梗 3錢, 麻黃 1錢5分, 麥門冬 黃芩 杏仁 各1錢
- 補肺元湯
  麥門冬 3錢, 桔梗 2錢, 五味子 1錢
  加 山藥 薏苡仁 蘿葍子 各1錢 則尤妙.
- 鹿茸大補湯
  鹿茸 2-4錢, 麥門冬 薏苡仁 各 1錢5分, 山藥 天門冬 五味子 杏仁 麻黃 各1錢
  ○ 虛弱人 表症寒證多者 宜用.
- 拱辰黑元丹
  鹿茸 4-6兩, 山藥 天門冬 各4兩, 蟾蟲 1-2兩, 麝香 5錢, 煮烏梅肉爲膏 和丸梧子大溫湯
  下 50-70丸 或燒酒下.
  ○ 虛弱人 裏症多者 宜用.
- 皂角大黃湯
  升麻 葛根 各3錢 大黃 皂角 各1錢
  ○ 用之者 不可過三四貼 升麻 3錢 大黃 皂角 同局藥力峻猛故也.
- 葛根浮萍湯
  葛根 3錢, 蘿葍子 黃芩 各2錢, 紫背浮萍 大黃 各1錢 蟾蟲 10箇
  ○ 治浮腫裏症勢多者 宜用.
- 乾栗蟾蟲湯
  乾栗100箇, 蟾蟲 10箇, 湯服 或 灸食 黃栗 蟾蟲 10箇 作末 別用 黃栗湯水 調下
  ○ 治浮腫表症寒多者 宜用.
- 乾栗樗根皮湯
  乾栗 1兩, 樗根白皮 3-5錢
  ○ 治痢疾 或湯服 或丸服 而丸服者 或單用樗根白皮 5錢
- 瓜蔕散
  瓜蔕 炒黃爲末 3-5分 溫水調下 或乾瓜蔕 1錢 急煎湯用
  ○ 治卒中風 臆膈格格 有窒塞聲 及目瞪者 必可用. 此藥 此病此證 可用 他病他證 必不
    可用 胸腹痛 寒咳喘 尤忌用. 雖滯食物 不可用此藥 而用他藥
  ○ 面色靑白而素有寒證表虛者 卒中風 則當用熊膽散 牛黃淸心元 石菖蒲遠志散 而不
    可用瓜蔕散
- 熊膽散
  熊膽 3-5分 溫水調下.
- 麝香散
  麝香 3-5分 溫水調下 或溫酒調下
- 石菖蒲遠志散
  遠志末 石菖蒲末 各1錢, 猪牙皂角末 3分
  溫水調下 或遠志菖蒲末 溫水調下 皂角末 吹鼻.
- 麥門冬遠志散
  麥門冬 3錢, 遠志 石菖蒲 各 1錢, 五味子 5分
- 牛黃淸心元
  山藥 7錢, 蒲黃炒 2錢5分, 犀角 2錢, 大豆黃卷炒 1錢7分, 麥門冬 黃芩 各1錢5分, 桔梗
  杏仁 各1錢3分, 牛黃 1錢 2分, 羚羊角 龍腦 麝香 各1錢, 白斂 7分, 金箔70箔 內爲20衣
  箔, 烏梅20枚 蒸硏取爲肉膏, 右爲末 烏梅膏和匀 梅1兩 作 20丸 金箔爲衣 每取1丸 溫水

和下
- ○ 右太陰人藥 諸種 杏仁 去雙仁 去皮尖, 麥門冬 遠志 去心, 白果 黃栗 去殼, 大黃 或酒蒸 或生用, 鹿茸 皂角酥灸, 酸棗仁 杏仁 白果 炒用.

❖ 제9장 太陽人 病證論

1. 太陽人 外感腰脊病論(15-1~15-4)

15-1. 內經 曰 尺脈緩澁 謂之解㑊 釋曰 尺爲陰部 肝腎主之 緩爲熱中 澁爲亡血 故 謂之解㑊. 解㑊者 寒不寒 熱不熱 弱不弱 壯不壯 獰不可名 謂之解㑊也.

15-2. 靈樞 曰 髓傷則消爍 胻痠 體解㑊然 不去矣 不去謂不能行去也.

15-3. 論曰 此證 卽太陽人腰脊病 太重證也 必戒深哀 遠嗔怒 修淸定然後 其病可愈 此證 當用五加皮壯脊湯.

15-4. 解㑊者 上體完健而下體解㑊 然脚力不能行去也 而其脚自無麻痺腫痛之證 脚力 亦不甚弱 此所以弱不弱 壯不壯 寒不寒 熱不熱 而其病爲腰脊病也. 有解㑊證者 必無大惡寒發熱 身體疼痛之證也 太陽人 若有大惡寒發熱 身體疼痛之證 則腰脊表氣充實也 其病易治 其人亦完健.

2. 太陽人 內觸小腸病論(16-1~16-11)

16-1. 朱震亨 曰 噎膈反胃之病 血液俱耗 胃脘乾枯 其枯在上近咽 則水飮可行 食物難入 入亦不多 名之曰噎 其枯在下近胃 則食雖可入 難盡入胃 良久復出 名之曰膈 亦曰反胃 大便秘少 若羊屎然 名雖不同 病出一體. 又曰 上焦噎膈 食下則胃脘當心而痛 須臾吐出 食出痛乃止 中焦噎膈 食物可下 難盡入胃 良久復出 下焦噎膈 朝食暮吐 暮食朝吐 氣血俱虛者 口中多出沫 但見沫多出者 必死 大便如羊屎者 難治 不淡飮食者 難治.

16-2. 張鷄峯 曰 噎當是神思間病 惟內觀自養 可以治之.

16-3. 龔信醫鑑 曰 反胃也 膈也 噎也 受病皆同 噎膈之證 不屬虛 不屬實 不屬冷 不屬熱 乃神氣中 一點病耳.

16-4. 論曰 此證 卽太陽人小腸病 太重證也 必遠嗔怒 斷厚味然後 其病可愈 此證 當用獼猴藤植腸湯.

16-5. 食物 自外入而有所妨碍 曰噎 自內受而有所拒格 曰膈 朝食暮吐 暮食朝吐 曰 反胃 然 朝食而暮吐 暮食而朝吐者 非全食皆吐也 有所妨碍 而拒格於胃之上口者 經宿而自吐也, 則反胃亦噎膈也. 蓋 噎膈者 胃脘之噎膈也 反胃者 胃口之噎膈也 同是一證也. 有噎膈證者 必無腹痛腸鳴 泄瀉痢疾之證也 太陽人 若有腹痛腸鳴 泄瀉痢疾之證 則小腸裡氣充實也 其病易治 其人亦完健.

16-6. 解㑊噎膈 俱是重證 而重證之中 有輕重之等級焉 解㑊而無噎膈 則解㑊之輕證也 噎膈而無解㑊則噎膈之輕證也. 若解㑊兼噎膈 噎膈兼解㑊 則其爲重險之證 不可勝言 而重險中 又有輕重也. 太陽人 解㑊噎膈 不至死境之前 起居飮食如常 人必易之 視以例病 故入於危境 而莫可挽回也. 余稟臟太陽人 嘗得此病 六七年嘔吐涎沫 數十年攝身 倖而免夭 錄此以爲太陽人有病者戒 若論治法 一言弊曰 遠嗔怒而已矣.

16-7. 太陽人 意强而操弱 意强則胃脘之氣上達 而呼散者 太過而越也 操弱則小腸之氣中熱 而吸聚者 不支而餒也 所以其病 爲噎膈反胃也.

16-8. 問朱震亨 論噎膈反胃 曰 血液俱耗 胃脘乾枯 食物難入 其說如何. 曰 水穀 納於胃而脾衛之 出於大腸而腎衛之 脾腎者 出納水穀之府庫 而迭爲補瀉者也 氣液 呼於胃脘而肺衛之 吸於小腸而肝衛之 肺肝者 呼吸氣液之門戶 而迭爲進退者也. 是故 少陽人 大腸出水穀陰寒之氣不足 則胃中納水穀陽熱之氣必盛也 太陽人 小腸吸氣液陰涼之氣不足 則胃脘呼氣液陽溫之氣必盛也 胃脘陽溫之氣太盛 則胃脘血液乾枯 其勢固然也. 然非但乾枯而然也 上呼之氣太過 而中吸之氣 太不支 故食物不吸入 而還呼出也.

16-9. 或曰 朱震亨所論 噎膈反胃者 安知非少陽太陰人病 而吾子必名曰 曰太陽人病 內經所論 解㑊者 安知非少陽少陰太陰人病 而吾子必名目 曰太陽人病 莫非牽强附會耶 願聞其說. 曰少陽人 有嘔吐則必有大熱也 少陰人 有嘔吐則必有大寒也 太陰人 有嘔吐則必病愈也 今此噎嗝反胃 不寒不熱 非實非虛 則此非太陽人病而何也. 解㑊者 上體完健 而下體解㑊 然腓瘦不能行去之謂也 少陽少陰太陰人 有此證 則他證疊出 而亦必無寒不寒 熱不熱 弱不弱 壯不壯之理矣.

16-10. 或曰 吾子 論太陽人解㑊病治法 曰戒深哀 袁嗔怒 修清定 論噎膈病治法 曰袁嗔怒 斷厚味 意者太陽人解㑊病 重於噎膈病 而哀心所傷者 重於怒心所傷乎. 曰否 太陽人噎膈病 太重於解㑊病 而怒心所傷者 太重於哀心所傷也 太陽人 哀心深着則傷表氣 怒心暴發則傷裡氣 故解㑊表證 以戒哀遠怒 兼言之也. 曰 然則 少陽人 怒性傷口膀胱氣 哀情傷腎大腸氣 少陰人 樂性傷目脊氣 喜情傷脾胃氣 太陰人 喜性傷耳腦佳頁氣 樂情傷肺胃脘氣乎. 曰然.

16-11. 太陽人大便 一則宜滑也 二則宜體大而多也 小便 一則宜多也 二則宜數也 面色 宜白不宜黑 肌肉 宜瘦不宜肥 鳩尾下 不宜有塊 塊小則病輕 而其塊易消 塊大則病重而其塊難消.

3. 本草所載 太陽人病 經驗要藥 單方十種 及 李梴龔信經驗要藥 單方二種

本草 曰 五加皮 治兩脚疼痺 骨節攣急 痿躄 小兒三歲 不能行 服此便行走
松節 療脚軟弱
木瓜 止嘔逆 煮汁飲之 最佳
葡萄根 止嘔噦 濃煎取汁 細細飲之 佳
獼猴桃 治熱壅 反胃 取汁服之 藤汁至滑 主胃閉吐逆 煎取汁服之 甚佳
蘆根 治乾嘔噎及五噎 煩悶 蘆根 五兩 水煎頓服 一升 不過 三升 卽差
蚌蛤 治反胃吐食
鯽魚 治反胃
蓴 和鯽魚 作羹食之 主反胃 食不下 止嘔
蕎麥 實腸胃 益氣力
○ 李梴 曰 杵頭糠 主噎 食不下 咽喉塞 細糠 一兩 白粥淸調服
○ 龔信 曰 螃蛤 治反胃

4. 新定 太陽人 病應用設方藥 二方

- 五加皮壯脊湯
  五加皮 四錢, 木瓜 靑松節 各二錢, 葡萄根 蘆根 櫻桃肉 各一錢, 蕎麥米 半匙
  靑松節 闕材則 以好松葉代之.
  ○ 治表證.
- 獼猴藤植腸湯
  獼猴桃 四錢, 木瓜 葡萄根 各二錢, 蘆根 櫻桃肉 五加皮 松花 各一錢, 杵頭糠 半匙
  獼猴桃 闕材則 以藤代之.
  ○ 治裏證.
  ○ 凡菜果之屬 淸平疎淡之藥 皆爲肝藥 蛤屬亦補肝
  ○ 論曰 藥驗不廣者 病驗不廣故也. 太陽人數 從古稀少 故古方書中 所載證藥 亦稀少也. 今 此五加皮壯脊湯 獼猴藤植腸湯 立方草草 雖欠不博 而若使太陽人有病者 因是二方 詳究其理而又變通置方 則 何患乎無好藥哉.

❖ 제10장 廣濟說(17-1~17-23)

17-1. 初一歲至十六歲 曰幼 十七歲至三十二歲 曰少 三十三歲至四十八歲 曰壯 四十九歲至六十四歲 曰老.

17-2. 凡人 幼年 好聞見而能愛敬 如春生之芽 少年好勇猛而能騰捷 如夏長之苗 壯年 好交結而能修飭 如秋歛之實 老年 好計策而能秘密 如冬藏之根

17-3. 幼年好文字者 幼年之豪傑也, 少年敬長者 少年之豪傑也, 壯年能汎愛者 壯年之豪傑也, 老年保介人者 老年之豪傑也, 有好才能 而又有十分快足於好心術者 眞豪傑也 有好才能 而終不十分快足於好心術者 才能而已.

17-4. 幼年七八歲前 聞見未及 而喜怒哀樂膠着 則成病也, 慈母宜保護之也, 少年二十四五歲前 勇猛未及 而喜怒哀樂膠着則成病也, 智父能兄宜保護之也, 壯年三十八九前 則賢弟良朋可以助之也, 老年五十六七歲前 則孝子孝孫可以扶之也.

17-5. 善人之家 善人必聚 惡人之家 惡人必聚 善人多聚 則善人之臟氣活動 惡人多聚 則惡人之心氣 强旺 酒色財權之家 惡人多聚 故其家孝男孝婦受病.

17-6. 好權之家 朋黨比周 敗其家者 朋黨也, 好貨之家 子孫驕愚 敗其家者 子孫也.

17-7. 人家凡事不成 疾病連綿 善惡相持 其家將敗之地 惟明哲之慈父孝子 處之有術也.

17-8. 嬌奢減壽 懶怠減壽 偏急減壽 貪慾減壽.
爲人嬌奢 必耽侈色 爲人懶怠 必嗜酒食 爲人偏急 必爭權勢 爲人貪慾 必殉貨財.

17-9. 簡約得壽 勤幹得壽 警戒得壽 聞見得壽.
爲人簡約 必遠侈色 爲人勤幹 必潔酒食 爲人警戒 必避權勢 爲人聞見 必淸貨財.

17-10. 居處荒凉 色之故也 行身闒茸 酒之故也 用心煩亂 權之故也 事務錯亂 貨之故也.

17-11. 若敬淑女 色得中道 若愛良朋 酒得明德 若尙賢人 權得正術 若保窮民 貨得全功.

17-12. 酒色財權 自古所戒 謂之四堵墻而比之牢獄 非但 一身壽夭 一家禍福之所繫也 天下治亂 亦在於此 若使一天下酒色財權 無乖戾之氣 則庶幾近於堯舜周召南之世矣.

17-13. 凡人簡約而勤幹 警戒而聞見 四材圓全者 自然上壽 簡約勤幹而警戒 或聞見警戒而勤幹 三材全者 次壽 嬌奢而勤幹 警戒而貪慾 或簡約而懶怠 偏急而聞見 二材全者 恭敬則壽 怠慢則夭.

17-14. 凡人恭敬則必壽 怠慢則必夭 謹勤則必壽 虛貪則必夭 飢者之腸 急於得食 則腸氣蕩矣 貧者之骨 急於得財 則骨力竭矣 飢而安飢 則腸氣有守 貧而安貧 則骨力有立 是故 飮食以能忍飢而不貪飽 爲恭敬 衣服以能耐寒而不貪溫 爲恭敬 筋力以能勤勞而不貪安逸 爲恭敬 財物以能謹實而不貪苟得 爲恭敬.

17-15. 山谷之人 沒聞見而禍夭 市井之人 沒簡約而禍夭 農畝之人 沒勤幹而禍夭 讀書之人 沒警戒而禍夭.

17-16. 山谷之人 宜有聞見 有聞見則福壽 市井之人 宜有簡約 有簡約則福壽 鄕野之人 宜有勤幹 有勤幹則福壽 士林之人 宜有警戒 有警戒則福壽.

17-17. 山谷之人 若有聞見 非但福壽也 此人卽山谷之傑也 市井之人 若有簡約 非但福壽也 此人卽市井之傑也 鄕野之人 若有勤幹 非但福壽也 此人卽鄕野之傑也 士林之人 若有警戒 非但福壽也 此人卽士林之傑也.

17-18. 或曰 農夫元來力作 最是勤幹者也而 何謂沒勤幹 士人元來讀書 最是警戒者也而 何謂沒警戒耶 曰 以百畝之不治爲己憂者 農夫之任也 農夫而比之士人 則眞是懶怠者也 士人頗讀書 故心恒安矜 農夫目不識字 故心恒佩銘 士人而擬之農夫 則眞不警戒者也 若農夫謹於識字 士人習於力作 才性調密 臟氣堅固.

17-19. 嬌奢者之心 藐視閭閻生活 輕易天下室家 眼界驕豪 全昧産業之艱難 甚劣財力之方略 每爲女色所陷 終身不悔.

17-20. 懶怠者之心 極其麤猛 不欲積功之寸累 每有虛大之甕算 蓋其心甚憚勤幹 故欲逃其身於酒國 以姑避勤幹之計也. 凡懶怠者 無不縱酒 但見縱酒者 則必知其爲懶怠人心 麤猛也.

17-21. 酒色之殺人者 人皆曰酒毒枯腸 色勞竭精云 此知其一 未知其二也. 縱酒者 厭勤其身 憂患如山 惑色者 深愛其女 憂患如刀 萬端心曲 與酒毒色勞 並力攻之 而殺人也.

17-22. 狂童必愛淫女 淫女亦愛狂童 愚夫必愛妬婦 妬婦亦愛愚夫 以物理觀之 則淫女 斷合狂童之配也 愚夫 亦宜妬婦之匹也. 蓋淫女妬婦 可以爲惡人賤人之配匹也 不可以爲君子貴人之配匹也 七去惡中 淫去妬去爲首惡 而世俗不知妬字之義 但以憎疾衆妾爲言 貴人之繼嗣最重 則婦人必可憎疾 貴人之有妾 而亂家之本 未嘗不在於衆妾 則婦人之憎疾 衆妾之邪媚者 猶爲婦人之賢德也 何所當於妬字之義乎.

詩云 桃之夭夭 其葉蓁蓁 之子于歸 宜其家人 宜其家人者 好賢樂善 而宜於家之謂也 不宜其家人者 妬賢嫉能 而不宜於家人之謂也. 凡人家疾病連綿 死亡相隨 子孫愚蚩 資産零落者 幕非愚夫妬婦 妬賢嫉能之所做出也.

17-23. 天下之惡 莫多於妬賢嫉能 天下之善 莫大於好賢樂善 不妬賢嫉能而爲惡 則惡必不多也 不好賢樂善而爲善 則善必不大也. 歷稽往牒 天下之受病 都出於妬賢嫉能 天下之救病 都出於好賢樂善 故曰 天下之多病也 好賢樂善 天下之大藥也.

❖ 제11장 四象人辨證論(18-1~18-28)

18-1. 太少陰陽人 以今時目見一縣萬人數 大略論之 則太陰人五千人也 少陽人三千人也 少陰人二千人也 太陽人數絶少 一縣中 或三四人 十餘人而已.

18-2. 太陽人 體形氣像 腦佳頁之起勢盛壯 而腰圍之立勢孤弱 少陽人 體形氣像 胸襟之包勢盛壯 而膀胱之坐勢孤弱 太陰人 體形氣像 腰圍之立勢盛壯 而腦佳頁之起勢孤弱

少陰人 體形氣像 膀胱之坐勢盛壯 而胸襟之包勢孤弱.

18-3. 太陽人 性質 長於疏通 而材幹能於交遇 少陽人 性質 長於剛武 而材幹能於事務 太陰人 性質 長於成就 而材幹能於居處 少陰人 性質 長於端重 而材幹能於黨與.

18-4. 太陽人體形 元不難辨 而人數稀罕 故最爲難辨也 其體形 腦佳頁之起勢旺盛 性質疏通 又有果斷 其病 噎膈反胃 解㑊證 亦自易辨而 病未至重險之前 別無大證 完若無病壯健人也.

18-5. 少陰人老人 亦有㑊證 不可誤作太陽人治.

18-6. 太陽女體形 壯實而肝小脇窄 子宮不足 故不能生産 以六畜玩理 而太陽牝牛馬 體形壯實 而亦不能生産者 其理可推.

18-7. 少陽人體形 上盛下虛 胸實足輕 剽銳好勇 而人數亦多 四象人中最爲易辨.

18-8. 少陽人 或有短小靜雅 外形恰似少陰人者 觀其病勢寒熱 仔細執證 不可誤作少陰人治.

18-9. 太陰少陰人體形 或略相彷彿 難辨疑似 而觀其病證 則必無不辨 太陰人 虛汗則完實也 少陰人 虛汗則大病 太陰人 陽剛堅密則大病也 少陰人 陽剛堅密則完實也 太陰人 有胸膈怔忡證也 少陰人 有手足悗亂證也 太陰人 有目眥上引證 又有目睛內疼證也 少陰人則無此證也 少陰人 平時呼吸平均 而間有一太息呼吸也 太陰人則無此太息呼吸也 太陰人 瘧疾惡寒中 能飮冷水 少陰人 瘧疾惡寒中 不飮冷水 太陰人脈 長而緊 少陰人脈 緩而弱 太陰人肌肉 堅實 少陰人肌肉 浮軟 太陰人 容貌詞氣 起居有儀而修整正大 少陰人 容貌詞氣 體任自然而簡易小巧.

18-10. 少陰人體形 矮短而亦多有長大者 或有八九尺長大者 太陰人體形 長大而亦或有六尺矮短者.

18-11. 太陰人 恒有怯心 怯心寧靜 則居之安 資之深 而造於道也 怯心益多 則放心桎梏 而物化之也 若怯心至於怕心 則大病作而怔忡也 怔忡者 太陰人病之重證也.

18-12. 少陽人 恒有懼心 懼心寧靜 則居之安 資之深 而造於道也 懼心益多 則放心桎梏 而物化之也 若懼心至於恐心 則大病作而健忘也 健忘者 少陽人病之險證也.

18-13. 少陰人 恒有不安定之心 不安定之心寧靜 則脾氣卽活也 太陽人 恒有急迫之心 急迫之心寧靜 則肝血卽和也.

18-14. 少陰人 有咽喉證 其病太重 而爲緩病也 不可等閒任置 當用蔘桂八物湯 或用 獐肝金蛇酒.

18-15. 太陽人 有八九日大便不通證 其病非殆證也 不必疑惑 而亦不可無藥 當用獼猴藤五加皮湯.

18-16. 太陽人 小便旺多 則完實而無病 太陰人 汗液通暢 則完實而無病 少陽人 大便善通 則完實而無病 少陰人 飮食善化 則完實而無病

18-17. 太陽人 噎膈則胃脘之上焦 散豁如風 太陰人 痢病則小膓之中焦 窒塞如霧 少陽人 大便不通則 胸膈 必如烈火 少陰人 泄瀉不止則臍下 必如氷冷 明知其人 而又明知其證 則應用之藥必無可疑.

18-18. 人物形容 仔細商量 再三推移 如有迷惑 則參互病證 明見無疑然後 可以用藥 最不可輕忽 而 一貼藥 誤投重病險證 一貼藥必殺人.

18-19. 華佗 曰 養生之術 每欲小勞 但莫大疲.

18-20. 有一老人 曰 人可日再食 而不四食也 又不可旣食後添食 如此則必無不壽.

18-21. 余足之 曰 太陰人 察於外而恒寧靜怯心 少陽人 察於內而恒寧靜懼心 太陽人 退一步而恒寧靜急迫之心 少陰人 進一步而恒寧靜不安定之心 如此則必無不壽.

18-22. 又曰 太陽人 恒戒怒心哀心 少陽人 恒戒哀心怒心 太陰人 恒戒樂心喜心 少陰人 恒戒喜心樂心 如此則必無不壽.

18-23. 大舜 自耕稼陶漁 無非取諸人以爲善 夫子曰 三人行 必有我師 以此觀之 則天下衆人之才能 聖人必博學審問而兼之 故大而化也. 太少陰陽人 識見才局 各有所長 文筆射御 歌舞揖讓 以至於博奕 小技 細瑣動作 凡百做造 面面不同 皆異其妙 儘乎衆人才能之浩多於造化中也.

18-24. 靈樞書中 有太少陰陽五行人論 而略得外形 未得臟理 蓋太少陰陽人 早有古昔之見 而未盡精究也.

18-25. 此書 自癸巳七月十三日始作 晝思夜度 無頃刻休息 至于翌年甲午四月十三日 少陰少陽人論 則畧得詳備 太陰太陽人論 則僅成簡約 盖經驗未遍 而精力已憊故也. 記曰 開而不達則思 若太陰太陽人 思而得之 則亦何損乎簡約哉.

18-26. 萬室之邑 一人陶則器不足也 百家之村 一人醫則活人不足也 必廣明醫學 家家知醫 人人知病 然後 可以壽世保元.

18-27. 光緒甲午四月十三日 咸興李濟馬 畢書于漢南山中.

18-28. 嗚呼! 甲午畢書後 乙未下鄉 至于庚子 因本改抄 自醫源論 至太陰人諸論 各有增刪 而其餘諸論 未有增刪故 故並依新舊本刊行.

참고 문헌

《 동양고전 》

『論語』.『大學』.『孟子』.『周易』.『中庸』.

《 이제마 저서 》

이제마,『格致藁』(1893). 이제마(박대식 역주),
　　　『格致藁』(서울, 청계출판사, 2000).
이제마,『東醫壽世保元』(1894), 이제마(이민수 역주),
　　　『東醫壽世保元』(서울: 을유문화사, 1975).
이제마,『東武遺稿』(1900). 이제마(이창일 역주),
　　　『東武遺稿』(서울: 청계출판사, 1999).

《 국내문헌 》

곤도시로스케(權藤四郞介), 이언숙 역,『대한제국 황실비사』
　　　(서울: 이마고, 2007).
권도원,「體質鍼治療에 關한 硏究」(國譯文).『明大論文集』제7집(1974)
　　　(서울: 명지대학교 출판부).

『8체질의학론 개요』(서울: 동틴암연구소, 2000);「8체질의학론개요」,
『東方學志』106호 (서울, 연세대학교 국학연구원, 1999).
김대중,『나의 삶, 나의 길』(서울: 산하, 1997).
김세중,「윤보선: 정파적 대통령과 옹고집 민주투사의 리더십」. 이택휘 외
한국정치학회 회원 공저,『남북한의 최고지도자』
(서울: 백산서당, 2001).
김수희,『러시아문화의 이해』(서울: 신아사, 1998).
김숙희·김화영·이필자·권도원·김용욱,「체질의학의 체질분류법에 따른
기호도와 영양상태의 상관성에 관한 연구」.
『한국영양학회지』제18권, 제2호(1985).
김왕식,「장면 - 우유부단한 자유주의자」. 이택휘 외 한국정치학회 회원 공저,
『남북한의 최고지도자』(서울: 백산서당, 2001).
김유경,「독일의 과거극복과 역사교과서: 홀로코스트의 서술을 중심으로」.
FES-Informationn -Series 2002-04
(서울: 프리드리히 에베르트 재단 주한 협력 사무소, 2002).
김　원,『독일문화의 이해』(부산: 부산외국어대학교 출판부, 1999).
김인호,『중국의 이해』(서울: 세종출판사, 1997).
김희철,『내가 만진 미국 코끼리』(서울: 도서출판 자작나무, 1999).
민용호,『關東倡義錄』(서울: 국사편찬위원회, 1991).
　　　,「고종의 유시」.『關東倡義錄』.
　　　,「서정일기」.『關東倡義錄』.
　　　,「강북일기」, 430-431쪽. 閔龍鎬,『復齋集』(1988).
　　　,「원세개 독판에게 올림(上袁督辦世凱)」, 閔龍鎬,『復齋集』(1988).
박지우,『사상체질진단법』(서울: 행림출판사, 1991).
배광옥,『러시아, 춥기만 합니까?』(서울: 도서출판 두남, 2000).
배우성,『조선과 중화』(파주: 돌베개, 2014).
백좌흠·이광수·김경학,『내가 알고 싶은 인도』(서울: 한길사, 1997).
사마천,『사기』「화식열전」.
서울대 독일학연구소,『독일이야기① - 독일어권 유럽의 역사와 문화』
(서울: 도서출판 거름, 2000).
서울대 독일학연구소,『독일이야기② - 통일독일의 사회와 현실』
(서울: 도서출판 거름, 2000).
송일병,『알기 쉬운 사상의학』(서울: 사상사, 1996).
신영숙,『오겡끼데스까(1·2)』(서울: 자유문학사, 2001).
오키오사무(이민연 역),『일본회의의 정체』
(일본어 출판, 2016, 국역판, 서울: 율리시스, 2017·2019)

안영옥,『스페인문화의 이해』(서울: 고려대학교 출판부, 2000).
연상원,『음양오행으로 본 체질』(서울: 다나출판사, 1996).
오한진,『독일, 독일인, 그리고 유럽인』(서울: 도서출판 한울림, 2000).
요나하 준(與那覇潤),『중국화하는 일본』(서울: 페이퍼로드, 2013).
유인석,「동지 여러분에게 올림(書·呈同志諸公)」(권24, 丁酉 1897 九月九日).
　　　『의암집(3)』(춘천: 의암학회, 2007).
윤병석,『한말 의병장 열전』(서울: 독립기념관 한국독립운동연구소, 1991).
이관우,『독일 문화의 이해』(서울: 학문사, 1997).
이광수,『인도문화 - 특수성과 보편성의 이해』(부산: 부산외국어대학교 출판부, 1999).
이덕형,『러시아 문화 예술 - 천년의 울림』(서울: 성균관대학교 출판부, 2001).
이두만,『중국인의 의식구조』(서울: 아세아문화사, 1997).
이명복,『체질을 알면 건강이 보인다』(서울: 대광출판사, 1993).
이벤허,『중국인의 생활과 문화』(서울: 김영사, 1994).
이을호,「사상의학 해설」. 홍순용·이을호,『四象醫學原論』(서울: 행림출판사, 1994).
이재정,『중국사람들은 어떻게 살았을까』(서울: 지영사, 2000).
이택휘,「이승만 - 상실된 카리스마의 비극」. 이택휘 외 한국정치학회 회원 공저,『남북한의 최고지도자』(서울: 백산서당, 2001).
이철희,『디브리핑』(서울: 운주사, 2002)
전국 한의과대학 사상의학교실,『四象醫學』(서울: 집문당, 2001).
전성철,「일본추락의 진짜 이유」.『중앙일보』2002년 4월 27일자.
정병조,『印度哲學思想史』(서울: 경서원, 1993).
정인홍 외,『정치학대사전』(서울: 박영사, 1984).
조두환,『독일문화기행』(서울: 도서출판 자연사랑, 2000).
조의환,『한국정당의 파벌에 관한 연구』.
　　　동국대학교대학원 정치학과 박사학위논문 (2001).
조홍식,『똑같은 것은 싫다 - 조홍식교수의 프랑스 문화 이야기』
　　　(서울: 창작과비평사, 2000).
최연홍,『마돈나에서 클린턴까지』(서울: 도서출판 한세, 1995).
8체질학회,『8체질건강법』(서울: 고려원미디어, 1996).
홍성중,『아메리칸 블루』(서울: 도서출판 명경, 1996).
홍순용,「체질론」.홍순용·이을호 1994,『四象醫學原論』
　　　(서울: 행림출판사, 1994).
홍순용·이을호,『四象醫學原論』(서울: 행림출판사, 1994).
黃鑒暉,『山西票號史』(臺灣: 山西經濟出版社, 1992).

황태연, 『지배와 이성』(서울: 창작과비평사, 1996).
　　　, 「헤겔의 국가론과 정치철학」, 계간 『사상』 가을호(2002).
　　　, 『감정과 공감의 해석학(1·2)』(파주: 청계, 2015·2016).
　　　, 『패치워크문명의 이론』(파주: 청계, 2016).
　　　(공저), 『조선시대 공공성의 구조변동』(성남: 한국학중앙연구원, 2016)
　　　, 『'대한민국' 국호의 유래와 민국의 의미』(파주: 청계, 2016).
　　　, 『갑오왜란과 아관망명』(파주: 청계, 2017).
　　　, 『백성의 나라 대한제국』(파주: 청계, 2017).
　　　, 『갑진왜란과 국민전쟁』(파주: 청계, 2017).
　　　, 『한국 근대화의 정치사상』(파주: 청계, 2018).
　　　, 『공자철학과 서구계몽주의의 기원: 유교문명의 서천과 계몽사상의 태동(상·하)』(파주: 청계, 2019).
　　　, 『17-18세기 영국의 공자숭배와 모럴리스트들(상·하)』(서울: 넥센미디어, 2020).
　　　, 『근대 프랑스의 공자열광과 계몽철학』(서울: 넥센미디어: 2020).
　　　, 『근대 독일과 스위스의 유교적 계몽주의』(서울: 넥센미디어: 2020).
　　　, 『공자와 미국의 건국(상·하)』(서울: 넥센미디어: 2020).
　　　, 『유교적 근대의 일반이론: 서구문명의 유교적 근대화와 극동국가들의 유교적 원형근대의 서구적 고도화(상·하)』(서울: 넥센미디어, 2020).
황현(이장희 역), 『매천야록梅泉野錄(상)』(서울: 명문당, 2008).

《 국외문헌 》

Arendt, Hannah, *Macht und Gewalt* (München/Zürich: Fischer, 1990).
Barkow, Benjamin N. O. X. /Stefan Zeidenitz, *Xenophobe's Guide to Germany*, (1993). 베자민 바로코프/시테판 자이데니츠(유시민 편역), "독일문화이야기". 『유럽문화이야기-영국·프랑스·독일편』(서울: 도서출판 푸른나무, 1998).
Baudier, Michel, *The History of the Court of the King of China* (London: Printed by H. B. for Christopher Hussey, 1682).
Bentham, Jeremy, *An Essay on Political Tactics*. J. Bentham, *The Works of Jeremy Bentham*, Vol. 2 (New York: 1962).
Bishop, Isabella Bird. *Korea and Her Neighbor* (New York: Flemming H. Revell Co., 1897). I. B. 비숍(국역), 『조선과 그 이웃나라들』(서울: 집문당, 국역 개정판 2020).

Boden, Martin, *Nationalitäten, Minderheiten und ethnische Konflikte in Europa*, (München, 1993).
Bourdieu, Pierre, *Die feinen Untershiede. Kritik der gesellschaftlichen Urteilskraft*, (Frankfurt am Main: Suhrkamp, 1987).
Choiniere, Ray, and David Keirsey, *Presidential Temperament* (Del Mar, CA: Prometheus Nemesis Book Company, 1992); Raymond F. Choiniere, "William Jefferson Clinton, Temperament and Character in the 41st President of the United States" (1999).
Crosby, Alfred W., *Ecological Imperialism* (Cambridge: Campus, 1986).
Du Halde, *Description géographique, historique, chronologique, politique, et physique de l'empire de la Chine et de la Tartarie chinoise*, Tom 1, Tom 4. 영역본: Du Halde, The General History of China, Vol. 1
Foucault, Michel, *Wahnsinn und Gesellschaft* (Frankfurt am Main: Suhrkamp, 1969).
, *Überwachen und Strafen* (Frankfurt am Main: Suhrkamp, 1977).
, *Vom Licht des Krieges zur Geburt der Geschichte* (Berlin: 1986).
Glahn, Richard von, *The Economic History of China From Antiquity to the Nineteenth Century* (Cambridge: Cambridge University Press, 2016).
Goody, Jack, *The East in the West* (New York: Cambridge University Press, 1996).
Guerin, Diana Wright, Allen W. Gottfried, Pamella H. Oliver and Craig W. Thomas, *Temperament: Infancy through Adolescence* (New York: Kluwer Academic/Plenum Publishers, 2003).
Habermas, Jürgen, "Replik auf Einwände"(1980). Jürgen Habermas, *Vorstudien und Ergänzungen zur Theorie des kommunikativen Handelns* (Frankfurt am Main: Suhrkamp, 1984).
, *Moralbewußtsein und kommunikatives Handeln* (Frankfurt am Main: Suhrkamp, 1983). 위르겐 하버마스(황태연 역), 『도덕의식과 소통적 행위』(서울: 나남출판, 1997).
, *Theorie des kommunikativen Handelns*, Bd. 1(Frankfurt am Main: Suhrkamp, 1985).
Hegel, Georg W. F., *Grundlinien der Philosophie des Rechts*. G. W. F. Hegel Werke, Bd.7 (Frankfurt am Main: 1986).
, *Vorlesungen über die Philosophie der Geschichte. G. W. F. Hegel Werke*, Bd. 12, Frankfurt am Main: Suhrkamp, 1986).

Hense, Adelheid, "Der okzitanische Regionalismus - Reaktion auf 'internen Kolonialismus'?". Dirk Gerdes (편), *Aufstand der Provinz. Regionalismus in Westeuropa* (Frankfurt/New York: 1980).

Hobson, John M., *The Eastern Origins of Western Civilization* (Cambridge·New York: Cambridge University Press, 2004·2008).

Hume, David, *A Treatise of Human Nature*, Book 1. *Of the Understanding*, edited by David Fate Norton and Mary J. Norton, with Editor's Introduction by David Fate Norton (Oxford·New York·Melbourne: Oxford University Press, 2001·2007).

    , "Of National Characters" (1748). David Hume, *Political Essays* (Cambridge: Cambridge University Press, 1994·2006).

Hulbert, Homer B. "Address 1942". *The Proceedings of the Korean Liberty Conference* (27-28th February and 1st March, 1942). 서울대학교 사범대학 교육연구소 편, 『高宗황제의 주권수호외교), 1쪽; 『대한민국임시정부자료집(20)』, 「주미외교위원부 II·선전문건류·한인자유대회회의록」. 국사편찬위원회 한국사데이터베이스.

Hwang, Tai-Youn, *Herrschaft und Arbeit im neueren technischen Wandel* (Frankfurt am Main: Peter Lang, 1992).

Isacoff, Isaac, *Temperament* (New York: Vintage Books, 2001, 2003).

James, Louis, *Xenophobe's Guide to Austria* (London: Oval Projects Ltd., 1994). 제임스 루이스, 「오스트리아문화 이야기」. 유시민 편역, 『유럽문화이야기 II - 이탈리아·스위스·오스트리아편』 (서울: 도서출판 푸른나무, 1998).

Jastrow, Joseph, *Character and Temperament* (New York and London: D. Appleton and Company, 1915).

Kagan, Jerome, and Nancy Snidman, *The Long Shadow of Temperament* (Cambridge, Massachusetts/ London: The Belknap Press of Harvard University Press, 2004).

Kant, Immanuell, *Anthropologie in pragramatischer Hinsicht* (1798). Kant Werke, Bd.10, Teil 2 (Darstadt: Wissenschaftliche Buchgesellscjaft, 1983).

Карнеев, В. П. Карнеев, и так да́лее, *По Корее. Путешествия* (Москва: Издательство Восточных Литературы, 1958). 카르네예프 외 4인 (이르계바예브·김정화 역), 『내가 본 조선, 조선인』(서울: 가야넷, 2003), 104쪽. '카르네예프'의 이름 표기는 '카르네프'와 '카르나예프 (Карнаев)'(1896년 11월 14일 태평양함대사령관 서한)로

오락가락하지만, 러시아 이름의 관례로 보면 '카르네예프(Карнеев)'가 옳다.

Kerr, Alex, *Dogs and Demos. Tales from the Dark Side of Japan* (2001), 알레스 커(이나경 역),『치명적인 日本』(서울: 홍익출판사, 2002).

Kim Dae Jung, "Is Culture Destiny? The Myth of Asia's Anti-Democratic Values: A Response to Lee Kuan Yew". *Foreign Affairs*, 73, no. 6 (Nov./Dec. 1994).

Kimmel, Alain, *Vous avez dit France?: pour comprendre la societe Francaise actuelle* (1992). 알렝 킴멜(김순경 외 6인 역),『프랑스를 아십니까?』(서울: 어문학사, 1998).

Kretschmer, E., *Physique and Character: A Investigation of the Nature of Constitution and of the Theory of Temperament* (London: Keagn Paul, Trench, Trubner & Co., LTD; London: Harcourt, Brace & Company, Inc, 1925).

Ludwig, Klemens, *Europa zerfällt. Völker ohne Staaten und der neue Nationalismus* (Reinbek bei Hamburg, 1993).

, *Ethnische Minderheiten in Europa* (München: 1995).

Lühn, Klaus Dieter, "Intalien: Der Palazzo wankt". *Sozialismus* 1/1993 (Hamburg).

, "Italien: Druck im Kessel". *Sozialismus* 9/1993 (Hamburg).

Meinecke, Friedrich, *Weltbürgertum und Nationalstaat* (München: 1962).

Mendoza, Juan Gonzalez de, *The History of the Great and Mighty Kingdom of China and The Situation Thereof* [1585)], with an Introduction by R. H. Major (London: Printed for the Hakluyt Society, 1853).

Miall, Antony, *Xenophobe's Guide to the United Kingdom* (London: Oval Projects Ltd., 1993). 앤터니 마이올,「영국문화 이야기」. 유시민 편역,『유럽문화이야기-영국·프랑스·독일편』(서울: 도서출판 푸른나무, 1998).

Montesquieu, *The Spirit of the Laws* [1748] (Cambridge: Cambridge University Press, 1989·2008).

Needham, Joseph, "Science and China's Influence on the World". Raymond Dawson (ed.), *The Legacy of China* (Oxford·London·New York: Oxford University Press, 1964·1971).

Nohlen, Dieter,/Edgar Geiselhardt, "Konstitutionsbedingung und Entwicklungstendenzen der Regionalismen in Spanien". Dirk Gerdes (편), *Aufstand der Provinz* (Frankfurt/New York: 1980).

Nowak, Jürgen, *Europas Krisenherde* (Reinbek bei Hamburg: 1994).
Nye, David, *Contemporary American Society* (1990). 데이비드 나이 (임찬빈 역4), 『현대의 미국사회』(서울: 탐구당, 1994).
O'Reilly, Bill, *The O'Reilly Factor* (2000). 빌 오레일리(손희승 역), 『좋은 미국, 나쁜 미국, 멍청한 미국』(서울: 서울문화사, 2001).
Richter, Melvin, "An Introduction to Montesquieu's 'An Essay on the Causes that May Affect Men's Mind and Characters'". *Political Theory*, Vol.4, No.2(May, 1976).
Roberts, Elisabeth, *Xenophobe's Guide to Russia* (London Oval Projects Ltd., 1994). 엘리자베스 로버츠(유시민 편역), 『동유럽이야기 – 러시아·헝가리·폴란드편』(서울: 도서출판 푸른나무, 2000).
Lopez, R. S., "European Merchants in the Medieval Indies: The Evidence of Commercial Documents". *Journal of Economic History* 3 (1943).
Solly, Martin, *Xenophobe's Guide to Italy* (London: Oval Projects Ltd., 1995). 마틴 솔리, 「이탈리아문화이야기」. 유시민 편역, 『유럽문화이야기II – 이탈리아·스위스·오스트리아편』(서울: 도서출판 푸른나무, 1998).
Steegmüller, Sybille, "Mailand kann nicht New York sein". *Sozialismus* 9/1992 (Hamburg).
Strelau, Jan, *Temperament as a Regulator of Behavior* (New York: Eliot Werner Publications, Inc, 2008).
Temple, Sir William, "An Essay upon the Ancient and Modern Learning"(London: First printed by J. R. for Ri. and Ra. Simpson under the title Miscellanea. The second part in four essays, 1699). *The Works of William Temple* (London: Printed by S. Hamilton, Weybridge, 1814),
Tocqueville, Alexis de, Über die Demokratie in Amerika, Zweiter Teil von 1840, (Zürich: 1987).
Weber, Max, *Wirtschaft und Gesellschaft* (Tübingen: Mohr, 1985).
, *Gesammelte Aufsätze zur Religionssoziologie II* (Tübingen: Mohr, 1988).
Wolpert, Stanly, *India*, (California: 1990). 스탠리 볼퍼트(이창식·신현승 역), 『인디아, 그 역사와 문화』(서울: 가람기획, 1999).
Yang, Lien-sheng, *Money and Credit in China* (Cambridge, MA: Harvard University Press, 1952).
Yapp, Nick/Michel Syrett, *Xenophobe's Guide to France* (London: Oval Projects Ltd., 1993). 닉 얍/미첼 사이텟, 「프랑스문화 이야기」.

유시민 편역,『유럽문화이야기 – 영국·프랑스·독일편』(서울: 도서출판 푸른나무, 1998).

《 기타 참고문헌 및 정기간행물(일간지 포함) 》

『두산백과사전』, 인터넷 사이트(http://kr.encycl.yahoo.com/).
박종효 편역,『러시아國立文書保管所 소장 韓國關聯 文書要約集』
       (서울: 한국국제교류재단, 2002).
Algemeine Zeitung, 25. Juli 1907 (Nr.341):
『2002년 세계경쟁력연감』, 스위스 IMD(국제경영개발연구소), 2002. 4. 27.
『조선일보』, 1996년 9월 17일자.
『주간동아』, 1999년 11월 셋째 주.
『중앙일보』,「盧후보의 발가락양말」. 2002년 9월 23일자.
『중앙일보』,「집중탐구 정몽준, '쓴 소리 못 참고 예스맨만 챙겨' 비판도」.
       2002년 9월 20일자.
『중앙일보』,「온 가족이 한국 홍삼 복용」. 2009년 7월 31일자.
『한겨레신문』, 1994년 10월 18일자.
『한국인과 개고기』, 인터넷 사이트(http://ok.ac.kr/~ang/).
『한국일보』, 2001년 10월 5일자.
The New York Times, "Korea Thrives by Shunning Japanese Ways",
       2002년 5월 4일자.